U0582454

妇产科常见病临床思维与实践

主编 王 红 邢芝兰 杨位艳 郑 莉

李文梅 谷 倩 王 峰

黑龙江科学技术出版社

图书在版编目（CIP）数据

妇产科常见病临床思维与实践／王红等主编． -- 哈
尔滨：黑龙江科学技术出版社，2022.8
　　ISBN 978-7-5719-1581-0

　Ⅰ．①妇… Ⅱ．①王… Ⅲ．①妇产科病－诊疗 Ⅳ.
①R71

中国版本图书馆CIP数据核字（2022）第151999号

妇产科常见病临床思维与实践
FUCHANKE CHANGJIANBING
LINCHUANG SIWEI YU SHIJIAN

主　　编	王　红　邢芝兰　杨位艳　郑　莉　李文梅　谷　倩　王　峰
责任编辑	包金丹
封面设计	宗　宁
出　　版	黑龙江科学技术出版社
	地址：哈尔滨市南岗区公安街70-2号　邮编：150007
	电话：（0451）53642106　传真：（0451）53642143
	网址：www.1kcbs.cn
发　　行	全国新华书店
印　　刷	哈尔滨双华印刷有限公司
开　　本	787 mm×1092 mm　1/16
印　　张	30.75
字　　数	778千字
版　　次	2022年8月第1版
印　　次	2023年1月第1次印刷
书　　号	ISBN 978-7-5719-1581-0
定　　价	198.00元

【版权所有，请勿翻印、转载】

编委会

主　编

王　红　邢芝兰　杨位艳　郑　莉

李文梅　谷　倩　王　峰

副主编

刘　艳　于文亮　孙卫平　叶　晶

张文娟　袁飞飞　渠志华

编　委（按姓氏笔画排序）

于文亮（绵阳市中心医院）

王　红（青州市妇幼保健院）

王　峰（广饶县妇幼保健计划生育服务中心）

叶　晶（江山市人民医院）

邢芝兰（德州市陵城区人民医院）

刘　艳（山东省滕州市鲍沟中心卫生院）

孙卫平（山东省招远市妇幼保健服务中心）

李文梅（泗水县人民医院）

杨位艳（泗水县人民医院）

谷　倩（汶上县人民医院）

张文娟（锦州医科大学附属第一医院）

郑　莉（监利市中医院）

袁飞飞（湖北医药学院附属襄阳市第一人民医院）

渠志华（枣庄市山亭区妇幼保健院）

前 言
FOREWORD

临床医学是实践性科学,妇产科学同样如此。临床思维与实践是现代妇产科医师必备的两大核心能力,体现在从患者的既往史及各种检查获得的信息中剔除无用的信息,通过符合逻辑的判断得出正确的临床诊断,从而确定行之有效的治疗方法。在此过程中,妇产科医师需要注意到主要与次要的矛盾、局部与整体的结合、典型与不典型的区别,而这离不开经验的积累和理论的补充。本书以提高妇产科医师临床思维能力为目的,希冀读者能在更新医学知识的同时,涵养人性化的医者情怀。

本书重点阐述当代妇产科诊疗方面的最新进展,常见的胎儿异常、胎儿附属物异常、生殖内分泌疾病、生殖系统炎症等疾病都包含其中,按照疾病发病机制、临床表现、诊断方法和鉴别诊断、治疗原则与治疗方法、患者预后等体例编写。本书的特点之一是真实性,编者都是工作在临床一线的医师,书中收集到的资料都是编者在临床实践中遇到并认真总结的;特点之二是实用性,本书叙述全面、涉及广泛,很适合各级医疗机构妇产科医师及医学院校在校师生阅读使用。

编者在撰写过程中,始终围绕着医师的实际需求,同时结合当前我国妇产科领域最新的诊治指南。但由于自身才疏学浅,书中难免出现遗漏之处,恳请同仁不吝赐教,以便再版时予以修正。

《妇产科常见病临床思维与实践》编委会

2022 年 5 月

目 录
CONTENTS

第一章

妇产科学基础

第一节 女性生殖器官的发育

一、外生殖器官的发育

在胚胎早期,中肾管与后肾管合并的公共排泄管进入后肠的尾端部分。这一部分的后肠此时成为肠与泌尿部分共有的腔,称为一穴肛。一穴肛与外界相隔之处为一穴肛膜。以后随着泌尿直肠隔的出现把一穴肛分为背、腹两部分。背侧部为直肠,腹侧部为原始泌尿生殖窦,二者都来自内胚层。原始泌尿生殖窦在中肾管进入的水平面划分为上、下两部分,上部分以后发育为膀胱,下部分成为泌尿生殖窦。后者又分为上、下两部分,上部为盆腔部分,下部为初阴部分。

外生殖器由初阴部分演变而来,它在发育过程中经过性未分化期的阶段。在这阶段中有3个无性别的结构,它们都位于脐以下的腹部和尾部之间。

(一)生殖结节

生殖结节在一穴肛膜的前方。生殖结节的尾侧正中线上有一条浅沟,称尿道沟,其底部是尿生殖窦膜。

(二)一对生殖隆突

一对生殖隆突或称阴唇-阴囊隆突,是生殖结节两侧的一对膨大结构。

(三)尿道褶

尿道褶是尿道沟两侧的隆起部分。这3个结构是男女两性共有的外生殖原基。直到胚胎第7~8周时才开始向男性或女性分化;到第10周,胎儿的外生殖器才可被辨认为男或女(图1-1)。

外生殖器的衍变与胎儿性腺是睾丸还是卵巢有关。当胎儿性腺为睾丸时,产生的睾酮在靶器官中被5α-还原酶转变为双氢睾酮,使生殖结节形成阴茎头,尿道褶形成阴茎干,生殖隆突相互融合形成阴囊。当胎儿性腺为卵巢时,因体内无雄激素,不产生双氢睾酮,生殖结节向尾端弯曲,演变成阴蒂。尿道褶发育成小阴唇;小阴唇的游离缘为内外胚层交界处,因此,其外侧面具有皮肤样特征,内面黏膜来源于内胚层。一对生殖隆突不相融合,发育成为大阴唇。尿生殖窦除一小部分形成尿道外,大部分显著增宽、变浅,与初阴共同形成前庭。前庭来源于内胚层,其中有阴道和尿道开口。如果性腺为卵巢,而在胚胎早期体内有较多的睾酮存在,则可使外生殖器发育出现异常,男女混淆。如果性腺是睾丸,但睾酮产生不足,或靶器官因受体缺陷睾酮不敏感,或

1

5α-还原酶有缺陷,则外生殖器仍可发育成为女性。

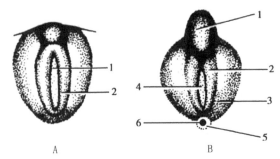

A.约胚胎期 4 周 1.一穴肛褶;2.一穴肛膜;B.约胚胎 6 周 1.生殖
结节;2.生殖褶 3.生殖隆突;4.尿生殖膜;5.肛门褶;6.肛门膜

图 1-1　女性外生殖器发育

二、内生殖器官的发育

(一)阴道

在很长的一段时间内,胚胎学家们认为阴道的胚胎发育是双重来源,即上段来自副中肾管(苗勒管),下段来自尿生殖窦。有学者认为阴道的演变过程如下:在胚胎第9周时,副中肾管末端合并之处称为副中肾管结节,到达尿生殖窦的盆腔面,这时,在尿生殖窦的盆腔面便长出两个实质性球体,称为窦-阴道球,包绕着副中肾结节。以后副中肾结节增生,长度增加,形成阴道索。窦-阴道球亦增生,长度增加,形成阴道板,这样使子宫腔和尿生殖窦之间的距离增加,成为未来阴道的长度。自胚胎第 11 周起阴道板和阴道索皆发生腔道化而形成阴道(图 1-2)。

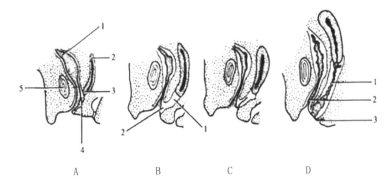

A.副中肾管末端与尿生殖窦接触。背侧为副中肾管结节,腹侧为阴道球
1.膀胱;2.子宫;3.副中肾管结节;4.窦-阴道球;5.耻骨联合;B.副中肾管结节与窦阴道球所形成的窦性索增长 1.窦阴道球;2.阴道腔化;C.窦性索形成腔道;D.副中肾管上皮为泌尿生殖窦上皮所取代 1.阴道;2.尿道;3.肛门

图 1-2　阴道的发育

此学说可用来解释很多阴道畸形的发生,如阴道上部纵隔是由于副中肾管的不完全融合;阴道下部的闭锁是由于阴道球部的未管道化;阴道横隔是由于阴道索与阴道板的未贯通等。但是这种现象在人胚胎发育中尚未被证实。近年来,很多胚胎学家认为阴道全部由尿生殖窦的窦-阴道球演变而来,当副中肾结节到达尿生殖窦盆腔面,窦-阴道球向头端增生、增长成为阴道板,是未来阴道的稚型。自胚胎第 11 周起阴道板的尾端开始腔道化,自下而上地进行,到胚胎达第

5个月时,整个阴道腔形成,在末端周围之阴道板部分腔道化后成为穹隆。阴道形成后,它和尿生殖窦之间被一薄片组织分隔,这片组织即形成以后的处女膜,当处女膜的中间部分被吸收后,便形成处女膜孔。因此,副中肾结节虽未参与阴道形成,但它还是在演变过程中起了诱导窦-阴道球演变的作用。由于副中肾结节和窦-阴道球的密切关系,所以在阴道壁内可有副中肾管来源的腺组织或囊肿存在的现象。还有学者认为整个阴道壁上皮来自尿生殖窦的内胚层,并认为在组织学上阴道上皮有一个转化过程,即开始时为尿生殖窦的立方形上皮,后经鳞形化生而成为复层鳞状上皮。在转化过程中也可能保留着小部分残留的立方形上皮,这种残留的腺上皮是发生阴道腺病的基础。

(二)子宫及输卵管

无论男性或女性,在胚胎早期都发生一对中肾管及一对副中肾管。这两对管道将分别发育成男女生殖管道,称为原始生殖管道。女性生殖管道来自一对副中肾管,该副中肾管发生于胚胎第6周时,在两中肾管的外侧,由体腔上皮向外壁中胚叶凹陷成沟而成。它的头端持续向体腔开放,以后形成输卵管散端;尾部为实心芽,埋在中胚叶中。当副中肾管生长时,实心芽出现管腔,管腔与头端相连,并绕过中肾管至它的内侧与对侧副中肾管相遇并相互融合。融合的副中肾管在接触尿生殖窦处的管腔内充满上皮细胞,这些上皮细胞与副中肾管内衬的上皮细胞相同。有一些来自尿生殖窦的上皮细胞向后生长与副中肾管上皮细胞会合。这样,结合的细胞团凸入尿生殖窦腔即成为副中肾结节,以后实心团中央出现腔道,连接阴道上部与泌尿生殖窦。副中肾管的融合在早期是不完全的,二者之间有一个隔,以后隔消失而形成单个子宫-阴道管道,内衬来源于胚胎体腔上皮的立方形上皮。当中肾管在发育、融合,以及隔的消失方面不正常时,可出现各种子宫畸形。两条副中肾管的头端不融合,以后发育成输卵管(图1-3)。

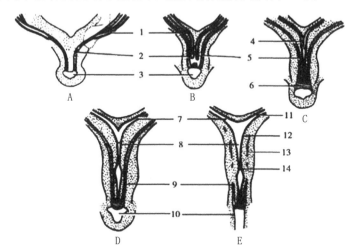

1.副中肾管;2.中肾管;3.尿生殖窦;4.正在融合的副中肾管;5.中肾管;6.苗勒结节;7.副中肾管;8.融合的副中肾管;9.退化的中肾管;10.尿生殖窦;11.输卵管;12.子宫体;13.退化的中肾管;14.子宫颈

图1-3　子宫及输卵管的发育

A.胚胎23mm时;B.胚胎25 mm时;C.胚胎32 mm时;D.胚胎48mm时;E.胚胎63mm时;

副中肾管的发育及分化受性染色体及性激素的影响而异:当性染色体为XY时,性腺分化成睾丸,睾丸产生雄激素及副中肾管抑制因子,抑制副中肾管的发育,使中肾管发育成男性生殖器;当性染色体为XX而无Y染色体时,体内无睾丸不产生雄激素及副中肾管抑制因子,副中肾管发育成子宫及输卵管,中肾管退化。因此,如果体内性腺为卵巢或性腺发育不良或对抑制因子无反应时,副中肾管均发育成女性生殖管道。如果性染色体为 XX,在妊娠早期给外源性雄激素则可引起中肾管发育异常,因此,生殖道的发育不仅受性染色体的影响,也受雄激素的影响。

三、性腺的发育

(一)原始生殖细胞的发生

在人胚,当性腺还未分化时,原始生殖细胞已经存在。长期以来对生殖细胞是来源于性腺外还是性腺内曾有争论。目前,公认它来源于性腺外的卵黄囊壁与尿囊紧邻处。各种实验及组织化学的研究证实,原始生殖细胞在卵黄囊内胚层中,后被合并带入后肠内胚层中,通过肠系膜背部游走至生殖嵴,在此增生、分化而后形成生殖细胞(图 1-4)。虽然目前大家同意原始生殖细胞来自性腺外,但它是来自内胚层还是中胚层仍有争论。有学者用碱性磷酸酶染色法证实原始生殖细胞来自内胚层,但有学者注意到原始生殖细胞虽存在于后肠内胚层内,但它的形态很像中胚层细胞,认为它们很可能是从中胚层游走至内胚层的。尤其是通过电子显微镜观察,发现它们的超微结构与卵黄囊内胚层细胞不同,很像靠近卵黄囊的中胚层细胞。而且,有些原始生殖细胞处于中胚层与内胚层之间,说明它们是中胚层来源而进入内胚层的。

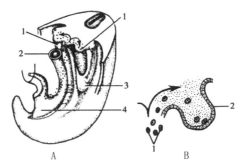

A.原始生殖细胞沿着后肠系膜和背侧肠系膜迁徙到生殖嵴内 1.生殖嵴;2.后肠;
3.中肾;4.一穴肛;B.原始生殖细胞进入生殖嵴内 1.原始生殖细胞;2.表面上皮
图 1-4　原始生殖细胞的迁徙

原始生殖细胞的特点是它们具有游走能力,根据有些学者的观察,原始生殖细胞系个别游走至生殖嵴,如果是活的细胞则发现它们具有阿米巴样活动力,超微结构的观察也证实它们有游走细胞的特点。但近年来有学者认为在卵黄囊内胚层的原始生殖细胞是静止的,它们被周围内胚层组织带入后肠并不是游走进入的,一旦它们到达肠系膜背部,形态就像游走细胞了。到达生殖嵴后则变成圆形细胞,细胞器呈均匀分布。

(二)性腺的发育

人胚 4 周时,有一对纵行嵴,它们处于中肾及肠系膜背面之间与中肾排泄管关系密切,称为生殖嵴。当人胚 5 周时,在生殖嵴处可见一堆间胚叶细胞聚集,在其上有一层厚的增生的体腔上皮,延向中肾。对性腺的发育有下列 3 种意见。

(1)经典学说:当原始生殖细胞进入原始性腺后,即伴随着表面上皮向间胚叶内呈索状或柱状出芽,这是第一次性索形成;第一次性索很快退化消失,只在卵巢髓质部或卵巢系膜中有残留,在髓质部的称为卵巢网。此学说在人类未被证实。在人类体腔上皮呈一团组织,间胚叶浸润至上皮块内形成皮质柱及卵巢网,皮质柱围绕生殖细胞,即颗粒细胞前身。

（2）另一种意见是当原始生殖细胞进入生殖嵴的间胚叶后，间胚叶细胞局部分化形成性索。性索来自间胚叶而不是体腔上皮。

（3）近代研究接受体腔上皮出芽的意见，但在人类，第二次性索形成的形态不明显（图1-5）。

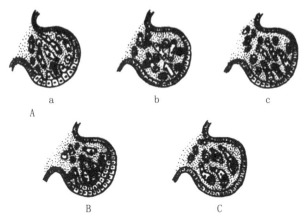

图1-5　性腺的发育（3种不同意见）

A.二次表面上皮出芽形成性索 a.表面上皮向间胚叶伸入出芽形成第一次性索；b.性索退化；c.表面上皮第二次出芽形成第二次性索；B.表面上皮呈团块状向间脑叶伸入，间胚叶将它分隔呈索；C.性索细胞由间胚叶分化而来，不是从表面上皮来

（三）影响性腺分化的因素

胚胎的性别取决于受精时精子携带的是 X 还是 Y 染色体。当胚胎是 XX 性染色体核型时，在髓质部的性索退化而在皮质部的发育。当胚胎是 XY 性染色体核型时，髓质部性索发育成睾丸索，皮质部的性索不发育。当缺少一个 X 染色体时，如45XO 特纳综合征的性腺发育就不正常，原始生殖细胞游走至生殖嵴形成未分化性腺，但卵泡的形成及发育不好。在胚胎的后期，大量生殖细胞退化。出生后 6 个月所有生殖细胞均消失，卵巢发育不好。因此，如果缺乏一个 X 或 Y 染色体，性腺的发育呈女性型，但生殖细胞消失。如果在胚胎期原始生殖细胞未到达原始性腺，不论睾丸或卵巢都不能发育，性腺呈纯粹未发育型。早期胚胎的未分化性腺为条索状性腺。因此，原始性腺要发育成睾丸或卵巢都必须有原始生殖细胞的进入。

（孙卫平）

第二节　女性生殖器官的解剖

一、外生殖器官解剖

女性生殖器可分为外生殖器和内生殖器两部分。外生殖器一般是指位于耻骨联合下缘与会阴之间所能见到的部分。

（一）阴阜

阴阜是耻骨联合前方以脂肪组织为主组成的垫子样结构。在青春期后这里的皮肤上长着有卷曲状的毛发,呈盾式分布。男女两性阴毛分布的范围有所不同。在女性,阴毛分布在一个三角形区域,三角的基线相当于耻骨联合的上缘,从这里少量阴毛往后下方扩展直达大阴唇外面。在男性,阴毛的分布不局限。阴毛可以向上分布,朝向脐部或朝下扩伸而达左、右大腿的内侧。

(二)大阴唇

大阴唇是由阴阜开始,向下、向后扩展的左、右两堆盖有皮肤的脂肪组织。这里的皮肤在多数妇女有色素沉着。大阴唇的外形根据所含脂肪量的多少而不同。

妇女的大阴唇在解剖上相当于男性的阴囊。子宫的圆韧带终止于大阴唇的上缘。经产妇的大阴唇往往变得不甚触目,尤其老年妇女的大阴唇更为萎缩。

一般妇女的大阴唇长 7~8 cm,宽 2~3 cm,厚 1~1.5 cm。女孩或未婚女子的两侧大阴唇往往互相靠拢而完全盖没它们后面的组织,经产妇左、右大阴唇多数是分开的。大阴唇在前上方和阴阜相连,后方则逐渐并入会阴部。左、右大阴唇在后方的正中形成后联合。

大阴唇外面的皮肤与邻近的皮肤相似,在青春期后长有毛发。未产妇的大阴唇内侧面湿润似黏膜,经产妇则变为与外面的皮肤一样,有许多皮脂腺但没有阴毛。在大阴唇的皮肤下面有一层厚的结缔组织,其中有丰富的弹力纤维和脂肪组织,这里形成外阴部形状的主体。在脂肪层中有较多的静脉,因此,如果大阴唇受到外伤容易发生血肿。

(三)小阴唇

分开大阴唇后,可见到小阴唇。左、右小阴唇在外阴的前上方互相靠拢。左、右小阴唇的大小和形状因人而异,有很大差别。未产妇的小阴唇往往被大阴唇所遮盖,经产妇的小阴唇可伸展到大阴唇之外。

左、右小阴唇分别由两片薄薄的组织所组成。一般情况下小阴唇呈湿润状,颜色微红犹如黏膜一样。盖在小阴唇上面的是复层鳞状上皮,这里没有阴毛而有许多皮脂腺,偶有少数汗腺。小阴唇的内部含有勃起功能的组织、许多血管和少数平滑肌纤维。小阴唇富有多种神经末梢,非常敏感。

左、右两侧小阴唇在前方互相靠拢,各自的上端分为两层。左、右两侧的下层相结合,成为阴蒂的系带;左、右两侧的上层则与阴蒂包皮合在一起。两侧小阴唇在后方,或者分别与大阴唇结合或者在中线形成小阴唇后联合,又称阴唇系带。

(四)阴蒂

阴蒂是小而长且有勃起功能的小体,其头位于阴蒂的包皮和系带之间。

阴蒂由一个阴蒂头、一个阴蒂体和两只阴蒂脚组成,相当于男性的阴茎,具有勃起性。阴蒂头由梭形细胞组成。阴蒂体包括两个海绵体,在它们的壁中有平滑肌纤维。长而狭的阴蒂脚分别起源于左、右两侧坐耻支的下面。即使在勃起的情况下,阴蒂的长度也很少超过 2 cm。由于小阴唇的牵拉,阴蒂呈一定程度的弯曲,其游离端指向下内方,朝着阴道口。

阴蒂头的直径很少超过 0.5 cm。阴蒂头被富有神经末梢的复层上皮盖没,因而非常敏感,是使女性动欲的主要器官。

大阴唇、小阴唇和阴蒂都含有纤细的神经末梢网和触觉盘。生殖神经小体(一种感觉小体)则多见于小阴唇,特别多见于阴蒂的包皮和阴蒂头,而很少分布于大阴唇。

(五)前庭

前庭是指左、右小阴唇所包围的长圆形区域,为胚胎期尿生殖窦的残余部分。前庭的前方有阴蒂,后方则以小阴唇后联合为界。

在前庭的范围内有尿道口,阴道口和左、右前庭大腺(即巴氏腺)的出口。前庭的后半部,即小阴唇后联合与阴道之间是所谓的舟状窝。除未产妇外此窝很少能被观察到,经产妇在分娩时多数妇女的舟状窝由于受到损伤而消失。

(六)前庭大腺

与前庭密切相关的是前庭大腺。前庭大腺是一对小小的复泡管状腺,其直径各为 0.5~1.0 cm位于前庭下方阴道口的左、右两侧。复泡管状腺的出口管长 1.5~2 cm,开口于前庭的两侧,正好在阴道口两侧边缘之外。前庭大腺的管径很小,一般仅能插入细小的探针。在性交的刺激下,腺体分泌出黏液样分泌物以资润滑。

(七)尿道口

尿道口位于前庭的中央、耻骨弓下方 1.0~1.5 cm 处,稍高于阴道口的水平。尿道口往往呈轻度折叠状,排尿时尿道口的直径可以放松到 4~5 mm。在尿道的左、右两侧,尿道旁管(即 Skene 氏管)开口于前庭,也偶有个别妇女的尿道旁管开口于尿道口内的后壁处。尿道旁管的口径很小,约为 0.5 mm,其长度可因人而异。

尿道下 2/3 经过阴道的前壁,与它相应处紧密相连。阴道下 1/3 的环状肌肉围绕尿道的上端和下端。

(八)前庭球

前庭球是位于前庭两侧黏膜下的一对静脉聚集体,长 3.0~4.0 cm,宽 1.0~2.0 cm,厚 0.5~1.0 cm。它们与坐耻支并列,部分被坐骨海绵体肌和阴道缩肌覆盖。前庭球的下端一般处于阴道口的中部,前端向上朝着阴蒂伸展。

从胚胎学的角度看,前庭球相当于男性阴茎的海绵体。在分娩时前庭球往往被推到耻骨弓的下面,但因其尾部部分环绕着阴道,在分娩时容易受到损伤而造成外阴血肿甚至大量出血。

(九)阴道口和处女膜

阴道口位于前庭的后半部,其形状和大小可因人而异。在处女,阴道口往往被小阴唇所盖没;推开小阴唇则可见到阴道口几乎完全被处女膜所封闭。处女膜是否破裂有时可以引起法律纠纷,因此,检查时应详细检查、慎重结论。

处女膜的形状和坚固度均有明显的差异。处女膜大部分由弹性和胶原性的结缔组织组成。处女膜的两面均被未角化的复层鳞状上皮覆盖。阴道的表面和游离的边缘有较多的结缔组织乳头。处女膜没有腺性或肌性成分,也没有很多神经纤维。新生女孩的处女膜有很多血管;妊娠妇女的处女膜上皮较厚并富有糖原;绝经后妇女的处女膜上皮变薄,并可以出现轻微的角化;成年处女的处女膜仅是或多或少围绕阴道口的一片不同厚度的膜,并有一个小到如针尖、大到能容纳一个或两个指尖的孔。此开口往往呈新月形或圆形,偶可呈筛状、有中隔或伞状。伞状的可能被误认为是处女膜破裂。因此,由于法律的原因,在做出肯定的处女膜是否破裂的供述时必须慎重。

一般来说,处女膜多数是在第一次性交时被撕裂,裂口可以分散在数处,多数撕裂位于处女膜的后半部。撕裂的边缘往往很快结成瘢痕,此后,处女膜即成为若干分段的组织。首次性交时,处女膜被撕裂的深度因人而异。一般认为,处女膜被撕裂时往往伴有少量出血但很少引起大出血。在个别处女,处女膜组织比较坚韧,需外科手术切开,但极为罕见。由分娩引起的处女膜解剖上的改变往往比较明显、清楚,因而易被识别而做出诊断。

处女膜无孔是一种先天性异常,此时阴道完全被闭锁。主要表现为经血滞留、性交受阻,一般需手术切开。

（十）阴道

关于阴道的起源问题尚无统一的意见。针对阴道上皮的来源有 3 种不同的看法：①苗勒系统；②午非管；③尿生殖窦。总的来说，被多数人接受的看法是阴道部分起源于苗勒管和部分来自尿生殖窦。

阴道是一个由肌肉、黏膜组成的管道。从上下而论，阴道位于外阴部之上、子宫颈之下；从前后而论，阴道处于膀胱之后、直肠之前。

阴道可被称为子宫的排泄管道，子宫经过阴道排出经血。阴道也是女性的性交器官，同时又是分娩时产道的一部分。

阴道在前方与膀胱及尿道相邻近，它们之间被一层结缔组织，即"膀胱-阴道隔"分开。在后方，于阴道下段和直肠之间也有由类似组织形成的直肠-子宫间隔。大约有 1/4 的阴道被子宫直肠陷凹（即 Douglas 陷凹）分开。在正常情况下，阴道前壁与后壁的中间部分互相靠得较近，而在阴道的左、右两旁的侧壁之间则有一定距离。这样便使阴道的横切面看来犹似空心的 H 字形状。

阴道的伸缩性很大，在足月妊娠时它可以被扩张到足以使正常足月胎儿顺利娩出，而在产褥期间它又能逐渐恢复到产前状态。

阴道的顶端是个盲穹隆，子宫颈的下半部伸入此处。阴道穹隆可以分为四部分，即左、右、前、后穹隆。阴道和子宫颈的连接处在子宫颈的后方要比子宫颈的前方高些，因此，阴道后穹隆比前穹隆深一些，在进行手术时经后穹隆易进入盆腔后下方。阴道前壁比后壁稍短，前壁与后壁分别为 6～8 cm 和 7～10 cm。

阴道的前、后壁上有纵行的阴道皱襞柱。在未经产妇女中还可以在此处见到与纵行柱成直角的横嵴。当这些皱襞到达侧壁时渐渐消失，在高年经产妇中阴道壁往往变为平滑。

阴道的黏膜由典型的不角化复层鳞状上皮细胞组成。在上皮层下有一层结缔组织，其中的血管丰富，偶尔有淋巴小结。阴道黏膜仅松松地与下面的组织相连，因此，在做手术时可以方便地把阴道黏膜与位于下面的结缔组织分开。

阴道在正常情况下没有典型的腺。有时在经产妇的阴道中可见有些包涵囊肿，但它们不是腺，而是在修补阴道撕裂时的黏膜碎片被埋没在缝合伤口下。另外，有些衬有柱状的或骰状的上皮的囊肿也不是腺，而是午非管或苗勒管的残余物。

阴道的肌层可分为两层平滑肌，外层纵行，内层环行，但整个肌层并不明显。在阴道的下端可见有一横纹肌带。它是阴道缩肌或括约肌，然而主要关闭阴道的是肛提肌。在肌层的外面有结缔组织把阴道与周围的组织连接起来。这些结缔组织内含有不少弹性纤维和很多静脉。

阴道有丰富的血管供应。阴道的上 1/3 是由子宫动脉的子宫颈-阴道支供应，中 1/3 由膀胱下动脉供应，下 1/3 由直肠中动脉和阴部内动脉供应。直接围绕阴道的是一个广泛的静脉丛，静脉与动脉伴行最后流入髂内静脉。阴道下 1/3 的淋巴与外阴的淋巴一起大部分地流入腹股沟淋巴结，中 1/3 的淋巴流入髂内淋巴结，上 1/3 的淋巴流入髂总淋巴结。

根据 Krantz 的论述，人的阴道没有特殊的神经末梢（生殖小体），但在它的乳头中偶可见到游离的神经末梢。

（十一）会阴

广义的会阴是指盆膈以下封闭骨盆出口的全部软组织结构，有承载盆腔及腹腔脏器的作用，主要由尿生殖膈和盆膈组成。尿生殖膈由上、下两层筋膜,会阴深横肌和尿道阴道括约肌构成。盆膈由上、下两层筋膜,肛提肌和尾骨肌构成。肛提肌由髂尾肌、耻骨直肠肌、耻尾肌组成。肛提肌有加强盆底托力的作用,又因部分肌纤维在阴道和直肠周围密切交织,还有加强肛门和阴道括约肌的作用。处于阴道和肛门之间的中缝(即会阴缝)被会阴的中心腱加固,球海绵体肌、会阴浅横肌和肛门外括约肌在它的上面会聚。以上这些结构共同成为会阴体的主要支撑。在分娩时它们往往被撕伤。

狭义的会阴是指阴道口与肛门之间的软组织结构。

二、内生殖器官解剖

内生殖器包括子宫、输卵管和卵巢。

(一)子宫

子宫是一个以肌肉为主组成的器官,它的外面被腹膜覆盖。子宫腔内面由子宫内膜覆盖。在妊娠期,子宫接纳和保护受孕产物并供以营养;妊娠足月时,子宫收缩,娩出胎儿。

在非妊娠期,子宫位于盆腔内,处于膀胱与直肠之间,下端伸入阴道。子宫后壁几乎全部被腹膜覆盖,它的下段形成直肠子宫陷凹的前界。子宫前壁仅上段盖有腹膜,它的下段直接与膀胱后壁相连,在它们中间有一层清楚的结缔组织。

子宫的形状上宽下窄,可分为大小不同的上下两部:上部呈三角形,即宫体;下部呈圆筒形或梭形,即宫颈。宫体的前壁几乎是平的,其后壁则呈清楚的凸形。双侧输卵管起源于子宫角部,即子宫上缘和侧缘交界之处。双侧输卵管内端之间的上面凸出的子宫称为子宫底。自子宫的左、右侧角至盆腔底部之间是子宫的侧缘,不被腹膜所直接覆盖但有阔韧带附着于此。

子宫的大小和形状随女性的年龄和产次而有较大差别。女性新生儿的子宫长度为 2.5～3.0 cm,成年而未产者的子宫长度为 5.5～8.0 cm,经产妇的子宫长度为 9.0～9.5 cm。未产妇和经产妇的子宫重量亦有很大差异,前者为 45～70 g,后者为 80 g 或更重一些。在不同年龄的对象中,宫体与宫颈长度的比率亦有很大差异。在婴儿中,宫体长度仅为宫颈长度的一半;在年轻而未者中,宫体长度与宫颈长度约相等;在经产妇中,宫颈长度仅为子宫总长度的 1/3。

子宫的主要组成成分是肌肉,子宫体的前壁与后壁几乎互相接触,中间的子宫腔仅为一裂缝。子宫颈呈梭形,在其上、下两端各有一小孔,即宫颈内口和外口。在额切面,子宫体呈三角形,子宫颈管则仍保留其梭形。经产妇子宫腔的三角形状变得较不明显,因为原来凸出的侧缘往往变为凹进。绝经期妇女由于子宫肌层和内膜层萎缩子宫的体积变小。

1.子宫颈

子宫颈是指子宫颈解剖学内口以下的部分子宫。在子宫的前方,子宫颈的上界几乎相当于腹膜开始反折到膀胱上。子宫颈被阴道的附着处分为阴道上和阴道两部分,称为子宫颈阴道上部和子宫颈阴道部。子宫颈阴道上部的后面被腹膜覆盖,前面和左、右侧面与膀胱及阔韧带的结缔组织相接触。宫颈阴道部伸入阴道,它的下端是子宫颈外口。

子宫颈外口的形状可因人而异。在未产妇,它是个小而齐整的卵圆形孔;在经产妇,因子宫颈在生产时受到一定的损伤(损伤最容易发生于外口的两旁),子宫颈外口往往变为一条横行的缝道。这样就把子宫颈外口分为所谓的前唇和后唇。有时在初产妇宫颈遭到较严重的多处撕裂时,它的外口变得很不规则。

子宫颈主要由结缔组织组成,偶有平滑肌纤维,但这里有许多血管和弹性组织。子宫颈的胶原性组织与子宫体的肌肉组织一般界线明显,但也可以是逐渐转变的,延伸范围为 10 mm 左右。子宫颈的物理性能根据它的结缔组织状态决定,在妊娠期和分娩期,子宫颈之所以能扩张与子宫颈中的胶原组织的离解有关。

子宫颈管的黏膜由一层高柱形上皮组成,它处在一层薄的基底膜之上。这里没有黏膜下层,因此,子宫颈的腺体直接从黏膜的表层伸入到下面的结缔组织。这里的黏液细胞为宫颈管分泌厚而粘的分泌物,形成黏液栓,将宫颈管与外界隔开。

宫颈阴道部的黏膜直接与阴道的黏膜相连,二者都由复层鳞状上皮组成,有时子宫颈管的腺体可以伸展到黏膜面。假如这些腺体的出口被阻塞则会形成所谓的潴留囊肿。

在正常情况下,阴道部的鳞状上皮与子宫颈管的柱状上皮之间,在宫颈外口处,有清楚的分界线,称为原始鳞-柱交接部或鳞柱交界。如遇有体内雌激素变化、感染或损伤,复层鳞状上皮可扩展到子宫颈管的下 1/3 甚至更高一些。而子宫颈管的柱状上皮也可移至子宫颈阴道部,这种变化在子宫颈前、后唇外翻的经产妇中更为显著。这种随体内环境变化而移位所形成的鳞-柱交接部称生理性鳞-柱交接部。在原始鳞-柱交接部和生理性鳞-柱交接部间形成的区域称移行带区,此区域是宫颈癌的好发部位。

子宫峡部为子宫颈阴道上部与子宫体相移行的部分,实际上属于子宫颈的一部分,即子宫颈解剖学内口和子宫颈组织学内口之间的部分,在产科方面有特别重要的意义。正常时,此部仅长 0.6～1.0 cm,到妊娠晚期,则可增长达 6～10 cm,临床上称其为子宫下段,是剖腹取胎切开子宫之处。

2.子宫体

子宫体的壁由 3 层组织组成,即浆膜层、肌肉层和黏膜层。浆膜层由覆盖在子宫外面的腹膜组成,它和宫体紧密粘连。

子宫体的黏膜层位于宫腔面,即为子宫内膜。它是一层薄的、淡红色的绒样的膜。仔细观察可以见到有许多微小的孔,即子宫腺体的开口。在生殖年龄的妇女,其子宫内膜有周期性变化,即为月经周期。总的来说,正常子宫内膜在月经期后是相当薄的,它的管形腺体互相分开。但在下次月经之前,内膜又复迅速增厚。正常情况下,子宫内膜的厚度可以变动在 0.5 mm 至 3～5 mm。

子宫内膜的表面上皮由一层高柱形、具有纤毛且互相紧密排列的细胞组成。在子宫内膜周期中这些细胞的卵圆形细胞核多数位于细胞的下半部分。

管形的子宫腺体由表层上皮内陷构成。它们伸入子宫内膜层的全层,直达肌层。从组织学的观点看,这些腺体与子宫内膜的表层上皮相似,由一层柱状、部分有纤毛的上皮组成。这些腺体位于一层薄的基底膜上,可分泌稀薄的碱性液体以保持子宫腔潮湿。

处于表面上皮与子宫肌层之间的子宫内膜结缔组织是一种间质细胞液,紧接行经后。它由结缔组织细胞组成,此种细胞的细胞质少,细胞核致密,呈卵形和纺锤形。当由于水肿分离时,这些细胞呈现星状并伴有正在分支的细胞质,在腺体和血管周围更为密集。行经前几天,它们往往增大,有更多的水泡,形似蜕膜细胞。同时,有白细胞浸润。

子宫内膜的血管结构对解释月经和妊娠的某些现象极为重要。动脉血是由子宫和卵巢动脉供给子宫的。当动脉支穿透子宫壁进入肌层,称为弓形小动脉。在内膜的基底层分出基底小动脉供应基底层,它本身呈螺旋小动脉供应近宫腔面 2/3 的内膜,螺旋小动脉壁有平滑肌及外膜,进入近腔面 1/3 内膜时平滑肌消失而形成微血管。子宫内膜的动脉是呈圈状的或螺旋形的动脉,这些血管壁对激素的影响很敏感,特别是血管收缩。子宫内膜的直基底动脉比螺旋小动脉短而口径小,它们仅能伸入子宫内膜的基底层或者最多稍伸入中层,它们不受激素的影响。子宫的大部分由含有很多弹性纤维的结缔组织联合起来的肌肉束组成。子宫的肌肉纤维从上到下逐渐减少,到了子宫颈仅含有 10% 的肌肉。在子宫体中,子宫内壁较外壁含有相对多的肌肉。在妊娠期,子宫上部的肌肉大大增加而子宫颈的肌肉含量没有明显的变化。根据这些研究的结果,认为在分娩时子宫颈是被动地扩张。

3.子宫的韧带

从子宫两侧伸展者为阔韧带、圆韧带和子宫骶韧带。

(1)阔韧带是自子宫两侧缘伸展至骨盆壁的两个翼状结构,它们把盆腔分为前、后两个间隔。每个阔韧带是一个包围各种结构的腹膜褶,它有上缘、侧缘、下缘和中缘。上缘的内侧 2/3 形成输卵管系膜,附着于输卵管;上缘的外侧 1/3 从输卵管的散状端伸至骨盆壁,形成卵巢悬韧带,卵巢动脉经此穿过。输卵管下的阔韧带部分即为输卵管系膜,由两层腹膜组成,其间是一些松弛的结缔组织,有时可见卵巢冠。

卵巢冠由许多含有纤毛上皮的狭窄垂直小管组成。这些小管的上端与一条纵向管相接合,后者在输卵管下伸展到子宫的侧缘,在子宫颈内口近处成为盲管。这个管是午非管的残余,在女性称为加特内管(卵巢冠纵管)。卵巢冠在男性相当于附睾的头。

在阔韧带的两侧缘,腹膜回向骨盆的边上。阔韧带的底部很厚,与骨盆底的结缔组织相连,子宫血管在此处穿过。阔韧带的最厚部分叫作主韧带;宫颈横韧带或子宫骶韧带由结缔组织组成,与阴道上部的子宫颈和子宫侧缘牢固联合。此部分包含着子宫血管和输尿管下段。子宫下端阔韧带的直切面呈三角形,子宫血管处于它宽阔的基线上。它与子宫颈附近的结缔组织广泛连接,即子宫旁组织。阔韧带上部的直切面显示分为三部分,分别围绕输卵管、子宫、卵巢韧带和圆韧带。

(2)圆韧带从子宫的前部和侧部的两旁伸至输卵管附着处之下。每一条圆韧带处于腹膜的一褶之中与阔韧带相连,并向上、向外延伸过腹股沟管,终止于大阴唇的上部之中。在非妊娠时,圆韧带的直径为 3~5 mm,由直接与子宫相连的平滑肌和一些结缔组织组成,相当于男性的睾丸引带。在妊娠时,圆韧带相应肥大。

(3)子宫骶韧带从子宫颈的后部和上部伸展并环绕直肠,然后附着在第二和第三节骶椎筋膜之上,其由结缔组织和肌肉组成,并被腹膜覆盖。它们构成直肠子宫陷凹的侧界,并对宫颈施加牵引力,以协助子宫保持在正常位置。

4.子宫的位置

子宫的一般位置是轻度前倾、前屈。当妇女直立时,子宫几乎处于水平线和稍向前屈,子宫底处在膀胱上,而宫颈则向后朝着骶骨的下端,其外口大约处于坐骨棘的水平。当然,上述器官的位置可依据膀胱和直肠的膨胀程度而变动。

正常子宫是一个部分可动的器官。宫颈是固定的,但是宫体可以在前后平面上自由活动。所以,姿势和地心引力可以决定子宫的位置。直立时骨盆的前倾斜可能造成子宫的前屈。

5.子宫的血管

子宫血管的供应主要来自子宫动脉和卵巢动脉。子宫动脉——髂内动脉的主支在往下短距离后进入阔韧带的底部,跨过输尿管到达子宫旁,然后在到达阴道上部的子宫颈之前分为两支。较小的子宫颈阴道动脉供应子宫颈的下部和阴道的上部。子宫动脉的主支上行,作为一条高度卷曲的血管沿着子宫的侧缘分为一支相当大的血管(供应子宫颈的上部)和很多穿入子宫体的小支。将到输卵管之前,子宫动脉的主支分为 3 条末端支,即子宫底支、输卵管支和卵巢支。卵巢支与卵巢动脉的末端支吻合;输卵管支通过输卵管系膜,供应输卵管;子宫底支分布在子宫的上部。

子宫动脉在横越阔韧带之后,约在宫颈内口的水平到达子宫。大约在离子宫侧缘 2 cm 处子宫动脉经过输尿管。子宫动脉与输尿管接近点对手术来说极为重要,因为在做子宫切除术时输尿管可能损伤,或者被夹住,或在结扎子宫血管的过程中被误扎。

卵巢动脉——主动脉的一条直接分支(左卵巢动脉可来自左肾动脉),经过卵巢悬韧带,进入阔韧带。当到达卵巢门时分为许多较小的支进入卵巢,而它的主干越过阔韧带的全长,在到达子宫缘的上部时与子宫动脉的卵巢支吻合。除此以外,在子宫两侧血管之间还有很多的血管交流。

两侧弓形静脉联合成为子宫静脉,然后流入髂内静脉,最后汇入髂总静脉。卵巢和阔韧带上部的血由几条静脉所收集,在阔韧带内形成大的蔓状丛。蔓状丛的静脉在卵巢静脉内终止。右卵巢静脉流入腔静脉,左卵巢静脉则流入左肾静脉。

6.淋巴

子宫内膜有丰富的淋巴供应,但真正的淋巴管大部分限于基底部。子宫肌层的淋巴管向浆膜层增加并在浆膜下面形成丰富的淋巴管丛,特别是在子宫的后壁,而在前壁则少些。

子宫各部的淋巴流入几组淋巴结。来自宫颈的淋巴主要在髂内淋巴结终止;来自宫体的淋巴分布于两组淋巴结:一组淋巴管流入髂内淋巴结,另一组在网络来自卵巢区的淋巴管后终止于腰淋巴结。后者处于主动脉之前,约在两侧肾下端的水平。

7.神经支配

子宫有丰富的神经支配,但看起来它们不像是原生的,而是由于调整而发生的,因为有些脊髓被横切断的妊娠患者在分娩时子宫活动仍正常。

子宫的神经分配主要来自交感神经系统,也有一部分来自脑脊髓和副交感神经系统。副交感神经系统由来自第Ⅱ对、第Ⅲ对、第Ⅳ对骶神经的稀少纤维组成,分布于子宫的两侧,然后进入子宫颈神经节。交感神经系统经腹下丛进入盆腔,向两侧下行后进入子宫阴道丛。上述两神经丛的神经供应子宫、膀胱和阴道的上部。有些神经支在肌肉纤维间终止,另一些则伴着血管进入子宫内膜。

交感神经和副交感神经都具有运动神经和少许感觉神经纤维。交感神经使肌肉和血管收缩,副交感神经则抑制血管收缩,转为血管扩张。

盆腔内脏的神经支配有临床上的意义,因为有几种盆腔疼痛可以通过切断腹下神经丛永远获得解除。

来自第Ⅺ对和第Ⅻ对胸神经的感觉神经纤维可将子宫收缩的疼痛传至中枢神经系统。来自子宫颈和产道上部的感觉神经,经过盆腔神经到达第Ⅱ对、第Ⅲ对、第Ⅳ对骶神经,而产道下部的神经则经过腹股沟神经和阴部神经。子宫的运动神经来自 L_7 和 L_8 的脊髓。运动神经与感觉神经分层次,使在分娩时可应用脊尾麻醉和脊髓麻醉。

(二)输卵管

左、右输卵管自子宫的两角伸展至左、右卵巢,是输送卵细胞进入子宫的管道。输卵管的长度各有不同,在 8~14 cm。它们由腹膜覆盖,管腔内有黏膜,每个输卵管分为间质、峡部、壶腹和漏斗部分。间质部分包含在子宫的肌肉内。管腔开始大致是向上、向外偏斜。间质部长为 0.8~2 cm,管腔直径为 0.5~1.0 mm;输卵管的峡部,即靠近子宫的狭窄部分,管腔直径为 2~3 mm,

然后逐渐扩大至较宽的外侧部分,即壶腹部,直径为5～8 mm;漏即伞形端,形似漏斗,为输卵管的远端开口。

除间质部外,输卵管的其余部分均被腹膜覆盖,此部分腹膜与阔韧带的上缘相连。除输卵管系膜的附着处外它完全由腹膜所围绕,散形端开口于腹腔内,其凸出部分即卵巢伞,比其他部分都长得多;它形成一个浅槽,向卵巢靠近或到达卵巢。有学者认为卵巢伞可能是引导卵子进入输卵管的通路。输卵管的肌肉组织一般分为两层,即环形的内层和纵行的外层。在管的远侧,上述两层变得不太清楚,而且在伞形端即被肌肉纤维交织的网所取代。输卵管的肌肉组织经常有节奏地收缩,收缩率随月经周期而变动。最大的收缩率和强度发生在卵转送时,而在妊娠时则最慢、最弱。输卵管腔覆以黏膜,其上皮由单层柱状细胞组成。这些细胞有些具有纤毛,有些具有分泌功能,在散状端有纤毛的细胞最多,而在其他处则很稀疏。在月经周期的各个时期,上述两类细胞的比率不同。由于管腔没有黏膜下层,所以黏膜层直接与肌肉层相接触;黏膜排成纵向的折襞,在散状端则变为更复杂。因此,管腔各段的外表不同。输卵管子宫部分的横切面显示4个简单的折襞,形成与马耳他十字相似的图案。管峡的折襞较为复杂。在壶腹,它的腔几乎完全被树状黏膜占据。这样的黏膜由极其复杂的折襞构成。

输卵管纤毛产生的流动方向指向子宫。输卵管的蠕动可能是输送卵的一个重要因素。

输卵管有丰富的弹性组织、血管和淋巴管。偶尔扩张的淋巴管可能是一个折襞的全部物质。输卵管的交感神经分布较副交感神经广泛。对输卵管的功能来说,上述神经的作用尚不明确。

输卵管黏膜在月经周期发生的组织变化与子宫内膜相似,但没有那么显著。在卵泡期,上皮细胞较长,有纤毛者宽,细胞核靠近边缘;无纤毛者狭,细胞核较近基底。在黄体期,分泌细胞变大,高于纤毛细胞,并挤压出它们的核。在行经期,上述变化更为突出。输卵管在妊娠晚期和产褥期显示的特征变化包括薄的黏膜、白细胞充满毛细管,以及蜕膜反应。如果在产褥期给予雌激素,黏膜细胞的长度会增加,分泌细胞的长度则会减短,并丧失很多胞浆以致形状变得像木钉。绝经后输卵管黏膜的特性是上皮细胞矮,增长迅速。上述月经周期的输卵管黏膜,以及与它有关的肌肉组织收缩的变化,可能是雌激素与孕酮之间的比例改变的结果。

(三)卵巢

卵巢的形状有些像杏仁,其主要功能是产生和排出卵细胞,以及分泌甾体激素。卵巢的体积在不同情况下有很大差异。在生殖期间,卵巢长2.5～5.0 cm,宽1.5～3.0 cm,厚0.6～1.5 cm;绝经后,体积显著减小。而在老年妇女,卵巢的长、宽和厚度都只有0.5 cm左右。

正常时卵巢处于盆腔的上部,骨盆的左、右侧壁,髂外血管与腹下血管之间的浅窝内,即Waldeyer卵巢窝。当妇女直立时卵巢的长轴几乎垂直,仰卧时为水平位。然而它们的位置变动很大,因而很少见到左、右卵巢恰恰处于同一水平面的位置。

接触卵巢窝的卵巢面称为外侧面;面向子宫的是内侧面。附着在卵巢系膜上的卵巢边缘比较直,称为卵巢门,其不固定的边缘则是凸面,并且向后、向内指向直肠。

卵巢通过卵巢系膜附着在阔韧带上。卵巢固有带韧带始于子宫的侧面和后面部分,正好在输卵管起源处之下,伸展至卵巢的下端。它的长度一般在3.0 cm以上,其直径为3.0～4.0 mm,由肌肉和与子宫相连的结缔组织组成并被腹膜覆盖。卵巢悬韧带从卵巢的上端伸展至骨盆壁,卵巢血管和神经在其间通过。

卵巢的外表随年龄而变化。在年轻妇女,其表面显示为平滑和暗淡白色,透过它可见一些有光的小的透明卵泡。当妇女年龄渐大,卵巢表面出现皱纹,而老年人卵巢的表面则明显迂曲。

卵巢的大体结构最好以它的横断面来研究,可以区别为两部分——皮层和髓质。

皮层(或称外层)的厚度随着年龄而变化,年长者变薄。卵细胞和卵泡均位于皮层,由纺锤形结缔组织细胞和纤维组成,其中有分散的、不同发育期的原始卵泡和格雷夫卵泡(囊状卵泡)。随着妇女年龄的逐渐增大,卵泡数目逐渐减少。皮层的最外面是暗淡的白色,即卵巢白膜,它的表面是单层立方上皮,即 Waldeyer 生殖上皮。

卵巢的髓质由与卵巢系膜相连的疏松结缔组织组成,内含很多动脉和静脉。此外,尚有少量与卵巢悬韧带相连的平滑肌纤维。这些肌肉可能对卵巢的运动起作用。

卵巢有交感神经和副交感神经支配。大部分交感神经来自伴同卵巢血管的神经丛,小部分来自围绕子宫动脉卵巢支的神经丛。卵巢还有丰富的无髓鞘神经纤维。这些神经纤维的大部分也是伴同血管的,它们仅仅是血管神经。其他部分则形成花环样,围绕正常的和闭锁的卵泡,并伸出许多微细的神经支。这些支已被追踪到粒膜,但并未见到有穿过粒膜的。

(杨位艳)

第三节　女性生殖内分泌生理学

女性一生中时期不同,生殖内分泌功能不同。因而,按其变化可分为胎儿期、新生儿期和儿童期、青春期、成人期(生育期)、围绝经期和老年期。

一、分期

(一)胎儿期

在胎儿 6～8 周时下丘脑分泌的促性腺激素释放激素已有脉冲式分泌。在 10～20 周时垂体分泌的促卵泡素和黄体生成素的分泌达到一个高水平(相当于成年人性腺去势的水平)。卵巢分泌的雌激素有限,外周血中的雌二醇主要来自胎盘。可见胎儿期下丘脑-垂体-卵巢轴已具备功能,但于妊娠晚期胎盘分泌的性激素对中枢起抑制作用(负反馈)。

(二)新生儿期和儿童期

胎儿出生后与胎盘分离,循环中的性激素水平骤然下降。雌二醇在出生后 5～7 天内降到 10 pg/mL,此基础水平一直持续到青春期开始前;睾酮从出生时的 45 ng/dL,降到出生后第 2 个月时的 5 ng/dL,此基础水平持续到青春期开始前。因性激素水平明显低下,对中枢的负反馈作用显著减弱,促卵泡素和黄体生成素分泌增加。在出生后 2～5 个月时促卵泡素分泌达高峰,以后逐渐下降,可迟至 4 年方降到基础值;黄体生成素在出生后 2～3 个月时分泌达高峰,后下降,在 4 个月时也降到基础值。

在 4 岁时促卵泡素、黄体生成素,以及性激素均处于最低水平,中枢对低性激素的负反馈减弱无反应,因中枢的性腺调节器处于对性激素反馈的高度敏感和受内源性中枢神经的抑制。此低促性腺素和低雌激素状况持续到 10 岁或以上的青春期启动之前。此阶段卵巢对促性腺素的刺激起反应而能充分发育,用促性腺素制剂或促性腺激素释放激素可诱发排卵。Knobil 在猕猴实验中发现促性腺激素释放激素的脉冲频率影响促性腺素的分泌,每 3 小时一次脉冲时,促卵泡素幅度增加,而每小时一次脉冲时黄体生成素幅度增加。催乳素在 2 岁时可被测出,8 岁后逐渐增加,到 15 岁时可增加 1 倍。松果体分泌的褪黑素在7岁时呈高水平分泌,此后渐降,在青春期启动前呈低水平。

在儿童期临近青春期启动前一个明显的内分泌变化为肾上腺分泌的雄激素脱氢表雄酮、硫酸脱氢表雄酮和雄烯二酮升高,此为青春期下丘脑、垂体性腺调节器功能启动前的肾上腺功能活动,称肾上腺功能初现。这 3 种雄激素的升高受促性腺素、促肾上腺皮质激素或催乳素的调节,是否受褪黑素的影响尚不明。

(三)青春期

青春期为性和生殖功能发育成熟的时期,即自儿童期到成人期的过渡时期。出现身高增长、第二性征和生殖器官发育,最终月经来潮,具备生殖能力。此时期的一个重要变化是下丘脑-垂体-卵巢功能轴(简称 H-P-O 轴)的成熟。下丘脑的抑制解除,脉冲式分泌促性腺激素释放激素使促卵泡素和黄体生成素也相应地脉冲式分泌,在促卵泡素和黄体生成素影响下卵巢功能启动,卵泡生长发育,分泌雌激素,在雌激素的直接作用下月经初潮来临(无排卵月经),经过 1~5 年卵巢周期性地排出成熟卵泡,月经周期性来潮,具生殖能力。

(四)成人期

成人期即性成熟期,具有周期性排卵功能。每一月经周期排出成熟卵子,具受精能力,又称生育期。一般历时约 30 年,此后进入围绝经期。

(五)围绝经期

绝经是指卵巢中的卵泡生长发育衰竭而月经永久终止。更年期指卵巢功能衰退的生理过程。1994 年世界卫生组织建议采用围绝经期(40 岁开始出现生殖内分泌、生物的临床表现,到停经后 12 个月),绝经过渡期(月经开始变化到绝经前的时期)和绝经前(绝经前的整个生育期)等概念比较明确的名称。绝经是卵巢功能衰竭的表现,在卵巢功能衰退过程中会有数月的闭经。因此,绝经需在闭经 1 年后方可确认。卵巢功能衰退,卵泡闭锁,合成和分泌的雌二醇在绝经后 1 年内明显下降,继而缓慢下降。卵泡分泌的抑制素也明显下降,导致促卵泡素升高、雌二醇低下。因此,促卵泡素≥30 IU/L,雌二醇≤40 pg/mL 为绝经的生殖激素指标。绝经后卵巢分泌的睾酮和雄烯二酮也下降。

(六)老年期

进入老年期后,性激素极低,生殖器官退化萎缩。有限的雌激素为来自腺外转化的雌酮。肾上腺合成的雄激素脱氢表雄酮和硫酸脱氢表雄酮也减少。皮肤、肌肉和结缔组织趋向萎缩。骨质丢失、脂代谢异常、免疫力下降,机体逐渐老化。

二、月经周期

月经的外在表现为周期性的阴道(子宫)出血。青春期首次出现的月经称初潮,提示生殖功能基本成熟。完整的概念是在下丘脑、垂体的生殖激素作用下卵巢中的卵泡生长、发育、成熟,卵子排出,黄体形成;在性激素作用下子宫内膜呈现增生到分泌的变化。若未受孕则黄体萎缩,性激素水平下降,子宫内膜缺少性激素作用,退化、破碎、出血。破碎的子宫内膜伴随血液等经阴道排出,即月经。可见月经周期是一个卵子成熟,子宫内膜呈分泌变化,为受孕、着床做准备的过程,在生育期循环不已,若受孕则月经闭止。因此,月经周期是一个生殖内分泌事件,其本质是为了生殖,因此,又称生殖周期。

初潮的月经大多为无排卵,仅因雌激素波动而导致子宫内膜脱落、出血。一般在初潮后的

1 年内有排卵的月经占 10％～80％,而 5 年后 90％为有排卵月经。无排卵的月经周期常不规则,月经期也长短不一。有排卵月经的周期较规则,28～32 天(21～40 天),月经期的流血时间5～7 天,月经量约 50 mL。

三、月经周期中卵巢的变化

月经周期中卵巢有两个重要的功能,即卵子(配子)生成和性激素合成,两者相辅而成。

(一)卵泡发育

卵巢中所有的卵细胞均在胚胎期形成。在胚胎早期卵原细胞有丝分裂,胚胎 4～5 个月时停止有丝分裂,进入减数分裂。在胎儿 7 个月时全部停滞于第一次减数分裂的核网期,形成初级卵母细胞。当某一初级卵母细胞排卵时完成第一次减数分裂,形成一个次级卵母细胞和一个极体(第一极体);若次级卵母细胞受精则完成第二次减数分裂,排出第二极体。

每一个月经周期,在促卵泡素作用下窦腔期卵泡开始生长、发育。窦腔前期不受促卵泡素影响,为非激素依赖期。Gougeou 将窦腔期卵泡分为 8 级,当卵泡进入 5～6 级时,5～8 个 5 mm左右的囊状卵泡进入选择期,卵泡中颗粒细胞明显增生,芳香化酶被激活,卵泡中卵泡膜细胞在黄体生成素作用下合成雄烯二酮和睾酮,此两种激素进入颗粒细胞后经芳香化酶转化为雌二醇,除分泌入循环血中外,同时进入卵泡液,增加卵泡中促卵泡素受体。某一卵泡中促卵泡素受体丰富,在卵泡内生长因子的共同作用下能合成足量的雌激素,则被选中继续生长发育成主卵泡;而未能合成足量雌激素的卵泡则非但不能接受足够的促卵泡素,而且卵泡液中雄激素比雌激素高,导致卵泡萎缩闭锁。主卵泡发育至 18～20 mm 时成为成熟卵泡且突出在卵巢表面。

(二)排卵

成熟卵泡分泌多量的雌二醇和少量黄体酮,在雌激素诱导下黄体生成素和促卵泡素分泌增加,大量释放,呈峰状分泌。此峰状分泌尤其是黄体生成素峰状分泌在促使排卵中起关键作用。在卵泡内各种水解酶、纤溶酶和前列腺素等共同作用下卵泡破裂,卵子排出。

月经周期中卵泡开始生长发育到排卵为卵泡期,卵泡期可长短不一但相对稳定。若月经28～30 天来潮一次则一般在月经中期排卵。

(三)黄体

排卵后的卵泡塌陷,毛细血管长入,供应丰富的血液和低密度脂蛋白在腔内形成血肿,称血体。颗粒细胞和卵泡膜细胞发生形态变化成黄体细胞,细胞质内含丰富的脂质,呈黄色,称黄体。在黄体生成素作用下黄体细胞分泌孕激素和雌激素。黄体功能于排卵后 7～8 天达高峰,黄体酮分泌达高水平,雌二醇分泌也再度上升。若未受孕则于第 9 天开始衰退。黄体的寿命较恒定,14±2 天。退化的黄体最终形成玻璃样变物质,称白体,从黄体退化到白体形成需 6～8 周。若受孕则人绒毛膜促性腺激素维持并促进黄体功能,成妊娠黄体,体积也增加一倍。

四、月经周期中子宫内膜的变化

月经周期中卵巢分泌的雌激素、孕激素作用在子宫内膜,出现增生、分泌的变化,在月经来潮前子宫内膜崩解、脱落,月经来潮。

(一)增生期

在卵泡分泌的雌激素作用下子宫内膜的基底层开始增生。从早期到晚期增生期为一渐进的过程。子宫内膜的表面上皮增生,于月经的第 5～7 天覆盖子宫内膜的表面,而月经血止;腺体也由稀疏逐渐增多,腺体弯曲,腺上皮增生,由柱状到假复层,细胞核增大,中期增生期出现核分裂象;间质致密,细胞增生,继而水肿、疏松;螺旋小动脉向内膜表面生长,且血管增生,逐渐卷曲呈螺旋状。子宫内膜增厚,超声观察可见从<5 mm增厚到7~8 mm。

(二)分泌期

在增生期的基础上,子宫内膜受黄体分泌的雌激素、孕激素,主要是孕激素的作用而发生变化。在孕激素作用下腺体弯曲、腺腔扩大,腺上皮由假复层成为柱状,且出现核下空泡,此为孕激素作用的特征。晚期分泌期腺腔呈锯齿状,腺腔内出现分泌物,腺上皮的核下空泡消失;间质水肿,间质细胞成蜕膜样细胞;螺旋小动脉明显增生,血管壁厚,生长达内膜功能层。血管明显盘曲,内膜表面的微血管形成小血窦。分泌期内膜比增生期时稍增厚。

若未受孕,黄体于12~14天明显退化,雌激素、孕激素下降,腺体衰退,螺旋小动脉退变、扩张、节段性收缩。内膜组织缺血、坏死、崩解、脱落,月经来潮。

五、卵巢的分泌功能

女性性激素主要由卵巢分泌,如雌激素、孕激素和少量的雄激素。卵泡中卵泡膜细胞和颗粒细胞利用血液循环中的低密度脂蛋白携带来的类固醇合成性激素,卵巢还合成分泌抑制素、激活素和一些生长因子。

(一)雌激素

卵泡中卵泡膜细胞以胆固醇为原料合成雄激素,雄激素经基底膜进入颗粒细胞,在芳香化酶作用下雄激素转化为雌激素。性激素的合成与促性腺激素的调节有关。黄体生成素促进卵泡膜细胞的合成功能,促卵泡素调节颗粒细胞的合成功能,即"两个促性腺激素两种细胞"学说。在月经周期中雌二醇量的95%由主卵泡分泌。随着卵泡的发育和黄体形成,其合成率不一。雌二醇的合成率为卵泡期0.065 mg/dL(0.026~0.130),排卵前0.32 mg/dL(0.2~0.78),黄体期0.16 mg/dL(0.10~0.39)。雌酮的合成率为卵泡期0.11 mg/dL(0.044~0.220),排卵前0.27 mg/dL(0.16~0.66),黄体期0.15 mg/dL(0.088~0.330)。卵泡期雌二醇与雌酮的比例为1:1,围排卵期和黄体期时两者的比例为2:1。黄体期时雌激素由颗粒黄体细胞分泌,月经周期中的雌酮一半由卵巢分泌,一半来自雄烯二酮和雌二醇在外周的腺外转化。雌二醇在循环中有15%转化为雌酮。循环中雌激素约2%呈游离状况,约60%与清蛋白结合,约40%与性激素结合球蛋白结合。

(二)孕激素

黄体中颗粒黄体细胞和卵泡膜黄体细胞主要合成孕酮和17-羟孕酮。孕酮合成率为卵泡期0.46 mg/dL(0.14~0.85),黄体期20.5 mg/dL(9.9~44.6)。循环中孕酮约80%与清蛋白结合,<20%与皮质类固醇结合球蛋白结合,>2%为游离状态。

(三)雄激素

卵泡中卵泡膜细胞内层和卵巢间质细胞、门细胞为合成雄激素的细胞。前者合成雄烯二酮,后两种细胞合成睾酮。循环中的睾酮由卵巢合成的占25%,由肾上腺分泌的占25%,由雄烯二酮在外周由腺外转化而来的占50%。雄烯二酮由卵巢和肾上腺分泌的各占45%~50%,10%左右为腺外转化。去氢表雄酮由卵巢合成的占10%,90%由肾上腺合成。硫酸去氢表雄酮几乎全部由肾上腺合成,很少由卵巢合成。睾酮在生育期的合成率为0.3 mg/dL(0.1~0.4),雄烯二酮合成率为2.8 mg/dL(1.4~6.2),两者在月经周期中无明显变化。外周血中睾酮仅>1%为游离状态,约 65% 与性激素结合球蛋白结合,>2% 与皮质类固醇结合球蛋白结合,>30% 与清蛋白结合。雄烯二酮>7% 为游离状态,约>5% 与性激素结合球蛋白结合,>1% 与皮质类固醇结合球蛋白结合,约 85% 与清蛋白结合。

(四)抑制素

抑制素为一糖蛋白,在颗粒细胞和黄体细胞生成,有 α 和 β 两个亚单位,由双硫键连接而成。因 β 亚单位的组合不同,而分为抑制素 A 和抑制素 B 两种。卵巢内的抑制素在促卵泡素促进下由颗粒细胞和黄体细胞合成。抑制素对促卵泡素的分泌有抑制作用;且抑制促性腺激素释放激素自身受体的正调节作用;对黄体生成素促使卵泡膜细胞合成雄激素起促进作用,抑制雌激素的合成。黄体生成素、雌二醇和 IGF-1 促进卵巢抑制素的分泌,表皮生长因子则对抑制素的分泌起抑制作用。

青春期抑制素分泌量随着促卵泡素、黄体生成素的分泌量相应增加,当抑制素 A 对促卵泡素抑制作用负反馈建立后,抑制素的水平与促卵泡素水平呈负相关。月经周期的早期卵泡期抑制素 A 呈低水平,随着卵泡发育逐渐上升,在晚期卵泡期黄体生成素峰状分泌前其分泌达高峰,然后很快下降,排卵后又逐渐上升,在中期黄体期再度达分泌高峰。抑制素 B 在早期卵泡期呈一定分泌量,以后渐渐下降,在中期黄体期其分泌量达最低水平。

(五)激活素

激活素由颗粒细胞生成,其结构为抑制素 β 亚单位的异源二聚体,由双硫键连接而成。激活素 A 能促进促卵泡素分泌,激活素使颗粒细胞上促卵泡素和黄体生成素受体生成,加强促卵泡素促进芳香化酶活性的作用,抑制雄激素的合成。激活素抑制催乳素和生长素释放。

(六)卵泡抑制素

卵泡抑制素由颗粒细胞和黄体细胞生成,垂体促性腺细胞也具有分泌功能。卵泡抑制素为一单键多肽,抑制促卵泡素的合成和分泌,与激活素结合后降低激活素的活性,抑制促卵泡素促进雌激素合成的作用。在月经周期中卵泡抑制素无周期性变化。

(七)胰岛素样生长因子

胰岛素、IGF-1 和 IGF-2 三者有结构的同源性,为多肽激素,构成胰岛素样生长因子家族。三者都有各自的受体,但当某一激素水平升高时,可结合在家族其他成员的受体上。颗粒细胞和卵泡膜细胞合成 IGF-1 和 IGF-2,卵巢不合成胰岛素。IGF 的生成受促卵泡素、黄体生成素和胰岛素样生长因子结合球蛋白的调节。IGF-1 作用于颗粒细胞,可放大促卵泡素促使颗粒细胞分化,黄体生成素受体生成,激活芳香化酶,合成抑制素和雌激素的作用,还促使卵母细胞成熟,黄素化颗粒细胞的孕酮合成。作用于卵泡膜细胞有加强黄体生成素促进雄激素合成的作用。高水平的胰岛素能与 IGF-1 受体结合,加强卵泡细胞合成雄激素的作用。IGF-2 的作用为促进卵泡膜细胞和颗粒细胞合成性激素。

1.表皮生长因子

表皮生长因子为多肽激素,由颗粒细胞、卵泡膜细胞和黄体细胞生成。作用为促使颗粒细胞和卵泡膜细胞的增生,抑制颗粒细胞合成雄激素和孕酮,抑制颗粒细胞促卵泡素和黄体生成素受体的生成,且抑制卵泡膜细胞合成雄激素。

2.转化生长因子

转化生长因子为多肽激素,有转化生长因子-α 和转化生长因子-β 两种。两种转化生长因子均由颗粒细胞、卵泡膜细胞和黄体细胞生成。转化生长因子-α 与表皮生长因子受体结合,因此,转化生长因子-α的作用与表皮生长因子相同。转化生长因子-β可促使颗粒细胞合成雌激素和孕酮,还有加强促卵泡诱导颗粒细胞芳香化酶和黄体生成素受体的作用。转化生长因子-β抑制人绒毛膜促性腺激素诱导合成孕酮的作用。

3.成纤维细胞生长因子

成纤维细胞生长因子有两个多肽酸性和碱性成纤维细胞生长因子。酸性成纤维细胞生长因子促进颗粒细胞生长,但抑制类固醇合成和黄体生成素受体生成。碱性成纤维细胞生长因子支持颗粒细胞生长,但抑制卵泡膜细胞合成雄激素。

六、中枢的生殖激素

促性腺激素释放激素为下丘脑分泌的神经激素,主要由下丘脑的弓状核、前乳头核和视上核中的促性腺激素释放激素神经元分泌。开始认为促性腺激素释放激素只有促使黄体生成素分泌的作用,现知其分泌后经垂体门脉血管到达垂体,调节促性腺激素:促卵泡素和黄体生成素的合成和分泌。促性腺激素释放激素间断的分泌对垂体有诱导促性腺激素释放激素受体生成的作用,为自身启动作用,增加垂体对促性腺激素释放激素的敏感性,起升调节作用。长期、连续的促性腺激素释放激素作用可减少垂体促性腺激素释放激素受体数,降低垂体对促性腺激素释放激素的敏感性,起降调节作用。促性腺激素释放激素的分泌呈脉冲式,即有一定的频率和幅度,因此,促性腺激素的分泌也呈脉冲式。促性腺激素释放激素的半衰期较短,2～4分钟很快降解,外周血中无法测到。实验证实黄体生成素的脉冲分泌与促性腺激素释放激素的分泌同步,为此黄体生成素的频率和幅度可反映促性腺激素释放激素的脉冲分泌。促性腺激素释放激素的脉冲分泌由弓状核的功能决定,因此,弓状核被认为是"促性腺激素释放激素脉冲发生器"。

(一)促卵泡素

促卵泡素为垂体分泌的蛋白激素,由α和β两个亚单位以非共价键结合而成,α亚单位的基因位于6号染色体,β亚单位的基因位于11号染色体。β亚单位是抗原特异性和生理功能的部位,两个亚单位结合后方具有生理功能。分子结构中的涎酸部分与半衰期有关,促卵泡素含有50%的涎酸,半衰期为3小时,因半衰期长,脉冲波动不明显。促卵泡素的主要作用为促使卵泡发育和雌激素合成。

(二)黄体生成素

黄体生成素为垂体分泌的蛋白激素,α亚单位与促卵泡素的相同,β亚单位的基因在16号染色体上,抗原性和生理功能与促卵泡素的β亚单位不同。分子结构中含有2%涎酸,半衰期为30分钟。主要作用为促使卵泡中卵泡膜细胞合成雄激素,激发排卵和维持黄体功能。

(三)催乳素

催乳素为蛋白激素,其基因在6号染色体上。催乳素在月经周期中的分泌模式相对稳定,在月经中期轻度升高,黄体期催乳素水平稍高于卵泡期。虽然月经周期中催乳素分泌期相对稳定,但是其他生理变化较促性腺激素明显。如夜间睡眠后催乳素分泌增加,在清晨5～7时达高峰,醒后1小时快速下降,上午9～11时分泌量最低;白天入睡时催乳素分泌量亦增加。午餐高蛋白质饮食可诱发催乳素分泌。妊娠期催乳素明显升高,可升高10～20倍。

有4种分子量不同的催乳素,以分子量23 000的催乳素最具生物学和免疫学活性,为一非糖基化的激素,称"小催乳素";另有两种"糖基化的催乳素"(G1-催乳素,G2-催乳素),分子量约25 000,生物活性比"小催乳素"差;另有一"大催乳素"分子量为50 000;"大大催乳素"为糖基化催乳素与免疫球蛋白的结合物,分子量为 100 000。血液循环中"小催乳素"占 60%～90%,其他催乳素含量较低,且生物活性很差。

催乳素的主要功能为参与乳汁生成和促使泌乳,还影响 H-P-O 轴的功能。

七、月经周期中生殖激素的分泌模式及调节

月经周期中卵泡的发育是在下丘脑、垂体、卵巢分泌的生殖激素相互作用下完成的。H-P 分泌的激素调节卵泡的发育,卵泡生长发育过程中分泌的激素起自身调节作用(自分泌)的同时经血液循环作用于中枢起反馈作用。在 H-P-O 轴功能相互协调的情况下卵泡成熟、排卵、黄体形成。

在促性腺激素释放激素作用下促性腺激素开始合成和分泌,促性腺激素释放激素的分泌频率影响促性腺激素的分泌。早卵泡期每 90 分钟一次的分泌频率促使促卵泡素分泌,促卵泡素募集并启动卵泡发育。在促卵泡素作用下窦腔卵泡中颗粒细胞分化、增殖,黄体生成素促使卵泡中卵泡膜细胞增殖、分化并合成雄烯二酮和睾酮。此雄激素进入颗粒细胞后,经促卵泡素激活的芳香化酶将其转化为雌二醇和雌酮。雌激素的自分泌作用促进颗粒细胞增生且协同促卵泡素增加颗粒细胞上促卵泡素受体;在卵泡期 1～5 天卵泡生长迅速,达 6～7 mm,颗粒细胞中促卵泡素量、卵泡液中雌二醇量、促卵泡素受体量是卵泡继续生长发育的关键因素。因此时雌二醇对中枢起抑制作用(负反馈),促卵泡素稍降,唯有含有足够促卵泡素受体的卵泡方能竞争性地结合足够量的促卵泡素以保证卵泡继续生长、发育。晚卵泡期促性腺激素释放激素呈低频高幅的方式分泌,每 60 分钟分泌一次。在 11～14 天时卵泡达 18～20 mm 大小(成熟卵泡),黄体生成素量逐渐增加,促使卵泡膜细胞合成更多的雌激素前体,颗粒细胞中黄体生成素受体快速增加。排卵前雌二醇明显增加,外周血中达 200～500 pg/mL,持续 60 小时,分泌模式呈峰状;同时卵泡分泌的孕酮也稍增加(0.5 μg/mL)。这两种性激素的分泌对中枢起兴奋作用(正反馈),垂体释放多量的黄体生成素和促卵泡素分泌持续约 2 天,分泌模式也呈峰状,此峰状分泌对激发排卵具有关键作用,称排卵峰。一般在黄体生成素分泌达峰顶后 10～12 小时排卵。排卵后促性腺激素快速下降,雌二醇下降,排出卵子的卵泡在黄体生成素作用下颗粒细胞和卵泡膜细胞黄素化,黄体形成。排卵后孕酮稍增加,黄体形成后孕酮明显增加,雌激素也相应增加。雌激素、孕激素的分泌对中枢起抑制作用,早黄体期时促性腺激素释放激素每 90 分钟分泌一次。若未受孕,黄体于 8～9 天开始衰退,雌激素、孕激素下降;晚黄体期因雌激素、孕激素下降,子宫内膜衰退、破碎,继而子宫内膜脱落,月经来潮。

近年的研究发现在月经来潮前的 2～8 天,黄体分泌的雌激素和抑制素 A 明显下降,对促卵泡素的抑制作用解除,促卵泡素逐渐上升,抑制素 B 也相应增加,促性腺激素释放激素的分泌频率也渐增加。这一段时间称为黄体-卵泡转变期。

(叶　晶)

第二章

妇产科疾病常见症状

第一节 腹　痛

下腹疼痛是女性疾病常见的临床症状之一,是盆腔脏器器质性病变或功能紊乱的信号,也是促使患者就医的警钟和临床诊断的重要线索,临床上按起病急缓与病程长短可分为急性或慢性腹痛两大类型。

一、病史采集要点

(一)起病的急缓或诱因

生育年龄女性出现停经、阴道出血、反复下腹隐痛后突然出现撕裂样剧痛,应想到输卵管妊娠破裂或流产可能,若同时伴有腹腔内出血表现者更应考虑宫外孕。停经后伴阵发性下腹痛,与流产、早产或分娩关系较大。体位改变后出现下腹痛,卵巢肿瘤或浆膜下子宫肌瘤蒂扭转可能性大。卵巢肿瘤做妇科检查时,突然下腹剧痛,复查肿瘤缩小或消失,注意有肿瘤破裂。在行人工流产等宫内操作时,突然出现下腹痛,应考虑子宫穿孔。在分娩过程中,先露下降受阻,产程延长,出现下腹痛,考虑子宫破裂。起病缓慢而逐渐加剧者,多为内生殖器炎症或恶性肿瘤所引起。子宫肌瘤合并妊娠,在妊娠期或产褥期出现剧烈下腹痛及发热时多为子宫肌瘤红色变性。

(二)腹痛的部位

下腹正中疼痛多为子宫引起。一侧下腹痛多为该侧卵巢囊肿蒂扭转、破裂或输卵管卵巢炎症及异位妊娠流产或破裂。右侧下腹痛应排除急性阑尾炎。双侧下腹痛常见于子宫附件炎性病变。整个下腹痛甚至全腹痛见于卵巢囊肿破裂、输卵管破裂或盆腔腹膜炎时。

(三)腹痛性质

炎症或腹腔内积液多为持续性钝痛;晚期癌肿产生顽固性疼痛;阵发性绞痛多为子宫或输卵管等空腔器官收缩所致;输卵管或卵巢肿瘤破裂可引起撕裂性锐痛。

(四)下腹痛的时间

痛经或子宫内膜异位症多在经期出现下腹痛;无月经来潮伴下腹周期性疼痛,多为经血潴留或人工流产术后宫颈、宫腔粘连所致;排卵所致下腹痛多发生在两次月经中间。

(五)腹痛放射部位

一侧子宫附件病变,其疼痛可放射至同侧腹股沟及大腿内侧;放射至肩部考虑为腹腔内出血,为出血刺激膈肌的膈神经所致;放射至腰骶部多为宫颈、子宫病变所致。

二、体格检查重点

(一)全身检查

血压、脉搏、呼吸、体温、面色、心肺及姿势等。

(二)腹部检查

视诊时腹部肿胀形似蛙腹,多为腹水;下腹正中隆起主要是子宫或巨大卵巢肿瘤;触诊时注意肿瘤的大小、质地、压痛、活动度及边界;急性盆腔炎时腹肌紧张,下腹明显压痛及反跳痛,叩诊了解有无移动性浊音及肠管鼓音所在处。听诊用于肠鸣音、胎盘杂音、脐血流音及胎心音的鉴别。

(三)妇科检查

利用双合诊、三合诊或肛腹诊,了解阴道分泌物颜色,有无异味,阴道后穹隆是否饱满,宫颈是否充血及举痛,宫颈口是否扩张或组织嵌顿,子宫位置、大小、质地及有无压痛,附件有无肿块及压痛。

三、实验室与辅助检查

(1)血常规:血红细胞或血红蛋白是否下降,了解贫血程度及内出血情况,有炎症者血白细胞升高或核左移。

(2)尿妊娠试验或血 β-HCG 检查,排除与妊娠有关的疾病。

(3)腹腔穿刺或阴道后穹隆穿刺确定有无腹腔内出血,疑恶性肿瘤时,穿刺液送检找癌细胞,穿刺液为脓性液体时应考虑为炎症引起,送病原体培养加药敏。

(4)B超显示盆腔实性、囊实性或囊性包块,子宫腔或宫外的胎心搏动可确诊为宫内妊娠或宫外孕。

(5)部分下腹痛的病因,在腹腔镜下才能明确,必要时在腹腔镜下行手术治疗。

(6)放射线检查、诊断性刮宫等在下腹痛病因诊断中起一定作用。

四、常见疾病诊断

(一)急性下腹疼痛伴休克

1.异位妊娠

异位妊娠是指受精卵在子宫腔以外着床,又称为宫外孕。

(1)症状体征特点:①停经、腹痛、阴道出血。②早孕反应。少数患者可能出现。③面色苍白、血压下降、脉搏细速、下腹膨隆,腹部压痛及反跳痛,以病变侧为甚,移动性浊音阳性。④妇科检查见后穹隆饱满,触痛明显,宫颈有举痛,子宫增大但较停经时间为小,子宫有漂浮感,病变侧附件可触及肿块,有压痛。

(2)辅助检查:①妊娠试验阳性。②腹腔穿刺或后穹隆穿刺抽出不凝固血。③超声检查、腹腔镜检查、诊断性刮宫。

(3)诊断鉴别要点:①停经、腹痛、不规则阴道出血是异位妊娠常见三联征。②结合妊娠试验和超声检查即可确诊。

2.卵巢滤泡或黄体破裂

卵巢滤泡或黄体由于某种原因引起包壁破损、出血时,可引起腹痛,严重者可发生剧烈腹痛或休克。

（1）症状体征特点：①腹痛一般在月经中、后期突然出现一侧下腹剧痛，无停经、阴道出血史。②症状轻者腹部压痛不明显；重者腹痛明显，伴有恶心、呕吐、头晕、出冷汗、晕厥、休克、腹部压痛、反跳痛，以病侧明显，移动性浊音阳性。③妇科检查见后穹隆饱满、触痛明显，宫颈有举痛，子宫正常大小，病变侧附件可触及肿块，有压痛。

（2）辅助检查：①妊娠试验阴性。②腹腔穿刺或后穹隆穿刺抽出不凝固血。③超声检查、腹腔镜检查。

（3）诊断鉴别要点：根据有无停经史、有无不规则阴道出血、妊娠试验结果可与异位妊娠进行鉴别。

3.侵蚀性葡萄胎或绒毛膜癌子宫自发性穿孔

侵蚀性葡萄胎或绒毛膜癌子宫自发性穿孔是由侵蚀性葡萄胎或绒毛膜癌侵犯子宫肌层所致。

（1）症状体征特点：①常突然出现下腹剧痛，伴肛门坠胀感、恶心、呕吐。②停经史，早孕反应较重，不规则阴道出血。贫血貌，腹部膨隆，压痛、反跳痛明显，移动性浊音阳性。③妇科检查见宫颈举痛明显，子宫明显大于停经月份，质软，轮廓不清，子宫压痛明显，可能在附件区扪及囊性肿块。

（2）辅助检查：①血、尿人绒毛膜促性腺激素（HCG）值异常升高。②超声、CT、MRI、X线检查。

（3）诊断鉴别要点：①本病患者有先行病史，有葡萄胎、流产、足月产史。②有其他转移灶的症状和体征，妇科检查子宫异常增大，人绒毛膜促性腺激素（HCG）异常升高，借此与异位妊娠鉴别。

4.出血性输卵管炎

急性输卵管炎时，如发生输卵管间质层出血，突破黏膜上皮进入管腔，由伞端流入腹腔，引起腹腔内出血，称为出血性输卵管炎。

（1）症状体征特点：①突然出现下腹疼痛、阴道出血、肛门坠胀，伴发热、白带增多。②多数患者有分娩、流产、宫腔操作史。体温升高，下腹压痛、反跳痛明显，移动性浊音阳性。③妇科检查见白带较多，宫颈举痛明显，附件区扪及条索状肿块。

（2）辅助检查：①妊娠试验阴性，血红蛋白下降，白细胞和中性粒细胞升高。②后穹隆穿刺，腹腔镜检查。

（3）诊断鉴别要点：①本病可发生于月经周期的任何时期，无停经史，有附件炎史，有发热、腹痛、白带增多等炎症表现，为其特点。②腹腔镜检查或剖腹探查可确诊。

5.急性盆腔炎伴感染性休克

急性盆腔炎的感染多数为混合性感染，其中厌氧菌感染所产生的内毒素是引起感染性休克的主要原因。

（1）症状体征特点：①下腹痛加剧。压痛、反跳痛及肌紧张明显，肠鸣音减弱或消失。②有急性盆腔炎的症状和体征。寒战，高热，体温不升，伴面色苍白、四肢厥冷等休克症状。有少尿、无尿等肾衰竭症状。③妇科检查见宫颈举痛明显，子宫及双侧附件区触痛明显，可在附件区触及囊性肿块。

（2）辅助检查：①血白细胞、中性粒细胞升高，并可出现中毒颗粒。②血或病灶分泌物细菌培养可找到致病菌。

（3）诊断鉴别要点：①本病盆腔炎病史明确，随病情发展腹痛加剧，继而出现休克的症状和体征。②辅助检查有感染迹象为本病的特点。

6.肠系膜血液循环障碍

肠系膜血液循环障碍可导致肠管缺血坏死，多发生于肠系膜动脉。

（1）症状体征特点：①突然发生剧烈腹部绞痛，持续性，止痛剂不能缓解，恶心、呕吐频繁。②起病早期腹软、腹部平坦，可有轻度压痛，肠鸣音活跃或正常；随着肠坏死和腹膜炎的发展，腹胀明显，肠鸣音消失，腹部压痛、反跳痛及肌紧张明显，并出现呕血和血便。③严重者症状和体征不相称为本病的特点，但血管闭塞范围广泛者可较早出现休克。

（2）辅助检查：①腹腔穿刺可抽出血性液体。表现为血液浓缩，白细胞计数升高。②腹部放射线检查见大量肠胀气，腹腔有大量渗出液；放射线平片显示肠管扩张、肠腔内有液平面。③选择性动脉造影显示闭塞的血管。

（3）诊断鉴别要点：①早期主要表现为突发脐周剧烈腹痛，恶心、呕吐频繁而腹部体征轻微。②盆腔检查无异常发现，较少阳性体征与剧烈的持续性绞痛症状不符合，为本病特征性表现。

（二）急性下腹疼痛伴发热

1.急性化脓性子宫内膜炎

急性化脓性子宫内膜炎多为由链球菌、葡萄球菌及大肠埃希菌等化脓性细菌感染所致的子宫内膜急性化脓性炎症。

（1）症状体征特点：①多见于分娩、流产及其他宫腔手术后。②术后即感下腹痛，继而出现畏寒、寒战、发热、全身乏力、出汗，下腹持续性疼痛，逐渐加重。③阴道分泌物增多，呈脓性或血性，有臭味。④妇科检查见阴道内及宫颈口大量脓性或血性带臭味的分泌物，宫颈有举痛，宫体增大且压痛明显。

（2）辅助检查：①血白细胞及中性粒细胞增多。②宫腔分泌物培养找到致病菌。

（3）诊断鉴别要点：①起病前有宫腔手术、经期性交或分娩史。②下腹痛，发热，白带增多呈脓性或脓血性，有臭味，妇科检查子宫压痛明显，为本病特点。

2.急性淋菌性子宫内膜炎

急性淋菌性子宫内膜炎多由阴道淋病向上扩散感染子宫内膜引起的急性炎症。患者多有不洁性生活史。

（1）症状体征特点：①不洁性生活史，起病前有急性尿路炎、宫颈炎、前庭大腺炎等症状。②阴道分泌物为脓性、有臭味，有持续性阴道出血。③下腹绞痛，伴畏寒、发热。④妇科检查见阴道内有大量脓性白带，宫颈中有脓栓堵塞，宫颈举痛明显，宫体增大且有压痛。

（2）辅助检查：①外周血白细胞及中性粒细胞增高。②宫腔脓性分泌物涂片或培养可找到革兰氏阴性双球菌。

（3）诊断鉴别要点：患者有不洁性生活史或有已确诊的淋病史为本病特点。

3.急性输卵管炎

急性输卵管炎指输卵管发生的急性炎症。为一化脓性病理过程，其病原菌多来自外阴、阴道、子宫，常发生于流产、足月产、月经期或宫内手术后。

（1）症状体征特点：①下腹部两侧剧烈疼痛，压痛、反跳痛，肌紧张。②常发生于流产、足月产、月经期及宫腔手术后，白带增多，阴道不规则出血。③轻者低热，重者寒战、高热，甚至发生败

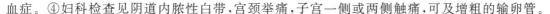

血症。④妇科检查见阴道内脓性白带,宫颈举痛,子宫一侧或两侧触痛,可及增粗的输卵管。

（2）辅助检查:①外周血白细胞总数和中性粒细胞增高。②后穹隆穿刺抽出脓液或脓性渗出物,分泌物培养找到致病菌。

（3）诊断鉴别要点:①本病常发生于流产、足月产、月经期及宫腔手术后。②下腹痛为一侧或双侧,妇科检查一侧或双侧附件压痛,输卵管增粗、触痛明显为其典型特征。

4.急性盆腔结缔组织炎

急性盆腔结缔组织炎是指盆腔结缔组织初发的炎症,不是继发于输卵管、卵巢的炎症,是初发于子宫旁的结缔组织,然后再扩展到其他部位。

（1）症状体征特点:①寒战、发热,呈持续高热,转为弛张热,形成脓肿时,反复出现寒战,并出现全身中毒症状。伴恶心、呕吐、腹胀、腹泻、尿频、尿急、尿痛、里急后重及肛门坠胀感。②下腹部弥漫性压痛、反跳痛及肌紧张。持续疼痛,向臀部及两下肢放射。③妇科检查见宫颈举痛,子宫及宫旁组织压痛明显,有增厚感,子宫增大、压痛,活动度受限。

（2）辅助检查:①外周血白细胞总数及中性粒细胞数升高。②高热时血培养偶可培养出致病菌。③后穹隆穿刺抽出脓液。

（3）诊断鉴别要点:①本病有明确的病史,患者有明显的感染性全身症状。②检查示下腹部弥漫性压痛、反跳痛及肌紧张,子宫及宫旁压痛明显,为本病特征性表现。

5.急性阑尾炎

急性阑尾炎指阑尾发生的急性炎症,是引起下腹痛比较常见的疾病,当急性阑尾炎的腹痛转移到右下腹时,易与相关的妇产科疾病混淆。

（1）症状体征特点。①转移性右下腹痛:开始为上腹部或全腹、脐周痛,后局限于右下腹部。②发热,伴恶心、呕吐。③体检:右下腹麦氏点压痛、反跳痛及肌紧张,肠鸣音减弱或消失。④妇科检查:生殖器无异常发现。

（2）辅助检查:①外周血白细胞总数及中性粒细胞数升高。②超声检查子宫、附件无异常。

（3）诊断鉴别要点:①本病起病急,腹痛在先,发热在后,有典型的转移性右下腹痛发病经过。②妇科检查无阳性体征为本病特征。

6.子宫肌瘤红色变性

子宫肌瘤红色变性多见于妊娠期或产褥期,是一种特殊类型的坏死,子宫肌瘤发生红色变性时,肌瘤体积迅速改变,发生血管破裂,出血弥散于组织内。

（1）症状体征特点:①有月经过多史或已确诊有子宫肌瘤史。②剧烈腹痛,多于妊娠期或产褥期突然出现。③伴发热、恶心、呕吐。④下腹压痛,肌瘤较大时可及肿块,并有压痛。

（2）辅助检查:①外周血白细胞总数及中性粒细胞数升高。②超声检查、CT、MRI 检查。

（3）诊断鉴别要点:①有子宫肌瘤史,于妊娠期或产褥期突然出现剧烈腹痛、发热。②检查子宫肌瘤迅速增大,局部压痛明显,为本病的特征。

7.急性肠系膜淋巴结炎

急性肠系膜淋巴结炎在 7 岁以下小儿好发,以冬春季节多见,常在上呼吸道感染或肠道感染中并发。小儿肠系膜淋巴结在回肠末端和回盲部分布丰富,且小肠内容物常因回盲瓣的作用在回肠末端停留,肠内细菌和病毒产物易在该处吸收进入回盲部淋巴结,致肠系膜淋巴结炎。

（1）症状体征特点:①多见于儿童及青少年,有上呼吸道感染史。②高热、腹痛、呕吐三联征。有时腹泻并高热。右下腹压痛、反跳痛及肌紧张。③妇科检查无阳性体征。

（2）辅助检查：①外周血白细胞总数及中性粒细胞数升高。②B超检查子宫附件无异常。

（3）诊断鉴别要点：①多见于儿童及青少年，常有上呼吸道感染史。②下腹痛、发热，检查下腹压痛点广泛且与肠系膜根部方向一致。③妇科检查无阳性体征为本病的特征。

（三）急性下腹疼痛伴盆腔肿块

1.卵巢肿瘤蒂扭转

卵巢肿瘤蒂扭转好发于瘤蒂较长、瘤体中等大小、活动度大的卵巢肿瘤，因子宫的上下移动、肠蠕动、体位骤变可使肿瘤转动，其蒂（骨盆漏斗韧带、卵巢固有韧带和输卵管）随之扭转，当扭转超过某一角度且不能恢复时，可使走行于其间的肿瘤静脉回流受阻，致使瘤内高度充血或血管破裂，进而使瘤体急剧增大，瘤内发生出血，最后动脉血流因蒂扭转而受阻，肿瘤发生坏死、破裂、感染。

（1）症状体征特点：①活动或体位改变后突然出现一侧下腹剧烈持续性疼痛，伴恶心、呕吐。②体检：患侧腹部压痛，早期无明显的反跳痛及肌紧张，随病程延长，肿瘤坏死，继发感染，腹痛加剧，检查有反跳痛及肌紧张。③妇科检查：在子宫一侧可扪及肿块，张力较大，有压痛，其蒂部最明显。

（2）辅助检查：超声检查。

（3）诊断鉴别要点：①患者原有盆腔肿块病史。②突然出现一侧下腹剧烈持续绞痛，其发生与体位改变有关，为本病的特征。

2.卵巢肿瘤破裂

卵巢肿瘤发生破裂的原因有外伤和自发两种，外伤性破裂常因腹部遭受重击、分娩、性交、妇科检查或穿刺等引起；自发性破裂常因肿瘤生长过速所致，多数为恶性肿瘤浸润性生长所致。

（1）症状体征特点。①腹痛：卵巢小囊肿或单纯性囊腺瘤破裂时，腹痛轻微；卵巢大囊肿或成熟性畸胎瘤破裂时，腹痛剧烈，伴恶心、呕吐、腹膜炎症状；卵巢恶性肿瘤破裂时，腹痛剧烈，伴腹腔内出血，甚至休克。②下腹压痛、反跳痛及肌紧张。③妇科检查：宫颈举痛，原有的肿瘤缩小或消失。

（2）辅助检查：①后穹隆穿刺抽出相应的囊液或血液。②超声检查。

（3）诊断鉴别要点：①患者原有卵巢肿块史，有腹部外伤、性交、分娩、妇科检查或肿块穿刺等诱因。②腹痛后原有的卵巢肿块缩小或消失，为本病特征。

3.盆腔炎性肿块

盆腔炎性肿块起自急性输卵管炎。因输卵管腔内的炎性分泌物流到盆腔，继发盆腔腹膜炎、卵巢周围炎，使输卵管、卵巢、韧带、大网膜及肠管等粘连成一团，形成盆腔炎性肿块。

（1）症状体征特点：①下腹疼痛、发热。②妇科检查：在子宫旁有肿块，形态不规则，呈实性或囊实性，活动度差，压痛。

（2）辅助检查：①外周血白细胞总数及中性粒细胞数升高。②超声检查、CT、MRI等检查。

（3）诊断鉴别要点：①患者先出现下腹痛、发热，继而出现盆腔肿块。②肿块形态不规则，呈实性或囊实性，活动度差，压痛，常与子宫粘连，为本病的特征。

4.子宫肌瘤

子宫肌瘤是女性生殖器最常见的良性肿瘤，也是人体最常见的肿瘤，主要由平滑肌细胞增生而成，其间有少量纤维结缔组织。

（1）症状体征特点：①既往有月经紊乱、子宫肌瘤病史。②多为轻微坠痛，如浆膜下肌瘤蒂扭转，则出现剧烈疼痛;在妊娠期或产褥期突然出现腹痛、发热、肌瘤迅速增大,多为子宫肌瘤红色变性。

(2)辅助检查:超声检查。

(3)诊断鉴别要点:本病患者有明确子宫肌瘤病史,妇科检查及盆腔 B 超可明确诊断。

5.盆腔脓肿

盆腔脓肿包括输卵管积脓、卵巢脓肿、输卵管卵巢脓肿、子宫直肠陷凹脓肿及阴道直肠隔脓肿。

(1)症状体征特点。①腹痛剧烈,下腹部耻骨区域触痛明显,有反跳痛及肌紧张。②伴有寒战、高热。③妇科检查:阴道内及宫口有脓性分泌物,宫颈举痛明显,子宫压痛,在宫旁可触及肿块,张力大呈囊性,触痛明显。

(2)辅助检查:①外周血白细胞总数及中性粒细胞数升高。②超声、CT、MRI 检查。

(3)诊断鉴别要点:①本病先有急性盆腔炎的症状和体征,后出现盆腔肿块、持续高热、下腹痛。②肿块张力大有波动感,触痛明显,为本病特征。

(四)周期性下腹疼痛

1.子宫腺肌病

子宫腺肌病指当子宫内膜侵入子宫肌层的疾病。

(1)症状体征特点:①继发性痛经,并进行性加重。②伴月经增多,经期延长,继发性不孕。③妇科检查:子宫均匀性增大,局部有局限性结节突起,质地较硬,经前、经期更增大、变软,有压痛,经后子宫稍缩小。

(2)辅助检查:超声检查。

(3)诊断鉴别要点:超声对本病与子宫肌瘤的鉴别帮助较大。

2.子宫内膜异位症

子宫内膜异位症指当具有生长功能的子宫内膜组织出现在子宫腔被覆黏膜以外的身体其他部位时导致的疾病。

(1)症状体征特点:①痛经大多数表现为继发性、进行性加重。②性交痛、月经失调、不孕。③妇科检查:子宫正常大小,后倾固定,直肠子宫陷凹或宫骶韧带或子宫后壁下段触痛性结节,在附件可及肿块,呈囊性或囊实性,活动差,有压痛。

(2)辅助检查:超声检查、CA125 检测、腹腔镜检查。

(3)诊断鉴别要点:①育龄女性有进行性痛经、不孕和月经紊乱。②妇科检查有触痛性结节或宫旁有不活动的囊性包块,为本病特征性表现。

3.先天性处女膜闭锁

处女膜闭锁又称无孔处女膜,由于处女膜闭锁,经血无法排出,最初积在阴道内,反复多次月经来潮后,逐渐发展成宫腔积血、输卵管积血,甚至腹腔内积血。

(1)症状体征特点。①月经来潮前无任何症状,来潮后出现周期性下腹痛。②妇科检查:处女膜向外膨隆,表面呈紫蓝色,无阴道开口;肛门检查可扪及阴道膨隆呈球状向直肠突起,阴道包块上方的子宫压痛明显,下压包块,处女膜膨隆更明显。

(2)辅助检查:超声检查。

(3)诊断鉴别要点。①本病仅见于青春期少女,患者无月经来潮,但第二性征发育良好,进行性加重的周期性腹痛。②妇科检查:处女膜向外膨隆,表面呈紫蓝色,无阴道开口;肛门检查可扪及阴道膨隆呈球状向直肠突起,阴道包块上方的子宫压痛明显,下压包块,处女膜膨隆更明显,为本病特征。

4.Asherman 综合征

Asherman 综合征即宫腔粘连综合征,系患者在人工流产、中期妊娠引产或足月分娩后造成宫腔广泛粘连而引起的闭经、子宫内膜异位症、继发不孕和再次妊娠引起流产等一系列症候群。

(1)症状体征特点:①人工流产或刮宫后,出现闭经或月经减少。②进行性加重的下腹周期性疼痛,呈痉挛性,伴肛门坠胀感。③闭经用人工周期治疗无撤退性出血。④继发性不孕、流产、早产、胎位不正、胎儿死亡或胎盘植入。⑤妇科检查:子宫正常大小或稍大,较软,压痛明显,宫颈闭塞,宫腔探针不能通过,宫颈举痛,附件压痛明显,宫旁组织、宫骶韧带处压痛。

(2)辅助检查:超声检查、宫腔碘油造影、宫腔镜检查。

(3)诊断鉴别要点:①本病继发子宫腔操作后,患者有周期性下腹痛,呈进行性加重,无月经来潮。②妇科检查见宫颈闭塞,为本病特征。

(五)慢性下腹疼痛伴白带增多

1.慢性盆腔炎

慢性盆腔炎常为急性盆腔炎未能彻底治疗,或患者体质较差,病程迁延所致。

(1)症状体征特点:①下腹坠胀、疼痛、腰骶部酸痛,在劳累、性交后及月经前后加剧。②月经过多、经期延长、白带增多、不孕。③妇科检查:盆腔(子宫、附件)有压痛等炎症表现。

(2)辅助检查:超声检查。

(3)诊断鉴别要点:①既往有急性盆腔炎病史,继而出现慢性下腹痛。②妇科检查发现子宫一侧或两侧片状增厚,子宫骶韧带增厚变硬,发病时压痛明显,为本病特征。

2.盆腔淤血综合征

盆腔淤血综合征是由于盆腔静脉充盈、扩张及血流明显缓慢所致的一系列综合征。

(1)症状体征特点:①多见于早婚、早育、多产、子宫后位、习惯性便秘及长时间从事站立工作的女性。②下腹部坠痛、酸胀及骶臀部疼痛。③伴有月经过多、经期延长、乳房胀痛、性交痛、白带增多。④妇科检查示外阴、阴道呈蓝色,伴有静脉曲张,子宫体增大而软,附件区可及柔软增厚感。

(2)辅助检查:体位试验阳性、盆腔静脉造影、盆腔血流图、腹腔镜检查。

(3)诊断鉴别要点:①疼痛在久立、劳累或性交后加重。②妇科检查见外阴、阴道呈蓝色,静脉曲张,宫颈肥大而质软,略呈蓝色。③体位试验、盆腔静脉造影、盆腔血流图及腹腔镜检查等有助于诊断。

3.慢性宫颈炎

慢性宫颈炎是妇科疾病中最常见的一种。因性生活、分娩、流产后,细菌侵入宫颈管而引起炎症。多由急性宫颈炎未治疗或治疗不彻底转变而来。

(1)症状体征特点:①外阴轻度瘙痒。②白带增多,通常呈乳白色黏液状,有时呈淡黄色脓性,有息肉形成时伴有血丝或接触性出血。③月经期、排便或性生活后下腹或腰骶部有疼痛;或者有部分患者出现膀胱刺激症状,有尿频或排尿困难,但尿液常规检查正常。④妇科检查见宫颈有红色细颗粒糜烂区及颈管分泌脓性黏液样白带,子宫颈有不同程度的糜烂、肥大,有时质硬,有时可见息肉、外翻、腺体囊肿等病理变化。

(2)辅助检查:①须常规做宫颈刮片检查,必要时做活组织检查。②慢性宫颈炎须排除宫颈癌,可行阴道镜检查、宫颈刮片、宫颈活组织检查或宫颈锥切。

(3)诊断鉴别要点:须常规做宫颈刮片检查,必要时做活组织病理检查以排除宫颈癌。

4.后位子宫

后位子宫包括子宫后倾及后屈。

(1)症状体征特点:①痛经、腰背痛。②不孕、白带增多、月经异常、性生活不适。③妇科检查示子宫后倾,质软,轻压痛,附件下垂至直肠窝。

(2)辅助检查:B超检查见子宫极度后位,余无异常。

(3)诊断鉴别要点:经手法复位后症状好转是本病的特征。

(六)慢性下腹疼痛伴阴道出血

1.陈旧性宫外孕

陈旧性宫外孕指输卵管妊娠流产或破裂,若长期反复内出血所形成的盆腔血肿不消散,血肿机化变硬并与周围组织粘连导致的疾病。

(1)症状体征特点:①停经史、不规则阴道出血、下腹痛。②妇科检查示子宫无增大,子宫旁可扪及形态不规则的肿块,有压痛。

(2)辅助检查:后穹隆穿刺、妊娠试验、超声检查、腹腔镜检查。

(3)诊断鉴别要点:①停经史、不规则阴道出血、下腹痛;妊娠试验阳性;后穹隆穿刺抽出暗红色不凝固血液,为本病特征。②腹腔镜检查可确诊。

2.子宫内膜异位症

(1)症状体征特点:①慢性下腹胀痛或肛门胀痛、性交痛。②月经增多、经期延长。③妇科检查示子宫后倾固定,可在子宫直肠陷凹、宫骶韧带、子宫后壁触及痛性结节,在子宫一侧或两侧可及囊性或囊实性肿块。

(2)辅助检查:超声检查、CA125检测、腹腔镜检查。

(3)诊断鉴别要点:①育龄女性有进行性痛经、不孕和月经紊乱。②妇科检查有触痛性结节或宫旁有不活动的囊性包块,为本病特征性表现。

3.宫腔内放置节育器后

宫腔内放置节育器后最常见的并发症为慢性下腹痛及不规则阴道出血,这是由于节育器在宫腔内可随宫缩而移位引起的,如节育器过大或放置节育器时未移送至宫底部而居宫腔下段时,更易发生。

(1)症状体征特点:①宫腔内放置节育器后出现慢性下腹胀痛或腰骶部酸痛。②阴道出血、经期延长、淋漓不尽、白带中带血。③妇科检查无其他病变体征。

(2)辅助检查:超声检查宫内节育器是否下移或异常情况。

(3)诊断鉴别要点:①放置节育器后出现上述症状,一般药物治疗无效。②妇科检查无其他异常发现,取出节育器后症状消失,为本病的特征。

(七)慢性下腹疼痛伴发热、消瘦

1.结核性盆腔炎

结核性盆腔炎指由结核杆菌感染女性盆腔引起的盆腔炎症。

(1)症状体征特点:①下腹疼痛,经期加剧。②经期或午后发热、盗汗、乏力、食欲缺乏、体重减轻。③月经过多、减少、闭经,不孕。④妇科检查可扪及不规则的囊性肿块,质硬,子宫轮廓不清,严重时呈冰冻骨盆。

(2)辅助检查:①子宫内膜病理检查。②胸部、消化道及泌尿道X线检查。③子宫输卵管碘油造影、超声检查、腹腔镜检查。④结核菌素试验、结核菌培养。

（3）诊断鉴别要点：①患者有原发不孕、月经稀少或闭经。②有低热、盗汗时,既往有结核病接触史或本人有结核病史可为本病诊断提供参考。

2.卵巢恶性肿瘤

卵巢恶性肿瘤是女性生殖器三大恶性肿瘤之一。由于卵巢位于盆腔深部,卵巢恶性肿瘤不易早期发现。

（1）症状体征特点：①有卵巢癌早期症状：食欲缺乏、消化不良、体重下降、下腹胀痛、腹痛、下腹包块、腹水。②邻近脏器受累出现压迫直肠、膀胱、输尿管的症状。③妇科检查示盆腔内触及散在、质硬结节,肿块多为双侧性,实性或囊实性,表面高低不平,固定不动。

（2）辅助检查：①腹水细胞学检查。②后穹隆肿块穿刺活检。③超声、CT、MRI 检查,肿瘤标志物检查,腹腔镜检查。

（3）诊断鉴别要点：超声、CT、MRI 检查,肿瘤标志物检查,肿块活组织检查可助本病诊断。

3.艾滋病

艾滋病又称为获得性免疫缺陷综合征,是由人类免疫缺陷病毒感染引起的性传播疾病。可引起 T 淋巴细胞损害,导致持续性免疫缺陷、多器官机会性感染及罕见恶性肿瘤,最终导致死亡。

（1）症状体征特点：①高热、多汗、乏力、周身痛、消瘦、腹泻、呕吐等。②常合并阴道真菌感染等,以白色念珠菌感染较多见,白带增多。③体格检查示全身淋巴结肿大。

（2）辅助检查：①白细胞计数低下,淋巴细胞比例降低。②血 HIV 抗体检测常用 ELISA 法、荧光免疫法和 Western Blot 法。

（3）诊断鉴别要点：①本病有全身淋巴结肿大、高热、乏力、周身痛等以免疫缺陷为基础而发生的一系列艾滋病症状和体征。②检查血 HIV 抗体可确诊。

（李文梅）

第二节 耻区肿块

一、原因

（一）子宫增大

妊娠子宫、子宫肌瘤、子宫腺肌病、子宫恶性肿瘤、子宫畸形、宫腔阴道积血或积脓等。

（二）子宫附件肿块

卵巢非赘生性囊肿、卵巢赘生性囊肿、附件炎性肿块、输卵管妊娠等。

（三）肠道肿块

粪块嵌顿,阑尾周围脓肿,腹部手术或感染后继发肠管、大网膜的粘连,肠系膜肿块,结肠癌等。

（四）泌尿系统肿块

充盈膀胱、异位肾。

（五）腹壁或腹腔肿块

腹壁血肿或脓肿、腹膜后肿瘤或脓肿、腹水、盆腔结核包裹性积液、直肠子宫陷凹脓肿等。

二、鉴别要点

女性耻区肿块可能是患者本人或家属偶然发现，也可能是做妇科检查或行 B 型超声检查时发现。耻区肿块的鉴别除根据肿块的特点进行鉴别外，应注意结合年龄因素。

（一）囊性肿块

耻区囊性肿块一般为良性或炎性肿块，若肿块在短时期内增大显著时，应考虑恶性可能。

1.活动性囊性肿块

（1）若位于子宫旁，边界清楚，囊壁薄、光滑，无触痛，一般考虑卵巢肿块。

（2）如肿块有明显触痛，且患者有停经后阴道少量流血及腹痛史，应考虑输卵管妊娠。

（3）若肿块从右上到左下移动度大、部位较高，考虑为肠系膜囊肿。

2.固定性囊性肿块

固定性囊性肿块是指边界不清，囊壁厚或囊内见分隔组织，并固定于直肠子宫陷凹、子宫后壁的囊性肿块。

（1）如囊肿内压力高、伴压痛，且患者有继发性痛经者，常见于子宫内膜异位症。

（2）肿块压痛明显伴发热则多为附件炎性包块，若肿块位于右下腹，兼有转移耻区疼痛史，应考虑阑尾周围脓肿的可能。

（二）实性肿块

活动性实性肿块一般边界清楚，表面光滑或呈分叶状，与宫体相连且无症状，应考虑为子宫浆膜下肌瘤或卵巢肿瘤。实性肿块固定于子宫侧旁、表面不规则，当盆腔内可扪及结节、伴有腹水或胃肠道症状者多考虑为卵巢恶性肿瘤。若肿块位于耻区一侧，呈条块状，有轻压痛，且便中带血者，应考虑结肠癌的可能。其他子宫一侧扪及与子宫对称或不对称的肿块，两者相连，质地相同多考虑为双子宫或残角子宫。

（三）半实半囊性肿块

肿块若为活动性，位于子宫侧旁，边界清楚，表面光滑或呈分叶状，无压痛，一般无症状者多见于卵巢肿瘤，伴腹水者，则多为卵巢恶性肿瘤。肿块若为固定性，位于子宫侧旁或直肠子宫陷凹，边界不清楚，表面不规则，伴腹水、肿块表面可扪及结节者多为卵巢恶性肿瘤。若肿块压痛明显，伴发热，亦应考虑输卵管卵巢脓肿或积脓。

（渠志华）

第三节　白带异常

白带是由阴道黏膜渗出液、宫颈管、子宫内膜及输卵管黏膜腺体分泌物混合而成，正常白带呈白色稀糊状或蛋清样，高度黏稠，无腥臭味，量少。白带量多少与雌激素相关：月经前后 2～3 天量少，排卵期增多，青春期前、绝经后少，妊娠期量多。生殖道炎症或肿瘤时，白带量明显增多且特点有改变。

一、原因

白带异常主要见于两类疾病:生殖器炎症和生殖器肿瘤。

(一)生殖器炎症

阴道炎(较常见的有滴虫阴道炎、假丝酵母菌阴道炎、细菌性阴道病、萎缩性阴道炎),宫颈炎,盆腔炎等。

(二)生殖器肿瘤

子宫黏膜下肌瘤、阴道癌、宫颈癌、子宫内膜癌、输卵管癌等。

(三)其他

阴道腺病、卵巢功能失调、阴道内异物、放置宫内节育器等。

二、鉴别要点

(一)灰黄色或黄白色泡沫状稀薄白带

此为滴虫阴道炎的特征,多伴外阴瘙痒。

(二)凝乳或豆渣样白带

此为假丝酵母菌阴道炎的特征,多伴外阴奇痒或灼痛。

(三)灰白色匀质白带

此常见于细菌性阴道病,有鱼腥味,可伴外阴瘙痒。

(四)透明黏性白带

外观正常,量明显增多,应考虑卵巢功能失调、阴道腺病或宫颈高分化腺癌。

(五)脓性白带

此为细菌感染所致,色黄或黄绿,黏稠,有臭味,可见于阴道炎、急性宫颈炎及宫颈管炎、宫腔积脓、阴道内异物、阴道癌或宫颈癌并发感染。

(六)血性白带

血性白带是指白带中混有血液,血量多少不定,可考虑宫颈癌、子宫内膜癌、宫颈息肉、子宫黏膜下肌瘤、放置宫内节育器等。

(七)水样白带

水样白带是指持续流出淘米水样白带,具奇臭者,一般为晚期宫颈癌。间断性排出清澈黄红色水样白带,应考虑为输卵管癌。

(王　红)

第四节　阴　道　出　血

除正常月经外,妇女生殖道任何部位的出血,均称阴道出血。出血部位可来自输卵管、宫体、宫颈、阴道、处女膜、阴道前庭和外阴。阴道出血的表现形式有经量增多、周期不规则的阴道出血、无任何周期可辨的长期持续性阴道出血、停经后阴道出血、阴道出血伴白带增多、性交后出血、经间出血、经前或经后点滴出血、停经多年后阴道出血、间歇性阴道血水等。阴道出血常见于以下情况。①功能失调性子宫出血:为妇科常见病,由调节生殖的神经内分泌机制失常引起的异常子宫出血,而全身及内外生殖器官无器质性病变存在。分有排卵型和无排卵型两类。②生殖道炎症:外阴溃疡、老年性阴道炎、滴虫阴道炎、念珠菌性外阴阴道炎、宫颈糜烂、宫颈息肉、急慢性子宫内膜炎、萎缩性子宫内膜炎、结核性子宫内膜炎、子宫内膜息肉、急慢性盆腔炎等。③生殖器肿瘤:良性肿瘤有子宫肌瘤、葡萄胎、卵巢卵泡膜细胞瘤。恶性肿瘤有外阴癌、阴道癌、子宫颈癌、子宫内膜癌、子宫肉瘤、绒毛膜癌、侵蚀性葡萄胎、输卵管癌及卵巢癌等。④与妊娠有关的疾病:宫外孕、流产、胎盘残留、胎盘息肉及子宫复旧不良。⑤损伤、异物和药物:外阴阴道创伤、性交所致处女膜阴道损伤、宫内节育器放置、避孕药或雌孕激素的使用。⑥全身性疾病:肝功能损害、血小板减少性紫癜、再生障碍性贫血、DIC、白血病、高血压、尿毒症等。

一、病史采集要点

(一)年龄对诊断有重要参考价值

新生女婴生后数天有少量阴道出血,是来自母体的雌激素水平出生后突然下降、子宫内膜脱落所致。幼女出现阴道出血,应考虑性早熟或生殖道恶性肿瘤的可能。青春期少女出血多为无排卵型功血。育龄妇女出现阴道出血,应考虑为与妊娠有关的疾病。围绝经期出血多为无排卵型功血。绝经后出血多为恶性肿瘤。

(二)详细询问阴道出血的表现形式

月经量多或经期延长但周期基本正常,为子宫肌瘤的典型表现。而子宫腺肌病、宫内节育器及排卵性功血也有类似表现。无任何周期可辨的长期持续阴道出血,多为生殖道恶性肿瘤所致。停经后阴道出血,若发生于育龄妇女,首先考虑与妊娠有关的疾病,若发生于绝经后妇女,应考虑生殖道恶性肿瘤。性交后阴道出血,应注意早期宫颈癌。经间期出血多为排卵期出血。间歇性阴道排出血水,应警惕有输卵管癌的可能。

(三)相关症状及既往史有助于诊断

阴道出血伴发热注意宫内感染,伴阵发性下腹痛多见于流产,伴持续性剧烈腹痛多见宫外孕破裂,伴恶臭白带应考虑宫颈癌或黏膜下肌瘤并发感染。了解全身性疾病史如血小板减少性紫癜、白血病等,了解使用性激素类药物史,了解是否放置宫内节育器。

二、体格检查重点

(一)全身检查

观察血压、脉搏、体温、呼吸等生命体征,皮肤及牙龈有无出血倾向、甲状腺情况,以及淋巴结、肝、脾是否肿大。

(二)妇科检查

窥视外阴、阴道及子宫颈情况,判断出血来源,双合诊或三合诊检查子宫大小、硬度,有无包块及举痛,宫旁有无包块及压痛。

三、实验室与辅助检查

(一)血液检查

血常规、凝血功能检查及肝脏功能检查了解血液及肝脏情况。

（二）妊娠试验

妊娠试验是指利用绒毛膜促性腺激素（HCG）的生物学或免疫学特点，检测受试者体内 HCG 水平。HCG 主要由合体滋养细胞分泌，可由受试者血清或尿液中测出。因此，通过对 HCG 的检测，协助诊断早孕及与妊娠有关的疾病，如异位妊娠、滋养细胞疾病等。目前临床上普遍采用酶联免疫吸附法及放射免疫法。

（三）宫颈刮片细胞学检查

宫颈刮片细胞学检查用于筛检宫颈癌，取材子宫颈移行带区，结果分 5 级：Ⅰ级正常，Ⅱ级炎症，Ⅲ级可疑，Ⅳ级可疑阳性，Ⅴ级阳性。Ⅲ～Ⅴ级者应在阴道镜下行宫颈活组织检查。

（四）阴道镜下宫颈活组织检查

应在阴道镜帮助下，观察宫颈表面有无异型上皮或早期癌变，并选择病变部位进行活组织检查。所取组织既要有上皮组织，又要有间质组织。宫颈活检阴性时，应用小刮匙搔刮宫颈管，刮出物送病理检查。当宫颈刮片多次检查为阴性，而宫颈活检为阳性；或活检为原位癌，但不能排除浸润癌时，均应做宫颈锥切术。

（五）诊断性刮宫

刮取子宫内膜送病理检查，明确是否子宫内膜病变引起阴道出血。术中注意子宫腔深度、形态、子宫壁有无高低不平，以及刮出组织的量，注意应尽量全面刮宫。怀疑癌变者，所取组织够病理检查时，则不必全面刮取，以防癌细胞扩散及损伤子宫。疑子宫内膜脱落不全时，选择月经期第 5 天手术。不规则子宫出血者，任何时间均可刮取子宫内膜。一般应进行分段诊断性刮宫，先用小刮匙环刮子宫颈管取得组织，再刮取子宫内膜，将标本分别放置送病理检查。

（六）内镜检查

子宫镜检查采用膨宫介质扩张宫腔，通过纤维导光束和透镜将冷光源经子宫镜导入宫腔内，直视下观察子宫颈管、子宫内口、子宫内膜及输卵管开口，对宫腔内的生理及病理情况进行检查和诊断。对子宫内膜增生、息肉、黏膜下肌瘤、结核性内膜炎及早期内膜癌所致的子宫出血，均有诊断价值。腹腔镜检查是将腹腔镜自腹壁插入腹腔内观察病变的形态、部位，必要时取有关组织行病理学检查。对诊断有困难的盆腔炎症、肿瘤、异位妊娠及子宫内膜异位症等具有一定诊断价值。

（七）超声检查

盆腔 B 超可了解子宫、卵巢的大小、形态和内部结构。对子宫肌瘤、子宫腺肌病、卵巢肿瘤、早孕、异位妊娠及葡萄胎有诊断价值。

（八）CT、MR 等检查

二者对盆腔内癌肿诊断及了解其转移情况等有重要价值。

四、常见疾病诊断

（一）月经过多或过频

1.功能失调性子宫出血

功能失调性子宫出血是指由调节生殖的神经内分泌机制失常引起的异常子宫出血。

（1）症状体征特点：①无排卵型功血。月经周期不规则，月经量多少不定，月经期长短不一。②有排卵型宫血。月经过多，月经周期短且规则，月经前点滴出血或两次月经间点滴出血，经期延长，淋漓不尽。③全身检查一般无异常，严重者可贫血。④妇科检查示宫颈口闭合，子宫可正常大小或稍大且软。

（2）辅助检查。①基础体温测定：无排卵型为单相，有排卵型为双相。②宫颈黏液检查：无排卵型功血于经前甚至月经期查宫颈黏液仍呈不同程度羊齿状结晶，阴道涂片雌激素水平偏高，不见孕酮作用，停留于子宫内膜增殖期水平，无排卵周期变化；有排卵型功血经前宫颈黏液可查见椭圆体。③孕激素测定、超声波检查、宫腔镜检查、诊断性刮宫、子宫内膜病理检查。

（3）诊断鉴别要点：须注意排除器质性病变。

2.子宫肌瘤

子宫肌瘤主要是由子宫平滑肌细胞增生而成的子宫实质性肿瘤，是女性生殖器官中最常见的良性肿瘤。

（1）症状体征特点：①月经量多，经期延长，周期缩短，继发贫血。②白带增多，下腹坠胀，腰背酸痛，腹痛，腹部肿块，邻近器官压迫症状，不孕。③妇科检查：如为浆膜下、肌壁间肌瘤，子宫增大、变形；如为黏膜下肌瘤，子宫可均匀性增大，肌瘤可脱出宫颈口外。

（2）辅助检查：超声检查、宫腔探查、宫腔镜检查、子宫碘油造影、腹腔镜检查。

（3）诊断鉴别要点：超声检查有助于本病诊断。

3.血小板异常

血小板异常可分为血小板计数减少及血小板功能异常。

（1）症状体征特点：①月经过多。②其他器官、组织有出血症状和体征。

（2）辅助检查：血常规、凝血功能检查、病因检查。

（3）诊断鉴别要点：针对病因诊断。

4.血管性血友病

血管性血友病为常染色体显性遗传病，其基本缺陷是 vWF 缺乏或分子结构异常。

（1）症状体征特点：①有家族史。②月经过多，黏膜及皮下出血、紫癜、瘀斑。

（2）辅助检查：血小板计数、形态正常，出血时间延长，血友病因子测定。

（3）诊断鉴别要点：①本病有家族史，表现为月经过多，黏膜及皮下出血、紫癜、瘀斑。②实验室检查有助于诊断。

（二）不规则阴道出血伴下腹疼痛

1.急性子宫内膜炎、子宫肌炎

急性子宫内膜炎多发生于产后、剖宫产后、流产后及宫腔内的手术后。感染的细菌最常见的为链球菌、葡萄球菌、大肠埃希菌、淋菌、衣原体及支原体、厌氧菌等。子宫肌炎多为子宫内膜炎的并发症。感染由子宫内膜直接浸润，淋巴管及血管播散达子宫肌层，引起子宫水肿充血，甚而发生弥漫性坏死或多处化脓。

（1）症状体征特点：①轻微腹痛，阴道少量出血，子宫肌炎时有发热。②分泌物增多，呈血性或脓血性。③妇科检查有子宫压痛。

（2）辅助检查：血常规白细胞总数及中性粒细胞数增多。

（3）诊断鉴别要点：症状、体征结合辅助检查可明确诊断。

2.慢性子宫内膜炎、子宫肌炎

慢性子宫内膜炎、子宫肌炎常为急性炎症治疗不彻底而形成。

（1）症状体征特点：①不规则阴道出血，经期延长，经量增多。②经期下腹疼痛，下坠感，发热。③妇科检查有子宫压痛。

（2）辅助检查：诊断性刮宫，刮出物送病理检查。

（3）诊断鉴别要点：妇科检查、诊断性刮宫及病理检查有助于诊断。

3.慢性盆腔炎

慢性盆腔炎常为急性盆腔炎未能彻底治疗，或患者体质较差，病程迁延所致。

（1）症状体征特点：①月经期延长，月经量增多，不规则阴道出血。②继发不孕，白带增多，低热。③下腹坠胀、疼痛，腰骶部酸痛，在劳累、性交后及月经前后加剧。④妇科检查见子宫呈后位，活动受限，粘连固定，一侧或双侧附件有压痛、增厚。

（2）辅助检查：宫颈分泌物培养可找到致病菌。超声检查、腹腔镜检查。

（3）诊断鉴别要点：①本病系急性盆腔炎迁延所致。临床表现为月经期延长、月经量增多、不规则阴道出血；下腹坠胀、疼痛，腰骶部酸痛，在劳累、性交后及月经前后加剧。②妇科检查见子宫呈后位，活动受限，粘连固定，一侧或双侧附件有压痛、增厚。③腹腔镜检查有助于诊断。

4.子宫内膜癌

子宫内膜癌是指子宫内膜发生的癌，绝大多数为腺癌，为女性生殖器三大恶性肿瘤之一。

（1）症状体征特点：①绝经前后不规则阴道出血，尤其是绝经后阴道出血。②晚期出现消瘦、贫血、发热等恶病质表现。③妇科检查早期无异常，子宫不萎缩，饱满。

（2）辅助检查：超声、CT、MRI检查。阴道脱落细胞检查、分段诊断性刮宫、宫腔镜检查。

（3）诊断鉴别要点：本病好发于老年妇女，患者往往有绝经延迟、肥胖、不育、高血压、糖尿病史。子宫内膜病理检查可确诊。

5.原发性输卵管癌

原发性输卵管癌是一种起源于输卵管内膜的恶性肿瘤，因诊断困难，发现时多已较晚，因而预后不良。

（1）症状体征特点：①多有输卵管炎和不育史。②阴道流液、腹痛及腹部包块三联征。③妇科检查示宫旁扪及大小不定、囊实性或实性肿块，表面光滑，活动受限。

（2）辅助检查：超声、CT、MRI检查。阴道脱落细胞检查、腹腔镜检查。

（3）诊断鉴别要点：腹腔镜或剖腹探查结合病理检查可确诊。

6.阴道、宫颈、宫体恶性肿瘤晚期

阴道、宫颈、宫体恶性肿瘤晚期预后较差。

（1）症状体征特点：①阴道出血、流液。②侵犯邻近器官引起的症状、体征。

（2）辅助检查：超声、CT、MRI检查。阴道脱落细胞检查、活组织病理检查。

（3）诊断鉴别要点：活组织病理检查可确诊。

（三）不规则阴道出血伴妊娠试验阳性

1.流产

流产指妊娠不足28周、胎儿体重不足1 000 g而终止的病症。

（1）症状体征特点：①停经，阴道出血，腹痛或腰痛。②妇科检查：子宫大小与停经月份不相符，宫颈口未闭合。

（2）辅助检查：妊娠试验、超声检查。

（3）诊断鉴别要点：妇科检查、妊娠试验、超声检查有助于诊断。

2.异位妊娠

异位妊娠指受精卵在子宫体腔以外着床的病症。

（1）症状体征特点：①停经，腹痛，阴道出血。②妇科检查示宫颈呈紫蓝色，宫颈举痛阳性，阴道后穹隆饱满、触痛,子宫稍大、有浮球感,宫旁可扪及包块。

(2)辅助检查:妊娠试验,人绒毛膜促性腺激素(HCG)检测、超声检查、诊断性刮宫、腹腔镜检查。

(3)诊断鉴别要点:妇科检查、人绒毛膜促性腺激素(HCG)测定、超声检查有助于诊断。腹腔镜检查可确诊。

3.葡萄胎

葡萄胎指妊娠后胎盘绒毛滋养细胞异常增生,终末绒毛转变成水泡、水泡间相连成串的病症。因形如葡萄而得名。

(1)症状体征特点:①早孕反应出现早且严重。②流产时阴道出血量大。③妇科检查示子宫较妊娠月份为大,部分患者宫旁可扪及囊性包块。

(2)辅助检查。①HCG 测定:血、尿 HCG 浓度大大高于正常妊娠相应月份值。②超声检查:B 超显示明显增大的子宫腔内充满弥漫分布的光点和小囊样无回声区,低分辨时呈粗点状或雪花状图像。③清宫组织物病理检查。

(3)诊断鉴别要点:超声检查及宫腔刮出物病理检查有助于诊断。

4.侵蚀性葡萄胎

侵蚀性葡萄胎指葡萄胎组织侵入子宫肌层局部,少数转移至子宫外,具有类似恶性肿瘤表现的病症。

(1)症状体征特点:①有近期葡萄胎病史。葡萄胎清除后半年阴道不规则出血。②病灶转移至肺,可出现咳嗽、咯血、胸闷、呼吸困难;转移到阴道可见紫蓝色结节;转移到脑可出现头痛、呕吐。③妇科检查示子宫较正常大而软,黄素囊肿持续存在。

(2)辅助检查:HCG 测定,超声检查,X 线胸片、CT、MRI 检查,腹腔镜检查,组织物病理检查。

(3)诊断鉴别要点:结合症状、体征,病理检查可确诊。

5.绒毛膜癌

绒毛膜癌指滋养细胞恶变,失去绒毛或葡萄样组织结构而散在性侵入子宫肌层,转移至其他组织器官并引起组织破坏的病症。

(1)症状体征特点:①有早产、流产、足月产、异位妊娠、葡萄胎病史。②阴道不规则出血。③病灶转移至肺,可出现咳嗽、咯血、胸闷、呼吸困难;转移到阴道可见紫蓝色结节;转移到脑可出现头痛、呕吐。④妇科检查示子宫较正常大而软,形状不规则,一侧突起呈结节状。

(2)辅助检查:HCG 测定,超声检查,X 线胸片、CT、MRI 检查,腹腔镜检查,组织物病理检查。

(3)诊断鉴别要点:结合症状、体征,病理检查可确诊。

(四)不规则阴道出血伴肿块

1.子宫黏膜下肌瘤

子宫黏膜下肌瘤指子宫肌瘤向子宫黏膜方向生长,突出子宫腔,仅由黏膜覆盖的病症。

(1)症状体征特点:①月经过多,出血多或出血时间长可致贫血,阵发性腹痛。②妇科检查:如子宫肌瘤脱出宫颈口可见宫颈管内或阴道内暗红色肿块。

(2)辅助检查:超声检查、宫腔镜检查、子宫碘油造影检查。

(3)诊断鉴别要点:超声检查、宫腔镜检查有助于诊断。

2.子宫内膜息肉

子宫内膜息肉是慢性子宫内膜炎的一种类型,为炎性子宫内膜局部血管和结缔组织增生形成息肉状赘生物突入宫腔内所致。

(1)症状体征特点:①月经过多,经期延长或不规则阴道出血,不孕。②妇科检查一般无异常发现,如子宫内膜息肉蒂长,宫颈口可见肿块。

(2)辅助检查:超声检查、子宫碘油造影、宫腔镜检查、分段诊断性刮宫刮取子宫内膜行组织病理检查。

(3)诊断鉴别要点:超声检查、宫腔镜检查有助于诊断,诊断性刮宫刮取子宫内膜行组织病理检查可确诊。

3.宫颈息肉

宫颈息肉为子宫颈管或宫颈黏膜局部炎性过度增生,向宫颈外口突出所致。

(1)症状体征特点:①小息肉无症状,较大的息肉可致白带增多、血性白带或接触性出血,以性交后明显。②妇科检查见宫颈口有红色、较软、椭圆或扁圆有蒂的赘生物,合并感染时可见溃疡。

(2)辅助检查:病理组织学检查。

(3)诊断鉴别要点:病理组织学检查有助于确诊。

4.陈旧性宫外孕

(1)症状体征特点:①停经史,不规则阴道出血,下腹痛。②妇科检查见子宫无增大,子宫旁可扪及形态不规则的肿块,有压痛。

(2)辅助检查:后穹隆穿刺、妊娠试验、超声检查、腹腔镜检查。

(3)诊断鉴别要点:①停经史,不规则阴道出血,下腹痛,曾有妊娠试验阳性,后穹隆穿刺抽出暗红色不凝固血液,为本病特征。②腹腔镜检查可确诊。

5.卵巢性索间质肿瘤

卵巢性索间质肿瘤包括颗粒细胞瘤、卵泡膜细胞瘤、支持细胞间质细胞瘤、两性母细胞瘤及伴有环状小管的性索瘤。

(1)症状体征特点:①月经紊乱,月经多或绝经后阴道出血,腹痛,腹胀。②妇科检查示宫旁可扪及包块。

(2)辅助检查:超声检查及 CT、MRI 检查,肿瘤标志物、性激素检测,腹腔镜检查,组织病理检查。

(3)诊断鉴别要点:超声检查,CT、MRI 检查,肿瘤标志物、性激素检测有助于诊断,病理检查可确诊。

6.阴道、宫颈、宫体恶性肿瘤

阴道、宫颈、宫体恶性肿瘤常可引起不规则阴道出血,早期可表现为接触性出血,随着疾病的发展,阴道出血量可增多。

(1)症状体征特点:①阴道出血、流液。②侵犯邻近器官引起症状、体征。

(2)辅助检查:超声检查及 CT、MRI 检查,阴道脱落细胞检查,活组织病理检查。

(3)诊断鉴别要点:活组织病理检查可确诊。

(邢芝兰)

第五节　外　阴　瘙　痒

外阴瘙痒是多种不同病变引起的一种症状,但也可能发生在正常妇女。严重时影响生活、工作和休息。

一、病因

(一)局部原因

1.阴道分泌物刺激

患有慢性宫颈炎及各种阴道炎时,由于其分泌物增多刺激外阴部皮肤而常引起外阴瘙痒,滴虫性阴道炎和假丝酵母菌性阴道炎是引起外阴瘙痒的最常见原因。

2.外阴营养不良

外阴发育营养不良者,其外阴瘙痒难忍。

3.不良卫生习惯

不注意外阴清洁,经血、大小便等长期刺激,月经垫不洁及穿不透气的化纤内裤等,均能诱发外阴瘙痒。

4.化学物品、药品刺激及过敏

肥皂、避孕套、某些药物等的直接刺激或过敏,均能引起外阴瘙痒。

5.其他

阴虱、疥疮、疱疹、尖锐湿疣、外阴湿疹、蛲虫感染等亦能引起外阴瘙痒。

(二)全身原因

糖尿病及黄疸患者尿液对外阴皮肤的刺激,维生素缺乏,尤其是维生素 A、B 族维生素的缺乏,妊娠期肝内胆汁淤积症,妊娠期或经前期外阴部充血等均可引起外阴不同程度的瘙痒。另有部分患者虽外阴瘙痒十分严重,但原因不明,可能与精神或心理方面因素有关。

二、临床表现及诊断

主要症状是外阴瘙痒,瘙痒多位于阴蒂、大小阴唇、会阴、肛周。一般在夜间或食用刺激性食物或经期加重。瘙痒程度因个体及病因不同而有差异。局部检查可见局部潮红或有抓痕,或皮肤粗糙及色素减退等。有时继发感染。诊断时应详细询问病史,进行局部检查及必要的化验,尽可能查出病因。

三、治疗

(一)一般治疗

保持外阴皮肤清洁、干燥,切忌搔抓。不用热水烫洗,忌用肥皂,有感染时可用高锰酸钾液坐浴。内裤应宽松透气。

(二)病因治疗

积极治疗引起外阴瘙痒的疾病,如各种阴道炎、糖尿病等。若有阴虱应剃净阴毛,内裤和被褥要煮洗、消毒,局部应用氧化氨基汞软膏,配偶也应同时治疗。

（三）对症治疗

1.外用药

急性炎症期可用 3％硼酸液湿敷,洗后局部涂搽 40％氧化锌软膏、炉甘石洗剂等。慢性瘙痒可使用皮质激素或 2％苯海拉明软膏涂擦,有止痒作用。

2.内服药

症状严重者,服用镇静、脱敏药物,如氯苯那敏、苯海拉明等。

3.乙醇注射法

对外阴皮肤正常、瘙痒严重、其他疗法无效的难治性患者,可采用纯乙醇皮下注射。

4.中药熏洗

（1）蛇床子散:蛇床子、花椒、明矾、百部、苦参各 9～15 g,煎水先熏后坐浴,每天 2 次,连用10 天。

（2）茵苦洗剂:茵陈、苦参各 9 g,煎水熏洗。

（3）皮炎洗剂:透骨草 9 g,蒲公英、马齿苋、紫花地丁、黄芩、防风、独活、羌活各 5 g,艾叶 6 g,甘草 3 g,煎水熏洗。

（王　红）

第三章

计划生育技术

第一节　宫内节育器

宫内节育器(IUD)种类很多,主要分为惰性和活性两大类;如按形态可分为封闭型(如环形、宫腔形、元宫形等)和开放型(如 T 形、γ 形等)。

惰性 IUD 用惰性材料制成,如不锈钢、金、银、塑料、尼龙、橡胶、硅橡胶等材料,其物理化学性能稳定,与人体组织相容性较好,不释放活性物质。国外以 Lippes 曲和双圈 T 为主;我国自 1960 年起以推广不锈钢金属单环(金单环)为主。由于惰性 IUD 妊娠率较高,目前已基本淘汰,我国于 1993 年已停止生产惰性 IUD。

活性 IUD 是在惰性 IUD 上加有活性物质,如金属(铜、锌)、药物(如吲哚美辛)或甾体激素(如左炔诺孕酮)等。通过释放这些活性物质,以提高避孕效果,或减少出血不良反应等。目前,使用的活性 IUD 主要为带铜、带铜和药、带甾体激素。以带铜 IUD 使用最多。

一、适应证和禁忌证

(一)适应证

(1)已婚育龄妇女要求以 IUD 避孕而无禁忌证者。

(2)要求紧急避孕或继续以 IUD 避孕而且无禁用条件者。

(二)禁忌证

(1)妊娠或妊娠可疑者。

(2)生殖器官炎症,如急、慢性盆腔炎,阴道炎,急性宫颈炎和重度宫颈糜烂,可增加盆腔炎的危险。原因不明的阴道出血,包括 3 个月内有频发月经、月经过多或不规则阴道出血者。

(3)生殖器肿瘤,如子宫肌瘤、卵巢瘤、子宫内膜癌、卵巢癌、恶性滋养叶细胞肿瘤等影响 IUD 的正确位置,或混淆出血的原因,不利于这些疾病的治疗。

(4)子宫颈内口过松、重度撕裂、重度狭窄,以及重度子宫脱垂者。

(5)生殖器官畸形,如子宫纵隔、双子宫、双角子宫等。

(6)宫腔<5.5 cm 或>9 cm 者(人工流产时、产时放置例外)。

(7)人工流产后放置者,有子宫收缩不良、出血多、人工流产前有反复阴道出血者,可能有妊娠组织物残留或有感染可能者,包括感染性流产后。

（8）产时或剖宫产时胎盘娩出后放置者，如有潜在感染或出血可能者，如产时感染、胎膜早破、产前出血、羊水过多或双胎史等。

（9）产后 42 天后放置者如恶露未净和/或会阴伤口未愈者。

（10）有各种较严重的全身急、慢性疾病，如心功能Ⅲ级以上、严重贫血、血液疾病及各种疾病的急性期等。

（11）各种性病未治愈者。

（12）盆腔结核。

（三）相对禁忌证

（1）以下放置时间需慎用（相当于 WHO 医学标准的 2～3 级）：①产后 48 小时内放置易于脱落，需慎用。带孕激素 IUD 可能通过乳汁影响婴儿，需在产后 6 周后应用。②产后 48 小时至产后 4 周放置，增加放置时子宫穿孔，或感染的可能性，不宜放置。③中期妊娠引产后放置，可能增加脱落的危险，宜慎用。LNG-IUD 对这方面的影响尚缺少研究数据。

（2）年龄小于 20 岁未产妇可能增加脱落的危险性，需慎用。

（3）有高血压史而无法经常测量血压或血压超过 24.0/14.7kPa（180/110 mmHg）者，或血管疾病患者可用带铜 IUD。但用 LNG-IUD 时可能影响血脂代谢，降低 HDL 水平，需慎用。

（4）有糖尿病，不论有、无血管病变，是否依赖胰岛素，或合并肾、视网膜、神经系统疾病，或糖尿病病史＞20 年，均可使用带铜 IUD，注意术时术后预防感染。但对甾体激素 IUD 需慎用，因 LNG 可能轻度影响糖和脂肪代谢。

（5）有缺血性心脏病或病史、卒中、高血脂者，需慎用 LNG-IUD，因可能存在缺少雌激素效应及影响 HDL 水平。

（6）心瓣膜疾病有并发症者（肺动脉高压、心房纤维颤动、亚急性细菌性心内膜炎病史或在抗凝治疗中）需慎用。放置时宜给予预防性抗生素，预防心内膜炎。

（7）严重头痛或偏头痛，有或无病灶性神经系统症状者，均需慎用 LNG-IUD，因 LNG-IUD 可能增加头痛。

（8）有月经过多或经期长者，带铜 IUD 可能增加出血造成的贫血，需慎用。LNG-IUD 可减少出血，但可增加不规则出血，尤以放置最初 3～6 个月。对有经期延长者，需咨询后用 LNG-IUD。

（9）子宫内膜异位症者慎用带铜 IUD，可用 LNG-IUD 改善痛经。

（10）有乳房良性疾病患者可放置带铜 IUD 或 LNG-IUD；诊断不明者需慎用 LNG-IUD，如患乳腺癌者不宜用 LNG-IUD。

（11）子宫颈上皮化生者慎用 LNG-IUD。

（12）以往盆腔炎史而目前无性传播性疾病（STD）危险因素，但盆腔炎后至今未妊娠者，需慎用 IUD。如存在 STD 危险，而希望生育者不宜用 IUD。

（13）存在增加 STD 危险的情况，如有多个性伴侣者。

（14）HIV 阳性、HIV 高危对象或 AIDS 患者，不宜用 IUD（3 级）。因带铜 IUD 可增加月经失血量，增加 STD 的危险，或由于抑制免疫反应有增加 STD 或盆腔炎（PID）的危险。

（15）肝胆系统疾病：如服避孕药有胆汁淤积症史及肝硬化者需慎用 LNG-IUD（2 级），有活动性病毒性肝炎或肝脏肿瘤（良性或恶性）均不宜用 LNG-IUD（3 级）。

（16）地中海贫血、镰状细胞贫血、缺铁性贫血等需慎用带铜 IUD（2 级），因可能增加月经出血量,加重贫血。

(17)有良性滋养叶细胞疾病,不宜放置(3级),因常需多次刮宫易造成穿孔;恶性滋养叶细胞疾病者禁用,因出血情况常易混淆。

(18)严重痛经,慎用带铜 IUD,因可能加重痛经。可用 LNG-IUD。

二、宫内节育器放置时期

(1)月经第 3 天起至月经净后 7 天内均可放置,以月经净后 3～7 天为最佳。

(2)有月经延期或哺乳期闭经者应在排除妊娠后放置。

(3)人工流产吸宫术和钳刮术后、中期妊娠引产流产 24 小时内清宫术后可即时放置(可疑妊娠组织物残留、子宫收缩不良、出血过多或有感染可能者暂不放)。

(4)自然流产正常转经后、药物流产两次正常月经后放置。

(5)剖宫产术半年后根据情况可考虑放置。

(6)产后 42 天恶露已净,会阴伤口已愈合,子宫恢复正常者。

(7)剖宫产或阴道正常分娩胎盘娩出后及时放置。

(8)用于紧急避孕,在无保护性性交后 5 天内放置。

三、术前准备

(1)放置宫内节育器虽为小手术,但对术前的准备,如手术器械、敷料、手术者的准备仍需同样严格。

(2)详细询问病史:对一些手术高危对象更应予注意。高危对象包括哺乳期、子宫过度倾屈、未诊断的子宫畸形、子宫手术史、长期口服避孕药、多次或近期人工流产史,以及存在内外科并发症者等。

(3)IUD 的消毒:目前常用的宫内节育器均为单个包装,已经消毒,拆封后即可使用。如有包装袋破损或已过有效期,不能使用(均需送生产单位重新消毒)。

(1)IUD 大小的选择:人工流产后,产时、产后放置者首选中号。

四、宫内节育器放置术

(一)放置 IUD 的步骤(按顺序进行)

(1)阴道检查,复查子宫大小、位置、倾屈度、活动度等。

(2)以手术窥阴器扩开阴道,拭净积液,宫颈用 2.5% 碘酒消毒,后用 75% 酒精或其他消毒液消毒。

(3)子宫颈钳钳夹宫颈前唇(或后唇)向外缓缓牵引,尽量拉直子宫轴。

(4)宫颈管用消毒棉签蘸消毒液消毒 2 次并清除宫颈管内黏液。

(5)子宫探针沿子宫方向探测宫腔深度,必要时探宫颈管长度。

(6)取出选用的 IUD(撕开包装袋,取出 IUD 及放置器)。

(7)将准备放置 IUD 告知受术者并示以实物。

(8)凡用套管式放置器者,将套管上定位块移至宫腔深度的位置(所探宫腔深度为套管口到定位器上缘的长度,但 LNG-IUD 例外,为到定位器的下缘)。

(9)根据宫颈口的松紧和 IUD 种类,决定是否扩张宫颈口。金属环形 IUD、宫腔形 IUD、

γ形IUD、元宫铜IUD等均宜扩至5.5～6.5号。

(10)牵拉宫颈,拉直子宫轴,置入IUD。①宫腔形IUD:宫腔形IUD的放置器现有多种,如叉型套管式放置器,内藏式放置器、带线放置叉、钳式放置器等,各有优缺点。列举两种。嵌入叉型套管式放置器:将宫形IUD横臂中点嵌入套管顶端的缺口上,即可放置,把IUD送达宫腔底部,稍待片刻,上推实心杆,使IUD横臂从套管的缺口上脱出,IUD即置于宫腔内,后退实心杆及套管,于近宫口处上推IUD下缘后退出。内藏式放置器:水平位持放置器,将有缺口的一侧向下,先将IUD完全拉入套管内,然后上推内杆使IUD顶端露出套管呈圆钝状,即可放置,送达宫底部,固定内杆,后退套管,宫形器即置于宫腔内。②T形IUD:TCu380A、TCu220c、TCu200等。放置方法有以下两种。常规放置法:将IUD两横臂下褶,插入套管内(不超过3分钟),顶端呈圆钝状,轻轻送达宫腔底部,固定内芯,后退套管,IUD即置入宫腔,等待1～2分钟,使横臂能充分展开后取出放置器。横臂上举法:将T形IUD横臂上褶后插入放置管内,顶端露出0.5 cm左右,放达宫腔底部后,同时慢慢上推内芯和后退套管,T形IUD的横臂能较好地置于宫腔最宽处,其临床效果和不良反应均优于常规放置法。此法放置时,注意在上褶横臂时需缓慢,防止纵横臂交界处裂伤而断裂。③母体乐IUD:按IUD平面与宫腔平面相一致的方向将放置管轻巧的送达宫腔底部,等待1～2分钟后撤出放置管,然后探针探测IUD下缘是否在宫颈管内,以确认IUD是否全部置入宫腔内。④活性γ-IUD:γ-IUD纵臂插入顶端有弧形缺口的放置管,缺口前后唇应处在硅橡胶中心块的前后固定γ-IUD,两横臂在套管外,移动限位器上缘至宫腔深度,扩宫口后,将IUD及放置器沿宫腔方向快速通过宫颈内口后,轻轻送达宫腔底部,等待片刻后退少许,再推送一次,固定内芯,后退套管,IUD即置入宫腔,套管于近宫内口处再推送IUD下缘一次,撤出放置器。⑤花式IUD:把IUD两侧臂内收入放置管内,露出顶缘,调整限位器的上缘至宫腔深度。将放置器水平位置入宫腔达底部,固定内芯,后退放置管,IUD即置于宫腔内,先撤放置管,后撤内芯。⑥爱母功能型IUD:取出IUD,在较低温下折叠下端上举两侧臂插入放置管内,露出两侧头少许,调整限位器的上缘至宫腔深度。沿宫腔方向将放置器送达宫底,固定内芯,后退套管,感IUD脱出而置入宫腔,将放置器向上顶送一次,随即退出放置器。⑦元宫型Cu365-IUD:将IUD的横臂收入放置管内,顶端的球头处在管口,调整限位器上缘至宫腔深度,将放置管轻柔通过宫颈管送达宫底,固定推杆,后撤放置管,使IUD横臂脱出放置管,再将放置管向前推进至宫底,固定推杆,后撤放置管,IUD全部脱出于宫腔。撤出放置器。⑧环形IUD:将放置叉避开环结头处,叉住环,轻轻送到宫底,稍待片刻,后退放置叉,于近内口处再推环之下缘,使环置于宫腔底部。⑨LNG-IUD的放置:打开包装,取出带IUD的放置器,将尾丝下拉,使IUD的横臂内收拉入套管内,以推杆纠正IUD位置,使顶端处在套管口,并使横臂保持在水平位,移动限位器下缘至宫腔深度,然后将放置器置入宫腔,受阻于定位器上缘,使宫腔上方有空隙,固定推杆,后退套管到推杆有槽处,IUD的横臂即脱出套管外。同时持套管和推杆缓缓推进宫腔达定位器上缘,再固定推杆,完全后退套管达推杆环处,IUD即置入宫腔。然后先退出推杆,再退出套管。⑩固定式铜串-IUD的放置:IUD已安装在针形放置器上,食、中、拇三指稳稳把持套管下端和推杆避免移动,从放置系统中取出。检查IUD顶端的线结是否挂在推杆尖端的针钩上,尾丝紧扣在推杆的柄上。一手拉紧宫颈钳,一手持放置系统沿宫腔方向置入宫腔达宫底后紧紧抵住,同时轻轻推进推杆,使IUD的放置针头带着IUD的线结插入到子宫底部肌层内约1 cm。将下端尾丝从压扣处松解出来,然后先退出推杆,再退出套管。轻拉尾丝感有阻力,说明放置正确。

（11）放置带尾丝 IUD,于距宫口 1.5～2 cm 处剪去多余尾丝,并记录留下的长度,以核对 IUD 是否放置到位(阴道内尾丝长度＝尾丝总长度＋IUD 长度－宫腔深度)。

（12）撤除宫颈钳,拭净血液,取出窥阴器,手术完毕。

（13）填写手术记录。

(二)术时注意事项

（1）放置 IUD 虽是小手术,但必须重视规范操作。

（2）术前必须查清子宫大小、位置和倾屈度,以防子宫穿孔。

（3）IUD 和进宫腔器械不能接触阴道壁,以防感染。

（4）凡所放置的 IUD 说明中需扩张宫口者,必须予以扩张,不能勉强粗暴放置,以免损伤宫颈,影响 IUD 的效果。

（5）IUD 必须放达宫腔底部,放置器不急于撤出并需等待 1～2 分钟,使 IUD 保证在宫腔底部位置,以免影响效果。

(三)术后注意事项

（1）宣教告知受术者术后可能有少量阴道出血及下腹不适,为正常现象。如出血多、腹痛甚或伴发热等应及时就诊。

（2）每人发给宫内节育器卡一张,嘱随访及就诊时携带。卡上有姓名、IUD 种类、建议放置年限、手术单位及注意事项等。

（3）术后 1 周内避免重体力劳动,2 周内避免性交和盆浴,保持外阴清洁。

（4）应嘱定期随访,直到 IUD 停用,并预约第一次随访日期。

五、宫内节育器的取出

(一)适应证和禁忌证

1.适应证

（1）因不良反应治疗无效及并发症需取器者。

（2）围绝经期停经半年后。

（3）不需要再避孕(如离异、丧偶等)。

（4）计划再生育。

（5）要求改用其他避孕方法或绝育。

（6）到期取器。

（7）随访中发现 IUD 有异常(如变形、断裂、部分脱落等)。

（8）带器妊娠,包括宫内和宫外妊娠。

2.相对禁忌证

（1）阴道、宫颈存在急性炎症时需治疗后再取。

（2）子宫及盆腔感染时宜应用足量抗生素后再取,严重感染时可在积极抗感染同时取器。

（3）全身情况不良,不能胜任手术或疾病的急性期,需病情稳定后再取器。

(二)取出时间

（1）到期取器或非急症取器者以月经净后 3～7 天为宜。此时处在子宫内膜增殖早、中期,内膜较薄,不易出血。

（2）因出血多须取器者,随时可取。在除外子宫损伤后可同时作诊断性刮宫,刮出物送病理检查。术后预防感染。

（3）因月经失调而取器者，可在经前取器，同时行诊断性刮宫，组织物送病理检查，有利于月经失调的诊断。

（4）带器妊娠时取器者，早孕时可于人工流产吸引术时取。中、晚期妊娠者于胎儿、胎盘娩出时应仔细检查 IUD 是否随羊水、胎盘、胎膜同时排出，未排出者可作宫腔探查取出，或待产后3 个月或转经后做 B 型超声或 X 线确诊 IUD 位置后再取。

（5）带器异位妊娠，应在异位妊娠治疗后出院前取出 IUD。并发内出血、休克等情况不良者，可在下次转经后取出。

（6）更换 IUD 者，可在取出 IUD 后立即放置一个新的 IUD（因症取出除外），或于取出后待正常转经后再放置。

（三）术前准备

（1）了解病史，术前咨询，重点了解取 IUD 原因及月经情况和末次月经日期。注意前述的高危对象及绝经与否。受术者知情并签署同意书。

（2）确诊 IUD 存在于子宫内和 IUD 种类。

（3）妇科检查，了解生殖道包括盆腔情况。必要时做阴道分泌物常规检查。

（4）测血压、脉搏、体温。

（5）术前排空膀胱。

（6）绝经时间较长或估计取器存在困难者，需在有条件医疗单位施行。必要时在取器前行宫颈准备，改善宫颈条件后再取 IUD。

（四）宫内节育器取出术

1.带尾丝 IUD 的取出

一般可在门诊进行。

（1）外阴、阴道、宫颈以消毒液消毒后，暴露尾丝。

（2）近宫口处钳夹尾丝后轻柔缓慢牵拉。如遇阻力，可使韧劲，不可强行牵拉，一般能顺利取出。

（3）拭净宫口血性分泌物。

（4）记录取出的 IUD 情况。

（5）如遇尾丝断裂，可按无尾丝 IUD 取出法取器。

（6）遇 T 形 IUD 横臂或纵臂嵌入宫颈管者需在手术室内取器。

2.无尾丝 IUD 的取出

需在手术室内进行。

（1）外阴、阴道、宫颈消毒同放置术。

（2）操作步骤同放置术，探针测宫腔时同时探测 IUD 位置。一般不需扩张宫口，如遇困难可适当扩张宫颈。

（3）手术者一手钳夹宫颈后向外轻轻牵拉，另手持取出器（可用取出钳钳取或用取出钩钩取、必要时可用长弯头钳或小头卵圆钳钳取）。

（4）如用钳取，将钳顺子宫方向送入宫腔，钳住 IUD 最下部位或任何部位后，缓缓牵拉而出。若遇有阻力可略加旋转，一般均能取出。如用取出钩取器，使钩头偏向一侧，顺子宫方向送入宫底部后退出 0.5 cm 左右，钩头略转向前方或后方，钩住 IUD 任何部位向下牵拉至近内口处，钩

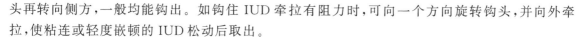

头再转向侧方,一般均能钩出。如钩住 IUD 牵拉有阻力时,可向一个方向旋转钩头,并向外牵拉,使粘连或轻度嵌顿的 IUD 松动后取出。

(5)检查 IUD 情况是否完整。

(6)取出 IUD 后如无出血,撤除宫颈钳,拭净宫口血液,取出窥阴器,手术完毕。

(7)填写取器记录。

(8)取出术注意事项:①探测 IUD 位置时需轻巧,并能一次探到异物感,避免多次反复。探测可损伤内膜出血,影响异物感。②用取出钩取器,使用时应十分小心,只能在宫腔内钩取,避免向宫壁钩取,以免钩伤宫壁造成出血;如钩到后牵拉有阻力,不能强行牵拉,需退出取出钩,进一步查清原因,或在 B 超监护下取器。③取出 IUD 后,除计划再生育外的育龄妇女,均需劝告落实其他避孕节育方法。

3.宫腔镜下取出 IUD

(1)适应证和禁忌证宫腔镜下取出 IUD 的禁忌证,同 IUD 取出术。适用于:①常规取出 IUD 失败,B 超或 X 线检查证实子宫腔内存在 IUD。②B 超监护下取出 IUD 失败。③术前诊断有 IUD 嵌顿、断裂、残留等。

(2)手术时期:考虑前次手术可能造成的子宫肌层损伤需要修复的时间,一般要求在前次手术 3 个月后方可进行宫腔镜手术,推荐检查时间为月经净后 1 周内,即子宫内膜增生期的早、中期,必要时可选择其他时间。

(3)术前准备。①了解病史:同其他手术要求,重点了解上次取器时间、手术过程、失败原因、判断对象手术时机是否适宜,是否存在高危因素。②术前检查:同其他手术要求,重点了解本次手术前 B 超检查 IUD 在子宫腔的位置。有嵌顿、断裂、移位者需 X 盆腔摄片。考虑手术困难,应在 B 超监护下手术。如术前检查确认 IUD 移位超出浆膜面者需宫、腹腔镜联合取 IUD 手术。③签署知情同意书:告知宫腔镜取器手术的风险和并发症等。医师、受术对象、家属签全名和时间。④术前宣教:嘱对象排空膀胱后进入手术室,换鞋,更衣。介绍大致的手术过程,缓解对象的紧张情绪。

(4)手术步骤:①手术前常规检查宫腔镜等和膨宫系统设备完好。②膨宫液体系统连接后排空空气,如需多个液体瓶(建议用软包装液体)连接时应串联对接,严防空气混入。③膨宫压力宜在 13～24 kPa(98～180 mmHg),以最小有效压力为原则。禁止用腹腔镜充气机代替。④用 18 号输液针建立外周静脉通道,以备急救。⑤按宫腔镜操作常规进行手术,并严密观察受术者反应。⑥扩张宫口至大于宫腔镜外鞘直径半号。⑦将宫腔镜与电视摄像、光源、膨宫系统连接。排出膨宫液内气泡,边膨宫边将宫腔镜缓慢置入宫腔。详细检视宫腔,顺序为宫底、四壁、宫角、输卵管口、宫颈内口及宫颈管。⑧断裂、残留、嵌顿的节育器常位于宫底、宫角及内口周围,可在直视下用微型钳或钩钳(钩)住 IUD 与镜头一并取出。如表面有组织覆盖,先剪除,再取器。应仔细检查有无残留。⑨关闭进水阀,打开出水开关,缓慢退出宫腔镜。⑩撤除宫颈钳,拭净血液,取出窥阴器,手术完毕。⑪填写手术记录。

(5)手术注意事项:宫腔镜下能取出困难的 IUD,但宫腔镜手术会增加空气栓塞的风险,术时必须十分谨慎。①宫腔操作时应轻柔、缓慢,避免宫腔镜反复进出宫腔,严防空气混入,如果膨宫效果不佳,应注意排除是否进入假道、子宫壁是否损伤等。②手术应有专职护士管理膨宫装置,及时更换膨宫液,规范操作排空空气,不能兼做巡回护士。③手术中如果对象有呛咳、呃逆等情况应立即停止手术,将受术者头转向左侧、检查有无呕吐、左侧卧位、面罩吸氧。④密切观察呼吸、脉搏、血压、血氧饱和度的变化,一旦出现异常情况采取相应急救措施。⑤有 IUD 残留、断裂、嵌顿、变形的,取出术后必须行盆腔 X 线检查,确诊有无金属物残留。

(6)术后宣教:①可能有少量阴道出血及下腹不适感为正常现象。如出血多、腹痛、发热、白带异常应及时就诊。②一周内避免重体力劳动。两周内禁止性交和盆浴,保持外阴清洁。

六、宫内节育器的不良反应

IUD 具有安全、长效、可逆、简便、经济和不影响性生活等优点,但尚存在一定的不良反应。不良反应中常见的为月经异常、疼痛、腰酸、白带增多等。

对 IUD 不良反应及其防治进行了大量的研究。特别新型带药带铜 IUD 的研制成功,出血不良反应明显减少,大大提高了 IUD 的续用率。

(一)月经异常

根据世界卫生组织的资料,未用任何避孕措施妇女的月经出血量,正常范围为 31~39 mL,而中国妇女为 47~59 mL,日本为 50~56 mL。

目前常将经血量>80 mL 作为月经过多;经期>7 天作为经期延长;月经期外的出血,量少者为点滴出血,量偏多者为不规则出血。

1.临床表现

月经异常是 IUD 主要的不良反应,其发生率为 5%~10%。月经异常表现为月经量增多或过多、流血时间延长、点滴或不规则出血,而月经周期较少改变。放置 IUD 和带铜 IUD 后可增加经血量,WHO 的资料表明放置 TCu 后 6~12 个月内,一般经血量比放置前增加 40%~50%。放置释放孕激素药物的 IUD,使经血量减少 40%~50%,导致月经过少、点滴出血或闭经发生率增加。放置带吲哚美辛 IUD,能使经血量明显减少且与所含药物量成正比,减少经期延长和不规则出血的发生率,仅少数可能有周期改变。

很多研究已证明放置 IUD 后经血量增加,可导致血浆铁储备的降低,重者表现为血红蛋白下降。Guilebaud 等早在 1979 年即已测定 47 名带惰性 IUD 妇女血浆铁蛋白水平,放置前铁蛋白<16 μg/L 者为 19%,而放置 1 年后,铁蛋白<16 μg/L 为 45%。而临床出现贫血,常在铁储备下降以后。因此对于置器后出血增多的妇女,应予注意铁和蛋白的补充。

2.处理

月经过多的治疗,于流血期或经前期选用以下药物。

(1)抗纤溶药物。①氨甲环酸(AMCA):每次 1 g,4 次/日,口服;或注射液每次 0.2 g,2 次/日,肌内注射。②氨甲苯酸(PAMBA):每次 0.25~0.5 g,2~3 次/日,口服;或注射液每次 0.1~0.2 g,2~3 次/日,静脉注射。③氨基己酸(EACA):每次 3 g,4 次/日,口服;注射液每次 4~6 g,1 次/日,静脉滴注。

(2)酚磺乙胺:每次 1 g,3 次/日,连服 10 天或注射液每次 0.5 mg,2~3 次/日,肌内注射或静脉注射。

(3)前列腺素合成酶抑制剂。①吲哚美辛:每次 25~50 mg,3~4 次/日,口服。②氟芬那酸:每次 200 mg,4 次/日,口服。③甲芬那酸:每次 250~500 mg,4 次/日,口服。④甲氧萘丙酸:每次 200 mg,2~3 次/日,口服。

(4)其他止血药物:如云南白药、宫血宁等均有一定疗效。

(5)抗生素的应用:由于放置术为上行性操作,同时可能存在轻度损伤及放置后的组织反应,

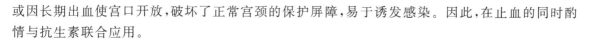

或因长期出血使宫口开放,破坏了正常宫颈的保护屏障,易于诱发感染。因此,在止血的同时酌情与抗生素联合应用。

(6)类固醇激素的应用:复方雌、孕激素避孕药,如在使用 IUD 的早期服用能使经血减少。

(7)对长期放置后出现异常出血者,应考虑 IUD 的位置下移、部分嵌顿、感染或因 IUD 质量变化等因素,若经保守治疗无效则应取出,同时进行诊断性刮宫,并送病理检查。

(8)如出血多,难以控制或出现明显贫血,给予相应治疗同时应取出 IUD。

3.预防

(1)正确选择 IUD:①根据宫腔大小及形态,选择合适 IUD;②月经量偏多者,可选择吲哚美辛或孕激素 IUD。

(2)严格掌握适应证及禁忌证,根据节育手术操作常规选择对象。

(3)正确掌握放置技巧,稳、准、轻巧地把 IUD 放至正确位置。

(二)疼痛

1.临床表现

与 IUD 有关的疼痛包括下腹与腰骶部疼痛、性交痛。其发生率在 10% 左右,因疼痛的取出率仅次于子宫异常出血。IUD 引起的疼痛可能是生理性的或病理性的。病理性 IUD 疼痛可由于损伤,继发感染等原因引起。IUD 引起生理性疼痛指并非 IUD 并发症引起的下腹痛和腰骶部坠痛及性交痛,一般取器后疼痛即消失。根据疼痛出现时间不同,又可分为早期疼痛,延迟性疼痛和晚期疼痛。

(1)早期疼痛:发生在置器过程中和置器后 10 天以内,多为生理性的。由于 IUD 进入宫腔使宫颈内口的疼痛感受器受到机械刺激、宫体受到机械和化学性(内膜释放 PGS)作用,而产生宫缩致痉挛样疼痛和宫底部的弥散性疼痛。也可因受术者精神紧张,对痛阈低的人能感疼痛加剧。IUD 引起的早期疼痛与置器时间可能有一定关系。临床发现月经期或月经干净立即置器和月经周期第 9~11 天置器可减轻与 IUD 有关的早期疼痛。

(2)延迟性疼痛:指疼痛持续 10 天以上者。一般置器时的局部刺激和子宫排异反应可持续 10 天左右,以后则因逐渐适应,疼痛也随之消失。如 IUD 与子宫大小、形态不相适合,可对子宫产生明显的机械性刺激,而造成子宫内膜损伤,使 PGS 的合成和释放持续增加,致子宫收缩延续可引起钝痛。现已证明子宫内膜释放 PGE_2、$PGF_{2\alpha}$ 对痛经起作用。如果正确放置合适的 IUD,则 IUD 疼痛不应大于 10 天。延迟性疼痛,一般提示 IUD 与宫腔不匹配。疼痛时间持续愈长,可能说明 IUD 与宫腔的一致性愈差。

(3)晚期疼痛:指放置 IUD 后或早期和延迟性疼痛缓解后 4 周以上出现的疼痛。多数为病理性,应进一步查明原因。应重点排除感染或异位妊娠;尚需考虑 IUD 变形、嵌顿、下移、粘连等。

(4)性交痛:常因带尾丝 IUD 的尾丝过硬、过短或过长或因 IUD 下移,末端露于宫口,性交时可刺激男方龟头引起疼痛。

2.处理

(1)保守治疗:可给予小剂量抗前列腺素药,如甲芬那酸、吲哚美辛等。

(2)取出 IUD 如放置 IUD 后持续疼痛,用药物治疗无效,可取出 IUD,视具体情况或更换 IUD 种类,或换用较小的 IUD。

(3)可改换含孕酮的 IUD,其疼痛发生率低,也可放置固定式铜串节育器,因无支架,减少机械性压迫,疼痛也较轻。

(4)性交痛者,须检查尾丝位置和长度,短而硬的尾丝或无法改变尾丝方向者,宜取出 IUD 或剪去外露的尾丝。

3.预防

(1)放置前对 IUD 使用者进行咨询和指导,讲解放置的过程,以减轻放置早期的疼痛。

(2)手术操作轻柔,防止损伤。

(3)选择大小、形态合适的 IUD,减少对宫壁的刺激。

(4)预防性用药,放置时可用 2% 利多卡因做宫颈局部注射,有 97% 的患者疼痛缓解。

(三)白带增多

IUD 在宫腔内对子宫内膜刺激,引起无菌性炎症可使子宫液分泌增加。有尾丝者尾丝刺激宫颈管上皮也可能引起宫颈分泌细胞分泌增加。一般经数月,组织适应后能逐渐减少。多数不需治疗。

七、宫内节育器的并发症

(一)术时出血

1.病因

(1)组织损伤:多见于 24 小时内出血。例如宫颈管损伤、子宫穿孔、宫体损伤等。

(2)感染:多见于放置后数天再出血。多数因局部内膜受压迫坏死,感染所致。以哺乳期为多见,也见于人工流产同时放置 IUD 者,常伴有组织物残留所致。

2.诊断标准

放取 IUD 术时、术后 24 小时内出血量超过 100 mL 者,或术后少量流血于 7~14 天出血量增加超过 100 mL 者,出血多者可导致休克,临床较少见。

3.处理原则

(1)手术当时出血者:首先用止血药及宫缩药物。出血多者,需补足血容量。疑有损伤时,不可作诊断性刮宫,必要时施行腹腔镜检查协助诊断。病情严重者,必要时行剖腹探查。损伤严重,出血不止者,需手术修补或子宫切除术。

(2)放置数天后出血者:首先给予止血、抗感染等治疗。无效者应及时取出 IUD,或同时行诊断性刮宫,并用宫缩剂止血。刮出物送病理检查。

(3)人工流产同时放置 IUD 后出血者:常有组织残留,应取出 IUD,并进行诊断性刮宫,清除宫腔残留组织物,术后加强抗生素应用。

(二)术时子宫穿孔

发生率低,1:(350~2 500)。但为手术并发症中较多见的一种,任何进宫腔操作的器械均能发生。有时后果很严重。国内外均报道有放、取 IUD 时子宫穿孔合并肠损伤、感染,甚至死亡的病例。

1.子宫穿孔分类

(1)根据子宫损伤的程度。①完全性子宫穿孔:指子宫肌层及浆膜层全部损伤。②不完全性子宫穿孔:指损伤全部或部分子宫肌层,但浆膜层完整。

(2)根据子宫损伤与邻近脏器的关系。①单纯性子宫穿孔:指仅损伤子宫本身。②复杂性子宫穿孔:指损伤子宫同时累及邻近脏器,如肠管、大网膜损伤。

2.病因

(1)子宫本身存在高危因素：如哺乳期、绝经后子宫,子宫过度倾屈,伴有子宫肌瘤、子宫手术史、未诊断的子宫畸形、多次人工流产史或近期人工流产史等。

(2)手术者技术不熟练,术前未查清子宫位置和大小。

(3)术者责任心不强,不按规范操作或操作粗暴。

3.临床表现

(1)疼痛：多数在手术过程中受术者突然感到剧痛、撕裂样疼痛,但也有少数疼痛不剧,偶见无痛感者;有的在术时疼痛不明显,但在术后因出血或感染而出现持续性隐痛、钝痛或胀痛。腹部检查可有肌卫、压痛、反跳痛。

(2)出血：出血量根据子宫穿孔的部位、有无损伤大血管而不同,可表现为内出血或外出血。如损伤大血管,可出现休克,如未及时处理,甚至造成死亡。内出血者,一般出血量超过 500 mL 时,腹部可出现移动性浊音。

(3)多数穿孔时手术者会有器械落空感,用探针探查宫腔深度时,常超过子宫应有深度或超过原探查的深度。用取器钩损伤时,有时钩子难以取出。

(4)取器钩穿孔合并其他脏器损伤时,可钩出肠管、大网膜组织等,受术者可伴剧痛和腹膜刺激症状。诊断应无困难。

4.处理原则

(1)发现或疑有子宫穿孔,须立即停止手术操作。

(2)保守治疗：若手术中发生单纯性子宫穿孔,如探针或小号宫颈扩张器等穿孔小,未放入 IUD,无出血症状及腹膜刺激症状,患者一般情况良好,可在抗生素预防感染和宫缩剂应用的情况下,严密观察血压、脉搏、体温、腹部情况及阴道流血多少,住院观察 5～7 天。

(3)腹腔镜治疗：在放、取 IUD 时并发单纯子宫穿孔,穿孔面积比较小,而 IUD 已放到子宫外(进盆腹腔),可在腹腔镜下明确诊断并取出 IUD,同时可在腹腔镜下电凝止血。

(4)剖腹探查：如无腹腔镜条件或穿孔较大,特别是取出钩穿孔,症状严重者,或因穿孔进行保守治疗过程中发现腹痛加重,体温升高,腹膜刺激症状加重,或出现休克等,应及时剖腹探查。

(5)子宫穿孔如合并脏器损伤,应立即剖腹手术,视损伤程度进行子宫修补或切除子宫,修补肠管或切除部分肠管等手术。

(三)心脑综合反应

发生率极低。偶见于放、取 IUD 时或放置术后数小时内,出现心动过缓、心律失常、血压下降、面色苍白、头晕、胸闷,甚至呕吐、大汗淋漓,严重者可发生昏厥、抽搐等心脑综合症状。其原因可能受术者过度紧张、宫口过紧、手术者操作粗暴或 IUD 的压迫等因素刺激迷走神经反射引起。

其处理如同人工流产心脑综合反应。症状明显者,立即静脉缓注阿托品 0.5 mg。如放入 IUD 后症状持续,需取出 IUD。术前术时阿托品 0.5 mg 肌内注射可能预防。

(四)术后感染

1.病因

(1)原有生殖道炎症,未经治愈而放入节育器。

(2)消毒、灭菌不严格。

(3)手术时合并子宫穿孔、肠管损伤等。

(4)人工流产同时放环,因人工流产不全而引起感染。

(5)术后过早有性生活或阴部不卫生。

2.临床表现

(1)术后出现腰酸、下腹疼痛、出血,阴道分泌物混浊有臭味,体温升高等征象。

(2)严重感染时,子宫增大、附件增厚压痛,盆腔炎时可伴炎性包块。败血症时,可出现全身中毒症状。

(3)血白细胞增高,分类中性粒细胞比例增高。

3.诊断标准

术前无生殖器官炎症,于放器后一周内发生子宫内膜炎、子宫肌炎、附件炎、盆腔炎、腹膜炎或败血症者。

4.处理原则

(1)放置 IUD 后一旦有感染,可选用抗生素治疗。感染控制后取出 IUD 为宜。

(2)严重感染时,行宫颈分泌物培养及药物敏感试验,选用敏感抗生素。控制感染同时应取出 IUD,继续用抗生素及全身支持治疗。

(3)发生盆腔脓肿时,先用药物治疗,如无效者应手术切开引流。

(4)慢性炎症时,必须取出 IUD,并可用理疗或中药治疗。

(五)铜过敏

目前常用的活性 IUD 均带有铜丝或铜套。在宫腔、宫颈、输卵管液中有较高铜离子浓度。近年来常有个案报道,放置带铜 IUD 后出现与其他变应原致敏相似的临床症状。多数出现皮疹、全身瘙痒,个别出现心慌、腹痛等。如临床上怀疑铜过敏者应及时取出 IUD,并抗过敏治疗,今后不能用带铜 IUD。

(六)宫内节育器异位

凡宫内节育器部分或完全嵌入肌层,或异位于腹腔、阔韧带者,称为宫内节育器异位。

1.分类

(1)部分异位:IUD 部分嵌顿入子宫肌层。

(2)完全异位:IUD 全部嵌顿入肌层。

(3)子宫外异位:IUD 已在子宫外,处在盆、腹腔中。

2.病因

(1)术时子宫穿孔,把 IUD 放到子宫外。①环形 IUD 部分异位(嵌顿);②V 形 IUD 子宫外异位;③T 形 IUD 部分异位(下移、嵌顿)。

(2)节育器过大,压迫子宫使之收缩加强,逐渐嵌入肌层,甚至部分可移出子宫外。

(3)T 形 IUD 下移、变形、宽大的横臂嵌入狭窄的子宫下段,或纵臂下端穿透宫颈管。

(4)环形 IUD 接头处脱结或质量不佳而断裂,断端锐利部分容易嵌入肌层。

(5)固定式 IUD,放置不当,也容易造成 IUD 异位。

(6)子宫畸形,宫颈过紧和绝经后子宫萎缩可致 IUD 变形,容易损伤或嵌入宫壁。

哺乳期、子宫有瘢痕史者,容易术时穿孔造成 IUD 异位。

3.临床表现

一般无症状,多数在随访或取器或带器妊娠时才发现。部分患者有腰骶部酸痛、下腹胀坠不适或有不规则阴道流血。如果异位于腹腔,可伤及肠管、膀胱等组织并造成粘连,可引起相应的症状和体征。

4.诊断

(1)病史询问:重点详细询问放器时间,IUD类型和大小,放置顺利程度,放置时有无腹痛,置器后有无取器困难等病史。

(2)妇科检查。①窥视:如有尾丝的IUD,发现宫颈口未见尾丝需考虑IUD异位。②妇科双合诊:检查盆腔有无包块,子宫直肠陷凹、前后穹隆处有无压痛及异物感,子宫大小、形态、有无压痛等。有时可见T形IUD纵臂或横臂穿透宫颈管。

(3)辅助检查。①B型超声检查:能较好地定位IUD的情况。②放射线检查X线直接透视或摄片,远离中心的节育器可诊断为子宫外异位。X线透视下双合诊检查,如移动子宫而节育器影未随之移动可说明IUD异位子宫外。X线透视下用子宫探针置入子宫腔,如不能和IUD重叠,能说明IUD异位。子宫、输卵管用5%～10%碘化油造影或盆腔气腹双重造影,后者可正确定位IUD所在部位。③宫腔镜检查:能直接观察、检查宫腔内IUD情况。④腹腔镜检查:能直接观察部分或完全异位于子宫外的IUD。

5.处理

凡IUD异位,无论有否症状,均应及早取出。根据异位的部位不同,可以采取以下取器方法。

(1)经阴道取出:嵌入肌层较浅,用刮匙轻轻刮去内膜,然后从阴道内取出。嵌入肌层稍深的金属环,可钩住IUD下缘轻拉至宫口,拉直环丝剪断后抽出。对于取出困难者,切勿盲目用力牵拉,可在X线透视或B超监护下进行。目前,较多的是在宫腔镜直视下取器,大部嵌入肌层的IUD不能松动者,不宜经阴道取器。

(2)如遇T形IUD横臂或纵臂嵌入宫颈管造成取出困难时,酌情扩张宫口,用血管钳夹住IUD纵臂向宫腔方向推入1cm左右,使嵌入部分脱离嵌顿处,然后边旋转后即可取出。

(3)经阴道后穹隆切开取出:节育器异位于子宫直肠凹时,可切开后穹隆取出。

(4)腹腔镜下取出:IUD异位于腹腔内,并估计无粘连或轻度粘连,可在腹腔镜直视下取出。此方法既简单,又安全,术后恢复快,并发症少。

(5)剖腹探查:经IUD定位后,大部分或全部嵌入肌层,按上述方法取出困难者,应剖腹取器。如穿孔部位有严重感染,或年龄较大伴有其他妇科疾病(如子宫肌瘤等),可考虑子宫切除术。如IUD已穿入肠管内或膀胱内,剖腹探查后取出IUD,并进行损伤脏器修补。

(七)节育器断裂、变形、脱结

1.IUD变形

IUD变形发生率较低,多数在随访时通过X线透视发现。例如O形变成8形、△形或其他不规则形态。V形IUD可以发生横臂折叠,中心扣断裂散架等。节育器变形的发生与节育器质量和放置操作技术有关。当IUD不适于宫腔形态时,也常发生IUD变形,一旦发现以上情况,宜及时取出。

2.节育器断裂及脱结

节育器断裂或接头处脱结者常无症状,常在随访时发现。如有临床症状,一般表现为下腹坠痛、腰酸、阴道内有赤带。节育器断裂合并嵌顿,处理同IUD异位,常可在宫腔镜下取出,或同时B超监护、宫腔镜下取。在放置环形IUD时,环叉要避免叉在结头处,以防IUD脱结。对IUD断裂、脱结取出术者,术后应盆腔X线检查,以防有残留可能。

(八)节育器下移

节育器在子宫内位置下移,在临床上常无症状,有时可出现小腹胀痛、腰酸、白带增多、赤带等。B型超声能较好地诊断IUD下移,如B超示IUD上缘距宫底外缘2 cm以上,一般可诊断为IUD下移。而临床诊断的标准,以IUD下端下移到子宫颈内口以下,进入颈管者才能诊断。如有尾丝的IUD,当尾丝明显增长时,应考虑到IUD下移。IUD下移易发生带器妊娠。所以发现IUD下移,应及时取出。

(九)IUD尾丝消失

当IUD脱落或子宫增大(合并肌瘤、妊娠等),使尾丝相对过短而缩至宫腔内,或因IUD异位造成尾丝消失。一旦发现尾丝消失,可行B超或X线确诊IUD是否还在宫腔内,或用探针探测宫腔内是否有异物感。如确诊IUD仍在宫腔内正常位置,可以继续存放。如IUD位置不正,则需及时取出,换置新的IUD。

八、放置宫内节育器的远期安全性

(一)带器异位妊娠

自IUD问世之日起,人们就十分关注其安全性问题。特别是出现了异位妊娠增加的趋势,更引起不少学者研究其和IUD的关系。

1.发生率

(1)异位妊娠发生率:据国内外文献报道,异位妊娠的发生率在不断升高,占所有已知妊娠总数的1%。造成发生率上升的主要原因是盆腔炎发病率的上升,以及异位妊娠诊断手段的进步。Westrom报道妇女患盆腔炎后异位妊娠的危险性比未患过盆腔炎者大7～10倍。过去许多症状轻又往往能自动吸收而不易被发现的一部分异位妊娠,也可借助先进的技术早期诊断出来,由此增加了异位妊娠发生率。

(2)宫内节育器使用率:自IUD被推广应用,在部分国家内其使用率逐年增加。我国是使用IUD最多的国家,已达亿万,占各种避孕方法的49%,上海市则达70%左右。妇女处在IUD高使用率的时代,不难理解异位妊娠病例中带器者可高达30%～90%。

(3)带器异位妊娠发生率:据庄留琪等于1993年报道放置IUD后进行定期随访达5年以上的各种IUD,其带器异位妊娠率为0.34～1.02/1 000妇女,与WHO和Franks等报道相似,低于未避孕妇女的2.6/1 000妇女。张倬敏等进行的北京地区异位妊娠发病率调查中,带器异位妊娠发生率为0.65/1 000妇女,同期未采用避孕措施的妇女异位妊娠发生率为1.80/1 000妇女。

尽管不同种类IUD异位妊娠发生率有所不同,但总体来说,释放低剂量孕激素的IUD的异位妊娠发生率最高,这可能与孕激素影响输卵管蠕动有关。Tcu380A与MLCu375 IUD,由于铜表面积较大,异位妊娠发生率最低。这个结果提示了宫腔内、输卵管内铜离子浓度增高,它不仅有效阻止了宫内妊娠,同时对异位妊娠也起了很大的预防作用。

不同时期放置IUD的异位妊娠发生率也有所不同。据国内报道,5种不同时期放置IUD多中心研究提示:剖宫产时胎盘娩出后立即放置IUD者异位妊娠发生率偏高,其原因可能是受盆腔手术因素的影响,尚待进一步研究。

2.IUD对异位妊娠的危险性

长期来认为IUD作用机制在于通过放置IUD产生异物反应,改变宫腔内环境,而不利于受精卵着床。但多年的研究认为IUD抗生育作用,不仅仅局限于宫腔并可能通过改变子宫及输卵管液损害配子存活,降低精卵结合(受精)的机会。Wollen 报道 IUD 激活输卵管的免疫系统,而且可能干扰输卵管的免疫功能并影响其在受精过程中的作用。换言之,IUD 也干扰了着床前的生殖过程。带铜 IUD 释放铜离子本身除了具有杀精子作用外,还加强了以上各环节的抗生育作用。所以含铜 IUD 的避孕效果比惰性 IUD 佳,并且异位妊娠发生率也低。Wollen 又报道了使用含铜 IUD 妇女的子宫与输卵管分泌物中铜的浓度均增加,并有形态学变化。铜还使白细胞显示趋向性作用,在使用 IUD 妇女的输卵管中常可见炎症反应,而使用含铜 IUD 更多见。总之,这种多环节的抗生育机制从理论上支持了 IUD 不仅阻止了宫内妊娠,对异位妊娠也有一定的预防作用。

更多的是流行病学的调查,研究 IUD 对异位妊娠危险性的影响。Vessey 报道了 IUD 增加异位妊娠的危险性。然而 Vessey 修正了自己的观点,认为 IUD 并不增加异位妊娠的危险性。1981 年 Ory 应用大样本的病例对照研究结果报道了 IUD 使用 2 年以内相对危险度(RR)=0.49;使用 2~4 年,RR=1.0;使用超过 4 年者,RR>1.0。上海曾先后 3 次组织进行回顾性调查,病例组与非妊娠组比较,现用 IUD 者风险机会比值(OR)在 3 次调查中分别为 1.1、1.5、0.74。曾用 IUD 者 OR 分别为 1.5、1.31 和 1.46,经卡方和 95% 可信区间检验均无统计学意义。其结果与 WHO 的多中心研究相一致。即放置 IUD 后异位妊娠的 OR 无明显增高,提示 IUD 并不增加异位妊娠的危险性。使用 IUD 对异位妊娠的发生有保护作用,但不能完全防止。所以值得注意的是在带器妊娠中,有 3%~9% 是异位妊娠,异位妊娠与宫内妊娠的比例有所增加,因此对带器妊娠的病例应警惕异位妊娠。

(二)IUD 与盆腔炎(PID)关系

1.带器和感染的关系

放置 IUD 是一种宫腔手术,手术可能引发感染。国际上对与 IUD 有关的感染有时间上的限制和明确的诊断标准;认为 IUD 放置后的感染一般在 20 天内发生,诊断依据为必须具有下列 4 项中的 3 项,前 2 项为必备条件,再有后 2 项中的 1 项。

(1)阴道检查前,口腔体温≥38 ℃。

(2)下腹部压痛及肌紧张。

(3)阴道检查时宫颈举痛。

(4)单侧或双侧附件压痛或伴有肿块。

IUD 的放置是否会增加 PID 的发生率尚有争议。Tietze 等报道放置 IUD 妇女中 2%~3% 在一年内有盆腔炎症状。国内报道发生率均为 0.5%~4%。

在正常情况下,放置 IUD 时有可能把细菌带入宫腔,Mishell 等经宫腔细菌培养证实,置入 IUD 12 小时后就可以从子宫腔中分离出微生物;以后几周,微生物减少;1 个月后宫腔已无菌。在 WHO 的支持下,一项多中心的 IUD 与 PID 关系的前瞻性研究结果显示:IUD 本身所增加 PID 发生在放器后 4 个月内,特别是 20 天内危险最高,以后随即减少,再以后迅速降低到不用 IUD 妇女的水平。长期放置 IUD 不增加 PID 的发生率;放置 IUD 的妇女在多个性伴侣和性传播疾病等特定条件下,盆腔炎感染危险性有增加趋向。感染是 IUD 的近期并发症。

2.引起盆腔炎的微生物类别

近年来研究甚多,特别是随着检测技术的发展,对 IUD 与支原体、衣原体、放线菌及病毒感染研究均有报道。

(1)细菌感染:放置 IUD 合并感染最常见的微生物为细菌,大部分为革兰氏阴性厌氧菌、微需氧菌及奈淋球菌等。杨秉炎早在20世纪80年代报道长期放置金属环妇女绝经后取器中有放线菌感染,放线菌系革兰氏阳性非芽胞杆菌。Peitti曾做8万例宫颈阴道巴氏涂片,阳性107例,全部系置器7年以上。Duguid曾分析了使用塑料IUD和含铜IUD的两组患者,发现前者的感染发病率高达31.2%,后者仅1.2%,两组差异极显著。因铜盐有微弱的抑菌和抗真菌作用,故用含铜IUD宫腔感染发生率低,即使感染也较轻。

(2)支原体感染:周曾娣等报道置器妇女支原体感染的血清学研究,对284例置器妇女与未置器妇女86例,分别进行人型支原体和解脲支原体阳性率测定,结果提示,置器妇女支原体抗体阳性率32.39%,抗体滴定度明显高于未置器的健康人群(11.62%)。对66例置TCu200妇女支原体抗体阳性进行动态观察;放置IUD前,支原体抗体阳性总检出率为7.5%,放置3个月总检出率41.0%,放置3~12个月,总检出率9.1%。放置后3个月抗体阳性率及抗体最高滴度明显高于放置前及放置后3~12个月。以上结果表明,IUD的使用对性传播疾病无保护作用。存在于女性生殖道下段的支原体有潜在的致病能力。当放置IUD时,含有支原体的宫颈黏液附着于IUD上将支原体带入宫腔,支原体进入子宫内膜后,可产生一过性子宫内膜炎,但感染很快即被机体防御机制迅速控制。多数支原体在24小时内被消灭,但暂时性的子宫内膜炎能持续数月之久。在置入IUD后最初3个月内,发生盆腔炎、子宫内膜炎的危险性最高,以后急剧下降到不用IUD妇女的水平。同时当手术操作造成局部损伤及因放置IUD引起不规则出血,更有利于支原体生长。

(3)沙眼衣原体:放置IUD是否增加沙眼衣原体感染的发病率,一直有争议。Washington等报道,置器妇女与未采取任何避孕措施的妇女对比,未示衣原体感染增高的危险性。说明IUD是安全的,不增加衣原体感染机会。而闫华等报道对415例置器妇女作沙眼衣原体检测结果提示,IUD组感染率为18.8%,明显高于未置器者7.6%。解释原因可能与性活跃妇女中20%~40%接触沙眼衣原体,置器时对颈管柱状上皮的刺激、损伤及置器后的不规则出血,干扰了正常的免疫反应有关。IUD类型与衣原体感染的关系报道不一致,带尾丝的IUD感染率高,建议应将尾丝塞入颈管内以减少感染机会。沙眼衣原体感染与IUD的类型和置器年限无关。盆腔沙眼衣原体感染常常无明显症状或极轻症状,且诊断困难。

(4)病毒感染:徐宏里等采用病毒分离培养方法对置器后出血病例113例、无不良反应者109例、未置器者24例及未置器而有异常子宫出血11例的子宫内膜进行病毒分离。检测的结果显示,放置IUD后出血与病毒感染,特别是巨细胞病毒(HCMV)和单纯疱疹病毒-Ⅱ(HSV-Ⅱ)感染关系密切。然而,是病毒导致置器后出血,抑或是放置IUD后出血导致病毒感染,尚待进一步研究。

(5)HIV感染:据报道,HIV感染者放置IUD,不增加PID发生的危险性。而长期使用IUD的HIV感染者,其感染相关的并发症高于无HIV感染者。HIV感染者放置IUD后,是否增加男女HIV传播率,有待进一步研究。

(三)继发不孕

放置IUD后并发感染,可能造成输卵管炎症,可导致输卵管性不育。WHO在关于输卵管性不育和IUD使用的研究中提出:仅有一个性伴侣,使用IUD的妇女其输卵管性不育的危险性不增加;可是有多重性关系的妇女,不论是否用IUD,其输卵管不育的危险性都增加。

(四)生育力恢复

IUD是一种可逆性的避孕方法。各种IUD取出后一年内有51.2%妇女再次妊娠,2年妊娠率 89.4%±1.6% 及 3 年妊娠率 93.3%±1.4% 与未置器妇女妊娠率相似。

就感染而言,IUD 与屏障避孕法比较,不能阻止 STD 感染,与口服避孕药比较,不能保护妇女免患 PID,尤在年轻、多重性关系的高危人群。

综上所述,影响 IUD 继续使用的主要原因是带器妊娠、脱落和因出血/疼痛而取出。在惰性 IUD 上加铜,表面积增加到 300 mm² 以上,妊娠率已降到较理想水平(接近绝育水平);IUD 适应子宫腔形态,抑制子宫收缩,已使脱落率明显下降。但对 IUD 的出血问题尚未完全克服,有待进一步研究。

(王　峰)

第二节　甾体激素避孕药

一、口服避孕药

(一)短效口服避孕药

1958 年 Pincus 首次用雌、孕激素联合作为复方口服避孕药,1960 年始有产品问世,至今复方口服避孕药已是发达国家应用最广泛的避孕方法之一,占避孕措施的 25%~40%。全球估计有 2 亿妇女曾服用避孕药,近 1 亿妇女正在应用。我国抽样调查曾显示,服避孕药人数占节育措施的 2.2%。

目前最普遍应用的口服避孕药为含有雌、孕激素的复方制剂,雌激素成分以炔雌醇为主,孕激素成分则有不同,因而构成不同的配方与名称。

外源性激素的摄入,对机体有一定影响,一般认为雌激素主要是增加凝血因子,易促使血栓栓塞形成;孕激素主要是改变脂代谢,与心血管疾病发病可能有关。近年来的研究,不断减少甾体剂量与改进配方,使之对机体的影响减至最小。目前炔雌醇的剂量一般在 30~35 μg/d,近年还有 20 μg/d 的。孕激素则趋于含第三代孕激素的制剂。此外,为了减少甾体激素对机体的负荷,将复方避孕药每个周期中雌、孕激素配比剂量模拟月经周期中雌、孕激素的生理变化,分成两个(双相)或三个(三相)不同剂量。三相片是雌激素量在周期中期略高,孕激素量则逐步增加,这样的配方每月摄入甾体激素总量比单相片少 40% 左右,而避孕效果不变,不良反应减轻,对机体代谢影响减小。国内现已有左炔诺孕酮的三相片。

1.剂型

甾体避孕药根据成分配方及用法,可分为下列几类。

(1)单相片:整个周期中雌、孕激素固定剂量,连用 21~22 天,停药 7 天,再开始下一周期药物。国产的有避孕药 1 号、2 号等,进口的有去氧孕烯炔雌醇片、复方孕二烯酮片、炔雌醇环丙孕酮片、屈螺酮炔雌醇片等。

(2)双相片:大多数为前 11 片中孕激素剂量小,在后 10 片中增加。雌激素剂量则在整个周期中不变。每个周期停药 7 天。

(3)三相片:可以有不同的组合。目前较多的是前 6 片含低剂量雌激素与孕激素,继之 5 片雌、孕激素剂量均增加。最后 10 片孕激素量再次增加而雌激素又减至开始水平,如左炔诺孕酮

(LNG)三相片。亦有的为每7天一个剂量,如炔诺酮三相片。

(4)序贯用药:前半周期仅用雌激素,从第6或第7天起加用孕激素。此法现已不用。

(5)微丸:主要指单纯孕激素的片剂。连续每天服用极小剂量的孕激素,不停药。现常用的孕激素为19-去甲睾酮类衍生物如炔诺酮、去氧炔诺酮、炔诺孕酮或左旋炔诺孕酮,剂量每片含孕激素0.03~0.05 mg。

2.用法

(1)从月经第5天内起每天1片,连服21~22片停药7天,从第8天起重新服下一周期药物。一般停药后1~2天有撤退性出血。

国内的口服避孕药制剂一般每天一片,每个周期服22片。宜定时服用,如每晚临睡前。国外的制剂则均以21片为一周期包装。为了避免服药遗忘,还有制作了含7片空白安慰剂的包装,使服药妇女坚持连续用药。包装可以是纸板铝箔,亦有圆形塑料小盒,每片旁边标有星期几,以提醒服药者,妇女可以按所示箭头方向顺序取药,这种包装对于三相制剂格外重要。三相片首次服用需从月经第1天开始,而且在第一次服用的前半周期还应加用屏障法避孕,以保证避孕效果。

(2)如有漏服或迟服应尽早补服,并应警惕有妊娠可能。如连续漏服2片,在想起后应立即补服2片,第3片可按正常时间服用。但必须告诉妇女加用其他避孕方法。如漏服药后发生突破出血,通常表示不会受孕,如漏服3片以上,即应停用本周期药物,待出血或停药7天后开始下一周期药片,并在此期间用其他避孕方法。

(3)国外最新有报道延长服药时间,即将原来规定单相片服21片停7天的服法,延长为服用49天或更长(84~365天),停药期限缩短为6天或更短。结果是减少出血日期和不良反应以提高生活质量。Seasonale的研究,为左炔诺孕酮150 μg加炔雌醇30 μg的单相制剂,连服84片,停7天。Ⅲ期临床试验预防妊娠的有效率和传统的21片制剂相同,撤退性出血次数减少;突破性出血开始时较多,随使用时间而频率减少。子宫内膜病理无异常所见,不良反应与传统的方案相同。

3.效果

由于复方避孕药的主要机制是抑制排卵,所以避孕高效。若正确使用,有效率应达99%以上。若以失败妊娠的Pearl指数计算,一般为0.03~0.5。由于需要每天服药,因此常会发生使用失败,即服药者遗漏服药或不规则服药影响效果,而非药物本身的失败。复方制剂超过规定时间12小时则避孕效果可能受影响。服药后几小时内呕吐,也可能影响药物吸收而降低效果。另一种影响避孕效果的因素是同时服用其他药物,如巴比妥类、利福平及一些抗癫痫药,可因为诱导肝酶而加速避孕药代谢,或应用抗生素改变了肠道菌群而减少药物吸收,从而降低避孕效果。

4.禁用情况

(1)血栓性静脉炎或血栓栓塞性疾病、深部静脉炎或静脉血栓塞史。

(2)脑血管或心血管疾病。

(3)高血压,血压>21.3/13.3 kPa(160/100 mmHg)。

(4)已知或可疑乳腺癌。

(5)已知或可疑雌激素依赖性肿瘤。

(6)良、恶性肝脏肿瘤。

（7）糖尿病伴肾或视网膜病变及其他心血管病。

（8）肝硬化肝功能损伤、病毒性肝炎活动期。

（9）妊娠。

（10）产后 6 周以内母乳喂养。

（11）原因不明的阴道异常出血。

（12）吸烟每天≥20 支，特别对年龄≥35 岁妇女。

5.慎用情况

（1）高血压＜21.3/13.3 kPa(160/100 mmHg)，需定期监测血压。

（2）糖尿病无并发血管性疾病，虽然服用避孕药可使糖耐量有轻度减退，在严密监视下可以使用。

（3）高脂血症，因为是血管性疾病的危险因素，在监测下使用或选用对血脂影响较小的配方。

（4）良性乳腺疾病与复方避孕药无关，可以应用；乳腺肿块在育龄妇女多数为良性，可以选用避孕药，但应尽早进行检查。

（5）胆道疾病，最近报告可能与复方避孕药有微弱联系，故宜在监测下用药。

（6）胆汁淤积史，妊娠期胆汁淤积史预示可能服避孕药后发生胆汁淤积危险增加，宜慎用。

（7）宫颈上皮内瘤变（CIN），避孕药促使 CIN 进展为浸润性病变的可能很小，但服药妇女应定期检测。

（8）年龄≥40 岁，由于心血管疾病危险随年龄而增加，服用复方避孕药也可能增加危险。

（9）吸烟本身即增加心血管疾病危险，年龄＜35 岁吸烟，用避孕药宜加强监测。

（10）严重偏头痛，但无局灶性神经症状。

（11）服用利福平、巴比妥类抗癫痫药，因为这些肝酶诱导药可降低避孕药效果，宜鼓励选用其他避孕方法。

对于流产后、妊娠期有妊娠高血压疾病史、妊娠糖尿病病史、月经过多、盆腔炎、性传播疾病、宫外孕史、肥胖、甲状腺疾病、子宫肌瘤、滋养细胞疾病、缺铁性贫血、良性卵巢肿瘤、子宫内膜异位症等在专家讨论中均列为可以使用复方避孕药而没有任何限制的情况。

6.不良反应

不良反应的发生与配方中雌、孕激素种类、剂量有一定关系，妇女对各种激素的反应亦不一致，往往更换制剂可能减轻不良反应。

（1）恶心、呕吐、头晕、乳胀、白带多等类早孕反应，多由雌激素引起。常在服药第 1～2 周期发生，以后即可自行改善。症状严重者，可考虑更换制剂。

（2）乏力、嗜睡、体重增加等，可能与孕激素有关。

（3）色素增加，有的可见蝴蝶斑，特别是暴露阳光处的皮肤，这与雌激素引起的色素沉着有关。建议服药妇女避免日光浴，必要时可更换单一孕激素制剂。

（4）个别妇女服药后可能出现体重增加、食欲亢进或痤疮等，多因雄激素作用，可以更换17-羟孕酮类制剂如避孕药 2 号、炔雌醇环丙孕酮片等或给予第三代孕激素的口服避孕药（OC）。

（5）阴道出血：在服药期间可能发生点滴出血或者如月经量的突破性出血。如发生在前半周期，常提示雌激素剂量太小；如发生于后半周期，则常表明孕激素剂量不够，不足以维持子宫内膜。处理可在前半周期出血时每天加用小剂量炔雌醇 5～10 μg/d 直至该周期结束；或在后半周期出血时每天加用一片避孕药(即每天 2 片)。若出血发生于近月经期,则可停药,于出血第 5 天再开始服用下一周期药物,或更换避孕药制剂。

(6)月经过少或闭经:月经过少常见于单相片复方避孕药,系因子宫内膜受抑制,对于月经过多、贫血的妇女,月经过少是避孕药希望达到的效应。个别妇女可能在停药后不发生撤退性出血,即闭经。如果尿妊娠试验阴性,停药 7 天后仍可继续服用下周期的药物。若连续闭经 2 个周期,应停药观察,通常系由于雌激素不足,内膜萎缩所致。大多数情况停药后内膜可以自然恢复生长而月经复潮。极罕见的情况如停药超过 6 个月依然闭经,称为"避孕药后闭经",其原因可能是下丘脑-垂体系统阻断,可试用人工周期调节,使功能恢复。若妇女原有下丘脑-垂体-卵巢轴的功能不全,则往往难以恢复。

7.注意事项

(1)服药妇女应定期随访体检,包括测血压及乳房、妇科检查、宫颈细胞学检查,以及早发现异常情况。

(2)吸烟妇女服药,严重心血管疾病的危险可明显增加,故应劝告妇女不要吸烟。

(3)服药期间若出现下肢肿胀疼痛、头痛等情况,应想到血栓栓塞性疾病或其他血管疾病。已有报告复方口服避孕药可能与脑血管意外(卒中)、心肌梗死、高血压、血栓栓塞有关,故有最早的症状出现时,医师与服药妇女均应引起警惕。对于择期手术的妇女,手术前至少停药 4 周。

(4)若有视力障碍、复视、视盘水肿、视网膜血管病变等情况,应立即停药并做适当检查以除外视网膜栓塞。

(5)服药妇女若出现右上腹疼痛,应考虑与避孕药有关的肝腺瘤,破裂时可发生休克,罕见还可能发生肝细胞癌,据报告这两类肿瘤虽然罕见,但与复方避孕药明确有关,应立即停药。

(6)服药期间失败妊娠,宫内暴露性激素对发育中的胎儿可能有影响,女性胎儿可能发生生殖器官肿瘤,男性胎儿可能有泌尿生殖道的发育异常。虽然国外资料妊娠早期误服避孕药,出生的婴儿畸形并无明显增加,但鉴于我国情况,应让妇女充分知情选择。停药后立即妊娠的妇女,出生婴儿畸形发生率并不增加。

(7)有心理抑郁妇女服药应严密随访,若症状加重应停药观察。

(8)避孕药可引起液体潴留,可能会使某些疾病如抽搐、偏头痛、哮喘或心、肾功能不全加剧。

(9)有妊娠期黄疸史的妇女服避孕药可能出现黄疸复发,若有黄疸出现应该停用。

(10)口服甾体避孕药需经肝脏代谢,肝功能损伤患者用药应特别谨慎。

(11)口服避孕药可能干扰正常色氨酸代谢而造成相对维生素 B_6 缺乏。

(12)口服避孕药可能抑制血清叶酸水平,所以停药后于短期内妊娠妇女应注意补充叶酸。

(13)产后母乳喂养的母亲,服用避孕药可能减少乳量,并且在乳汁中检出少量避孕药中的激素。因此在婴儿断奶前,母亲不宜采用复方避孕药。对于不哺乳的母亲,则在产后检查时即可开始应用。

(二)长效口服避孕药

短效口服避孕药需要每天服用一次,容易发生遗忘或漏服,为方便使用特别是为广大农村妇女,研制长效口服避孕药每月或每周一次适合需要。我国在 20 世纪 70 年代初期研制成功每月一次的复方长效口服避孕药,由于避孕效果好、服用方便、利于管理,深受广大基层女性的欢迎。

1.种类

长效口服避孕药的机制是基于长效雌激素的抗生育作用;配伍孕激素目的是对抗雌激素对子宫内膜的增生作用,使之转化为分泌期,并发生周期性撤退出血。长效雌激素主要为乙炔雌二醇环戊醚,简称炔雌醚(CEE)。口服后很快吸收入血,并且可储存在脂肪组织中,逐渐缓慢释放以维持血液中的高浓度而起长效作用。从脂肪中释出的炔雌醚主要代谢为炔雌醇形式发挥雌激素作用,与它配伍的孕激素则可有不同,从而构成不同种类的长效口服避孕药。在应用的早期曾有氯地孕酮、16-次甲基氯地孕酮、炔诺孕酮(18-甲基炔诺酮)等与 CEE 配伍。

(1)复方左旋 18 甲长效口服避孕药:左旋炔诺孕酮 6 mg,炔雌醚 3 mg。

(2)复方炔雌醚长效口服避孕药:炔诺孕酮 6 mg,氯地孕酮 6 mg,炔雌醚 3 mg。

此外,还将每片中雌激素从 3 mg 减少至 2 mg,孕激素量不变。通过 14 例 48 周期的尿雌、孕激素测定,观察对卵巢功能的影响。服药前均有排卵,服药后则激素均处于卵泡期水平以下;若将炔雌醚减为 1.8 mg,炔诺孕酮减为 10 mg,在观察的 9 例 56 周期中,有 3 例在 4 个不同服药周期中雌、孕激素上升,表明有卵泡发育及排卵,其余各例在下次服药前均显示卵泡发育。说明炔雌醚 2 mg 与 18-甲基炔诺酮 12 mg 配伍为最低有效剂量。

2.作用机制

长效口服避孕药的作用机制主要是通过外源性甾体激素直接作用于下丘脑-垂体-卵巢性腺轴,抑制卵泡发育及排卵。这种抑制作用通过服药者的激素测定可以见到。在服药周期中 FSH 与 LH 高峰消失,雌二醇与孕酮处于卵泡早期水平。然而在该月中随着服药后相隔时间的延长,部分服药妇女可见不规则的 LH 峰及雌二醇的低水平波动,虽有 LH 峰,但孕酮在整个服药周期中处于低水平或稍微上升,显示无黄体形成。这种不完全的抑制,提示长效口服避孕药目前的配伍剂量在体内作用持续时间是有限的,停药后其所产生的抑制作用是可恢复的。

长效口服避孕药制剂是以外源性甾体激素抑制下丘脑-垂体-卵巢轴,使内源性性激素合成与分泌减少。长效雌激素抑制卵泡发育与排卵,孕激素则是对抗雌激素对内膜的增生作用,并可引起撤退性出血。给药后炔雌醚很快吸收储存在脂肪组织中并缓慢释放,故靶组织首先显示出对高效孕激素的作用:基础体温于给药后第二天上升,可持续 5～10 天,直至撤退性出血前下降;宫颈黏液于给药后羊齿结晶消失,以椭圆小体为主;阴道脱落细胞于给药后第二天以中层细胞为主,背景中白细胞及黏液较多;子宫内膜在给药后则出现分泌期改变,给药后第二天腺上皮细胞体积增大,腺细胞胞质中有大量糖原积聚,细胞基底部出现核下空泡,6～7 天后糖原转至细胞顶部,粗面内质网扩张,出现顶浆分离的中晚期分泌期表现。当外源性孕激素水平降低,发生撤退性出血以后,则反映出外源性雌激素的影响:基础体温降低;宫颈黏液出现典型羊齿阴道脱落细胞以致密核、嗜酸粒细胞为主,伊红指数增加;子宫内膜表现为增殖期,至下一次服药前内膜呈增殖中期或晚期反应。待服用下一片药物后,又先出现孕激素效应。

复方长效口服避孕药对内膜的作用与短效避孕药有所不同。短效药从月经开始阶段应用,子宫内膜从一开始即受到外源性雌、孕激素的同时作用,使内膜生长停滞或延迟,或使生长中的内膜转化分泌,呈早熟、早衰。停止服药后即发生撤退性出血。长效避孕药则有所不同,配方中的孕激素无长效作用,用药后内膜首先表现为孕激素作用,待孕激素撤退引起出血后,则受到长效雌激素影响,内膜表现以雌激素效应为主的增殖期改变。故临床上常于服药后 7～10 天有一次撤退性出血,而此后仍有一段外源性雌激素的避孕作用。这是必须向服药妇女说明的。

3.给药方法

复方长效口服避孕药的用药方法与短效药不同,必须先向妇女说明。一般有两种服法。

(1)首次服药在月经周期第 5 天,第二次在第 25 天(即相距 20 天),以后每 30 天 1 片,亦即按第 2 次服药日期每月 1 片。

(2)首次在月经周期第 5 天服 1 片,隔 5 天再加服 1 片,以后每月按第 1 次服药日期服 1 片。

4.月经变化

多数妇女在服药后 6～14 天发生撤退性出血。由于第 1 次服药是在月经周期第 5 天,所以服第 1 片后妇女会感到月经周期缩短。但只要按规定服药,一般周期规律,与服药前相似。经期持续天数与服药前对照周期相比,也无明显变化。但月经量则在服药后大多数妇女有所减少,并与服药周期高度相关,随服药周期的增加,经量逐渐减少。据报告服药后 1 年末月经量减少为 32%～35%,经量增加为 1%～2%。闭经 0.5%～0.75%。用药后痛经常有明显改善。

经量减少一般不需处理,短期闭经仍可按期服药,但如果连续 2 个周期无撤退出血,则需行妇科检查以除外失败妊娠。如能排除妊娠,可在再次服药时同时加用孕激素类药物,如甲孕酮 25 mg、炔诺酮 10 mg 或 18-甲基炔诺酮 3 mg,或注射黄体酮 10 mg/d,连续 3 天。连续闭经 3 个周期以上则需停药,等待月经自然来潮;也可选用短效避孕药做周期治疗,待月经恢复正常后重新开始服药。停药期间注意采用其他避孕措施。

5.不良反应

长效药的不良反应与短效药相似,也以恶心、呕吐、头晕等类早孕反应为主,症状最早可在服药后 6～12 小时出现,但多数于服药后 20 小时左右。绝大多数反应较轻微,持续半天。较重者可持续 2 天才消失。此类反应以服药的最初 3 个周期最为明显,第 1 周期可达 34%～44%,第 3 周期降至 18%～30%,以后则逐渐减轻,第 6 周期时,仅 8%～9%。可能与机体逐渐适应有关。为了避免或减轻反应,可调整服药时间。如正常工作者可在午饭后服药,夜班工作者则在下班用餐后服药,以利用睡眠来抑制胃肠道反应。此外,也可在首次服药时加服抗不良反应片,每次 1 片,1 天 3 次,共 1～2 天。

白带增多是较常见的不良反应,占服药周期的 10%～20%。因为长效避孕药是以雌激素为主的避孕药,在雌激素的影响下,宫颈管的内膜腺体分泌旺盛,产生较多稀薄透明如蛋清样或水样白带,在月经来潮后更为明显。这种现象与常见的宫颈炎或阴道炎引起的白带增多性质不同,经妇科检查可以鉴别。白带增多不随服药周期递增而继续增多,可给中药治疗如浣带汤(白术、苍术、淮山、陈皮、车前子、荆芥炭、白芍、党参、柴胡、甘草)或八珍汤加减。

其他不良反应如乳胀、皮肤痒、面部色素沉着、毛发脱落等,也偶有出现。症状轻者不需处理,较重者则应停药及对症治疗。

服药期间对血压影响不大,有 4% 左右可有血压轻度升高,少数服药者原有的高血压于服药过程中降至正常。

6.适用、慎用与禁用情况

与短效口服避孕药相同,特别适合于不能放置宫内节育器、服短效药、容易遗忘又不愿意打针避孕的妇女。鉴于长效口服避孕药一次摄入激素量较大,故宜严格选择服药对象,并加强随访。

7.注意事项

(1)基本与短效口服避孕药相同。但服药方法不同,必须向服药妇女解释清楚。长效药是在服药后一周左右有月经样出血,但是服药必须按照规定日期,不能一见出血又从第 5 天开始服药。否则不但周期不能控制,而且激素摄入量太大,对机体可能有不利影响。

(2)由于长效雌激素的作用,较多妇女停药后会有一个闭经阶段,平均 3 个月左右,待外源性雌激素从体内消除,月经可以自然恢复。服药时间长短与月经恢复无明显关系。

(3)观察服药 5 年以上妇女,停药 3 个月恢复排卵占 69%,最早为 29 天。停药后如未采用避孕措施,80%可在半年内妊娠,1 年内达 92%。由此可见大部分服药妇女生育功能可在短期内恢复。

(三)探亲避孕药

探亲避孕药是我国在 20 世纪 70 年代为适合当时国情而研究开发,适用于夫妇分居两地工作,每年 2～3 周的探亲假。利用较大剂量的孕激素对子宫内膜和/或下丘脑-垂体-卵巢轴的抑制作用,避免妊娠发生。探亲药的优点是使用时间不受月经周期的限制,服药可以在月经周期的任何一天开始,并且效果比较可靠。

1.种类

经过近 20 年的临床应用与筛选,被列入国家药典及 1992 年原国家卫计委等四部委联合发布的我国避孕节育药具和技术名录中,目前在市场上可得到的仅有下列 4 种:①炔诺酮探亲片,每片含炔诺酮 5 mg;②甲地孕酮探亲片,每片含甲地孕酮 2 mg;③速效探亲片,每片含炔诺孕酮 3 mg;④C53 号探亲避孕片,每片含双炔失碳酯 7.5 mg。

2.机制

关于探亲药的作用机制研究,在 20 世纪 70 年代曾有多篇报道,认为环节可能是多方面的,而且不同的药物可能有不同的机制,取决于药物种类、用药时间长短及服药是在月经周期的哪一阶段。主要包括下列几个方面。

(1)对卵巢的作用。①抑制排卵:在月经周期早期开始用药,可能抑制排卵。而在周期中期前后开始用药,通常不能抑制排卵。其排卵抑制作用可能与避孕药对下丘脑-垂体功能的抑制有关。有研究 15 名妇女于周期第 11 天给双炔失碳酯,血浆 LH 水平明显低于用药前。应用孕三烯酮也同样可见到 LH 水平的抑制。②对黄体的作用:动物实验在仓鼠妊娠第 1～5 天或第 5～11 天,分别给予 21 mg/kg 或 35 mg/kg 的孕三烯酮,在妊娠第 15 天处死动物,卵巢的组织学检查发现黄体退化,细胞缩小,核浓缩。说明对仓鼠有明显的抗生育效应。如果再注射孕酮 14 mg/kg,则妊娠可以维持并产下活崽。这个作用提示孕三烯酮可使黄体退化,剥夺动物内源性供应的孕酮而发挥避孕作用。

(2)对子宫的作用。①宫颈黏液:所有的孕激素类探亲片最可能的作用是改变宫颈黏液,包括黏液量减少、黏稠度增加、拉丝度降低、羊齿结晶消失等。这些变化使宫颈黏液形成屏障,阻碍精子通过。②子宫内膜形态学影响:所有的 9 种探亲片对子宫内膜均有肯定效应。孕激素类探亲片能引起内膜发育与分泌紊乱。如在周期的增生期服药,内膜增殖受到抑制,分泌功能提早而差;排卵后给药,使内膜处于非典型分泌状态。作用强的孕激素如炔诺孕酮,甚至可能使内膜分泌功能减退或消失。此外,内膜螺旋动脉可能发生变化,包括小动脉壁增厚、管腔狭窄、增生及透明样变。双炔失碳酯常使腺体间质分离或黄体提早萎缩。组化研究表明探亲片可引起内膜退行性变,包括 PAS 反应减弱或阴性,酸性磷酸酶增高,碱性磷酸酶降低;内膜糖原减少。服甲醚抗孕片妇女,在周期第 21 天内膜电镜检查,发现腺体中糖原减少,以及腺腔中分泌物质减少。与对照标本相比,微管系统发育较差。

离体培养的人子宫内膜实验,培养基中加入双炔失碳酯,造成间质与蜕膜细胞中的空泡化现象。同样,培养基中加入孕三烯酮,引起人与大鼠蜕膜细胞的明显损伤甚或坏死。

对子宫内膜功能的作用:在大鼠的围着床期(妊娠第 2~7 天),^{3}H 胸腺嘧啶大量掺入大鼠内膜的间质细胞。当妊娠第 1 天注射孕三烯酮后,标记核苷酸的掺入仅限于内膜上皮细胞。因此推测孕三烯酮能抑制内膜间质细胞的 DNA 合成,阻断间质细胞转化为蜕膜细胞而防止着床。另一^{35}S 硫酸钠的大鼠实验,证明孕三烯酮可促进硫酸黏多糖的合成。这些作用很可能是孕三烯酮竞争靶细胞上孕激素受体而对抗孕激素作用。

(3)对输卵管的作用。①卵子运输:动物实验表明,甲地孕酮、孕三烯酮、炔诺酮-3-肟、甲醚抗孕片可加速卵子在输卵管中的运输,氯醋炔醚对卵运输无影响。而醋炔醚较高剂量时可延迟小鼠卵的运输并引起卵子退行性变。孕三烯酮也导致输卵管中卵子的异常发育与溶解。卵子运输的加速或延迟,可造成配子发育与内膜发育的不同步,这可能是探亲片在动物中的主要避孕作用。配子的退化与溶解进一步加强了抗生育作用。此作用在人类中尚待证实。②对输卵管形态学的影响 3 名妇女服用孕三烯酮 3 mg/d 共 3 天后结扎输卵管,另 3 名妇女不服药作为对照。在周期第 15 天取输卵管标本电镜检查,服药者输卵管的分泌细胞中分泌颗粒显著减少,纤毛细胞区中可见异常纤毛束,并有一定程度的退化。这些形态学改变可能反映输卵管有某些功能变化,但其确切意义尚不明确。

亦曾有研究观察探亲片是否会干扰精子获能,动物实验说明可能某些孕激素有抑制精子获能作用,但仅为部分性,在其避孕机制中不起主要作用。

双炔失碳酯无孕激素活性,其雌激素活性为炔雌醇的 2.8%。作用机制可能是减慢精、卵运行,或在子宫内膜水平。

3.用法

现有 4 种探亲片中,前 3 种探亲片不论月经周期时间,于探亲前一天或者当日中午起服用一片,此后每晚服一片,至少连服 10~14 天。如果需要,可以接着改服短效口服避孕药 21 片,如此则月经可能延期。据报告有效率均可达 99%。

4.不良反应

主要为孕激素过量的症状,可以有突破出血、周期紊乱(缩短或延长)及经期延长,尤其是探亲片接服短效避孕药时经期延长多见。由于不是长期使用,故对机体影响较小。常见有恶心、呕吐、眩晕、乏力等。其中以双炔失碳酯较明显,但一般症状不严重,无需治疗,并且这些不良反应也大都能为服药者所接受。

(四)低剂量孕激素避孕药

低剂量单纯孕激素避孕药(progestogen only pill,POP)亦称微丸。药物仅含孕激素,无雌激素成分,且孕激素剂量比复方口服避孕药中的含量低得多,因而一些因外源性性激素引起的不良反应亦明显为少。但是单纯孕激素避孕片的应用并不普遍,我国尚无此制剂,主要原因之一是与其他单纯孕激素避孕药相同,月经紊乱的发生率较高,包括经间出血、周期缩短、闭经等,不易使妇女接受。通常认为 POP 是哺乳妇女很好的避孕方法选择,也适用于愿用口服避孕药而又对雌激素有禁忌的妇女。

1.种类

POP 作为一种避孕方法以来,国外已有多种制剂上市。

2.作用机制

作用可能为多方面的:①改变宫颈黏液性质,阻止精子穿透。口服 3 小时精子穿透力最低,并可维持 16～19 小时;②改变子宫内膜,影响囊胚存活或阻止植入;③改变输卵管运动,影响卵子运输、受精,可能还影响精子获能和精子游走;④15％～40％的治疗周期排卵受到抑制。

3.用法

从月经周期第一天开始,不间断地连续每天定时服用一片,月经期亦不停药。产后哺乳可在月经来潮即开始服药。

4.不良反应

POP 的有效性部分决定其不良反应与可接受性。由于孕激素剂量小,又缺少雌激素,所以月经紊乱是最常见的不良反应。20％～30％单纯孕激素避孕片使用者有月经间期出血和/或点滴出血,也有发生闭经。Broome 报道 358 例中 77 例发生不良反应,占服药妇女的 21.5％,最多的主诉为乳房触疼不适。40 例因月经紊乱而停用 POP,占停用者的 47.5％。但长期用药有正常月经参数的妇女仍占用药人数的 40％。Dunson 在哺乳期妇女中的观察,2.3％有严重头痛、严重腹痛、视力障碍、胸痛等主诉,以严重头痛最常见,占 1.1％。其中 51.3％因症状严重而停药。乳房不适的症状不多。在观察的 4 000 余例中,30.6％有月经间期出血,29％有闭经。共有 29.8％妇女在研究期间停药,其中为非医疗原因停药,主要是忘记服药、外出旅行等;49％系因月经异常;2.9％因头痛、恶心等不良反应停药。

Chi 回顾综合了 POP 的安全性研究。由于 POP 中孕激素含量很小,一般不会引起脂代谢改变;对凝血因子影响很小;POP 与心血管疾病间关系的流行病学研究资料很少,根据低剂量孕激素的推测,估计不会比复方口服避孕药有更多的影响。哺乳期应用 POP 问题,哺乳本身对乳腺癌是一种保护因子,无证据表明 POP 与乳腺癌、宫颈癌有关。POP 对糖代谢的影响比复方口服避孕药小,有报告共观察 50 名胰岛素依赖性年轻糖尿病妇女,每天服炔诺酮 350 μg,共观察 1050 妇女月,接受性良好,认为对隐性或轻症糖尿病可以使用。POP 对肝功能无影响。Chi 重点分析了几个比较引起顾虑的问题。①异位妊娠:有学者认为与含孕酮宫内节育器一样,可能抑制输卵管运动,延迟卵子运输。一旦妊娠,发生宫外孕的概率比复方口服避孕药或其他避孕方法大。理论上有宫外孕史不是使用 POP 的绝对禁忌证,但为了保护存留输卵管,最好避免使用 POP。②功能性卵巢囊肿:在使用长效单一孕激素避孕如 Norplant 妇女中,10％可见卵巢囊肿,停药后会自然消失。据报告服 POP 妇女功能性卵巢囊肿患病率也较高,停药后也能消失。③生育力恢复:由于对下丘脑垂体-卵巢轴的抑制作用小于复方避孕药,停药后生育力能很快恢复。但在服药期间妊娠者,POP 对宫内胎儿影响的研究非常有限。已知大剂量孕激素可以致畸或女胎男性化,但没有证据表明小剂量孕激素会有作用。哺乳妇女通过乳汁传递给婴儿的孕激素剂量,为母亲使用剂量的 1/1 000～2/1 000。1984 年 190 组织多中心研究观察哺乳妇女使用复方避孕药、POP 或长效避孕针 DMPA,与对照组比较,婴儿生长发育未见显著差异。

5.适用与禁用情况

根据 WHO《避孕方法选用的医学标准》一书中所列,除妊娠为 POP 的绝对禁忌证以外,绝大多数妇女包括不同年龄、是否吸烟,均可以适用 POP,尤其作为产后哺乳期避孕更属首选。

6.注意事项

(1)必须有良好的咨询服务,向妇女说清作用及可能的月经改变,并劝说要坚持使用,月经紊乱现象能够改善。

(2)不要漏服,并且坚持每天同一时间定时服药,以免影响避孕效果及发生月经异常。

二、注射避孕针

注射避孕针是长效激素避孕的方法之一。1963 年 Siegel 首次单独使用 17α-己酸孕酮 500 mg 或加用戊酸雌二醇 10 mg,每月一次注射避孕,受试 25 名妇女使用 2 年无一例妊娠。几乎与此同时,我国科学家研制了剂量减半的同样配方(己酸孕酮 25 mg 加戊酸雌二醇 5 mg)即避孕针 1 号,有 5 550 名妇女使用,证实安全有效,不良反应少。此后避孕针剂的研究一直在进行中,相继采用不同药物、不同配伍的多种制剂。用于注射的甾体类激素为其酯类,从物理学上采用微晶体而有长效作用。有用单方孕激素,亦有复方雌、孕激素制剂。

注射避孕针的避孕效果好,给药简便,每月 1 次,给药时间与性生活无关,适用于那些容易忘记或不易正确掌握服用口服避孕药服法的妇女,特别是对口服避孕药不适应者。单纯孕激素注射避孕作用时间长,可以 2~3 个月注射 1 次,而且避孕高效。但是月经不规则往往是停药的主要原因。而加入雌激素的复方避孕针则能良好地控制月经周期,近年来又有较大发展。

(一)种类及用法

1.单纯孕激素类

(1)醋酸甲羟孕酮避孕针(DMPA):属 17-α 羟孕酮的类似物,为微晶体混悬注射液,每安瓿 150 mg,每 3 个月注射一次。由于 DMPA 在体液中溶解度极低,药物从注射部位缓慢释放与吸收,因而产生长效避孕作用。

(2)庚炔诺酮避孕针(NETEN):属 19 去甲睾酮类衍化物,为德国先灵公司与我国科学家同时分别研制成功。为油溶液,每支 200 mg,每隔 2 个月肌内注射一次。

2.复方雌、孕激素类

为了克服单纯孕激素引起的月经不规则,加入雌激素后可以明显调整月经周期,提高了可接受性。但是长期使用雌激素可能的危害,引起不少学者的顾虑。目前应用于临床的有下列几种。

(1)复方己酸孕酮避孕针(避孕针 1 号):含己酸孕酮 250 mg 与戊酸雌二醇 5 mg。为我国 20 世纪 60 年代研制产品,使用较广泛。其用法可有两种:一是在月经第 5 天注射 2 支;二是在月经第 5 天及第 12 天各注射 1 支。以后在每月撤退出血开始的第 10~12 天或每 28 天注射 1 次。

(2)复方甲地孕酮避孕针:亦称美尔伊,为甲地孕酮 25 mg 与 17-β 雌二醇 3.5 mg 的微晶水混悬液。1 947 名妇女总使用 20 974 个周期。第一次在月经第 5 天给 2 支,或于第 5 天及第 12 天各给 1 支,以后每个周期第 10~12 天注射 1 支,避孕有效率 99.4/100,一年累积续用率为 60%。

(3)复方庚炔诺酮避孕针:含庚炔诺酮 50 mg 与戊酸雌二醇 5 mg。

(4)复方甲羟孕酮避孕针:含醋酸甲羟孕酮 25 mg 与环戊丙酸雌二醇 5 mg。每月 1 次注射。

(二)避孕机制

主要表现为抑制排卵,无论是单纯孕激素或雌、孕激素针剂,均能有效地抑制排卵。这种作用是通过影响下丘脑-垂体-卵巢轴,抑制促性腺激素的分泌,使 FSH 与 LH 峰值或排卵水平抑制,从而有效地抑制排卵。在使用注射避孕针后,垂体仍然可以有反应,故认为注射避孕针只是通过对下丘脑或下丘脑以上水平的作用来影响促性腺激素的释放,而并不影响它们的合成与贮存。使用 DMPA 妇女的卵巢组织形态学和组织化学分析表明,有各阶段发育的卵泡,但缺乏黄体。生殖上皮、白膜、卵巢门细胞、卵母细胞、从原始到成熟卵泡各阶段卵泡的组织学表现,在年龄和产次配对后,与未接受 DMPA 的对照妇女的卵巢组织相比无差异。

此外,注射避孕针后宫颈黏液减少而黏稠,拉丝度变短,不利于精子的穿透;子宫内膜腺体发育和分泌不足,糖原含量明显减少,并见局限性蜕膜反应和呈退行性变,严重干扰孕卵和内膜的同步关系,不利于孕卵的着床和发育。这也是注射避孕针起避孕作用的一个重要方面。

(三)避孕效果

注射避孕针在临床应用最多的是 DMPA,其次是庚炔诺酮。DMPA 已在 90 多个国家批准使用,据估计已有 1 亿 5 千万人使用过,现有 1 200 万人以上正在采用 150 mg,3 个月 1 次的避孕针;庚炔诺酮已在 40 多个国家批准使用,每 2 个月 1 针 200 mg。我国应用注射避孕针估计已有数百万人,主要是复方己酸孕酮,也有复方庚炔诺酮、复方甲地孕酮避孕针,近几年来醋酸甲羟孕酮也开始在我国使用。

(四)生育力恢复情况

对生育力恢复情况的研究,以 DMPA 的资料较多。DMPA 并不会持续地影响生育力。由于各种原因停止使用 DMPA 后,可追踪其受孕情况,也可以利用排卵期的一些生理特征变化来确定最后一次注射 DMPA 到第一次排卵的时间,以判断生育力恢复情况。一些研究对停用 DMPA 到怀孕的妇女采用追踪随访的方式,了解最后一次注射 DMPA 至怀孕的时间。结果表明年龄和用药时间长短对生育力恢复的时间没有显著影响。

由美国普强公司组织研究的结果表明:3 905 位接受 DMPA 避孕的妇女中,校正停用 DMPA 后 12 个月内预期的生育力恢复率为 83%。这一结果与以前报告的口服避孕药(87%)和宫内节育器(87%)的生育力恢复率相似。

雷贞武 421 例的资料曾用 DMPA 150 mg 每 3 个月注射 1 次避孕的妇女中,观察了月经的恢复,发现在停用药物后不同时间全部恢复了月经,但个体差异较大。最短 3 个月内,在 21 个月全部恢复。由于绝大多数妇女在停用 DMPA 之后,仍选择其他方法避孕,仅有 44 例在停药后因为计划妊娠或避孕失败而怀孕,其中 4 例闭经者尚未恢复月经即怀孕,这反映出注射避孕的可逆性。

复方甲羟孕酮注射避孕针的生育力恢复,曾有前瞻性研究,均证实生育率快速恢复,与用口服避孕药、其他方法、未用药妇女 1 年的生育率相类似。90 例停用后计划妊娠者,85 例(94%)怀孕,平均受孕时间 7.2 个月。近年 Bahamondes 研究 70 例停药后计划妊娠者,1 年内受孕率是 83%,50% 以上是在停药后 6 月内怀孕。生育率的恢复与停用时妇女的年龄、体重、接受注射的次数无关。Rahimy 报道,对 11 例连续注射用药第 3 个周期后,以血清孕酮≥4.7 ng/mL 作为排卵恢复的指标,在末次注射后 63～112 天恢复排卵,表明对下丘脑-垂体-卵巢轴的影响是可逆的。

复方甲地孕酮避孕针在停药 3、6 及 12 个月累积妊娠率为 53.7%、63.0% 及 76.0%。

有人也随访过 879 例使用庚炔诺酮和复方庚炔诺酮几种不同注射避孕针者。342 例在停针后未采取其他避孕措施,其中 296 例妊娠。停针后 2 年内妊娠率,复方庚炔诺酮 80 mg 配伍戊酸雌二醇 5 mg 组、60 mg 及 50 mg(配伍戊酸雌二醇 5 mg)组及单纯庚炔诺酮 200 mg 组分别为

66%、68%和75%，其中80%以上的妇女可在停针后4年内妊娠。

这些研究表明，对选用注射避孕的妇女，特别是单纯孕激素避孕针，应告诉她们在停用避孕针后，排卵恢复有延迟的可能。虽然生育力恢复有可能延迟，但并不是持续抑制。因此，对希望选择长效避孕措施的妇女，这是一种恰当的选择。

（五）主要不良反应和停用的原因

注射避孕针的不良反应可因药物种类、剂量、用药时间，以及个体的反应等有所不同，主要有以下几个方面。

1.月经紊乱

包括不规则出血、月经量多、点滴出血和闭经。这是单纯孕激素制剂的最主要的不良反应。

有关使用DMPA后月经紊乱的最详细的资料是普强公司主持的研究。3 905例妇女每使用3个月注射1次的DMPA避孕。

通常在注射最初一两针后月经不规则出血和点滴出血比例较多，随注射次数增多闭经发生率增高，1年后50%以上使用者闭经，2年后70%闭经。因出血和闭经的停用率分别为8.4%和2.2%。WHO的研究证实了随DMPA使用时间延长，出血时间缩短，而闭经增加。1年时因闭经的停用率为10.5%～12.5%；因月经紊乱的停用率则为9.3%～22.1%。我国四川对421例的月经情况进行分析，并对哺乳与非哺乳组做了比较。以月经停止3个月为闭经。可以看出，不规则出血在用药的半年之内比例较大，但以后闭经逐渐增多，哺乳组比非哺乳组发生不规则出血的比例较低，但到1年时此差异则不显著。李梅等对注射DMPA妇女月经改变的相关因素做了回归分析，发现注射次数越多，体质指数越大，哺乳时间越长，发生闭经的可能性越大，而经量多的妇女越容易发生不规则出血；初潮早、经期长、周期短、经量多、注射次数少、不哺乳是容易不规则出血相关因素。而初潮晚、经期短、周期长、经量少、注射次数多是闭经的相关因素，这对临床咨询有参考意义。

每2个月注射1次庚炔诺酮200 mg，用针1年后仅11%的妇女月经规则，57%妇女月经不规则，32%妇女发生闭经，因此月经紊乱仍是庚炔诺酮避孕针的主要不良反应。庚炔诺酮200 mg每2个月注射1次，所发生月经紊乱的比例比DMPA 150 mg每3个月注射1次为低。印度医学研究委员会报告，1年时因月经紊乱和闭经的停用率分别为14.8%和6.9%。而雌、孕激素1个月1次的复方避孕针因为雌激素的作用，能很好地控制周期，使月经不规则、出血时间延长、点滴出血和闭经的发生率比单纯孕激素避孕针显著降低。有学者对使用复方庚炔诺酮避孕针的931例妇女随访36个月，不规则出血和点滴出血发生率分别为1.8%和2.2%，闭经为2.8%。Sang对使用复方庚炔诺酮避孕针、复方甲羟孕酮避孕针和复方己酸孕酮避孕针三组妇女的随访，第1个月时诉述相关出血分别为10.3%、13.9%和10.1%，闭经均低于0.5%；第12个月时，相关出血分别降到0.9%、1.8%和1.7%，闭经则分别为0.1%、0.6%和0.1%。1年时三个组因出血问题的累积停用率分别为4.9%、8.4%和12.6%，因闭经的停用率分别为0.6%、3.7%和0.7%。月经类型的分析表明，复方庚炔诺酮组对月经的影响比复方己酸孕酮组小，约90%月经周期在正常范围，且原来月经不规则、经量多的妇女用针后均有所改善。据报道，注射复方庚炔诺酮避孕针在使用期中3月末有2/3恢复正常月经，6月末达到80%。

2.体重变化

用孕激素注射避孕针的妇女可能产生体重增加，增加的体重是由于体内脂肪增加而不是液体潴留。在用DMPA期间，约有70%的妇女体重增加，20%～25%体重减轻，约有10%体重无变化。据 WHO 主持的三个 DMPA 多中心研究,在使用 1 年后体重增加的范围是 1.48～2 kg,因为体重增加的停用率为 2％或更低。我国 421 例的资料在 4 个研究点进行。用药 1 年时其中两个研究点的体重平均增加(1.0±2.31)kg,另两个点体重平均减少(1.0±3.1)kg,因体重增加而停用仅 1 例。Sang 在对复方庚炔诺酮避孕针,复方甲羟孕酮避孕针和我国 I 号避孕针的比较性研究中,1 年时平均体重增加很少,分别为 0.73 kg、0.86 kg 和 0.17 kg,差异没有显著性。Moore 比较了注射 DMPA,皮下埋植剂和口服避孕药,每组 50 例,1 年后的体重分别增加 0.045 kg (DMPA),减少 0.81 kg(皮下埋植剂)和 0.8 kg(口服避孕药),三组间无统计学差异。据近年报道,有些研究并未表明长期使用 DMPA 会增加体重,也有报道用药后体重增加的。有人认为体重增加与应用 DMPA 后易饥饿、食欲好有关,也与个体的差异有关。

3.神经系统症状

使用注射避孕针可能出现头痛、情绪改变、神经过敏、头晕、失眠、疲乏和性欲减退等不良反应,但这些情况与使用口服避孕药或宫内节育器所报告的类型和频率相似。与神经系统症状有关的停用原因,最多见的是头痛,为 2.3％;其他的停用率如下:头晕 1.2％,疲乏和性欲减退0.9％,焦虑和抑郁 0.7％。据 Clvic 报道,应用 DMPA 妇女与对照组比较,似乎与抑郁症有关,但发现持续性用 DMPA 的患者抑郁症的出现率低于对照组妇女,且持续用药 1 年时症状有轻微改善。

4.其他可能出现的不良反应

如胃肠道恶心、呕吐、胃纳不佳、腹泻、腹胀;皮肤的痤疮、皮疹、瘙痒发生率均极低,约在 1％或更低。

(六)可接受性

避孕的可接受性通常以续用率来了解。许多避孕针的研究报告不尽一致,有些甚至差异相当大。这与注射避孕针的种类、剂量,所发生的不良反应程度,受试者的社会文化背景,接受咨询和医疗的条件等多种因素有关。

在由普强公司和 WHO 组织的几个研究中,均使用 DMPA 150 mg 每 3 个月注射 1 针,其 12 个月的续用率最低为 49％,最高为 71％。WHO 组织的复方甲羟孕酮避孕针和复方庚炔诺酮避孕针每月 1 针避孕的 II 期临床研究,其 1 年的续用率分别为 64.5％和 63.2％。在 Sang 对中国妇女复方甲羟孕酮避孕针和复方庚炔诺酮避孕针每月注射 1 次的避孕研究中,1 年的续用率分别达到 74％和 81％。

一般来讲,影响受试者可接受性的最大问题是注射避孕针引起的月经紊乱。因此,加有雌激素成分的复方避孕针能很好地控制月经周期,出血不良反应较少,对增强可接受性和提高续用率具有重要作用。据报道,在美国首次复方甲羟孕酮注射避孕针的 III 期临床试验表明,仅 2.5％因子宫出血而停用。Shulman 通过对 1103 例使用复方甲羟孕酮避孕针的妇女用世界公认的问卷做调查,并与新的口服避孕药作比较,两组都有 90％以上的使用者愿意将此避孕方法推荐给朋友,表明具有很好的可接受性。

重视对受试者咨询和医疗服务,有利于提高注射避孕针的可接受性,增高续用率。雷贞武的资料,将受试者分为一般咨询组与强化咨询组,两组 1 年的续用率分别为 57.6％和 88.7％,两组间差异具有统计学意义(P ＜0.000 1)。墨西哥的研究者对详细咨询组(175 例)和一般咨询组(175 例)作比较,1 年的总停用率分别为 17.0％和 43.4％,因月经改变的停用率分别为 8.6％和 32.0％,差异具有统计学意义。也有研究者强调,在受试者有诉述时应作好咨询和医疗服务,通过鼓励和劝导可以提高可接受性。在良好的咨询前提下,据邵庆翔等和孙丹利的报道,1 年的续用率分别达到 77.4％和 72.87％。

为了提高注射避孕针的可接受性,对咨询可概括为六步骤:①比较各种避孕方法特点,供受试者做出避孕方法的选择;②合理选择适合于注射避孕针的妇女;③介绍选择的注射避孕针特点和使用方法;④提出该注射避孕针可能出现的不良反应;⑤对应用注射避孕针出现的月经改变、体重增加等不良反应进行咨询和处理;⑥约定重复注射的时间。

(七)优点和缺点

1.优点

(1)简便:每注射 1 针可以避孕 2~3 个月,给药时间长,不需像口服避孕药那样每天用,特别对不易掌握服药时间或易忘记服药者,尤为适合。避孕针的长效,可为接受者节省时间和费用。

(2)有效率高:避孕针的避孕效果一般都达到 99％左右或更高,与口服避孕药一样有效,而且避孕效果优于 IUD 和口服避孕药,与皮下埋植剂和女性绝育术相似。

(3)与性交无关:有些夫妇不喜欢与性交活动有关的避孕方法,注射避孕针则得到他们的偏爱。

(4)满足一部分人群需求:在不易得到计划生育服务的地区,注射避孕针为其提供了可靠的服务,尤其是对于认为打针比服药更有效的传统信念的妇女,注射避孕可以满足其要求。

(5)保密性:一部分人认为选择避孕方法是个人隐私,接受注射避孕针易于保密,而且停止使用可由自己作出决定。

(6)非避孕的益处:由于注射避孕针减少了月经失血量或闭经,常使血红蛋白水平升高,对功能性子宫出血的患者也适合使用;对子宫内膜癌有预防作用,据流行病学调查表明,停止使用后保护作用持续 8 年;因宫颈黏液变得黏稠,不利于细菌上行,可降低盆腔炎的危险。

(7)适合哺乳妇女:过去已有不少研究,认为单纯孕激素的避孕针不会影响乳汁分泌,有研究证实 DMPA 不影响哺乳妇女基础的血清泌乳素,不会影响孩子的营养状况,对其今后的身体的生长发育也不会有不良影响。据 Zhao 的报道,母亲在哺乳期用 DMPA 的婴儿,在 4~5 岁时测定其智力和行为适应力,均与未用药的对照组无差异,表明也无不良影响。作为产后哺乳期避孕是一个好的方法。

2.缺点

(1)月经紊乱:这是单纯孕激素避孕针最大的缺点,但配伍雌激素的每月注射复方避孕针则不太明显。因此,在接受人群中对月经改变的心理承受能力与继续接受注射避孕有很大关系,医务人员需要做更多和更好的咨询工作和医疗服务。

(2)生育力恢复延迟:注射避孕针停用后生育力的恢复有一个过程,比口服避孕药和 IUD 使用者停用后生育恢复的平均时间更迟,且对每个使用者来讲,事前难以预料停用后的恢复时间。因此,对于停药后急于妊娠者不适合。

(3)不良反应:一旦药物注入体内,就不能撤出以终止其可能发生的不良反应。

(4)个人不适用性:对于不愿意注射方式避孕,或对月经周期的规律性特别重视的妇女不适用。

(八)适应证和禁忌证

1.适应证

需要采用高效的避孕方法控制生育,又愿意选择以注射方式避孕者;对采用口服避孕药、宫内节育器等避孕方法不适应者;有非严重高血压、血管栓塞性疾病史,不适合用有雌激素成分的避孕药者,可选用单纯孕激素避孕针;禁忌妊娠的慢性病者,注射避孕针对已有疾病无不良影响,并与治疗用药无相互作用,如结核病、慢性肾脏病或智力迟钝等;有贫血或子宫内膜异位症又需避孕者,对贫血有改善,对子宫内膜异位症有治疗作用;哺乳期需采用避孕措施者。

2.禁忌证

(1)绝对禁忌证:以往有严重动脉性疾病或目前有很高的风险;以往用口服避孕药出现过严重不良反应,且不清楚是否由于雌激素所致;不明原因的生殖道出血;糖尿病或糖耐量试验不正常;可疑或确诊妊娠;最近有滋养叶细胞疾病;停药后 1～2 个月内打算妊娠;不愿意或不可能每 1～3 个月按时接受注射者。

(2)相对禁忌证:动脉性疾病的风险度较高者(<35 岁以上吸烟,高血压需用药物控制);甾体激素依赖性癌症患者,听取肿瘤医师建议;活动性肝脏疾病患者,此方法可用于非严重异常肝功能但能作认真监测者;月经不规则或闭经者;严重肥胖者;严重抑郁者;近绝经期妇女,因引起不规则出血而导致不必要的诊断性刮宫。

(九)注意事项

(1)严格按照适应证和禁忌证选择使用对象。

(2)根据不同药物和剂量的避孕针,严格按照注射第 1 针的时间和以后注射的间隔时间,否则易造成失败而妊娠。第 1 针在月经周期的前 5 天之内,否则当月不一定能抑制排卵,需加用其他避孕方法。有的避孕针首次需要加量,如我国的注射避孕针 I 号,否则失败率增高。

(3)注意随访,每次注射时应询问受试者的情况,并做血压、体重的检查,必要时做妇科检查。讨论有关的不良反应和问题,消除受试者的疑虑,并对不良反应进行必要的处理。对复方雌、孕激素长效避孕针使用者出现经期延长 7 天以上者,可口服短效避孕药,每天 1～2 片,连服至该周期注射避孕针时止。不规则出血可酌情加用雌激素或雌、孕激素,无效则停药。月经过多药物治疗无效时可考虑诊断性刮宫。据 20 个国家的 35 位研究人员对使用 DMPA 和庚炔诺酮注射避孕针发生月经紊乱的治疗经验介绍如下。①闭经的处理:强调治疗前咨询,充分解释,随访时消除顾虑。如有其他症状或患者顾虑较大者应做阴道检查及妊娠试验。闭经持久忧虑较大者,可用 1～2 个短疗程雌激素治疗,如可用复方口服避孕药一个周期(21 天);乙炔雌二醇 20～50 μg/d,10～21 天;戊酸雌二醇 1 mg/d,共 10～14 天;环戊丙酸雌二醇 5 mg 肌内注射。不主张周期性使用雌激素以引起规律性撤退性出血。②长期频繁而出血不多的处理:咨询解释为主要的治疗方案,有些病例需辅助治疗,常用有口服避孕药每天 1 片,14～21 天,或每天 2～3 片,出血停止后改为每天 1 片再给 14 天;乙炔雌二醇 50 μg/d,7～21 天;环戊丙酸雌二醇 5 mg 肌内注射。这些方法仅使用 1 个疗程。③严重出血的处理:总的治疗方法与长期频繁出血相似,仅雌激素剂量要大一些,疗程要长一些。亦可应用大剂量口服孕激素(每天口服安宫黄体酮 5～20 mg,或每 2 小时给予炔诺酮 5 mg)或提前重复注射 DMPA。④月经稀少:不需处理。

(4)预约下次注药时间,避免因延迟注药而造成避孕失败。

三、孕激素受体调节剂

孕酮在哺乳动物生殖功能中起非常重要的作用,如影响周期中期垂体促性腺激素 LH 的分泌,调节排卵;孕卵在输卵管中的运输;子宫内膜的成熟以适合孕卵的植入与发育;妊娠期使子宫安静以维持胎儿正常发育等。由于孕酮的关键作用,任何可以阻断孕酮在生殖器官或其他组织靶细胞上起作用的方法均具有抗生育功能。

一般而言,用药物方法阻断孕酮的功能可以通过 3 种途径:①给予特殊抗体中和循环中孕酮;②抑制孕酮的生物合成,或是使用甾体激素酶抑制剂直接抑制孕酮的生物合成,或是间接地防止促性腺激素对这些细胞的刺激;③通过使用孕酮受体阻滞剂或抗孕激素,在靶器官水平干扰孕酮的作用。其中,应用特异的单克隆抗体中和孕酮,在啮齿类动物实验中证实可抑制着床,减少着床数,或引起妊娠物的完全吸收,但在人类这种方法控制生育是不可行的。3β-羟甾脱氢酶(3β-HSD)的抑制剂可抑制孕酮生物合成,往往这些化合物的抑制作用不可逆,故也不宜用于生育调节。而最有希望的是在细胞水平阻断孕酮作用,即在靶组织中对孕酮受体有高度亲和力的化合物。它们与天然孕激素受体亚型结合,在不同的靶组织起到类似或拮抗孕激素的效应,或类似和拮抗的混合效应,亦即孕激素受体调节剂(SPRMs)。

(一)抗孕激素的结构

孕激素受体调节剂的研究在 20 世纪 70 年代末期有了突破性进展,法国的化学家发明了合成 11β 位替代基团甾体的方法,以后发现这些 11β 替代基团甾体化合物具有糖皮质激素拮抗剂的功能。米非司酮于 1980 年合成,其产品代号为 RU-38486,以后简称 RU486。体外试验发现它不仅与糖皮质激素受体(GR)而且与孕激素受体(PR)有很高的亲和力,但与雄激素受体(AR)亲和力很低。此后在不同的动物模型上均表现了同时有抗糖皮质激素与抗孕激素的活性,继之将该化合物作为抗孕激素用于生育调节的研究。

在此发现之后,几百种具抗孕激素活性的化合物陆续合成。绝大多数具有抗孕激素性能的分子在 C11 位上有一个较大的替代基团,在米非司酮、来乐司酮与欧纳司酮上均有一个二甲基苯胺基团。动物数据表明这些抗孕激素的抗糖皮质激素效应与抗孕激素效应在体外和体内可以差别显著,即使其化合物的结构非常相似。例如来乐司酮与米非司酮的结构差别仅在 17α 的侧链,但其抗糖皮质激素效应低得多。因为迄今还没有单纯的抗孕激素,因此尚不清楚现有的抗孕激素中附有的抗糖皮质激素效应,对抗孕激素活性是否有正性或负性的调节作用。来乐司酮在动物实验中发现有利的抗孕激素与抗糖皮质激素效应比值,但在人体终止早孕的作用并不强于米非司酮。

(二)孕激素受体调节剂用于避孕的机制

孕激素受体调节剂米非司酮配伍前列腺素终止早孕已广泛用于临床,用于避孕近年也引起很大关注。孕酮在孕卵植入以前已知的作用:①在卵泡晚期加速及促进雌激素对 LH 峰的正反馈;②在黄体期协同雌二醇维持对促性腺激素分泌的负反馈;③使子宫内膜从增殖转变为分泌状态以接受受精卵的植入;④维持子宫内膜的完整性。因而理论上拮抗孕酮的上述作用即可避免妊娠。

孕激素受体调节剂可以通过下列环节而起避孕作用:①抑制排卵从而防止受精;②干扰子宫内膜的分泌期转变,使之不能接受植入;③引起内膜脱落而将植入的胚胎驱出。所有这些潜在的避孕效应分述如下。

横线带双箭头表示在月经周期中及妊娠期间的治疗“窗”。横线下方垂直黑条代表抗孕激素治疗;横线上方的小黑条代表补充前列腺素。抑制排卵时抗孕激素与孕激素序贯使用;按‘微丸’治疗时,连续应用抗孕激素

1.抑制排卵

研究表明,连续给予米非司酮≥2 mg/d 能抑制排卵。卵泡期应用米非司酮破坏了优势卵泡

的发育,表明卵泡期血液循环中低水平孕酮或卵泡内高水平孕酮的存在或者这两者同时存在,对优势卵泡的生长十分重要。抗孕激素防止排卵可通过两个方面:

首先,干扰优势卵泡的生长,即所谓"抗促卵泡"效应或"卵泡静止"效应。当在卵泡中、晚期给予较大剂量米非司酮($25\sim100$ mg/d),可见卵泡期延长,并且 LH 峰后延。同时伴有低于正常周期相应时间的雌二醇水平。超声检查明显地证明优势卵泡停止生长,故而考虑有抗促卵泡作用。

其次,抑制 LH 峰。应用米非司酮以后,即使仅给很小剂量,LH 峰的延迟十分明显,在卵泡期优势卵泡直径已达 $14\sim16$ mm 时,给米非司酮 1 mg/d 共 10 天后,可见 LH 峰的后延;如给米非司酮 5 mg,共 3 天,超声证实损伤卵泡发育,并伴有血清雌二醇与抑制素水平降低。

抗孕激素的卵泡静止效应特别灵敏,单剂量 5 mg 米非司酮即可暂时性地阻断卵泡生长,在服药后 12 小时作用即很明显。欧纳司酮也表现有抗促卵泡效应,在非人类的灵长类中见到米非司酮、来乐司酮及欧纳司酮均有此作用。但这种作用在卵泡早期不明显。因此,在卵泡期的头 3 天用米非司酮,当时无优势卵泡存在,对卵泡生长没有影响,对该周期以后的情况也没有改变。当优势卵泡发育至 12 mm 直径时,抗孕激素的作用最明显。这一事实说明卵泡生长至 12 mm 以后伴有功能性变化,如优势卵泡上的颗粒细胞出现孕酮受体,卵泡趋向成熟。

连续应用米非司酮每天 5 mg 或 10 mg 整个周期,可阻止优势卵泡成熟及其产生触发 LH 峰所需要的适当血 E_2 水平。给予较低剂量 1 mg/d 或 2 mg/d,某些妇女有充分的卵泡发育生长及正常的 E_2 水平,但很多妇女治疗期间无正常排卵,但根据血清孕酮升高和超声无排卵证据,推测发生了未破裂黄素化卵泡。因而推论较高剂量米非司酮抑制排卵主要是由于缺乏 E_2 水平的正反馈;而低剂量时即使 E_2 水平正常仍无排卵,或是由于不适当的 LH 峰,或是由于卵泡反应性不正常。亦有认为系抗孕激素对抗了 LH 峰前所需的正常水平孕酮。

卵泡中、晚期用米非司酮使卵泡生长停滞。停止使用以后,卵巢中或是同一卵泡又恢复生长,或是募集新的卵泡。在任一种情况下其所产生的 E_2 峰又可诱发 LH 峰,继之排卵及黄体期。其后果是由于卵泡期延长而周期延长,一直要等到黄体溶解才发生出血。因之对该周期而言,排卵是延迟而不是抑制。卵泡期给中剂量(10 mg/d)或高剂量(100 mg/d)米非司酮时,LH 峰的延迟与所给米非司酮剂量无关,也不受用药期限的影响。从摄入末片药物到 LH 峰的时间间隔较恒定地为(12.3 ± 3)天,约相当于正常卵泡期。当给予低剂量(1 mg/d、2 mg/d 或 5 mg/d)时,末片药物至 LH 峰的间隔时间比治疗前正常卵泡期约短 $6\sim10$ 天。这可能因为中或高剂量常需要募集新的卵泡,而较低剂量时卵泡可恢复生长。

抗促卵泡作用的机制尚待阐明,可能是抗孕激素作用在下丘脑-垂体水平。动物研究表明抗孕激素与位于控制生殖过程的脑组织中的孕激素受体结合;但也可能是对卵巢的直接作用,也有可能二者均起作用。

体外试验表明孕激素受体调节剂可直接作用于卵巢细胞。加入米非司酮 $4\sim40$ ng/mL,可抑制培养的人颗粒细胞产生孕酮。猴的实验中,抗孕激素引起的排卵抑制,可被外源性促性腺激素所对抗,提示抗孕激素影响了卵泡的反应性。内源性和外源性促性腺激素联合作用,可以克服这种影响。也有其他研究说明抗孕激素作用于下丘脑或垂体水平,使促性腺激素分泌减少。

与短期用药见到的促性腺激素分泌受抑制情况相反,长期米非司酮治疗子宫内膜异位症或子宫肌瘤妇女($50\sim100$ mg/d,共 3 个月),则可暂时升高平均 LH 水平与分泌幅度。因此可见抗孕激素在不同情况下表现不同的作用。

根据米非司酮阻止卵泡发育与抑制 LH 峰的能力,有几种方案试图将抗孕激素发展为避孕药。

(1)间断给药:在实验时用以抑制排卵,可见明显的量-效反应。每周一次 25 mg 米非司酮口服,阻断周期中期 LH 与 FSH 峰,孕酮水平持续很低。当使用半量时,则孕酮抑制不完全。妇女每周一次 10 mg 或 50 mg,共 5 周,不能一直抑制 LH 峰与排卵,且无量-效反应。3 名妇女服用米非司酮 50 mg/d 连续 3 天,每隔 10 天重复一次,总共 80 天。3 名妇女中两人排卵抑制,但一人在治疗中有 LH 峰及相当于排卵的孕酮水平。结论认为人类与猴不同,间断给药对 LH 峰及排卵无一致性的抑制。

(2)连续给药:Croxatto 连续 1 个月应用米非司酮 1 mg/d、5 mg/d、10 mg/d,从超声及孕酮水平证明 5 mg/d 与 10 mg/d 组无排卵,但 1 mg/d 则不能抑制排卵。

在间断与连续用药无排卵的妇女中,孕酮水平低,但 E_2 水平处于卵泡早、中期。提示要注意无对抗的雌激素对子宫内膜可能的潜在不良影响。

2.影响内膜发育

很多报告提到月经周期中子宫内膜比激素变化更容易受到抗孕激素的干扰。Batista 治疗 11 例正常月经周期妇女,用随机双盲法给米非司酮 1 mg/d,1 个月。可以见到内膜成熟迟缓而性激素的产生无任何变化。但即使这样的低剂量,9 名妇女中期 LH 峰延迟,卵泡期延长 1～11 天。Croxatto 证明给 5 名正常妇女米非司酮 1 mg/d,共 1 个月,所有的子宫内膜组织学均受干扰。5 人中仅 1 人排卵抑制,其余 4 人激素测定提示排卵。Ishwad 证明给猴每周一次欧纳司酮低剂量(5～10 mg),损伤内膜发育而不改变周期长度;20 mg 则明显延长周期长度。其他研究亦证实妇女 LH 峰后给单剂量米非司酮 10 mg,5 天及 8 天,破坏内膜成熟,引起腺体与间质成分之间明显的不同步。间质水肿减轻,腺体发育延迟,而周期的出血类型与激素变化保持不变。

这些结果提示避孕的另一种途径。内膜与间质的同步对胚胎的成功植入十分重要。抗孕激素可以通过延迟内膜发育使之不能接受囊胚植入而起避孕作用。Navot 对卵巢衰竭妇女用序贯雌、孕激素治疗,给药方式模拟自然的 28 天周期以保证内膜环境适于胚胎植入。将 2～12 细胞期胚胎,在激素与组织学定义的周期第 16～24 天时置入宫腔,以测定短暂的"内膜接受窗"。结果仅在第 17～19 天的胚胎转移引起妊娠。这说明内膜的接受性有一个重要的时间窗称为"植入窗"。动物研究也支持短暂的"植入窗"定义。由 HCG 诱发排卵的假孕兔子,给欧纳司酮后延迟内膜发育。于第 12 天给 HCG 后将第 4 天的供体胚胎转移到这些受体兔中,结果有正常的植入与胚胎发育,表明抗孕激素治疗延迟内膜发育。将第 4 天的供体胚胎如在第 6 天置入未经治疗的受体兔中,则植入不能成功。抗孕激素引起的内膜发育延迟将妨碍正常受精卵的植入。

替代单次给药,也有连续低剂量方案。在两个中心进行了探讨,每日 1 mg,连续 5 个月。治疗期间卵巢功能表现为两种反应:半数周期有排卵,伴或不伴卵泡期延长,但有正常黄体期孕酮水平。内膜在 LH 峰后第 7～9 天形态学表现发育迟缓或不规律,这再次提示内膜比卵巢对米非司酮更敏感。其余的妇女为单相周期,E_2 水平正常或低,无黄体期。这些妇女在治疗期间一直闭经,虽然连续暴露于无对抗雌激素情况下,并且 5 个月无内膜剥脱,未见内膜增生过长。

这些结果表明为达到选择性内膜效应,米非司酮 1 mg/d 对大多数妇女依然太高。需要进一步研究实用的方法,米非司酮的剂量低至足以改变内膜成熟,但不影响周期的激素变化与周期类型,并不会造成无对抗雌激素对内膜的影响。

3.影响内膜完整性

黄体期末 E_2 及孕酮水平降低,发生内膜出血。孕酮的主要作用之一是维持内膜的完整性,抗孕激素则可通过引起内膜剥脱而起避孕作用。正常妇女 LH 峰后 6～8 天给单剂量米非司酮 50～800 mg,在 72 小时内诱导月经。1/3 妇女这是唯一的出血期,伴有 E_2 与孕酮的下降,提示黄体溶解。然而,2/3 妇女不引起黄体完全溶解,几天后还有一次出血。这些妇女的每日血样检查表明初始 E_2 降低,继之 3 天内 LH、E_2 与孕酮水平反跳上升。第二次子宫出血发生的同时,有 E_2 与孕酮水平的降低,说明这时发生自然的黄体溶解。因此,黄体中期给予米非司酮可发生过早出血、不同的出血类型及不一致的黄体溶解。此外,黄体溶解似与所给米非司酮剂量无关。所以黄体中期应用抗孕激素似不是实用的避孕方法。

黄体晚期给予米非司酮,只有一次出血,常发生在给药后 24～48 小时内。这种治疗常缩短黄体期,延长下一个未治疗周期的卵泡期。Croxatto 报告 10 名妇女在预期月经前给米非司酮 100 mg/d 共 4 天,连续 3 个周期,前后各为一个安慰剂周期。结果出血类型与激素参数均无改变。此期间每日测量尿雌酮与孕二醇,所有妇女在治疗及治疗后周期均有正常排卵与恰当的黄体功能。因此当正常妇女在天然孕酮撤退月经出血发生之前,给米非司酮对月经周期的各项事件均无主要影响。由此有人想到在预期月经期或月经过期时给米非司酮,是否能防止妊娠而成为一种避孕方法。前者是每月一次规律地用药,后者则仅用于月经过期时。

每月一次给药是在黄体期末给米非司酮单剂量 400 mg 或 600 mg,也有 100 mg/d 连用 4 天。所有这些研究中均测 βHCG 以准确了解妊娠人数,妊娠率为 12.5%～60.0%。对大多数妇女米非司酮可成功地终止妊娠,继续妊娠约 19.0%～8.3%。其结果如用继续妊娠数与证实妊娠数的关系表达,总的真正失败率为 17%～19%。该数字与单用米非司酮不加用前列腺素时的失败率相似。

从妇女使用角度调查,当作为每月一次的月经调节剂,很多妇女不满意此法,主要是因为偶尔治疗周期延长,改变月经规律,并且无排卵周期时米非司酮不引起出血。Couzinet 曾试图对 12 名妇女观察 18 个连续周期,但仅 4 名妇女完成研究,说明这种方法顺应性差,对此方法不满意。在不同民族不同社会背景妇女避孕方法的可接受性调查中,大多数妇女愿意选择排卵抑制而不愿意选择防止植入或植入后胚胎排出法。对月经过期使用时,米非司酮加前列腺素对于确实妊娠者,其成功率 97.3%。需要进一步研究类似的抗孕激素合并前列腺素联合方法是否可以作为每月一次的避孕药。

4.紧急避孕药(事后药)

所有孕激素受体调节剂的上述各种效应如抑制排卵、延迟内膜发育及内膜脱落均可作为性交后避孕药使用。目前,米非司酮作为紧急避孕药已在多个国家批准使用。

(王 峰)

第四章

胎儿异常

第一节 巨大胎儿

巨大胎儿常见高危因素有糖尿病、母亲肥胖、母亲出生体重＞4 000 g、经产妇、过期妊娠、高龄孕妇、男胎、上胎巨大胎儿等。

巨大胎儿孕妇产程异常、手术产、软产道裂伤、产后出血、感染增加;新生儿产伤增加,新生儿窒息、死亡率均增加;后代糖尿病、肥胖、代谢综合征、心血管疾病的概率增加。

有巨大胎儿高危因素的孕妇孕期给予营养指导、适当运动,控制血糖;根据孕妇骨盆情况、血糖、胎儿大小等综合考虑,决定分娩方式。

肩难产是产科急症,可以导致严重的母婴损伤,助产人员要加强培训演练,熟练掌握肩难产的相关知识和操作手法,尽量减少母婴并发症。

巨大胎儿是指胎儿生长超过了某一特定阈值,国内外尚无统一的阈值标准,在发达国家,最常用的阈值为 4 000 g、4 500 g 或 4 536 g。美国妇产科医师学会采用新生儿出生体重≥4 500 g 的标准,我国以≥4 000 g 为巨大胎儿。巨大胎儿导致母亲产程异常、手术产、严重产道损伤、产后出血增加,新生儿肩难产、窒息、臂丛神经损伤、骨折增加。

一、高危因素

巨大胎儿是多种因素综合作用的结果,很难用单一的因素解释。临床资料表明仅有 40% 的巨大胎儿存在高危因素,其他 60% 的巨大胎儿并无明显的高危因素存在。巨大胎儿常见的因素有:糖尿病、父母肥胖(尤其是母亲肥胖)、母亲出生体重＞4 000 g、经产妇、过期妊娠、高龄孕妇、男胎、上胎巨大胎儿、种族(西班牙裔和非裔美国人)、环境或基因异常等。不同因素的长期影响后果是不同的。

(一)孕妇糖尿病

孕妇糖尿病包括妊娠合并糖尿病和妊娠期糖尿病。如血糖未控制,巨大胎儿的发生率均明显升高。在胎盘功能正常的情况下,孕妇血糖升高,通过胎盘进入胎儿血液循环,使胎儿的血糖浓度升高,刺激胎儿胰岛 β 细胞增生,导致胎儿胰岛素分泌反应性升高、胎儿高血糖和高胰岛素血症,促进氨基酸的摄取、蛋白合成并抑制脂肪分解,使胎儿脂肪堆积,脏器增大,体重增加,导致巨大胎儿发生。胎盘转运及代谢功能改变也是造成巨大胎儿的可能原因,糖尿病孕妇可能通过胎儿胰岛素样生长因子-1 系统影响宫内胎儿生长代谢,导致巨大胎儿的发生。糖尿病孕妇如果血糖未很好控制,巨大胎儿的发病率可达 25%～40%,而正常孕妇中巨大胎儿的发生率仅为5%。但是,当糖尿病 White 分级在 B 级以上时,由于胎盘血管的硬化,胎盘功能降低,反而使胎儿生长受限的发生率升高。此外,糖尿病孕妇过分控制饮食导致营养摄入不足,也可导致胎儿生长受限。

(二)孕前肥胖及孕期体重增加过快

当孕前体质指数＞30 kg/m² 、孕期营养过剩、孕期体重增加过快时,巨大胎儿发生率均明显升高。Johnson 等对 588 例体重＞113.4 kg 及 588 例体重＜90.7 kg 妇女的妊娠并发症比较,发现前者的妊娠期糖尿病、巨大胎儿,以及肩难产的发病率分别为 10%、24%和 5%,明显高于后者的 0.7%、7%和 0.6%。当孕妇体重＞136 kg 时,巨大胎儿的发生率高达 30%。可见孕妇肥胖与妊娠期糖尿病、巨大胎儿和肩难产等均有密切的相关性。这可能与能量摄入大于能量消耗导致孕妇和胎儿内分泌代谢平衡失调有关。母体肥胖对巨大胎儿发生率的影响可能高过母体糖尿病。

(三)经产妇

胎儿体重随分娩次数增加而增加,妊娠 5 次以上者胎儿平均体重比第一胎增加 80～120 g。

(四)过期妊娠

孕晚期是胎儿生长发育最快时期,过期妊娠而胎盘功能正常者,子宫胎盘血供良好,持续供给胎儿营养物质和氧气,胎儿不断生长,以致孕期越长,胎儿体重越大,过期妊娠巨大胎儿的发生率是足月儿的 3～7 倍,肩难产的发生率比足月儿增加 2 倍。

(五)孕妇年龄

高龄孕妇并发肥胖和糖尿病的机会增多,因此分娩巨大胎儿的可能性增大。

(六)巨大胎儿分娩史

曾经分娩过超过 4 000 g 新生儿的妇女与无此既往史的妇女相比,再次分娩巨大胎儿的概率增加 5～10 倍。

(七)遗传因素

遗传因素包括胎儿性别、种族及民族等。在所有有关巨大胎儿的资料中都有男性胎儿巨大胎儿发生率增加的报道,通常占 70%。在妊娠晚期,同一孕周男性胎儿的体重比相应的女性胎儿重 150 g。身材高大的父母其子女为巨大胎儿的发生率高。不同种族、不同民族巨大胎儿的发生率各不相同:Rodrigues 等报道排除其他因素的影响,原为加拿大民族的巨大胎儿发生率明显高于加拿大籍的其他民族人群的发生率。Stotland 等报道美国白种人巨大胎儿发生率为 16%,而非白色人种(包括黑色人种、西班牙裔和亚裔)为 11%。

(八)环境因素

高原地区由于空气中氧分压低,巨大胎儿的发生率较平原地区低。

(九)罕见综合征

当巨大胎儿合并结构异常时,如羊水过多、巨大胎盘、巨舌症等,应考虑胎儿是否存在与生长过快相关的某种罕见综合征,如:Pallister-Killian 综合征、Beckwith-Wiedemann 综合征、Sotos综合征、Perlman 综合征、Simpson-Golabi-Behmel 综合征(SGBS)等。遗传学的相关检查有助于诊断。

二、对母儿的影响

(一)对母体的影响

Stotland 等报道新生儿体重＞3 500 g 母体并发症开始增加,且随出生体重增加而增加,在新生儿体重 4 000 g 时肩难产和剖宫产率明显增加,4 500 g 时再次增加。其他并发症增加缓慢而平稳。

1.产程延长或停滞

由于巨大胎儿的胎头较大,头盆不称的发生率增加。临产后胎头始终不入盆,若胎头搁置在骨盆入口平面以上,称为跨耻征阳性,表现为第一产程延长。胎头即使入盆,亦可发生胎头下降受阻,导致活跃期延长、停滞或第二产程延长。产程延长易导致继发性宫缩乏力;同时巨大胎儿的子宫容积较大,子宫肌纤维的张力较高,肌纤维的过度牵拉,易发生原发性宫缩乏力;宫缩乏力反过来又导致胎位异常、产程延长。巨大胎儿双肩径大于双顶径,尤其是糖尿病孕妇的胎儿,若经阴道分娩,易发生肩难产。

2.手术产发生率增加

巨大胎儿头盆不称的发生率增加,容易产程异常,因此阴道助产、剖宫产均概率增加。

3.软产道损伤

由于胎儿大,胎儿通过软产道时可造成子宫颈、阴道、Ⅲ或Ⅳ度会阴裂伤,严重者可裂至阴道穹隆、子宫下段甚至盆壁,形成腹膜后血肿或阔韧带内血肿。如果梗阻性难产未及时发现和处理,可以导致子宫破裂。

4.产后出血和感染

巨大胎儿子宫肌纤维过度牵拉,易发生产后宫缩乏力,或因软产道损伤引起产后出血,甚至出血性休克。上述各种因素造成产褥感染率增加。

5.生殖道瘘

由于产程延长甚至停滞,胎头长时间压迫阴道壁、膀胱、尿道和直肠,导致局部组织缺血坏死形成尿瘘或粪瘘;或因阴道手术助产直接导致损伤。

6.盆腔器官脱垂

因分娩时盆底组织过度伸长或裂伤,产后可发生子宫脱垂或阴道前后壁膨出。

(二)对新生儿的影响

1.新生儿产伤

随着体重的增加,巨大胎儿肩难产发生率增高,新生儿产伤发生率增加。如臂丛神经损伤及麻痹、颅内出血、锁骨骨折、胸锁乳突肌血肿等。超过 10％ 的肩难产会发生永久性的臂丛神经损伤。

2.新生儿窘迫、新生儿窒息

胎头娩出后胎肩以下部分嵌顿在阴道内,脐带受压,导致胎儿窘迫、新生儿窒息。脑瘫,高胆红素血症、红细胞增多症、低血糖、新生儿死亡率均增加。

3.对后代的远期影响

后代发展为糖耐量受损、肥胖、血脂异常、代谢综合征、心血管疾病的概率增加。

三、诊断

目前尚无方法能准确预测胎儿体重,临床上通过病史、临床表现、超声检查等综合评估,作出初步判断,出生后才能确诊。

(一)病史

多存在高危因素,如孕妇糖尿病、肥胖、巨大胎儿分娩史、过期妊娠或产次较多的经产妇。

(二)临床表现

孕期体重增加过快,在妊娠后期出现呼吸困难,腹部沉重及两胁部胀痛等症状。腹部检查:视诊腹部明显膨隆,宫高>35 cm。触诊胎体大,先露部高浮,跨耻征阳性,听诊胎心正常但位置较高,当子宫高加腹围≥140 cm时,巨大胎儿的可能性较大。

(三)B型超声检查

超声测量胎儿双顶径、头围、腹围、股骨长等各项指标,监测胎儿的生长发育情况,并将这些参数代入公式计算,估计胎儿体重(estimated fetal weight,EFW),但对于巨大胎儿的预测有一定难度。当胎头双顶径≥100 mm,股骨长≥75 mm,腹围≥350 mm,应考虑巨大胎儿的可能性。

四、处理

(一)妊娠期

检查发现胎儿大或既往分娩巨大胎儿者,应检查孕妇有无糖尿病。不管是否存在妊娠期糖尿病,有巨大胎儿高危因素的孕妇在孕早期进行营养咨询,合理调节膳食结构,同时适当的运动可以降低巨大胎儿的发生率。糖尿病孕妇,应监测血糖,必要时予胰岛素控制血糖。

(二)分娩期

根据宫高、腹围、超声结果,预测胎儿体重,并结合孕妇的身高、骨盆情况决定分娩方式。

1.剖宫产

估计非糖尿病孕妇胎儿体重≥4 500 g,糖尿病孕妇胎儿体重≥4 000 g,即使骨盆正常,为防止母儿产时损伤应建议剖宫产终止妊娠。

2.阴道试产

不宜试产过久。若产程延长,估计胎儿体重>4 000 g,胎头下降停滞也应剖宫产。若胎头双顶径已达坐骨棘下 3 cm,宫口已开全者,做好产钳助产准备,同时做好处理肩难产的准备工作。分娩后应行子宫颈及阴道检查,了解有无软产道损伤,并预防产后出血和感染。

3.是否预防性引产

非糖尿病孕妇,预防性引产并没有降低剖宫产率、肩难产的发生率,也没有改善新生儿的预后,而引产失败反而增加了剖宫产率。因此,不建议在产程自然发动前进行干预引产。糖尿病孕妇,如血糖控制好者,妊娠 40 周前,引产或剖宫产;血糖控制不佳者,妊娠 38 周终止妊娠。但也有文献报道:无论是否妊娠期糖尿病,估计体重大于相应胎龄的第 95 百分位数的胎儿,在孕37~38^{+6}周引产,肩难产及其相关的并发症明显降低(RR:0.32)。

4.新生儿处理

新生儿应预防低血糖发生,出生后 30 分钟监测血糖,出生后 1~2 小时开始喂糖水,及早开奶,必要时静脉输入葡萄糖。积极治疗高胆红素血症,多选用蓝光治疗。新生儿易发生低钙血症,用 10% 葡萄糖酸钙 1 mL/kg 加入葡萄糖液中静脉滴注补充钙剂。

五、病因

(一)巨大胎儿

肩难产的发生率随胎儿体重的增加而逐渐上升,尤其是糖尿病孕妇和高龄孕妇的巨大胎儿。糖尿病孕妇的胎儿的脂肪大量堆积于肩部和躯干,使得胎儿胸/头和肩/头径线比增加,这些胎儿更易发生肩难产,其发生率是非糖尿病孕妇巨大胎儿的 2~4 倍。约 50% 的肩难产发生于出生体重低于 4 000 g 的婴儿。当出生体重≥4 500 g 时,肩难产的并发症和死亡率显著增加。

(二)B 超测定

当胎儿胸径-双顶径≥1.4 cm、胸围-头围≥6 cm、肩围-头围≥4.8 cm,或腹径-双顶径≥2.6 cm 时,约 30% 发生肩难产。

(三)胎儿畸形

联体双胎、胎儿颈部肿瘤、胎儿水肿。

(四)骨盆异常

扁平骨盆、骨盆倾斜度过大、耻骨弓位置过低。此时,体重<3 000 g 的胎儿,也有可能发生肩难产。

(五)既往有肩难产病史

文献报道,肩难产在随后妊娠中的复发率为 1%~25%,是无肩难产病史孕妇的 10 倍。但许多既往发生过肩难产的孕妇再次妊娠时选择了剖宫产终止妊娠,因此,真实的复发风险可能比文献报道要高。

(六)过期妊娠

可能与出生体重随着孕龄的延长而增加有关。

(七)产程异常

产程的延长或停滞与胎儿偏大、头盆不称有关。急产往往由于胎头下降过快,胎肩来不及缩拢而直接嵌顿于耻骨联合上方导致肩难产。

六、对母儿的影响

肩难产发生时,胎儿前肩嵌顿,血流受阻,此时胎头虽已娩出,但因胎儿胸廓受产道挤压,不能建立呼吸,导致胎儿宫内缺氧;若助产失败,胎肩不能及时娩出,易导致母儿严重损伤。肩难产对胎儿的危害超过对母亲的危害。

(一)对母体的影响

产妇因宫缩乏力、产道严重损伤导致产后出血、产褥感染。严重软产道损伤包括会阴Ⅲ度和Ⅳ度裂伤、子宫颈裂伤,甚至子宫破裂。产程时间过长还可导致膀胱麻痹、尿潴留、尿瘘、粪瘘等严重并发症。

(二)对胎儿及新生儿的影响

约 11% 的肩难产并发严重的胎儿损伤。肩难产处理不及时或失败,可造成胎儿窘迫、新生儿窒息、臂丛神经损伤、肱骨骨折、锁骨骨折、颅内出血、缺血缺氧性脑病、肺炎、神经系统异常,甚至死亡。臂丛神经损伤(通常称为 Erb 麻痹)是最严重的新生儿并发症之一,在肩难产中的发生率为 2%~16%,大多数病例可以恢复,但仍有约 10% 将发生永久性神经损伤。值得注意的是:有极少部分的臂丛神经损伤没有高危因素,可发生在没有并发症的剖宫产术中。

七、诊断

巨大胎儿如有第二产程延长，肩难产的发生率明显上升，可作为肩难产的预示信号。

当较大胎头娩出后，不能顺利完成复位、外旋转，胎颈回缩，胎儿面部和颏部娩出困难，胎儿颏部紧压会阴（通常称为"乌龟征"），胎肩娩出受阻，排除胎儿畸形，即可考虑肩难产。

八、处理

所有助产人员都必须平时进行培训和演练，一旦发生肩难产，能迅速识别、熟练掌握肩难产的抢救步骤和人员的配合。肩难产发生时多无思想准备，必须镇定，一方面，要尽量缩短胎头娩出到胎肩娩出的时间，如在 5 分钟内解除肩难产，胎儿缺血缺氧性损伤的发生率低；另一方面，要减少因粗暴操作而引起的母亲和胎儿的损伤。常采取以下步骤。

（一）一般处理

一旦发生肩难产，应立即发出紧急求援信号，请上级医师、麻醉医师、新生儿科医师到场协助抢救，迅速处置，以减少新生儿窒息和产伤。鼓励产妇深呼吸，停止腹压和按压子宫，腹部的压力使胎儿前肩不断撞击坚硬的耻骨，导致胎儿和产妇的损伤风险增大。牵引时，忌用暴力。若膀胱充盈，立刻导尿。双侧阴部充分的神经阻滞麻醉，行较大的会阴侧切术；但也有文献报道，较大的会阴切开术并没有减少胎儿臂丛神经的损伤。

（二）屈大腿法

两名救助者分别站在孕妇的两侧，协助孕妇双腿极度屈曲，贴近腹部，头部抬高，下颌贴近胸部，双手抱膝减少骨盆倾斜度，使腰骶部前凸变直，骶骨位置相对后移，骶尾关节增宽，嵌顿耻骨联合上方的前肩自然松解，同时适当力量向下牵引胎头而娩出胎儿前肩。这是处理肩难产的首选方法，也是唯一必须实施的处理方法。

（三）压前肩法

在屈大腿的基础上，助手在产妇耻骨联合上方触到胎儿前肩部位并向后下加压，使胎儿双肩周径轻度缩小；同时助产者向下牵引胎头，两者相互配合持续加压与牵引，有助于嵌顿的前肩娩出。注意不要用暴力，操作时间 30～60 秒。屈大腿法和压前肩法联合使用，可以增加肩难产处置的成功率，有效率达 90%。

（四）旋肩法（Wood 法）

当后肩入盆时助产者以示指和中指伸入阴道，紧贴胎儿后肩的胸侧，将后肩向侧上方旋转，助手协助将胎头同向旋转，当后肩旋转至前肩的位置时娩出。操作时，胎背在母体右侧用右手，胎背在母体左侧用左手。但该方法使肩关节外展，肩径增加。Rubin 等建议在旋肩时将手指放在后肩的背侧或前肩的背侧这样可使肩径缩小，该方法称为 Rubin 手法，或反 Wood 手法，临床上常选择后者。

（五）牵引后臂娩后肩法

助产者的手顺着骶骨进入阴道，明确胎背朝向，胎背在母体右侧用右手，胎背在母体左侧用左手，握住胎儿后上肢，保持胎儿肘部屈曲的同时，上抬肘关节，沿胎儿胸前轻轻滑过，然后抓住胎儿手，以洗脸样动作沿面部侧面滑过，伸展后臂，娩出胎儿的后肩及后上肢。再将胎肩旋至骨盆斜径上，牵引胎头，使前肩入盆后即可娩出胎儿。当阴道过紧手无法进入或者胎儿手臂伸直无法触及胎儿肘关节和胎手，此操作较为困难。当上肢嵌顿于骨盆时，从阴道内牵引较困难，可造成肱骨骨折。因此,动作一定要轻柔忌用暴力,并注意保护会阴,防止撕裂。

(六)四肢着地法

1976 年 Gaskin 首先介绍该方法。改变产妇的体位,帮助产妇的双手和双膝着地(不同于胸膝位),胎儿重力的作用使胎儿的前肩解除嵌顿;改变孕妇体位的过程中,胎儿的体位亦发生改变,相当于内倒转;手膝体位扩大了骨盆的径线。当 McRobert、压前肩法和 Wood 法均失败后可考虑选择该法,在此四肢着地体位的基础上可以进行上述的各种阴道内操作。

(七)断锁骨法

以上手法均失败后,方可考虑剪断或用指头勾断胎儿锁骨,断端远离肺尖,防损伤胎肺,娩出胎儿后缝合软组织,锁骨固定后能自愈。该法臂丛神经损伤的风险明显增加。

(八)Zavanelli 方法

该方法由 Zavanelli 提出,1985 年 Sandberg 重做介绍,但学者们对此评价不一。将胎头回复成枕前位或枕后位,然后缓缓纳入阴道,并行剖宫产。在回纳的过程中需要应用宫缩抑制剂、吸氧。此时产妇子宫破裂、阴道严重裂伤、胎儿窘迫甚至死亡的风险明显增加,臂丛神经的损伤风险并没有降低。

(九)耻骨联合切开术

在上述方法都失败的情况下,为了抢救胎儿的生命选择耻骨联合切开术,解除胎儿前肩嵌顿,胎肩进入骨盆并经阴道娩出。该法对母体的损伤极大,国内未有报道应用。

(十)产后处理

积极处理产后出血和严重的软产道裂伤,预防感染。新生儿复苏后,认真进行新生儿检查,及时识别臂丛神经损伤、锁骨骨折、肱骨骨折、气胸、缺血缺氧性脑损伤,及早治疗。加强与产妇及其家属的沟通,告知母婴的近期和远期并发症。详细记录肩难产发生时间、处置的步骤和时间,面对可能发生的医疗诉讼。

九、预测和预防

由于肩难产对母婴危害大,故预测和预防极为重要。肩难产的高危因素明确,但肩难产预测仍是比较困难,绝大部分的肩难产不能被预测和阻止。尽管如此,临床上仍应重视下述情况。

(1)降低巨大胎儿发生率:对于有高危因素的孕妇,孕前或者孕早期开始营养指导,减少孕妇肥胖和体重过度增加;高危孕妇尽早 OGTT 检查,加强孕期血糖监测,及早发现糖尿病合并妊娠或妊娠期糖尿病,通过合理饮食、运动、必要时加用胰岛素,使孕期血糖控制在正常范围,降低巨大胎儿发生率。

(2)临产前应根据宫高、腹围、先露高低、腹壁脂肪厚薄、超声等尽可能准确推算胎儿体重。估计非糖尿病孕妇胎儿体重≥4 500 g,糖尿病孕妇胎儿体重≥4 000 g,骨盆测量为中等大小,发生肩难产的可能性大,应建议行剖宫产结束分娩。对于非糖尿病孕妇,不推荐选择性的引产或提前剖宫产终止妊娠。糖尿病孕妇,在近预产期引产或选择性剖宫产可以降低肩难产的发生率。

(3)对于既往发生过肩难产的孕妇,如果没有严重的母婴损伤、胎儿体重适中、无明显相对头盆不称、有再次分娩意愿,在经过充分评估后,可阴道试产。

(4)B 超准确测量胎头双顶径、胸径及双肩径。胎儿胸径-双顶径>1.4 cm 者有发生肩难产的可能。B 型超声检查还应注意胎儿有无畸形,如联体双胎,胎儿颈部有无肿瘤、胎儿水肿等。

(5)凡产程延长,尤其是活跃期及第二产程延长者,应重新估计胎儿体重,警惕发生肩难产,必要时行剖宫产。

(6)骨盆狭窄、扁平骨盆应警惕肩难产的发生,适时剖宫产终止妊娠。骨盆倾斜度过大及耻骨弓过低的高危产妇,分娩时应让其采用屈曲大腿或垫高臀部的姿势,以预防肩难产的发生。

(7)常规助产时胎头娩出后,切勿急于协助进行复位和外旋转,应让胎头自然复位及外旋转,防止人工干预转错方向。并继续指导产妇屏气,使胎肩同时自然下降。当胎头完成外旋转后,胎儿双肩径应与骨盆出口前后径相一致,等待下一次宫缩,轻轻按压胎头协助胎儿前肩娩出,后肩进入骶凹处,顺利娩出双肩。

十、临床特殊情况的思考和建议

如何准确估计胎儿体重? 孕期准确估计胎儿体重,对孕妇营养指导,预防巨大胎儿和肩难产,非常重要。产前预测胎儿体重,筛选巨大胎儿特别是≥4 500 g胎儿,对选择分娩方式和指导产程处理至关重要。但迄今为止,尚无在宫内准确估计胎儿体重的方法。大多数巨大胎儿在出生后诊断。常用的预测胎儿体重的方法为临床评估和超声测量。

(一)临床评估

临床上可通过四步触诊手法触诊胎儿、测量宫底高度(从耻骨联合上方至子宫底最高点的距离)估计胎儿体重。影响评估准确性的因素包括孕妇体型、腹壁脂肪的厚度、胎位、羊水量,最重要的是检查者的经验。该方法对预测巨大胎儿的敏感性和阳性预测值均较低。但对过期妊娠和糖尿病妊娠等巨大胎儿高发人群,临床评估准确率较高。

(二)超声测量

超声检查并非高度准确,但仍是最有价值的预测方法,前提是各项生物指标要测量准确。文献报道的超声预测胎儿体重的生物指标很多,比较常用的径线为胎儿双顶径(biparietal diameter,BPD)、头围(head circumference,HC)、腹围(abdominal circumference,AC)和股骨长(femur length,FL)等。

1.单项参数估计体重

多数学者认为,在单项参数中以腹围(abdominal circumference,AC)诊断巨大胎儿的准确性最高。因为肝脏的大小可以反映胎儿生长发育的情况,腹围是在经肝脏的平面上测量的。预测巨大胎儿常用的阈值为AC 35～38 cm。在孕晚期由于BPD增长缓慢,且受胎头变形影响,个体差异较大,误差可达1 000 g,结果很不可靠。

2.多项生物学参数联合估计体重

最常组合应用的参数是双顶径、头围、腹围和股骨长。最常用的计算公式如下。

Hadlock等用多项参数得出的公式,对胎儿体重的评估精确性较好,许多超声仪器中都包含了该公式(BPD、HC、AC、FL的单位为厘米)。

Log_{10}出生体重$(g)=1.478\ 7+0.001\ 837(BPD)^2+0.045\ 8(AC)+0.158(FL)-0.003\ 343(AC\times FL)$

Shephard等用BPD和AC预测新生儿出生体重公式:Log_{10}出生体重$(g)=-1.749\ 2+0.166\times BPD+0.046\times AC-2.646\times AC\times BPD/1\ 000$。该方法预测精度较差。

3.其他超声指标

胎儿皮下脂肪的厚度对胎儿体重变化的影响是显著的,占出生体重变异量的46%。当胎儿生长加速或减慢时,脂肪组织易发生变化,此时,即使生物学指标相似的胎儿,出生体重的差异也可能非常明显。比如,血糖控制不佳的糖尿病孕妇,胎儿皮下贮存大量脂肪,巨大胎儿的概率增高。超声已开始评估胎儿皮下脂肪,以更好地评估正常和异常胎儿生长情况。

4.查阅有关参考书的体重估计表

临床预测巨大胎儿要根据临床病史、腹部检查、宫底高度、腹围和超声测量的胎儿径线,综合分析,结合临床经验诊断巨大胎儿。相对于仅用任意单一方法,将上述方法联合应用,可能更有助于预测巨大胎儿。还应加强对产科工作者预测能力的培训,预测肩难产风险,不断总结经验,减少估计误差,以提高诊断符合率。

（王　红）

第二节　胎儿生长受限

胎儿生长受限(FGR)是指胎儿体重低于同胎龄应有胎儿体重第 10 百分位数以下,未达到其应有的生长潜力的胎儿。管理 FGR,关键在于区分出病理性生长受限的患者,给予干预,降低发病率和死亡率。

FGR 的病因包括母体、胎儿和胎盘三方面,应积极寻找病因并对因治疗。

FGR 胎儿主要的监测手段是超声检查,包括生长超声测量(胎儿腹围、双顶径、头围、股骨)、羊水量及多普勒血流检测(脐动脉、大脑中动脉、静脉导管和脐静脉)。

FGR 终止妊娠的时机需遵循个体化原则,综合考虑母体因素及胎儿因素(孕周、羊水量、生物物理评分/NST 和多普勒血流监测)。FGR 不是剖宫产的指征,但可适当放宽剖宫产指征。

小于胎龄儿(small for gestational age,SGA)指超声检查估计体重低于同胎龄应有体重第10 百分位数以下。这个定义仅仅描述体重位于正常低限,但不指示病理性生长异常。胎儿生长受限(fetal growth restriction,FGR)是指受某些病理过程的影响,超声估重低于同胎龄应有体重第 10 百分位数以下,未达到其应有的生长潜力的胎儿。

并不是出生体重低于第 10 百分位数的婴儿都是病理性生长受限,有些偏小是因为体质因素,仅仅是小个子。多达 70% 诊断为小于胎龄儿的婴儿,如果排除如母体的种族、孕产次及身高等影响出生体重的因素,这些婴儿实际上是适于胎龄儿,他们围生期发生并发症和死亡的风险不高。在不同国家出生的胎儿存在不同程度的生长受限,其中发达国家占 4%～7%,发展中国家占 6%～30%。严重的 FGR 被定义为胎儿估计体重小于第 3 百分位数,同时伴有多普勒血流的异常(定义为脐动脉搏动指数大于第 95 百分位数,舒张末期血流缺失或反流),这些胎儿的围生期并发症和死亡率明显增加,是不良结局的一个较强且一致的预测因素。

一、病因

胎儿生长受限的病因迄今尚未完全阐明。约有 40% 发生于正常妊娠,30%～40% 发生于母体有各种妊娠并发症或合并症者,10% 由于多胎妊娠,10% 由于胎儿感染或畸形。下列各因素可能与胎儿生长受限的发生有关。

(一)母体因素

1.妊娠并发症和合并症

妊娠期高血压疾病、慢性肾炎、糖尿病血管病变的孕妇由于子宫胎盘灌注不够易引起胎儿生长受限。自身免疫性疾病、发绀型心脏病、严重遗传型贫血、严重肺部疾病等均引起FGR。

2.遗传因素

胎儿出生体重差异,40%来自父母的遗传基因,又以母亲的影响较大,如孕妇身高、孕前体重、妊娠时年龄,以及孕产次等。

3.营养不良

孕妇偏食、妊娠剧吐,以及摄入蛋白质、维生素、微量元素和热量不足的,容易产生小样儿,胎儿出生体重与母体血糖水平呈正相关。

4.药物暴露和滥用

苯妥英钠、丙戊酸、华法林、吸烟、酒精、可卡因、毒品等均与FGR相关。某些降压药由于降低动脉压,降低子宫胎盘的血流量,也影响胎儿宫内生长。

5.母体低氧血症

如长期处于高海拔地区。

(二)胎儿因素

1.染色体异常

21-三体综合征、18-三体综合征或13-三体综合征、Turner综合征、猫叫综合征、染色体缺失、单亲二倍体等常伴发FGR。超声没有发现明显畸形的FGR胎儿中,近20%可发现核型异常,当生长受限和胎儿畸形同时存在时,染色体异常的概率明显增加。21-三体综合征胎儿生长受限一般是轻度的,18-三体综合征胎儿常有明显的生长受限。

2.胎儿结构畸形

如先天性成骨不全和各类软骨营养障碍、无脑儿、脐膨出、腹裂、膈疝、肾发育不良、心脏畸形等可伴发FGR,严重结构畸形的婴儿有1/4伴随生长受限,畸形越严重,婴儿越可能是小于胎龄儿。许多遗传性综合征也与FGR有关。

3.胎儿感染

在胎儿生长受限病例中,多达10%的人发生病毒、细菌、原虫和螺旋体感染。常见宫内感染包括风疹病毒、单纯疱疹病毒、巨细胞病毒、弓形虫、梅毒螺旋体及艾滋病病毒。

4.多胎妊娠

与正常单胎相比,双胎或多胎妊娠更容易发生其中一个或多个胎儿生长受限。

(三)胎盘脐带因素

单脐动脉、帆状胎盘、轮廓状胎盘、副叶胎盘、小胎盘、胎盘嵌合体等是FGR的高危因素。此外,慢性部分胎盘早剥、广泛性梗死或绒毛膜血管瘤均可造成胎儿生长受限。

二、临床表现及分类

(一)正常的胎儿生长

正常的胎儿生长反映了胎儿遗传生长潜能与胎儿、胎盘和母体健康调节的相互作用。胎儿生长过程包含3个连续且有些许重叠的阶段。第1个阶段是细胞增生阶段,包括了妊娠的前16周。第2个阶段被认为是细胞增生和增大并存的阶段,发生在妊娠第16~32周,涉及细胞大小和数量的增加。第 3 个也是最后一个阶段,被称为细胞增大阶段,发生在妊娠第 32 周至足月期间,且特征为细胞大小迅速增加。

(二)异常的胎儿生长

上述的正常生长模式形成 FGR 临床分类的基础。

(1)均称型 FGR 占生长受限胎儿的 20%～30%,是指由于早期胎儿细胞增生的总体受损而导致所有胎儿器官成比例减小的一种生长模式。

(2)非均称型 FGR 特征是腹部尺寸(例如,肝脏体积和皮下脂肪组织)比头围减小得相对较多,占 FGR 人群剩余的 70%～80%。认为非均称型胎儿生长是由胎儿适应有害环境的能力所致,即减少非重要胎儿器官(例如,腹部脏器、肺、皮肤和肾脏)血供为代价重新分配血流优先供应重要的器官(例如,脑、心脏、胎盘)。

在美国妇产科学会(ACOG)2012 年修订的关于 FGR 的指南中,没有进行匀称型 FGR 和非匀称型 FGR 的比较,因为这两者的差别对于病因和预后的重要性还不清楚。

三、诊断及孕期监测

(一)病史

1.准确判断孕龄

尽管早孕期和中孕期超声推算孕龄的准确性相似,但还是推荐使用早孕期 B 超来推算预产期。除了早孕期 B 超,推荐联合使用多种方法优于单一方法来推算孕龄。如果是 IVF 导致的双胎,应根据胚胎种植时间来准确推算孕龄。

2.详细询问病史

分析寻找本次妊娠过程中是否存在导致 FGR 的高危因素,如母体有无慢性高血压、慢性肾病、自身免疫性疾病、严重贫血等疾病史;有无接触有毒有害物质、滥用药品或毒品;有无吸烟、酗酒等。

(二)体征

根据宫高推测胎儿的大小和增长速度,确定末次月经和孕周后,产前检查测量子宫底高度,在孕 28 周后如连续 2 次宫底高度小于正常的第 10 百分位数时,则有 FGR 的可能。宫底高度是最常用的筛查胎儿大小的参数,但有 1/3 的漏诊率和大约 1/2 的误诊率,因此对于诊断 FGR 的价值有限。

(三)超声检查

1.B 型超声检查

B 型超声检查是诊断 FGR 的关键手段,最常用的几个参数为胎儿腹围、头围、双顶径、股骨和羊水量。测量胎儿腹围,或腹围联合头部尺寸(双顶径或头围)和/或股骨长,可以较好地估算胎儿体重。

(1)双顶径(BPD):对疑有 FGR 者,应动态监测胎头双顶径的生长速度,来评估胎儿的发育状况。一般来说,胎儿双顶径每周增长＜2.0 mm,或每 3 周增长＜4.0 mm,或每 4 周增长＜6.0 mm,或妊娠晚期每周增长＜1.7 mm,则应考虑有 FGR 的可能。

(2)腹围(AC):胎儿腹围的测量是估计胎儿大小最可靠的指标。有学者认为腹围百分位数是筛查 FGR 最敏感的独立指标,如果胎儿腹围在正常范围内,就可以排除 FGR,其假阴性率＜10%。如果腹围或胎儿估计体重在相应孕龄的第 10 百分位数以下,可以诊断 FGR。

（3）股骨（FL）：有报道股骨长度低值仅能评价是否存在匀称型 FGR。

（4）羊水量：是 FGR 胎儿重要的诊断和评估预后的指标。当胎儿血流重分布以保障重要脏器血液灌注时，肾脏血流量不足，胎儿尿液产生减少导致羊水量减少。77%～83% 的 FGR 合并有超声诊断的羊水过少。但是羊水过少难以准确评估，且通常伴发 FGR 以外的妊娠并发症。此外，一些明显发育受限的病例羊水量反而正常。因此，没有羊水过少也不能排除 FGR 的诊断。

2.多普勒超声

一旦确诊 FGR，应开始严密监测。每两周进行超声下胎儿估重，同时进行多普勒超声检测脐动脉血流。如条件允许，进一步检查大脑中动脉血流，静脉导管血流，以及脐静脉的多普勒血流征象。并依据病情需要增加监测频率。脐动脉血流多普勒检测可以有效帮助决定产科干预方法，从而降低新生儿围生期死亡率、严重疾病的发病率，以及对未足月生长受限胎儿的不必要引产。

（1）脐动脉：缺氧时，反映在血管多普勒超声上，最明显也是最早发生变化的是脐动脉阻力升高。脐动脉首先出现舒张末期血流降低，搏动指数（pulsatility index，PI）升高。但是，脐动脉有时太敏感，外界环境变化都可能影响其测值。因此，一次超声检测脐动脉 PI 值略微升高不一定表示胎儿存在缺氧，需复查与随访。严重缺氧时，出现脐动脉舒张末期血流缺失（absent end-diastolic velocity，AEDV），甚至出现反流（reversed end-diastolic velocity，REDV），REDV 是胎儿状况不佳的证据。

（2）大脑中动脉：大脑中动脉阻力降低，舒张期血流量增加，反映了继发于胎儿缺氧的代偿性"脑保护效应"，多普勒血流检测表现为大脑中动脉 PI 降低。大脑中动脉与脐动脉的 PI 比值＜1.0，提示胎儿缺氧可能性大。大脑中动脉不如脐动脉那么过分敏感，如果测得阻力降低，很有可能是处于缺氧状态下血流重新分配的结果。

（3）静脉导管及脐静脉：随着脐动脉阻力的进行性增加，胎儿心功能受损且中心静脉压升高，从而导致静脉导管及其他大静脉中的舒张期血流减少。静脉导管 a 波缺失或反向或脐静脉出现搏动提示心血管系统不稳定，且是即将发生胎儿酸中毒和死亡的征象。

四、孕期处理

（一）积极寻找并尽快解除可能的病因

1.母体

（1）病史采集和体格检查：寻找与 FGR 相关的母体疾病，如吸烟或饮酒、母体血管疾病、抗磷脂综合征等。

（2）感染：建议行 TORCH 筛查，必要时可行特定的羊水病毒 DNA 检测。病毒感染的超声影像标志通常没有特异性，但包括脑部和/或肝脏的强回声和钙化，以及积水。

2.胎儿

（1）结构检查：因为重大先天性异常通常都与无法维持胎儿正常生长相关，所以推荐对所有病例进行详细的胎儿解剖结构检查。

（2）染色体检查：当 FGR 为早发均称型（中期妊娠）、较严重（胎儿体重＜第 3 百分位数）、或伴随有羊水过多或结构异常时，建议进行胎儿染色体核型分析。

（二）动态监测胎儿宫内状况

脐动脉多普勒血流检测联合标准胎儿监护，比如 NST，或生物物理评分，或两者联合监测，与改善 FGR 胎儿预后有关。

(三)宫内治疗

1.卧床休息

没有证据表明卧床休息能够真正加速胎儿生长或改善生长受限胎儿的预后,却引起孕妇高凝状态导致相应并发症增加,以及孕妇过分紧张和产后恢复较慢。

2.吸氧

孕妇吸氧不能改善围生儿预后,一旦吸氧停止,胎儿氧化能力进一步恶化,长期高氧状态导致胎儿的肺功能障碍。

3.补充营养物质

营养和饮食补充策略对于预防 FGR 的发生无效,所以不推荐。

4.类固醇

如估计在 34 周前分娩 FGR 胎儿,产前需应用糖皮质激素,因为与改善早产儿的预后有关。

5.硫酸镁

如 32 周前可能分娩,硫酸镁的使用可以保护胎儿和围生儿脑神经。

6.改善胎盘血流灌注

没有证据明确药物干预有效,但从几项试验及 Meta 分析的累积数据来看,低剂量阿司匹林可以起到作用。相比之下,尚无证据支持注射用抗凝药物肝素的防治 FGR 的作用。

(四)适时终止妊娠

1.终止妊娠时机

胎儿确定为 FGR 后,决定分娩时间较困难,必须在胎儿死亡的危险和早产的危害之间权衡利弊。

(1)孕 34 周后:如果羊水量、BPP 及多普勒血流检测均正常,每周监测直至 37 周后,并在 40 周前考虑分娩。如果羊水量异常(羊水指数 AFI<5 cm 或最大羊水深度 DVP<2 cm),BPP 和/或多普勒表现异常,考虑结束妊娠。

(2)孕 34 周前:如果胎儿监测结果保持良好,对于有脐动脉舒张末期血流缺失者应期待妊娠至 34 周分娩;脐动脉舒张末期血流反流者,建议在妊娠 32 周时分娩;脐动脉舒张末期血流降低但没有缺失或反流时,妊娠可被延迟直至 37 周以后。

2.终止妊娠方式

FGR 不是剖宫产手术指征。选择分娩方式应从胎儿宫内状况和子宫颈成熟度两方面考虑。如果胎儿宫内情况良好、胎儿成熟、Bishop 子宫颈成熟度评分≥7 分,无产科禁忌证者可以经阴道分娩,但要加强产时胎心监测;如果羊水过少、胎儿窘迫、胎儿停止发育,以及合并其他产科指征时,应考虑剖宫产。

3.新生儿处理

FGR 儿存在缺氧容易发生胎粪吸入,故应即时处理新生儿,清理声带下的呼吸道吸出胎粪,并做好新生儿复苏抢救。及早喂养糖水以防止低血糖,并注意低血钙、防止感染及纠正红细胞增多症等并发症。

五、预后

如果胎儿是小于胎龄儿(SGA),但解剖结构正常且羊水量及生长速率适当,则其结局通常将是正常的体质性小新生儿。相比之下,真正的 FGR 儿围生期死亡率和并发症发病率会增加,且会对生长、发育及心血管健康产生长期影响。这些病例的并发症、发病率和死亡率受 FGR 病因、生长延迟发生、早产时的胎龄小,以及生长受限严重程度的影响。

(一)死亡率

对于估算胎儿体重小于同胎龄体重第 10 百分位数的胎儿,胎儿死亡的总体风险为 1.5%,而小于第 5 百分位数的胎儿其总体风险为 2.5%。

(二)并发症

短期并发症与低出生体重和早产有关,这些并发症包括体温调节受损、低血糖、红细胞增多症/高黏滞血症、低钙血症、高胆红素血症、感染及免疫功能受损。也有关于酸血症、呼吸暂停、呼吸窘迫、脑室内出血及坏死性小肠结肠炎的风险增加的报道。影响 FGR 胎儿出生后远期结局的主要因素有病因和畸形。Low 等随访 FGR 儿至 9～11 岁的研究发现,FGR 胎儿出生后的远期不良结局主要包括认知功能较差、神经系统发育不良、粗大肌肉运动功能较弱、低智商且书写能力差。此外,FGR 儿成年后高血压、糖尿病和冠心病等心血管和代谢性疾病发病率较高。

(三)复发风险

生育过 SGA 的女性在下次妊娠时有再次分娩 SGA 的倾向。来自荷兰的一项前瞻性全国性队列研究发现,对于第 1 次妊娠时分娩了 SGA 的女性和分娩了非 SGA 的女性,第 2 次妊娠时分娩非异常 SGA(<第 5 百分位数)的风险分别为 23% 和 3%。

六、临床特殊情况的思考和建议

FGR 的孕期监测和处理对于改善围生儿预后非常重要,但目前国内的临床处理仍存在许多经验治疗,缺乏循证医学证据,根据 ACOG 关于 FGR 的指南,以下为 A 级证据。

(1)脐动脉多普勒血流联合标准胎儿监护,比如 NST,或生物物理评分,或两者联合监测,与改善 FGR 胎儿预后有关。

(2)如估计在 34 周前分娩 FGR 胎儿,产前需应用糖皮质激素,因为与改善早产儿的预后有关。

(3)如 32 周前可能分娩,硫酸镁的使用可以对胎儿和围生儿脑保护。

(4)营养和饮食补充策略对于预防 FGR 的发生无效,并且不被推荐。

(王　红)

第三节　胎　儿　畸　形

胎儿畸形可能由遗传因素、环境因素或综合因素等多种原因造成。我国主要出生缺陷排前五位的是先天性心脏病、多指(趾)、总唇裂、神经管缺陷和脑积水。

胎儿畸形的产前诊断手段主要包括超声检查、磁共振检查、母体血清学检查及侵入性产前诊断。

胎儿畸形分为致死性和非致死性两大类。对于致死性畸形应尽快终止妊娠,非致死性畸形的处理需结合发现的孕周、畸形的严重程度、预后情况、有无合并的其他结构异常和染色体异常,以及孕妇和家属的意愿综合决定。

广义的胎儿畸形指胎儿先天异常,包括胎儿各种结构畸形、功能缺陷、代谢,以及行为发育的异常。又细分为代谢障碍异常、组织发生障碍异常、先天畸形和先天变形。狭义的胎儿畸形,是指由于内在的异常发育而引起的器官或身体某部位的形态学缺陷,又称为出生缺陷。

据美国 2006 年全球出生缺陷报告,全球每年大约有 790 万的出生缺陷儿出生,约占出生总人口的 6%。已被确认的出生缺陷有 7 000 多种,其中全球前五位的常见严重出生缺陷占所有出生缺陷的 25%,依次为先天性心脏病(congenital heart disease,CHD)、神经管缺陷(neural tube defects,NTD)、血红蛋白病(地中海贫血)、唐氏综合征(Down′s syndrome,DS)和红细胞 6-磷酸葡萄糖脱氢酶(G-6-PD)缺陷症(俗称"蚕豆病")。我国每年有 20 万~30 万肉眼可见的先天畸形儿出生,加上出生后数月和数年才显现的缺陷,先天残疾儿童总数高达 80 万~120 万,占每年出生人口总数的 4%~6%。

一、病因

导致胎儿畸形的因素目前认为主要由遗传、环境因素,以及遗传和环境因素共同作用所致。遗传原因(包括染色体异常和基因遗传病)占 25%;环境因素(包括放射、感染、母体代谢失调、药物及环境化学物质等)占 10%;两种原因相互作用及原因不明占 65%。

(一)遗传因素

目前已经发现有 5 000 多种遗传病,究其病因,主要分为单基因遗传病、多基因遗传病和染色体病。

1.单基因遗传病

单基因遗传病是由于一个或一对基因异常引起,可表现为单个畸形或多个畸形。按遗传方式分为常见常染色体显性遗传病[多指(趾)、并指(趾)、珠蛋白生成障碍性贫血、多发性家族性结肠息肉、多囊肾、先天性软骨发育不全、先天性成骨发育不全、视网膜母细胞瘤等]、常染色体隐性遗传病(白化病、苯丙酮尿症、半乳糖血症、黏多糖病、先天性肾上腺皮质增生症等)、X 连锁显性遗传病(抗维生素 D 佝偻病、家族性遗传性肾炎等)和 X 连锁隐性遗传病(血友病、色盲、进行性肌营养不良等)。

2.多基因遗传病

多基因遗传病是由于两对以上基因变化引起,通常仅表现为单个畸形。多基因遗传病的特点是基因之间没有显性、隐性的区别,而是共显性,每个基因对表型的影响很小,称为微效基因,微效基因具有累加效应,常常是遗传因素与环境因素共同作用。常见多基因遗传病有先天性心脏病、小儿精神分裂症、家族性智力低下、脊柱裂、无脑儿、少年型糖尿病、先天性肥大性幽门狭窄、重度肌无力、先天性巨结肠、气管食管瘘、先天性腭裂、先天性髋脱位、先天性食管闭锁、马蹄内翻足、原发性癫痫、躁狂抑郁精神病、尿道下裂、先天性哮喘、睾丸下降不全、脑积水等。

3.染色体病

染色体病指染色体数目或结构异常,包括常染色体和性染色体,均可导致胎儿畸形,如21-三体综合征、18-三体综合征、13-三体综合征、Tuner 综合征等。

(二)环境因素

环境因素包括放射、感染、母体代谢失调、药物及环境化学物质、毒品等环境中可接触的物质。环境因素致畸与其剂量-效应、临界作用,以及个体敏感性吸收、代谢、胎盘转运、接触程度等有关。20 世纪 40 年代广岛长崎上空爆炸原子弹诱发胎儿畸形,20 世纪 50 年代甲基汞污染水体引起先天性水俣病,以及 20 世纪 60 年代反应停在短期内诱发近万例海豹畸形以来,环境因素引起先天性发育缺陷受到了医学界的高度重视。风疹病毒可引起胎儿先天性白内障、心脏异常,梅毒也可引起胎儿畸形。另外,环境因素常常参与多基因遗传病的发生。

(三)综合因素

多基因遗传价值环境因素常可导致先天性心脏病、神经管缺陷、唇裂、腭裂及幽门梗阻等胎儿畸形。

二、胎儿畸形的发生易感期

在卵子受精后 2 周,孕卵着床前后,药物及周围环境毒物对胎儿的影响表现为"全"或"无"效应。"全"表示胚胎受损严重而死亡,最终流产;"无"指无影响或影响很小,可以经其他早期的胚胎细胞的完全分裂代偿受损细胞,胚胎继续发育,不出现异常。"致畸高度敏感期"在受精后 3～8 周,亦即停经后的 5～10 周,胎儿各部开始定向发育,主要器官均在此时期内初步形成。如神经在受精后 15～25 天初步形成,心脏在 20～40 天,肢体在 24～26 天。该段时间内受到环境因素影响,特别是感染或药物影响,可能对将发育成特定器官的细胞发生伤害,胚胎停育或畸变。8 周后进入胎儿阶段,致畸因素作用后仅表现为细胞生长异常或死亡,极少导致胎儿结构畸形。

三、常见胎儿畸形

(一)先天性心脏病

由多基因遗传及环境因素综合致病。发病率为 8‰ 左右,妊娠期糖尿病孕妇胎儿患先天性心脏病的概率升高,为 4‰ 左右。环境因素中妊娠早期感染,特别是风疹病毒感染容易引起发病。

先天性心脏病种类繁多,有 Fallot 四联症、室间隔缺损、左心室发育不良、大血管转位、心内膜垫缺损、Ebstein 畸形、心律失常等。由于医学超声技术水平的提高,绝大多数先天性心脏病可以在妊娠中期发现。

1.Fallot 四联症

Fallot 四联症占胎儿心脏畸形的 6%～8%,指胎儿心脏同时出现以下四种发育异常:室间隔缺损、右心室肥大、主动脉骑跨和肺动脉狭窄。

2.室间隔缺损

室间隔缺损是最常见的先天性心脏病,占 20%～30%,可分为 3 种类型。①漏斗部:又称圆锥间隔,约占室间隔的 1/3。②膜部室间隔:面积甚小,直径不足 1.0 cm。③肌部间隔:面积约占 2/3。膜部间隔为缺损好发部位,肌部间隔缺损最少见。

各部分缺损又分若干亚型:①漏斗部缺损分干下型(缺损位于肺动脉瓣环下,主动脉右与左冠状瓣交界处之前),嵴上(内)型缺损(位于室上嵴之内或左上方)。②膜部缺损分嵴下型(位于室上嵴右下方),单纯膜部缺损,隔瓣下缺损(位于三尖瓣隔叶左下方)。③肌部缺损可发生在任何部位,可单发或多发。大部分室间隔缺损出生后需要手术修补。

3.左心室发育不良

左心室发育不良占胎儿心脏畸形的 2%～3%,左心室狭小,常合并有二尖瓣狭窄或闭锁、主

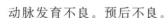

动脉发育不良。预后不良。

4.大血管转位

大血管转位占胎儿心脏畸形的 4%～6%,发生于孕 4～5 周,表现为主动脉从右心室发出,肺动脉从左心室发出,属复杂先天畸形。出生后需要手术治疗。首选手术方式是动脉调转术,但因需冠状动脉移植、肺动脉瓣重建为主动脉瓣、血管转位时远段肺动脉扭曲、使用停循环技术等,术后随访发现患儿存在冠状动脉病变、主动脉瓣反流、神经发育缺陷、肺动脉狭窄等并发症。

5.心内膜垫缺损

心内膜垫缺损占胎儿心脏畸形的 5% 左右,其中 60% 合并有其他染色体异常。心内膜垫是胚胎的结缔组织,参与形成心房间隔、心室间隔的膜部,以及二尖瓣和三尖瓣的瓣叶和腱索。心内膜垫缺损又称房室管畸形,主要病变是房室环上、下方心房和心室间隔组织部分缺失,且可伴有不同程度的房室瓣畸形。出生后需手术治疗,合并染色体异常时,预后不良。

6.Ebstein 畸形

Ebstein 畸形占胎儿心脏畸形的 0.3% 左右,属致死性心脏畸形。1866 年 Ebstein 首次报道,又名三尖瓣下移畸形。三尖瓣隔瓣和/或后瓣偶尔连同前瓣下移附着于近心尖的右心室壁上,将右心室分为房化右心室和功能右心室,异位的瓣膜绝大多数关闭不全,也可有狭窄。巨大的房化右心室和严重的三尖瓣关闭不全影响患者心功能,有报道 48% 胎死宫内,35% 出生后虽经及时治疗仍死亡。

7.胎儿心律失常

胎儿心律失常占胎儿的 10%～20%,主要表现为期外收缩(70%～88%),心动过速(10%～15%)和心动过缓(8%～12%)。胎儿超声心动图是产前检查胎儿心律失常的可靠的无创性影像技术,其应用有助于早期检出并指导心律失常胎儿的处理。大多数心律失常的胎儿预后良好,不需要特殊治疗,少部分合并胎儿畸形或出现胎儿水肿,则预后不良,可采用宫内药物(如地高辛)治疗改善预后。

除上述胎儿心脏畸形外,还有永存动脉干、心室双流出道、心肌病、心脏肿瘤等。必须提出的是,心脏畸形常常不是单独存在,有的是某种遗传病的一种表现,需要排查。

(二)多指(趾)

临床分为三种类型:①单纯多余的软组织块或称浮指。②具有骨和关节正常成分的部分多指。③具有完全的多指。超过 100 多种异常或遗传综合征合并有多指(趾)表现,预后也与是否合并有其他异常或遗传综合征有关。单纯多指(趾)具有家族遗传性,手术效果良好。

(三)总唇裂

总唇裂包括唇裂和腭裂。发病率为 1‰,再发危险为 4%。父为患者,后代发生率 3%;母为患者,后代发生率 14%。单纯小唇裂出生后手术修补效果良好,但严重唇裂同时合并有腭裂时,影响哺乳。B 型超声妊娠中期筛查有助诊断,但可能漏诊部分腭裂,新生儿预后与唇腭裂种类、部位、程度,以及是否合并有其他畸形或染色体异常有关。孕前 3 个月开始补充含有一定叶酸的多种维生素可减少唇腭裂的发生。

(四)神经管缺陷

神经管在胚胎发育的 4 周前闭合。孕早期叶酸缺乏可引起神经管关闭缺陷。神经管缺陷包括无脑儿、枕骨裂、露脑与脊椎裂。各地区的发病率差异较大,我国北方地区高达 6‰～7‰,占胎儿畸形总数的 40%～50%,而南方地区的发病率仅为 1‰ 左右。

1.无脑儿

颅骨与脑组织缺失,偶见脑组织残基,常伴肾上腺发育不良及羊水过多。孕妇血清甲胎蛋白(AFP)异常升高,B型超声检查可以确诊,表现为颅骨不显像,双顶径无法测量。属致死性胎儿畸形,无论在妊娠的哪个时期,一旦确诊,应尽早引产。即使妊娠足月,约75%在产程中死亡,其他则于产后数小时或数天死亡。无脑儿外观颅骨缺失、双眼暴突、颈短。

2.脊柱裂

脊柱裂是指由于先天性的椎管闭合不全,在脊柱的背或腹侧形成裂口,可伴或不伴有脊膜、神经成分突出的畸形。可分为囊性脊柱裂和隐性脊柱裂,前者根据膨出物与神经、脊髓组织的病理关系分为脊膜膨出、脊髓脊膜膨出和脊髓裂。囊性脊柱裂的患儿于出生后即见在脊椎后纵轴线上有囊性包块突起,呈圆形或椭圆形,大小不等,有的有细颈或蒂,有的基底部较大无颈。脊髓脊膜膨出均有不同程度神经系统症状和体征,患儿下肢无力或足畸形,大小便失禁或双下肢呈完全弛缓性瘫痪。脊髓裂生后即可看到脊髓外露,局部无包块,有脑脊液漏出,常并有严重神经功能障碍,不能存活。囊性脊柱裂几乎均须手术治疗。隐性脊柱裂为单纯骨性裂隙,常见于腰骶部第五腰椎和第一骶椎。病变区域皮肤大多正常,少数显示色素沉着、毛细血管扩张、皮肤凹陷、局部多毛现象。在婴幼儿无明显症状;长大以后可出现腰腿痛或排尿排便困难。

孕期孕妇血清甲胎蛋白(AFP)异常升高,B型超声排畸筛查可发现部分脊柱排列不规则或有不规则囊性物膨出,常伴有 Lemon 征(双顶径测定断面颅骨轮廓呈柠檬状)和 Banana 征(小脑测定断面小脑呈香蕉状)。孕前3个月起至孕后3个月补充叶酸,可有效预防脊柱裂发生。脊柱裂的预后变化很大,应根据发现孕周、严重程度、孕妇和家属的意愿决定是否继续妊娠。严重者建议终止妊娠。

(五)脑积水

脑积水与胎儿畸形、感染、遗传综合征、脑肿瘤等有关。最初表现为轻度脑室扩张,处于动态变化过程。单纯轻度脑室扩张无严重后果,但当脑脊液大量蓄积,引起颅压升高、脑室扩张、脑组织受压,颅腔体积增大、颅缝变宽、囟门增大时,则会引起胎儿神经系统后遗症,特别是合并其他畸形或遗传综合征时,则预后不良。孕期动态 B 型超声检查有助于诊断。对于严重脑室扩张伴有头围增大时,或合并有 Dandy-Walker 综合征等其他异常时,建议终止妊娠。

(六)唐氏综合征

唐氏综合征又称 21-三体综合征或先天愚型,是最常见的染色体异常。发病率为 1/800。根据染色体核型的不同,唐氏综合征分为三种类型,即单纯 21-三体型、嵌合型和易位型。唐氏综合征的发生起源于卵子或精子发生的减数分裂过程中随机发生的染色体的不分离现象,导致 21 号染色体多了一条,破坏了正常基因组遗传物质间的平衡,造成患儿智力低下,颅面部畸形及特殊面容,肌张力低下,多并发先天性心脏病,患者白血病的发病率增高,为普通人群的 10～20 倍。生活难以自理,患者预后一般较差,50%左右于 5 岁前死亡。目前对唐氏综合征缺乏有效的治疗方法。

通过妊娠早、中期唐氏综合征母体血清学检测(早期 PAPP-A、游离 β-HCG,中期 AFP、β-HCG 和 uE_3 等),结合 B 超检查,可检测 90% 以上的唐氏综合征。对高风险胎儿,通过绒毛活检或羊水穿刺或脐血穿刺等技术做染色体核型分析可以确诊。一旦确诊,建议终止妊娠。

四、辅助检查

随着产前诊断水平的提高,很多胎儿畸形可以在产前发现或干预。采用的手段有以下几方面。

(一)影像学检查

1.超声检查

超声检查是检查胎儿畸形的主要方法。早期妊娠和中期妊娠遗传学超声筛查,可以发现70%以上的胎儿畸形。

2.磁共振(MRI)检查

对于中枢神经系统病变的诊断价值优于超声检查。但由于价格昂贵,不易临床推广,可作为超声检查发现胎儿异常的重要验证和补充诊断手段。

(二)生化检查

1.母体血清学筛查

早孕期检测 PAPPA 和 β-HCG,中孕期检测 AFP、β-HCG 和 uE$_3$,除了可用于胎儿染色体病特别是唐氏综合征的筛查外,还可以帮助判断是否存在胎儿神经管缺陷。优点是无创伤性,缺点是只能提供风险率,不能确诊。

2.TORCH 检测

有助于了解胎儿畸形的风险与病因。

(三)染色体核型分析或基因检测

1.侵入性检查

孕早期绒毛活检术,孕中期羊膜腔穿刺术和孕中晚期脐静脉穿刺术可以直接取样,获取胎儿组织细胞进行染色体核型分析或基因检测。

2.无创 DNA 检查

通过采取孕妇外周血中胎儿游离 DNA,可用于胎儿 13、18、21、性染色体等染色体非整倍体的检测,近年来已成为热点。

(四)胎儿镜

属于有创性诊断技术,但能更直观、准确地观察胎儿情况,且可进行组织取样诊断,甚至可进行宫内治疗。

五、预防和治疗

预防出生缺陷应实施三级预防。一级预防是通过健康教育、选择最佳生育时机、遗传咨询、孕前保健、合理营养、避免接触放射线和有毒有害物质、预防感染、谨慎用药、戒烟戒酒等孕前阶段综合干预,减少出生缺陷的发生。二级预防是通过孕期筛查和产前诊断识别胎儿严重先天缺陷,早期发现,早期干预,减少缺陷儿的出生。三级预防是指对新生儿疾病的早期筛查、早期诊断、及时治疗,避免或减轻致残,提高患儿生活质量和生存概率。

建立、健全围生期保健网,向社会广泛宣传优生知识,避免近亲婚配或严重的遗传病患者婚配,同时提倡适龄生育,加强遗传咨询和产前诊断,注意环境保护,减少各种环境致畸因素的危害,可有效地降低各种先天畸形儿的出生率。对于无存活可能的先天畸形,如无脑儿、严重脑积水等,一经确诊应行引产术终止妊娠;对于有存活机会且能通过手术矫正的先天畸形,分娩后转有条件的儿科医院进一步诊治。

六、临床特殊情况的思考和建议

胎儿医学的飞速发展正是始于"出生缺陷"的产前筛查与产前诊断。对于非致死性胎儿畸形的治疗,应根据胎儿畸形的诊断孕周、严重程度、治疗方案、效果及围生儿的远期预后,有无合并的其他结构异常和染色体异常,与孕妇和家属充分沟通交流后,决定是否放弃胎儿还是进行宫内治疗。宫内治疗需遵循多学科联合诊治的原则,将产科学、儿科学、外科学、影像学、遗传学、生物学、生物化学、伦理学等众多不同领域的学科有机结合在一起。临床上以母体医学为基础,将胎儿视为完整个体,从而给予全面的监测与管理。

（王　红）

第四节　双 胎 妊 娠

双胎妊娠分为双卵双胎和单卵双胎。单卵双胎分为双绒毛膜双羊膜囊双胎、单绒毛膜双羊膜囊双胎、单绒毛膜单羊膜囊双胎和联体双胎四种类型。

双胎的预后取决于绒毛膜性,而并非合子性。应该在早孕期对双胎妊娠进行绒毛膜性的判断。

双胎妊娠的非整体筛查策略与单胎不一样,不建议单独使用生化血清学方法对双胎妊娠进行唐氏综合征发生风险的筛查。可以考虑早孕期血清学＋NT＋年龄联合筛查非整倍体的风险。

双胎妊娠是高危妊娠,孕产妇和胎儿并发症增加,应加强孕期管理。复杂性双胎,包括所有的单绒毛膜双胎、有胎儿并发症的双绒毛膜双胎(如双胎体重生长不一致、一胎畸形、一胎胎死宫内),应建议转诊至有胎儿医学中心的三甲医院。

在一次妊娠中,宫腔内同时有两个或两个以上胎儿时称双胎妊娠或多胎妊娠。近年随着辅助生育技术广泛开展和母亲受孕年龄的增加,多胎妊娠发生率明显提高。双胎出生率增加了近70％,从1980年19例/1 000例活产儿到2006年32例/1 000例活产儿。

世界各地单卵双胎的发生率相对恒定,为4‰,并与种族、遗传、年龄和产次等基本无关;而双卵双胎和多胎妊娠的发生率变化较大,受种族、遗传、年龄、孕产次、促排卵药物,以及辅助生育技术等因素影响,双卵双胎的发生率为1.3‰～49.0‰。本节主要讨论双胎妊娠。

一、双胎的类型和特点

(一)双卵双胎

由两个卵子和两个精子分别受精形成两个受精卵,约占双胎妊娠的70％。由于双胎的遗传基因不完全相同,所以与两次单胎妊娠形成兄弟姐妹一样,双卵双胎的两个胎儿的性别、血型可以相同或不同,而外貌、指纹等表型不同。胎盘分为分离的两个,也可以融合成一个,但胎盘内血液循环各自独立,没有血管吻合支。胎盘胎儿面见两个羊膜腔,中间隔有两层羊膜和两层绒毛膜,为双绒毛膜双羊膜囊双胎。

同期复孕:一种两个卵子在短时期内不同时间受精而形成的双卵双胎,精子可以是来自相同或不同男性,检测 HLA 型别可识别精子的来源。

异期复孕:在一次受精后隔一个排卵周期后再次受精妊娠。属于双卵双胎中特殊罕见的类型。人类未见报道。

(二)单卵双胎

一个卵子和一个精子受精后分裂形成两个胎儿,约占双胎妊娠的 30%。单卵双胎的遗传基因完全相同,故两个胎儿性别、血型及其他各种表型完全相同。根据受精卵在早期发育阶段发生分裂的时间不同,可形成以下四种类型。

1.双绒毛膜双羊膜囊双胎(dichorionic diamnionic,DCDA)

在受精后 72 小时内分裂,形成两个独立的受精卵、两个羊膜囊,羊膜囊间隔有两层绒毛膜、两层羊膜,胎盘为两个或融合为一个。此种类型占单卵双胎的 30%左右。

2.单绒毛膜双羊膜囊双胎(monochorionic diamnionic,MCDA)

受精卵在受精 72 小时后至 8 天内分裂,胚胎发育处于囊胚期,即已分化为滋养细胞,羊膜囊尚未形成。胎盘为一个,两个羊膜囊,羊膜囊间隔只有两层羊膜。此种类型占单卵双胎的 68%。

3.单绒毛膜单羊膜囊双胎(monochorionic monoamnionic,MCMA)

受精卵在受精后 9～13 天分裂,此时羊膜囊已形成,故两个胎儿共存于一个羊膜腔内,共有一个胎盘。此种类型占单卵双胎的 1%～2%。

4.联体双胎

受精卵在受精 13 天后分裂,此时原始胚盘已形成,机体不能完全分裂成两部分,导致不同形式的联体双胎。寄生胎也是联体双胎的一种形式,发育差的内细胞团被包入正常发育的胚胎体内,常位于胎儿的上腹部腹膜后,胎体的发育不完整。联体双胎的发生率为单卵双胎的1/1 500。

二、妊娠期母体变化

双胎或多胎妊娠时,与单胎妊娠相比母体负担更重,变化更大。子宫体积及张力明显增大,其容量将增加超过 1 L,重量将增加至少 9 kg,当合并羊水过多时,容积和重量增加更明显。孕妇血容量扩张较单胎妊娠多 500 mL,心率和心搏量都增加,心排血量增多,加上宫底上升抬高横隔,心脏向左向上移位更加明显,心脏负担加重。由于血容量的剧增,以及两个胎儿的发育,对铁、叶酸等营养物质的需要剧增,而孕妇常常早孕反应重,胃储纳消化吸收功能减弱,孕期易患贫血、低钙血症等。相对于单胎,双胎或多胎妊娠孕妇骨关节及韧带的变化更加明显。容易发生腰椎间盘突出或耻骨联合分离,影响孕妇活动。

三、诊断及鉴别诊断

(一)诊断

1.病史及临床表现

有家族史和/或孕前曾用过促排卵药或接受体外受精多个胚胎移植的多为双卵双胎。早孕期早孕反应明显。中期妊娠后体重增加迅速,腹部增大与停经月份不相符,多伴有下肢水肿、静脉曲张等压迫症状,妊娠晚期常感身体沉重,行走不便,严重者有呼吸困难。

2.孕期产科检查

宫底高度大于停经月份,常超出妊娠图的 90 百分位数,四步诊时腹部可触及多个小肢体或三个胎极,在腹部不同部位可听到两个或多个胎心,胎心率相差 10 次以上。下腹部和下肢皮肤可见妊娠纹,多见脚背或脚踝水肿。

3.产科超声检查

产科超声检查是诊断双胎或多胎的主要手段,还可筛查胎儿结构畸形,早期诊断复杂性双胎如双胎输血综合征、双胎动脉反向灌注序列、联体双胎等。

4.绒毛膜性判断

一旦确诊为双胎,应尽一切努力判定和报告羊膜性和绒毛膜性。双胎的预后取决于绒毛膜性,而并非合子性。绒毛膜性的判断主要依靠产前超声检查。

(1)早孕期:早期绒毛膜性的判定最准确的体征(准确率接近100%):孕7~10周孕囊的个数,以及孕11~14周双胎峰的出现。孕7~10周,如果宫腔内可见两个妊娠囊,为双绒毛膜双胎,如仅见一个孕囊,则单绒毛膜双胎的可能性极大。孕11~14周,根据有无"双胎峰"来判断绒毛膜性。所谓双胎峰指分隔的胎膜与胎盘胎儿面接触处呈三角形,提示双绒毛膜双胎。如分隔的胎膜与胎盘胎儿面接触处呈T形,提示单绒毛膜双胎。

(2)中孕期:早孕期之后判断绒毛膜性的难度增加,准确率约80%。可通过检查胎儿性别、两个羊膜囊间隔厚度、胎盘是否独立综合判断绒毛膜性。如有两个独立胎盘和/或胎儿性别不同,提示双卵双胎;如超声影像图上只有一个胎盘,可以是单绒毛膜双胎,也可以是双绒毛膜双胎。此外,测定两个羊膜囊间隔的胎膜厚度可辅助诊断,如间隔胎膜厚度≥2 mm提示双绒毛膜双胎可能性大。

(二)鉴别诊断

当宫底高度大于停经月份时,首先应重新核定孕周,特别对于月经周期不规则的孕妇,第二应排空膀胱再测宫底高度,做好这两项工作后确定子宫大于停经月份,还应与以下情况相鉴别。

(1)妊娠滋养细胞疾病。

(2)子宫畸形(纵隔子宫、双角子宫或残角子宫)合并妊娠。

(3)子宫肌瘤合并妊娠。

(4)附件肿瘤合并妊娠。

(5)羊水过多。

(6)巨大胎儿。

通过询问相关病史,主要依靠超声检查,可以鉴别诊断。

四、双胎并发症及对母儿的影响

多胎妊娠比单胎妊娠发生孕产妇与胎儿并发症的风险增加,除容易流产、早产、妊娠期高血压疾病等常见并发症外,还有一些特有的围生儿并发症,危及母儿安全。

(一)孕产妇的并发症

1.贫血

双胎并发贫血的发生率为74.6%,是单胎的2.4倍,与铁及叶酸缺乏有关。

2.妊娠期高血压疾病

双胎并发妊娠期高血压疾病可高达30%,比单胎高3~4倍,具有发病早、程度重、容易出现心肺并发症等特点。

3.妊娠肝内胆汁淤积症

发生率是单胎的2倍,胆酸常高出正常值10~100倍,容易引起死胎及死产。

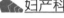

4.羊水过多及胎膜早破

双胎羊水过多发生率约为 12%,约 14% 双胎并发胎膜早破。

5.胎盘早剥

双胎易发胎盘早剥,可能与妊娠期高血压疾病发病率增加有关,另外,胎膜早破或双胎第一胎儿娩出后宫腔压力骤降,是胎盘早剥的另一常见原因。

6.宫缩乏力和产后出血

双胎子宫肌纤维伸展过度,常并发原发性宫缩乏力,易致产程延长和产后出血。双胎产后出血发生率是单胎的 2 倍,导致全子宫切除的比率是单胎的 3 倍,与子宫过度膨胀、产后宫缩乏力加上胎盘附着面积增大有关。

(二)围生儿并发症

1.流产

双胎妊娠容易发生自然流产,据报道流产的双胎比足月分娩的双胎多三倍以上。单绒毛膜双胎是自然流产的高危因素,与双绒毛膜双胎的流产比例为 18∶1。

2.早产

因胎膜早破或宫腔内压力过高及严重母儿并发症等原因,约 60% 的双胎并发早产,导致围生儿病死率增高。美国一项调查显示 16 年间,双胎足月分娩数下降 22%,与医源性干预有关,但并未造成围生儿病死率增高。

3.胎儿畸形

双卵双胎和单卵双胎妊娠胎儿畸形的发生率分别为单胎妊娠的 2 倍和 3 倍。

4.难产

胎位为臀头位,易发生胎头交锁导致难产;即使是头头位,胎头碰撞也会引起难产。

5.脐带异常

脐带插入点异常如球拍状胎盘或帆状胎盘是单绒毛膜双胎常见并发症。单绒毛膜单羊膜囊双胎几乎均有脐带缠绕。脐带脱垂多发生在双胎胎儿异常或胎先露未衔接出现胎膜早破时,以及第一胎胎儿娩出后,第二胎胎儿娩出前,可致胎儿死亡。

6.过期妊娠

美国一项研究表明孕 39 周以后双胎死产的风险超过了新生儿死亡的风险。有学者建议将 40 周以后的双胎妊娠视为过期妊娠。

(三)双胎特有并发症

1.双胎体重生长不一致

发生于 20%~30% 双胎,定义为双胎之一胎儿体重小于第 10 百分位数,且两胎儿体重相差>25%,又称为选择性生长受限(selective FGR,sFGR)。两个胎儿的体重均小于第 10 百分位数,称为小于胎龄儿(small for gestational age,SGA)。双胎体重生长不一致原因不明,可能与胎儿拥挤、胎盘占蜕膜面积相对较小或一胎畸形有关。双绒毛膜双胎体重生长不一致,不一样的遗传生长潜力,特别在性别不同时也是原因之一。单绒毛膜双胎,主要原因是胎盘分配不均及脐带插入异常,FGR 胎儿胎盘通常为球拍状胎盘或帆状胎盘。双胎体重生长不一致,围生期不良结局增加,总的围生期丢失率为 7.3%。当体重相差超过 30% 时,胎儿死亡的相对风险增加 5 倍以上。此外,新生儿呼吸窘迫综合征、脑室内出血、脑室周围白质软化、败血症和坏死性小肠结肠炎等的发生率都随着双胎生长不一致程度的上升而上升。

2.双胎输血综合征(twin to twin transfusion syndrome,TTTS)

10%～15%的单绒毛膜双胎会发生 TTTS。绝大部分是 MCDA,MCMA 发生 TTTS 非常少见。通过胎盘间的动-静脉吻合支,血液从动脉向静脉单向分流,使一个胎儿成为供血儿,另一个胎儿成为受血儿。导致供血儿贫血、血容量减少,致使发育迟缓,肾灌注不足,羊水过少,胎儿活动受限并引起"贴附胎",甚或死亡;受血儿血容量过多,可因循环负荷过重而发生羊水过多、胎儿水肿、胎儿充血性心力衰竭。产前诊断 TTTS 的标准:①单绒毛膜性双胎;②羊水过多-羊水过少:受血儿羊水过多,最大羊水池深度>8 cm;供血儿羊水过少,最大羊水池深度<2 cm。

3.双胎贫血-多血序列征(twin anemia polycythemia sequence,TAPS)

TAPS 是单绒毛膜双胎的特有并发症,原发于 3%～5%的单绒毛膜双胎,2%～13%的 TTTS 激光治疗后继发 TAPS。其发生机制与 TTTS 相似,为胎盘间的动静脉吻合支导致单向的血流,但吻合支均为直径<1 mm 的微小血管,故表现为双胎网织红细胞的差异,一胎严重贫血,另一胎红细胞增多,不发生羊水量的改变。产前诊断标准:①单绒毛膜双胎;②一胎大脑中动脉血流峰值(MCA-PSV)>1.5 MOM,另一胎 MCA-PSV<1.0 MOM;③缺乏 TTTS 的诊断依据,没有羊水过少/过多。

4.双胎反向动脉灌注序列(twin reversed arterial perfusion sequence,TRAPS)

TRAPS 又称无心双胎,是单绒毛膜双胎的罕见、特有并发症,发生于 1%的单绒毛膜双胎。可通过产前超声检查作出诊断,表现为双胎妊娠一胎儿心脏缺如、退化或无功能(称为无心胎),另一胎儿正常(称为泵血胎)。TRAPS 最显著的特征是结构正常的泵血胎通过胎盘表面的一根动-动脉吻合向寄生的无心胎供血。通常泵血胎儿解剖结构正常,其为非整倍体的风险为 9%;无心胎常伴有其他解剖结构异常,如先天性无脑畸形、前脑无裂畸形、重要器官缺如等。如不治疗,泵血胎多因高负荷心力衰竭而死亡,围生期死亡率为 50%～75%。

5.单绒毛膜单羊膜囊双胎(MCMA)

MCMA 是一种两个胎儿同在一个羊膜囊的罕见妊娠方式,大约占单绒毛膜双胎的 5%。在 16 周前,流产率为 50%,大部分丢失是由于胎儿异常和自然流产。一项系统综述包括 114 个 MCMA,得出结论:几乎所有的 MCMA 都存在脐带缠绕,脐带缠绕不会导致围生儿的发病率和死亡率。单有脐动脉切迹,而没有其他胎儿恶化的证据,并不能提示围生儿预后不良。TTTS 和脑损伤的发生率分别为 6%和 5%。

6.联体双胎

受精卵在胚盘已开始形成后才分裂形成双胎,属于单羊膜囊妊娠的特有并发症。联体双胎很罕见,估计每 100 000 例妊娠中有一例,约占单绒毛膜双胎的 1%。连体可涉及任意数量的器官,可分为前(胸部联胎)、后(臀部联胎)、头(头部联胎)和尾(骶部联胎)四类,其中最常见的连体类型包括:胸部连体、脐部连体、臀部连体、坐骨连体、颅部连体。

五、临床管理

(一)孕期管理

(1)绒毛膜性的判定和核实孕龄双胎的预后取决于绒毛膜性,故早孕期超声检查判断绒毛膜性显的至关重要。建议所有诊断双胎妊娠的孕妇均应在孕 14 周前通过超声检查孕囊的个数和双胎峰的出现,准确判断绒毛膜性。

尽管早孕期和中孕期超声推算孕龄的准确性相似,但还是推荐使用早孕期 B 超来推算预产期。没有充分的证据推荐使用哪个胎儿(当胎儿大小不一致时)来决定双胎的预产期。但是,为避免漏诊早期的一胎胎儿宫内生长受限,大多数专家同意临床医师应根据大胎儿来推算孕龄。

(2)产前非整倍体筛查及结构筛查双胎妊娠的非整体筛查策略与单胎不一样,不建议单独使用生化血清学方法对双胎妊娠进行唐氏综合征发生风险的筛查。可以考虑早孕期血清学+NT+年龄联合筛查,在假阳性率为5%的情况下,此筛查策略非整倍体的检出率单胎为89%,DCDA为86%,MCDA为87%。目前由于缺乏大样本的研究,非侵入性产前筛查(NIPT)应用于双胎产前筛查仍然不确定其准确性。ACOG仍不建议NIPT应用于双胎妊娠的产前筛查。建议在孕18~24周进行双胎妊娠的超声结构筛查。

(3)孕期超声检查的频率和内容建议双胎妊娠早孕期建卡登记,孕14周前超声确定绒毛膜性,孕11~14周NT检查联合孕妇年龄、血清学指标行非整体筛查,孕20~24周超声结构畸形筛查,同时测量子宫颈长度。双绒双胎孕24周后每4周超声检查一次,监测胎儿生长发育、羊水量和脐动脉多普勒血流。单绒双胎自孕16周起,每2周超声检查一次,内容包括胎儿生长发育、羊水量、脐动脉多普勒血流和大脑中动脉血流峰值。

(4)妊娠期处理及监护:①营养指导,补充含一定叶酸量的复合维生素,纠正贫血,适当补充铁及钙剂,合理饮食,保证胎儿生长所需的足够营养。②防治早产,合理应用宫缩抑制剂。双胎孕妇应增加休息时间,减少活动量。34周前如出现宫缩或阴道流液,应住院治疗,给予宫缩抑制剂。孕期可行阴道超声检查了解子宫颈内口形状和子宫颈管长度,预测早产的发生。双胎妊娠的糖皮质激素促进胎肺成熟方案与单胎妊娠相同。③防治母体妊娠期并发症,妊娠期注意血压及尿蛋白变化,及时发现和治疗妊娠期高血压疾病。重视孕妇瘙痒主诉,动态观察孕妇血胆汁酸及肝功能变化,早期诊断和治疗妊娠肝内胆汁淤积症。④定期监测胎心、胎动变化,可自孕33周起,每周行NST检查。⑤妊娠晚期通过腹部触诊和B超检查确定胎位,帮助选择分娩方式。

(二)终止妊娠时机及指征

1.终止妊娠时机

对于双胎终止妊娠时机选择,目前仍有不同观点。多数专家认为,对于无并发症及合并症的双绒毛膜双胎可期待至孕38周时再考虑分娩。对于无并发症及合并症的单绒毛膜双羊膜囊双胎可以在严密监测下至妊娠37周分娩。单绒毛膜单羊膜囊双胎的分娩孕周多为32~34周。复杂性双胎(如双胎输血综合征、选择性生长受限及贫血多血质序列等)需要结合每个孕妇及胎儿的具体情况制定个体化的分娩方案。

2.终止妊娠指征

(1)单绒毛膜双胎出现严重的特殊并发症,如TTTS、sFGR、TAPS等,为防止一胎死亡对另一胎产生影响。

(2)母亲有严重并发症,如子痫前期或子痫,不能继续妊娠时。

(3)预产期已到但尚未临产,胎盘功能减退者。

3.分娩期处理及产后观察

(1)分娩方式的选择:无合并症的单绒毛膜双羊膜囊双胎及双绒毛膜双羊膜囊双胎可以选择阴道试产。双胎计划阴道分娩时,第二胎儿的胎方位不作为分娩方式选择的主要依据,具体为:①胎方位为头-头位,可以阴道试产;②第一胎为头位、第二胎儿为臀位且估计体重介于1 500~4 000 g时,可进行阴道试产;第二胎儿估计体重1 500 g以下时,仍无充分证据支持哪种分娩方式更为有利;③双胎体重不一致并不能作为剖宫产的指征。

剖宫产指征:①第一胎儿为肩先露、臀先露。②联体双胎孕周>26周。③单胎妊娠的所有剖宫产指征,如短期不能阴道分娩的胎儿窘迫、严重妊娠并发症等。④单绒毛膜单羊膜囊双胎。

(2)产程处理:宫缩乏力时可在严密监护下给予低浓度缩宫素静脉滴注加强宫缩;第一产程全程严密观察胎心变化和产程进展;第二产程行会阴侧切,当第一胎儿娩出后,立即用血管钳夹紧胎盘侧脐带,防止第二胎儿失血。助手在腹部协助固定第二胎儿为纵产式,定时记录胎心和宫缩,及时阴道检查了解胎位,注意有无脐带脱垂或胎盘早剥。如无异常,尽快行人工破膜,必要时静脉滴注低浓度缩宫素加强宫缩,帮助胎儿在半小时内娩出。若发现脐带脱垂、胎盘早剥、第二胎横位,应立即产钳助产、内倒转术或臀牵引术等阴道助产术,甚至是剖宫产术,迅速娩出胎儿。产程中注意补充产妇高热量、易吸收的食物或饮品,使产妇有足够的体力完成分娩。

(3)产后观察:无论阴道分娩还是剖宫产,均需积极防治产后出血,常规临产前备血,第三产程建立静脉通路。注意观察生命体征、子宫收缩和阴道出血量,加强宫缩剂的应用。

4.双胎常见胎儿并发症的处理

(1)双胎体重生长不一致(sFGR)。

1)一般处理:同单胎 FGR 一样,首先需寻找原因,包括:①详细的结构超声扫描。②查找病毒感染(巨细胞病毒、风疹病毒和弓形虫)。③建议羊水穿刺排除染色体异常。④MCDA 的 sFGR 主要原因是胎盘和血管的分配不均。

2)双胎体重生长不一致时,需加强超声监测:①胎儿生长发育和羊水量,每2周1次。②脐动脉和大脑中动脉多普勒血流监测,DCDA 每2周一次,MCDA 每周一次。③如果脐动脉多普勒血流异常,加做静脉导管和脐静脉血流,目的是尽量延长孕龄至新生儿能存活,同时避免一胎胎死宫内,导致存活胎严重的后果。估计医源性早产,应用糖皮质激素促胎肺成熟。

3)双绒毛膜双胎:双胎双胎体重生长不一致对围生儿的预后无明显影响。终止妊娠的时机:①由双胎中 FGR 胎儿发生胎窘时决定何时干预,并计划相应的胎儿监护。②一般不建议 32~34 周前分娩。③在严重的早期生长差异双胎中,推荐以 FGR 胎儿自然死亡为代价,不干预从而最大化适于胎龄儿的生存机会。

4)单绒毛膜双胎:单绒毛膜双胎体重生长不一致的处理比较棘手,根据脐动脉多普勒血流的异常分为3型,终止妊娠的时机。①Ⅰ型:FGR 胎儿脐动脉血流多普勒波形正常。预后最好,存活率90%以上。如宫内监测良好,建议34~35周终止妊娠。②Ⅱ型:FGR 胎儿脐动脉舒张末期血流持续性消失或反流。预后最差,任何一胎发生胎死宫内的风险高达29%。一般建议30周左右选择性终止妊娠。③Ⅲ型:FGR 胎儿脐动脉舒张末期血流间断性消失或反流。自然预后比Ⅱ型好,但 FGR 胎儿发生不可预测的宫内死亡和大胎儿出现脑损伤的概率升高。建议32~34周选择性终止妊娠。

(2)双胎输血综合征(TTTS)。

1)TTTS Quintero 分期分为5期。①Ⅰ期:羊水过多/过少,供血儿膀胱可见。②Ⅱ期:观察60分钟,供血儿膀胱缺失。③Ⅲ期:任何一个胎儿出现多普勒血流异常,如脐动脉舒张期血流缺失或倒置,大脑中动脉血流异常或静脉导管反流。④Ⅳ期:任何一个胎儿水肿。⑤Ⅴ期:双胎之一或双胎死亡。

2)处理原则。①Ⅰ期:可行保守治疗并加强监测,每周随访一次超声。内容包括:羊水量,供血儿膀胱,脐动脉多普勒血流。也可考虑行胎儿镜胎盘血管交通支激光凝固术。一项针对 TTTS Ⅰ期治疗的系统综述显示:激光治疗和保守治疗两组的总生存率相近(85%和86%),羊水减量组稍低(77%)。②Ⅱ期及以上:首选胎儿镜胎盘血管交通支激光凝固术。如果不能行激光治疗,可以行连续的羊水减量。

3)预后:TTTS如果不治疗,90%胎儿会死亡,存活的新生儿发病率为50%。激光治疗后,60%~70%两个胎儿存活,80%~90%最起码一胎存活。平均分娩孕周为33~34周。

(3)双胎贫血-红细胞增多症:没有很好的治疗方法,有以下几种治疗方案:①宫内输血(供血儿)+部分换血(受血儿);②胎儿镜胎盘血管交通支激光凝固术;③选择性减胎,首选射频消融术,还可以运用脐带结扎术,双极电凝脐带术;④分娩,产后治疗。

六、临床特殊情况的思考和建议

(一)双胎一胎死亡的处理

(1)双绒毛膜双胎因不存在胎盘血管吻合支,故一胎死亡对另一胎的影响除可能诱发早产外,无其他不良影响,无需特殊处理。

(2)单绒毛膜双胎如已足月,建议即刻终止妊娠,否则建议期待妊娠,因为对另一胎的损伤在死亡那一刻已经发生。期待妊娠过程中每2~4周行脐动脉和大脑中动脉多普勒血流检查,建议34~36周给予1个疗程促胎肺成熟后终止妊娠。4~6周后MRI检查存活胎的大脑是否受到损伤,2岁时还应评估神经系统的发育情况。存活胎如果有严重神经系统损伤的证据,应考虑晚期终止妊娠。

(二)双胎一胎畸形的处理

(1)双绒毛膜双胎如为致死性畸形,可保守性治疗;如为非致死畸形但会导致严重障碍,倾向于减胎治疗,可行心脏内或脊髓内注射氯化钾减胎。

(2)单绒毛膜双胎如需选择性减胎,因存在胎盘血管吻合,不能使用氯化钾注射,首选射频消融术,还可以运用脐带结扎术,双极电凝脐带术。

(王　红)

第五章

胎儿附属物异常

第一节 胎 盘 异 常

晚期囊胚着床后,滋养层细胞不断分裂增殖,逐步形成三级绒毛,建立胎儿胎盘循环。细胞滋养细胞继续增殖,扩展与合体滋养细胞共同形成绒毛膜干,绒毛干分出许多分支,分别形成游离绒毛和固定绒毛。固定绒毛的滋养层细胞与底蜕膜共同形成蜕膜板,相邻绒毛间隙之间残留楔形的底蜕膜形成胎盘隔,成为胎盘的母体面。若胎盘形成过程发生异常,则导致胎盘形态或黏附、植入异常,从而影响母儿安危。

一、胎盘黏附、种植异常

由于初期蜕膜发育不全或创伤性子宫内膜缺陷,如子宫瘢痕、子宫畸形、子宫肌瘤等原因,使底蜕膜部分性或完全性缺失,致胎盘黏附或种植异常。

(一)前置胎盘

前置胎盘为胎盘附着部位异常的病变。妊娠时,胎盘正常附着于子宫体部的后壁、前壁或侧壁。孕 28 周后,胎盘附着于子宫下段,其下缘甚至达到或覆盖宫颈内口,低于胎先露部,称为前置胎盘。前置胎盘可致妊娠晚期大量出血而危及母儿生命,是妊娠期的严重并发症之一。分娩时前置胎盘的发生率国内报道为 0.24%～1.57%,国外报道为 0.5%～0.9%。

1.病因

病因尚不清楚。高龄孕妇(>35 岁)、经产妇及多产妇、吸烟或吸毒妇女为高危人群。其原因如下。

(1)子宫内膜损伤或病变:多次刮宫、多次分娩、产褥感染、子宫瘢痕等可损伤子宫内膜,或引起子宫内膜炎症,或子宫萎缩性病变,再次受孕时子宫蜕膜血管形成不良、供血不足。为摄取足够营养,胎盘增大面积,伸展到子宫下段。前置胎盘患者中 85%～90% 为经产妇。前次剖宫产手术瘢痕可妨碍胎盘于妊娠晚期时向上迁移,可增加前置胎盘的发生。瘢痕子宫妊娠后前置胎盘的发生率 5 倍于无瘢痕子宫。

(2)胎盘异常:多胎妊娠时,胎盘面积较大而延伸至子宫下段,故前置胎盘的发生率较单胎妊娠高一倍。副胎盘亦可到达子宫下段或覆盖宫颈内口;膜状胎盘大而薄,可扩展至子宫下段,均可发生前置胎盘。

(3)受精卵滋养层发育迟缓:受精卵到达宫腔时,滋养层尚未发育到能着床的阶段,继续下移,着床于子宫下段而形成前置胎盘。

2.临床分类

根据胎盘下缘与宫颈内口的关系,分为3种类型。

(1)完全性前置胎盘或称为中央性前置胎盘胎盘组织覆盖整个宫颈内口。

(2)部分性前置胎盘:胎盘组织覆盖部分宫颈内口。

(3)边缘性前置胎盘:胎盘下缘附着于子宫下段,但未覆盖宫颈内口。

胎盘下缘与宫颈内口的关系可随子宫下段的逐渐伸展、宫颈管的逐渐消失、宫颈口逐渐扩张而改变。因此,前置胎盘的分类可随妊娠的继续、产程的进展而发生变化。临产前的完全性前置胎盘可因临产后宫颈口扩张而变为部分性前置胎盘。故诊断时期不同,分类也不同,目前均以处理前最后一次检查来确定其分类。

3.临床表现

特点为妊娠晚期无痛性阴道流血,可伴有因出血多所致的症状。

(1)无痛性阴道流血:妊娠晚期或临产时,突发性无诱因、无痛性阴道流血是前置胎盘的典型症状。妊娠晚期子宫峡部逐渐拉长形成子宫下段,而临产后的宫缩又使宫颈管消失成为软产道的一部分。但附着于子宫下段及宫颈内口的胎盘不能相应的伸展,与其附着处错位而发生剥离,致血窦破裂而出血。初次出血量一般不多,偶有初次即发生致命性大出血。随着子宫下段的逐渐拉长,可反复出血。前置胎盘出血时间、出血频率、出血量多少与前置胎盘类型有关。完全性前置胎盘初次出血时间较早,多发生在妊娠28周左右,出血频繁,出血量较多;边缘性前置胎盘初次出血时间较晚,往往发生在妊娠末期或临产后,出血量较少;部分性前置胎盘的初次出血时间及出血量介于以上两者之间。部分性及边缘性前置胎盘患者胎膜破裂后,若胎先露部很快下降,压迫胎盘可使出血减少或停止。

(2)贫血、休克:反复出血可致患者贫血,其程度与阴道流血量及流血持续时间成正比。有时,一次大量出血可致孕妇休克,胎儿窘迫甚至死亡。有时,少量、持续的阴道流血也可导致严重后果。

(3)胎位异常:常见胎头高浮,约1/3患者出现胎位异常,其中以臀先露为多见。

4.诊断

(1)病史:妊娠晚期或临产后突发无痛性阴道流血,应考虑前置胎盘;了解每次出血量,以及出血的总量。但也有许多前置胎盘无产前出血,通过超声检查才能获得诊断。同时应询问有无多次刮宫或多次分娩史。

(2)体征:反复出血者可有贫血貌,严重时出现面色苍白、四肢发冷、脉搏细弱、血压下降等休克表现。①腹部体征:子宫大小与停经月份相符,子宫无压痛,但可扪及阵发性宫缩,间歇期能完全放松。可有胎头高浮、臀先露或胎头跨耻征阳性。出血多时可出现胎心异常,甚至胎心消失;胎盘附着于子宫前壁时可在耻骨联合上方闻及胎盘血流杂音。②宫颈局部变化:一般不做阴道检查,如果反复阴道出血,怀疑宫颈阴道疾病,需明确诊断,则在备血、输液、输血或可立即手术的条件下进行阴道窥诊。严格消毒外阴后,用阴道窥器观察阴道壁有无静脉曲张、宫颈糜烂或息肉等病变引起的出血。一般不做阴道指检,以防附着于宫颈内口处的胎盘剥离而发生大出血。如发现宫颈口已经扩张,估计短时间可经阴道分娩,可行阴道检查。首先以一手食、中两指轻轻行阴道穹隆部扪诊,如感觉手指与胎先露之间有较厚的软组织,应考虑前置胎盘,如清楚感觉为胎先露,则可排除前置胎盘;然后,可轻轻触摸宫颈内有无胎盘组织,确定胎盘下缘与宫颈内口的关系。如为血块则易碎。若触及胎膜并决定阴道分娩时,可刺破胎膜,使羊水流出,胎先露部下降压迫胎盘而减少出血。怀疑前置胎盘时禁止行肛门检查,因肛门检查不能明确诊断,反而可加重前置胎盘剥离而导致大出血。

(3)辅助检查方法。①B型超声检查:可清楚显示子宫壁、宫颈及胎盘的关系,为目前诊断前置胎盘最有效的方法,准确率在95%以上。超声诊断前置胎盘还要考虑孕龄。中期妊娠时胎盘约占据宫壁一半面积,邻近或覆盖宫颈内口的机会较多,故有半数胎盘位置较低。晚期妊娠后,子宫下段形成并向上扩展成宫腔的一部分,大部分原附着在子宫下段的胎盘可随之上移而成为正常位置胎盘。附着于子宫后壁的前置胎盘容易漏诊,可能因胎先露遮挡或腹部超声探测深度不够。经阴道彩色多普勒检查可以减少漏诊,而且安全、准确。②磁共振检查(MRI):可用于确诊前置胎盘。国内已逐渐开展应用。③产后检查胎盘和胎膜:产后应仔细检查胎盘胎儿面边缘有无血管断裂,有无副胎盘。胎盘边缘见陈旧性紫黑色血块附着处即为胎盘前置部分;胎膜破口距胎盘边缘在7 cm以内则为边缘性或部分性前置胎盘。

5.鉴别诊断

应与胎盘早剥、脐带帆状附着前置血管破裂、胎盘边缘血窦破裂鉴别。诊断时,应排除阴道壁病变、宫颈癌、宫颈糜烂及息肉引起的出血。

6.对孕妇、胎儿的影响

(1)产时、产后出血:附着于子宫前壁的前置胎盘行剖宫产时,如子宫切口无法避开胎盘,则出血明显增多。胎儿分娩后,子宫下段肌肉收缩力较差,附着的胎盘不易剥离。即使剥离后因开放的血窦不易关闭而易发生产后出血。

(2)植入性胎盘:前置胎盘偶可合并胎盘植入。由于子宫下段蜕膜发育不良,胎盘绒毛可植入子宫下段肌层,使胎盘剥离不全而发生大出血。有时为挽救产妇生命需切除子宫。

(3)贫血及感染:多数产妇因反复失血而致贫血、体质虚弱,加之前置胎盘剥离面又接近宫颈内口,故于产褥期容易发生感染。

(4)围产儿预后不良:出血量多可致胎儿窘迫,甚至缺氧死亡。有时为挽救孕妇或胎儿生命需提前终止妊娠,早产率增加。

7.处理

原则是抑制宫缩、止血、纠正贫血和预防感染。根据阴道流血量、有无休克、妊娠周数、胎儿是否存活、是否临产及前置胎盘类型等而采取相应的处理。

(1)期待疗法:适用于阴道流血量不多或无产前流血者、生命体征平稳、胎儿存活、胎龄<36周、胎儿体重不足2 300 g的孕妇。在孕妇安全的前提下尽可能延长孕周,以提高围生儿存活率。若无阴道流血,在妊娠34周前可以不必住院,但要定期超声检查,了解胎盘与宫颈内口的关系;一旦出现阴道流血,就要住院治疗。期待疗法应在备血、有急诊手术条件下进行,并用B型超声连续监护胎盘迁移情况及胎儿宫内安危状态,一旦出血增多,应立即终止妊娠。期待疗法具体如下。①绝对卧床休息:左侧卧位,定时吸氧(每天吸氧3次,每次20~30分钟)。禁止性生活、阴道检查、肛门检查、灌肠及任何刺激,保持孕妇良好情绪,适当应用地西泮等镇静剂。并备血及做好急诊手术准备。②抑制宫缩:子宫收缩可致胎盘剥离而引起出血增多,可用硫酸镁、利托君、沙丁胺醇、硝苯地平等药物抑制宫缩。密切监护胎儿宫内生长情况,大于32孕周妊娠者,可给予地塞米松10 mg静脉或肌内注射,每天一次,连用2~3天,以促进胎儿肺成熟。急需

时可羊膜腔内一次性注射。③纠正贫血:视贫血严重程度补充铁剂,或少量多次输血。④预防感染:可用广谱抗生素预防感染。

(2)终止妊娠。①终止妊娠时间:终止妊娠的时间选择在前置胎盘处理中十分重要,对于无阴道流血的前置胎盘,尽量延长孕周至足月后终止妊娠;若有少量阴道流血,完全性前置胎盘可在孕 36 周后、部分性及边缘性前置胎盘可在孕 37 周后终止妊娠;若阴道流血量较多,胎肺不成熟者,可经短时间促肺成熟后终止妊娠;一旦前置胎盘发生严重出血而危及孕妇生命安全时,不论胎龄大小均应立即剖宫产。②终止妊娠方法可选择剖宫产或阴道分娩。

剖宫产可在短时间内娩出胎儿,结束分娩,对母儿相对安全,是处理前置胎盘的主要手段。完全性前置胎盘须以剖宫产终止妊娠。近年来,部分性及边缘性前置胎盘亦倾向剖宫产分娩。

术前应积极纠正休克、备血、输液,做好处理产后出血及抢救新生儿的准备。子宫切口视胎盘位置而定,可参考 B 型超声胎盘定位,原则上应避开胎盘。胎盘附着于子宫下段前壁时,进腹后往往可见下段部位血管充盈或怒张,做子宫切口时应尽可能避开,或先行血管结扎,采用子宫下段偏高纵切口或体部切口,推开胎盘边缘后破膜,娩出胎儿。但应避免纵切口向下延伸而撕裂膀胱,更不主张撕裂胎盘而娩出胎儿。后壁前置胎盘可选择子宫下段横切口。

胎儿娩出后,立即子宫肌壁内注射缩宫素 20 U,以加强子宫收缩,并徒手剥离胎盘。胎盘剥离后,子宫下段胎盘附着面往往不易止血,可在子宫肌壁注射卡前列素氨丁三醇注射液 $250~\mu g$,亦可用热盐水纱垫直接压迫,也可在吸收性明胶海绵上放置凝血酶压迫出血处,或用可吸收线 8 字缝合血窦。必要时行双侧子宫动脉或髂内动脉结扎、髂内动脉栓塞,以及宫腔内纱条填塞等方法止血。如无效或合并胎盘植入,可行子宫全切除术或子宫次全切除术(应完全切除胎盘附着的出血处)。

阴道分娩适用于边缘性前置胎盘、出血不多、头先露、无头盆不称及胎位异常,且宫颈口已开大、估计短时间内分娩者。可在备血、输液条件下人工破膜,并加强宫缩促使胎头下降压迫胎盘而止血。一旦产程停滞或阴道流血增多,应立即剖宫产结束分娩。

(3)紧急转送:如无输血、手术等抢救条件时,应立即在消毒下阴道填塞纱布、腹部加压包扎止血,由医务人员亲自护送至附近有条件的医院治疗。

8.预防

采取有效的避孕措施,避免多次人工流产及刮宫损伤,预防感染。发生妊娠期出血时,应及时就医,及早作出诊断和处理。

(二)粘连性胎盘

粘连性胎盘系胎盘绒毛直接附着于子宫肌层。临床可见胎盘完全性粘连或部分性粘连,常与前置胎盘并存。胎盘完全性粘连为胎盘所有小叶黏附于子宫肌层;部分性粘连为胎盘部分小叶黏附于子宫肌层。胎盘完全粘连一般不出血;若部分粘连,则部分胎盘剥离,血窦开放,同时胎盘滞留影响子宫收缩,可引起产后出血。处理需徒手剥离胎盘。

(三)植入性胎盘

植入性胎盘系胎盘绒毛侵入子宫部分肌层。临床诊断困难,需病理诊断,即显微镜下见子宫肌层中含有绒毛组织。部分性植入可引起致命性产后出血。处理多需切除子宫。

(四)小结

前置胎盘是妊娠晚期可危及母儿生命的严重并发症之一。妊娠晚期突发无痛性阴道流血,应考虑前置胎盘。阴道流血时间、频率、出血量与前置胎盘类型有关。B型超声检查为目前诊断前置胎盘最有效的方法。根据阴道流血量、有无休克、妊娠周数、胎儿是否存活、是否临产及前置胎盘类型等可采取期待疗法或终止妊娠。如果前置胎盘发生严重出血而危及孕妇生命安全时，不论胎龄大小均应立即终止妊娠。剖宫产是处理前置胎盘的主要手段，术中不主张撕裂胎盘而娩出胎儿。

临床诊断胎盘粘连或植入困难。阴道分娩时，胎儿娩出后切忌用力牵拉脐带，以免因胎盘粘连或植入而导致子宫内翻。

二、胎盘形态异常

正常胎盘呈圆形或卵圆形。胎盘在发育阶段时，由于部分蜕膜发育不良，胎盘的血供不足或使绒毛发育异常，均可致形态异常。胎盘形态异常的种类很多，其中很多并无特殊临床意义。以下仅介绍有一定临床意义的异常形态胎盘。

(一)单胎多叶胎盘

孕卵着床后，底蜕膜血管供应障碍，呈局灶状分布，仅血管丰富的底蜕膜处才有叶状绒毛膜发育，故形成的胎盘可呈多叶状。若两叶胎盘完全分开，其血管不相连，直至进入脐带时才合并，称双叶胎盘；若两叶胎盘未完全分开，两叶的血管亦相连，称为复胎盘；胎盘完全分离≥三叶，称为多叶胎盘。这类胎盘在剥离、娩出时易造成胎盘残留，引起产后出血及感染。

(二)副胎盘和假叶胎盘

副胎盘是一个或多个分出的胎盘叶，与主胎盘有一定的距离(至少2 cm)，且借胎膜、血管与主胎盘相连。如果其间无血管相连，即为假叶胎盘。其具有重要的临床意义：①连接主、副胎盘的血管可在胎先露部前方横越子宫内口，形成前置血管，在妊娠期或分娩期发生破裂或断裂，可引起产前或产时出血，易导致胎儿窘迫或死亡；②偶可见副胎盘附着于子宫下段，临床表现似前置胎盘，但检查可见正常位置仍有胎盘；③主胎盘娩出后，副胎盘可残留于宫腔内，可导致产后出血及感染。假叶胎盘由于无血管与主胎盘相连，更易造成胎盘残留。故在胎盘娩出后应详细检查，注意胎膜上有无大块残缺，并仔细查看邻近胎膜上有无断裂的血管。此为早期发现副胎盘和假胎盘的重要方法。

(三)轮廓胎盘和有缘胎盘

胎盘的胎儿面中央凹陷，周边为一层白色、不透明的厚膜环(由双层反折的绒毛膜及羊膜组成，其间含有变性的蜕膜与纤维素)，称为轮廓胎盘或轮状胎盘。当此环紧靠胎盘边缘，则称有缘胎盘。环绕胎盘之膜可为完全性，亦可为部分性。环内胎儿面的大血管自脐血管分支向四周延伸，血管至环的边缘突然终止。形成原因可能是由于孕卵的植入能力较弱，未能溶解足够的底蜕膜，导致在发育早期绒毛膜板形成过小，边缘的绒毛组织斜向外侧生长，累及周围的蜕膜而形成之。轮廓胎盘和有缘胎盘的临床意义：①产前出血。由于胎盘边缘血窦壁薄弱而易破裂，常致产前出血，多发生在孕晚期，出现多次无痛性少量阴道流血，与前置胎盘不同的是其出血量不随孕期延伸而增加。②晚期流产及早产。多由其边缘血窦破裂、胎盘功能不全所致。③产后出血。可因第三产程时胎盘剥离不全、胎膜残留或宫缩乏力而引起。故无痛性阴道流血的孕妇，在除外前置胎盘后，应考虑轮廓胎盘的可能。一般无需特殊处理，以静卧、保胎及防止早产为主。产时注意胎儿窘迫，警惕胎盘、胎膜残留，以避免产后出血及感染。产后仔细检查胎盘，以排除其他胎盘异常。

三、胎盘早剥

妊娠 20 周后或分娩期,正常位置的胎盘于胎儿娩出前,全部或部分从子宫壁剥离,称为胎盘早剥。它是晚期妊娠严重的并发症之一。由于其起病急、发展快,处理不当可威胁母儿生命。国内报道发生率为 0.46%～2.1%,围生儿死亡率为 200‰～428‰,是无胎盘早剥的 15 倍;国外报道发生率为 1%～2%,围生儿死亡率约 150‰。发生率的高低还与产后是否仔细检查胎盘有关,有些轻型胎盘早剥患者症状不明显,易被忽略。

(一)病因

发病机制尚不完全清楚,但下列情况时胎盘早剥发病率增高。

1.孕妇血管病变

胎盘早剥多发生于子痫前期、子痫、慢性高血压及慢性肾脏疾病的孕妇。这些疾病在引起全身血管痉挛及硬化时,子宫底蜕膜也可发生螺旋小动脉痉挛或硬化,引起远端毛细血管缺血坏死而破裂出血,血液流至底蜕膜层与胎盘之间,并形成血肿,导致胎盘从子宫壁剥离。

2.机械因素

腹部外伤或直接被撞击、性交、外倒转术等都可诱发胎盘早剥。羊水过多时突然破膜,羊水流出过快或双胎分娩时第一胎儿娩出过快,使宫内压骤减,子宫突然收缩而导致胎盘早剥。临产后胎儿下降,脐带过短使胎盘自子宫壁剥离。

3.子宫静脉压升高

妊娠晚期或临产后,若孕妇长时间处于仰卧位,妊娠子宫可压迫下腔静脉使回心血量减少,血压下降(仰卧位低血压综合征),子宫静脉瘀血使静脉压升高,导致蜕膜静脉床瘀血或破裂而发生胎盘剥离。

4.其他

高龄孕妇、经产妇易发生胎盘早剥;不良生活习惯如吸烟、酗酒及吸食可卡因等也是国外发生率增高的原因;胎盘位于子宫肌瘤部位易发生胎盘早剥。

(二)病理及病理生理变化

胎盘早剥的主要病理变化是底蜕膜出血,形成血肿,使该处胎盘自子宫壁剥离。如剥离面小,血液很快凝固而出血停止,临床可无症状或症状轻微。如继续出血,胎盘剥离面也随之扩大,形成较大的胎盘后血肿,血液可冲开胎盘边缘及胎膜经宫颈管流出,表现为外出血,称为显性剥离。如胎盘边缘或胎膜与子宫壁未剥离,或胎头进入骨盆入口压迫胎盘下缘,使血液积聚于胎盘与子宫壁之间而不能外流,故无阴道流血,称为隐性剥离。由于血液不能外流,胎盘后出血越积越多,可致子宫底升高,当出血达到一定程度,压力增大,血液冲开胎盘边缘和胎膜经宫颈管流出,即为混合性出血。有时胎盘后血液可穿破羊膜而溢入羊膜腔,形成血性羊水。

胎盘早剥尤其是隐性剥离时,胎盘后血肿增大及压力增加,使血液浸入子宫肌层,引起肌纤维分离、断裂及变性,称为子宫胎盘卒中。当血液经肌层浸入浆膜层时,子宫表面可见蓝紫色瘀斑,以胎盘附着处为明显;偶尔血液也可渗入阔韧带、输卵管系膜,或经输卵管流入腹腔。卒中后的子宫收缩力减弱,可发生大量出血。

严重早剥的胎盘、剥离处的胎盘绒毛及蜕膜可释放大量组织凝血活酶,进入母体血液循环后激活凝血系统,导致弥散性血管内凝血(DIC),在肺、肾等器官内形成微血栓,引起器官缺氧及功能障碍。DIC 继续发展可激活纤维蛋白溶解系统,产生大量纤维蛋白原降解产物(FDP),引起继发性纤溶亢进。由于凝血因子的大量消耗及高浓度 FDP 的生成,最终导致严重的凝血功能障碍。

(三)临床表现及分类

国内外对胎盘早剥的分类不同。国外(Sher,1985)分为Ⅰ、Ⅱ、Ⅲ度,国内则分为轻、重两型。我国的轻型相当于 SherⅠ度,重型则包括 SherⅡ、Ⅲ度。

1.轻型

以外出血为主,胎盘剥离面不超过胎盘面积的 1/3,体征不明显。主要症状为较多量的阴道流血,色暗红,无腹痛或伴轻微腹痛,贫血体征不明显。检查:子宫软,无压痛或胎盘剥离处有轻压痛,宫缩有间歇,子宫大小与妊娠月份相符,胎位清楚,胎心率多正常。部分病例仅靠产后检查胎盘,发现胎盘母体面有陈旧凝血块及压迹而得以确诊。

2.重型

常为内出血或混合性出血,胎盘剥离面一般超过胎盘面积的 1/3,伴有较大的胎盘后血肿,多见于子痫前期、子痫,主要症状为突发的持续性腹痛,腰酸及腰背痛。疼痛程度与胎盘后积血多少呈正相关,严重时可出现恶心、呕吐、出汗、面色苍白、脉搏细弱、血压下降等休克征象。临床表现的严重程度与阴道流血量不相符。检查:子宫硬如板状,压痛,尤以胎盘剥离处最明显,但子宫后壁胎盘早剥时压痛可不明显。子宫往往大于妊娠月份,宫底随胎盘后血肿的增大而增高,子宫多处于高张状态,如有宫缩则间歇期不能放松,故胎位触不清楚。如剥离面超过胎盘面积的 1/2,由于缺氧,常常胎心消失,胎儿死亡。重型患者病情凶猛,可很快出现严重休克、肾功能异常及凝血功能障碍。

(四)辅助检查

1.B 型超声检查

可协助了解胎盘附着部位及胎盘早剥的程度,并可明确胎儿大小及存活情况。超声声像图显示,胎盘与子宫壁间有边缘不清楚的液性暗区即为胎盘后血肿;血块机化时,暗区内可见光点反射;胎盘绒毛膜板凸入羊膜腔,表明血肿较大。有学者认为超声诊断胎盘早剥的敏感性仅 15% 左右,即使阴性也不能排除胎盘早剥,但可排除前置胎盘。

2.实验室检查

了解贫血程度及凝血功能。可行血常规、尿常规及肝、肾功能等检查。重症患者应做以下试验:①DIC 筛选试验,包括血小板计数、血浆凝血酶原时间、血浆纤维蛋白原定量;②纤溶确诊试验,包括凝血酶时间、副凝试验和优球蛋白溶解时间;③情况紧急时,可行血小板计数,并用全血凝块试验监测凝血功能,并可粗略估计血纤维蛋白原含量。

(五)诊断与鉴别诊断

结合病史、临床症状及体征可作出临床诊断。轻型患者临床表现不典型时,可结合 B 型超声检查判断。重型患者出现典型临床表现时诊断较容易,关键应了解病情严重程度,了解有无肝、肾功能异常及凝血功能障碍,并与以下晚期妊娠出血性疾病进行鉴别。

1.前置胎盘

往往为无痛性阴道流血,阴道流血量与贫血程度成正比,通过 B 型超声检查可以鉴别。

2.先兆子宫破裂

应与重型胎盘早剥相鉴别。可有子宫瘢痕史,常发生在产程中,由于头盆不称、梗阻性难产等使产程延长或停滞。子宫先兆破裂时,患者宫缩强烈,下腹疼痛拒按,胎心异常,可有少量阴道流血,腹部可见子宫病理性缩复环,伴血尿。

(六)并发症

1.DIC

重型胎盘早剥特别是胎死宫内的患者可能发生 DIC,表现为阴道流血不凝或血凝块较软,皮肤、黏膜出血,咯血,呕血及血尿。

2.出血性休克

无论显性及隐性出血,量多时均可致休克;子宫胎盘卒中者产后因宫缩乏力可致严重的产后出血;凝血功能障碍也是导致出血的重要原因。大量出血使全身重要器官缺血缺氧,导致心、肝、肾衰竭,脑垂体及肾上腺皮质坏死。

3.羊水栓塞

胎盘早剥时,剥离面子宫血管开放,破膜后羊水可沿开放的血管进入母血液循环,导致羊水栓塞。

4.急性肾衰竭

重型胎盘早剥常由严重妊娠期高血压疾病引起。子痫前期或子痫时,肾内小动脉痉挛,肾小球前小动脉极度狭窄,导致肾脏缺血。而胎盘早剥出血,休克及 DIC 等,可在其基础上更加减少肾血流量,导致肾皮质或肾小管缺血坏死,出现急性肾衰竭。

5.胎儿宫内死亡

如胎盘早剥面积大,出血多,胎儿可因缺血缺氧而死亡。

(七)处理

1.纠正休克

立即面罩给氧,建立静脉输血通道,快速输新鲜血和血浆补充血容量及凝血因子,以保持血细胞比容不小于 0.30,尿量>30 mL/h。

2.了解胎儿

了解胎儿宫内安危状态、胎儿是否存活。

3.及时终止妊娠

胎盘早剥后,由于胎儿未娩出,剥离面继续扩大,出血可继续加重,并发肾衰竭及 DIC 的危险性也更大,严重危及母儿的生命。因此,确诊后应立即终止妊娠,娩出胎儿以控制子宫出血。根据胎盘早剥的程度、母儿安危选择终止妊娠的方式。

(1)剖宫产:适用于重型胎盘早剥,估计不可能短期内分娩者;即使是轻型患者,出现胎儿窘迫而需抢救胎儿者;病情急剧加重,危及孕妇生命时,不管胎儿存活与否,均应立即剖宫产。此外,有产科剖宫产指征、或产程无进展者也应剖宫产终止。术前应常规检查凝血功能,并备足新鲜血、血浆和血小板等。术中娩出胎儿和胎盘后,立即以双手按压子宫前后壁,用缩宫素 20 U 静脉推注、再以 20 U 子宫肌内注射,或在子宫肌壁注射卡前列素氨丁三醇注射液 250 μg,多数可以止血。如子宫不收缩、或有严重的子宫胎盘卒中而无法控制出血时,应快速输入新鲜血及凝血因子,并行子宫切除术。

(2)阴道分娩:轻型患者,全身情况良好,病情较稳定,出血不多,且宫颈口已开大,估计能在短时间内分娩者,可经阴道分娩。先行人工破膜使羊水缓慢流出,减少子宫容积,以腹带紧裹腹部加压,使胎盘不再继续剥离。如子宫收缩乏力,可使用缩宫素加强宫缩以缩短产程。产程中应密切观察心率、血压、宫底高度、阴道流血量及胎儿宫内情况,一旦发现病情加重或出现胎儿窘迫

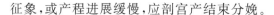

征象,或产程进展缓慢,应剖宫产结束分娩。

胎盘早剥患者易发生产后出血,产后应密切观察子宫收缩、宫底高度、阴道流血量及全身情况,加强宫缩剂的使用,并警惕 DIC 的发生。

4.凝血功能异常的处理

(1)补充血容量和凝血因子:大量出血可导致血容量不足及凝血因子的丧失,输入足够的新鲜血液可有效补充血容量及凝血因子。无新鲜血液时可用新鲜冰冻血浆替代,也可酌情输入纤维蛋白原 3～6 g。血小板减少时可输入血小板浓缩液。经过以上处理而尽快终止妊娠后,凝血因子往往可恢复正常。

(2)肝素的应用:是有效的抗凝剂,可阻断凝血过程,防止凝血因子及血小板的消耗,宜在血液高凝状态下尽早使用,禁止在有显著出血倾向或纤溶亢进阶段使用。

(3)抗纤溶治疗:当 DIC 处于血液不凝固而出血不止的纤溶阶段时,可在肝素化和补充凝血因子的基础上应用抗纤溶药物治疗。临床常用药物有抑肽酶、氨甲环酸、氨基己酸、氨甲苯酸等。

5.防止肾衰竭

患者出现少尿(尿量<17 mL/h)或无尿(尿量<100 mL/24 h)时应考虑是否有肾衰竭,可用呋塞米 40 mg 加入 25% 葡萄糖液 20 mL 中静脉推注,或用 20% 甘露醇 250 mL 快速静脉滴注,必要时可重复应用。如尿量仍不见增多,或出现氮质血症、电解质紊乱、代谢性酸中毒等严重肾衰竭时,可行血液透析治疗。

(八)预防

对妊娠期高血压疾病及慢性肾炎孕妇,应加强孕期管理,并积极治疗。防止外伤、避免性生活。对高危患者不主张行倒转术,人工破膜应在宫缩间歇期进行。

(九)小结

胎盘早剥为妊娠 20 周后或分娩期发生的晚期妊娠严重的并发症。胎盘早剥主要病理变化是底蜕膜出血,形成血肿,使正常位置的胎盘在胎儿娩出前自子宫壁剥离,可严重危及母儿生命。根据胎盘剥离面积的大小及病情严重程度,国内分为轻、重两型(我国的轻型相当于 Sher Ⅰ 度,重型则包括 Sher Ⅱ、Ⅲ度)。

轻型胎盘剥离以外出血为主,重型常为内出血或混合性出血。临床表现为突发的持续性腹痛,检查子宫呈高张状态,压痛。B 型超声检查可排除前置胎盘。

重症患者可出现严重并发症,故确诊后应立即终止妊娠,以控制子宫出血。胎盘早剥当危及孕妇生命时,不管胎儿存活与否,均应立即剖宫产。

(邢芝兰)

第二节　胎膜早破

胎膜破裂发生在临产前称胎膜早破(premature rupture of memberane,PROM)。如发生在妊娠满37周后,称足月胎膜早破(PROM of term),占分娩总数的10%,而发生在妊娠不满37周者,称足月前胎膜早破(preterm PROM,PPROM),发生率为 2.0%～3.5%。胎膜早破的妊娠结局与破膜时孕周有关。孕周越小,围生儿预后越差,常引起早产及母婴感染。

一、病因

导致胎膜早破的因素很多,往往是多因素相互作用的结果。

(一)生殖道病原微生物上行性感染

胎膜早破患者经腹羊膜腔穿刺,羊水细菌培养 28%~50% 呈阳性,其微生物分离结果往往与宫颈内口分泌物培养结果相同,提示生殖道病原微生物上行性感染是引起胎膜早破的主要原因之一。其机制可能是微生物附着于胎膜,趋化中性粒细胞,浸润于胎膜中的中性粒细胞脱颗粒,释放弹性蛋白酶,分解胶原蛋白成碎片,使局部胎膜抗张能力下降,而致胎膜早破。

(二)羊膜腔压力增高

双胎妊娠、羊水过多等使羊膜腔内压力增高,加上胎膜局部缺陷,如弹性降低、胶原减少,增加的压力作用于薄弱的胎膜处,引起胎膜早破。

(三)胎膜受力不均

胎位异常、头盆不称等可使胎儿先露部不能与骨盆入口衔接,盆腔空虚致使前羊水囊所受压力不均,引起胎膜早破。

(四)部分营养素缺乏

母血维生素 C 浓度降低者,胎膜早破发病率较正常孕妇增高近 10 倍。体外研究证明,在培养基中增加维生素 C 浓度,能降低胶原酶及其活性,而胶原是维持羊膜韧性的主要因素。铜元素缺乏能抑制胶原纤维与弹性硬蛋白的成熟。胎膜早破者常发现母、脐血清中铜元素降低。故维生素 C、铜元素缺乏,使胎膜抗张能力下降,易引起胎膜早破。

(五)宫颈内口松弛

常因手术机械性扩张宫颈、产伤或先天性宫颈局部组织结构薄弱等,使宫颈内口括约功能破坏,宫颈内口松弛,前羊水囊易于楔入,使该处羊水囊受压不均,加之此处胎膜最接近阴道,缺乏宫颈黏液保护,常首先受到病原微生物感染,造成胎膜早破。

二、临床表现

90% 患者突感较多液体从阴道流出,无腹痛等其他产兆。肛门检查上推胎儿先露部时,见液体从阴道流出,有时可见到流出液中有胎脂或被胎粪污染,呈黄绿色。如并发明显羊膜腔感染,则阴道流出液有臭味,并伴发热、母儿心率增快、子宫压痛等急性感染表现。隐匿性羊膜腔感染时,虽无明显发热,但常出现母儿心率增快。患者在流液后,常很快出现宫缩及宫口扩张。

三、诊断

(一)胎膜早破的诊断

1.阴道窥器检查

见液体自宫颈流出或后穹隆较多的积液中见到胎脂样物质是诊断胎膜早破的直接证据。

2.阴道液 pH 测定

正常阴道液 pH 为 4.5~5.5,羊水 pH 为 7.0~7.5,如阴道液 pH>6.5,提示胎膜早破可能性大,该方法诊断正确率可达 90%。若阴道液被血、尿、精液及细菌性阴道病所致的大量白带污染,可产生假阳性。

3.阴道液涂片检查

取阴道后穹隆积液置于干净玻片上,待其干燥后镜检,显微镜下见到羊齿植物叶状结晶为羊水。其诊断正确率可达 95%。如阴道液涂片用 0.5% 硫酸尼罗蓝染色,镜下可见橘黄色胎儿上皮细胞;若用苏丹Ⅲ染色,则见到黄色脂肪小粒,均可确定为羊水。

4.羊膜镜检查

可以直视胎儿先露部,看不到前羊膜囊即可诊断胎膜早破。

(二)羊膜腔感染的诊断

1.经腹羊膜腔穿刺检查

在确诊足月前胎膜早破后,建议行羊膜穿刺,抽出羊水检查微生物感染情况,对选择治疗方法有意义。常用方法如下。

(1)羊水细菌培养:是诊断羊膜腔感染的金标准。但该方法费时,难以快速诊断。

(2)羊水白介素 6 测定(interleukin-6,IL-6):如羊水中 IL-6≥7.9 ng/mL,提示急性绒毛膜羊膜炎。该方法诊断敏感性较高,且对预测新生儿性并发症如肺炎、败血症等有帮助。

(3)羊水涂片革兰氏染色检查:如找到细菌,则可诊断绒毛膜羊膜炎,该法特异性较高,但敏感性较差。

(4)羊水涂片计数白细胞:≥30 个白细胞/μL,提示绒毛膜羊膜炎,该法诊断特异性均较高。如羊水涂片革兰氏染色未找到细菌,而涂片白细胞计数增高,应警惕支原体、衣原体感染。

(5)羊水葡萄糖定量检测:如羊水葡萄糖<10 mg/dL,提示绒毛膜羊膜炎。该方法常与上述其他指标同时检测,综合分析,评价绒毛膜羊膜炎的可能性。

2.孕妇血检查

血常规时白细胞计数、中性粒细胞增高,或 C 反应蛋白>8 mg/L,提示有感染的可能。

四、对母儿影响

(一)对母体影响

1.感染

破膜后,阴道病原微生物上行性感染更容易、更迅速,且感染的程度和破膜时间有关。随着胎膜早破潜伏期(指破膜到产程开始的间隔时间)延长,羊水细菌培养阳性率增高,且原来无明显临床症状的隐匿性绒毛膜羊膜炎常变成显性。如破膜超过 24 小时,可使感染率增加 5~10 倍。除造成孕妇产前、产时感染外,胎膜早破还是产褥感染的常见原因。

2.胎盘早剥

足月前胎膜早破可引起胎盘早剥,确切机制尚不清楚,可能与羊水减少有关。据报道最大羊水池深度<1 cm,胎盘早剥发生率为 12.3%;而最大池深度>2 cm,其发生率仅为 3.5%。

(二)对胎儿影响

1.早产儿

30%~40% 早产与胎膜早破有关。早产儿易发生新生儿呼吸窘迫综合征、胎儿及新生儿颅内出血、坏死性小肠炎等并发症,围生儿死亡率增加。

2.感染

胎膜早破并发绒毛膜羊膜炎时,常引起胎儿及新生儿感染,表现为肺炎、败血症、颅内感染。

3.脐带脱垂或受压

胎先露未衔接者破膜后脐带脱垂的危险性增加;因破膜继发性羊水减少,使脐带受压,亦可致胎儿窘迫。

4.胎肺发育不良及胎儿受压综合征

妊娠28周前胎膜早破保守治疗的患者中,新生儿尸解发现,肺/体重比值减小、肺泡数目减少。活体X线摄片显示小而充气良好的肺、钟形胸、横隔上抬到第7肋间。胎肺发育不良常引起气胸、持续肺高压,预后不良。破膜时孕龄越小,引发羊水过少越早,胎肺发育不良的发生率越高。如破膜潜伏期长于4周,羊水过少程度重,可出现明显胎儿宫内受压,表现为铲形手、弓形腿、扁平鼻等。

五、治疗

(一)足月胎膜早破治疗

观察12~24小时,80%患者可自然临产。临产后观察体温、心率、宫缩、羊水流出量、性状及气味,必要时B型超声检查了解羊水量,胎儿电子监护进行宫缩应激试验,了解胎儿宫内情况。若羊水减少,且CST显示频繁变异减速,应考虑羊膜腔输液;如变异减速改善,产程进展顺利,则等待自然分娩,否则,行剖宫产术。若未临产,但发现有明显羊膜腔感染体征,应立即使用抗生素,并终止妊娠;如检查正常,破膜后12小时,给予抗生素预防感染,破膜24小时仍未临产且无头盆不称,宜引产。

(二)足月前胎膜早破治疗

这是胎膜早破的治疗难点,一方面要延长孕周减少新生儿因不成熟而产生的疾病与死亡;另一方面随着破膜后时间延长,上行性感染不可避免或原有的感染加重,发生严重感染并发症的危险性增加,同样可造成母儿预后不良。目前足月前胎膜早破的处理原则是:若胎肺不成熟,无明显临床感染征象,无胎儿窘迫,则期待治疗;若胎肺成熟或有明显临床感染征象,则应立即终止妊娠;对胎儿窘迫者,应针对宫内缺氧的原因,进行治疗。

1.期待治疗

密切观察孕妇体温、心率、宫缩、白细胞计数、C反应蛋白等变化,以便及早发现患者的明显感染体征,及时治疗。避免不必要的肛门及阴道检查。

(1)应用抗生素:足月前胎膜早破应用抗生素,能降低胎儿及新生儿肺炎、败血症及颅内出血的发生率;亦能大幅度减少绒毛膜羊膜炎及产后子宫内膜炎的发生。尤其对羊水细菌培养阳性或阴道分泌物培养B族链球菌阳性者,效果最好。B族链球菌感染用青霉素;支原体或衣原体感染,选择红霉素或罗红霉素。如感染的微生物不明确,可选用FDA分类为B类的广谱抗生素,常用β-内酰胺类抗生素。可间断给药,如开始给氨苄西林或头孢菌素类静脉滴注,48小时后改为口服。若破膜后长时间不临产,且无明显临床感染征象,则停用抗生素,进入产程时继续用药。

(2)宫缩抑制剂应用:对无继续妊娠禁忌证的患者,可考虑应用宫缩抑制剂预防早产。如无明显宫缩,可口服利托君;有宫缩者,静脉给药,待宫缩消失后,口服维持用药。

(3)纠正羊水过少:若孕周小,羊水明显减少者,可进行羊膜腔输液补充羊水,以帮助胎肺发育;若产程中出现明显脐带受压表现(CST显示频繁变异减速),羊膜腔输液可缓解脐带受压。

(4)肾上腺糖皮质激素促胎肺成熟:妊娠35周前的胎膜早破,应给予倍他米松12 mg静脉滴注,每天1次共2次;或地塞米松10 mg静脉滴注,每天1次,共2次。

2.终止妊娠

一旦胎肺成熟或发现明显临床感染征象,在抗感染同时,应立即终止妊娠。对胎位异常或宫颈不成熟,缩宫素引产不易成功者,应根据胎儿出生后存活的可能性,考虑剖宫产或更换引产方法。

六、预防

(一)妊娠期尽早治疗下生殖道感染

及时治疗滴虫阴道炎、淋病奈瑟菌感染、宫颈沙眼衣原体感染、细菌性阴道病等。

(二)注意营养平衡

适量补充铜元素或维生素 C。

(三)避免腹压突然增加

特别对先露部高浮、子宫膨胀过度者,应予以足够休息,避免腹压突然增加。

(四)治疗宫颈内口松弛

可于妊娠 14～16 周行宫颈环扎术。

七、小结

临产前,胎膜破裂为胎膜早破,主要由生殖道病原微生物上行性感染所致。绝大多数患者突感较多液体从阴道流出,无腹痛等其他产兆。检查可见阴道排液,有时可见到流出液中有胎脂或胎粪污染。如并发明显羊膜腔感染,则阴道流出液体有臭味,并伴发热、子宫压痛、白细胞计数增高、C 反应蛋白阳性等急性感染表现。隐匿性羊膜腔感染时,虽无明显发热,但常出现母儿心率增快。目前,胎膜早破的处理原则是:①若胎肺不成熟,无明显临床感染征象,无胎儿窘迫,则期待治疗;②若胎肺成熟或有明显临床感染征象,则应立即终止妊娠。

(邢芝兰)

第三节 脐带异常

脐带是胎儿与母体进行物质和气体交换的唯一通道。脐带异常可使胎儿血供受限或受阻,导致胎儿窘迫,甚至胎儿死亡。

一、脐带长度异常

脐带正常长度为 30～70 cm,平均 55 cm。

(一)脐带过短

脐带的安全长度须超过从胎盘附着处达母体外阴的距离。若胎盘附着于宫底,脐带长度至少 32 cm 方能正常分娩,故认为脐带短于 30 cm 称为脐带过短,发生率 1%。脐带过短分娩前常无临床征象,临产后可因胎先露部下降受阻,脐带被牵拉过紧致使胎儿血液循环受阻,缺氧而出现胎心率异常;可导致胎盘早剥,脐带断裂,甚至子宫内翻;引起产程延长,以第二产程延长多见。若临产后怀疑脐带过短,应改变体位并吸氧,胎心无改善应尽快行剖宫产术。

(二)脐带过长

指脐带长度超过 70 cm。脐带过长容易引起脐带打结、缠绕、脱垂及受压。

二、脐带缠绕

脐带围绕胎儿颈部、四肢或躯干者,称为脐带缠绕,是常见的脐带并发症,发生率为 13% ~ 20%。约 90% 为脐带绕颈,以绕颈 1 周者居多,绕颈 3 周以上罕见(图 5-1)。

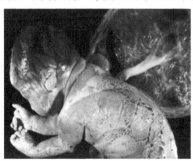

图 5-1　脐带绕颈

其发生原因和脐带过长、胎儿过小、羊水过多及胎动过频等有关。

对胎儿的影响与脐带缠绕松紧、缠绕周数及脐带长短有关。脐带绕颈 1 周需脐带 20 cm 左右,因此脐带长度正常者绕颈 1 周对胎儿的影响并不大。

脐带缠绕的临床特点如下。

(一)胎先露部下降受阻

由于脐带缠绕使脐带相对变短,影响胎先露下降,导致产程延长或产程停滞。

(二)胎儿窘迫

当缠绕周数过多、过紧时或胎先露下降时,脐带受到牵拉,可使胎儿血液循环受阻,导致胎儿窘迫,甚至胎死宫内(图 5-2)。

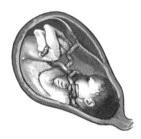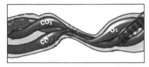

图 5-2　脐带绕颈

(三)电子胎心监护

出现频繁的变异减速。

(四)彩色多普勒超声检查

可在胎儿颈部发现脐带血流信号。

(五)B 型超声检查

脐带缠绕处的皮肤有明显的压迹,脐带缠绕 1 周者皮肤为 U 形压迹;脐带缠绕 2 周者,皮肤为 W 形压迹;脐缠绕 3 周或 3 周以上,皮肤压迹为锯齿状。

当产程中出现上述情况,应高度警惕脐带缠绕,尤其当胎心监护出现异常,经吸氧、改变体位不能缓解时,应及时终止妊娠。临产前 B 型超声诊断脐带缠绕,应在分娩过程中加强监护,一旦出现胎儿窘迫,及时处理。

三、脐带打结

脐带打结分为假结和真结两种。脐带假结是指脐静脉较脐动脉长,形成迂曲似结或由于脐血管较脐带长,血管卷曲似结(图 5-3)。假结一般不影响胎儿血液循环,对胎儿影响不大。脐带真结是由于脐带缠绕胎体,随后胎儿又穿过脐带套环而成真结(图 5-4)。脐带真结较少见,发生率 0.4%～1.1%。真结一旦影响胎儿血液循环,妊娠期可导致胎儿生长受限,真结过紧可造成胎儿血液循环受阻,严重者导致胎死宫内,多数在分娩后确诊。

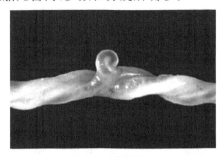

图 5-3　脐带假结

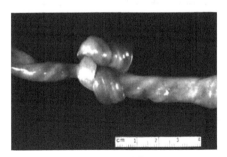

图 5-4　脐带真结

四、脐带扭转

胎儿活动可使脐带顺其纵轴扭转呈螺旋状,生理性扭转可达 6～11 周(图 5-5)。若脐带过度扭转呈绳索样,使胎儿血液循环受阻,造成胎儿缺氧,严重者可致胎儿血液循环中断,导致胎死宫内。

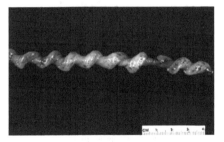

图 5-5　脐带扭转

五、脐带附着异常

(一)脐带边缘性附着

指脐带附着在胎盘边缘者,因其形状似球拍,故又称为球拍状胎盘。在分娩过程中,脐带边缘性附着一般不影响胎儿血液循环。多在产后胎盘检查时才被发现。

(二)脐带帆状附着

指脐带附着于胎膜上,脐带血管通过羊膜与绒毛膜之间进入胎盘。附着在胎膜上的脐带血管位置高于胎儿先露部,一般对胎儿无影响。如附着在胎膜的脐带血管跨过宫颈内口,位于先露部前方时,称为前置血管。前置血管受胎先露压迫,可导致胎儿窘迫或死亡。分娩过程中,如前置血管破裂,胎儿血液外流,出血量达 200~300 mL 时,可发生胎儿死亡。前置血管破裂表现为胎膜破裂时有血液随羊水流出,伴胎心率异常或消失,胎儿死亡。取血检查见有核红细胞或幼红细胞及胎儿血红蛋白可确诊(图 5-6)。

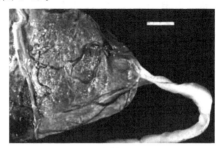

图 5-6　脐带帆状附着

六、脐带先露和脐带脱垂

胎膜未破时脐带位于胎先露部前方或一侧称为脐带先露,也称隐性脐带脱垂(图 5-7)。胎膜破裂后,脐带脱出于宫颈口外,降至阴道甚至外阴,称为脐带脱垂(图 5-8)。脐带脱垂发生率约为 1/300 次分娩,是导致胎儿窘迫、新生儿窒息、死胎及死产的重要原因之一。

(一)病因

脐带脱垂容易发生在胎先露部不能衔接时,常见原因:①胎位异常,因胎先露与骨盆入口之间有间隙使脐带滑落,多见于臀先露、肩先露和枕后位等;②胎头高浮或头盆不称,使胎头与骨盆入口间存在较大间隙;③胎儿较小或多胎妊娠第二胎儿娩出前;④羊水过多、羊膜腔内压力过高,破膜时脐带随羊水冲出;⑤脐带过长。

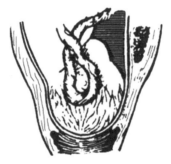

图 5-7　脐带先露

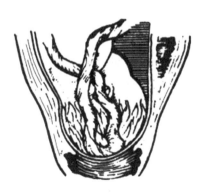

图 5-8　脐带脱垂

（二）诊断

有脐带脱垂危险因素存在时,应警惕脐带脱垂的可能。若胎膜未破,于胎动、宫缩后胎心率突然减速,改变体位、上推胎先露部及抬高臀部后迅速恢复者,应考虑有脐带先露的可能。彩色多普勒超声检查在胎先露部一侧或其下方找到脐血流声像图即可确诊。胎膜已破者一旦胎心率出现异常,应行阴道检查,如在胎先露旁或胎先露下方,以及阴道内触及脐带者,即可确诊。检查时应动作轻柔迅速,以免延误处理时间及加重脐血管受压。

（三）处理

1.脐带脱垂

一旦发现脐带脱垂,胎心尚好,胎儿存活者,应争取尽快娩出胎儿并做好新生儿窒息的抢救准备。

（1）宫口开全,胎头已入盆,应根据不同胎位行产钳术、胎头吸引术或臀牵引术等阴道手术助产。阴道助产有困难则行剖宫产术。

（2）若宫颈未开全,应立即就地行剖宫产术。在准备期间,产妇应取头低臀高位,必要时用手将胎先露推至骨盆入口以上,以减轻脐带受压。在准备手术时,必须抬高产妇臀部,以防脐带进一步脱出。检查者的手保持在阴道内,将胎儿先露上推,避免脐带受压。

（3）若宫口未开全又无立即剖宫产条件者,可采用脐带还纳术,但施术困难,成功率不高,已少用。

2.脐带先露

经产妇、胎膜未破、宫缩良好者,取头低臀高位,由于重力作用使胎先露退出盆腔,可减轻脐带受压,脐带也可能退回。密切观察胎心率,等待胎头衔接,宫口逐渐扩张,胎心仍保持良好者,可经阴道分娩。否则应行剖宫产终止妊娠。

（四）预防

（1）做好妊娠期保健,有胎位异常者及时纠正,如纠正有困难,或骨盆狭窄者应提前住院,及早确定分娩方式。

（2）临产后胎先露未入盆或胎位异常者,应卧床休息,少做肛查或阴道检查,检查的动作要轻柔,以防胎膜破裂。一旦胎膜破裂,应立即听胎心,出现胎心率异常者立即做阴道检查。

（3）胎头未入盆而需行人工破膜者,应在宫缩间歇时行高位破膜,缓慢放出羊水以防脐带被羊水冲出。

七、脐带病变

(一)单脐动脉(single umbilical artery,SUA)

人类正常脐带有两条脐动脉和一条脐静脉(图5-9)。如脐带中只有一条脐动脉,称为单脐动脉(图5-10)。单脐动脉的发生有两种学说:一种学说认为是先天性未发育,从胚胎发育开始就只有一支脐动脉;另一种学说是胚胎开始发育时存在两支脐动脉,但在以后的发育过程中,一支脐动脉继发性萎缩而逐渐消失。

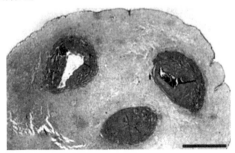

图 5-9　正常脐带横断面

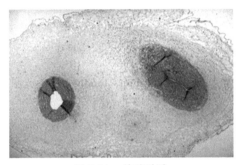

图 5-10　单脐动脉

单脐动脉的发生率文献报道差异很大,在单胎妊娠中发生率约为1%,在双胎中约为5%。刘伯宁等报道连续检查1 018例脐带,距新生儿脐轮3 cm处取材,作肉眼和显微镜观察,发现SUA 6例,发生率为0.59%,其中3例为FGR。后又于2001年报道对410例死亡围生儿尸检与胎盘病理检查,发现SUA 16例,发生率为3.9%;说明FGR的发生与SUA有关。由于脐动脉在将进入胎盘前,可有吻合支(Hyrtl吻合支)或融合成一支主干后再分成两支,故取材部位过低,即在距胎儿面3 cm以内,可能作出SUA的误诊。SUA在白人中的发生率较黑人者高。妊娠合并糖尿病、高胎产次、羊水过多或过少及双胎妊娠中SUA的发生率均增高。

单脐动脉对胎儿有一定影响,常与胎儿畸形共存,其发生率约在30%。SUA新生儿的平均体重较轻,且SUA在低体重儿中的发生率也较正常体重儿高。导致低体重儿发生率增高的原因,可能是胎盘部分面积萎缩,回流血量减少,使胎儿发育不良。由于SUA病死率高,常伴发胎儿畸形及FGR,故在产前检查时,常规应用B超检测脐动脉,及时作出诊断,提高围生期诊疗质量。有的SUA婴儿可能是完全正常者,而有的SUA婴儿可能有畸形,故对SUA外观正常的新生儿除做B超等无损伤性检查,观察有无肾脏等畸形外,无需行其他创伤性检查。

(二)脐带囊肿

发生率为3%,可位于脐带的任何部分,分为真性囊肿和假性囊肿。假性囊肿为华通胶液化,无上皮包膜,常见于脐带的胎儿端。真性囊肿为胚胎期卵黄囊或尿囊的遗迹,有上皮性包膜,常在妊娠早期吸收。残留物衍化的囊肿一般均很小,没有特殊临床意义,偶有达鸡蛋大小,则可压迫脐带血管。来源于卵黄囊的囊肿,与尿囊管残留相比,前者有肌层、上皮可分泌黏液,且可成对,周围往往有小的卵黄囊血管网;而残留的尿囊管大小不一,可有或无管腔,无上皮或有扁平、立方上皮,偶为移行上皮,无平滑肌。肠系膜管连接胎儿回肠和卵黄囊,当原肠旋转并退回到腹腔时,肠系膜管萎缩,一般在妊娠第 7 周到第 16 周内完全萎缩,Jones 等观察在第 10 周萎缩。若未完全萎缩退化,则残留在胎儿体内形成回肠的 Meckel 憩室;残留于脐带内者一般均为小管状,罕见较大的残留管,残留管内可有肝、胰、胃及小肠。扩张的肠系膜管残留还可伴有小肠闭锁,故在钳夹粗大脐带时,应注意此种异常情况。羊膜上皮包涵囊肿很罕见,囊肿多很小、囊内被覆羊膜上皮。

(三)脐带血肿

指脐带血管内的血液流出到周围的华通胶内。常发生于脐带近胎儿端,发生率为1/13 000～1/5 000 次分娩。发生原因如下。

(1)脐动脉肌层或脐静脉弹力纤维发育不良,导致血管破裂。

(2)脐带扭转、过短、脱垂,在分娩时被牵拉。

(3)脐血管黏液或脂肪变,或华通胶缺乏,脐血管保护缺乏。脐带血肿易引起胎儿窘迫,围生儿病死率高达 50%。

(四)脐带肿瘤

极罕见,多为脐带血管上皮性肿瘤。包括畸胎瘤、血管瘤、黏液瘤等,可发生于脐带任何部位,多发生于脐带的胎盘端。增大的肿瘤压迫脐带血管,影响胎儿血供,可导致胎儿死亡。

(五)脐血管血栓

较少见,可发生于孕早期而导致 SUA,多发生于近足月妊娠时。脐血管血栓在分娩中的发生率为1/1 300,在围生儿尸检中为 1/1 000,在高危妊娠中的发生率为 1/250。血栓形成多因脐带受压,脐带帆状附着、在胎膜上行走的血管缺乏华通胶的保护、更易受压;脐带严重感染导致附壁血栓形成;脐带静脉曲张或脐带扭曲、打结;经脐带内输血和血肿引起。脐血管血栓可破裂;栓子可进入胎儿或胎盘导致梗死,甚至血栓广泛使循环受到影响导致胎儿死亡,Wolf 等报道产前引起胎儿心肌梗死;栓子还可引起胎儿截肢或由于 DIC 而广泛出血。围生儿病死率很高,也可能是造成脑瘫的原因。值得注意的是,脐血管血栓形成可能是由于其他原因引起胎儿死亡后的继发性变化,而不是胎儿直接致死的原因。孕妇发生 DIC 或缺乏 C 蛋白、S 蛋白者,其胎盘血管中亦会有血栓形成;常伴发脐带炎和/或绒毛膜羊膜炎。

(六)脐带水肿

Scott 等报道水肿的脐带中水分含量可达 93.5%,而起皱的脐带中水分含量 89.2%。随着妊娠的进展羊水量逐渐减少,脐带中的水分亦相应地减少。10% 的新生儿脐带有水肿,早产儿中较多,这种单纯的脐带水肿对胎儿无甚影响。不过,脐带水肿往往是胎儿水肿的合并症,此种情况常见于母胎 Rh 或 ABO 血型不合、HbBart 胎儿水肿综合征、母亲有糖尿病、早产和浸软胎儿。在肉眼观察水肿的脐带增粗、反光增强,显微镜观察水肿液呈弥漫性或局限性分布,华通胶内有大小不等的空泡,并可伴有炎症细胞浸润及血栓形成;而浸软胎儿脐带常伴有轻度水肿和着色。

(七)无盘绕脐血管

由于脐静脉较脐动脉长,脐血管又比脐带长,故在脐带华通胶质中,不仅脐静脉围绕脐动脉,且脐血管还呈弯曲、迂回状。若脐血管直,与整个脐带平行则为无盘绕脐血管。Strong 等观察 894 例胎儿,其中 38 例(4.3%)为无盘绕脐血管。无盘绕脐血管组胎儿窘迫、产时胎心反复减缓、早产、死胎、因胎儿窘迫而行剖宫产、羊水胎粪污染、核型异常等均显著高于脐血管有盘绕组。文献报道无盘绕脐血管的胎儿宫内病死率达 10%,故产儿病率及病死率增高的原因可能是这种脐血管的结构对外来压力的抗压强度减弱有关。产前可经超声检查辅助诊断。

八、无脐带

极罕见。此种发育异常导致胎盘直接与胎儿腹壁相连,合并内脏外翻(无脐带综合征),是一种致死性畸形。在胚胎发育过程中,当胚盘经周围合拢转变为圆柱胚时,胚胎体部闭合,体蒂(即脐带的前身)形成,胚内体腔(腹腔)与胚外体腔(绒毛膜腔)分开,与此同时,羊膜生长迅速将胎儿包于其中,绒毛膜腔闭合,并包围了脐带。由于胚盘合拢失败、体蒂发育异常,常伴有多种先天性缺陷。

（邢芝兰）

第四节　羊水量异常

正常妊娠时羊水的产生与吸收处于动态平衡中,正常情况下,羊水量从孕 16 周时的 200 mL 逐渐增加至 34～35 周时 980 mL,以后羊水量又逐渐减少,至孕 40 周时约为 800 mL。到妊娠 42 周时减少为 540 mL。任何引起羊水产生与吸收失衡的因素均可造成羊水过多或过少的病理状态。

一、羊水过多

妊娠期间,羊水量超过 2 000 mL 者称羊水过多,发生率为 0.9%～1.7%。

羊水过多可分为急性和慢性两种,孕妇在妊娠中晚期时羊水量超过 2 000 mL,但羊水量增加缓慢,数周内形成羊水过多,往往症状轻微,称慢性羊水过多;若羊水在数天内迅速增加而使子宫明显膨胀,并且压迫症状严重,称为急性羊水过多。

(一)病因

羊水过多的病因复杂,部分羊水过多发生的原因是可以解释的,但是大部分病因尚不明了,根据 Hill 等报道,约有 2/3 羊水过多为特发性,已知病因多可能与胎儿畸形及妊娠合并症、并发症有关。

1.胎儿畸形

胎儿畸形是引起羊水过多的主要原因。羊水过多孕妇中,18%～40% 合并胎儿畸形。羊水过多伴有以下高危因素时,胎儿畸形率明显升高:①胎儿发育迟缓;②早产;③发病早,特别是发生在 32 周之前;④无法用其他高危因素解释。

(1)神经管畸形:最常见,约占羊水过多畸形的 50%,其中主要为开放性神经管畸形。当无脑儿、显性脊柱裂时,脑脊膜暴露,脉络膜组织增生,渗出增加,以及中枢性吞咽障碍加上抗利尿激素缺乏等,使羊水形成过多,回流减少导致羊水过多。

（2）消化系统畸形：主要是消化道闭锁，如食管、十二指肠闭锁，使胎儿吞咽羊水障碍，引起羊水过多。

（3）腹壁缺损：腹壁缺损导致的脐膨出、内脏外翻，使腹腔与羊膜腔之间仅有菲薄的腹膜，导致胎儿体液外渗，从而发生羊水过多。

（4）膈疝：膈肌缺损导致腹腔内容物进入胸腔使肺和食管发育受阻，胎儿吞咽和吸入羊水减少，导致羊水过多。

（5）遗传性假性低醛固酮症（pseudohypoaldosteronism，PHA）：这是一种先天性低钠综合征，胎儿对醛固酮的敏感性降低，导致低钠血症、高钾血症、脱水、胎尿增加、胎儿发育迟缓等症状，往往伴有羊水过多。

（6）VATER先天缺陷：VATER是一组先天缺陷，包括脊椎缺陷、肛门闭锁、气管食管瘘及桡骨远端发育不良，常常同时伴有羊水过多。

2.胎儿染色体异常

16-三体、21-三体、13-三体胎儿可出现胎儿吞咽羊水障碍，引起羊水过多。

3.双胎异常

约10%的双胎妊娠合并羊水过多，是单胎妊娠的10倍以上。单卵单绒毛膜双羊膜囊时，两个胎盘动静脉吻合，易并发双胎输血综合征，受血儿循环血量增多、胎儿尿量增加，引起羊水过多。另外双胎妊娠中一胎为无心脏畸形者必有羊水过多。

4.妊娠糖尿病或糖尿病合并妊娠

羊水过多中合并糖尿病者较多，占10%～25%。母体高血糖致胎儿血糖增高，产生渗透性利尿，以及胎盘胎膜渗出增加均可导致羊水过多。

5.胎儿水肿

羊水过多与胎儿免疫性水肿（母儿血型不合溶血）及非免疫性水肿（多由宫内感染引起）有关。

6.胎盘因素

胎盘增大，胎盘催乳素（HPL）分泌增加，可能导致羊水量增加。胎盘绒毛血管瘤是胎盘常见的良性肿瘤，往往也伴有羊水过多。

7.特发性羊水过多

约占30%，不合并孕妇、胎儿及胎盘异常，原因不明。

（二）对母儿的影响

1.对孕妇的影响

急性羊水过多引起明显的压迫症状，妊娠期高血压疾病的发病风险明显增加，是正常妊娠的3倍。由于子宫肌纤维伸展过度，可致宫缩乏力、产程延长及产后出血增加；若突然破膜可使宫腔内压力骤然降低。导致胎盘早剥、休克。此外，并发胎膜早破、早产的可能性增加。

2.对胎儿的影响

常并发胎位异常、脐带脱垂、胎儿窘迫及因早产引起的新生儿发育不成熟，加上羊水过多常合并胎儿畸形，故羊水过多者围生儿病死率明显增高，约为正常妊娠的7倍。

（三）临床表现

临床症状与羊水过多有关，主要是增大的子宫压迫邻近的脏器产生的压迫症状，羊水越多，症状越明显。

1.急性羊水过多

多在妊娠20～24周发病,羊水骤然增多,数天内子宫明显增大,产生一系列压迫症状。患者感腹部胀痛、腰酸、行动不便,因横隔抬高引起呼吸困难,甚至发绀,不能平卧。子宫压迫下腔静脉,血液回流受阻,下腹部、外阴、下肢严重水肿。检查可见腹部高度膨隆、皮肤张力大、变薄,腹壁下静脉扩张,可伴外阴部静脉曲张及水肿;子宫大于妊娠月份、张力大,胎位检查不清、胎心音遥远或听不清。

2.慢性羊水过多

常发生在妊娠28～32周。羊水在数周内缓慢增多,出现较轻微的压迫症状或无症状,仅腹部增大较快。检查见子宫张力大、子宫大小超过停经月份,液体震颤感明显,胎位尚可查清或不清、胎心音较遥远或听不清。

(四)诊断

根据临床症状及体征诊断并不困难。但常需采用下列辅助检查,估计羊水量及羊水过多的原因。

1.B型超声检查

为羊水过多的主要辅助检查方法。目前临床广泛应用的有两种标准:一种是以脐横线与腹白线为标志,将腹部分为四个象限,各象限最大羊水暗区垂直径之和为羊水指数(amniotic fluid index,AFI);另一种是以羊水最大深度(maximum vertical pocket depth,MVP;amniotic fluid volume,AFV)为诊断标准。国外Phelan JP等以羊水指数>18 cm诊断为羊水过多;Schrimmer DB等以羊水最大深度为诊断标准,目前均已得到国内外的公认。MVP 8～11 cm为轻度羊水过多,12～15 cm为中度羊水过多,≥16 cm为重度羊水过多。B型超声检查还可了解胎儿结构畸形如无脑儿、显性脊柱裂、胎儿水肿及双胎等。

2.其他

(1)羊水甲胎蛋白测定(AFP):开放性神经管缺陷时,羊水中AFP明显增高,超过同期正常妊娠平均值加3个标准差以上。

(2)孕妇血糖检查:尤其慢性羊水过多者,应排除糖尿病。

(3)孕妇血型检查:如胎儿水肿者应检查孕妇Rh、ABO血型,排除母儿血型不合溶血引起的胎儿水肿。

(4)胎儿染色体检查:羊水细胞培养或采集胎儿血培养做染色体核型分析,或应用染色体探针对羊水或胎儿血间期细胞真核直接原位杂交,了解染色体数目、结构异常。

(五)处理

主要根据胎儿有无畸形、孕周及孕妇压迫症状的严重程度而定。

1.羊水过多合并胎儿畸形

一旦确诊胎儿畸形、染色体异常,应及时终止妊娠,通常采用人工破膜引产。破膜时需注意以下方面。

(1)高位破膜,即以管状的高位破膜器沿宫颈管与胎膜之间上送15 cm,刺破胎膜,使羊水缓慢流出,宫腔内压逐渐降低,在流出适量羊水后,取出高位破膜器然后静脉滴注缩宫素引产。若无高位破膜器或为安全亦可经腹穿刺放液,待宫腔内压降低后再行依沙吖啶引产。亦可选用各种前列腺素制剂引产,一般在24～48小时内娩出。尽量让羊水缓慢流出,避免宫腔内压突然降低而引起胎盘早剥。

（2）羊水流出后腹部置沙袋维持腹压，以防休克。

（3）手术操作过程中，需严密监测孕妇血压、心率变化。

（4）注意阴道流血及宫高变化，以及早发现胎盘早剥。

2.羊水过多合并正常胎儿

对孕周不足 37 周，胎肺不成熟者，应尽可能延长孕周。

（1）一般治疗：低盐饮食、减少孕妇饮水量。卧床休息，取左侧卧位，改善子宫胎盘循环，预防早产。每周复查羊水指数及胎儿生长情况。

（2）羊膜穿刺减压：对压迫症状严重，孕周小、胎肺不成熟者，可考虑经腹羊膜穿刺放液，以缓解症状，延长孕周。放液时注意：①避开胎盘部位穿刺；②放液速度应缓慢，每小时不超过 500 mL，一次放液不超过 1 500 mL，以孕妇症状缓解为度，放出羊水过多可引起早产；③有条件应在 B 型超声监测下进行；④密切注意孕妇血压、心率、呼吸变化；⑤严格消毒，防止感染，酌情用镇静药预防早产；⑥放液后 3～4 周如压迫症状重，可重复放液以减低宫腔内压力。

（3）前列腺素合成酶抑制剂治疗：常用吲哚美辛，其作用机制是抑制利尿作用，期望能抑制胎儿排尿减少羊水量。常用剂量为吲哚美辛 2.2～2.4 mg/(kg·d)，分 3 次口服。应用过程中应密切随访羊水量（每周 2 次测 AFI）、胎儿超声心动图（用药后 24 小时一次，此后每周一次），吲哚美辛的最大问题是可使动脉导管狭窄或提前关闭，主要发生在 32 周以后，所以应限于应用在 32 周以前，同时加强超声多普勒检测。一旦出现动脉导管狭窄立即停药。

（4）病因治疗：若为妊娠糖尿病或糖尿病合并妊娠，需控制孕妇过高的血糖；母儿血型不合溶血，胎儿尚未成熟，而 B 型超声检查发现胎儿水肿，或脐血显示 Hb＜60 g/L，应考虑胎儿宫内输血。

（5）分娩期处理：自然临产后，应尽早人工破膜，除前述注意事项外，还应注意防止脐带脱垂。若破膜后宫缩仍乏力，可给予低浓度缩宫素静脉滴注，增强宫缩，密切观察产程进展。胎儿娩出后应及时应用宫缩剂，预防产后出血。

二、羊水过少

妊娠晚期羊水量少于 300 mL 者称羊水过少，发生率为 0.5%～5.5%，较常见于足月妊娠。羊水过少出现越早，围产儿的预后越差，因其对围生儿预后有明显的不良影响，近年受到越来越多的重视。

（一）病因

羊水过少的病因目前尚未完全清楚。许多产科高危因素与羊水过少有关，可分为胎儿因素、胎盘因素、孕妇因素和药物因素四大类。另外，尚有许多羊水过少不能用以上的因素解释，称为特发性羊水过少。

1.胎儿缺氧

胎儿缺氧和酸中毒时，心率和心排血量下降，胎儿体内的血液重新分布，心、脑、肾上腺等重要脏器血管扩张，血流量增加；肾脏、四肢、皮肤等外周脏器的血管收缩，血流量减少，进一步导致尿量减少。妊娠晚期胎尿是羊水的主要来源，胎儿长期的慢性缺氧可导致羊水过少。所以羊水过少可以看作胎儿在宫内缺氧的早期表现。

2.孕妇血容量改变

现有研究发现羊水量与母体血浆量之间有很好的相关性，如母体低血容量则可出现羊水量

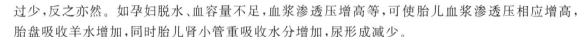

过少,反之亦然。如孕妇脱水、血容量不足,血浆渗透压增高等,可使胎儿血浆渗透压相应增高,胎盘吸收羊水增加,同时胎儿肾小管重吸收水分增加,尿形成减少。

3.胎儿畸形及发育不全

在羊水过少中,合并胎儿先天性发育畸形的很多,但以先天性泌尿系统异常最常见。

(1)先天性泌尿系统异常:先天性肾缺如,又名 Potter 综合征,是以胎儿双侧肾缺如为主要特征的综合征,包括肺发育不良和特殊的 Potter 面容,发生率为 1∶(2 500～3 000),原因至今不明。本病可在产前用 B 超诊断即未见肾形成。尿路梗阻亦可发生羊水过少,如输尿管梗阻、狭窄、尿道闭锁及先天性肾发育不全。肾小管发育不全(renal tubular dysgenesis,RTD),RTD 是一种以新生儿肾衰竭为特征的疾病,肾脏的大体外形正常,但其组织学检查可见近端肾小管缩短及发育不全。常发生于有先天性家族史、双胎输血综合征及目前摄入血管紧张素转换酶抑制剂者。这些疾病因胎儿无尿液生成或生成的尿液不能排入羊膜腔致妊娠中期后严重羊水过少。

(2)其他畸形:并腿畸形、梨状腹综合征(prune belly syndrome,PBS)、隐眼-并指(趾)综合征、泄殖腔不发育或发育不良、染色体异常等均可同时伴有羊水过少。

4.胎膜早破

羊水外漏速度大于再产生速度,常出现继发性羊水过少。

5.药物影响

吲哚美辛是一种前列腺素合成酶抑制剂,并有抗利尿作用,可以应用于治疗羊水过多,但使用时间过久,除可以发生动脉导管提前关闭外,还可以发生羊水过少。另外应用血管紧张素转换酶抑制剂也可导致胎儿低张力、无尿、羊水过少、生长受限、肺发育不良及肾小管发育不良等不良反应。

(二)对母儿的影响

1.对胎儿的影响

羊水过少是胎儿危险的重要信号,围生儿发病率和死亡率明显增高。与正常妊娠相比,轻度羊水过少围生儿死亡率增高 13 倍,而重度羊水过少围生儿死亡率增高 47 倍。主要死因是胎儿缺氧及畸形。妊娠中期重度羊水过少的胎儿畸形率很高,可达 50.7%。其中先天性肾缺如所致的羊水过少,可引起典型 Potter 综合征(胎肺发育不良、扁平鼻、耳大位置低、肾及输尿管不发育,以及铲形手、弓形腿等),死亡率极高。而妊娠晚期羊水过少,常为胎盘功能不良及慢性胎儿宫内缺氧所致。羊水过少又可引起脐带受压,加重胎儿缺氧。羊水过少中约 1/3 新生儿、1/4 胎儿发生酸中毒。

2.对孕妇的影响

手术产概率增加。

(三)诊断

1.临床表现

胎盘功能不良者常有胎动减少;胎膜早破者有阴道流液。腹部检查:宫高、腹围较小,尤以胎儿宫内生长受限者明显,有子宫紧裹胎儿感。临产后阴道检查时发现前羊水囊不明显,胎膜与胎儿先露部紧贴。人工破膜时发现羊水极少。

2.辅助检查

(1)B 型超声检查:是羊水过少的主要辅助诊断方法。妊娠晚期最大羊水池深度≤2 cm,或羊水指数≤5 cm,可诊断羊水过少;羊水指数<8 cm 为可疑羊水过少。妊娠中期发现羊水过少

时,应排除胎儿畸形。B型超声检查对先天性肾缺如、尿路梗阻、胎儿宫内生长受限有较高的诊断价值。

(2)羊水直接测量:破膜后,直接测量羊水,总羊水量<300 mL,可诊断为羊水过少。

(3)其他检查:妊娠晚期发现羊水过少,应结合胎儿生物物理评分、胎儿电子监护仪检查、尿雌三醇、胎盘生乳素检测等,了解胎盘功能及评价胎儿宫内安危,及早发现胎儿宫内缺氧。

(四)治疗

根据导致羊水过少的不同的病因结合孕周采取不同的治疗方案。

1.终止妊娠

对确诊胎儿畸形,或胎儿已成熟、胎盘功能严重不良者,应立即终止妊娠。对胎儿畸形者,常采用依沙吖啶羊膜腔内注射的方法引产;而妊娠足月合并严重胎盘功能不良或胎儿窘迫,估计短时间内不能经阴道分娩者,应行剖宫产术;对胎儿贮备力尚好,宫颈成熟者,可在密切监护下破膜后行缩宫素引产。产程中连续监测胎心变化,观察羊水性状。

2.补充羊水期待治疗

若胎肺不成熟,无明显胎儿畸形者,可行羊膜腔输液补充羊水,尽量延长孕周。

(1)经腹羊膜腔输液:常在中期妊娠羊水过少时采用。主要有两个目的:①帮助诊断,羊膜腔内输入少量生理盐水,使B型超声扫描清晰度大大提高,有利于胎儿畸形的诊断;②预防胎肺发育不良,羊水过少时,羊膜腔压力低下,肺泡与羊膜腔的压力梯度增加,导致肺内液大量外流,使肺发育受损。羊膜腔内输液,使其压力轻度增加,有利于胎肺发育。具体方法:常规消毒腹部皮肤,在B型超声引导下避开胎盘行羊膜穿刺,以10 mL/min速度输入37 ℃的0.9%氯化钠液200 mL左右,若未发现明显胎儿畸形,应用宫缩抑制剂预防流产或早产。

(2)经宫颈羊膜腔输液:常在产程中或胎膜早破时使用。适合于羊水过少伴频繁胎心变异减速或羊水Ⅲ度粪染者。主要目的是缓解脐带受压,提高阴道安全分娩的可能性,以及稀释粪染的羊水,减少胎粪吸入综合征的发生。具体方法:常规消毒外阴、阴道,经宫颈放置宫腔压力导管进羊膜腔,输入加温至37 ℃的0.9%氯化钠液300 mL,输液速度为10 mL/min。如羊水指数达8 cm,并解除胎心变异减速,则停止输液,否则再输250 mL。若输液后AFI已≥8 cm,但胎心减速不能改善亦应停止输液,按胎儿窘迫处理。输液过程中B型超声监测AFI、间断测量宫内压,可同时胎心内监护,注意无菌操作。

(邢芝兰)

127

第六章

妊娠并发症

第一节 流　产

妊娠不足 28 周、胎儿体重不足 1 000 g 而终止者称为流产。孕 12 周前终止者称为早期流产，孕 12 周至不足 28 周终止者称为晚期流产。这个定义不是固定不变的，妊娠 20 周至不足 28 周之间流产的胎儿体重在 500 g 至 1 000 g 之间，有存活的可能，称为有生机儿，美国等国家把流产定义为妊娠 20 周前终止妊娠者。流产又分为自然流产和人工流产两大类。机械或药物等人为因素终止妊娠者称为人工流产，自然因素导致的流产称为自然流产。本节仅阐述自然流产。自然流产率占全部妊娠的 10％～15％，其中 80％以上为早期流产。

一、病因

(一)胚胎因素

胚胎染色体异常是流产的主要原因。早期流产胚胎检查发现 50％～60％有染色体异常。夫妇任何一方有染色体异常亦可传至子代，导致流产。①数目异常：多见三体、单体 X、三倍体及四倍体。②结构异常：染色体分带技术监测可见易位、断裂、缺失。除遗传因素外，感染、药物等不良作用亦可引起胚胎染色体异常，常在 12 孕周前发生流产，即使少数妊娠至足月，出生后可能为畸形儿或有代谢及功能缺陷。如发生流产，排出物往往为空胎囊或退化的胚胎，故应仔细检查流产产物。

(二)母体因素

1.全身性疾病

全身性感染时高热可促进子宫收缩引起流产，梅毒螺旋体、流感病毒、巨细胞病毒、支原体、衣原体、弓形虫、单纯疱疹病毒等感染可导致流产；孕妇患心力衰竭、严重贫血、高血压、慢性肾炎及严重营养不良等缺血缺氧性疾病亦可导致流产。

2.内分泌异常

黄体功能不足可致早期流产。甲状腺功能低下、严重的糖尿病血糖未控制均可导致流产。

3.免疫功能异常

与流产有关的免疫因素有配偶的组织兼容性抗原(HLA)、胎儿抗原、血型抗原(ABO 及Rh)和母体的自身免疫状态。父母的 HLA 位点相同频率高，使母体封闭抗体不足亦可导致反复流产。母儿血型不合、孕妇抗磷脂抗体产生过多、抗精子抗体的存在,均可使胚胎受到排斥而发生流产。

4.生殖器异常

畸形子宫如子宫发育不良、单角子宫、双子宫、子宫纵隔、宫腔粘连,以及子宫肌瘤均可影响胚囊着床和发育而导致流产。宫颈重度裂伤、宫颈内口松弛、宫颈过短常导致胎膜破裂而流产。

5.创伤刺激

子宫创伤如手术、直接撞击、性交过度亦可导致流产;过度紧张、焦虑、恐惧、忧伤等精神创伤亦有引起流产的报道。

6.不良习惯

过量吸烟、酗酒,吗啡、海洛因等毒品均可导致流产。

(三)环境因素

砷、铅、甲醛、苯、氯丁二烯、氧化乙烯等化学物质过多接触,均可导致流产。

二、病理

流产过程是妊娠物逐渐从子宫壁剥离,然后排出子宫。孕8周以前的流产,胚胎多已死亡,胚胎绒毛与底蜕膜剥离,导致其剥离面出血,坏死胚胎犹如宫内异物,刺激子宫收缩及宫颈扩张。由于此时绒毛发育不全,着床还不牢固,妊娠物多可完全排出,出血不多。早期流产常见胚胎异常类型为无胚胎、结节状胚、圆柱状胚、发育阻滞胚、肢体畸形及神经管缺陷。孕8~12周时绒毛发育茂盛,与底蜕膜联系较牢固,流产时妊娠物往往不易完整排出而部分滞留宫腔,影响子宫收缩,出血量多,且经久不止;孕12周后,胎盘已完全形成,流产时先出现腹痛,继而排出胎儿和胎盘,如胎盘剥离不全,可引起剥离面大量出血。胎儿在宫腔内死亡过久,可被血块包围,形成血样胎块而引起出血不止。也可吸收血红蛋白而形成肉样胎块,或胎儿钙化后形成石胎。其他还可见压缩胎儿、纸样胎儿、浸软胎儿、脐带异常等病理表现。

三、临床表现

主要为停经后阴道流血和腹痛。

(一)停经

大部分的自然流产患者均有明显的停经史,结合早孕反应、子宫增大,以及B超检查发现胚囊等表现能够确诊妊娠。但是,如果妊娠早期发生流产,流产导致的阴道流血很难与月经异常鉴别,往往没有明显的停经史。有报道提示,大约50%流产是妇女未知已孕就发生受精卵死亡和流产。对于这些患者,要根据病史、血常规、尿常规及B超检查的结果综合判断。

(二)阴道流血和腹痛

早期流产者常先有阴道流血,而后出现腹痛。由于胚胎坏死,绒毛与蜕膜剥离,血窦开放,出现阴道流血;剥离的胚胎及血液刺激子宫收缩,排出胚胎,产生阵发性下腹疼痛;当胚胎完全排出后,子宫收缩,血窦关闭,出血停止。晚期流产的临床过程与早产及足月产相似,经过阵发性子宫收缩,排出胎儿及胎盘,同时出现阴道流血。晚期流产时胎盘与子宫壁附着牢固,如胎盘粘连仅部分剥离,残留组织影响子宫收缩,血窦开放,可导致大量出血、休克、甚至死亡。胎盘残留过久,可形成胎盘息肉,引起反复出血、贫血及继发感染。

四、临床分型

按流产发展的不同阶段,分为以下临床类型。

(一)先兆流产

停经后出现少量阴道流血,常为暗红色或血性白带,无妊娠物排出。流血后数小时至数天可出现轻微下腹痛或腰骶部胀痛。宫颈口未开,子宫大小与停经时间相符。经休息及治疗,症状消失,可继续妊娠;如症状加重,则可能发展为难免流产。

(二)难免流产

又称为不可避免流产。在先兆流产的基础上,阴道流血增多,腹痛加剧,或出现胎膜破裂。检查见宫颈口已扩张,有时可见胚囊或胚胎组织堵塞于宫颈口内,子宫与停经时间相符或略小。B超检查仅见胚囊,无胚胎或胚胎血管搏动亦属于此类型。

(三)不全流产

难免流产继续发展,部分妊娠物排出宫腔,或胎儿排出后胎盘滞留宫腔或嵌顿于宫颈口,影响子宫收缩,导致大量出血,甚至休克。检查可见宫颈已扩张,宫颈口有妊娠物堵塞及持续性血液流出,子宫小于停经时间。

(四)完全流产

有流产的症状,妊娠物已全部排出,随后流血逐渐停止,腹痛逐渐消失。检查见宫颈口关闭,子宫接近正常大小。

此外,流产尚有三种特殊情况。①稽留流产:又称过期流产。指宫内胚胎或胎儿死亡后未及时排出者。典型表现是有正常的早孕过程,有先兆流产的症状或无任何症状;随着停经时间延长,子宫不再增大或反而缩小,子宫小于停经时间,早孕反应消失,宫颈口未开,质地不软。②习惯性流产:指连续自然流产3次或3次以上者。近年有学者将连续两次流产者称为复发性自然流产。常见原因为胚胎染色体异常、免疫因素异常、甲状腺功能低下、子宫畸形或发育不良、宫腔粘连、宫颈内口松弛等。往往每次流产发生在同一妊娠月份,其临床过程与一般流产相同。宫颈内口松弛者,往往在妊娠中期无任何症状而发生宫颈口扩张,继而羊膜囊突向宫颈口,一旦胎膜破裂,胎儿迅即娩出。③流产合并感染:多见于阴道流血时间较长的流产患者,也常发生在不全流产或不洁流产时。临床表现为下腹痛、阴道有恶臭分泌物,双合诊检查有宫颈摇摆痛。严重时引起盆腔腹膜炎、败血症及感染性休克。常为厌氧菌及需氧菌混合感染。

五、诊断

根据病史、临床表现即可诊断,但有时需结合辅助检查才能确诊。流产的类型涉及相应的处理,诊断时应予确定。

(一)病史

询问有无停经史、早孕反应及其出现时间,阴道流血量、持续时间、与腹痛的关系,腹痛的部位、性质,有无妊娠物排出。了解有无发热、阴道分泌物有无臭味可协助诊断流产合并感染,询问反复流产史有助于诊断习惯性流产。

(二)体格检查

测量体温、脉搏、呼吸、血压,有无贫血及急性感染征象,外阴消毒后妇科检查了解宫颈是否扩张、有无妊娠物堵塞或羊膜囊膨出;子宫有无压痛、与停经时间是否相符,双附件有无压痛、增厚或包块。疑为先兆流产者,操作应轻柔。

(三)辅助诊断

1.B超检查

测定妊娠囊的大小、形态、胎心搏动,并可辅助诊断流产类型,如妊娠囊形态异常,提示妊娠预后不良。宫腔和附件检查有助于稽留流产、不全流产,以及异位妊娠的鉴别诊断。

2.妊娠试验

连续测定血 β-HCG 的动态变化,有助于妊娠的诊断和预后判断。妊娠 6～8 周时,血 β-HCG是以每天 66％的速度增加,如果血 β-HCG 每48 小时增加不到 66％,则提示妊娠预后不良。

3.其他检查

孕激素、HPL 的连续测定有益于判断妊娠预后;习惯性流产患者可行妊娠物,以及夫妇双方的染色体检查。

六、处理

确诊流产后,应根据其类型进行相应处理。

(一)先兆流产

应卧床休息,严禁性生活,足够的营养支持。保持情绪稳定,对精神紧张者可给予少量对胎儿无害的镇静剂。黄体功能不足者可给予黄体酮10～20 mg,每天或隔天肌内注射一次,过量应用可致稽留流产;或 HCG 3 000 U,隔天肌内注射一次;也可口服维生素 E 保胎。甲状腺功能低下者可口服小剂量甲状腺素。如阴道流血停止、腹痛消失、B 超证实胚胎存活,可继续妊娠。若临床症状加重,B 超发现胚胎发育不良,β-HCG 持续不升或下降,表明流产不可避免,应终止妊娠。

(二)难免流产

一旦确诊,应及早排出胚胎及胎盘组织。可行刮宫术,对刮出物应仔细检查,并送病理检查。晚期流产时子宫较大,出血较多,可用缩宫素 10～20 U 加入 5％葡萄糖液 500 mL 中静脉滴注,促进子宫收缩。必要时行刮宫术,清除宫内组织。术后可行 B 超检查,了解有无妊娠物残留,并给予抗生素预防感染。

(三)不全流产

由于部分组织残留宫腔或堵塞于宫颈口,极易引起子宫大量出血。故应在输液、输血的同时立即行刮宫术或钳刮术,并给予抗生素预防感染。

(四)完全流产

症状消失、B 超检查宫腔无残留物。如无感染,可不予特殊处理。

(五)稽留流产

死亡胎儿及胎盘组织在宫腔内稽留过久,可导致严重的凝血功能障碍及 DIC 的发生,应先行凝血功能检查,在备血、输液条件下行刮宫术;如凝血机制异常,可用肝素、纤维蛋白原、新鲜血、血小板等纠正后再行刮宫。稽留流产时胎盘组织常与子宫壁粘连较紧,手术较困难。如凝血功能正常,刮宫前可口服己烯雌酚 5 mg,每天 3 次,连用 5 天,或苯甲酸雌二醇 2 mg 肌内注射,每天 2 次,连用 3 天,可提高子宫肌对缩宫素的敏感性。刮宫时可用缩宫素 5～10 U 加于 5％葡萄糖液 500 mL 中静脉滴注,或用米索前列醇400 μg 置于阴道后穹隆。子宫>12 孕周者,应静脉滴注缩宫素,促使胎儿、胎盘排出。行刮宫术时应避免子宫穿孔。术后应常规行 B 超检查,以确

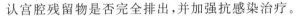

认宫腔残留物是否完全排出,并加强抗感染治疗。

(六)习惯性流产

染色体异常夫妇应于孕前进行遗传咨询,确定可否妊娠;还可行夫妇血型鉴定及丈夫精液检查;明确女方有无生殖道畸形、肿瘤、宫腔粘连。宫颈内口松弛者应在妊娠前行宫颈内口修补术,或于孕12~18周行宫颈内口环扎术。有学者对不明原因的习惯性流产患者行主动免疫治疗,将丈夫或他人的淋巴细胞在女方前臂内侧或臀部作多点皮内注射,妊娠前注射2~4次,妊娠早期加强免疫1~3次,妊娠成功率可达86%以上。此外,习惯性流产患者确诊妊娠后,可常规肌内注射 HCG 3 000~5 000 U,隔天一次,至妊娠8周后停止。

(七)流产合并感染

治疗原则为迅速控制感染,尽快清除宫内残留物。如为轻度感染或出血较多,可在静脉滴注有效抗生素的同时进行刮宫,以达到止血目的;感染较严重而出血不多时,可用高效广谱抗生素控制感染后再行刮宫。刮宫时可用卵圆钳夹出残留组织,忌用刮匙全面搔刮,以免感染扩散。严重感染性流产可并发盆腔脓肿、血栓性静脉炎、感染性休克、急性肾衰竭及 DIC 等,应高度重视并积极预防,必要时切除子宫去除感染源。

(王　红)

第二节　早　产

早产是指妊娠满28周至不满37足周(196天~258天)间分娩者。此时娩出的新生儿体重1 000~2 499 g,各器官发育不成熟,因而呼吸窘迫综合征、坏死性小肠炎、高胆红素血症、脑室内出血、动脉导管持续开放、视网膜病变、脑瘫等发病率增高。分娩孕周越小,出生体重越低,围生儿预后越差。早产占分娩总数的5%~15%。近年,由于早产儿及低体重儿治疗学的进步,其生存率明显提高,伤残率下降,故国外不少学者提议,将早产定义的时间上限提前到妊娠20周。

一、原因

诱发早产的常见因素:①胎膜早破、绒毛膜羊膜炎,30%~40%的早产与此有关。②下生殖道及泌尿道感染,如B族链球菌、沙眼衣原体、支原体的下生殖道感染、细菌性阴道病,以及无症状性菌尿、急性肾盂肾炎等。③妊娠并发症,如妊娠期高血压疾病、妊娠肝内胆汁淤积症、妊娠合并心脏病、慢性肾炎等。④子宫膨胀过度及胎盘因素,如多胎妊娠、羊水过多、前置胎盘、胎盘早剥等。⑤子宫畸形,如纵隔子宫、双角子宫等。⑥宫颈内口松弛。

二、临床表现

孕妇可有晚期流产、早产及产伤史,此次妊娠满28周后至37周前出现较规则宫缩,间隔时间5~6分钟,持续时间达30秒以上,肛门检查或阴道检查发现宫颈管消失、宫口扩张。部分患者可伴有少量阴道流血或阴道流水。

三、诊断及预测

目前我国将妊娠满 28 周至不满 37 周,出现规则宫缩(20 分钟内≥4 次或60 分钟内≥8 次),同时伴有宫颈管缩短≥75%、宫颈进行性扩张 2 cm 以上者,诊断为早产临产。

近年来,早产预测工作有明显进展。目前常用以下 2 种方法预测早产:①阴道 B 超检查宫颈长度及宫颈内口漏斗形成情况,如宫颈内口漏斗长度大于宫颈总长度的 25%,或功能性宫颈内口长度<30 mm,提示早产的可能性大,应予治疗。②阴道后穹隆棉拭子检测胎儿纤维连接蛋白,胎儿纤维连接蛋白是一种细胞外基质蛋白,通常存在于胎膜及蜕膜中。在妊娠最初 20 周内,宫颈、阴道分泌物中可测出胎儿纤维连接蛋白。如妊娠 20 周后,上述分泌物中胎儿纤维连接蛋白>50 ng/mL,则提示胎膜与蜕膜分离,有早产可能。其预测早产的敏感性可达 93%,特异性 82%。

确诊早产后,进一步进行病因分析,对正确选择治疗方法十分重要。通常采用的方法以下几种。

(一)B 超检查

排除胎儿畸形,确定胎儿数目及多胎妊娠类型、明确胎儿先露部、了解胎儿生长状况及宫内安危、排除死胎、估计羊水量,排除前置胎盘及胎盘早剥等。

(二)阴道窥器检查及阴道流液涂片

了解有无胎膜早破。

(三)宫颈及阴道分泌物培养

排除 B 族链球菌感染及沙眼衣原体感染。

(四)羊膜穿刺

胎膜早破者可抽取羊水送细菌培养,排除绒毛膜羊膜炎,以及检测卵磷脂/鞘磷脂比值或磷脂酰甘油等,了解胎儿肺成熟度。

四、治疗

治疗方法:①胎儿存活、无明显畸形、无明显绒毛膜羊膜炎及胎儿窘迫、无严重妊娠并发症、宫口开大 2 cm 以下,以及早产预测阳性者,应设法延长孕周,防止早产。②早产不可避免时,应设法提高早产儿的存活率。

(一)卧床休息

取左侧卧位,可减少宫缩频率,有利于提高子宫血流量,改善胎盘功能及增加胎儿氧供及营养。

(二)药物治疗

主要应用抑制宫缩、抗感染及促胎肺成熟药物。

1.抑制宫缩

(1)β 受体激动剂:子宫平滑肌细胞膜上分布较多的 β_2 受体,当其兴奋时,激活细胞内腺苷酸环化酶,使三磷酸腺苷变成环腺苷酸(cAMP)增加,细胞内游离钙浓度降低,使子宫平滑肌松弛,宫缩抑制。这类药物主要不良反应:母儿心率增快,心肌耗氧量增加,收缩压增高、血糖增高、水、钠潴留,血浆容量增加等,故对合并心脏病、重度高血压、未控制的糖尿病等患者慎用或不用。

(2)常用的药物有利托君、沙丁胺醇等。利托君通常先静脉给药,150 mg 溶于 5% 葡萄糖液

500 mL 中,开始保持 $50\sim100$ $\mu g/min$ 滴速,每 30 分钟增加 50 $\mu g/min$,至宫缩抑制,最大给药浓度<300 $\mu g/min$,宫缩抑制 $12\sim24$ 小时后改为口服,10 mg每 $4\sim6$ 小时一次。用药过程中应密切注意孕妇主诉及心率、血压、宫缩的变化,并限制静脉输液量,如患者心率>130 次/分,应减药量;出现胸痛,应立即停药并作心电监护。长期用药者,应监测血糖。沙丁胺醇是目前国内最常用的 β_2 受体激动剂,作用缓和,不良反应较轻。常用剂量:口服 $2.4\sim4.8$ mg,每 $6\sim8$ 小时一次,通常首次剂量 4.8 mg,宫缩消失后停药。

(3)硫酸镁:镁离子直接作用于子宫平滑肌细胞,拮抗钙离子对子宫收缩的活性,能抑制早产宫缩。常用方法:硫酸镁 4.0 g 溶于 5％葡萄糖液 100 mL 中静脉滴注,30 分钟滴完,此后保持$1.0\sim1.5$ g/h 滴速至宫缩<6 次/小时。24 小时总量<30 g。通常所需的血镁浓度与中毒浓度接近,故对肾功能不良、肌无力、心肌病者慎用或不用。用药过程中应密切注意患者呼吸、尿量、膝反射。如呼吸<16 次/分,尿量<25 mL/h,膝反射消失,应立即停药,并给钙剂对抗,可将 10％葡萄糖酸钙 10 mL 溶于 10％葡萄糖液10 mL中缓慢静脉注射。

(4)钙通道阻滞剂:通过影响钙离子细胞内流而抑制宫缩。常用药物为硝苯地平 10 mg 舌下含,每6~8 小时一次,治疗过程中应密切注意孕妇心率、血压的变化。对充血性心力衰竭,主动脉瓣狭窄者禁用。对已用硫酸镁者慎用,以防血压急剧下降。

(5)前列腺素合成酶抑制剂:因这类药物能通过胎盘到达胎儿,大剂量长期应用,可使胎儿动脉导管提前关闭,导致肺动脉高压;且有使肾血管收缩,抑制胎儿尿形成,使肾功能受损,羊水减少的严重不良反应,故最好仅在 β_2 受体激动剂、硫酸镁等药物使用受限制或无效,且在妊娠 34 周前选用。常用药物为吲哚美辛,开始 50 mg,每 8 小时口服一次,24 小时后改为 25 mg,每 6 小时一次。用药过程中应密切监测羊水量及胎儿动脉导管血流情况。此外,消化性溃疡患者,禁用该药。

2.控制感染

感染是早产的重要诱因之一,应用抗生素治疗早产可能有益,特别适用于阴道分泌物培养 B 族链球菌阳性或羊水细菌培养阳性及泌尿道感染者。

3.预防新生儿呼吸窘迫综合征

对妊娠 35 周前的早产,应用肾上腺糖皮质激素 24 小时后至 7 日内,能促胎儿肺成熟,明显降低新生儿呼吸窘迫综合征的发病率。同时,也能使脑室周围及脑室内出血减少,坏死性小肠炎发生率降低。常用药物:倍他米松 12 mg 静脉滴注,每天一次,共 2 次;或地塞米松10 mg静脉滴注,每天 1 次,共 2 次。

(三)早产分娩处理

对不可避免的早产,停用一切抑制宫缩的药物,严密观察产程进展并做好产时处理,设法降低早产儿的发病率与病死率。

1.经阴道分娩

大部分早产儿可经阴道分娩,产程中左侧卧位,间断面罩给氧。肌内注射维生素 K_1,减少新生儿颅内出血的发生。密切监测胎心,慎用可能抑制胎儿呼吸的镇静剂。第二产程常规行会阴后-斜切开,缩短胎头在盆底的受压时间,从而减少早产儿颅内出血的发生。

2.剖宫产

为减少早产儿颅内出血的可能性,一些学者提出对早产胎位异常者可考虑剖宫产结束分娩。但这一手术的决定需在估价早产儿存活可能性的基础上加以权衡。

(王　　红)

第三节 异 位 妊 娠

一、输卵管妊娠

输卵管妊娠多发生在壶腹部(70%),其次为峡部(12%)、伞部(11.1%),间质部妊娠(2%~3%)相对少见。

(一)病因

可能与下列因素有关。

1.输卵管异常

(1)输卵管黏膜炎和输卵管周围炎均为输卵管妊娠的常见病因。在高达90%的异位妊娠患者中发现存在输卵管病变,尤其是慢性输卵管炎。存在异位妊娠的输卵管发生过慢性输管炎的比例是正常输卵管的6倍。输卵管黏膜炎严重者可引起管腔完全堵塞而致不孕,轻者管腔未全堵塞,但黏膜皱褶发生粘连使管腔变窄,或纤毛缺损影响受精卵在输卵管内正常运行,中途受阻而在该处着床。输卵管周围炎病变主要在输卵管的浆膜层或浆肌层,常造成输卵管周围粘连,输卵管扭曲,管腔狭窄,管壁肌蠕动减弱,影响受精卵的运行。淋菌及沙眼衣原体所致的输卵管炎常累及黏膜,而流产或分娩后感染往往引起输卵管周围炎。结核性输卵管炎病变重,治愈后多造成不孕,偶尔妊娠,约1/3为输卵管妊娠。结节性输卵管峡部炎(salpingitis isthmica nodosa, SIN)可在大约10%的输卵管妊娠患者中被发现,是一种特殊类型的输卵管炎,双侧输卵管峡部呈结节状态,该病变系由于输卵管黏膜上皮呈憩室样向峡部肌壁内伸展,肌壁发生结节性增生,使输卵管近端肌层肥厚,影响其蠕动功能,导致受精卵运行受阻,易发生输卵管妊娠。

(2)输卵管发育不良如输卵管过长、肌层发育差、黏膜纤毛缺乏,其他还有双输卵管、憩室或有副伞等,均可成为输卵管妊娠的原因。

(3)输卵管功能(包括蠕动、纤毛活动,以及上皮细胞的分泌)受雌、孕激素的调节,若调节紊乱,将影响受精卵的正常运行。此外,精神因素可引起输卵管痉挛和蠕动异常,干扰受精卵的运送。

(4)由于原有的输卵管病变或手术操作的影响,不论何种手术后再次输卵管妊娠的发生率为10%~25%。输卵管绝育术后若形成输卵管瘘管或再通,均有导致输卵管妊娠的可能。因不孕接受过输卵管分离粘连术,输卵管成形术如输卵管吻合术、输卵管造口术等使不孕患者有机会获得妊娠,同时也有发生输卵管妊娠的可能。但需要明确的是,输卵管外科手术本身不是引起异位妊娠的主要原因,先前的盆腔炎性疾病或先前的异位妊娠导致的基础输卵管损伤才是罪魁祸首。

(5)输卵管因周围肿瘤如子宫肌瘤或卵巢肿瘤的压迫、有时影响输卵管管腔通畅,使受精卵运行受阻,容易发生异位妊娠。

2.放置宫内节育器与异位妊娠发生的关系

随着宫内节育器(IUD)的广泛应用,异位妊娠发生率增高,其实IUD本身并不增加异位妊娠的发生率,使用IUD的女性异位妊娠的发生率是不使用任何类型避孕措施的女性的1/10。但是,IUD使用者如果发生妊娠,则异位妊娠的风险增高(放置左炔诺孕酮IUD者1/2的妊娠是异

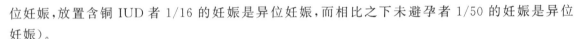

位妊娠,放置含铜 IUD 者 1/16 的妊娠是异位妊娠,而相比之下未避孕者 1/50 的妊娠是异位妊娠)。

3.受精卵游走

卵子在一侧输卵管受精,受精卵经宫腔或腹腔进入对侧输卵管称受精卵游走,移行时间过长,受精卵发育增大,即可在对侧输卵管内着床形成输卵管妊娠。此病因也可以用于解释为何体外受精-胚胎移植(in vitro fertilization and embryo transfer,IVF-ET)术后,宫外孕患病率会有所增加。

4.其他

子宫内膜异位症可增加受精卵着床于输卵管的可能性;随年龄增长异位妊娠风险亦相应上升,可能的机制为滋养层组织染色体异常率上升及功能性的卵子转运能力下降;吸烟是一种可独立发挥作用的危险因素,依据摄入量的不同,吸烟者异位妊娠发生率是非吸烟人群的 1.6～3.5 倍;有多个终生性伴侣的女性异位妊娠风险增加,可能与这类人群盆腔炎性疾病的风险增加有关;有研究提示,有宫内己烯雌酚(diethylstilbestrol,DES)暴露史的女性因异常的输卵管形态(可能还因伞端功能受损)导致异位妊娠的风险增加 9 倍;此外定期的阴道灌洗与盆腔炎性疾病(pelvic inflammatory disease,PID)和异位妊娠的风险增加均有关系。

(二)病理

管腔内发现绒毛是输卵管妊娠的病理特征,2/3 的病例用肉眼或显微镜可以发现胚胎。

1.受精卵着床在输卵管内的发育特点

受精卵着床后,输卵管壁出现蜕膜反应,但由于输卵管腔狭小,管壁较薄,缺乏黏膜下层,蜕膜形成较差,不利于胚胎发育,往往较早发生输卵管妊娠流产;输卵管血管分布不利于受精卵着床发育,胚胎滋养细胞往往迅速侵入输卵管上皮组织,穿破输卵管小动脉,小动脉压力较绒毛血管高,故血液自破口流入绒毛间;同时,输卵管肌层不如子宫肌层厚而坚韧,滋养细胞容易侵入,甚至穿透输卵管壁而引起输卵管妊娠破裂。

2.输卵管妊娠的变化与结局

(1)输卵管妊娠流产:发生概率取决于胚胎种植部位,多发生在 8～12 周内的输卵管壶腹部妊娠。囊胚向管腔内生长,出血时可导致囊胚与管腔分离,若整个囊胚剥离落入管腔并经输卵管逆蠕动排出到腹腔,即形成输卵管妊娠完全流产,出血一般不多;若囊胚剥离不完整,则为输卵管妊娠不全流产,部分组织滞留管腔,滋养细胞可继续侵蚀输卵管导致反复出血,形成输卵管血肿或输卵管周围血肿,血液积聚在直肠子宫陷凹而形成盆腔积血,血量多时可流向腹腔。

(2)输卵管妊娠破裂:多见于输卵管峡部妊娠,破裂常发生在妊娠 6～8 周。囊胚生长时绒毛向管壁方向侵蚀肌层及浆膜引起输卵管妊娠破裂,妊娠物流入腹腔、也可破入阔韧带形成阔韧带妊娠。破裂所致的出血远较输卵管妊娠流产剧烈,短期内即可发生大量腹腔内出血使患者休克;亦可反复出血,在盆腔与腹腔内形成血肿。输卵管间质部妊娠较壶腹部妊娠发生率低,一旦发生后果严重,几乎全为输卵管妊娠破裂。输卵管间质部为嵌入子宫肌壁的输卵管近端部分,管腔周围子宫肌层较厚,因此可维持妊娠到 3～4 个月发生破裂,短时间内导致失血性休克。

(3)继发性腹腔妊娠:输卵管妊娠流产或破裂后,囊胚从输卵管排出到腹腔或阔韧带内多已死亡,偶有存活者,若其绒毛组织排至腹腔后重新种植而获得营养,可继续生长发育形成继发性腹腔妊娠。输卵管妊娠流产或破裂后,出血逐渐停止,胚胎死亡后被血块包裹形成盆腔血肿,血肿不消散,随后机化并与周围组织粘连,临床上称陈旧性异位妊娠。

（4）持续性异位妊娠：随着临床医师对异位妊娠的早期诊断的重视，早期未破裂的异位妊娠患者要求保留患侧输卵管比例逐渐增多，保守性手术机会增加，若术中未完全清除胚囊或残留有存活的滋养细胞而继续生长，导致术后血 β-HCG 不降或反而上升，称为持续性异位妊娠（persistent ectopic pregnancy，PEP）。组织学上，残留的绒毛通常局限在输卵管肌层，滋养细胞腹膜种植也可能是持续性异位妊娠的原因。腹腔镜下输卵管造口术后持续性异位妊娠的发生率为3％～30％，开腹手术则为 3％～5％。持续性异位妊娠的高危因素包括停经时间短、孕龄小、异位妊娠病灶的体积较小、盆腔粘连、术前 HCG 水平过高。所以，实施了输卵管保守手术的患者，术后仍需严密随访 β-HCG（比如每三天一次），必要时可联合应用甲氨蝶呤（methotrexate，MTX）化疗（由于持续存在的滋养细胞可能不只局限于输卵管），如术后随访期间出现腹腔内出血征象，应仔细分析临床指征，必要时需再次手术探查（再次输卵管造口或者更常用的输卵管切除术）。

3.子宫及内膜的变化

无论妊娠的位置如何，子宫会对卵巢和胎盘产生的妊娠相关激素起反应。异位妊娠的子宫常增大变软，月经停止来潮，这是因为滋养细胞产生的 HCG 维持黄体生长，使甾体激素分泌增加、血供增加所致。子宫内膜出现蜕膜反应（最常见，约占 42％），但蜕膜下的海绵层及血管系统发育较差。若胚胎受损或死亡，滋养细胞活力下降或消失，蜕膜自宫壁剥离而发生阴道流血。内膜除呈蜕膜改变外，也可因为胚胎死亡、绒毛及黄体分泌的激素下降、新的卵泡发育，而呈增生期（约占 12％）或分泌期（约占 22％）改变。有时可见 Arias-Stell（A-S）反应，为子宫内膜腺体局部增生和过度分泌的反应，细胞核增大，深染且形态不规则，是因甾体激素过度刺激引起，对诊断有一定价值。

（三）临床表现

典型异位妊娠的三联症是停经、腹痛及不规则阴道流血。该组症状只出现在约 50％的患者中，而且在异位妊娠破裂患者中最为典型。随着临床医师对异位妊娠的逐渐重视，特别是经阴道B 超联合血 HCG 的连续监测，被早期诊断的异位妊娠越来越多。

1.症状

（1）停经：需要注意的是有 25％的异位妊娠患者无明显停经史。当月经延迟几天后出现阴道流血时，常被误认为是正常月经。所以，医师应详细询问平素月经状况，末次月经及本次不规则流血的情况，是否同既往月经比较有所改变。若存在不规则阴道流血伴或不伴腹痛的生育期妇女，即使无明显停经史也不能除外异位妊娠。

（2）阴道流血：常表现为短暂停经后不规则阴道流血，一般量少、呈点滴状暗红或深褐色。也有部分患者量多，似月经量，约 5％的患者有大量阴道流血，但大量阴道流血更接近不完全流产的临床表现。胚胎受损或死亡导致 HCG 下降，卵巢黄体分泌的激素难以维持蜕膜生长而发生剥离出血，5％～10％的患者可排出子宫蜕膜管型，排出时的绞痛如同自然流产时的绞痛。

（3）腹痛：是最常见的主诉，但疼痛的程度和性质差异很大，没有可以诊断异位妊娠的特征性的疼痛。疼痛可以是单侧或者双侧，可以是钝痛、锐痛或者绞痛，可以是持续性的也可以为间断性的。未破裂时，增大的胚胎使膨胀的输卵管痉挛或逆行蠕动，可致患侧出现隐痛或胀痛；破裂时可致突发患侧下腹部撕裂样剧痛甚至全腹疼痛；血液积聚在直肠子宫陷凹出现里急后重感；膈肌受到血液刺激可以引起胸痛及肩背部疼痛（Danforth 征）。

2.体征

体格检查应包括生命体征的评估、腹部及盆腔的检查。一般而言，破裂和出血前的体征是非特异性的,生命体征往往也比较平稳。

(1)生命体征:部分患者因为急性出血及剧烈腹痛而处于休克状态,表现为面色苍白、脉细弱、肢冷、血压下降等。体温一般正常,休克时略低,积血吸收时略高,<10%的患者可有低热。另外,部分患者有胃肠道症状,约一半的患者有晕眩或轻微头痛。

(2)腹部及盆腔检查:腹部可以没有压痛或者轻度压痛,伴或不伴反跳痛。内出血多时可见腹部隆起,全腹压痛和反跳痛,但压痛仍以患侧输卵管处为甚,出血量大时移动性浊音阳性,肠鸣音减弱或消失。子宫可以轻度增大,与正常妊娠表现相似,可以有或者没有子宫颈举痛。在约一半的病例中可触及附件包块,但包块的大小、质地和压痛可以有很大的差异,有时触及的包块可能是黄体而不是异位妊娠病灶。

(四)诊断

因临床表现多种多样,从无症状到急性腹痛和失血性休克,故异位妊娠的诊断比较复杂。根据症状和体征,典型的异位妊娠较容易诊断,对于不典型的异位妊娠患者临床不易诊断,需要我们科学合理地应用各种辅助诊断方法。

1.B型超声检查

对于可疑异位妊娠患者,应选择经阴道超声作为首要检查手段,其在评估盆腔内结构方面优于经腹超声,误诊率为10%。输卵管妊娠的典型超声图像:子宫内不见孕囊(gestational sac, GS),若异位妊娠胚胎未受损,蜕膜未剥离则内膜可以增厚,但若已有阴道流血,子宫内膜并不一定增厚;附件区见边界不清,回声不均匀混合性包块,有时可见附件区孕囊,胚芽及心管搏动,此为输卵管妊娠的直接证据(只见于10%~17%的病例);直肠子宫陷凹处有积液。

在妊娠早期,几乎所有病例均可通过经阴道超声与血清中人绒毛膜促性腺激素(human chorionic gonadotropin,HCG)联合检查得到确定诊断,准确地解释超声结果需要结合HCG的水平(超声可识别阈值,即HCG临界区,是基于孕囊可见与HCG水平之间的相关性,具有重要的诊断意义,它被定义为水平在其之上如果确实存在宫内妊娠,则超声检查应该能够看到孕囊的血清HCG水平)。在大多数医疗机构中,经阴道超声检查(transvaginalsonography,TVS)时,该血清HCG水平为1 500 IU/L或2 000 IU/L,经腹部超声检查时,该水平更高(6 500 IU/L)。当血清HCG超过6 500 IU/L,所有经腹超声均可见存活的宫内妊娠,若宫内看不见妊娠囊提示异位妊娠可能性,而HCG水平在超声可识别范围以下看见宫内妊娠囊也是异常的,提示可能是宫内妊娠失败或者异位妊娠的假孕囊。需要注意的是HCG的水平与胚囊种植的部位没有相关性,不管HCG的水平多高,只要超声未见宫内妊娠就不能排除异位妊娠。

将2 000 IU/L而不是1 500 IU/L设定为临界区的阈值可以将干扰可存活的宫内妊娠(如果存在)的风险降到最低,但是会增加异位妊娠延迟诊断的概率。血清HCG浓度高于临界区水平而超声下未见宫内孕囊强烈提示异位妊娠或者无法存活的宫内妊娠;但HCG浓度低于临界区水平时超声下未见孕囊无诊断价值,可能提示早期可存活宫内妊娠或异位妊娠或不能存活的宫内妊娠。这种情况被称为"未知部位妊娠",并且8%~40%的患者最终均诊断为异位妊娠。临界区取决于超声医师的技术、超声检查设备的质量、患者的身体因素(例如子宫肌瘤、多胎妊娠),以及所使用的HCG检测方法的实验室特性。

2.妊娠试验

β-HCG的定量检测是异位妊娠诊断的基石,但是β-HCG若为阴性也不能完全排除异位妊娠,有陈旧性异位妊娠的可能性,需要结合其他辅助检查。

（1）尿 HCG：这种定性试验在 HCG 25 IU/L 水平及以上能测出阳性结果，对妊娠的敏感性和特异性是 99％，可提供经济、快速有用的结果。需要注意的是异位妊娠因为胚胎发育差，时常出现弱阳性的结果，需要与宫内妊娠流产鉴别。

（2）血清 HCG：如果发生妊娠，早在黄体生成素激增后 8 天即可在血清和尿液中检测到 HCG。正常宫内妊娠时，HCG 的浓度在妊娠 41 天前呈曲线形上升（每 48 小时至少升高 66％，平均倍增时间为 1.4～2.1 天），其后上升速度变缓，直至妊娠第 10 周左右达到高峰，然后逐渐下降，在中晚期妊娠时达到稳定水平。异位妊娠、宫内妊娠流产及少部分正常宫内妊娠的患者三者血 HCG 水平有交差重叠，因此单次测定仅能确定是否妊娠，而不能区别是正常妊娠还是病理妊娠。大多数的异位妊娠由于着床部位的血供不良，血清 HCG 的上升较正常宫内妊娠缓慢，倍增时间可达 3～8 天，48 小时不足 66％。需要注意的是每48 小时测定血 β-HCG 值，约 85％的正常宫内妊娠呈正常倍增，另外的 15％增加值不足 66％，可存活的宫内妊娠有记录的 48 小时β-HCG 浓度最小升高（第 99 百分位数）53％。而有 13％～21％的异位妊娠患者 βHCG 在 48 小时内可上升 66％。若每 48 小时 β-HCG 升高＜53％，24 小时＜24％或 β-HCG 持平或下降，均应考虑异常宫内妊娠或异位妊娠，若超声未见宫内妊娠物，可考虑手术介入包括诊断性刮宫或行腹腔镜检查术以排除异位妊娠。现已将血清 β-HCG 水平达到 1 500～2 000 IU/L 称为经阴道超声分辨阈值（经腹部超声为 6 000～6 500 IU/L）。若血清 β-HCG 水平达到上述阈值但经阴道超声未能见宫内妊娠，那么几乎可以百分之百排除正常宫内妊娠，需高度怀疑病理性妊娠（异位妊娠或是宫内妊娠流产）。若β-HCG水平未达到该阈值，经阴道超声也未见宫内孕囊，那么宫内早孕、异位妊娠均有可能，随后需每两天随访 β-HCG 水平，一旦达到阈值须结合超声复查，如果阴道超声未显示宫内妊娠却发现了附件区包块，异位妊娠的可能性就比较大。需要注意的是，血 β-HCG 的半衰期为 37 小时，随访中的 β-HCG 波动水平可反映滋养细胞的活力，如果 48 小时内的下降水平＜20％或 7 天内下降＜60％，那么基本可排除完全流产，而需要考虑不完全流产或异位妊娠。另外，对于多胎妊娠来说尚无经证实的阈值水平，有报道提示多胎妊娠时血清 β-HCG 水平可能需要达到 2 300 IU/L，经阴道超声才能分辨宫内妊娠。

（3）血清孕酮值：虽然单次孕酮水平不能诊断异位妊娠，但能预测是否为异常妊娠（宫内孕流产或异位妊娠）。一般而言，正常宫内妊娠的血清孕酮水平比异位妊娠及即将流产的宫内妊娠要高。血清孕酮水平≥25 ng/mL 的妇女中 97.5％为正常的宫内妊娠，但那些使用辅助生育技术而妊娠的女性，她们的血清孕酮水平通常较高。＜2％异位妊娠和＜4％异常宫内妊娠患者血清孕激素水平≥25 ng/mL，仅有约0.3％的正常妊娠的孕酮值低于 5 ng/mL。≤5 ng/mL 作为异常妊娠的预测值，其敏感性为 100％，因此较低的孕酮值可提示宫内妊娠流产或异位妊娠。

（4）其他内分泌标志物：为了能早期诊断异位妊娠，人们研究了大量的内分泌和蛋白标志物。①雌二醇：从受孕开始直到孕 6 周，雌二醇（estradiol，E_2）水平缓慢增加，与正常妊娠相比，异位妊娠中雌二醇水平明显降低，但在正常和异位妊娠之间雌二醇水平有部分重叠。②肌酸肌酶：母体血清肌酸肌酶（creatine kinase，CK）曾被研究用来作为诊断异位妊娠的标志物。有研究提示，与稽留流产或者正常宫内妊娠相比，母体血清肌酸肌酶水平在所有输卵管妊娠患者中显著升高。③松弛素：是一种蛋白激素，只来源于妊娠黄体，孕 4～5 周时出现在母体血清中，孕 10 周达高峰，随后逐渐下降直至孕足月。与正常宫内妊娠相比，异位妊娠和自然流产患者体内松弛素的水平明显降低。

（5）后穹隆穿刺曾被广泛用于诊断有无盆腔腹腔出血，穿刺得到暗红不凝血者为阳性，异位妊娠破裂的可能性很大。然而,随着 HCG 检测和经阴道超声的应用,行后穹隆穿刺的患者越来越少了。对早期未破裂型异位妊娠腹腔出血不多,后穹隆穿刺协助诊断意义不大,甚至宫内妊娠有时也会出现阳性结果,其他的腹腔内出血情况还有黄体出血、腹腔其他脏器的破裂、滤泡出血、经血倒流等。但当有血肿形成或粘连时,抽不出血液也不能否定异位妊娠的存在。既往有输卵管炎和盆腔炎的患者可由于子宫直肠陷凹消失而使后穹隆穿刺不满意。另外,后穹隆穿出脓性液体则提示感染相关疾病,如输卵管炎、阑尾炎等。

(6)诊断性刮宫是帮助诊断早期未破裂型异位妊娠的一个很重要的方法,可以弥补血清学检查,以及超声检查的不足。其主要目的在于发现宫内妊娠,尤其是滋养细胞发育较差,β-HCG 倍增不满意,以及超声检查未发现明显孕囊的先兆流产或难免流产等异常妊娠。此类妊娠和异位妊娠临床表现很相似,所以,对可疑患者可行刮宫术,刮出物肉眼检查后送病理检查,若找到绒毛组织,即可确定为宫内妊娠,无须再处理。若刮出物未见绒毛组织,刮宫术次日测定血 β-HCG 水平无明显下降或继续上升则诊断为异位妊娠,诊刮后 12 小时血 HCG 下降<15%,异位妊娠的可能性较大。

(7)腹腔镜诊断是异位妊娠诊断的金标准,诊断准确性可达 99%,适用于输卵管妊娠未流产或未破裂时的早期诊断及治疗。但腹腔镜诊断毕竟是一种有创性检查,费用也较昂贵,不宜作为诊断异位妊娠的首选方案,而且对于极早期异位妊娠,由于胚胎较小,着床部位输卵管尚未膨大时可能导致漏诊。

(8)其他:血红蛋白和血球比积连续测定是有帮助的,在观察的最初数小时血红蛋白和血球比积下降较最初读数更重要。白细胞计数:50%的异位妊娠患者白细胞计数正常,但也有升高。

(五)鉴别诊断

1.黄体破裂

无停经史,在黄体期突发一侧下腹剧痛,可伴肛门坠胀,无阴道流血。子宫正常大小、质地中等,一侧附件压痛,后穹隆穿刺可抽出不凝血,β-HCG 阴性。

2.流产

停经、阴道流血与异位妊娠相似,但腹痛位于下腹正中、腹痛呈阵发性胀痛、一般无子宫颈举痛、有时可见绒毛排出。子宫增大变软,宫口松弛,若存在卵巢黄体囊肿可能混淆诊断,B超可见宫内孕囊。

3.卵巢囊肿蒂扭转

既往有卵巢囊肿病史,突发一侧下腹剧痛,可伴恶心呕吐,无阴道流血及肛门坠胀感。子宫大小正常,患侧附件区可及触痛性包块,HCG 阴性,B超可见患侧附件区肿块。

4.卵巢子宫内膜异位囊肿破裂

有内膜异位症病史,突发一侧下腹痛,伴肛门坠胀感,无阴道流血,宫骶韧带可触及痛性结节。B超可见后穹隆积液,穿刺可能抽出巧克力样液体。

5.急性阑尾炎

无停经及阴道流血病史,典型表现为转移性右下腹痛,伴恶心、呕吐、白细胞计数升高,麦氏点压痛、反跳痛明显。

6.盆腔炎症

可能有不洁性生活史,表现为发热、下腹部持续性疼痛、白细胞计数升高。下腹有压痛,有肌紧张及反跳痛,阴道灼热感,可有子宫颈举痛。附件区增厚感或有包块,后穹隆可抽出脓液。一般无停经史及阴道流血,HCG阴性。

7.其他

还需与功能失调性子宫出血、胃肠炎、尿路感染、痛经、泌尿系统结石等鉴别。

(六)治疗

绝大部分的异位妊娠患者都需要进行内科或者外科治疗,应根据病情缓急,采取相应的处理。

1.非手术治疗

随着辅助检查技术的提高和应用,越来越多的异位妊娠患者可以在未破裂前得到诊断,早期诊断为非手术治疗创造了条件和时机。

(1)期待疗法:一部分异位妊娠患者胚胎活性较低,可能发生输卵管妊娠流产或者吸收,使得期待治疗成为可能。美国妇产科医师协会(American college of obstetricians and gynecologists,ACOG)建议的筛选标准为:①经阴道超声未显示孕囊,或显示疑似异位妊娠的宫外包块。②HCG浓度<200 U/L且逐渐下降(第三次测量值低于第一次测量值)。2016年英国皇家妇产科医师协会(royal college of obstetricians and gynaecologists,RCOG)异位妊娠诊断和治疗的指南提出:若患者B超提示输卵管妊娠,HCG浓度<1 500 mIU/mL且逐渐下降,在充分知情同意且能定期随访的前提下,可以考虑期待治疗。

国内选择期待治疗的指征为:①患者病情稳定,无明显症状或症状轻微。②B超检查包块直径<3 cm,无胎心搏动。③腹腔内无出血或出血少于100 mL。④血β-HCG<1 000 IU/L且滴度48小时下降>15%。若存在输卵管破裂的危险因素(如腹痛不断加重)、血流动力学不稳定、不愿或不能依从随访或不能及时就诊,则不宜期待观察。

期待治疗在不明部位妊娠的治疗中具有重要意义,避免了对宫内妊娠及可疑异位妊娠患者的过早介入性干预,避免了药物治疗,以及手术操作对盆腔正常组织结构的干扰。

在严格控制期待治疗的指征的前提下(患者须充分知晓并接受期待治疗的风险),其成功率约为70%(有报道成功率为48%~100%),但即使β-HCG初值较低,有下降趋势,仍有发生异位妊娠破裂、急诊手术甚至开腹手术的风险,需引起医师和患者的注意。观察中,若发现患者血β-HCG水平下降不明显或又升高者,或患者出现内出血症状应及时改行药物治疗或手术治疗。另一方面,长期随诊超声及血β-HCG水平会使得治疗费用增加。对部分患者而言,期待疗法是可供临床选择的一种方法,有报道提示期待治疗后,宫内妊娠率为50%~88%,再次异位妊娠率为0~12.5%。

(2)药物治疗:前列腺素、米非司酮、氯化钾、高渗葡萄糖及中药天花粉等都曾用于异位妊娠的治疗,但得到广泛认可和普遍应用的还是甲氨蝶呤。MTX是叶酸拮抗剂,能抑制四氢叶酸生成而干扰脱氧核糖核酸(deoxyribo nucleic acid,DNA)中嘌呤核苷酸的合成,使滋养细胞分裂受阻,胚胎发育停止而死亡,是治疗早期输卵管妊娠安全可靠的方法,可以全身或局部给药。随机试验表明全身使用MTX和腹腔镜下保留输卵管手术在输卵管保留、输卵管通畅、重复性异位妊娠和对未来妊娠的影响方面无明显差异(A级证据)。应用单剂MTX治疗异位妊娠的总体成功率在观察试验中介于65%~95%,成功率依赖于治疗的剂量、孕周及血HCG水平,有3%~27%的患者需要第二剂MTX。一项关于观察试验的系统性回顾分析提示如HCG水平高于5 000 mIU/mL,使用单剂量的MTX时,有14.3%或更高的失败率,若HCG水平低于

5 000 mIU/mL,则有 3.7% 的失败率,若 HCG 水平高于 5 000 mIU/mL,多剂量的使用更为有效。MTX 药物不良反应是剂量、治疗时间依赖的,因为 MTX 影响快速分裂的组织,胃肠道的反应比如恶心、呕吐、腹泻、口腔炎、胃部不适是最常见的不良反应,少见的严重不良反应包括骨髓抑制、皮炎、胸膜炎、肺炎、脱发。MTX 的治疗效应包括腹痛或腹痛加重(约有 2/3 的患者出现此症状,可能是由于药物对滋养层细胞的作用,通常这种腹痛不会特别剧烈,持续 24~48 小时,不伴随急腹症及休克症状,需与异位妊娠破裂鉴别),用药后的 1~3 天可出现血 HCG 一过性增高,以及阴道点滴状流血。

适应证和禁忌证:国内曾将血 β-HCG<2 000 IU/L,盆腔包块最大直径<3 cm 作为 MTX 治疗的适应证,但临床实践表明,部分超出上述指征范围进行的治疗仍然取得了良好的疗效。国内选择药物治疗常用标准:①患者生命体征平稳,无明显腹痛及活动性腹腔内出血征象。②诊断为未破裂或者未流产型的早期输卵管妊娠。③血 β-HCG<5 000 IU/L,连续两次测血 β-HCG 呈上升趋势者或 48 小时下降<15%。④异位妊娠包块最大直径<3.5 cm,且未见原始心管搏动。⑤某些输卵管妊娠保守性手术后,可疑绒毛残留。⑥其他部位的异位妊娠(子宫颈、卵巢、间质或宫角妊娠)。⑦血红细胞、白细胞、血小板计数正常,肝肾功能正常。在使用 MTX 前需行血常规、肝肾功能、血型(包括 Rh 血型)的检查,若有肺部疾病病史,则需行胸片检查。需要注意的是,MTX 治疗的患者必须要有良好的依从性,能进行随访监测,且因 MTX 能影响体内所有能快速分裂的组织,包括骨髓、胃肠道黏膜和呼吸上皮,因此它不能用于有血液系统恶病质、胃肠道疾病活跃期和呼吸系统疾病的患者。

英国皇家妇产科医师协会和美国妇产科医师协会、美国生殖医学会(american society for reproductive medicine,ASRM)分别于 2016 年、2008 年颁布了异位妊娠药物治疗指南,基本原则一致,细节略有不同,现介绍如下。

2016 年 RCOG 公布的药物治疗的禁忌证如下:血流动力学不稳定、同时存在宫内妊娠、哺乳期、不能定期随访、MTX 过敏、慢性肝病、活动性肺部疾病、活动性消化性溃疡、免疫缺陷、恶病质。

ACOG 颁布的异位妊娠的药物治疗方案,推荐的药物为 MTX,使用的适宜人群为确诊或者高度怀疑宫外孕的患者,血流动力状态稳定,且异位妊娠包块未破裂。指南没有针对血 HCG 值和附件包块大小作出明确规定,但是从相对反指征推测看,包块最好<3.5 cm。

2008 年 ASRM 公布的药物治疗的绝对禁忌证和相对禁忌证如下:宫内妊娠、中到重度贫血、白细胞或者血小板减少症、MTX 过敏、活动性肺部疾病、活动性消化性溃疡、肝肾功能不全、哺乳期及酗酒的患者是药物治疗的绝对禁忌;相对禁忌证有经阴道超声发现心管搏动、β-HCG 初始数值>5 000 IU/L、经阴道超声发现妊娠包块>4 cm、拒绝接受输血和不能定期随访的患者。

用药方法:不论使用何种方案,一旦 HCG 降至监测标准,就必须每三天定期监测 HCG 水平是否平稳下降,两周后可每周监测一次直到正常,连续三次阴性,症状缓解或消失,包块缩小为有效。通常在使用 MTX 治疗后 2~3 周 HCG 即可降至非孕期水平,但若初始 HCG 水平较高,也可能需要 6~8 周或更长的时间。如果下降中的 HCG 水平再次升高,那么需考虑持续性异位妊娠的诊断。若在使用 MXT 4~7 天后,HCG 水平不降反升、与初始值持平或下降幅度<15%,均提示治疗失败。此时,可在重新评估患者情况后再次予以 MTX 治疗,或直接手术治疗。

在开始 MTX 药物治疗前应向患者充分、详细地告知治疗过程中有输卵管破裂的风险,此外,在治疗过程中应避免摄入叶酸、非甾体类抗感染药物、酒精,避免阳光照射防止 MTX 皮炎,限制性生活或强烈的体育运动。

静脉注射:多采用 1 mg/kg 体重或 50 mg/m² 体表面积的剂量单次给药,不需用解毒药物,但由于不良反应大,现极少应用。

局部用药:MTX 局部用药临床应用较少,腹腔镜直视下或在超声引导下穿刺输卵管妊娠囊,吸出部分囊液后,将药液注入;子宫颈妊娠患者可全身加局部治疗,用半量 MTX 肌内注射,另经阴道超声引导下在子宫颈妊娠囊内抽出羊水后局部注射 MTX。此外,当宫内、宫外同时妊娠时,在超声引导下向异位孕囊或胎儿注射 KCI,治疗异位妊娠安全有效,在去除了异位妊娠的同时,保存了正常的宫内妊娠和完整的子宫。

2.手术治疗

手术治疗的指征:血流动力学不稳定;即将发生或已发生的异位妊娠包块破裂;药物保守治疗失败;患者不能或不愿意依从内科治疗后的随访;患者无法及时到达医疗机构行输卵管破裂的处理。

手术方式取决于有无生育要求、输卵管妊娠部位、包块大小、内出血程度及输卵管损害程度、对侧输卵管状况、术者技术水平及手术设施等综合因素。

(1)根治性手术:患侧输卵管切除术为最基本最常用的根治性手术,对破裂口大、出血多、无法保留的输卵管异位妊娠,有子女、对侧输卵管正常、妊娠输卵管广泛损害或在同条输卵管的复发的异位妊娠,以及想要绝育的患者,可行此术,以间质部妊娠及严重内出血休克者尤为适合。从输卵管峡部近端,逐渐电凝并切断输卵管系膜,直至伞端,即可自子宫上切除输卵管。虽彻底清除了病灶,但同时切断了输卵管系膜及卵巢之间的血液循环,使卵巢的血液供应受到影响,其影响程度的大小,还有待于临床的进一步研究。而输卵管部分切除术是在包含妊娠物的输卵管的近远两端、自对系膜缘向系膜逐渐充分电凝并切除该部分的病变输卵管,并将下方的输卵管系膜一并切除。此术式在清除病灶的同时,还保留了输卵管、系膜与卵巢之间的血液循环,对卵巢的血液供应影响较小,若剩余的输卵管足够长还可行二期吻合术。

(2)保守性手术:凡输卵管早期妊娠未破裂并且妊娠病灶<5 cm,对侧输卵管缺如或阻塞(粘连、积水、堵塞)及要求保留生育功能者可考虑行保守性手术。但能否施行保守性手术还取决于孕卵植入部位(输卵管间质部妊娠一般不选择保守性手术)、输卵管破损程度和以前输卵管存在的病变。如输卵管有明显癌变或解剖学改变,陈旧性输卵管妊娠部位有血肿形成或积血,严重失血性休克者均列为禁忌。

1)经腹手术。①输卵管线形切开取胚术:当妊娠物种植于输卵管壶腹部者更适于此术式。在输卵管系膜的对侧,自妊娠物种植处,沿输卵管长轴表面最肿胀薄弱纵向线性切开各层组织,长度约 2 cm,充分暴露妊娠物,取净妊娠物,勿搔刮、挤压妊娠组织。若输卵管破裂,出血活跃时亦可先电凝输卵管系膜内血管,再取妊娠物。可用 3/4 个 0 肠线间断缝合管腔 2～3 针止血,也可不缝合,管腔或切缘出血处以双极电凝止血待其自然愈合,称为开窗术。②输卵管伞端妊娠囊挤出术:主要适用于妊娠囊位于输卵管伞端或近输卵管伞端,沿输卵管走行,轻轻挤压输卵管,将妊娠物自输卵管伞端挤出,用水冲洗创面看清出血点,双极电凝止血,此术式有时可能因残留而导致手术失败。③部分输卵管切除＋端端吻合术:此术式较少应用。具体操作步骤为:分离输卵管系膜,将妊娠物种植处的部分输卵管切除,然后通过显微手术,行端端吻合术。

2)腹腔镜下手术:腹腔镜手术微创,恢复快,术后输卵管再通率及宫内妊娠率高,目前是异位妊娠的首选手术方式,手术方式主要包括以下两种。①输卵管线性造口/切开术:适用于未破裂的输卵管壶腹部妊娠。于输卵管对系膜缘,自妊娠物种植处,沿输卵管长轴表面最肿胀薄弱处,纵行做"内凝"形成2～3 cm长的"内凝带"(先凝固后切开,以免出血影响手术野的清晰),已破裂的输卵管妊娠,则从破口处向两端纵行延长切开,切口的长度略短于肿块的长度。输卵管一旦切开妊娠产物会自动向切口外突出或自动滑出,钳夹输卵管肿块两端轻轻挤压,妊娠产物会自然排出,有时需要借助抓钳来取出妊娠物,清除妊娠产物及血凝块,冲洗切口及输卵管腔,凝固切缘出血点止血,切口不缝合。操作中应当避免用抓钳反复搔抓输卵管腔,这样会损伤输卵管黏膜和导致止血困难,还应避免对管腔内的黏膜进行过多的凝固止血操作,这样会导致输卵管的功能丧失。输卵管峡部妊娠时输卵管内膜通常受损较重,行输卵管线性造口/切开术效果欠佳,术后再次发生异位妊娠的概率高,故线性造口/切开术不是输卵管峡部妊娠的首选手术方式,可选择输卵管部分切除或全切术。②输卵管伞部吸出术/挤压术或切开术:若孕囊位于输卵管伞端,可考虑应用此术式。用负压吸管自伞端口吸出妊娠组织,或夹持输卵管壶腹部顺次向伞部重复挤压数次,将妊娠产物及血凝块从伞部挤出,然后冲洗输卵管伞部将血凝块清除,此术式操作简单,但可引起出血、输卵管损伤、持续性输卵管妊娠,术后再次发生异位妊娠的可能性高。对于HCG<200 IU/L的陈旧性输卵管伞部妊娠,采用此术式是可行的,对HCG>500 IU/L的患者,术中或术后应给予MTX等化学药物治疗。伞部妊娠的腹腔镜保守治疗更多的是采用伞部切开术。用无损伤钳固定输卵管伞部,将电凝剪刀的一叶从伞部伸入输卵管内,于输卵管系膜的对侧缘剪开输卵管,切口的长度以妊娠着床部位暴露为限。钳夹清除妊娠产物及血凝块,电凝切缘止血,冲洗输卵管伞及黏膜,切开的伞部不缝合。

无论采取何种术式,术中均应将腹腔内的出血洗净、吸出,不要残留凝血块及妊娠胚胎组织。在手术进行过程中,用生理盐水边冲洗边操作,既利于手术又有预防粘连的作用,必要时予病灶处局部注射MTX。为减少术中出血,可将20单位垂体后叶素以等渗盐水稀释至20 mL注射于异位妊娠部位下方的输卵管系膜,误入血管可致急性动脉高压和心动过缓,故回抽无血方可注射。

术后可给予米非司酮25 mg,2次/天,口服3～5天,防止持续性异位妊娠。

3)术后随访:手术切除异位妊娠物后,需每周检测HCG水平直到正常,这对接受保守性手术的患者尤为重要。一般术后2～3周HCG水平可恢复至正常,但部分病例可长达6周。术后72小时HCG水平下降少于20%提示可能存在妊娠组织残留,大多数情况为滋养细胞组织残留,极少数情况下亦可能是存在未被发现的多部位的异位妊娠。初始HCG水平<3 000 IU/L的患者术后发生持续性异位妊娠的可能性很小。若存在输卵管积血直径>6 cm,HCG水平高于20 000 IU/L,腹腔积血超过2 L,则术后发生持续性异位妊娠的可能性很大。

二、其他类型的异位妊娠

(一)子宫颈妊娠

子宫颈妊娠是指受精卵种植在组织学内口水平以下的子宫颈管内,并在该处生长发育,占异位妊娠的1%～2%,发生率约为1/9 000,属于异位妊娠中罕见且危险的类型。子宫颈妊娠的病因尚不明确,目前认为主要有以下原因:①受精卵运行过快或发育过缓,子宫内膜成熟延迟,或子宫平滑肌异常收缩。②人工流产、剖宫产或引产导致子宫内膜病变、缺损、瘢痕形成或粘连,或宫内节育器的使用,都可干扰受精卵在子宫内的着床。③体外受精-胚胎移植等助孕技术的子宫颈管内操作导致局部的病理改变。④子宫发育不良、内分泌失调、子宫畸形或子宫肌瘤致宫腔变形。临床表现多为停经后出现阴道流血或仅为血性分泌物，可突然大量、无痛性的流血危及生命，不足1/3的患者可出现下腹痛或痛性痉挛，疼痛但不伴出血则很少见。体格检查：子宫颈膨大呈圆锥状，蓝紫色，变软，子宫颈外口可能是张开的，外口边缘薄，显示呈蓝色或紫色的妊娠组织，内口紧闭，无明显触痛，而子宫正常大小或稍大，硬度正常，这种表现被称为"沙漏状"子宫。

子宫颈妊娠的超声诊断准确率约为87%，超声检查的诊断标准如下：①子宫体正常或略大，宫腔空虚，子宫蜕膜较厚。②子宫颈管膨大如球状，与宫体相连呈沙漏状（8字形）。③子宫颈管内可见完整的孕囊，有时还可见到胚芽或原始心管搏动，如胚胎已死亡则回声紊乱。④子宫颈内口关闭，胚胎不超过子宫颈内口或子宫动脉平面以下。子宫颈妊娠若未得到早期诊断，或是由于误诊而行刮宫术，都极可能发生致死性的阴道大量流血，从而不得不切除子宫，使患者丧失生育能力，甚至导致患者死亡。确诊后根据阴道流血情况及血流动力学稳定与否采用不同的方法。

流血量少或无流血：可选择药物保守治疗，成功率约为95.6%，首选 MTX 全身用药，方案见输卵管妊娠；或经子宫颈注射于胚囊内。应用 MTX 后应待血 HCG 明显下降后再行刮宫术，否则仍有大出血的可能。

流血量多或大出血：需在备血后操作，可刮除子宫颈管内胚胎组织，纱条填塞或小水囊压迫创面止血，或直视下切开子宫颈剥除胚胎管壁，重建子宫颈管；宫腔镜下吸取胚胎组织，创面电凝止血或选择子宫动脉栓塞，同时使用栓塞剂和 MTX，如发生失血性休克，应积极纠正休克，必要时应切除子宫挽救患者生命。

(二)卵巢妊娠

卵巢妊娠是指受精卵在卵巢组织内着床和生长发育，是较罕见的异位妊娠，发生率为1/7 000，占异位妊娠的 0.5%～3%，近年发病率有增高的趋势。与输卵管妊娠相反，盆腔炎性疾病病史或使用 IUD 并不增加卵巢妊娠的风险，从某种意义上来说，卵巢妊娠似乎是与不孕或反复异位妊娠史不相关的随机事件。临床表现与输卵管妊娠极为相似，表现为急性腹痛、盆腔包块、早孕征象，以及阴道流血，往往被诊断为输卵管妊娠或误诊为卵巢黄体破裂。有时阴道超声也很难区分输卵管妊娠和卵巢妊娠，但可以除外宫内妊娠，腹腔镜诊断极有价值，但确诊仍需病理检查。诊断标准：①双侧输卵管完整，并与卵巢分开；②孕囊位于卵巢组织内；③卵巢及孕囊必须以卵巢固有韧带与子宫相连；④孕囊壁上有卵巢组织。符合上述 4 条病理学诊断标准，称为原发性卵巢妊娠，治疗可行卵巢楔形切除。

(三)宫角妊娠

宫角妊娠是指受精卵植入在宫腔外侧角子宫输卵管结合处的内侧，接近输卵管近端开口，与输卵管间质部妊娠相比，宫角妊娠位于圆韧带的内侧。宫角妊娠占异位妊娠的 1.5%～4.2%，但病死率却占异位妊娠的 20%。80%的宫角妊娠患者存在 1 项或多项高危因素，影响受精卵的正常运行及着床，受精卵不能如期到达正常宫腔种植，使之在非正常位置种植。在宫角处的妊娠囊随妊娠进展，可向宫腔侧发展，向宫腔侧发展的妊娠囊会逐渐移向宫腔，但胎盘仍附着于宫角。由于宫角处内膜和肌层较薄，早期滋养层发育不良，可发生早期流产、胚胎停育，部分出现胎盘植入、产后胎盘滞留。妊娠囊向输卵管间质部扩展者，宫角膨胀、外突，最终出现和输卵管间质部妊娠相同的结果。由于宫角妊娠在解剖上的特殊性，妊娠结局可以多样：可妊娠至足月，可发生宫内流产，也可发生宫角破裂。B 超检查特点：宫角处突起包块，内有妊娠囊，与子宫内膜相连续，其周围见完整的肌壁层。在腹腔镜或剖腹手术过程中从外部观察子宫时，看到因宫角妊娠而增大的子宫使圆韧带向上、向外移位,但仍位于圆韧带本身的内侧。另一方面,间质部妊娠导致的子宫增大位于圆韧带外侧。

治疗方法有经腹或腹腔镜下宫角切除术,B超引导下刮宫术,全身或妊娠囊局部化疗。也有采用子宫动脉结扎治疗宫角妊娠破裂的病例报道,术后应当找到绒毛组织且超声检查宫角部无异常同声,继续追踪至血HCG降至正常。

(四)腹腔妊娠

腹腔妊娠是指妊娠囊位于输卵管、卵巢、阔韧带以外的腹腔内妊娠,是一种罕见的异位妊娠,发病率大约为1/5 000例妊娠,对母儿生命威胁极大。临床表现不典型,易被忽视而误诊,不易早期诊断,分原发性和继发性两种。原发性腹腔妊娠指受精卵直接种植于腹膜、肠系膜、大网膜、盆壁、肠管、直肠子宫陷凹等处,少有异位妊娠位于肝脏、脾脏、横结肠脾曲的文献报道。继发性腹腔妊娠往往发生于输卵管妊娠流产或破裂后,偶可继发于卵巢妊娠或子宫内妊娠而子宫存在缺陷破裂后,胚胎落入腹腔。患者一般有停经、早孕反应、腹痛、阴道流血等类似一般异位妊娠的症状,然后阴道流血停止,腹痛缓解,以后腹部逐渐增大,胎动时,孕妇常感腹部疼痛,无阴道流血,有些患者有嗳气、便秘、腹部不适,随着胎儿长大,症状逐渐加重。腹部检查发现子宫轮廓不清,但胎儿肢体极易触及,胎位异常(肩先露或臀先露),胎先露部高浮,胎心音异常清晰,胎盘杂音响亮,即使足月后也难以临产。若胎儿死亡,妊娠征象消失,月经恢复来潮,粘连的脏器和大网膜包裹死胎。胎儿逐渐缩小,日久若干尸化或成为石胎。若继发感染,形成脓肿,可向母体的肠管、阴道、膀胱或腹壁穿通,排出胎儿骨骼。B型超声检查能清晰地示子宫大小、宫外孕囊、胎儿和胎盘结构,以及这些结构与相邻脏器的关系,是目前用于腹腔妊娠诊断首选的辅助检查方法。原则上一旦确诊,应立即终止妊娠。具体手术方式因孕期长短、胎盘情况而异:如果胎盘附着于子宫、输卵管及圆韧带,可以将胎盘及其附着器官一并切除;如果胎儿死亡,胎盘循环停止已久,可以试行胎盘剥除;如果胎盘附着于重要器官而不宜切除或无法剥离者,可留置胎盘于腹腔内,术后可逐渐吸收。

(五)剖宫产术后子宫瘢痕妊娠(cesarean scar pregnancy,CSP)

CSP是指受精卵着床于既往剖宫产子宫瘢痕处的异位妊娠,可导致胎盘植入、子宫破裂甚至孕产妇死亡,是剖宫产术后远期潜在的严重并发症,发生率1/2 216～1/1 800,在有剖宫产史女性的异位妊娠中约占6.1%。

CSP的确切病因及发病机制尚不明确,CSP不同于宫内妊娠合并胎盘植入,后者系妊娠囊位于宫腔内,由于子宫蜕膜发育不良,胎盘不同程度地植入子宫肌层内;而前者系妊娠囊位于宫腔外瘢痕处,四周被瘢痕处子宫肌层和纤维组织包绕。有关CSP受精卵着床,最为可能的解释是剖宫产术中损伤子宫内膜基底层,形成与宫腔相通的窦道或细小裂隙,受精卵通过窦道侵入瘢痕处肌层内种植。

出现症状的孕周早晚不一,平均诊断孕周为(7.5±2.0)周,距离前次剖宫产时间为4个月至15年不等。不规则阴道流血通常为首发症状,占38.6%～50%,可为点滴状或大出血,有或无明确停经史。阴道流血可有如下几种不同形式:①停经后阴道流血淋漓不断,出血量不多或似月经样,或突然增多,也可能一开始即为突然大量出血,伴大血块,血压下降,甚至休克。②人工流产术中或术后大量出血不止,涌泉状甚至难以控制,短时间内出现血压下降甚至休克,也可表现为术后阴道流血持续不断或突然增加。③药物流产后常无明显组织排出或仅有少量蜕膜样组织排出,药流后阴道流血持续不净或突然增加,行清宫术时发生大出血。约16%的患者伴有轻、中度腹痛,8.8%的患者表现为单纯下腹痛,约40%的患者无症状,只是在超声检查时偶然发现。CSP患者子宫切口处瘢痕未破裂时,症状常不明显,可有瘢痕局部疼痛和压痛。随着妊娠的进展,CSP患者发生子宫破裂、大出血的危险逐渐增加,若突发剧烈腹痛、晕厥或休克、腹腔内出血,常提示子宫发生破裂。

　　超声检查简便可靠,是诊断CSP最常用的方法,经阴道超声更有利于观察胚囊大小,与剖宫产瘢痕的位置关系,以及胚囊与膀胱间的肌层厚度,经腹部超声利于了解胚囊或团块与膀胱的关系,测量局部肌层的厚度以指导治疗,两种超声联合检查可以更全面了解病情。CSP的超声检查诊断标准为:①宫腔及子宫颈管内未探及妊娠囊,可见内膜线。②妊娠囊或混合性包块位于子宫前壁下段肌层(相当于前次剖宫产切口部位),部分妊娠囊内可见胚芽或胎心搏动。③妊娠囊或包块与膀胱之间子宫肌层变薄,甚至消失,妊娠囊或包块与膀胱间隔变窄,子宫肌层连续性中断。④彩色多普勒血流成像在胚囊周围探及明显的高速低阻环状血流信号。⑤附件区未探及包块,直肠子宫陷凹无游离液体(CSP破裂除外)。当CSP的超声声像图不典型时,难以与子宫峡部妊娠、子宫颈妊娠、难免流产、妊娠滋养细胞疾病相鉴别,可进行MRI检查。MRI检查矢状面及横断面的T_1、T_2加权连续扫描均能清晰地显示子宫前壁下段内的妊娠囊与子宫及其周围器官的关系,但因为费用较昂贵,所以,MRI检查不作为首选的诊断方法。血β-HCG水平与正常妊娠没有明显差别,与相对应的妊娠周数基本符合,主要用于指导治疗方法的选择和监测治疗结果。

　　根据超声检查显示的着床于子宫前壁瘢痕处的妊娠囊的生长方向,以及子宫前壁妊娠囊与膀胱间子宫肌层的厚度进行分型。此分型方法有利于临床的实际操作。

　　Ⅰ型:①妊娠囊部分着床于子宫瘢痕处,部分或大部分位于宫腔内,少数甚或达宫底部宫腔。②妊娠囊明显变形、拉长、下端成锐角。③妊娠囊与膀胱间子宫肌层变薄,厚度>3 mm。④CDFI:瘢痕处见滋养层血流信号(低阻血流)。

　　Ⅱ型:①妊娠囊部分着床于子宫瘢痕处,部分或大部分位于宫腔内,少数甚或达宫底部宫腔。②妊娠囊明显变形、拉长、下端成锐角。③妊娠囊与膀胱间子宫肌层变薄,厚度≤3 mm。④CDFI:瘢痕处见滋养层血流信号(低阻血流)。

　　Ⅲ型:①妊娠囊完全着床于子宫瘢痕处肌层并向膀胱方向外凸。②宫腔及子宫颈管内空虚。③妊娠囊与膀胱之间子宫肌层明显变薄、甚或缺失,厚度≤3 mm;④CDFI:瘢痕处见滋养层血流信号(低阻血流)。

　　Ⅲ型中还有一种特殊的超声表现,即包块型,其声像图的特点如下:①位于子宫下段瘢痕处的混合回声(呈囊实性)包块,有时呈类实性;包块向膀胱方向隆起。②包块与膀胱间子宫肌层明显变薄、甚或缺失。③CDFI:包块周边见较丰富的血流信号,可为低阻血流,少数也可仅见少许血流信号、或无血流信号。包块型多由CSP流产后(如药物流产后或负压吸引术后)子宫瘢痕处妊娠物残留并出血所致。

　　CSP的治疗目标为终止妊娠、去除病灶、保障患者的安全,治疗原则为尽早发现,尽早治疗,减少并发症,避免期待治疗和盲目刮宫。对于CSP的治疗目前尚无规范化的统一治疗方案。治疗方案的选择,主要根据患者年龄、病情的严重程度、孕周大小、子宫肌层缺损情况、血β-HCG水平、对生育的要求及诊疗经验及技术进行综合考虑。治疗前必须与患者充分沟通,充分告知疾病和各种治疗的风险并签署知情同意书。包括B超监视下清宫术、甲氨蝶呤治疗后清宫术、子宫动脉栓塞后清宫术、腹腔镜或开腹子宫局部切开取胚及缝合术及子宫次全切除或子宫全切除术等。患者出院后应定期随访,行超声和血 HCG 检查,直至血 HCG 正常,局部包块消失。

(六)残角子宫妊娠

残角子宫又称为遗迹性双角子宫,在胚胎发育过程中,子宫残角为一侧副中肾管发育不全所致的子宫先天发育畸形。残角子宫按 Battram 分型分 3 型,①Ⅰ型:残角子宫腔与单角子宫的宫腔相通。②Ⅱ型:残角子宫腔与正常单角子宫腔不相通。③Ⅲ型:无宫腔实体残角子宫,仅以纤维带同单角子宫相连,以Ⅱ型为最多见。残角子宫妊娠是受精卵于残角子宫内着床并生长发育,残角子宫妊娠破裂的发生率高达 89%,一旦破裂,可出现致命性的腹腔内出血。

不同类型的残角子宫妊娠,有不同的临床表现。Ⅰ型残角子宫妊娠有类似输卵管异位妊娠的症状,有停经史、腹痛、阴道流血、血 β-HCG 升高,一般腹痛轻微,甚至无腹痛,如果发生急剧腹痛表明已有子宫破裂。双合诊检查时,在子宫旁可扪及略小于停经月份妊娠子宫的、质地较软的包块,大多在妊娠早期有类似流产的不规则阴道流血。Ⅱ型残角子宫早期妊娠症状与正常子宫妊娠相同,没有阴道流血,发生破裂时间晚,多数在孕 12~26 周发生肌层完全破裂或不完全破裂,引起严重内出血。Ⅲ型残角子宫因无宫腔,体积小,无内膜,不会造成残角子宫妊娠,但会导致输卵管妊娠。B 超检查特点:子宫腔内无妊娠囊,而在子宫一侧可见一圆形或椭圆形均匀的肌样组织包块,包块内可见妊娠囊或胚胎,妊娠包块与子宫颈不相连接。在 B 超监视下由子宫颈内置入金属探针更有助于诊断。

残角子宫妊娠的典型临床表现出现较晚,在术前明确诊断少,到发生子宫破裂时,往往病情较危重,一旦明确诊断,应尽早手术治疗。妊娠早、中期者行残角子宫切除术并将患侧输卵管结扎或切除为宜,以防以后发生同侧输卵管妊娠的可能,保留卵巢。当妊娠已达足月且为活胎者,应先行剖宫产抢救胎儿,然后切除残角子宫与同侧输卵管。

(七)阔韧带间妊娠

阔韧带间妊娠是一种较少见的一种异位妊娠,文献报道发生率为每 300 次异位妊娠中发生 1 例。阔韧带间妊娠通常是由输卵管妊娠的滋养细胞组织穿过输卵管浆膜层进入输卵管系膜,继发性种植在两叶阔韧带之间而致。如果在宫腔和后腹膜间隙之间存在子宫瘘管,也可发生阔韧带间妊娠。与腹腔妊娠相似,阔韧带间妊娠胎盘可以附着到子宫、膀胱和盆腔侧壁,如果有可能,应该切除胎盘,当无法切除胎盘时,可以将其留在原位自行吸收。

(八)多发性异位妊娠

与宫内宫外同时妊娠相比,两个或者多个异位妊娠的发生率相对很少,可以出现在多个部位和有多种组合形式。尽管绝大多数报道的是输卵管双胎妊娠,但是也有卵巢、间质部和腹腔的双胎妊娠报道,也有部分输卵管切除术后,以及 IVF-ET 术后双胎和三胎妊娠的报道。处理同其他类型的异位妊娠,取决于妊娠的部位。

(王 红)

第四节 过 期 妊 娠

妊娠达到或超过 42 周,称为过期妊娠。发生率为妊娠总数的 5%~10%。过期妊娠的胎儿围生期病率和死亡率增高,孕 43 周时围生儿死亡率为正常妊娠 3 倍,孕 44 周时为正常妊娠 5 倍。

一、原因

(一)雌、孕激素比例失调

可能与内源性前列腺素和雌二醇分泌不足及孕酮水平增高有关,导致孕激素优势,抑制前列腺素和缩宫素,使子宫不收缩,延迟分娩发动。

(二)胎儿畸形

无脑儿畸胎不合并羊水过多时,由于胎儿无下丘脑,垂体-肾上腺轴发育不良,胎儿肾上腺皮质产生的肾上腺皮质激素及雌三醇的前身物质 16α-羟基硫酸脱氢表雄酮不足使雌激素形成减少,孕周可长达 45 周。

(三)遗传因素

某家族、某个体常反复发生过期妊娠,提示过期妊娠与遗传因素可能有关。胎盘硫酸酯酶缺乏症是罕见的伴性隐性遗传病,可导致过期妊娠,系因胎儿肾上腺与肝脏虽能产生足量 16α-羟基硫酸脱氢表雄酮,但胎盘缺乏硫酸酯酶,使其不能脱去硫酸根转变成雌二醇及雌三醇,从而血中雌二醇及雌三醇明显减少,致使分娩难以启动。

(四)子宫收缩刺激发射减弱

头盆不称或胎位异常,胎先露对子宫颈内口及子宫下段的刺激不强,可致过期妊娠。

二、病理

(一)胎盘

过期妊娠的胎盘主要有两种类型,一种是胎盘的外观和镜检均与足月胎盘相似,胎盘功能基本正常;另一种表现为胎盘功能减退,如胎盘绒毛内的血管床减少,间质内纤维化增加,以及合体细胞结节形成增多;胎盘表面有梗死和钙化,组织切片显示绒毛表面有纤维蛋白沉淀、绒毛内有血管栓塞等。

(二)胎儿

1.正常生长

过期妊娠的胎盘功能正常,胎儿继续生长,约 25% 体重增加成为巨大儿,颅骨钙化明显,不易变形,导致经阴道分娩困难,使新生儿病率相应增加。

2.成熟障碍

由于胎盘血流不足和缺氧及养分的供应不足,胎儿不易再继续生长发育。可分为 3 期:第 I 期为过度成熟,表现为胎脂消失,皮下脂肪减少,皮肤干燥松弛多皱褶,头发浓密,指(趾)甲长,身体瘦长,容貌似"小老人"。第 II 期为胎儿缺氧,肛门括约肌松弛,有胎粪排出,羊水及胎儿皮肤黄染,羊膜和脐带绿染,围生儿病率及围生儿死亡率最高。第 III 期为胎儿全身因粪染历时较长广泛着色,指(趾)甲和皮肤呈黄色,脐带和胎膜呈黄绿色。此期胎儿已经历和渡过 II 期危险阶段,其预后反而比 II 期好。

3.胎儿生长受限

小样儿可与过期妊娠共存,后者更增加胎儿的危险性。过期妊娠的诊断首先要应正确核实预产期,并确定胎盘功能是否正常。

三、过期妊娠对母儿的影响

(一)胎儿窘迫

胎盘功能减退、胎儿供氧不足是过期妊娠时的主要病理变化,同时胎儿越成熟,对缺氧的耐受能力越差,故当临产子宫收缩较强时,过期胎儿就容易发生窘迫,甚至在子宫内死亡。过期妊娠时胎儿宫内窘迫的发生率为13.1%~40.5%,为足月妊娠的1.5~10倍。1979—1986年间在柏林国立妇产医院的62 804次分娩,由过期妊娠导致的围产死亡中近四分之三与产时窒息和胎粪吸入有关。新生儿早期癫痫发作的发生率为5.4‰,而足月产新生儿为0.9‰。

(二)羊水量减少

妊娠38周后,羊水量开始减少,妊娠足月羊水量约为800 mL,后随妊娠延长羊水量逐渐减少。妊娠42周后约30%减少至300 mL以下;羊水胎盘粪染率明显增高,是足月妊娠的2~3倍,若同时伴有羊水过少,羊水粪染率增加。

(三)分娩困难及损伤

过期妊娠使巨大儿的发生率增加,达6.4%~15%。

四、诊断

(一)核实预产期

(1)认真核实末次月经。

(2)月经不规则者,可根据孕前基础体温上升的排卵期来推算预产期;或根据早孕反应及胎动出现日期推算,或早孕期妇科检查子宫大小情况,综合分析判断。

(3)B超检查:早期或孕中期的超声检查协助明确预产期。

(4)临床检查子宫符合足月孕大小,孕妇体重不再增加,或稍减轻,子宫颈成熟,羊水逐渐减少,均应考虑过期妊娠。

(二)判断胎盘功能

判断胎盘功能的方法:①胎动计数;②HPL测定;③尿E_3比值测定;④B超检查,包括双顶径、胎盘功能分级、羊水量等;⑤羊膜镜检查;⑥NST、OCT试验等。现分别阐述。

1.胎动计数

胎动计数是孕妇自我监护胎儿情况的一种简易的手段,每个孕妇自感的胎动数差异很大,孕妇18~20周开始自感有胎动,夜间尤为明显,孕29~38周为胎动最频繁时期,接近足月略为减少。如胎动异常应警惕胎儿宫内窘迫。缺氧早期胎儿躁动不安,表现为胎动明显增加,当缺氧严重时,胎动减少减弱甚至消失,胎动消失后,胎心一般在24~48小时内消失。每天早、中、晚固定时间各数1小时,每小时>3次,反映胎儿情况良好。也可将早、中、晚三次胎动次数的和乘4,即为12小时的胎动次数。如12小时胎动达30次以上,反映胎儿情况良好;如果胎动少于10次,则提示胎儿宫内缺氧。

2.尿雌三醇(E_3)及雌三醇/肌酐(E/C)比值测定

如24小时尿雌三醇的总量<10 mg,或尿E/C比值<10时,为子宫胎盘功能减退。

3.无负荷试验(NST)及宫缩负荷试验(CST)

(1)NST反应型:①每20分钟内有两次及以上伴胎心率加速的胎动。②加速幅度15次/分以上,持续15秒以上。③胎心率长期变异正常,3~6周期/分,变异幅度6~25次/分。

（2）NST 无反应型：①监测 40 分钟无胎动或胎动时无胎心率加速反应。②伴胎心率基线长期变异减弱或消失。

（3）NST 可疑型：①每 20 分钟内仅一次伴胎心加速的胎动。②胎心加速幅度＜15 次/分,持续＜15 秒。③基线长期变异幅度＜6 次/分；④胎心率基线水平异常,＞160 或＜120 次/分。⑤存在自发性变异减速。符合以上任何一条即列为 NST 可疑型。

4.胎儿超声生物物理相的观察

评价胎儿宫内生理状态采用五项胎儿生物物理指标（biophysical profile score,BPS）。BPS 最先由 Manning 提出,五项指标：①无负荷试验（non-stress test,NST）。②胎儿呼吸样运动（fetal breath movement,FBM）。③胎动（fetal movement,FM）。④胎儿肌张力（fetal tone,FT）。⑤羊水量。

胎儿生物物理活动受中枢神经系统支配,中枢神经的各个部位对缺氧的敏感性存在差异。胎儿缺氧时首先 NST 为无反应型,FBM 消失；缺氧进一步加重,FM 消失,最后为 FT 消失。参照此顺序可了解胎儿缺氧的程度,估计其预后,也可减少监测中的假阳性率与假阴性率。

五、处理

过预产期应更严密地监护宫内胎儿的情况,每周应进行两次产前检查。凡妊娠过期尚不能确定,胎盘功能又无异常的表现,胎儿在宫内的情况良好,子宫颈尚未成熟,可在严密观察下待其自然临产。妊娠确已过期,并有下列任何一种情况时,应立即终止妊娠。①子宫颈已成熟。②胎儿体重＞4 000 g。③每 12 小时内的胎动计数＜10 次。④羊水中有胎粪或羊水过少。⑤有其他并发症者。⑥妊娠已达 43 周。

根据子宫颈成熟情况和胎盘功能,以及胎儿的情况来决定终止妊娠的方法。如子宫颈已成熟者,可采用人工破膜；破膜时羊水多而清,可在严密监护下经阴道分娩。子宫颈未成熟者可普贝生引产。如胎盘功能不良或胎儿情况紧急,应及时行剖宫产。

目前促子宫颈成熟的药物有：PGE$_2$ 制剂,如阴道内栓剂（可控释地诺前列酮栓,商品名：普贝生）；PGE$_1$ 类制剂,如米索前列醇。普贝生已通过美国食品与药品管理局（FDA）和中国食品与药品管理局（SFDA）批准,可用于妊娠晚期引产前的促子宫颈成熟。而米索前列醇被广泛用于促子宫颈成熟,证明合理使用是安全有效的,2003 年美国 FDA 已将米索前列醇禁用于晚期妊娠的条文删除。其他促子宫颈成熟的方法：包括低位水囊、Foley 导尿管、昆布条、海藻棒等,需要在阴道无感染及胎膜完整时才能使用。但是有潜在感染、胎膜早破、子宫颈损伤的可能。

（一）前列腺素制剂

常用的促子宫颈成熟的药物主要是前列腺素制剂。PG 促子宫颈成熟的主要机制,一是通过改变子宫颈细胞外基质成分,软化子宫颈,如激活胶原酶,是胶原纤维溶解和基质增加；二是影响子宫颈和子宫平滑肌,使子宫颈平滑肌松弛,子宫颈扩张,宫体平滑肌收缩,牵拉子宫颈；三是促进子宫平滑肌细胞间缝隙连接的形成。

目前临床使用的前列腺素制剂如下。

1.PGE$_2$ 制剂

如阴道内栓剂（可控释地诺前列酮栓）：是一种可控制释放的前列腺素 E$_2$ 制剂,含有 10 mg 地诺前列酮,以 0.3 mg/h 的速度缓慢释放,低温保存。外阴消毒后将可控释地诺前列酮栓置于阴道后穹窿深处,在药物置入后,嘱孕妇平卧位 20～30 分钟以利于吸水膨胀。2 小时后复查,仍

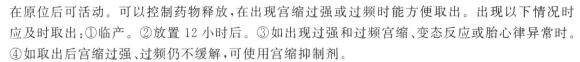

在原位后可活动。可以控制药物释放,在出现宫缩过强或过频时能方便取出。出现以下情况时应及时取出:①临产。②放置 12 小时后。③如出现过强和过频宫缩、变态反应或胎心律异常时。④如取出后宫缩过强、过频仍不缓解,可使用宫缩抑制剂。

2.PGE₁ 类制剂

米索前列醇是一种人工合成的前列腺素 E₁ 类似物,有 100 μg 和 200 μg 两种片剂,主要用于防治消化道溃疡,大量临床研究证实其可用于妊娠晚期促子宫颈成熟。米索前列醇促子宫颈成熟具有价格低、性质稳定易于保存、作用时间长等优点,尤其适合基层医疗机构应用。美国妇产科学会(ACOG)2003 年和 2009 年又重申对米索前列醇在产科领域使用的规范:新指南提出的多项建议中最重要的是:将 25 μg 作为促子宫颈成熟和诱导分娩的米索前列醇初始剂量,频率不宜超过每 3～6 小时给药 1 次;有关大剂量米索前列醇(每 6 小时给药 50 μg)安全性的资料有限且不明确,所以对大剂量米索前列醇仅定为 B 级证据建议。参考 ACOG2003 的规范标准并结合我国米索前列醇临床应用经验,中华医学会妇产科学分会产科学组成员与相关专家经过多次讨论,制定我国米索前列醇在妊娠晚期促子宫颈成熟的应用常规:①用于妊娠晚期需要引产而子宫颈条件不成熟的孕妇。②每次阴道内放药剂量为 25 μg,放药时不要将药物压成碎片。如 6 小时后仍无宫缩,在重复使用米索前列醇前应做阴道检查,重新评估子宫颈成熟度,了解原放置的药物是否溶化、吸收。如未溶化和吸收者则不宜再放。每天总量不得超过 50 μg,以免药物吸收过多。③如需加用缩宫素,应该在最后一次放置米索前列醇 4 小时以上,并阴道检查证实药物已经吸收。④使用米索前列醇者应在产房观察,监测宫缩和胎心率,一旦出现宫缩过强或过频,应立即进行阴道检查,并取出残留药物。⑤有剖宫产史者或子宫手术史者禁用。

(二)缩宫素

小剂量静脉滴注缩宫素为安全常用的引产方法,但在子宫颈不成熟时,引产效果不好。其特点是:可随时调整用药剂量,保持生理水平的有效宫缩,一旦发生异常可随时停药,缩宫素作用时间短,半衰期为 5～12 分钟。静脉滴注缩宫素推荐使用低剂量,最好使用输液泵,起始剂量为 2.5 mU/min 开始,根据宫缩调整滴速,一般每隔 30 分钟调整一次,直至出现有效宫缩。有效宫缩的判定标准为 10 分钟内出现 3 次宫缩,每次宫缩持续 30～60 秒。最大滴速一般不得超过 10 mU/min,如达到最大滴速,仍不出现有效宫缩可增加缩宫素浓度。增加浓度的方法是以 5% 葡萄糖 500 mL 中加 5 U 缩宫素即 1% 缩宫素浓度,相当于每毫升液体含 10 mU 缩宫素,先将滴速减半,再根据宫缩情况进行调整,增加浓度后,最大增至 20 mU/min,原则上不再增加滴速和浓度。

(三)人工破膜术

用人工的方法使胎膜破裂,引起前列腺素和缩宫素释放,诱发宫缩。适用于子宫颈成熟的孕妇。缺点是有可能引起脐带脱垂或受压、母婴感染、前置血管破裂和胎儿损伤。不适用于胎头浮的孕妇。破膜前要排除阴道感染。应在宫缩间歇期破膜,以避免羊水急速流出引起脐带脱垂或胎盘早剥。破膜前后要听胎心、破膜后观察羊水性状和胎心变化情况。单纯应用人工破膜术效果不好时,可加用缩宫素静脉滴注。

(四)其他

其他促子宫颈成熟的方法主要是机械性扩张,种类很多,包括低位水囊、Foley 导尿管、昆布条、海藻棒等,需要在阴道无感染及胎膜完整时才能使用。主要是通过机械刺激子宫颈管,促进子宫颈局部内源性前列腺素合成与释放而促进子宫颈管软化成熟。其缺点是有潜在感染、胎膜早破、子宫颈损伤的可能。

（五）产时处理

临产后应严密观察产程进展和胎心监测，如发现胎心律异常，产程进展缓慢，或羊水混有胎粪时，应即行剖宫产。产程中应充分给氧。胎儿娩出前做好一切抢救准备，当胎头娩出后即应清除鼻腔及鼻咽部黏液和胎粪。过期产儿病率及死亡率高，应加强其护理和治疗。

六、临床特殊情况的思考和建议

（1）过期妊娠：子宫存在疤痕的延期妊娠。

（2）子宫疤痕有：剖宫产、子宫肌瘤剥出（腹腔镜下或开腹子宫肌瘤剥出）、子宫损伤。随着我国剖宫产率居高不下，剖宫产后再次妊娠的比例越来越高，这里主要指剖宫产史的延期妊娠。随着剖宫产后再次妊娠阴道分娩开展（vaginal birth after cesarean delivery，VBAC），出现了剖宫产史的延期妊娠。对于剖宫产史的延期妊娠，处理比较棘手：由于采用药物（前列腺素或缩宫素）或人工破膜引产后，在产程中子宫破裂的风险将会增加，并不主张进行药物和人工破膜引产，所以采用再次择期剖宫产是比较安全的选择。

（王 红）

第五节 妊娠期高血压疾病

妊娠期高血压疾病是妊娠期特有的疾病，包括妊娠期高血压、子痫前期、子痫、慢性高血压并发子痫前期，以及慢性高血压。其中妊娠高血压、子痫前期和子痫以往统称为妊娠高血压综合征、妊娠中毒征、妊娠尿毒症等。我国发病率为9.4%，国外报道7%～12%。本病以妊娠20周后高血压、蛋白尿、水肿为特征，并伴有全身多脏器的损害；严重患者可出现抽搐、昏迷、脑出血、心力衰竭、胎盘早剥和弥漫性血管内凝血，甚至死亡。该病严重影响母婴健康，是孕产妇和围生儿发病及死亡的主要原因之一。

一、病因和发病机制

至今尚未完全阐明。国内外大部分的研究集中在子痫前期-子痫的病因和发病机制。目前认为子痫前期-子痫的发病起源于胎盘病理生理改变，进一步导致全身血管内皮细胞损伤，后者引起子痫前期的一系列临床症状。子痫前期-子痫的发病机制可能与遗传易感性、免疫适应不良、胎盘缺血和氧化应激反应有关。

（一）遗传易感性学说

子痫前期的遗传易感性学说是基于临床流行病学调查的结果：①子痫前期患者的母亲、女儿、姐妹，甚至祖母和孙女患病的风险升高，而具有相似生活环境的非血缘女性亲属（如妯娌等）的风险无明显改变。②子痫前期妊娠出生的女儿将来发生子痫前期的风险高于正常血压时出生的姐妹。③具有相同遗传物质的单卵双胎女性都发生子痫前期的概率远远高于双卵双胎女性；当然，并不是所有的单卵双胎女性在妊娠时都出现相同的子痫前期，提示胎儿的基因型或环境因素也在子痫前期易感性中发挥作用。④来自胎儿或父系的遗传物质亦可导致子痫前期，如胎儿染色体异常,或父系原因所致的完全性葡萄胎等均与子痫前期明显相关。⑤多次妊娠妇女在更换性伴侣后,特别是性伴侣的母亲曾患子痫前期,该妇女再次发生子痫前期的可能性显著增加。

虽然子痫前期的遗传易感性学说得到普遍接受,但是,其遗传方式尚未定论。有人认为子痫前期是女性单基因常染色体隐性遗传或显性基因的不完全外显;胎儿的基因型也可能发挥十分重要的作用。也有人提出更加复杂的多基因遗传模式:母亲多个的基因、胎儿基因(父源性),以及环境因素之间的相互作用的结果;某些基因同时作用于母体和胎儿,同时受到环境因素的调节。在这种观点的支持下,人们通过基因组的方法筛查到一些与子痫前期发生有关的基因位点,但目前尚不足以充分解释疾病的发生,有待进一步研究。

(二)免疫适应不良学说

子痫前期被认为可能是母体的免疫系统对滋养层父系来源的抗原异常反应的结果。子痫前期的免疫适应不良学说的流行病学证据主要有以下几方面:①在第一次正常妊娠后,子痫前期的风险明显下降。②改变性伴侣后,这种多次妊娠的效应消失。③流产和输血具有预防子痫前期的作用。④通过供卵或捐精的妊娠易发生子痫前期。

该学说的免疫学证据:①子痫前期患者体内的抗血管内皮细胞抗体、免疫复合物和补体增加。②补体和免疫复合物沉积在子宫螺旋动脉、胎盘、肝脏、肾脏和皮肤。③TH_1:TH_2比值失衡。④T细胞受体CD3抑制能力减低。⑤炎性细胞因子增加等。子痫前期患者普遍发生免疫异常,但尚不能确定这些异常改变间因果关系。蜕膜的免疫活性细胞释放某些介质作用于血管内皮细胞,有关介质包括:弹性蛋白酶、α-组织坏死因子、白介素-1。这些介质在子痫前期孕妇血液和羊水中的浓度明显升高,并且对血管内皮细胞起作用。

(三)胎盘缺血学说

在正常妊娠过程,胎盘滋养细胞侵入子宫蜕膜有2个时期:第一时期为妊娠早期的受精卵种植过程;第二时期为在妊娠早中期(14~16周)。合体滋养细胞侵入子宫螺旋动脉,重铸血管,使螺旋动脉总的横截面积比非孕期增加4~6倍,胎盘的血流量增加。在子痫前期-子痫患者中,第二时期的滋养细胞侵入和螺旋动脉重铸不足,螺旋动脉总横截面积仅为正常妊娠的40%,胎盘灌注不足,处于相对缺氧状态。

目前至少有两种理论解释胎盘缺血后导致血管内皮细胞损伤的过程。一种理论认为子痫前期患者的合体滋养层微绒毛膜的退化可导致血管内皮细胞损伤,并抑制其增生。另一种理论则强调胎盘缺血后氧化应激反应增强使血管内皮细胞发生损伤。当灌注器官的血流量减少,但血氧浓度正常时,局部的氧化应激反应可形成活性氧(如超氧自由基)。如果孕妇存在脂代谢异常、高半胱氨酸血症,或抗氧化剂缺乏时,降低胎盘的血流量使局部缺氧,进一步导致血管内皮细胞损伤和引起子痫前期的临床表现。

(四)氧化应激学说

妊娠使能量的需求增加,导致整个妊娠期孕妇血液中的极低密度脂蛋白浓度升高。在子痫前期患者发病前(妊娠5~20周),孕妇血浆中的游离脂肪酸浓度就开始升高,血浆白蛋白的保护作用减弱,使脂肪以三酰甘油的形式集聚在血管内皮细胞上。根据氧化应激学说,缺氧胎盘的局部氧化应激反应转移到孕妇全身的体循环系统,导致全身血管内皮细胞的氧化应激能力损伤。氧化应激反应产生的不稳定的活性氧沉积于血管内皮下,产生相对稳定的脂质过氧化物,这些物质进一步损伤血管内皮细胞的结构和功能。虽然在正常妊娠中也存在脂质过氧化物增加,但可以通过同步增加的抗氧化作用抵消,氧化-抗氧化作用仍维持平衡;在子痫前期的患者中,抗氧化作用相对减弱,氧化作用占优势,导致血管内皮细胞损伤。

以上四种学说都是从某个侧面反映了子痫前期-子痫的发病过程,这种分类不是排他的,事实上是相互作用的。目前似乎没有一个遗传基因能够准确地反映子痫前期-子痫的易感性,而是一组基因决定了母体的易感性,这组基因可能表现为其他三个发病机制中某些关键物质的遗传信息发生改变。子痫前期-子痫患者的免疫反应异常和螺旋动脉狭窄是胎盘发生病变的基础,进一步导致器官微环境的氧化应激反应。

二、高危因素

流行病学调查发现如下高危因素:初产妇、孕妇年龄<18 岁或>40 岁、多胎妊娠、妊娠期高血压病史及家族史、慢性高血压、慢性肾炎、抗磷脂综合征、糖尿病、血管紧张素基因 T_{235} 阳性、营养不良及低社会经济状况均与子痫前期-子痫发病风险增加密切相关。

三、病理生理变化

全身小动脉痉挛是子痫前期-子痫的基本病变。由于小动脉痉挛,外周阻力增大,血管内皮细胞损伤,通透性增加,体液及蛋白渗漏,表现为血压升高、水肿、蛋白尿及血液浓缩。脑、心、肺、肝、肾等重要脏器严重缺血可导致心、肝及肾衰竭,肺水肿及脑水肿,甚至抽搐、昏迷;胎盘梗死、出血而发生胎盘早剥及胎盘功能减退,危及母儿安全;血小板、纤维素沉积于血管内皮,激活凝血过程,消耗凝血因子,导致 DIC。

四、重要脏器的病理生理变化

(一)脑

脑血管痉挛,通透性增加,导致脑水肿、充血、缺血、血栓形成及出血等。轻度患者可出现头痛、眼花、恶心呕吐等;严重者发生视力下降、甚至视盲,感觉迟钝、混乱,个别患者可出现昏迷,甚至发生脑疝。

(二)肾脏

肾血管痉挛,肾血流量和肾小球滤过率均下降。病理表现为肾小球扩张、血管内皮细胞肿胀、纤维素沉积于血管内皮细胞下或肾小球间质;严重者肾皮质坏死,肾功能损伤将不可逆转。蛋白尿的多少标志着肾功能损害程度;进一步出现低蛋白血症,血浆肌酐、尿素氮、尿酸浓度升高,少尿等;少数可致肾衰竭。

(三)肝脏

子痫前期可出现肝脏缺血、水肿,肝功能异常。表现为肝脏轻度肿大,血浆中各种转氨酶和碱性磷酸酶升高,以及轻度黄疸。严重者门静脉周围坏死,肝包膜下血肿形成,亦可发生肝破裂,危及母儿生命,临床表现为持续右上腹疼痛。

(四)心血管

血管痉挛,血压升高,外周阻力增加,心肌收缩力和射血阻力(即心脏后负荷)增加,心排血量明显减少,心血管系统处于低排高阻状态。血管内皮细胞损伤,血管通透性增加,血管内液进入细胞间质,导致心肌缺血、间质水肿、心肌点状出血或坏死。肺血管痉挛,肺动脉高压,易发生肺水肿,严重时导致心力衰竭。

(五)血液

1.容量

子痫前期-子痫患者的血液浓缩,血容量相对不足,表现为红细胞比容升高。主要原因:①血管痉挛收缩,血压升高,血管壁两侧的压力梯度增加。②血管内皮细胞损伤,血管壁渗透性增加。③由于大量的蛋白尿导致低蛋白血症,血浆的胶体渗透压降低。当红细胞比容下降时多合并贫血或红细胞受损或溶血。

2.凝血

子痫前期-子痫患者存在广泛的血管内皮细胞损伤,启动外源性或内源性的凝血机制,表现为凝血因子缺乏或变异所致的高凝血状态。严重者可出现微血管病性溶血,并伴有红细胞破坏的表现,即碎片状溶血,其特征为溶血、破裂红细胞、球形红细胞、网状红细胞增多,以及血红蛋白尿。血小板减少($<100\times10^9$/L)、肝酶升高、溶血,反映了疾病严重损害了凝血功能。

(六)子宫胎盘血流灌注

绒毛浅着床及血管痉挛导致胎盘灌流量下降;胎盘螺旋动脉呈急性的粥样硬化,血管内皮细胞脂肪变性,管壁坏死,管腔狭窄,易发生不同程度的胎盘梗死;胎盘血管破裂,可导致胎盘早剥。胎盘功能下降可导致胎儿生长受限、胎儿窘迫、羊水过少,严重者可致死胎。

五、临床表现

典型临床表现为妊娠 20 周后出现高血压、水肿、蛋白尿。视病变程度不同,轻者可无症状或有轻度头晕,血压轻度升高,伴水肿或轻微蛋白尿;重者出现头痛、眼花、恶心、呕吐、持续性右上腹疼痛等,血压明显升高,蛋白尿增多,水肿明显;甚至昏迷、抽搐。

六、诊断及分类

根据病史、临床表现、体征及辅助检查即可作出诊断,同时应注意有无并发症及凝血机制障碍。

(一)病史

有本病的高危因素及上述临床表现,特别应询问有无头痛、视力改变、上腹不适等。

(二)高血压

至少出现两次以上血压升高,≥12.0～18.7 kPa(90/140 mmHg)、其间隔时间≥6 小时才能确诊。血压较基础血压升高 2.0～4.0 kPa(15/30 mmHg),但<12.0～18.7 kPa(90/140 mmHg),不作为诊断依据,须密切观察。

(三)尿蛋白

由于在 24 小时内尿蛋白的浓度波动很大,单次尿样检查可能导致误差。应留取 24 小时尿作定量检查;也可取中段尿测定,避免阴道分泌物污染尿液,造成误诊。

(四)水肿

一般为凹陷性水肿,自踝部开始,逐渐向上延伸,经休息后不缓解。水肿局限于膝以下为"＋",延及大腿为"＋＋",延及外阴及腹壁为"＋＋＋",全身水肿或伴有腹水为"＋＋＋＋"。同时应注意体重异常增加,若孕妇体重每周突然增加 0.5 kg 以上,或每月增加 2.7 kg 以上,表明有隐形水肿存在。

（五）辅助检查

1.血液检查

包括全血细胞计数、血红蛋白含量、血细胞比容、血黏度、凝血功能，根据病情轻重可多次检查。

2.肝、肾功能测定

肝细胞功能受损可致 ALT、AST 升高。患者可出现白蛋白缺乏为主的低蛋白血症，白/球蛋白比值倒置。肾功能受损时，血清肌酐、尿素氮、尿酸升高，肌酐升高与病情严重程度相平行。尿酸在慢性高血压患者中升高不明显，因此可用于本病与慢性高血压的鉴别诊断。重度子痫前期与子痫应测定电解质与二氧化碳结合力，以便及早发现并纠正酸中毒。

3.尿液检查

应测尿比重、尿常规。尿比重≥1.020 提示尿液浓缩，尿蛋白（＋）时尿蛋白含量约 300 mg/24 h；当尿蛋白（＋＋＋）时尿蛋白含量 5 g/24 h。尿蛋白检查在严重妊娠期高血压疾病患者应每 2 天一次或每天检查。

4.眼底检查

通过眼底检查可以直接观察到视网膜小动脉的痉挛程度，是子痫前期-子痫严重程度的重要参考指标。子痫前期患者可见视网膜动静脉比值 1∶2 以上、视盘水肿、絮状渗出或出血，严重时可发生视网膜剥离。患者可出现视力模糊或视盲。

5.损伤性血流动力学监测

当子痫前期-子痫患者伴有严重的心脏病、肾脏疾病、难以控制的高血压、肺水肿，以及不能解释的少尿时，可以监测孕妇的中心静脉压或肺毛细血管楔压。

6.其他

心电图、超声心动图可了解心功能，疑有脑出血可行 CT 或 MRI 检查。同时常规检查胎盘功能、胎儿宫内安危状态及胎儿成熟度检查。

妊娠高血压疾病分为 5 类：妊娠期高血压、子痫前期、子痫、慢性高血压病并发子痫前期和妊娠合并原发性高血压。

七、处理

妊娠期高血压疾病治疗的基本原则是镇静、解痉、降压、利尿，适时终止妊娠。病情程度不同，治疗原则略有不同：①妊娠期高血压一般采用休息、镇静、对症等处理后，病情可得到控制，若血压升高，可予以降压治疗。②子痫前期除了一般处理，还要进行解痉、降压等治疗，必要时终止妊娠。③子痫需要及时控制抽搐的发作，防治并发症，经短时间控制病情后及时终止妊娠。④妊娠合并慢性高血压以降血压为主。

（一）一般处理

1.休息

对于轻度的妊娠高血压可住院也可在家治疗，但子痫前期患者建议住院治疗。保证充足的睡眠，取左侧卧位，每天休息不少于 10 小时。左侧卧位可减轻子宫对腹主动脉、下腔静脉的压迫，使回心血量增加，改善子宫胎盘的血供。左侧卧位 24 小时可使舒张压降低 1.3 kPa(10 mmHg)。

2.密切监护母儿状态

应询问孕妇是否出现头痛、视力改变、上腹不适等症状。每天测体重及血压，每天或隔天复查尿蛋白。定期监测血压、胎儿发育状况和胎盘功能。

3.间断吸氧

可增加血氧含量,改善全身主要脏器和胎盘的氧供。

4.饮食

应包括充足的蛋白质、热量,不限盐和液体,但对于全身水肿者应适当限制盐的摄入。

(二)镇静

轻度患者一般不需要药物治疗,对于精神紧张、焦虑或睡眠欠佳者可给予镇静剂。对于重度的子痫前期或子痫患者,需要应用较强的镇静剂,防治子痫发作。

1.地西泮

具有较强的镇静、抗惊厥、肌肉松弛作用,对胎儿及新生儿的影响较小。用法:2.5～5 mg 口服,每天 3 次,或 10 mg 肌内注射或静脉缓慢注射(>2 分钟)。

2.冬眠药物

冬眠药物可广泛抑制神经系统,有助于解痉降压,控制子痫抽搐。用法:①哌替啶100 mg,氯丙嗪 50 mg,异丙嗪 50 mg 加入 10%葡萄糖 500 mL 内缓慢静脉滴注。②紧急情况下,可将三种药物的 1/3 量加入 25%葡萄糖液 20 mL 缓慢静脉推注(>5 分钟),余 2/3 量加入 10%葡萄糖 250 mL 静脉滴注。由于氯丙嗪可使血压急骤下降,导致肾及子宫胎盘血供减少、胎儿缺氧,且对母儿肝脏有一定的损害作用,现仅应用于硫酸镁治疗效果不佳者。

3.其他镇静药物

苯巴比妥、异戊巴比妥、吗啡等具有较好的抗惊厥、抗抽搐作用,可用于子痫发作时控制抽搐及产后预防或控制子痫发作。由于该药可致胎儿呼吸抑制,分娩 6 小时前慎用。

(三)解痉

治疗子痫前期和子痫的主要方法,可以解除全身小动脉痉挛,缓解临床症状,控制和预防子痫的发作。首选药物为硫酸镁,其作用机制:①抑制运动神经末梢与肌肉接头处钙离子和乙酰胆碱的释放,阻断神经肌肉接头间的信息传导,使骨骼肌松弛;②降低中枢神经系统兴奋性及脑细胞的耗氧量,降低血压,抑制抽搐发生;③降低机体对血管紧张素 II 的反应;④刺激血管内皮细胞合成前列环素,抑制内皮素合成,从而缓解血管痉挛状态;⑤解除子宫胎盘血管痉挛,改善母儿间血氧交换及围生儿预后。

1.用药方案

静脉给药结合肌内注射。①静脉给药:首次负荷剂量 25%硫酸镁 10 mL 加于 10%葡萄糖液 20 mL 中,缓慢静脉注入,5～10 分钟推完;继之 25%硫酸镁 60 mL 加入 5%葡萄糖液 500 mL 静脉滴注,滴速为 1～2 g/h。②根据血压情况,决定是否加用肌内注射,用法为 25%硫酸镁 20 mL 加 2%利多卡因 2 mL,臀肌深部注射,每天 1～2 次。每天总量为 25～30 g。用药过程中可监测血清镁离子浓度。

2.毒性反应

正常孕妇血清镁离子浓度为 0.75～1 mmol/L,治疗有效浓度为 1.7～3 mmol/L,若血清镁离子浓度>3 mmol/L 即可发生镁中毒。首先表现为膝反射减弱或消失,继之出现全身肌张力减退、呼吸困难、复视、语言不清,严重者可出现呼吸肌麻痹,甚至呼吸、心跳停止,危及生命。

3.注意事项

用药前及用药过程中应注意以下事项。定时检查膝反射是否减弱或消失;呼吸不少于

16 次/分;尿量每小时不少于 25 mL 或每 24 小时不少于 600 mL;硫酸镁治疗时需备钙剂,一旦出现中毒反应,立即静脉注射 10% 葡萄糖酸钙 10 mL,因钙离子与镁离子可竞争神经细胞上的受体,从而阻断镁离子的作用。肾功能不全时应减量或停用;有条件时监测血镁浓度。

(四)降压

目的为延长孕周或改变围生期结局。对于收缩压≥21.3 kPa(160 mmHg),或舒张压≥14.7 kPa(110 mmHg)或平均动脉压≥18.7 kPa(140 mmHg)者,以及原发性高血压妊娠前已用降血压药者,须应用降压药物。降压药物选择原则:对胎儿无毒副作用,不影响心每搏输出量、肾血流量及子宫胎盘灌注量,不致血压急剧下降或下降过低。

1.肼屈嗪

为妊娠期高血压疾病的首选药物。主要作用于血管舒缩中枢或直接作用于小动脉平滑肌,可降低血管紧张度,扩张周围血管而降低血压,并可增加心排血量,有益于脑、肾、子宫胎盘的血流灌注。降压作用快、舒张压下降较显著。用法:每 15~20 分钟给药 5~10 mg,直至出现满意反应,即舒张压控制在 12.0~13.3 kPa(90~100 mmHg);或 10~20 mg,每天 2~3 次口服;或 40 mg 加入 5% 葡萄糖液 500 mL 内静脉滴注。不良反应为头痛、心率加快、潮热等。有心脏病或心力衰竭者,不宜应用此药。

2.拉贝洛尔

为 α、β 肾上腺素受体阻断剂,降低血压但不影响肾及胎盘血流量,并可对抗血小板凝集,促进胎儿肺成熟。该药显效快,不引起血压过低或反射性心动过速。静脉滴注剂量为 50~100 mg 加入 5% 葡萄糖液中静脉滴注,5 天为 1 个疗程,血压稳定后改口服;每次 100 mg,每天 2~3 次,2~3 天后根据需要加量,常用维持量为 200~400 mg,每天 2 次,饭后服用。总剂量<2 400 mg/d。不良反应为头皮刺痛及呕吐。

3.硝苯地平

钙通道阻滞剂,可解除外周血管痉挛,使全身血管扩张,血压下降,由于其降压作用迅速,目前不主张舌下含化。用法:10 mg 口服,每天 3 次,24 小时总量<60 mg。其不良反应为心悸、头痛,与硫酸镁有协同作用。

4.尼莫地平

亦为钙通道阻滞剂,其优点在于可选择性的扩张脑血管。用法:20~60 mg 口服,每天 2~3 次;或 20~40 mg 加入 5% 葡萄糖液 250 mL 中静脉滴注,每天 1 次,每天总量<360 mg,不良反应为头痛、恶心、心悸及颜面潮红。

5.甲基多巴

可兴奋血管运动中枢的 α 受体,抑制外周交感神经而降低血压,妊娠期使用效果较好。用法:250 mg 口服,每天 3 次。其不良反应为嗜睡、便秘、口干、心动过缓。

6.硝普钠

强有力的速效血管扩张剂,扩张周围血管使血压下降。由于药物能迅速通过胎盘进入胎儿体内,并保持较高浓度,其代谢产物(氰化物)对胎儿有毒性作用,不宜在妊娠期使用。产后血压过高,其他降压药效果不佳时,方考虑使用。用法:50 mg 加于 5% 葡萄糖液 1 000 mL 内,缓慢静脉滴注。用药不宜>72 小时。用药期间应严密监测血压及心率。

7.肾素血管紧张素类药物

可导致胎儿生长受限、胎儿畸形、新生儿呼吸窘迫综合征、新生儿早发性高血压,妊娠期应禁用。

(五)扩容

一般不主张应用扩容剂,仅用于严重的低蛋白血症、贫血。可选用人血白蛋白、血浆和全血。

(六)利尿药物

一般不主张应用,仅用于全身性水肿、急性心力衰竭、肺水肿、或血容量过多且伴有潜在性肺水肿者。常用利尿剂有呋塞米、甘露醇等。

(七)适时终止妊娠

终止妊娠是治疗妊娠期高血压疾病的有效措施。

1.终止妊娠的指征

(1)重度子痫前期患者经积极治疗 24～48 小时仍无明显好转者。

(2)重度子痫前期患者孕周已＞34 周。

(3)重度子痫前期患者孕龄不足 34 周,但胎盘功能减退,胎儿已成熟。

(4)重度子痫前期患者,孕龄不足 34 周,胎盘功能减退,胎儿尚未成熟者,可用地塞米松促胎肺成熟后终止妊娠。

(5)子痫控制后 2 小时可考虑终止妊娠。

2.终止妊娠的方式

(1)引产适用于病情控制后,宫颈条件成熟者。先行人工破膜,羊水清亮者,可给予缩宫素静脉滴注引产。第一产程应密切观察产程进展状况,保持产妇安静和充分休息。第二产程应以会阴后侧切开术、胎头吸引或低位产钳助产缩短第二产程。第三产程应预防产后出血。产程中应加强母儿安危状况和血压监测,一旦出现头昏、眼花、恶心、呕吐等症状,病情加重,立即以剖宫产结束分娩。

(2)剖宫产适用于有产科指征者,宫颈条件不成熟,不能在短时间内经阴道分娩,引产失败,胎盘功能明显减退,或已有胎儿窘迫征象者。产后子痫多发生于产后 24 小时内,最晚可在产后 10 天发生,故产后应积极处理,防止产后子痫的发生。

(八)子痫的处理

子痫是妊娠期高血压疾病最严重的阶段,是妊娠期高血压疾病所致母儿死亡的最主要原因,应积极处理。子痫处理原则为控制抽搐,纠正缺氧和酸中毒,控制血压,抽搐控制后终止妊娠。

(1)控制抽搐:①25％硫酸镁 10 mL 加于 25％葡萄糖液 20 mL 静脉推注(＞5 分钟),继之用以 2 g/h 静脉滴注,维持血药浓度,同时应用有效镇静药物如地西泮,控制抽搐。②20％甘露醇 250 mL 快速静脉滴注,降低颅内压。

(2)血压过高时给予降压药。

(3)纠正缺氧和酸中毒:间断面罩吸氧,根据二氧化碳结合力及尿素氮值给予适量的 4％碳酸氢钠纠正酸中毒。

(4)终止妊娠:抽搐控制 2 小时后可考虑终止妊娠。

(5)护理:保持环境安静,避免声光刺激;吸氧,防止口舌咬伤,防止窒息,防止坠地受伤,密切观察体温、脉搏、呼吸、血压、神志、尿量(应保留导尿管监测)等。

(6)密切观察病情变化,及早发现心力衰竭、脑出血、肺水肿、HELLP 综合征、肾衰竭、DIC

等并发症,并积极处理。

(九)慢性高血压的处理

1.降压治疗指征

收缩压在 20.0～24.0 kPa(150～180 mmHg)或舒张压＞13.3 kPa(100 mmHg);或伴有高血压导致的器官损伤的表现。血压≥14.7～24.0 kPa(110/180 mmHg)时,需要静脉降压治疗,首选药物为肼屈嗪和拉贝洛尔。

2.胎儿监护

超声检查,动态监测胎儿的生长发育。NST 或胎儿生物物理监护,在妊娠 28 周开始每周一次;妊娠 32 周以后每周两次。

3.终止妊娠

对于轻度、没有并发症的慢性高血压病,可足月自然分娩;若慢性高血压病并发子痫前期,或伴其他的妊娠并发症(如胎儿生长受限、上胎死胎史等),应提前终止妊娠。

(邢芝兰)

第七章

妊娠合并内外科疾病

第一节 妊娠合并肺炎

肺炎是指肺组织的急性炎症,种类很多。常见的有大叶性肺炎、支气管肺炎和原发性非典型肺炎。妊娠合并肺炎并不常见,发生率在 $0.44‰ \sim 8.47‰$,20 世纪 80 年代起妊娠合并肺炎的发生率又有上升趋势。原因可能与近年来人类免疫缺陷病毒(HIV)感染增加、吸毒、免疫抑制剂的大量应用及患慢性呼吸系统疾病者数增加有关。肺炎可发生在孕期任何时间,病情较非孕期妇女严重,病死率在抗生素广泛应用之前,接近 30%,现降至 4%,重症肺部感染、菌血症、脓胸的发生率亦有所下降,但对病毒性肺炎,母亲的发生率和病死率无明显降低。

一、细菌性肺炎

(一)病因及发病机制

孕期合并肺炎,致病微生物与非孕时无明显不同,常见病原体有肺炎链球菌、溶血性链球菌、流感嗜血杆菌和支原体。孕期由于胸部解剖学的改变及免疫学方面的变化,易发生上呼吸道感染及支气管炎,顺行而导致肺部感染。

(二)病理改变

肺炎链球菌可引起大叶性肺炎、支气管肺炎,其典型病理改变包括:充血水肿期、红色肝变期、灰色肝变期、黄色肝变期和溶解消散期。由于抗生素的使用,这种典型的病理分期已不常见。

(三)临床表现

1.症状和体征

细菌性肺炎典型的症状和体征包括突然畏寒、寒战、发热、胸痛、呼吸困难、咳脓痰或铁锈色痰。病侧呼吸运动减弱,叩诊浊音,触及震颤,听诊病变部位有支气管呼吸音,语音增强,可闻及干、湿啰音及胸膜摩擦音,水泡音和捻发音,常有胸膜渗出。

2.实验室检查

白细胞总数升高,中性粒细胞增多,并有核左移或细胞内见中毒颗粒。痰标本涂片可发现革兰氏染色阳性、带荚膜的双球菌。血培养 $20\% \sim 30\%$ 的患者可以阳性。

3.X 线检查

有典型的改变。

（四）诊断和鉴别诊断

1.诊断

根据典型症状和体征,结合 X 线检查,可作出初步诊断,结合病原菌检测,确诊并不困难。临床表现不典型,病原菌检测是确诊的主要依据。需注意的是孕妇症状和体征在开始时不明显,因此当有明显上呼吸道症状超过 2 周时应考虑胸部 X 线检查。

2.鉴别诊断

应与其他类型肺炎相区别如非典型肺炎、支原体肺炎、病毒性肺炎等。

（五）治疗

1.抗感染治疗

（1）轻症:青霉素 80 万 U 肌内注射,一日 2 次。青霉素过敏者用红霉素 0.25 g 口服,一日 4 次;或头孢菌素Ⅳ号 0.5 g 口服,一日 3 次;或阿奇霉素治疗,第一天口服 500 mg,以后每天 250 mg,连续 4 天。

（2）重症:青霉素 400 万 U 静脉点滴,一日 2 次;或头孢唑林钠(头孢菌素Ⅴ)2.0 g 静脉点滴,一日3 次。或头孢曲松 2 g 静脉点滴,一日一次,并加红霉素 0.5 g 静脉点滴,6 小时一次。

2.对症治疗

吸氧;监测动脉血气;纠正酸碱平衡、水电解质紊乱;营养支持治疗;镇静退热;化痰止咳。

3.产科处理

严密观察胎心、胎动及宫缩情况,如果治疗及时,无明显产科并发症出现则无需引产。肺炎病情不重时若出现早产情况可以保胎治疗;若病情较重则不必保胎,任其自然分娩。临产后可持续给氧,阴道分娩为宜,第二产程时应避免产妇屏气用力,可以助产,产后继续维持肺功能,应用抗生素至病情恢复。

（六）预防

对孕妇有呼吸道症状者,应仔细询问病史,特别是既往有无呼吸系统疾病史、吸毒、吸烟。注意纠正贫血;检查 HIV。

二、病毒性肺炎

（一）病因及发病机制

流感病毒性肺炎可造成孕妇死亡,应引起重视。病毒来源于急性流感患者的呼吸道分泌物,大多数情况下是通过咳嗽和喷嚏形成的飞沫传入呼吸道所传播,亦可因接触而传播,如通过手与手,甚至污染物引起。流感病毒进入上呼吸道在纤毛柱状上皮细胞内进行复制,借神经氨酸酶作用释放至黏液中,又侵入其他细胞引起感染蔓延,导致上皮细胞变性坏死、脱落。病损一般局限在上呼吸道,少数播散至下呼吸道引起支气管、细支气管和肺泡等部位上皮细胞坏死、脱落、黏膜下层出血、水肿及炎症细胞浸润。病毒性肺炎可造成孕妇死亡,应引起重视。

（二）病理改变

病毒最初累及纤毛柱状上皮细胞,也可累及其他呼吸道细胞,包括肺泡细胞、黏液腺细胞及巨噬细胞,被感染的纤毛上皮细胞出现退行性变包括颗粒形成、空泡形成、细胞肿胀和核固缩,继而坏死和崩解,细胞碎片聚集在气道内,阻塞小气道,出现呼吸道黏膜肿胀,肺泡间隔有显著炎性细胞浸润和水肿,肺泡毛细血管内也可发现伴坏死和出血的纤维蛋白血栓,沿肺泡和肺泡管可见到嗜酸性透明膜。

（三）临床表现

1.症状

病初与单纯性流感相似,常表现为畏寒、发热、头痛、肌痛及关节疼痛,伴有咳嗽,痰少但可带血,咽痛等呼吸道症状。1～2 天后病情加重,出现持续发热,伴咳嗽、呼吸困难、咯血、发绀。流感潜伏期为 1～3 天,流感病毒肺炎常发生于急性流感尚未消退时,无合并症者通常 3 天可恢复,超过 5 天应考虑有合并症的可能。

2.体征

呼吸急促,重者可见鼻翼翕动和肋间肌、肋骨下凹陷。病情严重时,双肺可闻及弥散性水泡音及哮鸣音,偶尔迅速进展,发生心肺衰竭。病程可持续 3～5 周。有的可合并继发性细菌性或混合性肺炎。

3.实验室检查

白细胞计数和中性粒细胞正常或减少。后期白细胞计数可略升高,当白细胞高于 $15×10^9/L$,常提示有继发细菌感染。动脉血气分析显示明显的低氧血症。

4.X 线检查

表现双肺散在絮状阴影或双肺斑点状或小片阴影。

（四）诊断和鉴别诊断

流感流行期间,诊断并不困难,结合患者的症状、体征和 X 线检查,可以作出诊断。确诊有赖于咽拭子病毒分离或血中病毒抗体滴度增加。

鉴别诊断:支原体肺炎、细菌性肺炎、支气管哮喘等。

（五）治疗

（1）抗病毒治疗:口服金刚烷胺,早期使用能防止甲型流感病毒进入细胞。预防感染时必须在发病前给药,治疗患者必须在发病的最初 1～2 天给药,才能减轻症状,缩短病程。剂量:50～100 mg,一日 2 次,疗程 5～7 天。

（2）吸氧。

（3）抗生素治疗,同细菌性肺炎。

（4）对症治疗,卧床休息,多饮水。

（5）产科处理同细菌性肺炎。

（六）预防

（1）接种疫苗。

（2）药物预防:盐酸金刚烷胺对预防甲型流感病毒相关的疾病有效率为 70％～100％,主要用于未接种疫苗的高危者,或由于流感病毒抗原变异而使既往接种的疫苗相对失效的患者。

（邢芝兰）

第二节　妊娠合并哮喘

哮喘是一种比较常见的肺部疾病,多数患者发作是短暂的,持续几分钟至几小时,严重时可持续几天或几周,称之为哮喘持续状态,因急性发作而致死者罕见。孕期哮喘发生率为 1％～

4%,哮喘持续状态约 0.2%。

一、病因及发病机制

炎症近年来被认为是导致支气管哮喘的基本原因。支气管哮喘的诱发因素较多而且复杂。传统上,哮喘分外源性和内源性两大组。

外源性又称过敏性,在儿童中常见,89%随疾病一起生长,常有哮喘家族史,过敏性哮喘伴有特异性湿疹、鼻炎、荨麻疹及对皮内注射空气传播的抗原产生阳性风团和潮红反应,50%~60%患者血清中 IgE 水平升高,并对吸入特异性抗原的支气管激发试验呈阳性反应。常见的抗原刺激物包括粉尘、花粉、动物皮屑。

内源性或特异性哮喘,绝大多数成人期发作的哮喘无家族史或过敏史,皮肤试验阴性,IgE 水平正常或偏低。大多数因对感染、污染、运动、冷空气、情绪压力或不明原因的物质起反应而出现症状。

还有些患者不能明确分类,而作为混合组,带有两种哮喘的特点。

发病机制:尚不清楚,哮喘的特点是可恢复性的气道梗阻;包括支气管平滑肌收缩、黏液分泌增加、黏膜水肿、气管和支气管发炎及对刺激物的敏感性增加。支气管哮喘患者往往有气管和支气管的非特异高反应性。急性发作时纤维支气管镜检查发现:红斑、水肿的气管、支气管。黏膜活检证实有嗜酸性粒细胞、中性粒细胞、淋巴细胞、棘突状细胞和巨噬细胞浸润。炎性介质释放导致平滑肌收缩,上皮细胞完整性破坏,血管舒张,形成水肿,黏液分泌增多。

二、病理改变

其病理过程包括大量炎细胞浸润、分泌物增多,呼吸道水肿,支气管平滑肌增生,以及基底膜增厚。

三、哮喘和妊娠的相互影响

妊娠对哮喘的影响:妊娠对哮喘无特殊影响,但正常妊娠时呼吸系统的生理改变可使得妊娠期哮喘患者对缺氧更敏感。疾病轻微的患者孕期可无变化,有 1/3 的人孕期可能会恶化。严重哮喘的妇女,孕期会发生恶化。有 10%的患者分娩过程中会加重。剖宫产和阴道产相比,剖宫产对孕妇更不利。

哮喘对妊娠的影响:严重哮喘时因缺氧会导致早产、低出生体重儿、先兆子痫和围生儿死亡。母亲病死率与哮喘持续状态有关,当哮喘需要呼吸机辅助呼吸时,病死率高达 40%以上。

四、临床表现

主要症状是发作性呼吸困难或胸闷,临床上表现不一,从轻微的喘息到严重的支气管收缩,引起呼吸衰竭,严重低氧血症和死亡。检查患者可发现弥漫性的哮鸣音,呼吸期较重。哮喘症状常于夜间或清晨加重。

五、诊断和鉴别诊断

(一)诊断
根据病史、临床症状、体格检查及实验室结果可作出诊断。如有胸闷或咳嗽或反复发作呼吸困难、喘息、夜间或清晨加重,其发作与接触或吸入某些刺激物、变应原或运动有关,经检查排除其他原因引起上述症状的人应考虑为哮喘。诱发试验孕期不常做,如果患者有内科诊断过哮喘史,她通常被作为哮喘者。

(二)鉴别诊断

应与下列疾病鉴别。

1.左心衰竭喘息

常在夜间加重,应与支气管哮喘鉴别。但心衰患者往往有高血压、心悸等病史和症状;咳粉红色泡沫状痰;双肺可闻及细小啰音,心电图或胸部 X 线检查有助于诊断。

2.上呼吸道梗阻

也可造成呼吸困难,应与支气管哮喘鉴别。

3.慢性支气管炎

根据支气管哮喘的临床表现可与慢性支气管炎鉴别。

六、治疗

由于哮喘的患者复杂,病情轻重不一,以及个体对药物的反应差异,因而治疗方案和效果也不相同。孕期哮喘的处理分以下四个方面。

(一)母儿监测

1.孕妇监测

应与内科医师密切配合,20%~30%的中度或重度患者,应定期监测肺功能,根据肺功能情况进行治疗。

2.胎儿监测

包括准确核对孕周、超声检查、胎心监护或生物物理监测。对可疑宫内生长受限、中重度疾病患者、哮喘恶化和胎动减少的患者及时做胎心监护,了解胎儿宫内情况。

(二)环境监测

清除哮喘诱因有助于减轻患者症状,最有用的方法之一是将枕头和床垫用不透气的塑料布罩上,以控制室内尘螨。花粉和粉尘高发季节使用空调,不要吸烟或留在吸烟人群中。避免接触宠物包括猫、狗、鸟和啮齿类动物,因为它们能使哮喘加重。

(三)药物治疗

1.β受体激动剂

吸入β受体激动剂是强有力的支气管扩张药,用于治疗急性和慢性哮喘。常用药物有特普他林、沙丁胺醇和二羟苯基异丙氨基乙醇(支气管扩张药)。不良反应包括过敏、心律不齐、难以解释的支气管收缩。

2.可的松

用药途径有口服片剂、雾化吸入和静脉点滴输入。喷雾吸入可获得较高的支气管局部作用浓度,疗效好,全身不良反应低。孕期常用的可的松吸入剂为倍他米松。

3.氨茶碱

孕期可使用,维持血清水平在 5~12 mg/mL,高剂量可引起母亲和新生儿紧张、心动过速、呕吐,未发现胎儿畸形。

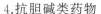

4.抗胆碱类药物

用于哮喘急性发作。

关于药物治疗时母乳喂养的问题：口服可的松、雾化的可的松、β受体激动剂、色甘酸钠、茶碱和异丙托溴铵，乳汁中含有少量，不会引起明显的不良反应，可以哺乳。

（四）教育患者

教育可以帮助患者获得控制疾病的动力、技能和信心。指导中、重度哮喘患者一天二次测量和记录呼气流量峰值，测得自己的平均值。使用这些测量值来指导治疗。

（五）产程和分娩期处理

分娩期有10％的人哮喘会发作。因此，分娩及产后应继续服用控制哮喘的药物。孕期长期口服泼尼松或几种短效全身使用的可的松患者，产后24小时应给予100 mg的氢化可的松，每8小时一次，以防肾上腺功能不足。

哮喘孕妇需要引产者，可选用催产素，不用$PGF_{2\alpha}$，因它是支气管收缩剂。死胎或治疗性流产时用PGE_2促宫颈成熟未发现支气管痉挛的报道。早产者可用β受体激动剂、硫酸镁或硝苯地平，如果患者已用β受体激动剂治疗哮喘，应避免使用另一种β受体激动剂。

非甾体抗炎药如吲哚美辛可加重哮喘，属相对禁忌药物。产后出血者可使用催产素帮助子宫收缩。避免使用麦角新碱和15-甲基$PGF_{2\alpha}$。止痛药吗啡和哌替啶应避免使用。硬膜外麻醉对患者较安全，如果需要全身麻醉，可用氯胺酮，它是支气管扩张剂，也可用低浓度的卤化的麻醉剂。

脱敏或免疫治疗虽受欢迎，但有报道孕期免疫治疗可致患者子宫收缩，导致流产。普遍认为孕期不应该进行免疫治疗，但孕前已开始的免疫治疗可继续维持原量。

（邢芝兰）

第三节　妊娠合并心律失常

妇女怀孕以后，随着胎儿的发育心血管系统可发生相应的变化。在妊娠中晚期心功能不同程度受到影响，如活动后出现心悸、气短、心率增快，容易疲倦甚至发生昏厥等症状。一些妊娠妇女心电图可能出现各种期前收缩、心动过速，严重者或原有心脏病者可出现心房颤动、心房扑动甚至心室颤动等心律失常。

由于绝大多数生育年龄的妇女并不存在心血管系统的疾病，故这些心律失常多数是短暂的变化，且程度较轻，对整个妊娠和分娩过程不构成危害，多不需要特殊治疗。妊娠本身可以诱发并加重心律失常，有较严重的心血管系统疾病的妇女不宜妊娠，所以在临床上真正较严重的心律失常并不多见。

一、房性期前收缩

（一）临床表现

房性期前收缩是一种常见现象，可没有不适感觉，部分患者可感到心悸，在疲劳、精神紧张或是在饮酒、吸烟、喝浓茶及咖啡时症状明显。

（二）治疗

对于没有症状,没有器质性心脏病的患者,多不需要药物治疗,通过病情解释,消除患者的紧张情绪,保持良好的生活方式,不要饮酒/吸烟,不饮用含有咖啡因的饮料,预防和减少房性期前收缩的发生。有明显症状或是有器质性心脏病的患者需要药物治疗。

（三）注意事项

（1）在分娩以前要对患者进行详细检查,仔细追问病史,了解患者是否有器质性心脏病。

（2）对于无症状,无器质性心脏病的患者,多不需要药物治疗;而有症状,有器质性心脏病的患者,应于分娩前行药物治疗,控制病情。分娩后应注意患者的心率变化,尽量减少可能诱发期前收缩的诱因。

二、阵发性室上性心动过速（PSVT）

简称室上速。

（一）临床表现

阵发性室上性心动过速可表现突然发作的心悸、焦虑、气短、乏力,多在情绪激动、疲劳、剧烈运动时出现,症状严重者可出现明显的心肌缺血症状,如心绞痛、昏厥、气短等症状。

（二）治疗

对有些患者来讲,镇静和休息就可以帮助恢复正常节律,但是多数患者需要通过减慢房室传导来达到目的。

1.非药物疗法

通过各种方式刺激兴奋迷走神经,如屏气、压迫眼球、按压颈动脉窦,刺激咽喉部诱发恶心呕吐等方法。通过此类方法可以使 75% 的阵发性室上性心动过速患者恢复正常心律或是心室率明显下降。

2.药物疗法

（1）维拉帕米:$5\sim10$ mg 稀释于 20 mL 5% 葡萄糖溶液中缓慢静脉注射,在 $2\sim5$ min 内静脉注射,约 90% 的患者可恢复正常心律,之后口服维拉帕米 $40\sim80$ mg,每天 3 次维持。

（2）普罗帕酮:70 mg,在 5 min 静脉注射,如果无效 20 分钟后可重复使用。一日内应用总量不可超过 350 mg。心律恢复正常以后,可口服 $100\sim150$ mg,每天 3 次维持。

（3）反复发作的患者可应用洋地黄类药物和普萘洛尔,具体用法如下。①地高辛:$0.5\sim1.0$ mg 稀释于 20 mL 5% 葡萄糖溶液中静脉注射,在 15 min 内静脉注射,以后每 $2\sim4$ 小时静脉注射 0.25 mg,24 小时总量不超过 1.5 mg。②普萘洛尔:可先试用 0.5 mg 静脉注射,然后 1 mg/3 min 静脉注射,总剂量不超过3.0 mg。

3.直流电复律

在心功能较差、血液动力发生较严重改变时可使用直流电回复心律,$10\sim50$ J 的能量就可以使心律恢复正常。孕期使用直流电复律是安全的,不对母儿构成威胁。

（三）注意事项

在孕期,阵发性室上性心动过速的发生率要高于非孕期,它一般不增加围生儿病死率。但是如果患者有器质性心脏病,且心动过速持续时间较长,程度较严重而引起心力衰竭时,就会造成胎儿宫内缺血缺氧。所以在孕期应及时发现并治疗阵发性室上心动过速,对于反复发作,特别是有器质性心脏病的患者,在控制症状以后还应该口服药物,以防止阵发性室上心动过速的再次发生。

三、心房颤动

(一)临床表现

心房颤动的主要临床症状是心悸和焦虑。由于心房不能起到有效的收缩作用,使得心室得不到有效的充盈。对于妊娠期妇女来讲,如果不伴有器质性心脏病,发生心房颤动时多数能较好地耐受可能发生的症状。如果伴有器质性心脏病,临床症状就较为严重,心室得不到充盈造成心肌缺血,心排血量减少就会诱发肺水肿、心绞痛、心力衰竭、昏厥。

心房颤动的患者心率一般在 $350\sim600$ 次/分,心室率快慢不一,在 $100\sim180$ 次/分。在妊娠期妇女,心房颤动并不多见,主要发生于一些有器质性心脏病的患者。如风湿性心脏病,特别是有二尖瓣病变者,高血压性心脏病、冠心病。在其他一些疾病中心房颤动有时也会发生,如肺栓塞、心肌病、心包炎、先天性心脏病和较严重的甲状腺功能亢进。

(二)治疗

心房颤动的治疗目的在于降低心室率和恢复心房的正常收缩功能,对于血流动力学失代偿程度不同的患者,处理方式亦不一样。如果患者心功能很差,应首先考虑使用直流电复律。如果患者的心功能尚可,可使用药物治疗。治疗方案的选择主要取决于患者血流动力学失代偿的程度,心室率和心房颤动的持续时间。

(1)急性心房颤动,心功能严重失代偿应首先考虑选用直流电复律,能量为 $50\sim100$ J,约 91% 的患者经治疗后病情好转,恢复正常的窦性心律。如房颤伴有洋地黄中毒,则不宜用电复律,因为容易引起难以恢复的室性心动过速或室颤而导致患者死亡。

(2)慢性心房颤动的治疗主要是以控制心室率为主,首选的药物是洋地黄类药物,如地高辛 $0.125\sim0.25$ mg/d。一般单用洋地黄类药物即可,如果治疗效果不满意,可加用 β 受体阻滞剂(普萘洛尔)或钙通道阻滞药(维拉帕米),心室率一般控制在休息时为 $60\sim80$ 次/分,轻度适度运动时不超过110 次/分为宜。在治疗慢性房颤时还应注意识别和纠正其他一些影响心室率的病变因素,否则就会容易造成药物中毒或导致错误的治疗。

(3)抗凝治疗由于电复律时和随后的两周有发生血栓的可能性,所以对于一些可能发生血栓的高危患者,如二尖瓣狭窄、肥厚性心肌病、左心房内有明显的血栓附壁、既往有体循环栓塞史、严重心力衰竭,以及人工心脏瓣膜置换术后等,应于心脏电复律之前行抗凝治疗。对于妊娠期妇女来讲。最适宜的抗凝剂是肝素,可以静脉滴注或小剂量皮下注射,使凝血酶原时间维持在正常的 $1\sim5$ 倍。

(4)预防复发心房颤动复律以后维持窦性心律比较困难,只有 $30\%\sim50\%$ 的心房颤动患者在一年以后仍能保持窦性心律。窦性心律的维持与左心房的直径和心房颤动持续时间的长短有关。维持窦律的首选药物为奎尼丁,$0.2\sim0.3$ g 每天 4 次口服,还可选用普鲁卡因胺或丙吡胺。

(三)注意事项

(1)积极治疗,恢复窦性心律。

(2)除非十分必要,在即将分娩前和分娩后用抗凝治疗。一般在分娩前一天停用肝素,改用作用较温和的阿司匹林。

(3)孕期抗凝治疗应首选肝素,因肝素不能通过胎盘,不会对胎儿造成危害。孕期应避免使用双香豆素,因其可以通过胎盘,对胎儿有致畸作用。

(4)由于奎尼丁能通过胎盘,长期或大量使用能引起宫缩造成流产或早产,所以孕期使用应较谨慎。

四、心房扑动

(一)临床表现

心房扑动的主要表现是心悸和焦虑、气短,以及低血压等一系列症状,病情严重时还会出现脑缺血与心肌缺血症状。生育年龄的妇女一般很少发生房扑。

阵发性房扑的患者多数没有器质性心脏病,持续性房扑多发生于器质性心脏病的患者,特别是有左心房或右心房扩大的患者,心包炎、低氧血症、心肌缺血、贫血、肺栓塞、严重的甲状腺功能亢进患者或酗酒者均容易发生房扑。发生房扑时由于心室率较快,使得左心室舒张期快速充盈期缩短,导致心室搏出量减少。心房扑动患者的心房率一般在 250～350 次/分,通常伴发 2：1 的房室传导,心室率为心房率的一半,一般为150 次/分。

(二)治疗

(1)房扑的首选治疗方法为直流电复律,一般来讲<50 J 的能量即可以成功转复心律,心律转为窦性心律或心室率较慢的房扑。如果第一次电击复律不成功或是心律转为房颤,可用较大的能量进行第二次电击复律。

(2)在房扑伴极快速的心室率时,应以控制心室率为主要治疗目的,可应用维拉帕米 5～10 mg稀释于20 mL 5％葡萄糖溶液中,在 2 分钟内静脉推注,如果无效可以于 20 分钟后重复应用一次。用药以后心室率可以明显减慢,有时可以使房扑转为窦性心律。除了维拉帕米,还可以应用洋地黄类药物或普萘洛尔控制心室率。在心室率得到控制以后,可服奎尼丁 300 mg,每天三次以复转心律,其作用是恢复房室1：1的传导。

预防用药可以使用维拉帕米、洋地黄类药物、普萘洛尔、奎尼丁或普鲁卡因酰胺。

(三)注意事项

及时发现并治疗房扑,防止脑缺血及心肌缺血的发生,以避免发生胎儿宫内缺血缺氧。

五、室性期前收缩

(一)临床表现

室性期前收缩是最常见的心律失常之一,可以发生在完全健康的个体或是有器质性心脏病的患者,在孕期其发生率有所增加。一般根据 Lown 的分级,把频发的、多形的或多源性的、连发的和"R-on-T"的室早称为"复杂性室早"。如果没有器质性心脏病,室性期前收缩本身并没有大的临床意义,但是如果同时存在器质性心脏病,就会有发生室性心动过速、心室颤动和猝死的危险。

发生室性期前收缩时,患者可以没有症状,也可以有心悸的表现。由于室性期前收缩的发生可造成心房血液反流至颈静脉,不规则地产生大炮波。

(二)治疗

室性期前收缩可以由吸烟、饮酒、喝咖啡、茶或是过度劳累、焦虑所引起,在药物治疗以前应首先去除这些影响因素,然后根据患者情况确定是否用药。

治疗的目的是去除复杂性室性期前收缩,防止室性心动过速,心室颤动和猝死的发生。

(1)在孕期,无症状、无器质性心脏病的妇女一般不需要药物治疗,消除顾虑,以及温和的镇静剂在多数情况下已经足够。

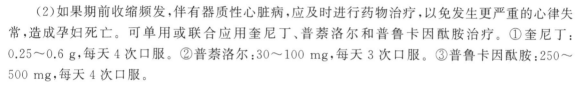

（2）如果期前收缩频发，伴有器质性心脏病，应及时进行药物治疗，以免发生更严重的心律失常，造成孕妇死亡。可单用或联合应用奎尼丁、普萘洛尔和普鲁卡因酰胺治疗。①奎尼丁：0.25～0.6 g，每天 4 次口服。②普萘洛尔：30～100 mg，每天 3 次口服。③普鲁卡因酰胺：250～500 mg，每天 4 次口服。

（三）注意事项

（1）孕期一旦发现室性期前收缩，应明确诊断，了解患者是否有器质性心脏病，做动态心电图，评价患者室性期前收缩的类型和频度，并根据情况予以治疗。

（2）如无产科指征，一般可选择阴道分娩，对于复杂性室性期前收缩，除了予以常规药物治疗以外，分娩过程中应予以心电监护，随时了解患者病情的变化，必要时可行剖宫产术。

六、室性心动过速

（一）临床表现

发生室性心动过速时，由于心率过快，心室充盈减少，心排血量下降。患者可出现气短，心绞痛、低血压、少尿和昏厥。心脏听诊时出现第一心音和第二心音有宽的分裂，颈静脉有大炮波出现。

室性心动过速是一种严重的心律失常，大多发生在器质性心脏病变时，主要是缺血性心脏病和扩张性心肌病，其次是高血压性心脏病和风湿性心脏病，诱发室性心动过速的主要原因是心肌缺血、心力衰竭、电解质紊乱、洋地黄中毒等。发生室性心动过速以后，如不及时治疗，可发生室颤并导致死亡。

室性心动过速的平均室率为 150～200 次/分。由于其速率和室上性心动过速相似，故单凭速率难以进行鉴别诊断。由于室性心动过速多发生于有较严重的器质性心脏病的孕妇，故在孕期少见，即使是无器质性心脏病的孕妇，一旦发生室性心动过速，如不能及时治疗也会导致死亡。

（二）治疗

（1）如病情危急，可先静脉注射利多卡因 50～100 mg，然后行直流电复律，能量一般为 25～50 J。多数患者可以恢复窦性心律。

（2）如患者一般情况尚可，可用以下药物治疗。①利多卡因：50～100 mg 静脉注射，起始剂量为 1～1.4 mg/kg，然后以 1～4 mg/min 持续静脉滴注维持，如不能终止心律失常，可于10 分钟后再给负荷量一半静脉注射。②普鲁卡因酰胺：100 mg，每 5 分钟肌内注射一次，直到心律失常控制或发生了严重不良反应或总量达 500 mg。③奎尼丁：0.2～0.4 g，每天 4 次口服。

（3）预防复发：直流电复律以后应静脉滴注利多卡因 1～4 mg/min，无效时加用奎尼丁 0.2～0.6 g 每天四次口服或是普鲁卡因胺 250～500 mg。每 4 小时口服一次。应注意避免长期应用利多卡因或是奎尼丁，以防止严重不良反应的出现。

（三）注意事项

（1）经治疗以后如果恢复窦性心律，在宫颈条件良好的前提下，可经阴道分娩，分娩过程中应加强心电监护，以防止复发。

（2）如心律失常较严重，应首先控制心律失常，然后再考虑分娩方式。经正规治疗以后仍不能完全恢复窦性心律，宫颈条件较差的患者，可在心电监护下行剖宫产结束妊娠，避免阴道分娩时过度劳累而诱发室颤，导致患者死亡。

（3）如果心律失常较严重，且有指征需要即刻结束妊娠时，可先静脉注射利多卡因 50～

100 mg。随后以 1～2 mg/min 的速度静脉滴注,待病情稳定以后即刻行剖宫产手术。

七、心室颤动

(一)临床表现

心室颤动是最可怕的心律失常,患者出现一系列的急性心脑缺血症状,如 3～5 分钟内得不到及时治疗,心脑的灌注基本停顿,就会造成猝死。来自多个折返区的不协调的心室冲动,经过大小、方向各异的途径,经心室迅速传播。其结果是心脏正常的顺序收缩消失,发生心室颤动。由于没有有效的心脏排血,心室内无压力的上升,结果心脏处于与停顿相同的状态,周围组织得不到血液灌注。

(二)治疗

(1)一旦发生心室颤动,首选电除颤,常用的能量为 200～400 J。

(2)药物可应用利多卡因 2 mg/kg 体重,静脉注射;或是溴苄铵 5 mg/kg 体重,静脉注射。

(三)注意事项

由于一旦发生室颤,患者的死亡率很高。即使是抢救成功者,亦常伴有轻度的心力衰竭和肺部并发症,所以患者经治疗以后除了一般情况很好,且宫颈条件好时可以阴道试产以外,多数患者需行剖宫产结束妊娠。心律失常是极危急重症,在诊断治疗方面必须有内科,特别是心血管内科参与,所用抗心律失常药物必须小心谨慎,控制剂量,严密观察,避免不良反应产生。

(邢芝兰)

第四节　妊娠合并癫痫

癫痫是一组反复发作的神经元异常放电所致的暂时性中枢神经系统功能失常的慢性疾病。按照有关神经元的部位和放电扩散的范围,功能失常可能表现为运动、感觉、意识、行为、自主神经等不同障碍,或兼有之。每次发作或每种发作称为癫痫发作。患者可有一种或数种发作为其症状。我国癫痫发生率为 1% 左右,而患病率为 0.5%～1.0%。在美国有 0.5%～2.0% 的育龄妇女患有癫痫,癫痫会影响到整个分娩的进程及胎儿的发育,而且妊娠也会加重癫痫。

一、病因和发病机制

癫痫发作的病理生理特征是由于多种诱因导致大脑全部或局部的许多神经元发生有节奏的、重复的、同步神经元放电,源于局部大脑的数秒钟同步放电形成局限性发作;局部大脑的同步放电若扩散到全脑,或持续许多秒甚至数分钟,则局限性发作可发展为全身性发作。有些源于具有广泛网状分支的丘脑皮质回路的同步放电,则可使异常放电迅速传遍全部大脑造成以惊厥起始的原发性全身性癫痫发作。

认为癫痫发作的异常脑电活动可能与以下因素有关。

(1)脑内抑制因子 γ-氨基丁酸(GABA)水平降低削弱了对脑神经元突触的抑制。

(2)兴奋性突触机制增强,特别是由 N-甲基-D-天门冬氨酸盐(MN-DA)受体介导的神经突触兴奋性增强。

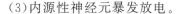

（3）内源性神经元暴发放电。

二、分类

（一）原发性癫痫

脑内没有明显病理改变,又称特发性或功能性癫痫。

（二）继发性癫痫

继发于脑局部外伤、感染、血管疾病、肿瘤、寄生虫或变性疾病,这也可继发于中毒、缺氧、心血管疾病、代谢或内分泌疾病,又称为症状性或器质性癫痫。

三、临床表现

癫痫患者有多种发作类型,但每位癫痫患者可以只有一种发作类型,也可以有一种以上发作类型。单纯部分性发作可以发展为复杂部分性发作或进而出现全面性强直-阵挛发作。因此,痫性发作与癫痫症系两种概念,痫性发作为临床表现,有一种或数种发作类型而且反复发作者即为癫痫症。痫性发作的国际分类是将多种发作的临床表现集中在一个简表内说明,有利于临床诊断和治疗,新的命名可说明疾病的定位,优于过去的分类(大发作、小发作、精神运动发作,以及局限性发作)。因为临床上大多数癫痫发作者是源于大脑皮层的局限部位,所表现的系列症状是由局灶性放电扩散至临近区域,以及远隔部位而引起的。

（一）部分运动性发作

部分运动性发作指局部肢体的抽动,多见于一侧口角、眼睑、手指或足趾,也可涉及整个一侧面部或一个肢体的远端,有时表现为言语中断,如果发作自一处开始后,按大脑皮质运动区的分布顺序缓慢地移动,例如自一侧拇指沿手指、腕部、肘部、肩部扩展,称为杰克逊(Jackson)癫痫,病灶在对侧运动区。如部分运动性发作后,遗留暂时性(数分至数天)局部肢体的瘫痪或无力,称为 Todd 瘫痪。如局部抽搐持续数小时或数天,称为持续性部分性癫痫,病灶在运动区。

（二）失神发作

失神发作者在脑电图上呈规律和对称的 3 周/s 棘慢波组合,意识短暂中断,3～15 秒,无先兆和局部症状,发作和休止均突然,每天可发作数次至数百次,患者停止当时的活动,呼之不应,两眼瞪视不动,但可伴有眼睑、眉或上肢的 3 次/秒颤抖,或有简单的自动性活动如擦鼻、用手按面或咀嚼、吞咽,一般不会跌倒,手中持物可能坠落,事后立即清醒,继续原先之活动,对发作无记忆。失神发作者罕有其他神经科疾病,但 40%～50% 的患者偶有较易控制的全面性强直-阵挛发作。

（三）强直-阵挛发作

全面性强直-阵挛发作(generalized tonic-clonic seizure,GTCS)在特发性癫痫中旧称大发作,以意识丧失和全身抽搐为特征。发作可分为 3 期。

1.强直期

所有的骨骼肌呈现持续性收缩。上睑抬起,眼球上窜。喉部痉挛,发出叫声。口部先强张而后突闭,可能咬破舌尖。颈部和躯干先屈曲而后反张。上肢自上举、后旋,转变为内收、前旋。下肢自屈曲转变为强烈伸直。强直期持续 10～20 秒后在肢端出现微细的震颤。

2.阵挛期

待至震颤幅度增大并延及全身,成为间歇的痉挛,即进入阵挛期。每次痉挛都继有短促的肌张力松弛。阵挛频率逐渐减慢,松弛期逐渐延长。本期持续 0.5～1.0 分钟。最后 1 次强烈痉挛后,抽搐突然终止。

在以上两期中,出现心率增快,血压升高,汗、唾液和支气管分泌增多,瞳孔散大等自主神经征象。呼吸暂时中断,皮肤自苍白转为发绀。瞳孔对光反射和深、浅反射消失。

3.惊厥后期

阵挛期以后,尚有短暂的强直痉挛,造成牙关紧闭和大小便失禁。呼吸首先恢复,口鼻喷出泡沫或血沫。心率、血压、瞳孔等回至正常,肌张力松弛,意识逐渐苏醒,自发作开始至意识恢复历时 5～10 分钟。醒后感到头痛、全身酸痛和疲乏,对抽搐全无记忆。不少患者意识障碍减轻后进入昏睡。个别患者在完全清醒前有自动症或情感变化,如暴怒、惊恐等。在药物不全控制下,发作的强度和时程可能减少。

在强直期,脑电图表现为振幅逐渐增强的弥漫性 10 周/秒波。阵挛期表现为逐渐变慢的弥漫性慢波,富有间歇发生的成群棘波。惊厥后期成低平记录。GTCS 若在短期内频繁发生,以至发作间歇期内意识持续昏迷者,称为癫痫持续状态,常伴有高热、脱水、血白细胞增多和酸中毒。

四、诊断和鉴别诊断

(一)诊断

1.首先确定是否是癫痫

在大多数情况下,要依据详细的病史。但除单纯的部分性发作外,患者本人很难表达。因此,还要向目睹者了解整个发作过程,包括当时环境,发作过程,发作时的姿态、面色、声色,有无肢体抽搐和其大致的顺序,有无怪异行为和精神失常等。了解发作时有无意识丧失对诊断全面性强直-阵挛发作是关键性的,间接的依据是咬舌、尿失禁,可能发生的跌伤和醒后的头痛、肌痛。

2.辅助检查

(1)脑电图检查(EEG):有助于确诊及分辨类型,且为无创伤性检查,原发性癫痫的 GTCS 时,EEG 在强直期呈低电压快活动,逐渐转为较慢,较高的尖波,在阵挛期肌收缩时为爆发波,肌舒张时为慢波,发作间歇期 EEG 可正常,也可为对称性同步化棘-慢复合波,目前认为,在发作间歇期,通过睡眠时描记,深呼吸,节律性闪光或声刺激等诱发试验,诊断阳性率可达 80%～85%;但 10% 正常人也可出现节律异常,因此分析 EEG 时必须结合临床。

(2)相关疾病的检测:通过尿蛋白、血电解质、血糖及肝肾功能测定,以及心电图检查、眼底检查,必要时作头颅磁共振(MRI)及脑脊液检查等,可协助诊断和鉴别诊断有关的疾病。

3.判断癫痫的病因

应区别特发性和症状性癫痫,鉴别脑部和全身性疾病。

(二)鉴别诊断

1.癔症

发病与精神因素密切相关,发作时多有他人在场,意识清楚,瞳孔正常,无尿失禁,而有夸张、做作、古怪等症状,不发生自伤、外伤,发作可持续数小时,暗示治疗有效,事后能忆起发作过程,发作后无后遗症状。

2.晕厥

体质虚弱神经血管功能不稳定及恐惧等精神因素常常是发作的诱因。有全身乏力、不能站立及伴有意识丧失但无抽搐。发作开始,患者常处于站立或坐位。发作前患者常有眩晕,周围物件有摇动感,打呵欠,眼前出现暗点,视力模糊,出现耳鸣、恶心,有时呕吐,面部呈苍白或灰白色,

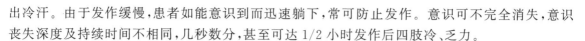

出冷汗。由于发作缓慢,患者如能意识到而迅速躺下,常可防止发作。意识可不完全消失,意识丧失深度及持续时间不相同,几秒数分,甚至可达 1/2 小时发作后四肢冷、乏力。

3.子痫

有妊娠高血压综合征病史,抽搐多发生在妊娠晚期,有严重的高血压颜面和下肢重度水肿及大量蛋白尿,多半未经产前检查及治疗,易与癫痫发作鉴别。

4.低钙血症抽搐

可发生于任何孕期以手足搐搦为主,血钙低于正常或处于正常值低限。

5.脑血管疾病抽搐

伴有颅内压增高的症状或定位性神经症状与体征,头颅 MRI 或 CT 扫描有助于鉴别诊断。

6.羊水栓塞

Kes(阿-斯)综合征发作时心电图显示三度房室传导阻滞或严重的心律失常,不具有定位性神经体征。

7.过度换气综合征

焦虑状态和其他神经官能症患者,可能有主动的过度换气而产生口角和肢端的麻木或感觉异常,可伴有头昏或手足抽搐。诊断时可嘱患者进行过度换气试验,以观察是否能重复产生同样的症状。

五、治疗

(一)用药原则

(1)药物的选择主要决定于癫痫发作的类型,兼顾药物的毒性。禁用三甲双酮或丙戊酸钠等明显致畸药。

(2)药物剂量应从低限开始,如不能控制发作再逐渐加量。

(3)单药治疗,仅在特殊需要时合并用药。

(4)分次服用减少胃肠反应。

(5)长期使用苯巴比妥或苯妥英钠应补充维生素 D 及叶酸。前者每天 400 U,后者每天 1 mg。

(6)定期监测血药浓度,调整药量以维持其有效水平;有些学者的经验是仅在标准药量仍不能控制病情,以及不能很好配合治疗的患者中才进行监测。

(二)部分性发作

一线药物为拉莫三嗪 25 mg/d,每隔 2 周增加剂量直到达到最佳疗效,通常有效维持剂量为 $100\sim200$ mg/d,对于难治性可单用或加用左乙拉西坦 $500\sim1\,500$ mg,每天 2 次。二线药物为氯硝西泮 $4\sim6$ mg/d。

失神发作:首选拉莫三嗪。二线药物为妥泰,单药治疗剂量推荐日总量为 100 mg,最高为 500 mg,也为小剂量开始逐渐加量或氯硝西泮。大发作者长期药物一线为拉莫三嗪,二线药为妥泰。

癫痫大发作或癫痫持续状态的处理:强直-阵挛发作:要扶持患者卧倒防止跌伤或伤人,衣领腰带必须解开,以保持呼吸道通畅,将毛巾、手帕或外裹纱布的压舌板塞入齿间,可以防止舌部咬伤。惊厥时不可按压患者的肢体,以免发生骨折或脱臼。在背后垫一卷衣被之类的软物,可以防止椎骨骨折。惊厥停止后,将头部旋向一侧,让分泌物流出,避免窒息。如惊厥时间偏长,或当日已有过发作,可给苯巴比妥钠 0.2 g,肌内注射,否则不需特殊处理。对自动症要注意防护自伤或伤人。癫痫持续状态:给氧防护的同时,从速制止发作(要求 30 分钟内终止发作),药物:①首选地西泮(安定)10~20 mg 缓慢静推,速度小于 2 mg/min,隔 15~20 分钟可重复应用,总量不超过 30 mg;注意可有呼吸抑制,一旦出现立即停止使用。或安定 100~200 mg 溶于 5% 葡萄糖溶液中静脉滴注 12 小时。②劳拉西泮 4 mg 静脉注射,速度<2 mg/min,隔 15~20 分钟可重复应用,如再隔 10~15 分钟后仍无效,需采取其他措施,12 小时内用量不超过 8 mg。③还可加用苯妥英钠 200~300 mg 加 5% 葡萄糖注射液 20~40 mL,缓慢静脉推注,用量依血药浓度而定,每分钟注射不超过 50 mg,必要时 30 分钟后可再注射 100 mg。一日总量不超过 500 mg。有心律不齐、低血压或肺功能损害者要慎用。发作不止时还可用异戊巴比妥钠 300~500 mg 溶于注射用水 10 mL 内,缓慢静注,一旦出现呼吸抑制则应停止。上述处理仍不能控制时可采用 10% 水合氯醛 20~30 mL 加等量植物油保留灌肠或全身麻醉。给药的同时,需保持呼吸通畅,防止缺氧的加重。昏迷中给予气管插管,经常吸痰,必要时气管切开。高热时给予体表降温。维持水电解质平衡,脑水肿时给予甘露醇脱水,给予抗生素预防肺部感染。在检查中发现脑瘤、低血糖、糖尿病、尿毒症等情况作出相应处理。抽搐停止后可给予苯巴比妥钠 0.2 g,肌内注射,每 8~12 小时一次,清醒后改口服长期药物,并作进一步病因检查。

六、预后

(一)妊娠对癫痫的影响

多数报道 25%~45% 的患者在孕期中发作频度增加,5%~14% 减少。孕前平均每月发作 1 次以上者,半数以上在孕期更难控制;平时发作稀少者,孕期发作频度增加的机会不足 25%。可引起孕期血药浓度下降的因素如下。

(1)孕妇顾虑药物对胎儿产生不良影响,而自动停服或减量。

(2)早孕反应严重影响药物的正常服用与吸收。

(3)生理性血容量增加及胎儿胎盘循环的建立药物分布广泛而被稀释。

(4)妊娠期胃肠道功能改变、肝代谢及肾排泄功能旺盛,干扰药物吸收及加速药物的清除。

(5)合并应用叶酸、抗酸药及抗组胺药均可干扰药物的吸收与代谢。

(6)发作的阈值在妊娠期有所下降,睡眠状况及过度换气均可影响阈值等。游离药物浓度的测定对调整药量更有指导意义。

(二)癫痫对妊娠的影响

1.疾病对妊娠的影响

(1)患癫痫的孕妇(含用药治疗者)有 85%~90% 的机会获得正常婴儿。但也有报道表明癫痫孕妇的早产及妊娠期高血压疾病的发生率为正常人群的 2~3 倍。

(2)胎儿缺氧性损伤见于癫痫大发作或持续状态等长时间抽搐者。

(3)胎儿畸形:与正常人群相比,明显畸形的风险增加了 2.7 倍。

(4)子代癫痫:特发性者的危险大于继发性者,有报道父母一方患有特发性癫痫,子代发病的危险为 2%~3%,双方均为患者则概率更高;也有不同的观点,认为父系患者对子代的影响少。

2.抗癫痫药物对妊娠的影响

(1)孕期合并症:①维生素 D 及叶酸缺乏,苯巴比妥及苯妥英钠能以诱导肝微粒体酶的活性,促使 25-羟维生素 D_3 转化为无活性的 24,25 双羟维生素 D_3,同时消耗辅酶叶酸,另外苯妥英

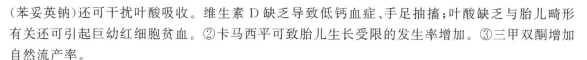

(苯妥英钠)还可干扰叶酸吸收。维生素 D 缺乏导致低钙血症、手足抽搐;叶酸缺乏与胎儿畸形有关还可引起巨幼红细胞贫血。②卡马西平可致胎儿生长受限的发生率增加。③三甲双酮增加自然流产率。

(2)致畸作用:妊娠期用药者最常见的畸形为唇裂、腭裂、先天性心脏病或小头畸形等。三甲双酮可以引起多发性畸形,且精神发育迟缓的发生率增高;丙戊酸钠可增加颅面畸形、骨骼异常及神经管畸形的发生率因此在准备受孕前及妊娠期禁用。苯巴比妥、苯妥英钠及卡马西平的致畸作用相对较轻,亦可引起小头畸形、颅面畸形肢体远端发育不良及轻中度精神发育迟缓等。

(3)围生儿死亡率:为正常人群的 2 倍。主要原因:一是严重胎儿畸形的发生率高;二是新生儿出血的发生率高。

七、临床特殊情况的思考和建议

(一)孕前咨询

(1)长期无发作者应将药物减量至停用,病情仍稳定者妊娠最理想。停药阶段要加强防护。

(2)仍有发作者,应与神经科医师协同调整药量控制发作后再妊娠。

(二)孕期管理

除常规的孕期保健外,要注意以下问题。

(1)补充维生素 D 及叶酸。

(2)监测胎儿发育:妊娠 18~24 周行 B 超筛查胎儿畸形,有条件者可行超声心动检查以排除先天心脏畸形;妊娠 30~32 周后,定期进行胎心监护。

(3)抗癫痫药物应用的注意事项:①说服并监督患者按规定服药;②不得任意变动原来的有效方案;③酌情监测血药浓度,能测定游离药物的浓度更好,以维持最低有效剂量,预防发作;④早孕反应严重者采用缓释胶囊于每晚投药,有助于维持血药浓度;⑤原则上应采用不良反应最小而最有效的抗癫痫药物,其中苯巴比妥及扑米酮为孕早期首选药物,苯妥英钠的致畸作用虽报道不多,但最好在孕中期以后使用为宜。三甲双酮和乙内酰脲致畸作用较强,不宜使用。

(4)长期服用苯巴比妥或苯妥英(苯妥英钠)者可致胎、婴儿体内维生素 K 依赖性的凝血因子缺乏。应于妊娠 34 周始给予维生素 K_1 10 mg/d,以防止新生儿出血。有些学者不采用此法,原因是维生素 K 是否可以通过胎盘尚不清楚,另外婴儿出生后注射维生素 K 也同样可以达到预防出血的目的。

(5)妊娠期首次发作者,经体格检查、神经系检查、血生化检测、脑电图检查、头颅 MRI 或 CT 扫描等,检查均无异常发现时,可以观察,不必用抗癫痫药物,因大都不再发作;当发作 2 次或以上者则应使用抗癫痫药物,选单一药物,由小剂量开始,逐渐增量直至控制发作,监测血药浓度有助于调整药量,避免毒性作用。

(6)不能控制的严重癫痫,对母胎的影响大于药物的影响,应终止妊娠。

(7)分娩的处理:该类患者应在有癫痫诊疗经验和设备的产科中心分娩,分娩时由儿科医师协同处理。

分娩方式:没有产科指征剖宫产的可阴道分娩。分娩过程中及分娩后应该按时按量服用抗癫痫药,如果不能及时口服,应该通过其他途径给予足量抗癫痫药。在分娩中一旦出现癫痫发作,应该尽快采取措施终止发作,可选用地西泮或劳拉西泮静脉注射;如果发作持续,应该按照癫痫持续状态处理,同时采取措施尽快终止妊娠。如果妊娠后期出现频繁全面性强直阵挛发作或部分性发作的时间延长应考虑剖宫产提前终止妊娠,注意事项有:术前谈话要将抗癫痫药物对胎儿的致畸、窒息死亡及妊娠易引起癫痫的恶化和复发等各种并发症向孕妇及家属讲明;避免诱发癫痫发作的各种不良因素,如情绪紧张、疲劳、各种刺激、噪音等,为孕妇提供一个安静舒适的优良环境;要由有经验的麻醉师负责,避免术中发生低血压和呼吸抑制等并发症,合理使用镇静药物,预防术中癫痫大发作;术后合理使用止痛泵;术后要专人陪护,应用安定、苯妥英钠等抗癫痫药物,防止术后癫痫大发作;癫痫产妇专人照看,避免癫痫大发作时误伤婴儿。

新生儿娩出后,留脐血测凝血酶原时间与活动度,并及时给予维生素 K_1 5 mg,肌内注射。详细检查新生儿有无畸形。

(8)产后处理:不可立即将药物减量,应定时进行血药浓度监测,调整药量。绝大多数抗癫痫药可通过乳汁分泌,因药物在乳汁中的含量远低于母血中的浓度,对于大多数服用抗癫痫药物的妇女来说,哺乳相对是安全的。但需注意以下问题:如果服用孕期禁用的抗癫痫药物(如卡马西平、氨己烯酸等),建议不要哺乳;抗癫痫药物应在常规剂量之内,不可随意加大剂量;注意婴儿的不良反应,如易激惹、睡眠不良、体重减轻或镇静、肌张力降低、吸吮无力、进食困难等。服用酶诱导型抗癫痫药的妇女口服避孕药失败的概率明显增加,是因抗癫痫药物诱导肝 P450 酶的活性而加速了雌激素的代谢,使用低剂量口服避孕药容易发生突破性出血及避孕失败,此类患者可以采用工具或节育器避孕,但如欲使用口服避孕药,炔雌醇的最小剂量为 50 $\mu g/d$,如发生突破性出血,炔雌醇的剂量应增加到 75～100 $\mu g/d$。非酶诱导型的癫痫药对口服避孕药无影响。酶诱导型的药物包括卡马西平、奥卡西平、苯巴比妥、扑痫酮、托吡酯;非酶诱导型的药物包括苯二氮䓬类、乙酰唑胺、乙琥胺、加巴喷丁、拉莫三嗪、左乙拉西坦、噻加宾、丙戊酸钠、氨己烯酸。

(三)新生儿的特殊问题

1.新生儿凝血障碍

发生于生后 24 小时内(有些发生于胎儿),出血部位也不寻常,可见于胸腔或腹膜后,严重者致命;不同于一般的新生儿出血病,发生于出生后 2～5 天。因此产后 24 小时内要严密观察,以便及时发现出血情况,定时检查凝血酶原时间有助于诊断。凝血酶原时间延长者还可重复注射维生素 K_1,发生出血时可以输入新鲜冷冻血浆及凝血因子。

2.药物撤退综合征

妊娠晚期使用巴比妥类药物,剂量达 60～120 mg/d 或使用扑米酮者,婴儿对药物常发生依赖。有 20% 左右的婴儿于生后 1 周内表现兴奋、不安静、啼哭、震颤或入睡困难等,然而并不抽搐,通过加强护理可以渡过此阶段,多需要 1 周左右。

3.长期随访

了解身体、精神及智力等的发育情况。

(于文亮)

第五节　妊娠合并病毒性肝炎

病毒性肝炎为多种病毒引起的以肝脏病变为主的传染性疾病,致病病毒包括甲型(HAV)、乙型(HBV)、丙型(HCV)、丁型(HDV)及戊型(HEV)五种肝炎病毒。近年又发现庚型肝炎病毒和输血传播病毒,但这两种病毒的致病性尚未明确。妊娠合并病毒性肝炎的发病率为0.8%～17.8%,我国是乙型肝炎的高发国家,因此妊娠合并病毒性肝炎的研究长期以来一直是产科与传染科医师共同的研究重点。同时妊娠合并病毒性肝炎有重症化倾向,是我国孕产妇死亡的主要原因之一。

一、妊娠与病毒性肝炎的相互影响

(一)妊娠、分娩对病毒性肝炎的影响

妊娠本身并不增加对肝炎病毒的易感性,但因妊娠期新陈代谢率高,营养物质消耗增多,糖原储备降低;妊娠早期食欲缺乏,体内营养物质相对不足,蛋白质缺乏,使肝脏抗病能力降低;妊娠期卵巢、胎盘产生多量雌激素需在肝内灭活,并妨碍肝脏对脂肪的转运和胆汁的排泄;胎儿代谢产物需经母体肝内解毒;分娩时体力消耗、缺氧,酸性代谢物质产生增多,以及产后失血等因素,加重肝脏负担,使病毒性肝炎病情加重、复杂,增加诊断和治疗的难度,重症肝炎及肝昏迷的发生率较非妊娠期高37～65倍。妊娠并发症引起的肝损害,极易与急性病毒性肝炎混淆,使诊断难度增加。

(二)病毒性肝炎对母儿的影响

1.对围生儿的影响

欧美国家报告乙型肝炎除引起早产的概率增高外,对围生儿无其他影响。但国内文献一般认为妊娠合并病毒性肝炎使流产、早产、死胎、死产的发生率均明显增高,新生儿患病率及病死率也增高。有报道肝功能异常的围生儿病死率高达46‰;妊娠早期患病毒性肝炎,胎儿畸形发生率约高2倍。近年研究发现,病毒性肝炎与唐氏综合征(Down's syndrome)的发病密切相关。妊娠期患病毒性肝炎,胎儿可通过胎盘屏障垂直传播而感染,尤以乙型肝炎母婴传播率较高。婴儿T细胞功能尚未完全发育,对HBsAg有免疫耐受,容易成为慢性携带状态。围生期感染的婴儿,有相当一部分将转为慢性病毒携带状态,以后容易发展为肝硬化或原发性肝癌。

2.对母体的影响

妊娠早期合并急性病毒性肝炎,可使早孕反应加重;妊娠晚期合并急性病毒性肝炎,可能因醛固酮的灭活能力下降,使妊娠期高血压疾病的发病率增加;分娩时因凝血因子合成功能减退,容易发生产后出血。妊娠晚期发生重症肝炎率及病死率较非孕妇女高。有资料报道,重症肝炎发生率为非孕妇女的66倍,在肝功能衰竭的基础上,以凝血功能障碍所致的产后出血、消化道出血、感染等为诱因,最终导致肝性脑病和肝肾综合征,直接威胁母婴安全。

(三)肝炎病毒的垂直传播

1.甲型病毒性肝炎

甲型肝炎病毒一般不能通过胎盘屏障传给胎儿,故垂直传播的可能性极小。但分娩过程中接触母体血液、吸入羊水或受粪便污染可使新生儿感染。

2.乙型病毒性肝炎

孕妇患乙型病毒性肝炎极易使婴儿成为慢性乙型肝炎病毒携带者,母婴传播引起的HBV感染在我国约占婴幼儿感染的1/3,40%～50%慢性乙型肝炎表面抗原(HBsAg)携带者是由母婴传播造成的。妊娠早、中期发病者婴儿感染率仅6.2%,而妊娠晚期患病者,其婴儿感染率达70%。孕妇HBsAg阳性的婴儿感染率在欧美国家不超过15%,而我国、日本等多在40%以上,提示这种差异与种族与地区有关。弓形虫、风疹病毒、巨细胞病毒和单纯疱疹病毒等感染导致胎

盘裂隙形成,胎盘屏障功能破坏,亦可增加 HBV 感染的可能性。HBV 母婴传播有以下三种途径。

(1)宫内传播:HBV 宫内感染率为 $9.1\%\sim36.7\%$。宫内传播的机制尚不清楚,可能是胎盘屏障受损或通透性增强引起母血渗漏造成。

(2)产时传播:为 HBV 母婴传播的主要途径,占 $40\%\sim60\%$。胎儿通过软产道时吞咽含 HBsAg 的母血、羊水、阴道分泌物,或在分娩过程中子宫收缩使胎盘绒毛破裂,母血进入胎儿血液循环。只要有 10^{-8} mL母血进入胎儿体内,即可使胎儿感染。

(3)产后传播:与接触母乳及母唾液有关。据报道,当母血 HBsAg、HBeAg、抗 HBc 均阳性时,母乳 HBV-DNA 出现率为 100%;单纯 HBsAg 阳性时,母乳 HBV-DNA 出现率为 46%左右。

3.丙型病毒性肝炎

国外文献报道丙型肝炎病毒在母婴间垂直传播的发生率为 $4\%\sim7\%$。当母血清中检测到较高滴度 HCV-RNA 时,才会发生母婴传播。妊娠晚期患丙型肝炎,约 2/3 发生母婴传播,受感染者约 1/3 将来发展为慢性肝病,许多发生宫内感染的新生儿在生后 1 年内自然转阴。

4.丁型病毒性肝炎

丁型肝炎病毒的传播途径与 HBV 相同,经体液、血行或注射途径传播。

5.戊型病毒性肝炎

目前已有戊型病毒性肝炎母婴间传播的病例报告,传播途径与甲型病毒性肝炎相似。

6.庚型肝炎和输血传播(己型)病毒引起的肝炎

己型肝炎主要经输血传播,庚型(HGV)肝炎可发生母婴传播。但有研究者认为,HGV 母婴传播虽较常见,但婴儿感染 HGV 后并不导致肝功能损害。慢性乙、丙型肝炎患者容易发生 HGV 感染。

二、诊断

妊娠期病毒性肝炎的诊断与非孕期相同,但比非孕期困难。发生在妊娠早期,可因早孕反应而忽视肝炎的早期检查与诊断;在妊娠晚期,可因伴有其他因素引起的肝功能异常影响诊断,故不能仅凭转氨酶升高做出肝炎诊断,应根据流行病学详细询问病史,结合临床症状、体征及实验室检查进行综合判断。

(一)病史

患者有与病毒性肝炎患者密切接触史,半年内曾接受输血、注射血制品史。

(二)临床表现

孕妇出现不能用早孕反应或其他原因解释的消化系统症状,如食欲减退、恶心、呕吐、腹胀、肝区痛、乏力、畏寒、发热等。部分患者有皮肤巩膜黄染、尿色深黄,孕早、中期可触及肝大,并有肝区叩击痛。妊娠晚期受增大子宫影响,肝脏极少被触及,如能触及应考虑异常。

(三)实验室检查

血清 ALT 增高,如能除外其他原因引起升高的因素,特别是数值很高(大于正常 10 倍以上)、持续时间较长时,对肝炎有诊断价值。血清总胆红素在 $17\ \mu mol/L(1\ mg/dL)$ 以上,尿胆红素阳性、凝血酶原时间延长等,均有助于肝炎的诊断。血清学及病原学检测对各型肝炎的诊断具有重要参考意义。

(四)血清学及病原学检测及其临床意义

1.甲型肝炎

在潜伏期后期和急性早期可使用免疫电镜检测粪便中 HAV 颗粒,或用 cDNA-RNA 分子杂交技术和聚合酶链反应(PCR)技术检测血清或粪便中 HAV-RNA。用放射免疫分析法(RIA)和酶免疫分析(EIA)检测血清中抗 HAV 抗体。抗 HAV-IgM 急性期患者发病第 1 周即可阳性,1～2 个月抗体滴度和阳性率下降,于 3～6 个月后消失,对早期诊断十分重要,特异性高。抗HAV-IgG 在急性期后期和恢复早期出现持续数年甚至终身,属保护性抗体,有助于了解既往感染情况及人群免疫水平。

2.乙型肝炎

人体感染 HBV 后血液中可出现一系列有关的血清学标志物。

(1)HBsAg:阳性是 HBV 感染的特异性标志,其滴定度随病情恢复而下降。慢性肝炎、无症状病毒携带者可长期检出 HBsAg,但 HBsAg 滴度与病情无平行关系。其本身为病毒表面外壳,无传染性。血清中抗-HBs 抗体阳性提示有过 HBV 感染,是保护性抗体,血清中出现阳性表示机体有免疫力,不易再次患乙型肝炎。此外,乙型肝炎预防接种后,检测抗-HBs 抗体是评价疫苗效果的标志之一。

(2)HBeAg:是核心抗原的亚成分,其阳性和滴度反映 HBV 的复制及传染性的强弱。急性乙型肝炎时 HBeAg 呈短暂阳性,如持续阳性提示转为慢性。在慢性 HBV 感染时 HBeAg 阳性常表示肝细胞内有 HBV 活动性复制,当 HBeAg 转阴伴有抗-HBe 抗体转阳,常表示 HBV 复制停止。抗-HBe 抗体出现于急性乙肝恢复期,可持续较长时期。抗-HBe 抗体的出现,意味着血清中病毒颗粒减少或消失,传染性减低。

(3)HBcAg:为乙肝病毒的核心抗原,当完整的病毒颗粒被缓和的去垢剂脱去蛋白外壳后,暴露出 HBcAg。其相应的抗体为抗-HBc 抗体。一般血清中无游离的 HBcAg,但可在病毒颗粒中检测到。应用电镜和酶免疫技术可检出肝细胞内的 HBcAg。HBcAg 阳性表示 HBV 在体内复制,反映血清中病毒颗粒数量与 DNA 多聚酶关系密切。抗-HBc 抗体包括 HBc 总抗体、抗HBc-IgM 和抗 HBc-IgG。抗-HBc 抗体出现于急性乙型肝炎的急性期,恢复后可持续数年或更长。慢性 HBV 感染者抗-HBc 抗体持续阳性。急性乙肝患者抗 HBc-IgM 呈高滴度阳性,特别对 HBsAg 已转阴性的患者,抗 HBc-IgM 阳性可确诊为急性乙肝。抗 HBc-IgG 主要见于恢复期和慢性感染。

(五)妊娠合并急性重症肝炎的诊断要点

目前认为五种类型肝炎病毒均能引起重症肝炎,其中乙型,尤其乙型与丙型、乙型与丁型肝炎重叠感染为重症肝炎的重要原因。孕妇感染戊型肝炎后,也容易发生重症肝炎。以下症状有助于妊娠合并重症肝炎的诊断:①消化道症状严重,表现食欲极度减退,频繁呕吐,腹胀,出现腹水;②黄疸迅速加深,血清总胆红素值大于 171 μmol/L(10 mg/dL);③出现肝臭气味,肝呈进行性缩小,肝功能明显异常,酶胆分离,清蛋白/球蛋白倒置;④凝血功能障碍,全身出血倾向;⑤迅速出现肝性脑病表现,烦躁不安、嗜睡、昏迷;⑥肝肾综合征出现急性肾衰竭。

三、鉴别诊断

(一)妊娠期肝内胆汁淤积症

妊娠期肝内胆汁淤积症发生在妊娠晚期,少数发生在妊娠 25 周之前,以瘙痒及黄疸为特点,先痒后黄,痒重于黄。分娩后数天内症状消失,胆酸升高明显,转氨酶可轻度升高,胆红素正常或升高,血清病毒学检查抗原和抗体均阴性,肝活检主要为胆汁淤积。

(二)妊娠期急性脂肪肝

妊娠期急性脂肪肝常发生在妊娠晚期,起病急,病情重,病死率高。起病时常有上腹部疼痛、恶心呕吐等消化道症状,进一步发展为急性肝功能衰竭,表现为凝血功能障碍、出血倾向、低血糖、黄疸、肝昏迷等。肝功能检查转氨酶升高,直接胆红素和间接胆红素均升高,但尿胆红素常阴性。可出现急性肾衰竭。肝活检见严重脂肪变性为确诊依据。

(三)妊娠高血压(HELLP)综合征

HELLP综合征在严重妊娠期高血压疾病的基础上发生,以肝酶升高、溶血性贫血和血小板计数减少为特征的综合征。本病常有妊娠期高血压疾病的临床表现,妊娠结束后病情可迅速好转。

(四)妊娠剧吐引起的肝损害

妊娠早期食欲减退、恶心呕吐,严重者可有肝功能轻度异常。纠正酸碱失衡与水、电解质紊乱后,病情好转,肝功能可以完全恢复,无黄疸出现。肝炎病毒血清标志物阴性,有助于鉴别诊断。

(五)药物性肝损害

患者均有服用对肝脏有损害的药物史,如氯丙嗪、异丙嗪、苯巴比妥类镇静药、甲疏咪唑、异烟肼、利福平、磺胺类、四环素等,停药后多可恢复。

四、治疗

(一)轻症肝炎的处理要点

轻症肝炎的妊娠期处理原则与非孕期相同。注意休息,加强营养,补充高维生素、高蛋白、足量糖类、低脂肪饮食。应用中西药物,积极进行保肝治疗。有黄疸者应立即住院,按重症肝炎处理。避免应用可能损害肝的药物(镇静药、麻醉药、雌激素)。注意预防感染,产时严格消毒,并用广谱抗生素,以防感染诱发肝昏迷。

(二)重症肝炎的处理要点

1 保护肝脏

高血糖素-胰岛素-葡萄糖联合应用能改善氨基酸及氨的异常代谢,有防止肝细胞坏死和促进肝细胞新生的作用。高血糖素$1\sim2$ mg、胰岛素$6\sim12$ U溶于10%葡萄糖液500 mL内滴注,1次/天,$2\sim3$周为1个疗程。人血清蛋白$10\sim20$ g,每周$1\sim2$次,静脉滴注能促进肝细胞再生。新鲜血浆$200\sim400$ mL,每周$2\sim4$次输入能促进肝细胞再生和补充凝血因子。门冬氨酸钾镁注射液可促进肝细胞再生,降低胆红素,使黄疸消退,用法为40 mL/d,溶于10%葡萄糖液500 mL缓慢滴注,因内含钾离子,高钾血症患者慎用。

2.预防及治疗肝昏迷

为控制血氨,蛋白质摄入量每天应小于0.5 g/kg,增加糖类,使热量每天维持在7 431.2 kJ(1 800 kcal)以上。保持大便通畅,减少氨及毒素的吸收。口服新霉素或甲硝唑抑制大肠埃希菌,减少游离氨及其他毒素的形成;醋谷胺600 mg溶于5%葡萄糖液中静脉滴注或精氨酸$15\sim20$ g每天1次静脉滴注,可以降低血氨,改善脑功能;六合氨基酸注射液250 mL,加等量10%葡萄糖液稀释后静脉滴注,每天$1\sim2$次,能补充支链氨基酸,调整血清氨基酸比值,使肝昏迷患者

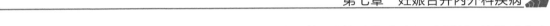

清醒。目前不主张应用传统的脱氨药物谷氨酸钠(钾)等,因其不易透过血-脑屏障,且易碱化血液,反而加重肝性脑病。

在治疗肝性脑病过程中,应注意有无脑水肿,重症肝炎患者半数以上出现脑水肿,有时肝性脑病与脑水肿直接相关。在治疗过程中要适当限制补液量,静脉补液不宜超过 1 500 mL,有脑水肿者应及时应用甘露醇治疗。

3.凝血功能障碍的防治

补充凝血因子,输新鲜血、凝血酶原复合物、纤维蛋白原、抗凝血酶Ⅲ和维生素 K_1 等。有DIC 者可在凝血功能监测下,酌情应用肝素治疗,可以用肝素 3 125 单位(25 mg)静脉滴注,根据病情和凝血功能调整剂量,用量宜小不宜大。产前 4 小时至产后 12 小时内不宜应用肝素,以免发生产后出血。

4.晚期重症肝炎并发肾衰竭的处理

按急性肾衰竭处理,严格限制入液量,一般每天入液量为500 mL 加前一天尿量。呋塞米60～80 mg 静脉注射,必要时 2～4 小时重复一次,2～3 次无效后停用。多巴胺 20～80 mg 或山莨菪碱 240～60 mg 静脉滴注,扩张肾血管,改善肾血流。检测血钾浓度,防止高血钾。避免应用损害肾脏的药物。

(三)产科处理

1.妊娠早期

妊娠早期患急性肝炎,若为轻症应积极治疗,可继续妊娠。慢性活动性肝炎于妊娠后对母儿威胁较大,应适当治疗后终止妊娠。

2.妊娠中晚期

尽量避免终止妊娠,避免手术、药物对肝脏的影响。加强胎儿监护,防治妊娠期高血压疾病。避免妊娠延期或过期。

3.分娩期

分娩前数天肌内注射维生素 K_1,每天 20～40 mg。准备好新鲜血液。防止滞产,宫口开全后可行胎头吸引术或产钳术助产,缩短第二产程。防止产道损伤和胎盘残留。胎肩娩出后立即静脉注射缩宫素以减少产后出血。

对重症肝炎,经积极控制 24 小时后迅速终止妊娠。因母儿耐受能力较差,过度的体力消耗可加重肝脏负担,分娩方式以剖宫产为宜。有食管静脉曲张的肝硬化孕妇,或有产科指征的应剖宫产终止妊娠。手术尽可能减少出血及缩短手术时间。

4.产褥期

产褥期注意休息及营养和保肝治疗。应用对肝脏损害较小的广谱抗生素预防及控制感染,是防止肝炎病情恶化的关键。不宜哺乳者应及早回奶。回奶不能用雌激素等对肝脏有损害的药物,可口服生麦芽或乳房外敷芒硝。肝炎妇女至少应于肝炎痊愈后半年,最好两年后再妊娠。

5.产后哺乳问题

一般认为母血 HBsAg、HBeAg、抗-HBc 抗体三项阳性及后两项阳性孕妇,均不宜哺乳。乳汁 HBV-DNA 阳性者不宜哺乳,目前主张只要新生儿接受免疫,仅 HBsAg 阳性母亲可为新生儿哺乳。

五、预防

预防方法因病毒类型而异,但总的原则是以切断传播途径为重点的综合预防措施。

(一)加强围生期保健

重视孕期监护,加强营养,摄取高蛋白、高糖类和高维生素食物。常规检测肝功能及肝炎病毒血清学抗原抗体,并定期复查。

(二)甲型肝炎的预防

有甲型肝炎密切接触史的孕妇,接触后 7 天内肌内注射丙种球蛋白 2~3 mL。

(三)乙型肝炎的免疫预防

有乙型肝炎密切接触史的孕妇,先注射乙型肝炎免疫球蛋白(HBIG),并筛查 HBsAg、抗-HBs 抗体和抗-HBc 抗体,三项均阴性的孕妇可肌内注射乙型肝炎疫苗。

HBsAg 和 HBeAg 阳性孕妇分娩时,应严格施行消毒隔离制度,防止产伤及新生儿损伤、羊水吸入等,以减少垂直传播。我国新生儿出生后常规行免疫接种。

1.主动免疫

新生儿出生后 24 小时内肌内注射乙型肝炎疫苗 30 μg,生后 1 个月、6 个月再分别注射 10 μg。新生儿对疫苗的免疫应答良好,体内产生抗-HBs 抗体,可有效保护肝脏不受 HBV 的感染,免疫成功率达 75%。

2.被动免疫

新生儿出生后立即肌内注射乙型肝炎免疫球蛋白(HBIG)0.5 mL,生后 1 个月、3 个月分别肌内注射 0.16 mL/kg。特别对乙型肝炎母亲所分娩的新生儿,可减少或阻止 HBV 进入肝脏,生后6 个月查血清中 HBsAg 阴性为免疫成功,免疫成功率达 71%。

3.联合免疫

乙型肝炎疫苗按上述方法进行,HBIG 改为出生后 48 小时肌内注射 0.5 mL 一次。在主动免疫建立之前,先获得被动免疫。使有效保护率达 94%。

(四)丙型肝炎的预防

丙型肝炎尚无特异的免疫方法。减少医源性感染是预防丙型肝炎的重要环节。保护易感人群可用丙种球蛋白对人群进行被动免疫。对抗 HCV 抗体阳性母亲的婴儿,在 1 岁前注射免疫球蛋白可对婴儿起保护作用。

(杨位艳)

第六节　妊娠合并甲状腺功能亢进症

甲状腺功能亢进症(简称甲亢)是一种常见的内分泌疾病,系甲状腺激素分泌过多所致。甲亢妇女常因月经紊乱、减少或闭经,生育力低。但轻度甲亢及经过治疗后的甲亢妇女,受孕能力一般不受影响,妊娠合并甲亢其发生率约为 0.2%。妊娠合并甲亢中以 Graves 病为常见占90%~95%,该病是一种自身免疫性疾病,患者体内存在甲状腺细胞 TSH 受体的特异性自身抗体,称为 TSH 受体抗体(TRAb),也称为 TSH 结合抑制性免疫球蛋白(TRII)。其有两种类型,即 TSH 受体刺激性抗体(TSAb)和 TSH 受体刺激阻断性抗体(TSBAb)。TSAb 与 TSH 受体结合,致甲状腺细胞增生和甲状腺激素合成、分泌增加。95% 未经治疗的 Graves 病患者 TSAb 阳性,母体的 TSAb 也可以通过胎盘,导致胎儿或新生儿发生甲亢。

一、妊娠对甲亢的影响

TSH 和 HCG 具有共同的 α 亚基,其 β 亚基和受体有某些相似。早孕期高水平的 HCG 具有"溢出"效用,能刺激 TSH 受体,抑制 TSH 分泌和增加 T_4 产生。另外,雌激素增加可促使肝脏合成甲状腺素结合球蛋白(TBG)增多且降解缓慢,在孕 2 周开始出现,孕 20 周时达到峰浓度,使血浆中总结合状态甲状腺素(TT_4),总三碘甲状腺原氨酸(TT_3)轻微升高,但游离状态甲状腺素(FT_3、FT_4)含量保持相对稳定。妊娠晚期,游离 T_4 降低(低于非孕期水平),外周 T_4 向 T_3 转换增加,这可能是为分娩的耗能做准备。

因此,患者在早孕期症状通常加重,中晚孕期随着体内 TBG 增加,孕妇症状有不同程度的缓解。但严重甲亢患者合并妊娠,由于妊娠加重心脏的负担,而加重了甲亢患者原有的心脏病变,个别患者因分娩、手术、产后出血、感染可使病情加重,甚至诱发甲亢危象(也称甲状腺危象),临床上表现出甲亢症状突然加重,高热体温达 39 ℃ 以上,大汗,心率加快达 140 次以上,烦躁不安、谵妄、呕吐、腹泻、非特异的腹痛,严重患者可出现心律失常、心力衰竭、休克、昏迷等精神症状。如果患者有甲状腺肿大、突眼和甲亢史,易诊断甲状腺危象。

二、甲亢对母儿的影响

甲亢对母儿的影响与孕期病情控制程度有关,甲亢病情控制不理想者流产、早产、FGR 发生率,以及围生儿病死率增高。妊娠期高血压、子痫前期、心衰、产时子宫收缩乏力、产后感染等并发症的发生率也升高。

胎儿甲状腺的发育在孕 5 周时开始形成,孕 10 周开始有功能,但孕 12 周时才开始有独立功能。胎儿甲状腺有更高浓聚碘的能力,所以,孕期不能接受放射性碘或应用放射性物质治疗。胎儿 T_4 在孕早期较低,孕 20 周后逐渐升高,T_3 一直到孕晚期才出现,水平较低,T_3 在孕晚期出现可促进胎儿神经系统的发育。胎儿的下丘脑-垂体-甲状腺轴调节是自主性的,但可受母体甲状腺疾病的影响。妊娠期因胎盘屏障,甲亢患者仅有少量 T_4 能透过胎盘,而 TSH 和 T_3 不能通过。由于 Graves 病相关的免疫球蛋白能通过胎盘,导致胎儿和新生儿发生甲亢,这些抗体在 20 周就会对胎儿甲状腺产生影响。抗体滴度高和病情控制不满意的孕妇其胎儿发生甲亢的危险性更高。研究表明,胎儿甲亢发生率为 1%～17%,宫内诊断率低。当胎儿出现持续的心动过快(>160 次/分)、甲状腺肿或生长受限时应想到胎儿甲亢,产前超声可以确诊。胎儿甲亢可导致早产(90%)、胎儿颅骨早闭、眼球突出、心衰、肝脾大、血小板减少、甲状腺肿(颈部受压和羊水过多)和胎儿生长受限。分娩时由于颈部处于过度伸展位置,易难产或出现呼吸道不通畅。其他新生儿表现包括:黄疸、喂养困难、体重增加不良和易激惹,病死率高达 25%。新生儿期的甲亢常是暂时的,只持续 2～3 个月,若出生时母体正在用药物治疗,则症状可持续至出生后 2 周。随着胎儿循环中母体抗甲状腺药物的清除,其作用也会消失,而甲状腺刺激性抗体的清除更缓慢。

所有抗甲状腺药物均能透过胎盘,达胎儿体内,孕期抗甲状腺药物服用过量,或母体疾病控制过于严格,可引起胎儿甲状腺功能低下,但很少出现胎儿甲状腺肿。新生儿甲低常在生后 5 天内自行缓解。所以孕妇患有甲亢时,胎儿出生后应密切进行甲状腺功能监测。

三、诊断

正常妊娠期由于母体甲状腺形态和功能的变化,在许多方面类似于甲亢的临床表现,例如心动过速、心排血量增加、甲状腺增大、多汗、怕热、食欲亢进等在妊娠和甲亢中都常见,故使妊娠合并甲亢诊断有一定困难。多数患者妊娠前有甲亢病史或者在产前检查时发现有甲亢的症状和体征包括不明原因心动过速,睡眠状态下脉率增快,甲状腺肿大、突眼、体重不升甚至下降,无力和烦躁时,应进一步做甲状腺的功能测定以明确诊断。

早孕期诊断甲亢比较困难,在甲状腺功能检查结果提示甲亢时应注意排除妊娠剧吐和滋养叶细胞疾病。当症状持续超过妊娠10～20周,或在妊娠前已出现,或检测到甲状腺刺激性抗体时,则提示甲亢。游离 T_4 或 T_3 的水平升高,伴有 TSH 水平降低能确诊甲亢。

四、治疗

(一)妊娠前

甲亢可表现有月经异常,常见为月经稀发和经量少,但即使很严重的甲亢妇女也有排卵。因甲亢病情未经控制时对母儿有一系列严重影响,所以甲亢患者孕前应积极治疗,病情未经控制应采取避孕措施,如果患者正在接受抗甲状腺药物治疗,血清 T_4 和 T_3 达到正常范围,停药或应用最小剂量,可以怀孕,妊娠前 3 个月最好保持甲状腺功能在正常范围。行放射性碘治疗者建议在最后一次治疗 4 个月以后再怀孕。

(二)孕期处理

1.一般处理

甲亢孕妇应在高危门诊定期产前检查,注意监测孕妇甲状腺病情变化及胎儿宫内生长情况。注意休息,避免体力劳动,及时发现孕期并发症如妊娠期高血压、子痫前期和FGR等。每月进行一次甲状腺功能化验,以便及时调整药量,监测全血细胞计数和肝功能,定期 B 超检查,注意胎儿生长情况及有无胎儿甲状腺肿大等。

2.抗甲状腺药物治疗

抗甲状腺药物治疗是甲亢患者妊娠期最佳治疗方案。治疗目的是维持甲状腺功能正常的状态,使 T_4 水平维持于孕期正常值高限,药物剂量在最小维持量,胎儿发生甲低的可能性降至最小。Graves 病的患者因孕期处于相对免疫抑制状态使体内抗体水平降低,病情在早孕期一过性加重后会缓解,约有 30% 患者在孕期的最后几周可以停用所有药物。

孕期首选治疗甲亢药物是丙硫氧嘧啶(PTU):在抗甲状腺药物中该药透过胎盘较慢而且量较少,不但可阻断甲状腺激素合成,且阻断甲状腺素(T_4)在周围组织中转化成三碘甲状腺原氨酸(T_3),使血清 T_3 水平迅速下降。常用剂量:初治剂量 PTU 300 mg/d,甲亢控制后,可逐渐减量,至控制甲亢之最小有效量。PTU 用量每天保持在 50～150 mg/d 对胎儿是安全的。

甲巯咪唑(MMU):阻断甲状腺激素合成,较有效的抗甲状腺药物,该药在体内不与血浆蛋白结合,更易透过胎盘,而且有引起胎儿头皮发育不全的报道,除了用药方便外,未发现 MMU 有优于 PTU 之处,一般仅用于不能耐受 PTU 者。

上述两种药物均属于硫胺类,不良反应基本相同,长时间应用均会引起白细胞尤其粒细胞减少,肝炎,药疹和荨麻疹,恶心、呕吐、腹泻等。若出现中性粒细胞减少,则必须停药,也不能再次应用硫胺类药物。用药期间应定期检查肝功能、白细胞及分类。

如果患者有心悸、心动过速和震颤等自主神经症状,可以用普萘洛尔 20～40 mg,一日 3 次达一个月,至丙硫氧嘧啶长期起效时停药。应避免长期应用,以免发生 FGR。

3.手术治疗

如果患者对药物治疗不敏感或者不耐受则可选择外科手术。

因妊娠期甲状腺血供丰富,手术比孕前复杂,术后孕妇易合并甲减、甲状旁腺功能减退和喉返神经损伤,并且手术易引起流产和早产,在妊娠期手术和麻醉的病死率和病率较平时高,因此外科手术仅适于标准内科治疗失败,或伴有喘鸣、呼吸困难、吞咽困难的明显甲状腺肿,或甲状腺癌。手术后应每天补充甲状腺素片,不应等待孕妇出现甲低时再处理,以防流产及早产。

4.产科处理

妊娠合并甲亢,药物控制良好者,产程和分娩不会有太大风险。但病情控制不满意或未用药者,产程和分娩有诱发甲状腺危象的可能。如果合并甲亢性心脏病、高血压、妊娠期高血压疾病等严重合并症时,应考虑终止妊娠。妊娠晚期要密切监测胎儿宫内情况及胎盘功能,积极防治早产、子痫前期。

由于引产、临产、分娩和剖宫产等可引起甲亢患者症状恶化,故应事先做好准备,包括服用 PTU、备碘剂,引产及分娩术中适当应用镇静剂,以防诱发甲亢危象。尽量争取阴道分娩,但应缩短产程以免患者过度疲劳。

产褥期处理:分娩后,妊娠的免疫抑制作用解除,甲亢有复发倾向,产后宜加大抗甲状腺药物剂量,对于已停药的产妇,建议产后复查甲状腺功能,必要时用药。虽抗甲状腺药物会通过乳汁,但丙硫氧嘧啶在乳汁中含量极低,仅为产妇服用量的 0.07%,一般不影响婴儿甲状腺功能,故产后服 PTU 者仍可继续哺乳。由于 MMU 乳汁浓度较高不适于哺乳期应用。哺乳期避免使用放射性碘制剂,一旦应用需停止哺乳,并需依据治疗剂量将母儿分开一段时间。

5.新生儿监护

监测脐带血、母乳喂养儿的甲状腺功能,服用抗甲状腺药物的孕妇,应注意新生儿甲状腺功能低下。如果晚孕期(28 周)检测母体 TSH 受体抗体滴度高,则应该检测新生儿(生后第 3～4 天和 7～10 天)甲状腺功能(TSH 和游离 T_4)。

6.甲亢危象的治疗

甲亢危象一旦发生孕妇病死率极高,其诊断主要靠临床表现综合判断,临床高度疑似本症及有危象前兆者即应在 ICU 按甲亢危象处理。

(1)针对诱因治疗,如有感染者,大剂量抗生素积极抗感染等。

(2)抑制甲状腺激素合成:首选 PTU 600 mg 口服或经胃管注入,以后给予 250 mg 每6 小时口服,待症状缓解后减至一般治疗剂量。

(3)抑制甲状腺素释放:服 PTU 1 小时后再加用复方碘口服溶液 5 滴、每 8 小时一次,或碘化钠 1.0 g 加入 10%葡萄糖盐水溶液中静脉滴注 24 小时,以后视病情逐渐减量,一般使用 3～7 天。如果对碘剂过敏,可改用碳酸锂 0.5～1.5 g/d,分 3 次口服,连用数天。

(4)抗交感神经药物的应用:普萘洛尔 20～40 mg,每 6～8 小时 1 次,该类药物虽不能降低 BMI 但能减慢心律和减轻交感神经兴奋作用,故常应用。

(5)肾上腺皮质激素的应用:氢化可的松 50～100 mg 静脉滴注,每 6～8 小时一次。或静脉滴注地塞米松 10～30 mg/d,病情好转后逐渐停用,甲状危象有高热和虚脱时,更为适用。

（6）在上述常规治疗效果不满意时,可选用腹膜透析、血液透析或血浆置换等措施迅速降低血浆甲状腺激素浓度。

（7）降温:物理降温,避免用乙酰水杨酸类药物。

（8）其他支持疗法:吸氧,纠正电解质紊乱及酸中毒,维持血容量,控制血糖。积极解痉及镇静治疗以防子痫发生。甲亢危象控制后应及时终止妊娠。

（邢芝兰）

第七节　妊娠合并急性胰腺炎

妊娠合并急性胰腺炎可发生于妊娠的任何时期,以妊娠末期和产褥期最为常见,妊娠早中期相对较少,而产褥期发病较易发生漏诊和误诊。20世纪90年代以来,国外文献报道妊娠期急性胰腺炎孕产妇和围生儿死亡已很少发生,国内孕产妇病死率及围生儿病死率仍在20%～50%,严重威胁母婴健康。

一、病因

妊娠合并急性胰腺炎的病因很多,近年来研究表明,胆管疾病最为多见,约占50%,其中胆石症占67%～100%。其他原因可能与妊娠剧吐、增大的子宫机械性压迫致胰管内压增高、妊娠高血压综合征先兆子痫、胰腺血管长期痉挛、感染、甲状旁腺功能亢进,诱发高钙血症、噻嗪类利尿药及四环素等药物的应用、酒精中毒等有关。加之妊娠期神经内分泌的影响,胆管平滑肌松弛,Oddi括约肌痉挛,胰液反流入胰管,胰酶原被激活,胰液分泌增多,胰管内压力增高,胰组织发生出血水肿,更易导致胰腺炎的发生。妊娠期脂质代谢异常,甘油三酯升高,血清脂质颗粒栓塞胰腺血管,可造成急性胰腺炎,引起不良后果。

二、临床表现

起病急,饱餐或饮酒后发生突发性左上腹或中上腹部持续性疼痛,阵发性加剧是90%～95%患者的主诉。疼痛可向左肩部或左腰部放射,弯腰时减轻,进食后可加剧。大部分患者伴有恶心、呕吐,严重者可吐出胆汁,呕吐后疼痛不能缓解。如出现肠麻痹患者可持续性呕吐,少数患者会发生消化道出血。另外患者可有发热、黄疸、肠梗阻和休克等表现。

三、诊断与鉴别诊断

（一）详细询问病史
了解有无发病诱因。妊娠期任何上腹部疼痛的患者均应考虑到急性胰腺炎的可能。

（二）症状和体征
上腹部疼痛、恶心、呕吐是急性胰腺炎的三大症状。体征与症状相比较轻,可有上腹部压痛,腹肌紧张,反跳痛不明显,尤其是妊娠晚期,由于子宫增大,腹部膨隆,胰腺位置相对较深,体征更不典型。并发弥漫性腹膜炎时,全腹压痛,腹肌紧张,可有腹胀、肠鸣音消失等肠麻痹的体征。

(三)辅助检查

1.血、尿淀粉酶

血清淀粉酶值一般于发病 2～6 个小时开始升高,12～24 小时左右达到高峰,48～72 小时后开始下降,持续 3～5 天。Somogyi 法正常值为 40～180 U,如增高＞500 U,有早期诊断意义。尿淀粉酶一般比血淀粉酶升高晚 2～12 个小时,持续 1～2 周后缓慢下降。Winslow 法测定正常值为 8～32 U,高于 250 U 有临床诊断价值。

2.血清脂肪酶

胰管阻塞后,血清中脂肪酶可升高,一般病后 72 小时开始上升,持续 7～10 天。Tietz 法正常值为 $(0.1～1.0)×10^3$ U/L,急性胰腺炎时,90％的患者可超过此值。尤其对于晚期重症患者,由于胰腺破坏,淀粉酶反而降低时,持续增高的血清脂肪酶有诊断意义。

3.影像学检查

B 超可显示胰腺体积增大,实质结构不均,界限模糊。出血、坏死时,可见粗大强回声及胰周围无声带区。国外文献报道,70％的妊娠期急性胰腺炎腹部超声有异常,其中 56％为多发性胆石引起,7％为胆汁淤积,5％可见胆囊壁增厚。增强 CT 示胰腺增大,以体尾部为主,有明显的密度减低区,小网膜区、肠系膜血管根部及左肾周围有不同程度的浸润。X 线摄片、磁共振、胰胆管或胰血管造影等必要时也可协助诊断。

4.其他

急性胰腺炎时血清胰蛋白酶、淀粉酶/肌酐清除率、血白细胞计数、血细胞比容、血糖、血脂、胆红素、碱性磷酸酶等均可增高。

急性胰腺炎须与急性胃肠炎、上消化道溃疡穿孔、急性胆囊炎、胆绞痛、急性肠梗阻、重症妊高征、肠系膜血管栓塞等及妊娠合并症鉴别。

四、处理

妊娠期急性胰腺炎与非妊娠期治疗基本相同,主要为保守治疗。90％的急性单纯性胰腺炎效果好,而急性坏死性胰腺炎,胰腺脓肿,化脓性腹膜炎时,可危及产妇生命,应用手术治疗。所有的患者均应给予病情监护,观察生命体征,测定各项生化指标,防止心、肺、肾等并发症的发生。

(一)保守治疗

1.禁食、胃肠减压

可减少胰酶的分泌,防止胃肠的过度胀气,至腹痛减轻后可进少量流质饮食。

2.解痉、镇痛

解痉常用阿托品 0.5 mg,肌内注射,每天 3～4 次。也可给予普鲁苯辛 15 mg,每天 3～4 次。可解除胰管痉挛,使胃液、胰液分泌减少,可预防 Oddi 括约肌收缩。疼痛剧烈时,给予哌替啶 50～100 mg 肌内注射,2～6 小时 1 次,或给予吗啡 10 mg 肌内注射。

3.抗休克治疗

每天给予补液 3 000～4 000 mL。其中,1/3 应为胶体液。以纠正水、电解质失调,维持血容量,提高胶体渗透压。

4.阻止胰腺分泌,抑制胰酶活性的药物

可用西咪替丁抑制胃酸分泌,20 mg 口服或静脉滴注;奥曲肽 0.1～0.5 mg 皮下注射,每天 4 次,因对母儿影响尚未有长期随访经验,应用时需慎重;胞磷胆碱 500 mg 静脉滴注,每天 1～

2次,连用1～2周。胰肽酶可抑制胰蛋白酶,阻止胰腺中其他蛋白酶原的激活和胰蛋白酶原自身的激活;福埃针FOY、FUT-175等可抑制蛋白酶,舒缓素、纤维蛋白酶的活性及抑制胰激肽类的生成,可选择应用。

5.抗生素的应用

宜选用对胎儿没有影响的广谱抗生素,如头孢类抗生素。青霉素因不能透过血胰屏障,治疗效果受到影响。

6.其他治疗

重症患者可能发生休克,国外文献报道可通过进行血浆置换,治疗妊娠期高血脂性胰腺炎,血浆甘油三酯水平可降低70％～80％,血浆黏度降低50％,严重病例可应用肾上腺皮质激素,及时处理酸中毒和低钠、低钙和低镁血症。及时应用全胃肠外营养,可满足母体及胎儿对营养的要求。

(二)手术治疗

如发生急性坏死性胰腺炎、胰腺脓肿、化脓性腹膜炎等保守治疗无效时,应考虑行手术治疗。手术包括对胰腺本身的手术和对于胰腺炎相关的手术如胆管或胰床引流、病灶清除或切除术。胆源性AP合并胆管梗阻而短期内未缓解者,首选经十二指肠镜下行Oddi括约肌切开取石及鼻胆管引流,已被证实对母亲和胎儿相对安全。最佳手术日期应在妊娠中期和产褥期。如在妊娠晚期,增大的子宫妨碍手术的进行,可先做剖宫产再做胰腺手术。

五、预后

母儿的危险性与胰腺炎病情轻重有关,文献报道母亲病死率为5％～37％,急性重症胰腺炎胎儿病死率可达40％。近年来,由于诊断及治疗技术的改变,为妊娠急性胰腺炎预后的改善提供了条件,但总病死率仍高于一般产科人群,早期诊断和早期治疗是降低妊娠期急性胰腺炎孕妇及围生儿病死率,改善预后的基础。

(杨位艳)

第八节 妊娠合并急性阑尾炎

急性阑尾炎是妊娠期常见的外科急腹症,可发生于妊娠的各个阶段,在妊娠妇女中发生率为0.1％～0.3％。与非孕期大致相同,但妊娠后半期阑尾炎并发穿孔率明显升高,较非孕期高1.5～3.5倍,可能是孕妇的特殊生理和解剖改变,使阑尾炎的诊断和治疗受到影响所致。妊娠期急性阑尾炎是一种比较严重的并发症,应及时诊断和处理,以改善母儿预后。

一、特点

(1)妊娠期阑尾解剖位置的改变:在妊娠过程中,由于孕期子宫的增大,盲肠和阑尾的位置不断向上、向外移位。妊娠3个月末时,阑尾的基底部位于髂嵴下2横指处,妊娠5个月末达髂嵴水平,妊娠8个月末则上升到髂嵴上2横指处,而接近足月妊娠时,阑尾可达到右肾上极或胆囊处,分娩10天后恢复到原来的正常位置。在盲肠向上移位的同时,阑尾转向外后方而被妊娠子宫掩盖,如果局部有粘连,阑尾也可能不随妊娠子宫的增大而上升。

（2）由于阑尾位置的升高、妊娠子宫覆盖病变、妊娠时腹壁变薄、松弛等,腹痛部位及压痛点就不在传统的麦氏点而相应地移到右上腹或后腰部。腹部疼痛和阑尾压痛点不明显、不固定,部位升高甚至可达右肋下胆囊区。查体时可无肌紧张和反跳痛体征。文献报道仅 50％～60％患者有典型的转移性腹痛。

（3）妊娠期盆腔器官充血,阑尾也充血,炎症发展快,易发生阑尾坏死和穿孔;增大的子宫将大网膜和小网膜推移向上,加之胎儿的活动,大网膜无法达到阑尾区包围感染灶,炎症不易局限,常引起弥漫性腹膜炎,如发生膈下脓肿,患者预后严重。

（4）妊娠期肾上腺皮质激素水平增高,抑制了孕妇的免疫机制,降低了组织对炎症的反应,使早期症状和体征不易被发现;增加了淋巴回流量和淋巴回流速度,使炎症迅速扩散,阑尾穿孔坏死、弥漫性腹膜炎的发生率升高,且发生较早。

（5）增大的子宫压迫膀胱和输尿管,可引起尿潴留和尿频、尿急、尿痛等膀胱刺激症状;压迫直肠,可引起直肠淤血水肿,出现便秘、便频、里急后重和黏液血便等症状,给阑尾炎的诊断造成困难。

（6）感染易波及子宫浆膜层或通过血液侵入子宫、胎盘,引起子宫收缩,诱发流产或早产;细菌毒素可导致胎儿缺氧,甚至死亡。产后子宫缩复迅速,如使已局限的阑尾脓肿破溃,可发生急性弥漫性腹膜炎,病情危重,应予重视。

二、病理机制

急性阑尾炎按病情进展可分为急性单纯性阑尾炎、急性化脓性阑尾炎、急性坏疽性阑尾炎和阑尾穿孔。妊娠合并阑尾炎由于有其特殊性,更易发生阑尾穿孔,继发弥漫性腹膜炎,给母婴生命带来极大危险。

阑尾炎早期阑尾充血水肿,炎症仅局限在黏膜层,为单纯性阑尾炎;以后炎症进一步发展,阑尾高度充血,肿胀明显,阑尾腔可见溃疡及黏膜坏死,有小脓肿形成,为急性化脓性阑尾炎。后期部分或整个阑尾全层坏死,呈暗红色或黑色,如合并穿孔,炎症局限,可形成阑尾周围脓肿,如果炎症播散,引起弥漫性腹膜炎,可导致脓毒血症、麻痹性肠梗阻、门静脉炎、多发性肝脓肿等,后果严重。

三、临床表现

（一）症状

1.腹痛

大多数妊娠合并急性阑尾炎时转移性腹痛这一固有的规律发生改变,腹痛往往先从剑突下开始,延及脐周,数小时或十几个小时后,转移至右侧下腹部。一部分患者症状不典型。妊娠早期,阑尾炎的症状与非妊娠时相似,妊娠中后期,由于妊娠子宫的增大,阑尾的位置发生改变,孕妇疼痛的部位可达右肋下肝区或右后腰区,疼痛可能较非孕期轻。

2.其他症状

可有恶心、呕吐,腹泻等症状,有些患者可伴有发热、全身不适或乏力。

（二）体征

妊娠期阑尾炎的压痛点可随子宫的增大而不断上移,妊娠早期,右下腹麦氏点处,有压痛和

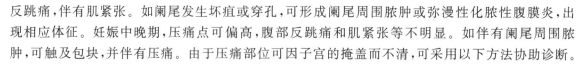

反跳痛,伴有肌紧张。如阑尾发生坏疽或穿孔,可形成阑尾周围脓肿或弥漫性化脓性腹膜炎,出现相应体征。妊娠中晚期,压痛点可偏高,腹部反跳痛和肌紧张等不明显。如伴有阑尾周围脓肿,可触及包块,并伴有压痛。由于压痛部位可因子宫的掩盖而不清,可采用以下方法协助诊断。

1.Bryan 试验

可作为区别阑尾炎与子宫疾病的可靠体征,具体方法:嘱患者采取右侧卧位,妊娠子宫移至右侧而引起疼痛,可提示疼痛非子宫的疾病造成。

2.Alder 试验

患者平卧,检查者将手指放在阑尾区最明显的压痛点上,然后,嘱患者左侧卧位,子宫倒向左侧后,如压痛减轻或消失,说明疼痛来自子宫。如压痛较平卧位时更明显,则阑尾本身病变的可能性较大。

(三)辅助检查

1.血象

妊娠期白细胞计数呈生理性增加,至孕晚期可达$(9\sim10)\times10^9/L$,分娩或应激状态时可达$25\times10^9/L$。因此,仅用白细胞计数增高协助诊断阑尾炎意义不大。如分类有核左移,中性粒细胞超过 80% 或白细胞持续$\geq18\times10^9/L$,有临床意义。

2.影像学检查

B 超是简单安全的检查方法,可见阑尾呈低回声管状结构,僵硬,压之不变形、横切面呈同心圆似的靶向图像,直径≥7 mm。X 线和 CT 可显示阑尾区气影、阑尾改变、脓肿等,对阑尾炎诊断价值不大,妊娠期应慎用。

四、诊断和鉴别诊断

详细询问病史,文献报道,妊娠期急性阑尾炎患者中,20%~40% 孕妇有慢性阑尾炎病史。应根据妊娠期急性阑尾炎的临床特点,结合症状和体征,参考辅助检查指标,尽早确诊和治疗,以改善母儿预后。本病应与下列病种相鉴别。

(一)卵巢肿瘤蒂扭转

多见于妊娠早、中期及产后,常有下腹部包块史,表现为突发性、持续性下腹痛,如肿瘤血运受阻,肿瘤坏死,可有局限性腹膜炎表现。双合诊检查,可触及囊性或囊实性包块,有触痛,B 超可明确诊断。

(二)异位妊娠破裂

应与妊娠早期急性阑尾炎鉴别。患者停经后可有少量不规则阴道流血,持续性下腹痛和肛门坠胀感。双合诊检查,宫颈举痛明显,后穹隆可饱满、触痛,右附件区可触及包块,B 超显示盆腔内有液性暗区,如后穹隆穿刺抽出不凝血,即可确诊。

(三)右侧急性肾盂肾炎

起病急骤,一般寒战后出现高热,疼痛始于腰胁部,沿输尿管向膀胱部位放射,同时伴有尿痛、尿频、尿急等膀胱刺激症状。查体右侧肾区叩击痛明显,输尿管点和肋腰点有压痛,无腹膜刺激症状。尿常规镜下可见大量脓细胞和白细胞管型。

(四)右侧输尿管结石

绞痛剧烈,疼痛部位在腰胁部,向大腿内侧和外生殖器放射。实验室检查,尿中可见红细胞,X 线或 B 超显示尿路结石,即可确诊。

（五）胆绞痛

多见于急性胆囊炎和胆石症。疼痛多见于右上腹肋缘下,阵发性绞痛,夜间多发,可向右肩部、右肩胛下角或右腰部放射。80%的患者可有寒战、发热、恶心、呕吐,亦可有阻塞性黄疸。X线、B超或胆囊造影可协助诊断。

（六）上消化道溃疡急性穿孔

常有溃疡病史,一般为全腹疼痛,查体腹肌紧张,压痛反跳痛明显。X线立位检查,多有膈下游离液体,可协助诊断。

（七）胎盘早剥

应与妊娠晚期急性阑尾炎鉴别。胎盘早剥常有妊高征和外伤史,腹痛剧烈,检查子宫坚硬,僵直性收缩,胎心变慢或消失,产妇可有急性失血及休克症状。腹部B超显示胎盘后血肿,可明确诊断。

（八）其他

妊娠期急性阑尾炎尚需与妊高征、HELLP综合征、产褥感染、子宫肌瘤变性肠梗阻、急性胰腺炎等鉴别。

五、治疗

（一）妊娠期

妊娠期急性阑尾炎的治疗原则是早期诊断,无论妊娠期限和病变程度如何,一经确诊,原则上应及时手术治疗,对高度可疑的阑尾炎孕妇,同样应积极剖腹探查,但亦可用全身抗生素治疗情况下严密观察而不可延误治疗,以免病情恶化,易致阑尾穿孔和弥漫性腹膜炎,危及母婴安全。

（二）临产期

临产期急性阑尾炎的处理。临产期急性单纯性阑尾炎,症状较轻,无剖宫产指征,短期内可经阴道分娩者,可采用非手术治疗。治疗中应密切观察病情变化,分娩后如症状未缓解或病情加重,应及时行阑尾切除术。

六、预后

妊娠期阑尾炎的预后和妊娠期别、手术时阑尾炎的发展有关。炎症刺激和手术的干扰可引起流产或早产,妊娠中、晚期发病,预后较差,分娩期前后发病及产褥期发病,预后更差。总之,妊娠期急性阑尾炎的病情多较严重,早期诊断、及时治疗可改善预后。近年来,随着新型抗生素的运用和诊断技术的提高,妊娠期急性阑尾炎的病死率已大大降低。

（杨位艳）

第八章

正常分娩

第一节 分娩动因

人类分娩发动的原因仍不清楚。目前认为人类分娩的发动是一种自分泌因子/旁分泌因子及子宫内组织分子信号相互作用的结果,使得子宫由静止状态成为活动状态,其过程牵涉复杂的生化和分子机制。

一、妊娠子宫的功能状态

妊娠期子宫可处于四种功能状态。

(一)静止期

在一系列抑制因子作用下,子宫肌组织在妊娠期 95% 的时间内处于功能静止状态。这些抑制因子包括孕激素、前列环素(PGI_2)、松弛素、一氧化氮(NO)、甲状旁腺素相关肽($PTH-rP$)、降钙素相关基因肽、促肾上腺素释放激素(CRH)、血管活性肠肽及人胎盘催乳激素等,它们以不同方式增加细胞内的 cAMP 水平,继而减少细胞内钙离子水平并降低肌球蛋白轻链激酶(MLCK,肌纤维收缩所需激酶)的活性,从而降低子宫肌细胞的收缩性。实验证实胎膜可以产生抑制因子,通过旁分泌作用维持子宫静止状态。

(二)激活期

子宫收缩相关蛋白(CAP)基因表达上调,CAP 包括缩宫素受体、前列腺素受体、细胞膜离子通道相关蛋白及细胞间隙连接的重要组成元素结合素-43 等。细胞间隙连接的形成是保证子宫肌细胞协调一致收缩的重要前提。

(三)刺激期

子宫对宫缩剂的反应性增高,在缩宫素、前列腺素(主要为 PGE_2 和 $PGF_{2\alpha}$)的作用下产生协调规律的收缩,娩出胎儿。

(四)子宫复旧期

这一时期缩宫素发挥主要作用。分娩发动主要是指子宫组织由静止状态向激活状态的转化。

二、妊娠子宫转向激活状态的生理变化

(一)子宫肌细胞间隙连接增加

间隙连接(gap junction,GJ)是细胞间的一种跨膜通道,可允许分子量<1 000 的分子通过,

如钙离子。间隙连接可使肌细胞兴奋同步化,协调肌细胞的收缩活动,增强子宫收缩力,并可增加肌细胞对缩宫素的敏感性。妊娠早、中期细胞间隙连接数量少,且体积小;妊娠晚期子宫肌细胞具有逐渐丰富的间隙连接,并持续增加至整个分娩过程。间隙连接的表达、降解及其多孔结构由激素调节,黄体酮是间隙连接形成的强大抑制剂,妊娠期主要通过黄体酮抑制间隙连接的机制维持了子宫肌的静止状态。

(二)子宫肌细胞内钙离子浓度增加

子宫肌细胞的收缩需要肌动蛋白、磷酸化的肌浆球蛋白和能量的供应。子宫收缩本质上是电位控制的,当动作电位传导至子宫肌细胞时,肌细胞发生去极化,胞膜上电位依赖的钙离子通道开放,细胞外钙离子内流入细胞内,降低静息电位,活化肌原纤维,进而诱发细胞收缩。故细胞内的钙离子浓度增加是肌细胞收缩不可缺少的。

三、妊娠子宫功能状态变化的调节因素

(一)母体内分泌调节

1.前列腺素类

长期以来认为前列腺素在人类及其他哺乳动物分娩发动中起了重要的作用。在妊娠任一阶段引产、催产或药物流产均可应用前列腺素发动子宫收缩;相反,给予前列腺素生物合成抑制剂可延迟分娩及延长引产的时间。临产前,蜕膜及羊膜含有大量前列腺素前身物质花生四烯酸、前列腺素合成酶及磷脂酶 A_2,促进释放游离花生四烯酸并合成前列腺素。PGF_2 和 TXA_2 引起平滑肌收缩,如血管收缩和子宫收缩。PGE_2、PGD_2 和 PGI_2 引起血管平滑肌松弛和血管扩张。PGE_2 在高浓度时可抑制腺苷酸环化酶或激活了磷脂酶 C,增加子宫肌细胞内钙离子浓度,引起子宫收缩。子宫肌细胞内含有丰富的前列腺素受体,对前列腺素敏感性增加。前列腺素能促进肌细胞间隙连接蛋白合成,改变膜通透性,使细胞内 Ca^{2+} 增加,促进子宫收缩,启动分娩。

2.缩宫素

足月孕妇用缩宫素成功引产已有很长历史,但缩宫素参与分娩发动的机制仍不完全清楚。缩宫素结合到子宫肌上的缩宫素受体,激活磷脂酶 C,从膜磷脂释放出三磷酸肌醇和二酯酰甘油,升高细胞内钙的水平,使子宫收缩;缩宫素能促进肌细胞间隙连接蛋白的合成;此外,足月时缩宫素刺激子宫内前列腺素生物合成,通过前列腺素驱动子宫收缩。

3.雌激素和孕激素

人类在妊娠期处于高雌激素状态。妊娠末期,孕妇体内雌激可增加间隙连接蛋白和宫缩素受体合成;促进钙离子向细胞内转移;激活蜕膜产生大量细胞因子,刺激蜕膜及羊膜合成与释放前列腺素,促进宫缩及宫颈软化成熟。雌激素通过上述机制促进子宫功能状态转变。而在大多数哺乳动物,维持妊娠期子宫相对静止状态需要孕酮。孕酮可抑制子宫肌间隙连接蛋白的形成。早在 20 世纪 50 年代就有学者提出,分娩时母体血浆内出现孕酮撤退。现在认为分娩前雌/孕激素比值明显增高,或受体水平的孕酮作用下降可能与分娩发动有关。

4.内皮素

内皮素是子宫平滑肌的强诱导剂,子宫平滑肌内有内皮素受体。妊娠晚期在雌激素作用下,兔和鼠的子宫肌内皮素受体表达增加,但在人类中尚未肯定。孕末期,羊膜、胎膜、蜕膜及子宫平滑肌含有大量内皮素,能提高肌细胞内 Ca^{2+} 浓度,前列腺素合成,诱发宫缩;内皮素还能加强有效地降低引起收缩所需的缩宫素阈度。

5.血小板激活因子(platelet-activiting factor,PAF)

PAF是一种强效的子宫收缩物质和产生前列腺素的刺激剂。随着临产发动,羊膜中PAF浓度增高。黄体酮可增高子宫组织中的PAF乙酰水解酶,而雌激素及炎症细胞因子可降低此酶水平,这些研究提示宫内感染炎症过程使PAF增高,促进了子宫收缩。

(二)胎儿内分泌调节

研究显示,人类分娩信号也来源于胎儿。随着胎儿成熟,胎儿丘脑-垂体-肾上腺轴的功能逐渐建立,在促肾上腺皮质激素(ACTH)的作用下,胎儿肾上腺分泌的皮质醇和脱氢表雄酮(DHEA)增加,刺激胎盘的17-α水解酶减少孕激素的产生,并增加雌激素的生成,从而使雌激素/孕激素的比值增加;激活蜕膜产生大量细胞因子,如IL-1、IL-6、IL-8、GCSF、TNF-α、TGF-β及EGF等;还能通过加强前列腺素的合成和分泌,刺激子宫颈成熟和子宫收缩。孕激素生成减少而雌激素生成增加也促进子宫平滑肌缩宫素受体和间隙连接的形成;同时还可促进钙离子向细胞内转移,加强子宫肌的收缩,促使分娩发动。

(三)母-胎免疫耐受失衡

从免疫学角度看,胎儿对母体而言是同种异体移植物,母体却对胎儿产生特异性的免疫耐受使妊娠得以维持。对母-胎免疫耐受机制有大量研究,提出的学说:①主要组织相容性复合物MHC-Ⅰ抗原缺乏;②特异的HLA-G抗原(human leukocyte antigen G)表达;③Fas/FasL配体系统的作用;④封闭抗体的作用;⑤Th₁/Th₂改变等。

一旦以上因素改变,引起母-胎间免疫耐受破坏,可导致母体对胎儿的排斥反应。研究发现,母体对胎儿的免疫反应是流产发生的主要原因之一。因此足月分娩中可能存在同样的机制,即由于母胎间免疫耐受的解除,母体启动分娩,将胎儿排出。

四、机械性理论

尽管内分泌系统的变化及分子的相互作用在分娩发动中占有极其重要的地位,无可否认,其最终是通过影响子宫收缩来达到促使胎儿娩出的目的。故有人认为:随着妊娠的进展,子宫的容积不断增加,且胎儿的增长速度渐渐超过子宫的增大速度使得子宫内压不断增强;此外,在妊娠晚期,胎儿先露部分可以压迫到子宫的下段和宫颈。上述两部分因素使得子宫肌壁和蜕膜明显受压,肌壁上的机械感受器受刺激(尤其是压迫子宫下段和宫颈),这种机械性扩张通过交感神经传递至下丘脑,使得神经垂体释放缩宫素,引起子宫收缩。羊水过多、双胎妊娠容易发生早产是这一理论的佐证。但机械因素并不是分娩发动的始动因素。

(邢芝兰)

第二节　决定分娩的要素

决定分娩的要素有四,即产力、产道、胎儿及精神因素。产力为分娩的动力,但受产道、胎儿及精神因素制约。产力可因产道及胎儿的异常而异常,或转为异常;产力也可受到产妇精神因素的直接影响,比如:产程开始后,由于胎位异常,宫缩表现持续微弱,或开始良好继而出现乏力;在产妇对分娩有较大的顾虑时,可能从分娩发动之初宫缩就表现为不规律或持续在微弱状态。骨盆大小、形状和胎儿大小、胎方位正常时,彼此不产生不良影响;但如果胎儿过大、某些胎儿畸形或胎位异常,或骨盆径线小于正常或骨盆畸形,则即便产力正常,仍可能导致难产。

一、产力

产力是分娩过程中将胎儿及其附属物逼出子宫的力量,包括宫缩(子宫收缩力)、腹压(腹壁肌肉即膈肌收缩力)和肛提肌收缩力。

(一)子宫收缩力

子宫收缩力是临产后的主要产力,贯穿于整个分娩过程中。临产后的宫缩能迫使宫颈管短缩直至消失,宫口扩张,胎先露部下降、胎儿和胎盘胎膜娩出。

临产后的正常宫缩具有以下特点。

1.节律性

节律性宫缩是临产的重要标志之一。正常宫缩是子宫体部不随意的、有节律的阵发性收缩。每次阵缩总是由弱渐强(进行期),维持一定时间(极期),随后由强渐弱(退行期),直至消失进入间歇期(图 8-1),间歇期子宫肌肉松弛。阵缩如此反复出现,贯穿分娩全过程。

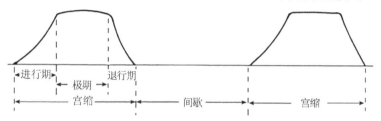

图 8-1 临产后正常节律性宫缩示意图

临产开始时,宫缩持续 30 秒,间歇约 5～6 分钟。随着产程进展,宫缩持续时间逐渐增长,间歇期逐渐缩短。当宫口开全之后,宫缩持续时间可长达 60 秒,间歇期可缩短至 1～2 分钟,宫缩强度也随产程进展逐渐增加,子宫腔内压力于临产初期约升高至 3.3～4.0 kPa(25～30 mmHg),于第一产程末可增至 5.3～8.0 kPa(40～60 mmHg),于第二产程可高达 16.0～20.0 kPa(100～150 mmHg),而间歇期宫腔压力仅为 0.8～1.6 kPa(6～12 mmHg)。宫缩时子宫肌壁血管及胎盘受压,致使子宫血流量减少,但于子宫间歇期血流量又恢复到原来水平,胎盘绒毛间隙的血流量重新充盈,这对胎儿十分有利。

2.对称性和极性

正常宫缩起自两侧子宫角部,以微波形式迅速向子宫底中线集中,左右对称,此为宫缩的对称性;然后以每秒约 2 cm 的速度向子宫下段扩散,约 15 秒可均匀协调地遍及整个子宫,此为宫缩的极性(图 8-2)。

宫缩以宫底部最强、最持久,向下则逐渐减弱,子宫底部收缩力的强度几乎是子宫下段的两倍。这一子宫源性控制机制的基础是子宫肌中的起步细胞的去极化。

3.缩复作用

子宫体部的肌肉在宫缩时,肌纤维缩短、变宽,收缩之后,肌纤维虽又重新松弛,但不能完全恢复原状而是有一定的程度缩短,这种现象称为缩复作用或肌肉短滞。缩复作用的结果,使子宫体变短、变厚,使宫腔容积逐渐缩小,迫使胎先露不断下降,而子宫下段逐渐被拉长、扩张,并将子宫向外上方牵拉,颈管逐渐消失,展平。

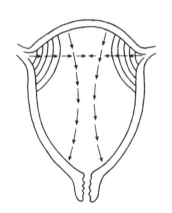

图 8-2　子宫收缩的对称性和极性

(二)腹肌及膈肌收缩力(腹压)

腹肌及膈肌收缩力是第二产程时娩出胎儿的重要辅助力量。当宫口开全后,胎先露部已下降至阴道。每当宫缩时前羊水囊或胎先露部压迫盆底组织及直肠,反射性地引起排便感,产妇主动屏气,腹肌和膈肌收缩使腹压升高,促使胎儿娩出。腹压必须在第二产程尤其第二产程末期宫缩时运用最有效,过早用腹压不但无效,反而易使产妇疲劳和宫颈水肿,致使产程延长。在第三产程胎盘剥离后,腹压还可以促使胎盘娩出。

(三)肛提肌收缩力

在分娩过程中,肛提肌收缩力可促使胎先露内旋转。当胎头枕部露于耻骨弓下缘时,由于宫缩向下的产力和肛提肌收缩产生的阻力,两者的合力使胎头仰伸和胎儿娩出。

二、产道

产道是胎儿娩出的通道,分骨产道和软产道两部分。

(一)骨产道

骨产道是指真骨盆,其后壁为骶、尾骨,两侧为坐骨、坐骨棘、坐骨切迹及其韧带,前壁为耻骨联合。骨产道的大小、形状与分娩关系密切。骨盆的大小与形态对分娩有直接影响。因此对于分娩预测首先了解骨盆情况是否异常。

(1)骨盆各平面及其径线。

(2)骨盆轴。

(3)产轴。

(4)骨盆倾斜度。

(5)骨盆类型:有时会对分娩过程产生重要影响。目前国际上仍沿用 1933 年考-莫氏分类法。按 X 线摄影的骨盆入口形态,将骨盆分为四种基本类型:女型、扁平型、类人猿型和男型(图 8-3)。但临床所见多为混合型。

(二)软产道

软产道是由子宫下段、宫颈、阴道和盆底软组织构成的管道。在分娩过程中需克服软产道的阻力。

1.子宫下段的形成

子宫下段由非孕时长约 1 cm 的子宫峡部形成。妊娠 12 周后,子宫峡部逐渐扩展成为子宫腔的一部分,妊娠末期逐渐被拉长形成子宫下段。临产后进一步拉长达 7～10 cm,肌层变薄成为软产道的一部分。由于肌纤维的缩复作用,子宫上段的肌壁越来越厚,下段的肌壁被牵拉越来越薄,由于子宫上下段肌壁的厚、薄不同,在子宫内面两者之交界处有一环形隆起,称为生理性缩复环(图 8-4)。

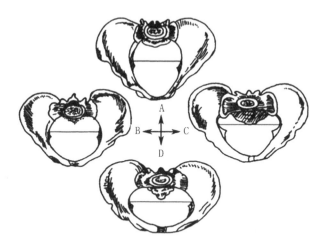

图 8-3　骨盆类型

A.类人猿型骨盆;B.女性型骨盆;C.男性型骨盆;D.扁平骨盆

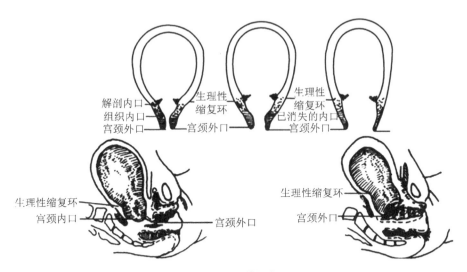

图 8-4　生理性缩复环

2.宫颈的变化

(1)宫颈管消失:临产前的宫颈管长约 2 cm,初产妇较经产妇稍长。临产后由于宫缩的牵拉及胎先露部支撑前羊水囊呈楔形下压,致使宫颈管逐渐变短直至消失,成为子宫下段的一部分。初产妇宫颈管消失于宫颈口扩张之前,经产妇因其宫颈管较松软,则两者多同时进行。

(2)宫口扩张:临产前,初产妇的宫颈外口仅容一指尖,经产妇则能容纳一指。临产后宫口扩张主要是宫缩及缩复向上牵拉的结果。此外前羊水囊的楔形下压也有助于宫颈口的扩张。胎膜多在宫口近开全时自然破裂,破膜后胎先露部直接压迫宫颈,扩张宫口的作用更明显。随着产程的进展,宫口开全(10 cm)时,妊娠足月的胎头方能娩出(图 8-5)。

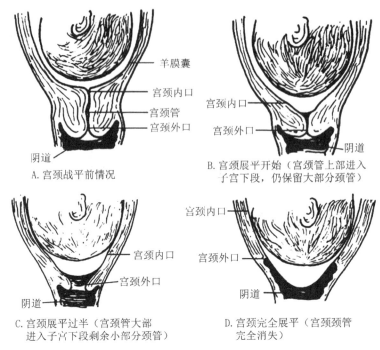

A. 宫颈战平前情况

B. 宫颈展平开始(宫颈管上部进入子宫下段,仍保留大部分颈管)

C. 宫颈展平过半(宫颈管大部进入子宫下段剩余小部分颈管)

D. 宫颈完全展平(宫颈颈管完全消失)

图 8-5　宫颈下段形成和宫口扩张

3.骨盆底、阴道及会阴的变化

在分娩过程中,前羊水囊和胎先露部逐渐将阴道撑开,破膜后先露部下降直接压迫骨盆底,软产道下段形成一个向前弯的长筒,前壁短后壁长,阴道外口开向前上方,阴道黏膜皱襞展平使腔道加宽。肛提肌向下及向两侧扩展,肌束分开,肌纤维拉长,使 5 cm 厚的会阴体变成 2～4 mm薄的组织,以利胎儿通过。阴道及骨盆底的结缔组织和肌纤维,于妊娠晚期增生肥大,血管变粗,血流丰富。于分娩时,会阴体虽然承受一定的压力,若保护不当,也容易造成裂伤。

三、胎儿

足月胎儿在分娩过程必须为适应产道表现出一系列动作,使之能顺利通过产道这一特殊的圆柱形通道:骨盆入口呈横椭圆形,而在中骨盆及骨盆出口则呈前后椭圆形。在分娩过程中,胎头是最重要的因素,只要头能顺利通过产道,一般分娩可以顺利完成,除非胎儿发育过大,则肩或躯干的娩出可能困难。

(一)胎头

为胎儿最难娩出的部分,受压后缩小程度小。胎儿头颅由三个主要部分组成:颜面、颅底及颅顶。颅底由两块颞骨、蝶骨及筛骨所组成。颅顶骨由左右额骨、左右顶骨及枕骨所组成。这些骨缝之间由膜相连接,故骨与骨之间有一定活动余地甚至少许重叠,从而使胎头具有一定适应产道的可塑性,有利于胎头娩出。

胎头颅缝及囟门名称如下(图 8-6)。①额缝:居于左右额骨之间的骨缝。②矢状缝:左右顶骨之间的骨缝,前后走向,将颅顶分为左右两半,前后端分别连接前、后囟门。通过前囟与额缝连接,通过后囟与人字缝连接。③冠状缝:为顶骨与额骨之间的骨缝,横行,在前囟左右两侧。④人字缝:位于左右顶骨与枕骨之间,自后囟向左右延伸。⑤前囟:位于胎儿颅顶前部,为矢状缝、额缝及冠状缝会合之处,呈菱形,2 cm×3 cm大。临产时可用于确定胎儿枕骨在骨盆中的位置。分娩后可持续开放18个月之久才完全骨化,以利脑的发育。⑥后囟:为矢状缝与人字缝连接之处,呈三角形,远较前囟小,产后8～12周内骨化。

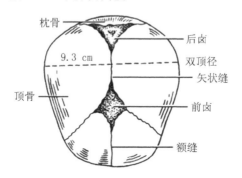

图 8-6　胎头颅缝及囟门

胎儿头颅顶可分为以下各部。①前头:亦称额部,为颅顶前部。②前囟:菱形。③顶部:为前后囟线以上部分。④后囟:三角形。⑤枕部:在后囟下方,枕骨所在地。⑥下颌:胎儿下颌骨。

胎头主要径线(图8-7):径线命名以解剖部位起止点为度。在分娩过程,胎儿头颅受压,径线长短随之发生变化。

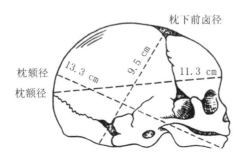

图 8-7　胎头主要径线

1.胎头双顶径(biparietal diameter,BPD)

胎头双顶径为双侧顶骨隆起间径,为胎儿头颅最宽径线,妊娠足月平均为9.3 cm。

2.枕下前囟径

枕骨粗隆下至前囟中点的长度。当胎头俯屈,颏抵胸前时,胎头以枕下前囟径在产道前进,为头颅前后最小径线,妊娠足月平均9.5 cm。

3.枕额径

枕骨粗隆至鼻根部的距离。在胎头高直位时儿头以此径线在产道中前进,平均11.3 cm,较枕下前囟径长。

4.枕颏径

枕骨粗隆至下颌骨中点间径。颜面后位时,胎头以此径前进,平均为13.3 cm,远较枕下前囟径长,足月胎儿不可能在此种位置下自然分娩。

5.颏下前囟径

胎儿下颌骨中点至前囟中点,颜面前位以此径线在产道通过,平均为 10 cm。故颜面前位一般能自阴道分娩。

(二)胎姿势

胎姿势指胎儿各部在子宫内所取之姿势。在正常羊水量时,胎儿头略前屈,背略向前弯、下颌抵胸骨。上下肢屈曲于胸腹前,脐带位于四肢之间。在妊娠期间,如果子宫畸形、产妇腹壁过度松弛或胎儿颈前侧有肿物,胎头可有不同程度仰伸,从而无法以枕下前囟径通过产道而导致头位难产。

(三)胎产式

胎产式指胎儿纵轴与产妇纵轴的关系,可分为纵产式、斜产式与横产式三种。横产式或斜产式为胎儿纵轴与产妇纵轴垂直或交叉,产妇腹部呈横椭圆形,胎头胎臀各在腹部一侧。纵产式为胎儿纵轴与产妇纵轴平行,可以是头先露或臀先露(图 8-8)。

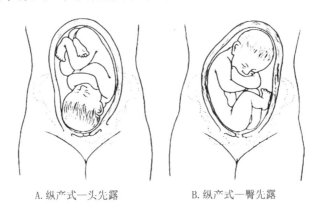

A.纵产式—头先露　　　　　B.纵产式—臀先露

图 8-8　头先露或臀先露

(四)胎先露及先露部

胎先露指胎儿最先进入骨盆的部分,最先进入骨盆的部分称为先露部。先露部有三种即头、臀、肩。纵轴位为头先露或臀先露,横轴位或斜轴位为肩先露。如果胎头与胎手同时进入骨盆称为复合先露(图 8-9)。

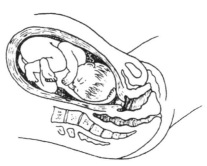

图 8-9　复合先露

（1）枕先露：最常见的胎先露部,此时胎头呈俯屈状,胎头以最小径(枕下前囟径)及其周径通过产道(图8-10)。

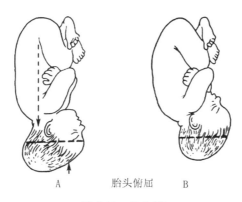

胎头俯屈

图8-10 枕先露

1.头先露

头先露占足月妊娠分娩的96%。由于胎头俯屈和仰伸程度不同,可有四种先露部,即枕先露、前囟先露、额先露及面先露。

（1）前囟先露：胎头部分俯屈,胎头矢状缝与骨盆入口前后径一致,前囟近耻骨或骶骨(高直位)(图8-11)。分娩多受阻。

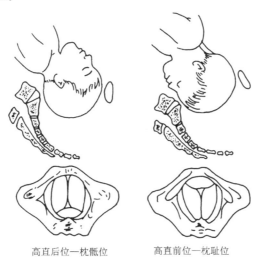

高直后位—枕骶位　　　　高直前位—枕耻位

图8-11 胎头高直位

（2）额先露：胎头略仰伸,足月活胎不可能以额先露经阴道分娩。多数人认为,前顶与额先露为分娩过程中一个过渡表现,不能认为是一种肯定的先露,当分娩进展时,胎头俯屈就形成顶先露,仰伸即为面先露。但实际上确有前顶先露与额部先露存在,故还应作为胎先露的一种(图8-12)。

（3）面先露：胎头极度仰伸,以下颌及面为先露部(图8-13)。

2.臀先露

臀先露为胎儿臀部先露(图8-14)。由于先露部不同,可分为单臀先露、完全臀先露及不完全臀先露数种。

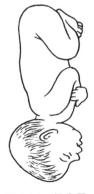

图 8-12　额先露

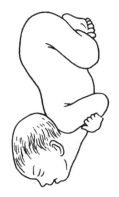

图 8-13　面先露

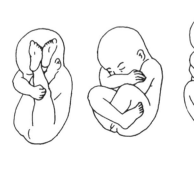

A.单臀先露　　　　B.全臀先露　　　　C.不完全臀先露

图 8-14　臀先露

(1)单臀先露:髋关节屈,膝关节伸,先露部只为臀部。

(2)完全臀先露:髋关节及膝关节皆屈,以至胎儿大腿位于胎儿腹部,小腿肚贴于大腿背侧,阴道检查时可触及臀部及双足。

(3)不完全臀先露包括足先露和膝先露。足先露为臀先露髋关节伸,一个膝关节或两个膝关节伸,形成单足或双足先露。膝先露为髋关节伸膝关节屈曲。

3.肩先露

胎儿横向,肩为先露部。临产一段时间后往往一只手先脱出,有时也可以是胎儿背、胎儿腹部或躯干侧壁被迫逼出。

(五)胎位或胎方位

胎位为先露部的指示点在产妇骨盆的位置,亦即在骨盆的四相位——左前、右前、左后、右后。枕先露的代表骨为枕骨(occipital,缩写为 O);臀先露的代表骨为骶骨(sacrum,缩写为 S);面先露时为下颏骨(mentum,缩写为 M);肩先露时为肩胛骨(scapula,缩写为 Sc)。

胎位的写法由三方面来表明:①指示点在骨盆的左侧(left,缩写为 L)或右侧(right,缩写为 R),简写为左或右。②指示点的名称,枕先露为"枕",即"O";臀先露为"骶",即"S";面先露为"颏",即"M";肩先露为"肩",即"Sc";额位即高直位很少见,无特殊代表骨,只写额位及高直位便可。③指示点在骨盆之前、后或横。

如枕先露,枕骨在骨盆左侧,朝前,则胎位为左枕前(LOA),为最常见之胎位。如枕骨位于骨盆左侧边(横),则名为左枕横(LOT),表示胎头枕骨位于骨盆左侧,既不向前也不向后。肩先露时肩胛骨只有左右(亦即胎头所在之侧)或上、下和前、后定位:左肩前、右肩前、左肩后和右肩后。肩先露以肩胛骨朝上或朝后来定胎位。朝前后较易确定,朝上下不如左右易表达,左右又以胎头所在部位易于确定。如左肩前表示胎头在骨盆左侧,(肩胛骨在上),肩(背)朝前。左肩后,胎头在骨盆左侧(肩胛骨在下),肩(背)朝后。

各胎位缩写如下。

(1)枕先露可有六种胎位:左枕前(LOA)(图8-15A)、左枕横(LOT)、左枕后(LOP)、右枕前(ROA)、右枕横(ROT)、右枕后(ROP)(图8-15B)。

(2)臀先露也有六种胎位:左骶前(LSA)、左骶横(LST)、左骶后(LSP)(图8-15C)、右骶前(RSA)、右骶横(RST)、右骶后(RSP)。

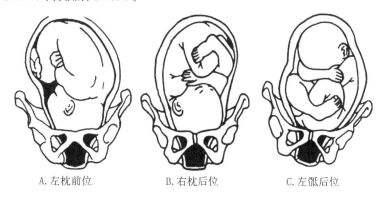

A. 左枕前位　　　　　　B. 右枕后位　　　　　　C. 左骶后位

图 8-15　左枕前位、右枕后位、左骶后位

(3)面先露也有六种胎位:左颏前(LMA)、左颏横(LMT)、左颏后(LMP)、右颏前(RMA)、右颏横(RMT)、右颏后(RMP)。

(4)肩先露也有四种胎位:左肩前(LScA)、左肩后(LScP)、右肩前(RScA)、右肩后(RScP)。

枕、骶、肩胛位置与胎儿背在同一方向,其前位,背亦朝前;颏与胎儿腹在同一方向,其前位,胎背向后。

(六)各种胎先露及胎位发生率

近足月或者已达足月妊娠时,枕先露占95%,臀先露3.5%,面先露0.5%,肩先露0.5%。有的报道臀先露在3%~8%,目前我国初产妇比例很大,经产妇,尤其是多产妇很少,所以横产发生率很少。在枕先露中,2/3枕骨在左侧,1/3在右侧。臀位在中期妊娠及晚期妊娠的早期比数远较3%~4%为高,尤其是经产妇。但其中约1/3的初产妇和2/3经产妇在近足月时常自然转成头位。

胎头虽然较臀体积大,但臀部及屈曲于躯干前的四肢的总体积显然大于胎头。由于子宫腔似梨形,上部宽大、下部狭小,故为适应子宫的形状,足月胎儿头先露发生比例远高于臀先露。在妊娠32周前,羊水量相对较多,胎体受子宫形态的束缚较小,因而臀位率相对较高些,以后羊水量相对减少,胎儿为适应宫腔形状而取头先露。若胎儿脑积水,臀产比例也较高,表明宽大的宫体部较适合容纳较大的胎头。某些子宫畸形,如双子宫、残角子宫中发育好的子宫,宫体部有纵隔形成者,也容易产生臀先露。经产妇反复为臀产者应想到子宫有某种畸形的可能。

（七）胎先露及胎方位的诊断

有四种方法：腹部检查、阴道检查、听诊及超声影像检查。

1.腹部检查

腹部检查为胎先露及胎方位的基本检查方法，简单易行，在大部分产妇可获得正确诊断，但对少见的异常头先露，往往不易确诊。

2.阴道检查

临产前此法不易查清胎先露及胎方位，所以有可能不能确诊；临产后，宫颈扩张，先露部大多已衔接，始能对先露部有较明确了解。阴道检查应在消毒情况下进行，以中、食指查先露部是头、是臀、还是肩部。如为枕先露，宫颈有较大扩张时，可触及骨缝、囟门以明确胎位（颜面位等异常头先露特点及臀位特点在有关难产节中介绍）。宫颈扩张程度越大，胎位检查越清楚。检查胎方位最好先查出矢状缝走向，手指左右横扫，上下触摸可查出一较长骨缝。矢状缝横置则为枕右或枕左横位，如为斜置或前后置，则为枕前位或后位。如前囟在骨盆前部很易摸到，表示枕骨在骨盆后位。前囟在骨盆左前方，为枕右后位；前囟在骨盆右前方为枕左后位。前囟如果在骨盆后面，阴道检查不易触及，尤其胎头下降胎头俯屈必然较重，后囟较小，用手不易查清。胎头受挤压严重时，骨片重叠，骨缝、囟门也不易触清。另一可靠确定胎方位方法为用手触摸胎儿耳郭，耳郭方向指向枕部，这只有在宫颈口完全扩张时方能实行。

阴道检查时还应了解先露部衔接程度。胎头衔接程度在正常情况下随产程进展而加深。胎头下降程度为判断是否能经阴道分娩的重要指标。胎头下降速度在第一产程比较缓慢，而在第二产程胎头继续下降，速度快于第一产程。一般胎头下降程度是以坐骨棘平面来描述。胎儿头颅骨质部平坐骨棘平面时称为"0"位，高于坐骨棘水平时称为"－"位，如高 1 cm，则标为"－1"直到"－3"，再高则表示胎头双顶径尚未进入骨盆入口平面，因为骨盆入口平面至坐骨棘平面约为 5 cm，胎头双顶径至胎头顶部约为 3 cm，所以胎头最低骨质部如在坐骨棘平面以上 3 cm，显然胎头双顶径最多是平骨盆入口平面。胎头最低骨质部通过了坐骨棘平面，胎头位置称为"＋"位，低于坐骨棘平面 1 cm 称为"＋1""＋3"时，胎头最低点已接近骨盆出口，即在阴道下部，因为坐骨棘平面距离骨盆出口亦约为 5 cm（图 8-16）。在正常女性骨盆坐骨棘并不突出于骨盆侧壁，需经反复检查取得经验方能较准确定位。故可考虑另一较简单而大体可了解胎头衔接程度的方法，即用手指经阴道测胎头骨质最低部距阴道处女膜环的距离。如距离为 5 cm 则表示胎头在坐骨棘水平，低于此为正值，高于此为负值。

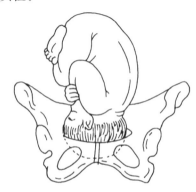

图 8-16　胎头衔接程度图

3.听诊

胎心音位置本身并非诊断胎方位的可靠依据,但可加强触诊的准确性。在枕先露和臀先露,躯干微前屈,胎背较贴近于子宫壁,利于胎心音传导,故在胎儿背部所接触之宫壁处胎心音最强。在颜面位,胎背反屈。胎儿胸部较贴近宫壁,故胎心音在胎儿胸壁侧听诊较清晰。

在枕前位,胎心音一般位于脐与髂前上棘连接中点。枕后位胎心音在侧腹处较明显,有时在小肢体侧听得也清楚。臀位则在脐周围。横位胎心音在枕前位的稍外侧。

4.超声检查

在腹壁厚、腹壁紧张及羊水过多的情况下,腹部检查等查不清胎先露及胎方位时,超声扫描检查可清楚检查出胎头、躯干、四肢等的部位和图像及胎心情况,不但有助于胎先露、胎方位的诊断,也有助于胎儿畸形及大小的诊断。

(八)临产胎儿应激变化

胎头受压情况下,阵缩时给予胎头的压力增高,尤其是破膜之后,在第二产程宫腔内压力可高达 26.7 kPa(200 mmHg)。颅内压为 5.3~7.3 kPa(40~55 mmHg)时,胎心率就可减慢,其原因系中枢神经缺氧,反射性刺激迷走神经之故。有时胎头受压而无胎心率变慢乃系胎膜未破,胎头逐渐受压而在耐受阈之内,这种阵发性改变对胎儿无损。

四、精神心理因素

随着医学模式的改变,人们已经开始关注社会及心理因素对分娩过程的影响。亲朋好友间关于分娩的负面传闻、电影中的恐惧场面使相当数量的初产妇进入临产后精神处于高度紧张,甚至焦虑恐惧状态。研究表明,产妇在分娩过程中普遍焦虑和恐惧倾向导致去甲肾上腺素减少,可使宫缩减弱而对疼痛的敏感性增加,强烈的宫缩有加重产妇的焦虑,从而造成恶性循环导致产妇体力消耗过大,产程延长。抑郁情绪与活跃期、第二产程延长及产后出血有一定的相关性。所以在分娩过程中产妇的精神心理状态可明显的影响产程进展,应予以足够的重视。

(刘　艳)

第三节　枕先露的分娩机制

分娩机制是指胎先露为适应骨盆各平面的不同形态,进行一系列转动,以最小径线通过产道的全过程。以枕左前的分娩机制为例详加说明。胎头的一连串转动可分解如下七个动作,即衔接、下降、俯屈、内旋转、仰伸、复位及外旋转、胎儿娩出(图 8-17)。

一、衔接

胎头双顶径进入骨盆入口平面,胎头颅骨最低点达到或接近坐骨棘水平,称为衔接。初产妇胎头衔接可发生于预产期前 1~2 周,若初产妇分娩开始而胎头仍未衔接,应警惕有无头盆不称。经产妇多在临产后胎头衔接。

胎头呈半俯屈状态进入骨盆入口,以枕额径衔接,由于枕额径大于骨盆入口前后径,胎头矢状缝坐落在骨盆入口右斜径上,胎头枕骨在骨盆左前方。

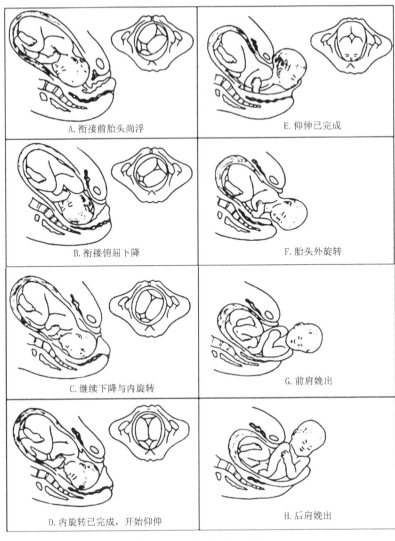

A. 衔接前胎头尚浮

E. 仰伸已完成

B. 衔接俯屈下降

F. 胎头外旋转

C. 继续下降与内旋转

G. 前肩娩出

D. 内旋转已完成，开始仰伸

H. 后肩娩出

图 8-17 分娩机制示意图

二、下降

胎头沿骨盆轴前进的动作称为下降。下降贯穿于整个分娩过程，与俯屈、内旋转、仰伸、复位及外旋转等动作相伴随。下降动作呈间歇性，促进胎头下降的 4 个因素：①宫缩时通过羊水传导的压力，由胎轴传到胎头；②宫缩时子宫底直接压迫胎臀，压力传至胎头；③胎体由弯曲而伸直、伸长，有利于压力向下传递，促使胎头下降；④腹肌收缩，使腹腔压力增加，经子宫传至胎儿。初产妇胎头下降因宫颈口扩张缓慢和盆底软组织阻力大而较经产妇慢。临床上将胎头下降的程度，作为判断产程进展的重要标志之一。

三、俯屈

胎头下降遇到阻力时（骨盆不同平面的不同径线、扩张中的宫颈、骨盆壁和骨盆底），处于半俯屈状态的胎头借杠杆作用进一步俯屈，使下颏紧贴胸部，并使衔接时的枕额径（11.3 cm）变为

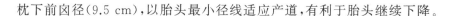

枕下前囟径(9.5 cm),以胎头最小径线适应产道,有利于胎头继续下降。

四、内旋转

当胎头到达中骨盆时,胎头为适应骨盆纵轴而旋转,使其矢状缝与中骨盆前后径相一致,此过程称为内旋转。因中骨盆前后径大于横径,枕先露时,胎头枕部位置最低,到达骨盆底,肛提肌收缩将胎头枕部推向阻力小、空间较宽的前方,枕左前的胎头向中线旋转45°,后囟转至耻骨弓下方,使胎头最小径线与骨盆的最大径线相一致,于第一产程末胎头完成内旋转动作。

五、仰伸

胎头完成旋转后,胎头下降达阴道外口时,宫缩和腹压继续迫使胎头下降,而肛提肌收缩力又将胎头向前推进,两者的共同作用(合力)使胎头沿产轴向前向上,胎头枕骨下部达耻骨联合下缘时,以耻骨弓为支点使胎头逐渐仰伸,胎头的顶、额、鼻、口、颏相继娩出。当胎头仰伸时,胎儿双肩径沿左斜径进入骨盆入口。

六、复位及外旋转

胎头娩出时,胎儿双肩径沿骨盆入口左斜径下降。胎儿娩出后,为使胎头与胎肩恢复正常关系,胎头枕部向原方向(向左旋转)45°,称为复位。胎肩在骨盆腔内继续下降,前(右)肩向前向中线旋转45°使胎儿双肩径转成与出口前后径一致的方向,胎头枕部需在外继续向左旋转45°,以保持胎头与胎肩的垂直关系,称为外旋转。

七、胎儿娩出

胎儿完成外旋转后,胎儿前(右)肩在耻骨弓下先娩出,随即胎体侧屈,后(左)肩也由会阴前缘娩出,胎儿双肩娩出后,胎体及胎儿下肢随之顺利娩出,至此胎儿娩出的全过程完成。

(邢芝兰)

第四节　先兆临产及临产的诊断

当孕妇出现先兆临产时,应及时送至医院,不能因可能为假临产致使时间耽误而错过接产时机;而如果错误地诊断临产,则可能导致不适当的干涉而加强产程,造成孕妇及新生儿损害。

一、先兆临产

分娩发动之前,出现的一些预示孕妇不久将临产的症状称先兆临产。

(一)假临产

孕妇在分娩发动前,由于子宫肌层敏感性增强,常出现不规律宫缩。假临产的特点:①宫缩持续时间短且不恒定,间歇时间长且不规律,宫缩强度不增加;②常在夜间出现而于清晨消失;③宫缩时只能引起下腹部轻微胀痛;④宫颈管不缩短,宫口扩张不明显;⑤给予镇静药物能抑制宫缩。

(二)胎儿下降感

胎儿下降感又称为轻松感、释重感。由于胎先露部下降进入骨盆入口,使宫底位置下降,孕妇感觉上腹部受压感消失,进食量增多,呼吸轻快。

(三)见红

在临产前 24～48 小时内,由于成熟的子宫下段及宫颈不能承受宫腔内压力而被迫扩张,使宫颈内口附着的胎膜与该处的子宫壁分离,毛细血管破裂而少量出血,与宫颈管内的黏液相混合并排出,称为见红,是分娩即将开始的比较可靠征象。若阴道流血超过平时月经量,则不应视为见红,应考虑是否有异常情况出现如前置胎盘及胎盘早剥等。

(四)阴道分泌物增多

分娩前 3 周左右,孕妇因体内雌激素水平升高,盆腔充血加剧,子宫颈腺体分泌增加,使阴道排出物增多,一般为水样,易与破水相混淆。

二、临产的诊断

临产开始的重要标志为有规律且逐渐增强的子宫收缩,持续时间 30 秒或 30 秒以上,间歇 5～6 分钟,同时伴随进行性宫颈管消失、宫口扩张和胎先露部下降。用镇静药物不能抑制宫缩。

应连续观察宫缩,每次观察时间不能太短,至少要观察 3～5 次宫缩。既要严密观察宫缩的频率,持续时间及强度。同时要在无菌条件下行阴道检查,了解宫颈的软度、长度、位置、扩张情况及先露部的位置。国际上常用 BISHOP 评分法判断宫颈成熟度(表 8-1),估计试产的成功率,满分为 13 分,＞9 分均成功,7～9 分的成功率为 80％,4～6 分成功率为 50％,≤3 分均失败。

表 8-1　Bishop 宫颈成熟度评分法

指标	分数			
	0	1	2	3
宫口开大(cm)	0	1～2	3～4	≥5
宫颈管消退(％)(未消退为 2～3 cm)	0～30	40～50	60～70	≥80
先露位置(坐骨棘水平＝0)	−3	−2	−1～0	＋1～＋2
宫颈硬度	硬	中	软	
宫口位置	朝后	居中	朝前	

(邢芝兰)

第五节　正常产程和分娩的处理

分娩全过程是从开始出现规律宫缩到胎儿、胎盘娩出为止,称分娩总产程,整个产程分为以下几种。

第一产程(宫颈扩张期):从间歇 5～6 分钟的规律宫缩开始,到宫颈口开全(10 cm)。初产妇宫颈较紧,宫口扩张较慢,需 11～12 小时,经产妇宫颈较松,宫口扩张较快,需 6～8 小时。

第二产程(胎儿娩出期):从宫口开全到胎儿娩出。初产妇约需 1～2 小时,经产妇一般数分钟即可完成,但也有长达 1 小时者,但不超过 1 小时。

第三产程(胎盘娩出期):从胎儿娩出后到胎盘娩出,需 5～15 分钟,不超过 30 分钟。

一、第一产程及其处理

(一)临床表现

第一产程的产科变化主要为规律宫缩、宫口扩张、胎头下降及胎膜破裂。

1.规律宫缩

第一产程开始,出现伴有疼痛的子宫收缩,习称"阵痛"。开始时宫缩持续时间较短(20～30 秒)且弱,间歇期较长(5～6 分钟)。随着产程的进展,持续时间渐长(50～60 秒)且强度增加,间歇期渐短(2～3 分钟)。当宫口近开全时,宫缩持续时间可达 1 分钟以上,间歇期仅 1 分钟或稍长。

2.宫口扩张

宫口扩张是临产后规律宫缩的结果。在此期间宫颈管变软、变短、消失,宫颈展平和逐渐扩大。宫口扩张分两期:潜伏期及活跃期。潜伏期是从临产后规律宫缩开始,至宫口扩张到 3 cm。此期宫颈扩张速度较慢,平均 2～3 小时扩张 1 cm,需 8 小时,超过 16 小时为潜伏期延长。活跃期是指从宫口扩张 3 cm 至宫口开全。此期宫颈扩张速度显著加快,约需 4 小时,超过 8 小时为活跃期延长。活跃期又分为加速期、最大加速期和减速期(图 8-18)。加速期是指宫颈扩张 3～4 cm,约需 1.5 小时;最大加速期是指宫口扩张 4～9 cm,约需 2 小时,在产程图上宫口扩张曲线呈直线倾斜上升;减速期是指宫口扩张 9～10 cm,约需 30 分钟。宫口开全后,宫口边缘消失,与子宫下段及阴道形成产道。

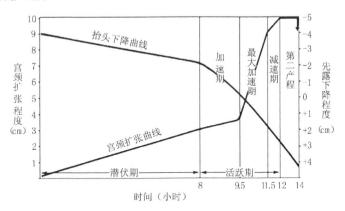

图 8-18　宫颈扩张与胎先露下降曲线分期的关系

3.胎头下降

胎头能否顺利下降,是决定能否经阴道分娩的重要观察项目。胎头下降程度以胎头颅骨最低点与坐骨棘平面的关系标明;胎头颅骨最低点平坐骨棘平面时,以"0"表示;在坐骨棘平面上 1 cm 时,以"－1"表示;在坐骨棘平面下 1 cm 时,以"＋1"表示,余依此类推(图 8-19)。一般初产妇在临产前胎头已经入盆,而经产妇临产后胎头才衔接。随着产程的进展,先露部也随之下降。胎头于潜伏期下降不明显,于活跃期下降加快,平均每小时下降 0.86 cm。

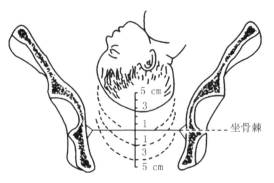

坐骨棘

图 8-19　胎头高低的判定

4.胎膜破裂

胎膜破裂简称破膜,胎儿先露部衔接后,将羊水分隔成前、后两部分,在胎先露部前面的羊水,称前羊水,约 100 mL,其形成的囊称前羊水囊。宫缩时前羊水囊楔入宫颈管内,有助于扩张宫口。随着宫缩继续增强,羊膜腔内压力更高,当压力增加到一定程度时胎膜自然破裂。胎膜多在宫口近开全时破裂。

(二)产程观察及处理

入院后首先了解和记录孕妇的病史,全身及产科情况,初步得出是否可以阴道试产或需进行某些处理;外阴部应剃除阴毛,并用肥皂水和温开水清洗;对初产妇及有难产史的经产妇应行骨盆外测量;有妊娠合并症者应给予相应的治疗等。在整个分娩过程中,既要观察产程的变化,也要观察母儿的安危。及时发现异常,尽早处理。

1.子宫收缩

产程中必须连续定时观察并记录宫缩规律性、持续时间、间歇时间及强度。

(1)触诊法:助产人员将手掌放于产妇腹壁上直接检查,宫缩时宫体部隆起变硬,间歇期松弛变软。并记录下宫缩持续时间、强度、规律性及间歇期时间。每次至少观察 3～5 次宫缩,每隔 1～2 小时观察一次。

(2)电子胎心监护仪:可客观反映宫缩情况,分为外监护和内监护两种类型。①外监护:临床最常用,适用于第一产程任何阶段。将宫缩压力探头固定在产妇腹壁宫体近宫底部,每隔 1～2 小时连续描记 30 分钟或通过显示屏连续观察。外监护容易受运动、体位改变、呼吸和咳嗽的影响,过于肥胖的孕妇不适用。外监护可以准确地记录宫缩曲线,测到宫缩频率和每次宫缩持续的时间,但所记录的宫缩强度不完全代表真正的宫内压力。②内监护:适用于胎膜已破,宫口扩张 1 cm 及以上。将充满生理盐水的塑料导管通过宫颈口越过胎头置入羊膜腔内,外端连接压力探头记录宫缩产生的压力,测定宫腔静止压力及宫缩时压力变化。内监护可以准确测量宫缩频率、持续时间及真正的宫内压力。但宫内操作复杂,有造成感染的可能,故临床上较少应用。

良好的宫缩应是间隔逐渐缩短,持续时间逐渐延长,同时伴有宫颈相应的扩张。国外建议用 Montevideo 单位(MU)来评估有效宫缩。其计算方法是:计数 10 分钟内每次宫缩峰值压力(mmHg)减去基础宫内压力(mmHg)后的压力差之和;或取宫缩产生的平均压力(mmHg)乘以宫缩频率(10 分钟内宫缩次数)。该法同时兼顾了宫缩频率及宫缩产生的宫内压力,使宫缩强度的监测有了量化标准。如产程开始时宫缩强度一般为 80～100 MU,相当于 10 分钟内有 2～3 次宫缩,每次宫缩平均宫内压力约为 5.3 kPa(40 mmHg);至活跃期正常产程平均宫缩强度可达 200~250 MU,相当于 10 分钟内有 4~5 次宫缩,平均宫内压力则在 6.7 kPa(50 mmHg);至第二产程在腹肌收缩的协同下,宫缩强度可进一步升到 300~400 MU,仍以平均宫缩频率 5 次计算,平均宫内压力可达 8.0~10.7 kPa(60~80 mmHg);而从活跃期至第二产程每次宫缩持续时间相应增加不明显,宫缩强度主要以宫内压力及宫缩频率增加为主,用此方法评估宫缩不仅使产妇个体间的比较有了可比性,也使同一个体在产程不同阶段的变化有了更合理的判定标准。活跃期后当宫缩强度<180 MU 时,可诊断为宫缩乏力。

2.宫口扩张及胎头下降

描记宫口扩张曲线及胎头下降曲线,是产程图中重要的两项内容,是产程进展的重要标志和指导产程处理的主要依据。可通过肛门检查或阴道检查的方法测得。在国内一般采用肛门检查的方法,当肛门检查有疑问时可消毒外阴做阴道检查。但在国外皆用阴道检查来了解产程进展情况。

(1)肛门检查(简称肛查)。①方法:产妇取仰卧位,两腿屈曲分开,检查前用消毒纸遮盖阴道口避免粪便污染阴道。检查者站于产妇右侧,以戴指套的右手示指蘸取润滑剂后,轻轻置于直肠内,拇指伸直,其余各指屈曲以利示指深入。示指向后触及尾骨尖端,了解尾骨活动度,再触摸两侧坐骨棘是否突出并确定胎头高低,然后用指端掌侧探查宫口,摸清其四周边缘,估计宫颈管消退情况和宫口扩张厘米数。未破膜者在胎头前方可触到有弹性的前羊水囊;已破膜者能直接触到胎头,若无胎头水肿,还能扪清颅缝及囟门位置,确定胎方位。②时间与次数:适时在宫缩时进行,潜伏期每 2~4 小时查一次;活跃期每 1~2 小时查一次。同时也要根据宫缩情况和产妇的临床表现,适当的增减检查的次数。过频的肛门检查可增加产褥感染的机会。研究提示,肛门检查次数≥10 次的产妇,其阴道细菌种数及计数均显著提高,且肛门检查与阴道细菌变化密切相关,即细菌种数及其计数随肛门检查次数的增加而增加。而检查次数过少在产程进展十分迅速时则可能失去准备接生的时间,这在经产妇尤其应注意。③检查内容:宫颈软硬度、位置、厚薄及宫颈扩张程度;是否破膜;骶尾关节活动度,坐骨棘是否突出,坐骨切迹宽度,骶棘韧带的弹性、韧度及盆底组织的厚度;确定胎先露、胎方位及胎头下降程度。

(2)阴道检查。①适应证:于肛查胎先露、宫口扩张及胎头下降程度不清时;疑有脐带先露或脱垂;疑有生殖道畸形;轻度头盆不称经阴道试产 4~6 小时产程进展缓慢者。对产前出血者应慎重,须严格无菌操作,并在检查前做好输液、输血的准备。②方法:产妇排空膀胱后,取截石位,消毒外阴和阴道。检查者戴好口罩,消毒双手,戴无菌手套,铺无菌巾后用左(右)手拇指和示指将阴唇分开,右(左)手示指、中指蘸消毒润滑剂,轻轻插入产妇阴道,注意防止手指触及肛门及大阴唇外侧。因反复阴道检查可增加感染机会,故每次检查应尽量检查清楚,避免反复插入阴道。③内容:测量骨盆对角径、坐骨棘间径、骶骨弧度、耻骨弓和坐骨切迹情况等;胎方位及先露下降程度;宫口扩张程度,软硬度及有无水肿情况;阴道伸展度,有无畸形;会阴厚薄和伸展度等,以决定其分娩方式。

肛查对于了解骨盆腔内的情况比阴道检查更清楚,但肛门检查对宫口、胎先露、胎方位、骨盆入口等情况的了解不及阴道检查直接明了。每次肛查或阴道检查所得的宫颈扩张大小及先露高度的情况均应做详细记录,并绘于产程图上。用红色"○"表示宫颈扩张程度,蓝色"×"表示先露下降水平,每次检查后用红线连接"○",用蓝线连接"×",绘成两条曲线。产程图横坐标标示时间,以小时为单位,纵坐标标示宫颈扩张及先露下降程度,以厘米为单位。正常情况下宫口开大与胎头下降是并行的,但胎头下降略为滞后。宫口开大的最大加速期是胎头下降的加速期,而胎头下降的最大加速期是在第二产程。对大多数产妇,尤其是初产妇,在宫口开全时胎头应达坐骨棘平面以下。但应指出,有相当一部分产妇胎头下降与宫口开大并不平行。因此,在宫口近开全时,胎头未下降到坐骨棘水平并不意味着不能经阴道分娩。有些产妇在破膜以后胎头才迅速下降,在经产妇尤为常见。1972 年 Philpott 介绍了在产程图上增加警戒线和处理线,其原理是根据活跃期宫颈扩张率不得<1 cm 进行产程估算,如果产妇入院时宫颈扩张为 1 cm,按宫颈扩张率每小时 1 cm 计算,预计 9 小时后宫颈将扩张到 10 cm,因此在产程坐标图上 1 cm 与 10 cm 标志点之处时间相距 9 小时画一斜行连线,作为警戒线,与警戒线相距 4 小时之处再画一条与之平行的斜线作为处理线,两线间为警戒区。临床上实际是以宫颈扩张 3 cm 作为活跃期的起点,因此可以宫颈扩张 3 cm 标志点处取与之相距 4 cm 的坐标 10 cm 的标志点处画一斜行连线,作为警戒线,与警戒线相距 4 小时之处再画一条与之平行的斜线作为处理线(图 8-20)。两线之间为治疗处理时期,宫颈扩张曲线越过警戒线者应进行处理,一般难产因素可纠正者的产程活跃期不超过正常上限,活跃期经过处理仍超过上限时,常提示难产因素不易纠正,需要再行仔细分析,并及时估计能否从阴道分娩。

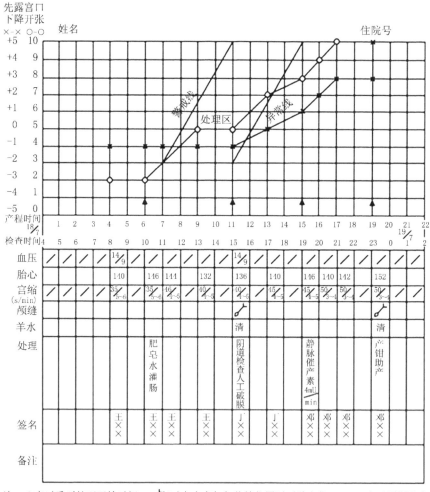

注:↑ 表示重要处理开始时间,🔩 表示大小囟与矢状缝位置以示胎方位, ✕-✕ 表示阴道助产

图 8-20 产程图表

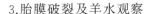

3.胎膜破裂及羊水观察

胎膜多在宫口近开全或开全时自然破裂,前羊水流出。一旦胎膜破裂,应立即听胎心,并观察羊水性状、颜色和流出量,记录破膜时间。

羊水粪染与胎儿宫内窘迫的关系目前还有争论。对羊水粪染的发生机制大致可归纳为两种观点,即胎儿成熟理论及胎儿宫内窘迫理论。传统认为羊水粪染是胎儿缺血、缺氧的结果。当胎儿缺血、缺氧时,机体为了保证心、脑等重要脏器的血供,体内循环重新分配,消化系统的血供减少,胃肠道蠕动增加,肛门括约肌松弛,胎粪排出。胎儿成熟理论则认为羊水粪染是一种生理现象。随着妊娠周数增加,胎儿迷走神经张力渐强,胃肠道蠕动渐频,胎粪渐多,羊水粪染率渐增加。

羊水粪染的分度:Ⅰ度,羊水淡绿色、稀薄;Ⅱ度,羊水深绿色且较稠或较稀,羊水内含簇状胎粪;Ⅲ度,羊水黄褐色、黏稠状且量少。Ⅰ度羊水粪染一般不伴有胎儿宫内窘迫,Ⅱ~Ⅲ度羊水粪染考虑有胎儿宫内缺氧的存在。对羊水粪染者应作具体分析,既不要过高估计其严重性,也不要掉以轻心,重要的是应结合其他监测结果,明确诊断,及时处理,以降低围生儿的窒息率。在首次发现羊水粪染时,不论其粪染程度如何,均应作电子胎心监护。若 CST 阳性或者 NST 呈反应型而 OCT 又是阳性,提示胎儿宫内缺氧。如能配合胎儿头皮血 pH 测定而 pH<7.2 时,提示胎儿处于失代偿阶段,需要立即结束分娩。如 CST 为阴性、pH 正常,可暂不过早干预分娩,但必须在电子胎心监护下严密观察产程进展,一旦出现 CST 阳性,则应尽快结束分娩。

4.胎心

临产后应特别注意胎心变化,可用听诊法、胎心电子监护或胎儿心电图等方法观察。在观察胎心时,应注意胎心的频率、规律性和宫缩之后胎心率的变化及恢复的速度等。胎心的规律性和宫缩对胎心的影响较胎心率的绝对数更重要。

(1)听诊器听取有普通听诊器、木质听诊器和电子胎心听诊器 3 种,现在通常使用电子胎心听诊器。胎心听取应在宫缩间歇时,宫缩时听诊不能听到胎心。潜伏期应每隔 1 小时听胎心一次,活跃期宫缩较频时,应每 15~30 分钟听胎心一次,每次听诊 1 分钟。如遇有胎心异常,应增加听诊的次数。此法能方便获得每分钟胎心率,但不能分辨胎心率变异、瞬间变化及其与宫缩、胎动的关系。

(2)胎心电子监护:多用外监护描记胎心曲线。将测量胎心的探头置于胎心音最响亮的部分,固定于腹壁上;将测量宫压的探头置于产妇腹壁宫体近宫底部,亦固定于腹壁上。观察胎心率变异及其与宫缩、胎动的关系,每次至少记录 20 分钟,有条件者可应用胎儿监护仪连续监测胎心率。此法能较客观地判断胎儿在宫内的状态,如脐带受压、胎头受压、胎儿缺氧和/或酸中毒等。值得注意的是,在胎头入盆、破膜、阴道检查、肛查及做胎儿内监护安放胎儿头皮电极时,可以发生短时间的早期减速,这是由于胎头受骨盆或宫缩压迫所致。

(3)胎儿心电图:分为直接法和间接法,因直接法需宫口开大到一定程度而且破膜后才能进行,并有增加感染的可能性,故较少采用。目前较多采用非侵入性的间接法,一般用三个电极,两个放在产妇的腹壁上,另一个置于产妇的大腿内侧。在分娩过程中如出现 PR 间期明显缩短、ST 段偏高和 T 波振幅加大,是胎儿缺氧的表现。胎儿发生严重的酸中毒时,则 T 波变形。有研究发现第二产程的胎儿心电图监测与产后胎儿脐动脉血 pH 及血气含量明显相关。

5.胎儿酸血症的监测

胎儿头皮血 pH 与产时异常胎心率的出现,分娩后新生儿脐血 pH 及 Apgar 评分间存在着良好的相关性。因此胎儿头皮血 pH 被认为是判断胎儿是否存在宫内缺氧的最准确方法。胎儿头皮血 pH 正常值为 7.25～7.35。如 pH 为 7.20～7.24 为胎儿酸血症前期,应警惕有胎儿窘迫可能,此时应给孕妇吸氧。pH<7.20 则表示重度酸中毒,是胎儿危险的征兆,应尽快结束分娩。胎儿头皮血血气分析值在正常各产程中的变化见表 8-2。

表 8-2　胎儿头皮血血气分析值在正常各产程中的变化

类别	第一产程早期	第一产程末期	第二产程
pH	7.33±0.03	7.32±0.02	7.29±0.04
PCO_2(mmHg)	44.00±4.05	42.00±5.10	46.30±4.20
PO_2(mmHg)	21.80±2.60	21.30±2.10	17.00±2.00
HCO_3(mmol/L)	20.10±1.20	19.10±2.10	17.00±2.00
BE(mmol/L)	3.90±1.90	4.10±2.50	6.40±1.80

胎儿的 pH 还受母体 pH 水平的影响。产程中母体饥饿、脱水、体力消耗可致代谢性酸中毒,过度通气可致呼吸性碱中毒,均可影响胎儿。为消除母源性酸中毒对胎儿头皮血血气分析的影响,可根据母儿间血气的差异进行判断:

(1)母子间血气 pH 差值(△pH):<0.15 表示胎儿无酸中毒,0.15～0.20 为可疑,>0.20 为胎儿酸中毒。

(2)母子间碱短缺值:2.0～3.0 mEq/L 表示胎儿正常,>3.0 mEq/L 为胎儿酸中毒。

(3)母子间 Hb 5 g/dL 时的碱短缺值:<0 或由正值变为负值表示胎儿酸中毒。

胎儿头皮血 pH 测定是一种创伤性的检查方法,只能得到瞬时变化而不能连续监测,因而限制了它的应用。当电子胎心监护初筛异常时,可考虑行胎儿头皮血气测定,如临床及胎心监护已确定重度胎儿宫内窘迫,应迅速终止妊娠而抢救胎儿,不必再做头皮血气测定。

6.母体情况观察

(1)生命体征:测量产妇的血压、体温、脉搏和呼吸频率并记录。一般第一产程期间宫缩时血压升高0.7～1.3 kPa(5～10 mmHg),间歇期恢复原状。应每隔 4～6 小时测量一次。发现血压升高应增加测量次数。

(2)饮食:鼓励产妇少量多次进食,吃高热量易消化食物,并注意摄入足够水分,以保证充沛的精力和体力。

(3)活动与休息:宫缩不强且未破膜时,产妇可在室内适当活动,有助于产程进展和减轻产痛。待产时产妇的体位应以产妇感到舒适为准。已破膜者应该卧床,如果胎头已衔接,取平卧位即可,如胎头未衔接或臀位、横位时,应取臀高位,以免发生脐带脱垂。如产妇精神过度紧张,宫缩时喊叫不安,应安慰产妇,在宫缩时指导做深呼吸动作,也可用双手轻揉下腹部或腰骶部。产时镇痛可适当的应用哌替啶 50～100 mg 及异丙嗪 25 mg,可 3～4 小时肌内注射一次。也可选择连续硬膜外麻醉镇痛。

(4)排尿与排便:应鼓励产妇每 2～4 小时排尿一次,以免膀胱充盈影响宫缩及胎头下降。因胎头压迫引起排尿困难者,必要时可导尿。初产妇宫口扩张<4 cm,经产妇宫口扩张<2 cm 时

可行温肥皂水灌肠,既能避免分娩时粪便污染,又能反射作用刺激宫缩加速产程进展。但胎膜早破、阴道流血、胎头未衔接、胎位异常、有剖宫产史、宫缩很强估计 1 小时内将分娩者或患严重产科并发症、合并症如心脏病等,均不宜灌肠。

二、第二产程及其处理

(一)临床表现

宫口开全后仍未破膜,常影响胎头的下降,应行人工破膜。破膜后宫缩常暂时停止,产妇略感舒适,随后宫缩重现且较前增强,每次持续时间可达 1 分钟,间歇期仅 1~2 分钟。当胎头降至骨盆出口压迫盆底组织时,产妇有排便感,不由自主向下屏气。随着产程进展,会阴会渐渐膨隆和变薄,肛门松弛。于宫缩时胎头露于阴道口,且露出部分不断增大;在宫缩间歇期又缩回阴道内,称为胎头拨露。随产程进展,胎头露出部分逐渐增多,宫缩间歇期胎头不再缩回,称为胎头着冠,此时胎头双顶径超过骨盆出口。会阴极度扩张,应注意保护会阴,娩出胎头。随后胎头复位和外旋转,前肩、后肩和胎体相继娩出,后羊水随之涌出。经产妇第二产程短,有时仅需几次宫缩即可完成胎头娩出。胎儿娩出后产妇顿感轻松。

(二)产程的观察和处理

1.密切监护胎心及产程进展

第二产程宫缩频且强,应密切观察子宫收缩有无异常及胎先露的下降情况。警惕病理性缩复环及强直性子宫收缩的出现,同时密切观察胎心的变化,每 5~10 分钟听胎心一次(或间隔2~3 次宫缩听一次胎心),如有胎心异常则增加听胎心的次数,有条件者应使用胎心电子监护。尤其应注意观察胎心与宫缩的关系,若第二产程在胎头娩出前,由于脐带受压或受到牵引,可出现变异减速,除非反复多次出现中、重度变异减速,否则不被认为对胎儿有害。如出现胎心变慢且在宫缩后不恢复和恢复慢,应尽快结束分娩。发现第二产程延长,应及时查找原因,采取相应措施尽快结束分娩,避免胎头长时间受压,引起胎儿窘迫、颅内出血等并发症发生。

2.指导产妇用力

宫口开全后,医护人员应指导产妇正确用力。方法是让产妇双膝屈曲外展,双脚蹬在产床上,双手握住产床的把手。一旦出现宫缩,产妇深吸气屏住,并向上拉把手,使身体向下用力如排便状,以增加腹压。子宫收缩间期时,产妇呼气,全身肌肉放松,安静休息。当宫缩再次出现时再用同样的屏气用力动作,以加速产程的进展。当胎头着冠后,宫缩时不应再令产妇用力,以免胎头娩出过快而使会阴裂伤。

指导产妇正确用力十分重要,若用力不当使产妇消耗体力或造成不应有的软产道裂伤。尤其应注意的是宫口尚未开全,不可过早屏气用力,因当胎头位置低已深入骨盆到达盆底时,也可使产妇产生排便感并不自觉地用力。但此时用力非但不利于加速产程的进展,反而使宫颈被挤压在骨盆和胎头之间,从而使宫颈循环障碍而造成宫颈水肿,影响宫口开大而造成难产。

3.接产准备

初产妇宫口开全,经产妇宫口扩张 4 cm 且宫缩规律有力时,应将产妇送至产房做好接产准备工作。让产妇仰卧于产床上(或坐于特制的产椅上),两腿屈曲分开,露出外阴部,在臀下放一便盆或塑料布,用消毒纱布球蘸肥皂水擦洗外阴部,顺序是大小阴唇、阴阜、大腿内上 1/3、会阴及肛门周围(图 8-21)。然后用温开水冲掉肥皂水,为防止冲洗液流入阴道,用消毒干纱布盖住阴道口,最后以 0.1% 新洁尔灭冲洗或涂以碘伏进行消毒,随后取下阴道的纱布球和臀下的便盆或塑料布,铺以消毒巾于臀下。接产者按无菌操作常规洗手后穿手术衣及戴手套,打开产包,铺好消毒巾,准备接产。

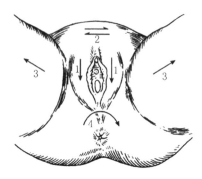

图 8-21　外阴消毒顺序

4.接产

(1)接产的要领:产妇必须与接产者充分合作;保护会阴的同时协助胎头俯屈,让胎头以最小的径线(枕下前囟径)在宫缩间歇时缓慢的通过阴道口,这是预防会阴撕裂的关键;控制胎肩娩出速度,胎肩娩出时也要注意保护会阴。

(2)产妇的产位:分娩时产妇的体位可分为仰卧位和坐位两种。①仰卧位分娩:目前国内多数产妇分娩取仰卧位。其优点:有利于经阴道助产手术的操作如会阴切开术、胎头吸引术、产钳术等;对新生儿处理较为便利。但从分娩的生理来说,并非理想体位。其缺点:妊娠子宫压迫下腔静脉,使回心血量减少,产妇可出现仰卧位低血压;仰卧位使骨盆的可塑性受限,且宫缩的效率较低,从而增加难产的机会;胎儿的重力失去应有的作用,并导致产程延长;增加产妇的不安和产痛等。基于上述原因,仰卧位分娩时继发性宫缩乏力和胎儿窘迫的发生率较坐位分娩高,异常分娩也较多。所以它不是理想的分娩体位。②坐位分娩。其优点:可提高宫缩效率,缩短产程。由于胎儿的纵轴和产轴一致,故能充分发挥胎儿的重力作用,可使抬头对宫颈的压力增加。由于子宫胎盘的血供改善,也可使宫缩加强,胎儿窘迫和新生儿窒息的发生率降低。可减少骨盆的倾斜度,有利于胎头入盆和分娩机制的顺利完成。X 线检查表明,由于仰卧位改坐位时,可使坐骨棘间距平均增加 0.76 cm。骨盆出口前后径增加 1～2 cm,骨盆出口面积平均增加 28%。产妇分娩时感觉较舒适,由于产妇在分娩过程中可以环视周围的一切,并与医护人员保持密切联系,可减轻其紧张和不安的情绪。其缺点:分娩时间不宜过长,否则易发生阴部水肿;坐位分娩时胎头娩出较快,易造成新生儿颅内出血及阴道、会阴裂伤;接生人员需保护会阴和新生儿处理不便,这也是目前坐位分娩较少采用的主要原因。

自 20 世纪 80 年代以来,已对坐式产床做了不少的改进,其基本的构造包括靠背、坐椅、扶手和脚踏板等部分。产床的靠背部分是可调节的,在分娩过程中可根据宫缩的情况和胎头下降的程度适当的调整靠背的角度。在胎头即将娩出时可将靠背放平使产妇改为仰卧位,以便于助产者保护会阴和控制胎头娩出的速度。初产妇宫口开全或近开全,经产妇宫口开大 8 cm 时,在坐式产床上就坐,靠背角度为 60°～80°。在上坐式产床后一小时内分娩最好,时间过长容易引起会阴水肿。

(3)接产步骤(图 8-22):接产者站在产妇的右侧,当胎头拨露使阴唇后联合紧张时,开始保护会阴。具体方法如下:在会阴部盖上一块消毒巾,接产者右肘支在产床上,右手拇指与其余四指分开,每当宫缩时以手掌大鱼际肌向内上方托住会阴部,同时左手应轻轻下压胎头枕部,协助胎头俯屈,且使胎头缓慢下降。宫缩间歇期,保护会阴的右手应当松弛,以免压迫过久引起会阴部水肿。当胎头枕部在耻骨弓下露出时,左手应按分娩机制协助胎头仰伸。此时若宫缩强,应嘱产妇张口哈气以缓解腹压的作用,让产妇在宫缩间歇期使稍向下屏气,以使胎头缓慢娩出。胎头娩出后,右手仍需保护会阴,不要急于娩出胎肩,而应先以左手自其鼻根向下颌挤压,挤出口、鼻内的黏液和羊水,然后协助胎头复位及外旋转,使胎儿双肩径与骨盆出口前后径相一致。接产者的左手将胎儿颈部向下轻压,使前肩自耻骨弓下先娩出,继之再托胎颈向上,使后肩从会阴前缘缓慢娩出。双肩娩出后,保护会阴的右手方可离开会阴部。最后双手协助胎体和下肢相继以侧位娩出,并记录胎儿娩出时间。

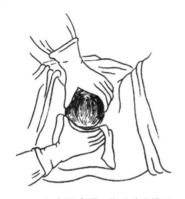

A. 保护会阴,协助胎头俯屈

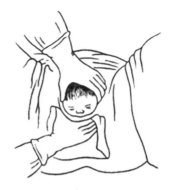

B. 协助胎头仰伸

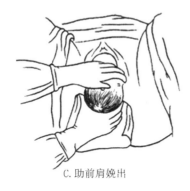

C. 助前肩娩出

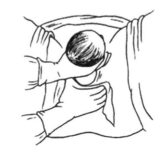

D. 助后肩娩出

图 8-22　接产步骤

胎儿娩出后 1~2 分钟内断扎脐带。若当胎头娩出时,见脐带绕颈一周且较松时,可用手将脐带顺胎肩推下或从胎头滑下。若脐带绕颈过紧或绕颈两周或两周以上,可先用两把血管钳将脐带一段夹住并从中间剪断,注意勿伤及胎儿颈部,待松弛脐带后协助胎肩娩出(图 8-23)。

(4)会阴裂伤的诱因及预防。①会阴裂伤的诱因:会阴水肿、会阴过紧缺乏弹力,耻骨弓过低,胎儿过大,胎儿娩出过快等,均易造成会阴撕裂。②会阴裂伤的预防:指导产妇分娩时正确用力,防止胎儿娩出过快。及时发现会阴、产道的异常,选择合适的分娩方式。如会阴坚韧、水肿或瘢痕形成,估计会造成严重裂伤时,可做较大的会阴切开术或改行剖宫产术。提高接生操作技术,正确保护会阴。初产妇行阴道助产前应作会阴切开,切开大小根据胎儿大小及会阴组织的伸展性。助产时术者与助手要密切配合,要求胎头以最小径线通过会阴,且不能分娩过快、过猛。

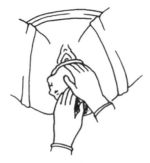 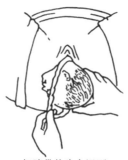 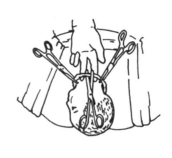

A.将脐带顺肩部推上　　　　B.把脐带从头上退下　　　　C.用两把血管钳夹住,从中间剪断

图 8-23　脐带绕颈的处理

(5)会阴切开。①会阴切开的指征:会阴过紧或胎儿过大,产钳或吸引器助产,估计分娩时会阴撕裂不可避免者,或母儿有病理情况急需结束分娩者。②会阴切开的时间:一般在宫缩时可看到胎头露出外阴口 3～4 cm 时切开,可以防止产后盆底松弛,避免膀胱膨出,直肠膨出及尿失禁;也有主张胎头着冠时切开,可以减少出血;决定手术助产时切开。过早的切开不仅无助于胎儿的娩出,反而会导致出血量的增加。③会阴切开术包括会阴后-侧切开术和会阴正中切开。常用以下两种术式:会阴左侧后-侧切开术:阴部神经阻滞及局部浸润麻醉生效后,术者于宫缩时以左手食中两指伸入阴道内撑起左侧阴道壁,右手用钝头剪刀自会阴后联合中线向左侧 45°,在宫缩开始时剪开会阴 4～5 cm。若会阴高度膨隆则需外旁开 60°～70°。若会阴体短则以阴唇后联合上0.5 cm 处为切口起点。会阴侧切时切开球海绵体肌,会阴深、浅横肌及部分肛提肌,切开后用纱布压迫止血。此法可充分扩大阴道口,适于胎儿较大及辅助难产手术,其缺点为出血多,愈合后瘢痕较大。会阴正中切开术:局部浸润麻醉后,术者于宫缩时沿会阴后联合正中垂直剪开 2 cm。此法切开球海绵体肌及中心腱,出血少,术后组织肿胀疼痛轻微。但切口有自然延长撕裂肛门括约肌危险,胎儿大或接产技术不熟练者不宜采用。④会阴缝合:一般在胎盘娩出后,检查软产道有无裂伤,然后缝合会阴切口。会阴缝合的关键必须彻底止血,重建解剖结构。缝合完毕后亦行肛指检查缝线是否穿过直肠黏膜,如确有缝线穿过黏膜,则应拆除重缝。

三、第三产程及其处理

(一)胎盘剥离的机制

胎儿娩出后,子宫底降至脐平,产妇有轻松感,宫缩暂停数分钟后再次出现。由于子宫腔容积突然明显缩小,而胎盘不能相应的缩小而与子宫壁发生错位而剥离,剥离面出血,形成胎盘后血肿。由于子宫继续收缩,剥离面积继续扩大,直至胎盘完全剥离而娩出。

(二)胎盘剥离的征象

(1)子宫体变硬呈球形,胎盘剥离后降至子宫下段,下段被扩张,子宫体呈狭长形被推向上,宫底升高达脐上。

(2)剥离的胎盘降至子宫下段,使阴道口外露的一段脐带自行延长。

(3)若胎盘从边缘剥离时有少量阴道流血,若胎盘从中间剥离时则无阴道流血。

（4）用手掌尺侧在产妇耻骨联合上方轻压子宫下段时，子宫体上升而外露的脐带不再回缩（图 8-24）。

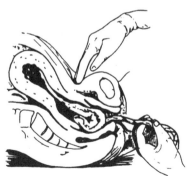

图 8-24 胎盘剥离后在耻骨联合上方压子宫，脐带不再回缩

（三）胎盘娩出方式

胎盘剥离和娩出的方式有两种。

1.胎儿面娩出式

胎儿面娩出式即胎盘以胎儿面娩出。胎盘从中央开始剥离，然后向周围剥离，剥离血液被包于胎膜内。其特点是胎盘先娩出，随后见少量的阴道流血。这种娩出方式多见。

2.母体面娩出式

母体面娩出式即胎盘以母体面娩出。胎盘从边缘开始剥离，血液沿剥离面流出，最后整个胎盘反转娩出。其特点是先有较多的阴道流血随后胎盘娩出，这种方式较少。

（四）第三产程的处理

1.协助胎盘胎膜娩出

正确处理胎盘娩出，可减少产后出血的发生率。为了使胎盘迅速剥离减少出血，可在胎肩娩出后，静脉注射缩宫素 10 U。接产者切忌在胎盘尚未完全剥离之前，用手按揉、下压宫底或牵拉脐带，以免引起胎盘部分剥离出血或拉断脐带，甚至造成子宫内翻。当确认胎盘完全剥离时，于宫缩时以左手握住宫底（拇指置于子宫前壁，其余四指放在子宫后壁）并按压，同时右手轻拉脐带、协助娩出胎盘（图 8-25）。

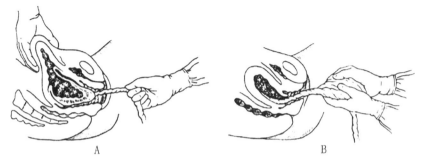

A   B

图 8-25 协助胎盘胎膜娩出

当胎盘娩出至阴道口时，接产者用双手捧住胎盘，向一个方向旋转并缓慢向外牵拉，协助胎膜完整剥离娩出。若在胎盘娩出过程中，发现胎膜部分断裂，可用血管钳夹住断裂上端的胎膜，再继续向原方向旋转，直至胎膜完全娩出。胎盘胎膜娩出后，按摩子宫刺激其收缩以减少出血。

在按摩子宫的同时注意观察出血量。

2.检查胎盘胎膜

将胎盘铺平,先检查胎盘母体面的胎盘小叶有无缺损,疑有缺损时可用 Küstener 牛乳测试法(从脐静脉注入牛乳,若见牛乳自胎盘母体面溢出,则溢出部位为胎盘小叶缺损部位)。然后将胎盘提起,检查胎膜是否完整。再检查胎盘胎儿面边缘有无血管断裂,以便及时发现副胎盘。副胎盘为另一个小胎盘与正常的胎盘分离,但两者间有血管相连(图 8-26)。若有副胎盘、部分胎盘残留或大块胎膜残留,应无菌操作伸手入宫腔内取出残留组织。若仅有少量胎膜残留,可给予子宫收缩剂待其自然排出。详细记录胎盘娩出时间,方式,以及胎盘大小和重量。胎盘娩出后子宫应呈强直性收缩,硬如球状,阴道出血很少。

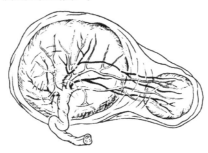

图 8-26　副胎盘

3.检查软产道

胎盘娩出后,应仔细检查软产道(包括会阴、小阴唇内侧、尿道口周围、前庭、阴道和宫颈)有无裂伤。如有裂伤应立即按原来的解剖位置或层次逐层缝合。

4.预防产后出血

正常分娩出血量多不超过 300 mL。对既往有产后出血史或易发生产后出血的产妇(如分娩次数≥5 次的多产妇、多胎妊娠、羊水过多、滞产等),可在胎儿前肩娩出后静脉注射麦角新碱0.2 mg,或缩宫素 10 IU 加于 25％葡萄糖液 20 mL 内静脉注射,也可在胎儿娩出后立即经胎盘部脐静脉快速注入加入 10 IU 缩宫素的生理盐水 20 mL,均能促使胎盘迅速剥离减少出血。若胎盘尚未完全剥离而阴道出血多时,应行手取胎盘术。若胎儿已娩出 30 分钟,胎盘仍未排出,出血不多时,应排空膀胱,再轻轻按压子宫及静脉注射缩宫素,仍不能使胎盘排出时,再行手取胎盘术。若胎盘娩出后出血多时,可经下腹部直接注入宫体肌壁内或肌内注射麦角新碱 0.2～0.4 mg,并将缩宫素 20 IU 加于 5％葡萄糖液 500 mL 内静脉滴注。

手取胎盘时若发现宫颈内口较紧者,应肌内注射阿托品 0.5 mg 及哌替啶 100 mg。术者需更换手术衣及手套,外阴再次消毒后,将一手手指并拢呈圆锥状直接伸入宫腔。手掌面向着胎盘母体面,手指并拢以手掌尺侧缘缓慢将胎盘从边缘开始逐渐自子宫壁分离,另一手在腹部压宫底(图 8-27)。待确认胎盘已全部剥离方可取出胎盘,取出后立即肌内注射子宫收缩剂。注意操作必须轻柔,避免暴力强行剥离或用手抓挖宫壁,防止子宫破裂。若找不到疏松的剥离面,不能分离者,可能是植入性胎盘,不应强行剥离。取出的胎盘立即检查是否完整,若有缺损应再次以手伸入宫腔清除残留胎盘及胎膜,应尽量减少进出宫腔次数。必要时可用大刮匙刮宫。

5.产后观察

分娩结束后应仔细收集并记录产时的出血量。产妇应继续留产房观察 2 小时,注意产妇的一般情况、子宫收缩、子宫底高度、膀胱充盈情况、阴道流血量、会阴及阴道有无血肿等,发现异常情况及时处理。产后 2 小时后,将产妇和新生儿送回病房。

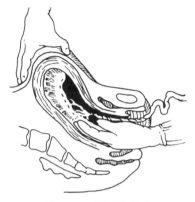

图 8-27　手取胎盘术

（刘　艳）

第九章

异常分娩

第一节 产力异常

产力包括子宫收缩(简称宫缩)力、腹肌和膈肌收缩力,以及肛提肌收缩力,其中以宫缩力为主。在分娩过程中,宫缩的节律性、对称性及极性不正常,或强度、频率有改变时,称为子宫收缩力异常。临床上多因产道或胎儿因素异常造成梗阻性难产,使胎儿通过产道时的阻力增加,导致继发性产力异常。产力异常分为子宫收缩乏力和子宫收缩过强两类。每类又分协调性宫缩和不协调性宫缩(图 9-1)。

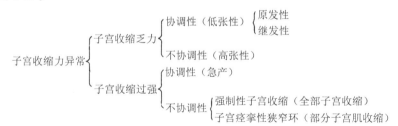

图 9-1 子宫收缩力异常的分类

一、子宫收缩乏力

(一)原因

子宫收缩乏力多由几个因素综合引起。

1.头盆不称或胎位异常

胎先露部下降受阻,不能紧贴子宫下段及宫颈,因此不能引起反射性宫缩,导致继发性子宫收缩乏力。

2.子宫因素

子宫发育不良、子宫畸形(如双角子宫)、子宫壁过度膨胀(如双胎、巨大胎儿、羊水过多等)、经产妇的子宫肌纤维变性或子宫肌瘤等。

3.精神因素

初产妇尤其是高龄初产妇,精神过度紧张、疲劳均可使大脑皮层功能紊乱,导致子宫收缩乏力。

4.内分泌失调

临产后,产妇体内的雌激素、缩宫素、前列腺素的敏感性降低,影响子宫肌兴奋阈,致使子宫收缩乏力。

5.药物影响

产前较长时间应用硫酸镁,临产后不适当地使用吗啡、哌替啶、巴比妥类等镇静剂与镇痛剂;产程中不适当应用麻醉镇痛等均可使宫缩受到抑制。

(二)临床表现

子宫收缩乏力根据发生时期可分为原发性和继发性两种。原发性宫缩乏力是指产程开始即宫缩乏力,宫口不能如期扩张,胎先露部不能如期下降,产程延长;继发性宫缩乏力是指活跃期即宫口开大 3 cm 及以后出现宫缩乏力,产程进展缓慢,甚至停滞。子宫收缩乏力有两种类型,临床表现不同。

1.协调性子宫收缩乏力(低张性子宫收缩乏力,hypotonic uterine inertia)

宫缩具有正常的节律性、对称性和极性,但收缩力弱,宫腔压力低(<2.0 kPa),持续时间短,间歇期长且不规律,当宫缩达极期时,子宫体不隆起和变硬,用手指压宫底部肌壁仍可出现凹陷,产程延长或停滞。由于宫腔内压力低,对胎儿影响不大。

2.不协调性子宫收缩乏力(高张性子宫收缩乏力,hypertonic uterine atony)

宫缩的极性倒置,宫缩不是起自两侧宫角。宫缩的兴奋点来自子宫的一处或多处,节律不协调,宫缩时宫底部不强,而是体部和下段强。宫缩间歇期子宫壁不能完全松弛,表现为不协调性子宫收缩乏力。这种宫缩不能使宫口扩张和胎先露部下降,属无效宫缩。产妇自觉下腹部持续疼痛,拒按,烦躁不安,产程长,可导致肠胀气,排尿困难,胎儿胎盘循环障碍,常出现胎儿窘迫。检查时,下腹部常有压痛,胎位触不清,胎心不规律,宫口扩张缓慢,胎先露部下降缓慢或停滞。

3.产程曲线异常

子宫收缩乏力可导致产程曲线异常(图 9-2)。常见的产程曲线异常有以下四种。

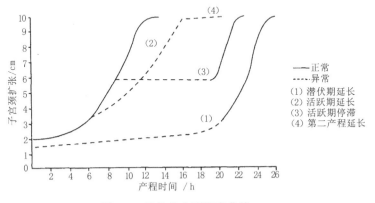

图 9-2 异常的宫颈扩张曲线

(1)潜伏期延长:从临产规律宫缩开始至宫口扩张 3 cm 称为潜伏期,初产妇潜伏期约 8 小时,最大时限为 16 小时。超过 16 小时称为潜伏期延长。

(2)活跃期延长:从宫口扩张 3 cm 至宫口开全为活跃期。初产妇正常活跃期约 4 小时,最大时限 8 小时,超过 8 小时为活跃期延长。

(3)活跃期停滞:进入活跃期后,宫颈口不扩张达 2 小时以上,称为活跃期停滞,根据产程定期行阴道(肛门)检查。

(4)第二产程延长:第二产程初产妇超过 2 小时、经产妇超过 1 小时尚未分娩,称为第二产程延长。

以上 4 种异常产程曲线,可以单独存在,也可以合并存在。总产程超过 24 小时称为滞产。

(三)对母儿影响

1.对产妇的影响

产程延长,产妇休息不好,精神疲惫与体力消耗,可出现疲乏无力、肠胀气、排尿困难等,还可影响宫缩,严重时还引起脱水、酸中毒。又由于产程延长,膀胱在胎头与耻骨联合之间受压,导致组织缺血、水肿、坏死,形成瘘,如膀胱阴道瘘或尿道阴道瘘。另外,胎膜早破,以及产程中多次阴道(肛门)检查均可增加感染机会;产后宫缩乏力,易引起产后出血。

2.对胎儿的影响

宫缩乏力影响胎头内旋转,增加手术机会。不协调子宫收缩乏力不能使子宫壁完全放松,影响子宫胎盘循环。胎儿在宫内缺氧,胎膜早破,还易造成脐带受压或脱垂,造成胎儿窘迫,甚至胎死宫内。

(四)治疗

1.协调性宫缩乏力

无论是原发性或继发性,一旦出现协调性宫缩乏力,首先寻找原因,对于判断无头盆不称和胎位异常,估计能经阴道分娩者,考虑采取加强宫缩的措施。

(1)第一产程:消除精神紧张,若产妇过度疲劳,可给予地西泮 10 mg 缓慢静脉注射或哌替啶 100 mg 肌内注射或静脉注射,经过一段时间,可使宫缩力转强;对不能进食者,可经静脉输液,10%葡萄糖液 500～1 000 mL 内加维生素 C 2 g,伴有酸中毒时可补充 5%碳酸氢钠。经过处理,宫缩力仍弱,可选用下列方法加强宫缩。

人工破膜:宫颈口开大 3 cm 以上,无头盆不称,胎头已衔接者,可行人工破膜。破膜后,胎头紧贴子宫下段及宫颈,引起反射性宫缩,加速产程进展。Bishop 提出用宫颈成熟度评分法估计加强宫缩措施的效果。如产妇得分小于等于 3 分,表示加强宫缩失败,应改用其他方法;4～6 分表示成功率约为 50%,7～9 分的成功率约为 80%,大于等于 9 分表示加强宫缩成功。

缩宫素静脉滴注:适用于宫缩乏力、胎心正常、胎位正常、头盆相称者。将缩宫素 1 U 加入 5%葡萄糖液 200 mL 内,以 8 滴/分,即 2.5 mU/min 开始,根据宫缩强度调整滴速,维持宫缩强度,每间隔 2～3 分钟,持续 30～40 秒。缩宫素静脉滴注过程应有专人看守,观察宫缩,根据情况及时调整滴速。经过上述处理,如产程仍无进展或出现胎儿窘迫征象,应及时行剖宫产术。

(2)第二产程:第二产程如无头盆不称,出现宫缩乏力时也可加强宫缩,给予缩宫素静脉滴注,促进产程进展。如胎头双顶径已通过坐骨棘平面,可等待自然娩出,或行会阴侧切后行胎头吸引器或低位产钳助产;如胎头尚未衔接或伴有胎儿窘迫征象,均应立即行剖宫产术结束分娩。

(3)第三产程:为预防产后出血,当胎儿前肩露出于阴道口时,可给予缩宫素 10 U 静脉注射,使宫缩增强,促使胎盘剥离与娩出,以及子宫血窦关闭。如产程长,破膜时间长,应给予抗生素预防感染。

2.不协调性宫缩乏力

不协调性宫缩乏力的处理原则是镇静,调节宫缩,恢复宫缩极性。给予强镇静剂哌替啶 100 mg 肌内注射,使产妇充分休息,醒后多能恢复为协调宫缩。如未能纠正,或已有胎儿窘迫征

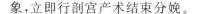

象,立即行剖宫产术结束分娩。

(五)预防

(1)应对孕妇进行产前教育,解除孕妇思想顾虑和恐惧心理,使孕妇了解妊娠和分娩均为生理过程,分娩过程中医护人员热情耐心,家属陪产均有助于消除产妇的紧张情绪,增强其信心,预防精神紧张所致的子宫收缩乏力。

(2)分娩时鼓励产妇及时进食,必要时静脉补充营养。

(3)避免过多使用镇静药物,产程中若使用麻醉镇痛,应在宫口开全前停止给药,注意及时排空直肠和膀胱。

二、子宫收缩过强

(一)协调性子宫收缩过强

宫缩的节律性、对称性和极性均正常,仅宫缩过强、过频,如产道无阻力,宫颈可在短时间内迅速开全,分娩在短时间内结束,总产程不足 3 小时,称为急产,经产妇多见。

1.对母儿影响

(1)对产妇的影响:宫缩过强过频,产程过快,可致宫颈、阴道,以及会阴撕裂伤;接生时来不及消毒,可致产褥感染;产后子宫肌纤维缩复不良易发生胎盘滞留或产后出血。

(2)对胎儿和新生儿的影响:宫缩过强影响子宫胎盘的血液循环,易发生胎儿窘迫、新生儿窒息甚或死亡;胎儿娩出过快,胎头在产道内受到的压力突然解除,可致新生儿颅内出血;来不及消毒接生,易致新生儿感染;如坠地可致骨折,外伤。

2.处理

(1)有急产史的产妇:在预产期前 1~2 周不宜外出远走,以免发生意外,有条件者应提前住院待产。

(2)临产后不宜灌肠,提前做好接生和抢救新生儿窒息的准备。胎儿娩出时勿使产妇向下屏气。

(3)产后仔细检查软产道,包括宫颈、阴道、外阴,如有撕裂,及时缝合。

(4)新生儿处理:肌内注射维生素 K_1,每天 2 mg,共 3 天,以预防新生儿颅内出血。

(5)如属未消毒接生,母儿均给予抗生素预防感染,酌情接种破伤风免疫球蛋白。

(二)不协调性子宫收缩过强

1.强直性宫缩

强直性宫缩多由外界因素造成,如临产后分娩受阻或不适当应用缩宫素,或胎盘早剥,血液浸润子宫肌层,均可引起宫颈内口以上部分子宫肌层出现强直性痉挛性宫缩。

(1)临床表现:产妇烦躁不安,持续性腹痛,拒按,胎位触不清,胎心听不清,有时还可出现病理缩复环、血尿等先兆子宫破裂征象。

(2)处理:一旦确诊为强直性宫缩,应及时给予宫缩抑制剂,如 25% 硫酸镁 20 mL 加入 5% 葡萄糖液 20 mL 缓慢静脉推注;如属梗阻原因,应立即行剖宫产术结束分娩。

2.子宫痉挛性狭窄环

子宫壁某部肌肉呈痉挛性、不协调性收缩所形成的环状狭窄,持续不放松,称为子宫痉挛性狭窄环,多在子宫上下段交界处,也可在胎体某一狭窄部,以胎颈、胎腰处常见(图 9-3)。

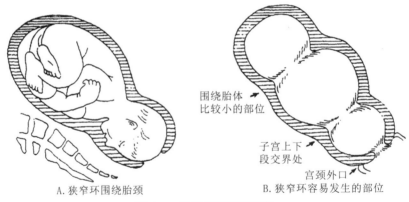

A.狭窄环围绕胎颈　　　　　B.狭窄环容易发生的部位

围绕胎体
比较小的部位

子宫上下
段交界处

宫颈外口

图 9-3　子宫痉挛性狭窄环

(1)原因:多因精神紧张、过度疲劳,以及不适当地应用宫缩剂或粗暴地进行产科处理所致。

(2)临床表现:产妇出现持续性腹痛,烦躁不安,宫颈扩张缓慢,胎先露下降停滞。胎心时快时慢,阴道检查可触及狭窄环。子宫痉挛性狭窄环特点是此环不随宫缩上升。

(3)处理:认真寻找原因,及时纠正。禁止阴道内操作,停用缩宫素。如无胎儿窘迫征象,可给予哌替啶 100 mg 肌内注射,一般可消除异常宫缩。当宫缩恢复正常,可行阴道手术助产或等待自然分娩。如经上述处理,狭窄环不缓解,宫口未开全,胎先露部高,或已伴有胎儿窘迫,应立即行剖宫产术。如胎儿已死亡,宫口开全,则可在全麻下经阴道分娩。

（袁飞飞）

第二节　产道异常

产道包括骨产道(骨盆腔)与软产道(子宫下段、宫颈、阴道、外阴),是胎儿经阴道娩出的通道。产道异常可使胎儿娩出受阻,临床上以骨产道异常多见。

一、骨产道异常

骨盆径线过短或形态异常,致使骨盆腔小于胎先露部可通过的限度,阻碍胎先露部下降,称骨盆狭窄。狭窄骨盆可以为一个径线过短或多个径线同时过短,也可为一个平面狭窄或多个平面同时狭窄。当一个径线狭窄时要观察同一个平面其他径线的大小,再结合整个骨盆腔大小与形态进行综合分析,做出正确判断。

(一)分类

1.骨盆入口平面狭窄

骨盆入口平面狭窄以扁平骨盆为代表,主要为入口平面前后径过短。狭窄分 3 级:Ⅰ级(临界性),绝大多数可以自然分娩,骶耻外径 18 cm,真结合径 10 cm;Ⅱ级(相对性),经试产来决定可否经阴道分娩,骶耻外径 16.5～17.5 cm,真结合径 8.5～9.5 cm;Ⅲ级(绝对性),骶耻外径小于等于 16.0 cm,真结合径小于等于 8.0 cm,足月胎儿不能经过产道,必须行剖宫产终止妊娠。临床中常遇到的是前两种,我国妇女常见以下两种类型的骨盆入口平面狭窄。

（1）单纯扁平骨盆：骨盆入口前后径缩短而横径正常。骨盆入口呈横扁圆形，骶岬向前下突。

（2）佝偻病性扁平骨盆：骨盆入口呈肾形，前后径明显缩短，骨盆出口横径变宽，骶岬前突，骶骨下段变直向后翘，尾骨呈钩状突向骨盆出口平面。髂骨外展，髂棘间径大于等于髂嵴间径，耻骨弓角度增大（图9-4）。

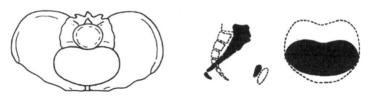

图9-4 佝偻病性扁平骨盆

2.中骨盆及骨盆出口平面狭窄

狭窄分3级。Ⅰ级（临界性）：坐骨棘间径10 cm，坐骨结节间径7.5 cm。Ⅱ级（相对性）：坐骨棘间径8.5～9.5 cm，坐骨结节间径6.0～7.0 cm。Ⅲ级（绝对性）：坐骨棘间径小于等于8.0 cm，坐骨结节间径小于等于5.5 cm。我国妇女常见以下两种类型的中骨盆及骨盆出口平面狭窄。

（1）漏斗骨盆：骨盆入口各径线值均正常，因两侧骨盆壁向内倾斜似漏斗得名。其特点是中骨盆及骨盆出口平面均明显狭窄，使坐骨棘间径、坐骨结节间径均缩短，耻骨弓角度小于90°。坐骨结节间径与出口后矢状径之和不足15 cm。

（2）横径狭窄骨盆：骨盆各横径径线均缩短，各平面前后径稍长，坐骨切迹宽，测量骶耻外径值正常，但髂棘间径及髂嵴间径均缩短。中骨盆及骨盆出口平面狭窄，产程早期无头盆不称征象，当胎头下降至中骨盆或骨盆出口时，常不能顺利地转成枕前位，而形成持续性枕横位或枕后位造成难产。

3.均小骨盆

均小骨盆的骨盆外形属女型骨盆，但骨盆各平面均狭窄，每个平面径线较正常值小2 cm或更多，称均小骨盆，多见于身材矮小、体形匀称的妇女。

4.畸形骨盆

骨盆失去正常形态称畸形骨盆。

（1）骨软化症骨盆：现已罕见，是因为缺钙、磷、维生素D及紫外线照射不足造成成人期骨质矿化障碍，被类骨质组织所代替，骨质脱钙、疏松、软化。由于受躯干重力及两股骨向内上方挤压，使骶岬向前，耻骨联合前突，坐骨结节间径明显缩短，骨盆入口平面呈凹三角形（图9-5）。严重者阴道不能容两指，一般不能经阴道分娩。

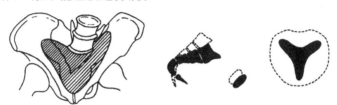

图9-5 骨软化症骨盆

（2）偏斜型骨盆：骨盆一侧斜径缩短，一侧髂骨翼与髋骨发育不良导致骶髂关节固定，以及下肢及髋关节疾病（图9-6）。

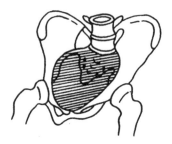

图 9-6 偏斜型骨盆

（二）临床表现

1.骨盆入口平面狭窄的临床表现

（1）胎头衔接受阻：一般情况下，初产妇在妊娠末期，即预产期前 1～2 周或临产前胎头已衔接，即胎头双顶径进入骨盆入口平面，颅骨最低点达坐骨棘水平。若入口狭窄，即使已经临产，胎头仍未入盆，经检查胎头跨耻征阳性。胎位异常，如臀先露、面先露或肩先露的发生率是正常骨盆的 3 倍。

（2）若孕妇已临产，根据骨盆狭窄程度、产力强弱、胎儿大小及胎位情况不同，临床表现也不一样。①骨盆临界性狭窄：若胎位、胎儿大小及产力正常，胎头常以矢状缝在骨盆入口横径衔接，多取后不均倾势，即后顶骨先入盆，后顶骨逐渐进入骶凹处，再使前顶骨入盆，则于骨盆入口横径上成头盆均倾势。其临床表现为潜伏期活跃早期延长，活跃后期产程进展顺利。若胎头迟迟不入盆，此时常出现胎膜早破，其发生率为正常骨盆的 4～6 倍。由于胎膜早破，母儿可发生感染。胎头不能紧贴宫颈内口诱发宫缩，常出现继发性宫缩乏力。②骨盆绝对性狭窄：若产力、胎儿大小及胎位均正常，但胎头仍不能入盆，常发生梗阻性难产，这种情况可出现病理性缩复环，甚至子宫破裂。如胎先露部嵌入骨盆入口时间长，血液循环障碍，组织坏死，可形成泌尿生殖道瘘。在强大的宫缩压力下，胎头颅骨重叠，可出现颅骨骨折及颅内出血。

2.中骨盆平面狭窄的临床表现

（1）胎头能正常衔接：潜伏期及活跃早期进展顺利，当胎头下降达中骨盆时，由于内旋转受阻，胎头双顶径被阻于中骨盆狭窄部位之上，常出现持续性枕横位或枕后位，同时出现继发性宫缩乏力，活跃后期及第二产程延长甚至第二产程停滞。

（2）胎头受阻于中骨盆：有一定可塑性的胎头开始变形，颅骨重叠，胎头受压，异常分娩使软组织水肿，产瘤较大，严重时可发生脑组织损伤、颅内出血、胎儿窘迫。若中骨盆狭窄程度严重，宫缩又较强，可发生先兆子宫破裂及子宫破裂。强行阴道助产可导致严重软产道裂伤及新生儿产伤。

（3）骨盆出口平面狭窄的临床表现：骨盆出口平面狭窄与中骨盆平面狭窄常同时存在。若单纯骨盆出口平面狭窄，第一产程进展顺利，胎头达盆底受阻，第二产程停滞，继发性宫缩乏力，胎头双顶径不能通过出口横径，强行阴道助产可导致软产道、骨盆底肌肉及会阴严重损伤，胎儿严重产伤，对母儿危害极大。

（三）诊断

在分娩过程中，骨盆是个不变因素，也是估计分娩难易的一个重要因素。狭窄骨盆影响胎位和胎先露部的下降及内旋转，也影响宫缩。在估计分娩难易时，骨盆是首先考虑的一个重要因素。应根据胎儿的大小及骨盆情况尽早做出有无头盆不称的诊断，以决定适当的分娩方式。

1.病史

询问孕妇有无佝偻病、脊髓灰质炎、脊柱和髋关节结核及骨盆外伤等病史。对经产妇应详细询问其既往分娩史,如有无难产史或新生儿产伤史等。

2.一般检查

测量身高,孕妇身高不足 145 cm 时应警惕均小骨盆。观察孕妇体型、步态,有无下肢残疾,有无脊柱及髋关节畸形,米氏菱形窝是否对称。

3.腹部检查

观察腹型,检查有无尖腹及悬垂腹,有无胎位异常等。骨盆入口异常,因头盆不称、胎头不易入盆常导致胎位异常,如臀先露、肩先露。中骨盆狭窄则影响胎先露内旋转而导致持续性枕横位、枕后位等。部分初产妇在预产期前 2 周左右,经产妇于临产后胎头均应入盆。若已临产而胎头仍未入盆,应警惕是否存在头盆不称。检查头盆是否相称的具体方法:孕妇排空膀胱后,取仰卧位,两腿伸直。检查者用手放在耻骨联合上方,将浮动的胎头向骨盆腔方向推压。若胎头低于耻骨联合,表示胎头可入盆(头盆相称),称胎头跨耻征阴性;若胎头与耻骨联合在同一平面,表示可疑头盆不称,称胎头跨耻征可疑阳性;若胎头高于耻骨联合,表示头盆明显不称,称胎头跨耻征阳性。对出现此类症状的孕妇,应让其取半卧位,两腿屈曲,再次检查胎头跨耻征,若转为阴性,提示为骨盆倾斜度异常,而不是头盆不称。

4.骨盆测量

(1)骨盆外测量:骶耻外径不足 18 cm 为扁平骨盆。坐骨结节间径小于 8 cm,耻骨弓角度小于 90°为漏斗骨盆。各径线均小于正常值 2 cm 或以上为均小骨盆。骨盆两侧斜径(以一侧髂前上棘至对侧髂后上棘间的距离)及同侧直径(从髂前上棘至同侧髂后上棘间的距离)相差超过 1 cm 为偏斜骨盆。

(2)骨盆内测量:对角径小于 11.5 cm,骶骨岬突出为入口平面狭窄,属扁平骨盆。应检查骶骨前面弧度。坐骨棘间径小于 10 cm,坐骨切迹宽度小于 2 横指,为中骨盆平面狭窄。如坐骨结节间径小于 8 cm,则应测量出口后矢状径及检查骶尾关节活动度,如坐骨结节间径与出口后矢状径之和小于 15 cm,为骨盆出口平面狭窄。

(四)对母儿的影响

1.对产妇的影响

骨盆狭窄影响胎头衔接及内旋转,容易发生胎位异常、胎膜早破、宫缩乏力,导致产程延长或停滞。胎先露压迫软组织过久导致组织水肿、坏死,形成生殖道瘘。胎膜早破、肛查或阴道检查次数增多及手术助产增加产褥感染机会。剖宫产及产后出血者增多,严重梗阻性难产若得不到及时处理,可导致子宫破裂。

2.对胎儿及新生儿的影响

头盆不称易发生胎膜早破、脐带脱垂,脐带脱垂可导致胎儿窘迫甚至胎儿死亡。产程延长、胎儿窘迫使新生儿容易发生颅内出血、新生儿窒息等并发症。阴道助产机会增多,易发生新生儿产伤及感染。

(五)分娩时处理

处理原则:根据狭窄骨盆类别和程度、胎儿大小、胎心率、宫缩强弱、宫口扩张程度、胎先露下降情况、破膜与否,结合既往分娩史、年龄、产次、有无妊娠合并症及并发症决定分娩方式。

1.一般处理

在分娩过程中,应使产妇树立信心,消除紧张情绪和恐惧心理。保证能量及水分的摄入,必要时补液。注意产妇休息,监测宫缩、胎心,观察产程进展。

2.骨盆入口平面狭窄的处理

(1)明显头盆不称(绝对性骨盆狭窄):胎头跨耻征阳性者,足月胎儿不能经阴道分娩,应在临产后,行剖宫产术结束分娩。

(2)轻度头盆不称(相对性骨盆狭窄):胎头跨耻征可疑阳性,足月活胎估计体重不足3 000 g,胎心正常及产力良好,可在严密监护下试产。胎膜未破者可在宫口扩张 3 cm 时行人工破膜,若破膜后宫缩较强,产程进展顺利,多数能经阴道分娩。试产过程中若出现宫缩乏力,可用缩宫素静脉滴注加强宫缩。试产 2～4 小时胎头仍迟迟不能入盆,宫口扩张缓慢,或伴有胎儿窘迫征象,应及时行剖宫产术结束分娩。若胎膜已破,为了减少感染,应适当缩短试产时间。

(3)骨盆入口平面狭窄的试产:必须以宫口开大 3～4 cm,胎膜已破为试产开始。胎膜未破者在宫口扩张 3 cm 时可行人工破膜。宫缩较强,多数能经阴道分娩。试产过程中如果出现宫缩乏力,可用缩宫素静脉滴注加强宫缩。若试产 2～4 小时,胎头不能入盆,产程进展缓慢,或伴有胎儿窘迫征象,应及时行剖宫产术。如胎膜已破,应适当缩短试产时间。骨盆入口平面狭窄,主要为扁平骨盆的妇女,妊娠末期或临产后,胎头矢状缝只能衔接于骨盆入口横径上。胎头侧屈使其两顶骨先后依次入盆,呈不均倾势嵌入骨盆入口,称为头盆均倾不均。前不均倾为前顶骨先嵌入,矢状缝偏后。后不均倾为后顶骨先嵌入,矢状缝偏前(图 9-7)。当胎头双顶骨均通过骨盆入口平面时,即可顺利地经阴道分娩。

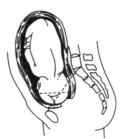

图 9-7　胎头嵌入骨盆姿势——后不均倾

3.中骨盆平面狭窄的处理

在分娩过程中,胎儿在中骨盆平面完成俯屈及内旋转动作。若中骨盆平面狭窄,则胎头俯屈及内旋转受阻,易发生持续性枕横位或持续性枕后位,产妇多表现为活跃期或第二产程延长及停滞、继发性宫缩乏力等。若宫口开全,胎头双顶径达坐骨棘平面或更低,可经阴道徒手旋转胎头至枕前位,待其自然分娩。宫口开全,胎心正常者可经阴道助产分娩。若胎头双顶径在坐骨棘水平以上,或出现胎儿窘迫征象,应行剖宫产术。

4.骨盆出口平面狭窄的处理

骨盆出口平面是产道的最低部位,应于临产前对胎儿大小、头盆关系做出充分估计,决定能否经阴道分娩,诊断为骨盆出口平面狭窄者,不能进行试产。若发现出口横径狭窄,耻骨弓角度变锐,耻骨弓下三角空隙不能被利用,胎先露部后移,应利用出口后三角空隙娩出。临床上常用出口横径与出口后矢状径之和来估计出口大小。当出口横径与出口后矢状径之和大于 15 cm 时,多数可经阴道分娩,有时需阴道助产,应做较大的会阴切开。若两者之和小于 15 cm,不应经

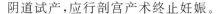

阴道试产,应行剖宫产术终止妊娠。

5.均小骨盆的处理

胎儿估计不大,胎位正常,头盆相称,宫缩好,可以试产,通常可通过胎头变形和极度俯屈,以胎头最小径线通过骨盆腔,可能经阴道分娩。若有明显头盆不称,应尽早行剖宫产术。

6.畸形骨盆的处理

根据畸形骨盆种类、狭窄程度、胎儿大小、产力等综合判断。对于畸形严重、明显头盆不称者,应及早行剖宫产术。

二、软产道异常

软产道包括子宫下段、宫颈、阴道及骨盆底软组织构成的弯曲管道。软产道异常所致的难产较少见,临床上容易被忽视。在妊娠前或妊娠早期应常规行双合诊检查,了解软产道情况。

(一)外阴异常

1.外阴白色病变

皮肤黏膜慢性营养不良,组织弹性差,分娩时易发生会阴撕裂伤,宜做会阴后一侧切开术。

2.外阴水肿

某些疾病患者,如重度子痫前期、重度贫血、心脏病及慢性肾炎孕妇若有全身水肿,可同时伴有重度外阴水肿,分娩时可妨碍胎先露部下降,导致组织损伤、感染和愈合不良等情况。临产前可用50%硫酸镁液湿热敷会阴,临产后仍有严重水肿者,在严格消毒外阴下进行多点针刺皮肤放液;分娩时行会阴后一侧切开;产后加强会阴局部护理,预防感染,可用50%硫酸镁液湿热敷,配合远红外线照射。

3.会阴坚韧

会阴坚韧尤其多见于35岁以上高龄初产妇,在第二产程可阻碍胎先露部下降,宜做会阴后一侧切开,以免胎头娩出时造成会阴严重裂伤。

4.外阴瘢痕

瘢痕挛缩使外阴及阴道口狭小,且组织弹性差,影响胎先露部下降。如瘢痕的范围不大,可经阴道分娩,分娩时应做会阴后一侧切开。如瘢痕过大,应行剖宫产术。

(二)阴道异常

1.阴道横隔

阴道横隔多位于阴道上段或中段,较坚韧,常影响胎先露部下降,因在横膈中央或稍偏一侧常有一小孔,常被误认为宫颈外口,在分娩时应仔细检查。

(1)阴道分娩:横膈被撑薄,可在直视下自小孔处将横膈做"X"形切开。横膈被切开后因胎先露部下降压迫,通常无明显出血,待分娩结束再切除剩余的隔,用可吸收线将残端做间断或连续锁边缝合。

(2)剖宫产:如横膈较高且组织坚厚,阻碍先露部下降,需行剖宫产术结束分娩。

2.阴道纵隔

(1)当阴道纵隔伴有双子宫、双宫颈时,一侧子宫内的胎儿下降,纵隔被推向对侧,阴道分娩多无阻碍。

(2)当阴道纵隔发生于单宫颈时,有时胎先露部的前方可见纵隔,可自行断裂,阴道分娩无阻碍。纵隔厚时应于纵隔中间剪断,用可吸收线将残端缝合。

3.阴道狭窄

产伤、药物腐蚀、手术感染可导致阴道瘢痕形成。若阴道狭窄部位位置低、狭窄程度轻,可经阴道分娩。狭窄位置高、狭窄程度重时宜行剖宫产术。

4.阴道尖锐湿疣

分娩时,为预防新生儿患喉乳头瘤,应行剖宫产术。病灶巨大可能造成软产道狭窄,影响胎先露下降时,也宜行剖宫产术。

5.阴道壁囊肿和肿瘤

(1)阴道壁囊肿较大时,会阻碍胎先露部下降,可行囊肿穿刺,抽出其内容物,待分娩后再选择时机进行处理。

(2)阴道内肿瘤大妨碍分娩,且肿瘤不能经阴道切除时,应行剖宫产术,待产后再行处理阴道内肿瘤。

(三)宫颈异常

1.宫颈外口黏合

宫颈外口黏合多在分娩受阻时被发现。宫口为很小的孔,若宫颈管已消失而宫口却不扩张,一般用手指稍加压力分离,黏合的小孔可扩张,宫口即可在短时间内开全。但有时需行宫颈切开术,使宫口开大。

2.宫颈瘢痕

宫颈瘢痕因孕前曾行宫颈深部电灼术、微波术、宫颈锥形切除术、宫颈裂伤修补术等引起。宫颈瘢痕虽可于妊娠后软化,但宫缩很强时宫口仍不扩张,应行剖宫产。

3.宫颈坚韧

宫颈组织缺乏弹性,或精神过度紧张使宫颈挛缩,宫颈不易扩张,多见于高龄初产妇,可于宫颈两侧各注射 0.5%利多卡因 5～10 mL,也可静脉推注地西泮 10 mg。如宫颈仍不扩张,应行剖宫产术。

4.宫颈水肿

宫颈水肿多见于扁平骨盆、持续性枕后位或滞产,宫口没有开全而过早使用腹压,致使宫颈前唇长时间被压于胎头与耻骨联合之间,血液回流受阻引起水肿,影响宫颈扩张,多见于胎位异常或滞产。

(1)轻度宫颈水肿:①可以抬高产妇臀部。②同宫颈坚韧处理。③宫口近开全时,可用手轻轻上托水肿的宫颈前唇,使宫颈越过胎头,能够经阴道分娩。

(2)严重宫颈水肿:经上述处理无明显效果,宫口扩张小于 3 cm,伴有胎儿窘迫,应行剖宫产术。

5.宫颈癌

宫颈硬而脆,缺乏伸展性,临产后影响宫口扩张,若经阴道分娩,有发生大出血、裂伤、感染及肿瘤扩散等危险,不应经阴道分娩,应考虑行剖宫产术,术后手术或放疗。

6.子宫肌瘤

较小的肌瘤若没有阻塞产道可经阴道分娩,肌瘤可待分娩后再行处理。子宫下段及宫颈部位的较大肌瘤可占据盆腔或阻塞于骨盆入口,阻碍胎先露部下降,宜行剖宫产术。

(孙卫平)

第三节　胎位异常

胎位异常是造成难产的常见因素之一。分娩时枕前位约占90％,而胎位异常约占10％。其中胎头位置异常居多,有因胎头在骨盆内旋转受阻的持续性枕横位、持续性枕后位,有因胎头俯屈不良呈不同程度仰伸的面先露、额先露,还有高直位、前不均倾位等,总计占6％～7％,胎产式异常的臀先露占3％～4％,肩先露极少见。此外还有复合先露。

一、持续性枕横位

在分娩过程中,胎头以枕后位或枕横位衔接,在下降过程中,强有力的宫缩多能使胎头向前转135°或90°,转成枕前位而自然分娩。如胎头持续不能转向前方,直至分娩后期仍然位于母体骨盆的后方或侧方,致使发生难产,称为持续性枕横位(persistent occipito transverse position,POTP)或持续性枕后位(persistent occipito posterior position,POPP)(图9-8)。

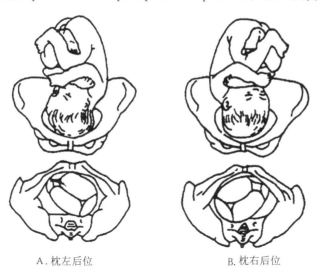

A.枕左后位　　　　　　　　　　B.枕右后位

图 9-8　持续性枕后位

(一)原因

1.骨盆狭窄

男人型骨盆或类人猿型骨盆,其特点是入口平面前半部较狭窄,后半部较宽大,胎头较容易以枕后位或枕横位衔接,又常伴中骨盆狭窄,影响胎头在中骨盆平面向前旋转,致使胎儿成为持续性枕后位或持续性枕横位。

2.胎头俯屈不良

如胎头以枕后位衔接,胎儿脊柱与母体脊柱接近,不利于胎头俯屈,胎头前囟成为胎头下降的最低部位,而最低点又常转向骨盆前方,当前囟转至前方或侧方时,胎头枕部转至后方或侧方,形成持续性枕后位或持续性枕横位。

(二)诊断

1.临床表现

临产后,胎头衔接较晚或俯屈不良,由于枕后位的胎先露部不易紧贴宫颈和子宫下段,常导致宫缩乏力及宫颈扩张较慢;因枕骨持续位于骨盆后方压迫直肠,产妇自觉肛门坠胀及排便感,致使宫口尚未开全时,过早使用腹压,容易导致宫颈前唇水肿和产妇疲劳,影响产程进展,常导致第二产程延长。

2.腹部检查

头位胎背偏向母体的后方或侧方,母体腹部的 2/3 被胎体占有,而胎儿肢体占 1/3 者为枕前位,胎体占 1/3 而肢体占 2/3 者为枕后位。

3.阴道(肛门)检查

宫颈部分扩张或开全时,产妇感到盆腔后部空虚,胎头矢状缝位于骨盆斜径上,前囟在骨盆右前方,后囟(枕部)在骨盆左后方为枕左后位,反之为枕右后位;当发现产瘤(胎头水肿)、颅骨重叠,囟门触不清时,需借助胎儿耳郭、耳屏位置及方向判定胎位。如耳郭朝向骨盆后方,则可诊断为枕后位;如耳郭朝向骨盆侧方,则为枕横位。

4.B超检查

根据胎头颜面及枕部的位置,可以准确探清胎头位置以明确诊断。

(三)分娩机制

胎头多以枕横位或枕后位衔接。如在分娩过程中胎头不能转成枕前位,可有以下两种分娩机制。

1.枕左后(枕右后)

胎头枕部到达中骨盆,向后行 45° 内旋转,使矢状缝与骨盆前后径一致,胎儿枕部朝向骶骨成枕后位。其分娩方式有两种。

(1)胎头俯屈较好:当胎头继续下降至前囟,抵达耻骨弓下时,以前囟为支点,胎头俯屈,使顶部和枕部自会阴前缘娩出,继之胎头仰伸,相继由耻骨联合下娩出额、鼻、口、颏,此种分娩方式为枕后位经阴道分娩最常见的方式(图 9-9A)。

(2)胎头俯屈不良:当鼻根出现在耻骨联合下缘时,以鼻根为支点,胎头先俯屈,从会阴前缘娩出前囟、顶及枕部,然后胎头仰伸,使鼻、口、颏部相继由耻骨联合下娩出(图 9-9B)。因胎头以较大的枕额周径旋转,胎儿娩出困难,多需手术助产。

2.枕横位

部分枕横位于下降过程中无内旋转动作,或枕后位的胎头枕部仅向前旋转 45° 成为持续性枕横位,多数需徒手将胎头转成枕前位后自然或助产娩出。

(四)对母儿的影响

1.对产妇的影响

持续性枕横位常继发宫缩乏力,产程延长,常需手术助产;且容易发生软产道损伤,增加产后出血及感染的机会;如胎头长时间压迫软产道,可发生缺血、坏死、脱落,形成生殖道瘘。

2.对胎儿的影响

由于第二产程延长和手术助产机会增多,持续性枕横位常引起胎儿窘迫和新生儿窒息,使围生儿发病率和死亡率增高。

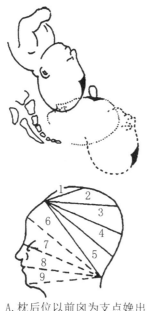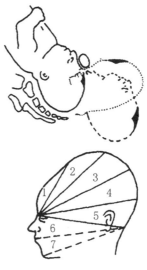

A.枕后位以前囟为支点娩出　　　　　　B.枕后位以鼻根为支点娩出
（胎头俯屈较好）　　　　　　　　　　　（胎头俯屈不良）

图 9-9　枕后位分娩机制

(五)治疗

1.第一产程

严密观察产程,让产妇朝向胎儿背侧方向侧卧,以利胎头枕部转向前方。如宫缩欠佳,可静脉滴注缩宫素。宫口开全之前,嘱产妇不要过早屏气用力,以免引起宫颈水肿而阻碍产程进展。如果产程无明显进展,或出现胎儿窘迫,需行剖宫产术。

2.第二产程

如初产妇分娩已近 2 小时,经产妇已近 1 小时,应行阴道检查,再次判断头盆关系,决定分娩方式。当胎头双顶径已达坐骨棘水平面或更低时,可先行徒手转儿头,待枕后位或枕横位转成枕前位,矢状缝与骨盆出口前后径一致时,可自然分娩,或阴道手术助产(低位产钳或胎头吸引器);如转成枕前位有困难,也可向后转成正枕后位,再以低产钳助产,但以枕后位娩出时,需行较大侧切,以免造成会阴裂伤。如胎头位置较高,或疑头盆不称,均需行剖宫产术,禁止使用中位产钳。

3.第三产程

因产程延长,易发生宫缩乏力,故胎盘娩出后应立即肌内注射宫缩剂,防止产后出血;有软产道损伤者,应及时修补。重点监护新生儿,对于手术助产及有软产道裂伤者,产后给予抗生素预防感染。

二、高直位

胎头以不屈不仰姿势衔接于骨盆入口,其矢状缝与骨盆入口前后径一致,称为高直位,是一种特殊的胎头位置异常。胎头的枕骨在母体耻骨联合的后方,称高直前位,又称枕耻位(图 9-10);胎头枕骨位于母体骨盆骶岬前,称高直后位,又称枕骶位(图 9-11)。

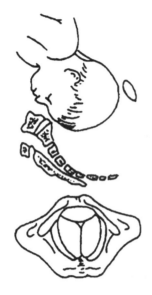

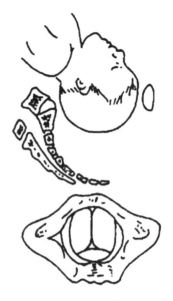

图 9-10　高直前位(枕耻位)　　　　　图 9-11　高直后位(枕骶位)

(一)诊断

1.临床表现

临产后胎头不俯屈,胎头进入骨盆入口的径线增大,胎头迟迟不能衔接,胎头下降缓慢或停滞,宫颈扩张也缓慢,致使产程延长。

2.腹部检查

枕耻位时,胎背靠近腹前壁,不易触及胎儿肢体,胎心位置稍高,在腹中部听得较清楚;枕骶位时,胎儿小肢体靠近腹前壁,有时在耻骨联合上方,可清楚地触及胎儿下颌。

3.阴道检查

阴道检查发现胎头矢状缝与骨盆前后径一致,前囟在耻骨联合后,后囟在骶骨前,为枕骶位,反之为枕耻位。由于胎头紧嵌于骨盆入口处,妨碍胎头与宫颈的血液循环,阴道检查时常可发现产瘤,其范围与宫颈扩张程度相符合,一般直径为 3~5 cm。产瘤一般在两顶骨之间,因胎头不同程度的仰伸所致。

(二)分娩机制

1.枕耻位

如胎儿较小,宫缩强,可使胎头俯屈、下降,双顶径达坐骨棘平面以下时,可能经阴道分娩;但胎头俯屈不良而无法入盆时,需行剖宫产。

2.枕骶位

胎背与母体腰骶部贴近,妨碍胎头俯屈及下降,使胎头处于高浮状态,迟迟不能入盆。

(三)治疗

1.枕耻位

可给予试产,加速宫缩,促使胎头俯屈,有望阴道分娩或手术助产,如试产失败,应行剖宫产。

2.枕骶位

一经确诊枕骶位,应行剖宫产。

三、枕横位中的前不均倾位

头位分娩中,胎头不论采取枕横位、枕后位或枕前位通过产道,均可发生不均倾势(胎头侧屈),枕横位时较多见,枕前位与枕后位时较罕见。而枕横位的胎头(矢状缝与骨盆入口横径一致)如以前顶骨先入盆称为前不均倾。

(一)诊断

1.临床表现

因胎头迟迟不能入盆,宫颈扩张缓慢或停滞,使产程延长,前顶骨紧嵌于耻骨联合后方压迫尿道和宫颈前唇,导致尿潴留,宫颈前唇水肿及胎膜早破。胎头受压过久,可出现胎头水肿,又称产瘤。左枕横时产瘤位于右顶骨上;右枕横时产瘤位于左顶骨上。

2.腹部检查

前不均倾时胎头不易入盆。临产早期,于耻骨联合上方可扪到前顶部,随产程进展,胎头继续侧屈使胎头与胎肩折叠于骨盆入口处,因胎头折叠于胎肩之后,使胎肩高于耻骨联合平面,于耻骨联合上方只能触到一侧胎肩而触不到胎头。

3.阴道检查

胎头矢状缝在骨盆入口横径上,后移靠近骶岬,同时前后囟一起后移,前顶骨紧紧嵌于耻骨联合后方,致使盆腔后半部空虚,而后顶骨大部分嵌在骶岬之上(图 9-12)。

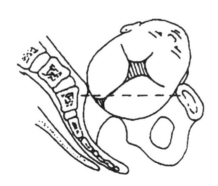

图 9-12　前不均倾位

(二)分娩机制

以枕横位入盆的胎头侧屈,多数以后顶骨先入盆,滑入骶岬下骶骨凹陷区,前顶骨再滑下去,至耻骨联合成为均倾姿势;少数以前顶骨先入盆,由于耻骨联合后面平直,前顶骨受阻,嵌顿于耻骨联合后面,而后顶骨架在骶岬之上,无法下降入盆。

(三)治疗

一经确诊为前不均倾位,应尽快行剖宫产术。

四、面先露

面先露多于临产后发现,是因为胎头极度仰伸,使胎儿枕部与胎背接触。面先露以颏为指示点,有颏左前、颏左横、颏左后、颏右前、颏右横和颏右后六种胎位。面先露以颏左前和颏右后多见,经产妇多于初产妇。

(一)诊断

1.腹部检查

因胎头极度仰伸入盆受阻,胎体伸直,宫底位置较高。颏左前时,在母体腹前壁容易扪及胎儿肢体,胎心由胸部传出,故在胎儿肢体侧的下腹部听得清楚。颏右后时,于耻骨联合上方可触及胎儿枕骨隆突与胎背之间有明显的凹陷,胎心遥远而弱。

2.阴道(肛门)检查

阴道检查可触到高低不平、软硬不均的颜面部,如宫口开大时,可触及胎儿的口、鼻、颧骨及眼眶,并根据颏部所在位置确定其胎位。

(二)分娩机制

1.颏左前

胎头以仰伸姿势入盆、下降,胎儿面部达骨盆底时,胎头极度仰伸,颏部为最低点,故转向前方。胎头继续下降并极度仰伸,当颏部自耻骨弓下娩出后,极度仰伸的胎颈前面处于产道的小弯(耻骨联合),胎头俯屈时,胎头后部能够适应产道的大弯(骶骨凹),使口、鼻、眼、额、前囟及枕部自会阴前缘相继娩出(图9-13),但产程明显延长。

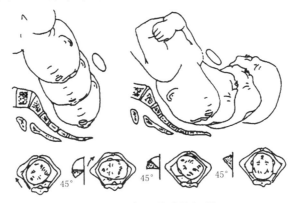

图 9-13　颜面位分娩机制

2.颏右后

胎儿面部达骨盆底后,有可能经内旋转135°以颏左前娩出(图9-14A),如因内旋转受阻,成为持续性颏右后,胎颈极度伸展,不能适应产道的大弯,足月活胎不能经阴道娩出(图9-14B)。

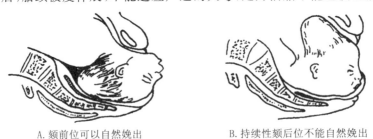

A. 颏前位可以自然娩出　　　　　　　B. 持续性颏后位不能自然娩出

图 9-14　颏前位及颏后位分娩示意图

(三)对母儿的影响

1.对产妇的影响

颏左前时因胎儿面部不能紧贴子宫下段及宫颈,常引起宫缩乏力,致使产程延长,颜面部骨质不能变形,易发生会阴裂伤。颏右后可发生梗阻性难产,如不及时发现,准确处理,可导致子宫破裂,危及产妇生命。

2.对胎儿和新生儿的影响

胎儿面部受压变形,颜面皮肤青紫、肿胀,尤以口唇为著,影响吸吮,严重时会发生会厌水肿,影响呼吸和吞咽。新生儿常于出生后保持仰伸姿势达数天之久。

(四)治疗

1.颏左前

如无头盆不称,产力良好,经产妇有可能自然分娩或需行产钳助娩;初产妇有头盆不称或出现胎儿窘迫征象时,应行剖宫产。

2.颏右后

胎儿为颏右后位时,应行剖宫产术。如胎儿畸形,无论颏左前或颏右后,均应在宫口开全后,全麻下行穿颅术结束分娩,术后常规检查软产道,如有裂伤,应及时缝合。

五、臀先露

臀先露是最常见的异常胎位,占妊娠足月分娩的 $3\%\sim4\%$,因胎头比胎臀大,且分娩时胎头无法变形,往往娩出困难;加之脐带脱垂较常见,使围生儿死亡率增高,为枕先露的 $3\sim8$ 倍。臀先露以骶骨为指示点,有骶左前、骶左横、骶左后、骶右前、骶右横和骶右后 6 种胎位。

(一)原因

妊娠 30 周以前,臀先露较多见,妊娠 30 周以后,多能自然转成头先露。持续为臀先露的原因尚不十分明确,可能的因素有以下几种。

1.胎儿在宫腔内活动范围过大

羊水过多,经产妇腹壁松弛,以及早产儿羊水相对偏多,胎儿在宫腔内自由活动形成臀先露。

2.胎儿在宫腔内活动范围受限

子宫畸形(如单角子宫、双角子宫等)、胎儿畸形(如脑积水等)、双胎、羊水过少、脐带缠绕致脐带相对过短等均易发生臀先露。

3.胎头衔接受阻

狭窄骨盆、前置胎盘、肿瘤阻塞盆腔等,也易发生臀先露。

(二)临床分类

臀先露根据胎儿两下肢的姿势分为以下几种。

1.单臀先露或腿直臀先露

胎儿双髋关节屈曲,双膝关节直伸,以臀部为先露最多见。

2.完全臀先露或混合臀先露

胎儿双髋关节及膝关节均屈曲,有如盘膝坐,以臀部和双足为先露较多见。

3.不完全臀先露

胎儿以一足或双足、一膝或双膝,或一足一膝为先露,膝先露是暂时的,随产程进展或破水后发展为足先露较少见。

(三)诊断

1.临床表现

孕妇常感肋下有圆而硬的胎头,由于胎臀不能紧贴子宫下段及宫颈,常导致宫缩乏力,宫颈扩张缓慢,致使产程延长。

2.腹部检查

子宫呈纵椭圆形,胎体纵轴与母体纵轴一致,在宫底部可触到圆而硬、按压有浮球感的胎头,而在耻骨联合上方可触到不规则、软且宽的胎臀,胎心在脐左(或右)上方听得最清楚。

3.阴道(肛门)检查

在肛查不满意时,阴道检查可扪及软而不规则的胎臀或触到胎足、胎膝,同时可以了解宫颈扩张程度及有无脐带脱垂发生。如胎膜已破,可直接触到胎臀,外生殖器及肛门,如触到胎足,应与胎手相鉴别(图 9-15)。

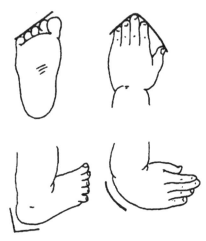

图 9-15　胎手与胎足的区别

4.B 超检查

B 超能准确探清臀先露类型、胎儿大小、胎头姿势等。

(四)分娩机制

在胎体各部中,胎头最大,胎肩小于胎头,胎臀最小。头先露时,胎头一经娩出,身体其他部分随即被娩出,而臀先露时则不同,较小而软的胎臀先娩出,最大的胎头则最后娩出。为适合产道的条件,胎臀、胎肩、胎头需按一定机制适应产道条件方能娩出,故需要掌握胎臀、胎肩及胎头三部分的分娩机制下文将以骶右前为例加以阐述。

1.胎臀娩出

临产后,胎臀以粗隆间径衔接于骨盆入口右斜径上,骶骨位于右前方,胎臀继续下降,前髋下降稍快,故位置较低,抵达骨盆底遭到阻力后,前髋向母体右侧行 45°内旋转,使前髋位于耻骨联合后方,此时粗隆间径与母体骨盆出口前后径一致。胎臀继续下降,胎体侧屈以适应产道弯曲度,后髋先从会阴前缘娩出,随即胎体稍伸直,使前髋从耻骨弓下娩出,继之,双腿双足娩出,当胎臀及两下肢娩出后,胎体行外旋转,使胎背转向前方或右前方。

2.胎肩娩出

在胎体行外旋转的同时,胎儿双肩径衔接于骨盆入口右斜径或横径上,并沿此径线逐渐下降,当双肩达骨盆底时,前肩向右旋转 45°,转至耻骨弓下,使双肩径与骨盆中、出口前后径一致。同时胎体侧屈使后肩及后上肢从会阴前缘娩出。继之,前肩及前上肢从耻骨弓下娩出。

3.胎头娩出

当胎肩通过会阴时,胎头矢状缝衔接于骨盆入口左斜径或横径上,并沿此径线逐渐下降,同时胎头俯屈,当枕骨达骨盆底时,胎头向母体左前方旋转45°,使枕骨朝向耻骨联合。胎头继续下降。当枕骨下凹到达耻骨弓下缘时,以此处为支点,胎头继续俯屈,使颏、面及额部相继自会阴前缘娩出,随后枕部自耻骨弓下娩出。

(五)对母儿的影响

1.对产妇的影响

胎臀不规则,不能紧贴子宫下段及宫颈,容易发生胎膜早破或继发性宫缩乏力,增加产褥感染与产后出血的风险。宫口未开时全强行牵拉,容易造成宫颈撕裂,甚至延及子宫下段。

2.对胎儿和新生儿的影响

胎臀高低不平,对前羊膜囊压力不均匀,常致胎膜早破,脐带脱垂,造成胎儿窘迫甚至胎死宫内。由于娩出胎头困难,可发生新生儿窒息、臂丛神经损伤及颅内出血等。

(六)治疗

1.妊娠期

妊娠30周前,臀先露多能自行转成头位,如妊娠30周后仍为臀先露,应注意寻找臀位形成的原因。

2.分娩期

分娩期应根据产妇年龄、胎次、骨盆大小、胎儿大小、臀先露类型及有无并发症,于临产初期做出正确判断,决定分娩方式。

(1)择期剖宫产的指征:狭窄骨盆、软产道异常、胎儿体重大于3 500 g、儿头仰伸、胎儿窘迫、高龄初产、有难产史、不完全臀先露等。

(2)决定阴道分娩的处理:可根据不同的产程分别处理。

第一产程:产妇应侧卧,不宜过多走动,少做肛查,不灌肠,尽量避免胎膜破裂。一旦胎膜破裂,立即听胎心。如胎心变慢或变快,立即行肛查,必要时行阴道检查,了解有无脐带脱垂。如脐带脱垂,胎心好,但宫口未开全,为抢救胎儿,需立即行剖宫产术。如无脐带脱垂,可严密观察胎心及产程进展。如出现宫缩乏力,应设法加强宫缩,当宫口开大4~5 cm时,胎足即可经宫口娩出阴道。为了使宫颈和阴道充分扩张,消毒外阴之后,使用"堵"外阴方法,即当宫缩时,用消毒巾以手掌堵住阴道口让胎臀下降,避免胎足先下降。待宫口及阴道充分扩张后才让胎臀娩出。此法有利于后出胎头的顺利娩出。在堵的过程中,应每隔10~15分钟听胎心1次,并注意宫口是否开全。宫口已开全再堵易引起胎儿窘迫或子宫破裂。宫口近开全时,要做好接生和抢救新生儿窒息的准备。

第二产程:接生前,应导尿,排空膀胱,初产妇应做会阴侧切术。可有三种分娩方式。①自然分娩:胎儿自然娩出,不做任何牵拉,此种方式极少见,仅见于经产妇、胎儿小、产力好、产道正常者。②臀助产术:当胎臀自然娩出至脐部后,胎肩及后出胎头由接生者协助娩出。脐部娩出后,胎头娩出最长不能超过8分钟。③臀牵引术:胎儿全部由接生者牵引娩出。此种手术对胎儿损伤大,不宜采用。

第三产程:产程延长,易并发子宫乏力性出血。胎盘娩出后,应静推或肌内注射缩宫素,以防止产后出血。若为手术助产分娩,应于产后常规检查软产道,如有损伤,应及时缝合,并给予抗生素预防感染。

六、肩先露

胎体纵轴和母体纵轴相垂直为横产式,胎体横卧于骨盆入口之上,先露部为肩,称为肩先露。肩先露占妊娠足月分娩总数的 $0.1\%\sim0.25\%$,是对母儿最不利的胎位。除死胎和早产儿肢体可折叠娩出外,足月活胎不可能经阴道娩出。如不及时处理,容易造成子宫破裂,威胁母儿生命。根据胎头在母体左(右)侧和胎儿肩胛朝向母体前(后)方,肩先露分为肩左前、肩右前、肩左后和肩右后四种胎位。

(一)原因

肩先露与臀先露发生原因类似,初产妇肩先露首先必须排除狭窄骨盆和头盆不称。

(二)诊断

1.临床表现

先露部胎肩不能紧贴子宫下段及宫颈,缺乏直接刺激,容易发生宫缩乏力,胎肩对宫颈压力不均匀,容易发生胎膜早破,破膜后羊水迅速外流,胎儿上肢或脐带容易脱出,导致胎儿窘迫,甚至胎死宫内。随着宫缩不断加强,胎肩及胸廓一部分被挤入盆腔内,胎体折叠弯曲,胎颈被拉长,上肢脱出于阴道口外,胎头和胎臀仍被阻于骨盆入口上方,形成嵌顿性或忽略性肩先露(图 9-16)。

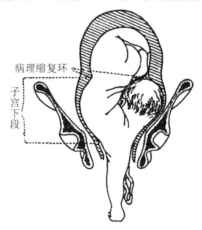

图 9-16　忽略性肩先露

宫缩继续加强,子宫上段越来越厚,子宫下段被动扩张,越来越薄,由于子宫上下段肌壁厚薄相差悬殊,形成环状凹陷,并随宫缩逐渐升高,甚至可达脐上,形成病理缩复环,是子宫破裂的先兆。如不及时处理,将发生子宫破裂。

2.腹部检查

子宫呈横椭圆形,子宫底高度低于正常高度,子宫横径宽,宫底部及耻骨联合上方较空虚,在母体腹部一侧可触到胎头,另一侧可触到胎臀。肩左前时,胎背朝向母体腹壁,触之宽大平坦。胎心于脐周两侧听得最清楚。根据腹部检查多可确定胎位。

3.阴道(肛门)检查

胎膜未破者,因胎先露部浮动于骨盆入口上方,肛查不易触及胎先露部;如胎膜已破,宫口已扩张者,阴道检查可触到肩胛骨、肩峰、肋骨或腋窝。腋窝尖端示胎儿头端,据此可决定胎头在母体左(右)侧,肩胛骨朝向母体前(后)方,可决定肩前(后)位。例如,胎头位于母体右侧,肩胛骨朝向后方,则为肩右后位。胎手若已脱出阴道口外,可用握手法鉴别是胎儿左手或右手。因检查者只能与胎儿同侧手相握,如肩右前位时左手脱出,检查者只能用左手与胎儿左手相握,余类推。

4.B超检查

B超检查能准确探清肩先露,并能确定具体胎位。

(三)治疗

1.妊娠期

妊娠后期发现肩先露应及时矫正,可采用胸膝卧位或试行外倒转术转成纵产式(头先露或臀先露)并包扎腹部以固定产式。如矫正失败,应提前入院决定分娩方式。

2.分娩期

根据胎产式、胎儿大小、胎儿是否存活、宫颈扩张程度、胎膜是否破裂、有无并发症等决定分娩方式。

(1)足月,活胎,未临产,择期行剖宫产术。

(2)足月,活胎,已临产,无论破膜与否,均应行剖宫产术。

(3)已出现先兆子宫破裂或子宫破裂征象,无论胎儿存活,均应立即行剖宫产,术中如发现宫腔感染严重,应将子宫一并切除(子宫次全切除术或子宫全切术)。

(4)胎儿已死,无先兆子宫破裂征象,如宫口已开全,可在全麻下行断头术或毁胎术。术后应常规检查子宫下段、宫颈及阴道有无裂伤,如有裂伤应及时缝合。注意预防产后出血,并需应用抗生素预防感染。

七、复合先露

胎先露部(胎头或胎臀)伴有肢体(上肢或下肢)同时进入骨盆入口,称为复合先露,临床以头与手的复合先露最常见,多发生于早产者,发生率为1.43‰~1.60‰。

(一)诊断

当产程进展缓慢时,做阴道检查时,若发现胎先露旁有肢体可明确诊断,常见胎头与胎手同时入盆,应注意与臀先露和肩先露相鉴别。

(二)治疗

(1)无头盆不称,让产妇向脱出的肢体对侧侧卧,肢体常可自然缩回。脱出的肢体与胎头已入盆,待宫口开全后于全麻下上推肢体,将其回纳,然后经腹压胎头下降,以低位产钳助娩,或行内倒转术助胎儿娩出。

(2)头盆不称或伴有胎儿窘迫征象,应行剖宫产术。

(杨位艳)

第十章

正常产褥与产褥期疾病

第一节 正常产褥

一、产褥期母体的生理变化

(一)生殖系统

产褥期变化最大的是生殖系统,其中又以子宫的变化最大。

1.子宫复旧

子宫在胎盘娩出后逐渐恢复至未孕前状态的过程,称为子宫复旧,需时 6～8 周。

(1)宫体变化:肌细胞数量无明显变化,但肌细胞长度和体积却明显缩小,其多余的细胞质变性自溶,在溶酶体酶系作用下,转化成氨基酸进入循环系统,由肾脏排出。因此,随着肌纤维的不断缩复,子宫体积不断缩小,于产后 1 周缩小至约妊娠 12 周大小;于产后 10 天,子宫缩小降至骨盆腔内,腹部检查扪不到子宫底;产后 6 周,子宫恢复至非孕期大小。此时子宫重量由分娩结束时的 1 000 g 减少至约 50 g。胎盘娩出时,胎盘附着处蜕膜海绵层随胎盘娩出。胎盘附着表面粗糙,分娩后 2～3 天,蜕膜浅层细胞发生退行性变,坏死脱落,形成恶露的一部分;深层保留的腺体和间质细胞迅速增殖,成为新的子宫内膜。产后第 3 周除胎盘附着部位以外的子宫内膜基本修复,胎盘附着部位的内膜修复约需至产后 6 周。子宫肌层间的血管由于肌层收缩而被压缩变细,最终闭塞形成血栓,后被机化吸收。

(2)子宫下段变化:产后几周内,被动扩张、拉长的子宫下段缩复,恢复至非孕期的子宫峡部。

(3)宫颈变化:胎儿娩出后,宫颈外口如袖口状,产后 2～3 天宫口可容 2 指,产后 1 周,宫口关闭,宫颈管复原。产后 4 周左右子宫颈完全恢复至孕前形态。宫颈左右两侧(3 点及 9 点处)常因分娩时撕裂,愈合后宫颈外口呈"一"字形横裂,称为已产型。

2.阴道、外阴的变化

阴道受胎先露部压迫,在产后最初几天内可出现水肿,阴道壁松软、平坦,弹性较差。阴道黏膜皱襞消失,产后阴道壁水肿逐渐消失,弹性恢复。产后 3 周重新出现阴道黏膜皱襞,产后 6 周尚不能完全恢复至原有的程度。阴道黏膜上皮恢复至正常孕前状态需等到排卵恢复。

阴道分娩后外阴出现水肿,产后数天内消退。处女膜因分娩时撕裂而成为残缺不全的痕迹,呈处女膜痕,是经产的重要标志;阴唇后联合可有轻度裂伤,缝合后 3～5 天能愈合。分娩可造成盆底组织(肌肉和筋膜)扩张过度,弹性减弱,常伴有肌纤维部分撕裂,一般产褥期内可恢复。但分娩次数过多,间隔时间过短,盆底组织松弛,较难完全恢复正常,这也是导致子宫脱垂、阴道壁膨出的重要原因。

(二)乳房

乳房的主要变化是泌乳。分娩后雌、孕激素急剧下降,抑制了催乳素抑制因子的释放,在催乳素作用下,乳房腺细胞开始分泌乳汁。哺乳过程是维持乳汁分泌及排出的最重要条件。婴儿的吸吮刺激可通过抑制下丘脑多巴胺及其他催乳素抑制因子,致使催乳素呈脉冲式释放,促进乳汁分泌。吸吮乳头还可反射性地引起神经垂体释放缩宫素,缩宫素可使乳腺腺泡周围的肌上皮细胞收缩,促进乳汁从腺泡、小乳导管进入输乳导管和乳窦而喷出,进而排出乳汁,此过程又称喷乳反射。乳汁产生的数量与产妇充足营养、足够睡眠、愉悦情绪和健康状况密切相关。产后7天内分泌的乳汁,称为初乳,初乳色偏黄是由于含有较多β-胡萝卜素的缘故。

母乳中含有丰富的营养物质,尤其是初乳中含有丰富抗体和初乳小体即吞噬细胞,可增强新生儿的抵抗力。母乳中还含有丰富的蛋白和脂肪,多种免疫物质、矿物质、维生素和酶,对新生儿生长发育有重要作用,是新生儿最佳天然食物。母乳喂养过程是最深的感情交融,可加深母子感情,同时有利于促进子宫复旧,预防产后出血,有利于母亲健康。

(三)循环系统

子宫胎盘循环结束后,大量血液从子宫进入产妇体循环,加之妊娠期潴留在组织中的液体亦进入母体血液循环中。产后72小时内,产妇血液循环量增加15%～25%,尤其是最初24小时,因此产后72小时内心脏负担明显加重,应注意预防心衰发生。一般产后2～6周,血液循环量恢复至孕前水平。

(四)血液系统

产褥早期仍处于高凝状态,有利于胎盘创面迅速形成血栓,减少产后出血量。纤维蛋白原、凝血酶、凝血酶原于产后2～3周内降至正常。白细胞计数于产褥早期仍较高,可达$15 \times 10^9 \sim 30 \times 10^9/L$,中性粒细胞比例增加,淋巴细胞数下降,一般产后1～2周内恢复正常。血小板亦逐渐上升恢复正常。产褥早期可继续贫血,一般产后10天血红蛋白上升。红细胞沉降率于产后3～4周降至正常。

(五)泌尿系统

产褥早期于妊娠期体内滞留的多量水分进入体循环后通过肾脏排出,故产后最初数天的尿量增多。产后第1周,一般为多尿期。分娩过程中膀胱尤其是膀胱三角区受压,致使黏膜充血水肿和肌张力减低,对尿液刺激敏感性下降,且由于会阴伤口疼痛等原因,产褥早期易出现一过性尿潴留,尤其是产后最初12小时。肾盂及输尿管生理性扩张,需4～6周恢复正常。

(六)消化系统

产褥早期胃肠肌张力及蠕动力仍较低,产妇食欲欠佳,喜进汤食,容易发生便秘。产后1～2周内消化功能逐渐恢复正常。

(七)内分泌系统

分娩后,雌、孕激素水平急剧下降,至产后1周已降至孕前水平。血清绒毛膜促性腺激素(HCG)产后2周内血中已测不出。甲状腺功能于产后1周左右恢复正常。肾上腺皮质功能分娩后逐渐下降,约产后4天恢复正常。胎盘分泌的胎盘生乳素,一般在产后6小时消失,血中不能测出。哺乳产妇垂体催乳素(PRL)于产后数天降至$60 \mu g/L$,吸吮乳汁时此值增高;不哺乳产妇则降至 20 μg/L。产后 6 周卵泡刺激素(FSH)、黄体生成素(LH)逐渐恢复,哺乳妇女其 PRL 值高抑制 FSH 和 LH 的分泌,不哺乳妇女一般产后 6～10 周恢复排卵,月经复潮。哺乳妇女平均在产后 4～6 个月恢复排卵,有的在哺乳阶段一直不来月经,但也有偶发排卵。

(八)免疫系统

在产褥期,机体免疫功能逐渐恢复,NK 细胞和 LAK 细胞活性增加,有利于对疾病的防御。

二、临床表现

(一)生命体征

正常产妇,产后生命体征在正常范围。产后 24 小时内,体温略升高但不超过 38 ℃,可能与产程长导致过度疲劳,产妇失水或恶露积滞等有关。产后 3～4 天可能会出现"泌乳热",乳房充血影响血液和淋巴回流,乳汁不能排出,一般不超过 38 ℃,一般仅持续数小时,最多不超过 24 小时可恢复正常。产后脉搏在正常范围,一般略慢,每分钟 60～70 次,1 周后恢复正常。心率可反映体温和血容量情况,当心率加快时,应注意有无感染和失血。产后呼吸深慢,一般每分钟 14～16 次,是由于产后腹压降低,膈肌下降,由妊娠时的胸式呼吸恢复为胸腹式呼吸所致。血压于产褥初期平稳,若血压下降,需警惕排除产后出血。对有妊娠期高血压疾病者,产后仍应监测血压,预防产后子痫的发生。

(二)子宫复旧和宫缩痛

胎盘娩出后,子宫收缩呈圆形,宫底即刻降为脐下一横指,产后 1 天因宫颈外口上升达坐骨棘水平,致使宫底略上升至脐平,以后每天下降 1～2 cm,产后 10 天降至盆腔内,在耻骨联合上方触不到宫底。产后 6 周,子宫恢复到正常非孕期大小。产后哺乳吸吮乳头反射性引起缩宫素分泌增加,故子宫下降速度较不哺乳者快。产后子宫收缩引起的下腹部阵发性疼痛,称为宫缩痛。经产妇宫缩痛较初产妇明显,哺乳者较不哺乳者明显。宫缩痛多在产后 1～2 天出现,持续 2～3 天自然消失,不需特殊用药。如果宫缩痛比较严重,可试用局部热敷,也可酌情给予镇痛剂。

(三)褥汗

产后一周内,皮肤排泄功能旺盛,通过皮肤排泄孕期潴留的水分,在睡眠时明显,产妇醒来满头大汗,习称"褥汗",不属病态,于产后 1～2 周内自行好转。

(四)乳房

产后 3 天,因乳房过度充盈及乳腺管阻塞,常出现乳房胀痛,多于产后 7 天自然消失。

(五)恶露

产后血液和坏死脱落的子宫蜕膜等组织经阴道排出,称为恶露。根据其颜色及内容物分为血性恶露、浆液性恶露、白色恶露。正常恶露有血腥味,但无异味,一般持续 4～6 周,总量可达 500 mL。若有子宫复旧不全或胎盘、胎膜残留或感染,可使恶露量增多,时间延长,并有臭味。

三、产褥期处理

产褥期母体各系统发生很多变化,如果不能正确处理这些变化,则可能由生理变化转为病理状态。

(一)产后 2 小时

需在产房密切观察产妇,产后 2 小时内极易发生严重并发症,如产后出血、心衰、产后子痫和羊水栓塞等。注意观察生命体征,产后立即测量血压、脉搏、呼吸,以后每半小时测量一次。心脏病、妊娠期高血压疾病产妇更要密切注意心功能变化,此外还应注意子宫收缩及阴道流血情况。若宫缩不佳,可让产妇排尿并按摩子宫使其收缩,压出宫腔积血块,同时注射子宫收缩剂如缩宫素等。产后 2 小时进行阴道和直肠检查,注意有无阴道壁血肿及会阴切口缝线是否良好。若产后 2 小时一切正常,可将产妇连同新生儿送回休养室。

(二)产后一周

重点仍是注意观察血压、心率、体温、呼吸,有内科合并症应注意对相应疾病的观察和处理,同时应注意预防晚期产后出血。

(三)营养,饮食,锻炼

产后 1 小时可进流质饮食或清淡的半流质饮食,以后可进普食。产妇胃肠功能恢复需要一定时间,产后建议少量多餐,以清淡、高蛋白质饮食为宜,同时注意补充水分。不宜进食高蛋白、高脂肪食物,可多吃些新鲜水果和蔬菜等,为了防止便秘也需吃些粗粮。ACOG 建议产后慢慢开始恢复锻炼。如无内科或手术并发症,顺产产妇分娩后几天内就能恢复身体锻炼,适度锻炼对身体无明显不良反应,可减少产妇超重和肥胖的发生,有助于其心血管健康,并可锻炼盆底肌,促进恢复。此外,为减轻运动时充盈的乳房造成的不适感,哺乳期妇女应在锻炼前哺乳促乳房排空。

(四)排尿和排便

产后应鼓励产妇尽早自行排尿,产后 4 小时应鼓励产妇排尿。若排尿困难,可采用温开水冲洗会阴,热敷下腹部刺激膀胱肌收缩;针刺两侧气海、关元、阴陵泉、三阴交等穴位;肌内注射新斯的明 1 mg 兴奋膀胱逼尿肌,促进排尿。上述处理无效时,可留置导尿管 1~2 天。产妇活动少,肠蠕动减弱,容易发生便秘,应鼓励产妇早日下床活动,多吃水果蔬菜等富含纤维素类食物,以预防便秘。对便秘者可口服适量缓泻剂。

(五)观察子宫复旧及恶露

产后 1 周内应每天于大致相同时间手测宫底高度,以了解子宫复旧情况。测量前应嘱产妇排尿。每天观察恶露数量、颜色和气味。若子宫复旧不全,恶露增多,红色恶露持续时间长时,应及早给予宫缩剂。若合并感染,恶露有臭味且子宫有压痛,应让产妇取半卧位利于恶露排出,同时给予广谱抗生素控制感染。

(六)会阴处理

保持会阴清洁,外阴水肿者产后 24 小时内可用 95% 乙醇湿敷,或用 50% 硫酸镁湿敷。会阴有缝线者,应观察伤口有无红肿、硬结和渗液等。会阴缝线一般于产后 3~5 天拆线。若会阴伤口感染,应提前拆线、充分引流或行扩创处理,并定时换药,必要时加用抗生素控制感染。

(七)乳房处理

推荐母乳喂养,指导正确哺乳,产后尽早哺乳,按需哺乳。产妇于产后 30 分钟内开始哺乳,尽早刺激乳房,建立泌乳反射。母乳喂养的原则是“按需哺乳”,哺乳的时间及频率取决于婴儿的需要及乳母感到乳胀的情况。哺乳前,应用温开水擦洗乳头和乳房,母亲应洗双手,全身放松,一手拇指放在乳头上方,四指放在乳头下方,将乳头放于新生儿口中,含住乳头和大部分乳晕。出生几日的新生儿每次喂养 2~3 分钟,多数新生儿吸吮 5~10 分钟停止,但有些新生儿吸吮 30 分钟也属正常。一般吸空一侧乳房后,再吸另一侧乳房。在产褥期如出现乳房胀痛,哺乳前可用热毛巾敷乳房并按摩,促进乳汁畅通,哺乳期间冷敷以减少乳房充血。按摩乳房促乳汁排出,必要时可用吸乳器将乳汁吸出。若出现乳汁不足,指导哺乳方法,按时哺乳并将乳汁吸尽。产妇适当调节饮食,必要时可采用催乳中药和针灸的方法进行处理。若出现乳头皲裂,可用少量乳汁涂于乳头和乳晕上,短暂暴露使乳头干燥,因乳汁既具抑菌作用,又具有促进表皮修复的作用。也可涂 10% 复方苯甲酸酊或抗生素软膏,下次哺乳前将其洗净后再哺乳。每次喂完奶后就将乳头及时拔出,不要让孩子含着乳头睡觉。疼痛严重可用乳头保护罩间接哺乳或用吸入器将乳汁吸出。如果由于医源性因素不能哺乳应尽早回奶。回奶首要的是坚持不哺乳,控制液体摄入量。同时可辅以药物,常用回奶方法可选用如下。

(1)生麦芽 60～90 g,水煎当茶饮,每天 1 剂,连用 3～5 天;己烯雌酚抑制垂体催乳激素的分泌,但必须在产后 24 小时内尽早开始服用,每次 5 mg,每天 3 次,连服 3 天;以后每天 5 mg,再服 3 天;其后每天 2 mg,再服 3 天。或肌内注射苯甲酸雌二醇 4 mg,每天 1 次,连用 3～5 天。

(2)芒硝 250 g,研成粉末分装两纱布袋内,敷于两乳房并包扎,湿硬时更换。

(3)维生素 B_6 200 mg 口服,每天 3 次,共 5～7 天。

(4)对已有大量乳汁分泌,可用溴隐亭每次 2.5 mg,每天 2 次,早晚与食物共服,连用 14 天,但不作为常规推荐使用。

四、产后随访

(1)产妇出院后 3 天、产后 14 天及 28 天由社区医疗保健人员进行家庭访视。医务人员应做到:①了解产妇的饮食起居、睡眠等情况,同时了解产妇心理及情绪,预防产后抑郁症。②对妊娠期有合并症的产妇要随访原发病状态及治疗情况。③检测两侧乳房并了解哺乳情况。④检查子宫复旧及恶露情况。⑤观察会阴伤口或腹部伤口愈合情况。⑥了解新生儿生长、喂养、预防接种情况,并指导哺乳。

(2)产后 42 天应去分娩医院做产后健康检查。①全身检查:血压、心率、血常规、尿常规。②若有内科合并症或产科并发症,需做相应检查。③妇科检查了解子宫复旧情况,观察恶露,并检查乳房。④婴儿全身体格检查。⑤计划生育指导。产褥期内避免性交。于产后 21 天起即应采取有效的避孕措施,避免非意愿妊娠。如产妇未处于严重血栓栓塞疾病急性期,产后可立即使用含孕激素的避孕方法(口服或植入),但产后 6 周内不建议使用复合避孕药。产后应避免使用自然避孕和除了避孕套之外的屏障避孕。用延长哺乳期的方法避孕效果不可靠。

(王　红)

第二节　产后尿潴留

尿潴留是指膀胱积有大量尿液不能排出。产后 6 小时不能自行排尿或排尿甚少,残余尿 >100 mL 者诊断为产后尿潴留,发生率为 2.3%。高危因素包括初产妇、会阴侧切、第二产程延长、镇痛分娩的使用等,临床上易被忽视。一般鼓励顺产的产妇在产后 4 小时内排尿。而剖宫产术后尿潴留是指膀胱容量 600 mL(超声诊断)且在 30 分钟内不能自行排尿。

一、病因和病理生理

(一)理情况下

产后膀胱与非孕期相比,膀胱内张力的感受敏感度下降,产程中常规补液,分娩期和产后2小时大量缩宫素的使用引起抗利尿作用之后就是多尿期,均可导致膀胱很快充盈并过度膨胀,而诱导麻醉短时扰乱膀胱神经中枢,产妇腹壁于妊娠时扩张松弛,产后腹压下降,逼尿肌收缩乏力,致无力排尿,造成充盈失禁和尿潴留。

(二)病理情况

(1)产程延长,胎先露长时间压迫膀胱和尿道,膀胱和尿道黏膜充血、水肿、张力下降,尿道括约肌水肿。

(2)产妇畏惧伤口疼痛不愿排尿,或产后体质虚弱,不习惯在床上排尿,又或者会阴侧切或会阴裂伤导致会阴部创伤性疼痛,以及镇痛分娩均可使支配膀胱的神经功能发生紊乱,反射性引起膀胱括约肌痉挛发生排尿困难。

(3)阿片类药物的使用,抑制脑内和脊髓排尿中枢,抑制排尿反射。

(4)生殖道创伤,尤其是大血肿,使膀胱的神经和肌肉功能受损。

二、对产妇的影响

产后尿潴留不仅影响子宫的收缩,使产后出血的发生率增加,而且长时间的尿潴留会引起泌尿系统的感染,甚至导致膀胱破裂。另外,导尿或留置导尿管可增加泌尿系统$30\%\sim90\%$的感染率。

三、分类

按排尿程度,分为完全性和部分性。

(一)完全性
完全性是指患者完全不能自行排尿,尿液完全潴留膀胱。

(二)部分性
部分性是指患者可以自行排尿,但排尿少,排尿后仍有尿意,膀胱内残余尿$>100\ mL$者。

四、临床表现

顺产或剖宫产拔出导尿管后6小时不能自行排尿或排尿甚少,下腹坠胀不适伴有明显尿意。腹部检查:下腹正中压痛,无反跳痛,耻骨上方可触及边界清晰的囊性包块,叩诊为实音。按压之会阴部坠痛不适,有尿意。常伴有宫底升高,超声或导出尿液可以证实。另外,当有尿潴留存在时,应常规行盆腔检查,排除生殖道创伤并血肿形成的可能。

五、诊断和鉴别诊断

根据产后的病史和典型临床表现,诊断并不困难。主要与产后子宫、卵巢肿瘤相鉴别。

六、治疗

产后尿潴留的治疗包括心理治疗、物理治疗和药物治疗。

(一)心理治疗

鼓励产妇不惧疼痛并协助产妇采用习惯姿势排尿。

(二)物理治疗

(1)诱导排尿,温水冲洗外阴,或便器盛温水,利用蒸汽熏外阴,以及如厕听流水声等诱导排尿。

(2)热敷按摩法,热水袋内盛 60 ℃热水,装入布套,置于产妇下腹部热敷并轻按摩 20 分钟。

(3)针刺三阴交等穴位和中药治疗。

(4)膀胱部位红外线理疗。

(三)物治疗

(1)新斯的明:0.25～0.5 mg,肌内注射或足三里穴位注射。

(2)开塞露纳肛法:开塞露 2 个 40 mL 挤入肛门 15～20 分钟,有便意才排泄。

在物理和药物治疗无效时,在严格无菌操作下行导尿术,必要时留置导尿管,注意防止尿路感染。

七、预防

(1)产前孕妇学校宣教,消除妊娠和分娩的恐惧心理。

(2)按产程图指导产程处理,避免产程延长。

(3)产程中鼓励饮食和定时排尿,并督促产妇产后 2 小时内多饮水,量达 1 000～1 500 mL,及早下床活动和自行排尿,伤口疼痛明显者予以止痛治疗。

(4)对于产程延长和阴道助产的产妇应予以重视,及早发现并处理尿潴留。

(王　红)

第三节　产褥感染

产褥感染是指分娩时及产褥期生殖道受病原体感染,引起局部和全身的炎性变化,发病率为 1%～7.2%,是产妇死亡的四大原因之一。产褥病是指分娩 24 小时以后的 10 天内用口表每天测量 4 次,体温有 2 次达到或超过 38 ℃,可见产褥感染与产褥病的含义不同。虽然造成产褥病率的原因以产褥感染为主,但也包括产后生殖道以外的其他感染与发热,如泌尿系统感染、乳腺炎、上呼吸道感染等。

一、病因

(一)感染来源

1.自身感染

正常孕妇生殖道或其他部位的病原体,当出现感染诱因时使机体抵抗力低下而致病。孕妇生殖道病原体不仅可以导致产褥感染,而且在孕期可通过胎盘、胎膜、羊水间接感染胎儿,并导致流产、早产、死胎、宫内生长受限(IUGR)、胎膜早破等。有些病原体造成的感染,在孕期只表现出阴道炎、宫颈炎等局部症状,常常不被患者重视,而在产后机体抵抗力低下时发病。

2.外来感染

外来感染指被污染的衣物、用具、各种手术器械、物品等接触患者后引起的感染,常常与无菌操作不严格有关。产后住院期间探视者、陪伴者的不洁护理和接触是引起产褥感染极其重要的原因,也是极容易被疏忽的感染因素,应引起产科医师、医院管理者的高度重视。

(二)感染病原体

引起产褥感染的病原体的种类较多,较常见的有链球菌、大肠埃希菌、厌氧菌等,其中内源性需氧菌和厌氧菌混合感染的发生有逐渐增高的趋势。需氧性链球菌是外源性感染的主要致病菌,有极强的致病力、毒力和播散力,可致严重的产褥感染。大肠埃希菌属包括大肠埃希菌及其相关的革兰氏阴性杆菌、变形杆菌等,亦为外源性感染的主要致病菌之一,也是菌血症和感染性休克最常见的病原体,在阴道、尿道、会阴周围均有寄生,平常不致病,产褥期机体抵抗力低下时可迅速增生而致病。厌氧性链球菌存在于正常阴道中,当产道损伤、机体抵抗力下降时,可迅速大量繁殖,并与大肠埃希菌混合感染,其分泌物异常恶臭。

(三)感染诱因

1.一般诱因

机体对入侵的病原体的反应,取决于病原体的种类、数量、毒力及机体自身的免疫力。女性生殖器官具有一定的防御功能,任何削弱产妇生殖道和全身防御功能的因素均有利于病原体的入侵与繁殖,如贫血、营养不良和各种慢性疾病,如肝功能不良、妊娠合并心脏病、糖尿病、临近预产期前性交,以及羊膜腔感染。

2.与分娩相关的诱因

(1)胎膜早破:完整的胎膜对病原体的入侵起着有效的屏障作用,胎膜破裂导致阴道内病原体上行性感染,是病原体进入宫腔并进一步入侵输卵管、盆腔、腹腔的主要原因。

(2)产程延长、滞产、多次反复的肛查和阴道检查增加了病原体入侵机会。

(3)剖宫产操作中无菌措施不严格、子宫切口缝合不当,导致子宫内膜炎的发生率为阴道分娩的 20 倍,并伴随严重的腹壁切口感染,尤以分枝杆菌所致者为甚。

(4)产程中宫内仪器使用不当或使用次数过多、使用时间过长,如宫内胎儿心电监护、胎儿头皮血采集等,将阴道及宫颈的病原体直接带入宫腔而引起感染。宫内监护超过 8 小时者,产褥病率可达 71%。

(5)各种产科手术操作(产钳助产、胎头吸引术、臀牵引等)、产道损伤、产前产后出血、宫腔填塞纱布、产道异物、胎盘残留等,均为产褥感染的诱因。

二、分型及临床表现

发热、腹痛和异常恶露是最主要的临床表现。由于机体抵抗力不同,炎症反应程度、范围和部位的不同,临床表现有所不同。根据感染发生的部位可将产褥感染分为以下几种类型。

(一)急性外阴、阴道、宫颈炎

急性外阴、阴道、宫颈炎常由分娩时会阴损伤、手术产、孕前有外阴阴道炎而诱发,表现为局部灼热、坠痛、肿胀,炎性分泌物刺激尿道可出现尿痛、尿频、尿急。会阴切口或裂伤处缝线嵌入肿胀组织内,针孔流脓。阴道与宫颈感染者,其黏膜充血、水肿、溃疡、化脓,日久可致阴道粘连甚至闭锁。病变局限者,一般体温不超过 38 ℃,病情可向上或宫旁组织发展,导致盆腔结缔组织炎。

（二）剖宫产腹部切口、子宫切口感染

剖宫产术后腹部切口的感染多发生于术后 3～5 天，局部红肿、触痛，侵入组织有明显硬结，并有浑浊液体渗出，伴有脂肪液化者，其渗出液可呈黄色浮油状，严重患者组织坏死，切口部分或全层裂开，伴有体温明显升高，超过 38 ℃。索珀（Soper）报道，剖宫产术后的持续发热主要为腹部切口感染导致，尤其是普通抗生素治疗无效者。

据报道，3.97％的剖宫产术患者有切口感染、愈合不良，常见的原因有合并糖尿病、妊娠期高血压疾病、贫血等。剖宫产术后子宫切口感染者则表现为持续发热，多见早期低热，伴有阴道出血增多，甚至晚期产后大出血，子宫切口缝合过紧过密是其因素之一。妇检显示子宫复旧不良、子宫切口处压痛明显，B 超检查显示子宫切口处隆起，呈混合性包块，边界模糊，可伴有宫腔积液（血），彩色多普勒超声检查显示有子宫动脉血流阻力异常。

（三）急性子宫内膜炎、子宫肌炎

此为产褥感染最常见的类型，由病原体经胎盘剥离而侵犯至蜕膜所致者为子宫内膜炎，侵及子宫肌层者为子宫肌炎，两者常互相伴随。临床表现为产后 3～4 天开始出现低热，下腹疼痛及压痛，恶露增多且有异味，如早期不能控制，病情加重，出现寒战、高热、头痛、心率加快、白细胞及中性粒细胞增高，有时因下腹部压痛不明显及恶露不多而容易误诊。菲古克罗亚（Figucroa）报道，急性子宫内膜炎的患者 100％有发热，61.6％其恶露有恶臭，60％患者子宫压痛明显。最常被培养分离出的病原体主要有溶血性葡萄球菌、大肠埃希菌、链球菌等。当炎症波及子宫肌壁时，恶露反而减少，异味亦明显减轻，容易误认为病情好转。感染逐渐发展可于肌壁间形成多发性小脓肿，B 超检查显示子宫增大复旧不良、肌层回声不均，并可见小液性暗区，边界不清。如继续发展，可导致败血症甚至死亡。

（四）急性盆腔结缔组织炎、急性输卵管炎

此多继发于子宫内膜炎或宫颈深度裂伤，病原体通过淋巴道或血行侵及宫旁组织，并延及输卵管及其系膜。临床表现主要为一侧或双侧下腹持续性剧痛，妇检或肛查可触及宫旁组织增厚或有边界不清的实质性包块，压痛明显，常常伴有寒战和高热。炎症可在子宫直肠聚积处形成盆腔脓肿，如脓肿破溃则向上播散至腹腔。如炎症侵及整个盆腔，使整个盆腔增厚，呈巨大包块状，不能辨别其内各器官，整个盆腔似乎被冻结，称为"冰冻骨盆"。

（五）急性盆腔腹膜炎、弥散性腹膜炎

炎症扩散至子宫浆膜层，形成盆腔腹膜炎，继续发展为弥散性腹膜炎，出现全身中毒症状：高热、寒战、恶心、呕吐、腹胀、下腹剧痛，体检时下腹明显压痛、反跳痛。产妇因产后腹壁松弛，腹肌紧张多不明显。腹膜炎性渗出及纤维素沉积可引起肠粘连，常在直肠子宫陷凹形成局限性脓肿，刺激肠管和膀胱，导致腹泻、里急后重及排尿异常。病情不能彻底控制者可发展为慢性盆腔炎。

（六）血栓性静脉炎

细菌分泌肝素酶，肝素酶分解肝素导致高凝状态，加之炎症造成的血流淤滞，静脉脉壁损伤，尤其是厌氧菌和类杆菌造成的感染极易导致血栓性静脉炎，可累及卵巢静脉、子宫静脉、髂内静脉、髂总静脉及下腔静脉，病变常为单侧性，患者多在产后 1～2 周，继子宫内膜炎之后出现寒战、高热，反复发作，持续数周，不易与盆腔结缔组织炎鉴别。下肢血栓性静脉炎者病变多位于一侧股静脉和腘静脉及大隐静脉，表现为弛张热、下肢持续性疼痛、局部静脉压痛或触及硬索状包块、血液循环受阻、下肢水肿、皮肤发白，称为股白肿。可通过彩色多普勒超声血流显像检测确诊。

（七）脓毒血症及败血症

病情加剧则细菌进入血液循环引起脓毒血症、败血症，尤其是当发生感染、血栓脱落时，可致肺、脑、肾脓肿或栓塞死亡。

三、处理原则

治疗原则是抗感染，辅以整体护理、局部病灶处理、手术或中医中药治疗。

（一）支持疗法

纠正贫血与电解质紊乱，增强免疫力。患者取半卧位，以利脓液流于陶氏腔，使之局限化。进食高蛋白、易消化的食物，多饮水，补充维生素，纠正贫血和水、电解质紊乱。发热者以物理退热方法为主，高热者酌情给予50～100 mg双氯芬酸栓塞肛门退热，一般不使用安替比林退热，以免体温不升。重症患者应少量多次输新鲜血或血浆、清蛋白，以提高机体免疫力。

（二）清除宫腔残留物

有宫腔残留者应予以清宫，对外阴或腹壁切口感染者可采用物理治疗，如红外线或超短波局部照射，有脓肿者应切开引流，盆腔脓肿者行阴道后穹隆穿刺或切肿引流，并取分泌物培养及行药物敏感试验。对于严重的子宫感染，经积极的抗感染治疗无效，病情继续扩展恶化者，尤其是出现败血症、脓毒血症者，应果断及时地行子宫全切术或子宫次全切除术，以清除感染源，拯救患者的生命。

（三）抗生素的应用

应注意需氧菌与厌氧菌，以及耐药菌株的问题。感染严重者首选广谱高效抗生素，如青霉素、氨苄西林、头孢类或喹诺酮类抗生素等，必要时进行细菌培养及药物敏感试验，并应用相应的有效抗生素。可短期加用肾上腺糖皮质激素，提高机体应激能力。

（四）活血化瘀

对于血栓性静脉炎者，在产后抗感染的同时，加用肝素48～72小时，即肝素50 mg加5％葡萄糖溶液静脉滴注，6～8小时一次，体温下降后改为每天2次，维持4～7日，并口服双香豆素、双嘧达莫等，也可用活血化瘀中药及溶栓类药物治疗。若化脓性血栓不断扩散，可考虑结扎卵巢静脉、髂内静脉等，或切开病变静脉直接取栓。

（王　红）

第四节　产褥中暑

中暑是一组在高温环境中发生的急性疾病，它包括热射病、热痉挛及热衰竭三型，其中以热射病最为常见。产妇在高温闷热环境下体内积热不能散发引起中枢性体温调节功能障碍的急性热病，表现为高热、水、电解质紊乱、循环衰竭和神经系统功能损害等而发生中暑表现者为产褥中暑。

一、病因及发病机制

产后，产妇在妊娠期内积存的大量液体需排出，部分通过尿液，部分通过汗腺排出；在产褥期,体内的代谢旺盛,必然产热,汗的排出及挥发也是一种散热方式,因此,产妇在产后的数天内都有多尿、多汗的表现。夏日里产妇更是大汗淋漓,衣服常为汗液浸湿。所以在产褥期,对产妇的科学调养方式应该是将产妇安置在房间宽大,通风良好的环境中,衣着短而薄,以利汗液的挥发。当外界气温超过 35 ℃时,机体靠汗液蒸发散热。而汗液蒸发需要空气流通才能实现。但旧风俗习惯怕产妇"受风"而要求关门闭窗,妇女在分娩后,即将头部缠上白布,身着长袖、长裤衣服,并全身覆以棉被,门窗紧闭,俗称"避风寒",以免以后留下风湿疾病,如时值夏日,高温季节,湿度大,而住房狭小,室内气温极高,则产妇体表汗液无由散发,体温急骤升高,体温调节中枢失控,心功能减退,心排血量减少,中心静脉压升高,汗腺功能衰竭,水和电解质紊乱,体温更进一步升高,而成为恶性循环,当体液高达 42 ℃以上时可使蛋白变性,时间一长病变常趋于不可逆性,即使经抢救存活,常留有神经系统的后遗症。

二、临床表现

(一)先驱症状

全身软弱、疲乏、头昏、头痛、恶心、胸闷、心悸、出汗较多。

(二)典型症状

面色潮红、剧烈头痛、恶心、呕吐、胸闷加重、脉搏细数、血压下降。严重者体温继续上升常在 40 ℃以上,有时高达 42 ℃,甚至超越常规体温表的最高水平,继而谵妄、昏迷,抽搐,皮肤温度极高,但干燥无汗。如不及时抢救,数小时即可因呼吸循环衰竭死亡。

(三)诊断

发病时间常在极端高温季节,患者家庭环境及衣着情况均有助于诊断,其高热、谵妄及昏迷、无汗为产褥期中暑的典型表现。本病须与产后子痫、产褥感染作鉴别诊断,而且产褥感染的产妇可以发生产褥中暑,产褥中暑的患者又可以并发产褥感染。

(四)预防

预防产前宣教时应告诉孕妇,产后的居室宜宽大、通风良好,有一定的降温设备,其衣着宜宽松,气温高时要多饮水,产褥期中暑是完全可以预防的。

三、治疗

产褥期中暑治疗原则是迅速降温、纠正水、电解质与酸碱紊乱,积极防治休克。

(一)先兆及轻症

如有头昏、头痛、口渴、多汗、疲乏、面色潮红、脉率快、出汗多、体温升高至 38 ℃,首先应迅速降温,置患者于室温 25 ℃或以下的房间中,同时采用物理降温,在额部、二侧颈、腋窝、腹股沟、腘窝部有浅表大血管经过处置冰袋,全身可用酒精擦浴、散风,同时注意水和电解质的平衡,适时补液及给予镇静剂。

(二)重症

1.物理降温

体温 40 ℃或以上,出现痉挛、谵妄、昏迷、无汗的患者,为达到迅速降温的目的,可将患者躺在恒温毯上,按摩四肢皮肤、使皮肤血管扩张、加速血液循环以散热,降温过程中以肛表测体温,为肛温已降至 38.5 ℃,即将患者置于室温 25 ℃的房间内,用冰袋置于前面以述的颈、腋窝、腹股沟部继续降温。

2.药物降温

氯丙嗪是首选的良药,它有调节体温中枢、扩张血管、加速散热、松弛肌肉、减少震颤、降低器官的代谢和氧消耗量的功能,防止身体产热过多。剂量为 25~50 mg 加入生理盐水 500 mL 补液中静脉滴注 1~2 小时,用药时需动态观察血压,情况紧急时可将氯丙嗪 25 mg 或异丙嗪 25 mg 溶于 5% 生理盐水 100~200 mL 中于 10~20 分钟滴入。若在 2 小时内体温并无下降趋势,可重复用药。降温过程中应加强护理,注意体温、血压、心脏情况,一待肛温降至 38 ℃左右时,应即停止降温。

3.对症治疗

(1)积极纠正水、电解质紊乱,24 小时补液量控制在 2 000~3 000 mL,并注意补充钾、钠盐。

(2)抽搐者可用安定。

(3)血压下降者用升压药物,一般用多巴胺及间羟胺。

(4)疑有脑水肿者,用甘露醇脱水。

(5)有心力衰竭者,可用快速洋地黄类药物,如毛花苷 C。

(6)有急性肾衰竭者,在适度时机用血透。

(7)肾上腺皮质激素有助于治疗脑水肿及肺水肿,并可减轻热辐射对机体的应激和组织反应,但用量不宜过大。

(8)预防感染:患者在产褥期易有产褥感染,同时易并发肺部其他感染,可用抗生素预防。

(8)重症产褥期中暑抢救时间可以长达 1~2 个月或更多,有时需用辅助呼吸,故需有长期抢救的思想准备。

4.预后

有先兆症状及轻症者、预后良好,重症者则有可能死亡,特别是体温达 42 ℃以上伴有昏迷者,存活后亦可能伴有神经系统损害的后遗症。

(王　红)

第五节　产褥期抑郁症

产褥期抑郁症又称产后抑郁症,是指产妇在分娩后出现抑郁症状,是产褥期精神综合征中最常见的一种类型。此类患者易激惹、恐怖、焦虑、沮丧,对自身及婴儿健康过度担忧,常失去生活自理及照料婴儿的能力,有时还会陷入错乱或嗜睡状态。产褥期抑郁症多于产后 2 周发病,于产后 4~6 周症状明显,既往无精神障碍史。有关其发生率,国内研究资料显示多为 10%~18%,国外资料显示高达 30% 以上。

一、病因

本病与生理、心理及社会因素密切相关。其中,B 型血性格、年龄偏小、独生子女、不良妊娠结局对产妇的抑郁情绪影响很大。此外,本病与缺乏妊娠、分娩及小儿喂养常识也有一定关系。

(一)社会因素

家庭存在对婴儿性别的敏感,以及孕期发生不良生活事件越多,产妇越容易患产褥期抑郁症。孕期、分娩前后,诸如孕期工作压力大、失业、夫妻分离、亲人病丧等生活事件的发生,以及产后体形改变,都是患病的重要诱因。产后遭到家庭和社会的冷漠对待,缺乏帮助与支持,也是致病的危险因素。

(二)遗传因素

遗传因素是精神障碍的潜在因素。有精神病家族史,特别是有家族抑郁症病史的产妇,产褥期抑郁症的发病率高,情感性障碍的病史、经前抑郁症史等均可引起该病。

(三)心理因素

分娩带来的疼痛与不适使产妇感到紧张恐惧,出现滞产、难产时,产妇的心理准备不充分,紧张、恐惧的程度增加,导致躯体和心理的应激增强,从而诱发产褥期抑郁症的发生。

二、临床表现

患者心情沮丧、情绪低落、易激惹、恐怖、焦虑,对自身及婴儿健康过度担忧,失去生活自理及照料婴儿能力,有时还会出现嗜睡、思维障碍、迫害妄想,甚至伤婴或出现自杀行为。

三、诊断标准

产褥期抑郁症至今尚无统一的诊断标准。美国精神病学会(1994)在《精神疾病的诊断与统计手册》一书中,制定了产褥期抑郁症的诊断标准:在产后 2 周内出现下列 5 条或 5 条以上的症状,必须具备①②两条。①情绪抑郁;②对全部或多数活动明显缺乏兴趣;③体重显著下降或增加;④失眠或睡眠过度;⑤精神运动性兴奋或阻滞;⑥疲劳或乏力;⑦遇事皆感毫无意义或自责;⑧思维力减退或注意力溃散;⑨反复出现死亡想法。

四、处理原则

产褥期抑郁症通常需要治疗,治疗方法包括心理治疗和药物治疗。

(一)心理治疗

通过心理咨询解除致病的心理因素(如婚姻关系不良、想生男孩却生女孩、既往有精神障碍史等)。对产褥妇女多加关心,提供无微不至的照顾,尽量调整好家庭中的各种关系,指导其养成良好睡眠习惯。

(二)药物治疗

应用抗抑郁症药,主要是 5-羟色胺再吸收抑制剂、三环类抗抑郁药等,例如帕罗西汀以 20 mg/d 为开始剂量,逐渐增至 50 mg/d 口服;舍曲林以 50 mg/d 为开始剂量,逐渐增至 200 mg/d口服;氟西汀以 20 mg/d 为开始剂量,逐渐增至 80 mg/d 口服;5 mg/d 阿米替林以 50 mg/d为开始剂量,逐渐增至 150 mg/d 口服等。这类药物的优点为不进入乳汁中,故可用于产褥期抑郁症。

(三)BN-脑神经平衡疗法

世界精神病学协会(WPA)、亚洲睡眠研究会(ASRS)、抑郁症防治国际委员会(PTD)、中国红十字会全国精神障碍疾病预防协会、广州海军医院精神病治疗中心宣布治疗精神疾病技术的新突破:BN-脑神经介入平衡疗法为精神科领域治疗权威技术,已正式在广州海军医院启动。BN-脑神经介入平衡疗法引进了当今世界最为先进的脑神经递质检测技术,打破了传统的诊疗手段,采用全球最尖端测量设备,结合 BN-脑神经介入平衡疗法,开创了精神科领域检测治疗新标准。

五、预防

(一)加强对孕妇的精神关怀

利用孕妇学校等多种渠道普及有关妊娠、分娩常识,减轻孕妇妊娠、分娩的紧张、恐惧心情,完善自我保健。

(二)运用医学心理学、社会学知识

在孕妇分娩过程中,多给予其关心和爱护,对于预防产褥期抑郁症有积极意义。

(王　红)

第十一章

产科急危重症

第一节 子宫破裂

子宫破裂是妊娠期和分娩期极其严重的并发症之一,直接威胁母儿生命,导致灾难性的后果,其中出血、休克、感染是患者死亡的主要原因。子宫破裂的发病率和病因构成比在社会经济发展不同的国家和地区报道中差别很大,美国0.04%~0.1%,中国0.1%~0.55%,非洲部分国家地区高达1%~1.2%。发达国家导致子宫破裂的主要原因是既往剖宫产瘢痕,经济欠发达地区和落后地区的主要原因是梗阻性难产和不当助产。近年来随着剖宫产后再次妊娠病例的增多和前列腺素类药物在催引产领域的广泛应用,子宫破裂的发病率较以前有上升的趋势。

一、病因

子宫破裂的病因主要有瘢痕子宫(包括剖宫产术后和其他子宫手术后)、梗阻性难产、宫缩剂应用不当和助产手术损伤。

(一)瘢痕子宫

狭义的瘢痕子宫主要是指既往有剖宫产手术史或子宫肌瘤剥除病史的病例,特别是古典式的子宫体部剖宫产术和剥除时穿透子宫内膜达宫腔的子宫肌瘤手术,对子宫肌壁的损伤较大,形成的瘢痕范围宽,不能承受妊娠子宫胀大和宫缩时的张力,更容易在妊娠晚期和分娩时发生子宫破裂。

广义的瘢痕子宫包括子宫畸形矫形术、子宫角部切除术、子宫破裂修补、子宫穿孔等所有手术操作对子宫造成的损伤。随着外科和妇科微创手术的迅速发展和广泛开展,高频电刀、超声刀等能量器械在手术中的应用给子宫带来了一系列热损伤的问题。甚至常见的腹腔镜下输卵管峡部或间质部妊娠手术时,能量器械操作不当造成子宫角部过度的灼伤,引起中晚孕子宫自发性破裂也时有发生。

(二)梗阻性难产

梗阻性难产是子宫破裂常见的原因之一,该类型子宫破裂好发于伴随有子宫肌壁原发和继发病理性改变者,如多产、畸形子宫肌层发育不良、胎盘植入病史等导致子宫肌壁延展性和抗张能力下降的因素。这些患者如果同时伴有明显的骨盆狭窄、头盆不称、软产道畸形、盆腔肿瘤、胎位异常和胎儿畸形等因素阻碍胎先露下降时,子宫为克服阻力,体部肌肉强烈收缩,子宫下段被迫拉长、变薄,最终破裂。这也是子宫破裂中最常见类型,破裂处多发生于子宫下段。严重的可以延伸到宫体、宫颈、阴道甚至撕裂膀胱。

(三)宫缩剂应用不当

使用前列腺素药物,以及缩宫素等宫缩剂引产、催产,时机把握不当,或超剂量用药都可能会造成子宫平滑肌强烈的痉挛性收缩。值得注意的是在胎膜自然破裂和人工破膜等存在内源性前列腺素释放的情况下,一定要严格控制宫缩剂使用的指征和时机,避免造成子宫收缩效应叠加,导致宫缩过强、子宫破裂。

(四)助产手术损伤

分娩时实施助产手术导致的子宫破裂损伤,多是由不适当或粗暴的手术操作所导致。宫口未开全,强行产钳术或臀牵引术导致子宫颈严重裂伤并上延到子宫下段;臀牵引手法粗暴,未按照分娩机转引起胎儿手臂上举,出头困难,后出头暴力牵拉;忽略性横位内倒转术,毁胎术,以及部分人工剥离胎盘术等由于操作不当,均可以造成子宫破裂。第二产程中暴力按压宫底,增加腹压,促使胎儿娩出也是导致子宫破裂的高危因素之一。

二、分类

子宫破裂按照发生时间可以分为妊娠期破裂和分娩期破裂;按照原因可以分为自发性破裂和损伤性破裂;按照程度可分为完全破裂和不完全破裂。

三、临床表现

子宫破裂发生在瘢痕子宫和非瘢痕子宫病例时表现不尽相同,因此对两类患者的临床表现都要有明确的认识。

(一)非瘢痕子宫破裂

非瘢痕子宫破裂即传统意义上的子宫破裂,几乎均发生于分娩过程中,根据其病程进展可以分为先兆子宫破裂和子宫破裂两个阶段。

1.先兆子宫破裂

多见于产程长、有梗阻性难产高危因素的患者。典型的表现为腹痛、病理性缩复环、胎心改变和血尿的"四联征"。

(1)腹痛:由于宫缩过强,子宫呈现强直性或痉挛性收缩,产妇因剧烈的腹痛而烦躁不安、呼吸心率增快、下腹部拒按。

(2)病理性缩复环:因为梗阻的存在,子宫平滑肌反应性的强直收缩,导致子宫体部肌层增厚,同时下段肌层在强力拉伸作用下延展、菲薄,从腹壁上观察,宫体部和子宫下段之间形成一个明显的凹陷,称之为"病理性缩复环",随着宫缩的进展,子宫下段进一步拉伸,病理性缩复环会逐渐上移达到脐平面或以上,如果此时不能得到及时处理,子宫下段最终会因为张力过高而断裂,进展成为子宫破裂。

(3)胎心改变:先兆子宫破裂发生时,子宫平滑肌痉挛,强直性收缩,由于没有充分的平滑肌舒张期,影响有效的胎盘血流灌注和氧气交换,胎儿会因急性缺氧出现胎动频繁,电子胎心监护可能出现胎儿心动过速、心动过缓、重度变异减速,以及晚期减速等一系列胎儿宫内窘迫的表现。

(4)血尿:梗阻性难产发生时,胎先露部位对膀胱持续性压迫,膀胱壁水肿、黏膜充血,会导致血尿和排尿困难。

2.子宫破裂

子宫破裂往往在先兆子宫破裂的进展过程中骤然发生,表现如下所述。

(1)在先兆子宫破裂基础上突然发生。患者感到下腹部"撕裂样"剧烈疼痛。随后强烈的宫缩短暂停止。孕妇自觉腹痛症状会出现一过性的缓解和"轻松感",但是紧接着,由于羊水、胎儿、血液充盈整个腹腔,患者很快出现全腹疼痛及腹膜刺激征。

(2)产妇呼吸急促、浅快,出现心率增快、脉搏细弱、血压下降等失血性休克的表现。

(3)全腹部肌紧张,压痛、反跳痛明显,移动性浊音阳性。从腹部可触及明显的胎儿肢体等部位,胎动停止、胎心消失,在胎儿旁有时可扪及收缩的子宫体。经阴道检查可以发现胎先露上移,宫颈口可见鲜血流出,有时可以经宫颈向上扪及子宫下段前壁缺损。

(4)不完全子宫破裂:不完全子宫破裂是指子宫肌层部分或完全断裂,浆膜完整,此时胎儿及胎盘、脐带等附属物仍然在宫腔内。发生子宫不完全破裂时,宫缩疼痛并不明显,可以有少量的阴道流血,胎儿仍然存活,但会出现严重的晚期减速、基线变异消失等缺氧表现。此时破裂的肌层如果累及血管,也会发生严重的腹腔内出血或阔韧带血肿、后腹膜血肿等,并出现失血性休克症状。

(二)瘢痕子宫破裂

发生于既往有子宫手术史或子宫损伤病史的患者,和非瘢痕子宫破裂相比,瘢痕子宫破裂可以发生在妊娠晚期和分娩期。甚至部分严重的病例,如能量器械造成的子宫角部、子宫体部烧灼伤,会发生中孕期自发性子宫破裂,导致腹腔内出血、急腹症。子宫下段剖宫产术后的瘢痕子宫破裂往往缺乏先兆子宫破裂的表现,部分患者仅有下腹部针刺样疼痛或压痛,伴或不伴血尿,临床上还有部分病例无任何阳性表现,只是剖宫产术中意外发现。

四、诊断和鉴别诊断

(一)诊断

根据典型的病史、症状、体征,典型的子宫破裂诊断并不困难,关键在于根据病史及时筛查和识别子宫破裂的高危因素,并对其重点监测。在临产时能够及时识别先兆子宫破裂的表现,分辨子宫强直性收缩、腹痛和正常产程中的宫缩痛。当产程中出现宫缩突然消失、胎心消失、产妇心率增快、血压下降等表现时一定要警惕子宫破裂的发生。

对可疑的高危孕产妇建议产程中持续电子胎心监护,及时发现胎儿心动过速、心动过缓、严重变异减速或晚期减速、延长减速等异常。

腹腔穿刺可以明确诊断腹腔内出血,急诊床旁 B 型超声检查可以协助诊断腹腔内出血、死胎等。

(二)鉴别诊断

1.胎盘早剥

Ⅱ级以上的胎盘早剥会出现子宫强直收缩、宫体压痛、阴道出血、胎儿窘迫或死亡、孕妇失血性休克等表现,同子宫破裂的临床表现有诸多类似。但是严重的胎盘早剥一般都存在子痫前期、子痫、严重腹部外伤等病史,腹部检查无病理性缩复环。超声检查见子宫完整,部分病例可见到胎盘后血肿等典型的胎盘剥离征象。

2.难产伴发绒毛膜羊膜炎

部分病例特别是合并胎膜早破者,由于产程长、多次行阴道检查、胎头旋转等操作可以导致绒毛膜羊膜炎,出现子宫体压痛、激惹等类似先兆子宫破裂的表现。因为感染的存在,绒毛膜羊膜炎患者可伴有羊水异味、白细胞计数和分类升高,C反应蛋白及降钙素原增高等表现。结合病理缩复环、血尿等症状的有无及B型超声检查,鉴别并不困难。

五、治疗

一般治疗:开放静脉通道、吸氧、输液,做好输血的准备,大剂量应用广谱抗生素预防感染。

(一)先兆子宫破裂

一旦诊断先兆子宫破裂,立即予以抑制宫缩药物输注,肌内注射或静脉输注镇静剂,如盐酸哌替啶100 mg肌内注射,吸入麻醉或静脉全身麻醉,尽快行剖宫产术,抢救胎儿生命。

(二)子宫破裂

确诊子宫破裂,无论胎儿存活与否都应当在积极抗休克治疗的同时急诊剖腹探查,尽量快找到出血位置,止血。新鲜、整齐、无感染的子宫破裂如果有生育要求可以行创面修补缝合。破口不规则或伴感染者考虑子宫次全切除术。如果子宫破裂口向下延伸至宫颈者建议子宫全切。术中发现有阔韧带巨大血肿时,要打开阔韧带,充分下推膀胱及游离输尿管后再钳夹切断组织。子宫破裂已发生失血性休克的患者尽量就地抢救,避免因搬运加重休克与出血。如果限于当地条件必须转院时,一定要同时大量输血、输液抗休克治疗,腹部加压包扎后,依就近原则转运至有救治能力的医疗机构。

(三)预防

子宫破裂是严重的产科并发症,根据国内报道,围生儿死亡率高达90%,孕产妇死亡率为12%,一旦发生后果严重,因此子宫破裂重在预防。而且通过系统化的管理和严密观察,绝大多数子宫破裂是可以避免的。

1.健全妇幼保健制度

加强围生期保健管理,及时发现高危患者进行追踪管理和适时转诊,按照病情制订适宜的分娩计划。特别强调,对有子宫手术操作史的患者尽量取得前次手术操作的原始资料,根据手术记录情况综合评估。

2.强化医务人员的理论实践技能培训

严密观察产程,能够及时识别并正确处理病理缩复环、强直性子宫收缩等异常情况。

3.严格掌握宫缩剂的应用原则

原则包括缩宫素、前列腺素制剂在促宫颈成熟、催引产的应用规范。对宫缩药物使用的间隔时间、剂量、叠加效应等要熟练掌握,使用时专人看守,做好相关记录。

4.掌握手术助产的适应证和禁忌证

避免因不恰当的粗暴操作造成医源性子宫破裂。对操作困难的产钳助产、内倒转术、毁胎术等,常规在术后探查宫颈、宫腔,必要时可以利用B型超声协助检查。

5.严格掌握剖宫产指征

减少不必要的瘢痕子宫。

6.实施剖宫产后阴道分娩

要稳步有序地开展,做到制度先行、规范先行,严格掌握指征,切忌盲目跟风,给医患双方带来不必要的风险和危害。

（于文亮）

第二节 产后出血

产后出血是指胎儿娩出后 24 小时内失血量超过 500 mL,是分娩期常见的严重并发症,居我国产妇死亡原因首位。其发病率占分娩总数 2%~3%。产后出血可发生在三个时期即胎儿娩出后至胎盘娩出前,胎盘娩出至产后 2 小时及产后 2 小时至 24 小时,多发生在前两期。产后 2 小时内失血量占产后 24 小时内失血量的 74.7%。由于分娩时测量和收集失血量存在一定的困难,估计失血量偏少,实际发病率更高。引起产后出血的主要原因为子宫收缩乏力、胎盘因素、软产道损伤及凝血功能障碍。在诊断中应予高度重视,值得注意的是近年来在抢救产科大量汹涌出血时,如果在彻底止血前只补充晶体及红细胞,还会引起稀释性凝集病。

一、子宫收缩乏力

宫缩乏力性出血依然是产后出血的主要原因,占 70%~90%,及时有效地处理宫缩乏力性产后出血,对降低孕产妇死亡率十分关键。

(一)病因与发病机制

引起子宫收缩乏力性产后出血的原因有多种,凡是影响子宫收缩和缩复功能的因素都可引起子宫乏力性产后出血,常见的有全身因素、子宫局部因素、产程因素、产科并发症、内分泌及药物因素等。

1.全身因素

孕妇的体质虚弱,妊娠合并心脏病,高血压、肝脏疾病、血液病等慢性全身性疾病均可致产后宫缩乏力。另外,产妇可因产程中对分娩的恐惧、精神紧张及产后胎儿性别不理想等精神因素使大脑皮质功能紊乱,加上产程中进食不足及体力消耗,水、电解质平衡紊乱,均可导致宫缩乏力。

2.子宫局部因素

(1)子宫肌纤维过度伸展:如多胎妊娠、巨大儿、羊水过多等,使子宫肌纤维失去正常收缩能力。

(2)子宫肌壁损伤:经产妇使子宫肌纤维变性,结缔组织增生影响子宫收缩。急产、剖宫产和子宫肌瘤剔除术后,都可因子宫肌壁的损伤影响宫缩。

(3)子宫病变:子宫畸形(如双角子宫、残角子宫、双子宫等)、子宫肌瘤、子宫腺肌病等,均能引起产后宫缩乏力。

3.产程因素

产程延长、滞产、头盆不称或胎位异常试产失败等,都可引起继发性宫缩乏力,导致产后出血。

4.产科并发症

妊娠期高血压疾病、宫腔感染、胎盘早剥、前置胎盘等可因子宫肌纤维水肿,子宫胎盘卒中,胎盘剥离面渗血,子宫下段收缩不良等引起宫缩乏力性产后出血。

5.内分泌失调

产时和产后,产妇体内雌激素、缩宫素及前列腺素合成与释放减少,使缩宫素受体数量减少,肌细胞间隙连接蛋白数量减少。子宫平滑肌细胞 Ca^{2+} 浓度降低,肌浆蛋白轻链激酶及 ATP 酶不足,均可影响肌细胞收缩,导致宫缩乏力。

6.药物影响

产前及产时使用大剂量镇静剂、镇痛剂及麻醉药,如吗啡、氯丙嗪、硫酸镁、哌替啶、苯巴比妥钠等,都可以使宫缩受到抑制而发生宫缩乏力性产后出血。

(二)临床表现

子宫收缩乏力性产后出血可发生在胎盘娩出前也可以在胎盘娩出后,胎盘娩出后阴道多量流血及失血性休克等相应症状,是产后出血的主要临床表现。主要表现为胎盘娩出后阴道流血较多,按压宫底有血块挤出。也可以没有突然大量的出血,但有持续的中等量出血,直到出现严重的血容量不足,产妇可出现烦躁、皮肤苍白湿冷、脉搏细弱、脉压缩小等休克症状。

(三)诊断

1.估计失血量

胎盘娩出后 24 小时超过 500 mL 可诊断产后出血。估计失血量的方法:①称重法,失血量(mL)=[胎儿娩出后的接血敷料湿重(g)−接血前敷料干重(g)]/1.05(血液比重 g/mL)。②容积法,用产后接血容器收集血液后,放入量杯测量失血量。③面积法,可按接血纱块血湿面积粗略估计失血量。④监测生命体征、尿量和精神状态。⑤休克指数法,休克指数=心率/收缩压(mmHg)。⑥血红蛋白含量测定,血红蛋白每下降 10 g/L,失血 400~500 mL。但是产后出血早期,由于血液浓缩,血红蛋白值常不能准确反映实际出血量。

2.确诊条件

(1)出血发生于胎盘娩出后。

(2)出血为暗红色或鲜红色,伴有血块。

(3)宫底升高,子宫质软、轮廓不清,阴道流血多或剖宫产时,可以直接触到子宫呈疲软状。按摩子宫及应用缩宫剂后,子宫变硬,阴道流血可减少或停止。

(4)除外产道裂伤、胎盘因素和凝血功能障碍因素所致产后出血。

(四)处理

宫缩乏力性产后出血的处理原则为:正确估计失血量和动态监护、针对病因加强宫缩、止血、补充血容量、纠正失血性休克、预防多器官功能衰竭及感染。

1.正确估计出血量和动态监护

准确估计失血量是判断病情和选择实施抢救措施的关键。估计失血量大于或可能大于500 mL 时,则须及时采取必要的动态监护措施,如凝血功能、水及电解质平衡,持续心电监护,持续监测血压、脉搏等生命体征;必要时可以连续检测血红蛋白浓度及凝血功能。

2.处理方法

(1)子宫按摩或压迫法:可采用经腹按摩或经腹经阴道联合按压。经腹按摩方法为胎盘娩出后,术者一手的拇指在前、其余四指在后,在下腹部按摩并压迫宫底,挤出宫腔内积血,促进子宫收缩;经腹经阴道联合按压法为,术者一手戴无菌手套伸入阴道握拳置于阴道前穹隆,顶住子宫前壁,另一只手在腹部按压子宫后壁,使宫体前屈,两手相对紧压并均匀有节律地按摩子宫;剖宫产时可以手入腹腔,直接按摩宫底,增强子宫收缩。按摩时间以子宫恢复正常收缩并能保持收缩状态为止,同时要配合应用宫缩剂。

(2)宫缩剂的应用。①缩宫素:为预防和治疗产后出血的一线药物。治疗产后出血方法为:

缩宫素10 U肌内注射、子宫肌层或宫颈注射,以后10～20 U加入500 mL晶体液中静脉滴注,给药速度根据患者的反应调整,常规速度250 mL/h,约80 mU/min。静脉滴注能立即起效,但半衰期短(1～6分钟),故需持续静脉滴注。缩宫素应用相对安全,大剂量应用时可引起高血压、水及钠潴留和心血管系统不良反应;一次大剂量静脉注射未稀释的缩宫素,可导致低血压、心动过速和/或心律失常,甚至心搏骤停,虽然合成催产素制剂不含抗利尿激素,但仍有一定的抗利尿作用,大剂色应用特别是持续长时间静脉滴注可引起水中毒。因缩宫素有受体饱和现象,无限制加大用量反而效果不佳,并可出现不良反应,故24小时总量应控制在60 U内。②卡前列素氨丁三醇(为前列腺素F2α衍生物(15-甲基PGF2α),引起全子宫协调有力的收缩。用法为250 μg(1支)深部肌内注射或子宫肌层注射,3分钟起作用,30分钟达作用高峰,可维持2小时;必要时可重复使用,总量不超过8个剂量。此药可引起肺气道和血管痉挛外,另外的不良反应有腹泻、高血压、呕吐、高热、颜面潮红和心动过速。哮喘、心脏病和青光眼患者禁用,高血压患者慎用。③米索前列醇:系前列腺素E1的衍生物,可引起全子宫有力收缩,应用方法:米索前列醇200～600 μg顿服或舌下给药,口服10分钟达高峰,2小时后可重复应用,米索前列醇不良反应者恶心、呕吐、腹泻、寒战和体温升高较常见;高血压、活动性心、肝、肾脏病及肾上腺皮质功能不全者慎用,青光眼、哮喘及过敏体质者禁用。

(3)手术治疗:在上述处理效果不佳时,可根据患者情况和医师的熟练程度选用下列手术方法。

宫腔填塞:有宫腔水囊压迫和宫腔纱条填塞两种方法,阴道分娩后宜选用水囊压迫,剖宫产术中选用纱条填塞。宫腔填塞后应密切观察出血量、子宫底高度、生命体征变化等,动态监测血红蛋白、凝血功能的状况,以避免宫腔积血,水囊或纱条放置24～48小时后取出,要注意预防感染。

B-Lynch缝合:适用于子宫缩乏力性产后出血,子宫按摩和宫缩剂无效并有可能切除子宫的患者。方法:将子宫托出腹腔,先试用两手加压观察出血量是否减少以估计B-Lynch缝合成功止血的可能性,加压后出血基本停止,则成功可能性大,可行B-Lynch缝合术。下推膀胱腹膜返折进一步暴露子宫下段。应用可吸收线缝合,先从右侧子宫切口下缘2～3 cm、子宫内侧3 cm处进针,经宫腔至距切口上缘2～3 cm、子宫内侧4 cm出针;然后经距宫角约3～4 cm宫底将缝线垂直绕向子宫后壁,于前壁相应位置进针进入宫腔横向至左侧后壁与右侧相应位置进针,出针后将缝线垂直通过宫底至子宫前壁,与右侧相应位置分别于左侧子宫切口上、下缘缝合。收紧两根缝线,检查无出血即打结。然后再关闭子宫切口。子宫放回腹腔观察10分钟,注意下段切口有无渗血,阴道有无出血及子宫颜色,若正常即逐层关腹。B-Lynch缝合术后并发症的报道较为罕见,但有感染和组织坏死的可能,应掌握手术适应证。

盆腔血管结扎:包括子宫动脉结扎和髂内动脉结扎。子宫血管结扎适用于难治性产后出血,尤其是剖宫产术中宫缩乏力性出血,经宫缩剂和按摩子宫无效,或子宫切口撕裂而局部止血困难者。推荐五步血管结扎法:单侧子宫动脉上行支结扎;双侧子宫动脉上行支结扎;子宫动脉下行支结扎;单侧卵巢子宫血管吻合支结扎;双侧卵巢子宫血管吻合支结扎。髂内动脉结扎术手术操作困难,需要由盆底手术熟练的妇产科医师操作。适用于宫颈或盆底渗血、宫颈或阔韧带出血、腹膜后血肿、保守治疗无效的产后出血,结扎前后需准确辨认髂外动脉和股动脉,必须小心勿损伤髂内静脉,否则可导致严重的盆底出血。

经导管动脉栓塞(transcatheter arterial embolization,TAE):适应证:经保守治疗无效的各

种难治性产后出血,生命体征稳定。禁忌证:生命体征不稳定、不宜搬动的患者;合并有其他脏器出血的 DIC;严重的心、肝、肾和凝血功能障碍;对造影剂过敏者。方法:局麻下行一侧腹股沟韧带中点股动脉搏动最强点穿刺,以 Seldinger 技术完成股动脉插管。先行盆腔造影,再行双侧髂内动脉及子宫动脉造影,显示出血部位及出血侧子宫动脉,大量造影剂外溢区即为出血处。迅速将导管插入出血侧的髂内动脉前干,行髂内动脉栓塞术(ⅡAE)或子宫动脉栓塞术(uterial artery embolization,UAE),二者均属经导管动脉栓塞术(transcatheter arterial embolization,TAE)的范畴。固定导管,向该动脉注入带抗生素的吸收性明胶海绵颗粒或吸收性明胶海绵条或吸收性明胶海绵弹簧钢圈后,直至确认出血停止,行数字减影成像技术(DSA)造影证实已止血成功即可,不要过度栓塞。同法栓塞对侧。因子宫供血呈明显的双侧性,仅栓塞一侧子宫动脉或髂内动脉前干将导致栓塞失败。临床研究结果表明术中发生的难治性产后出血以髂内动脉结扎术和子宫切除术为宜。而术后或顺产后发生的顽固性出血可选择髂内动脉栓塞术。对于复发出血者,尚可再次接受血管栓塞治疗。

子宫切除术:适用于各种保守性治疗方法无效者。一般为次全子宫切除术,如前置胎盘或部分胎盘植入宫颈时行子宫全切除术。操作注意事项:由于子宫切除时仍有活动性出血,故需以最快的速度"钳夹、切断、下移",直至钳夹至子宫动脉水平以下,然后缝合打结,注意避免损伤输尿管。对子宫切除术后盆腔广泛渗血者,用大纱条填塞压迫止血并积极纠正凝血功能障碍。

3.补充血容量纠正休克

产妇可因出血量多,血容量急剧下降发生低血容量性休克。在针对病因加强宫缩和止血的同时,应积极纠正休克。建立有效静脉通道,监测中心静脉压、血气、尿量,补充晶体平衡液及血液、新鲜冰冻血浆等,有效扩容纠正低血容量性休克。对于难治性休克,在补足血容量后可给予血管活性药物升压。另外可短期大量使用肾上腺皮质激素,有利于休克的纠正。在积极抢救,治疗病因之后,达到以下状况时,可以认为休克纠正良好:出血停止;收缩压>90 mmHg;中心静脉压回升至正常;脉压>30 mmHg;脉搏<100 次/分;尿量>30 mL/h;血气分析恢复正常;一般情况良好,皮肤温暖、红润、静脉充盈、脉搏有力。

4.预防多器官功能障碍

严重的宫缩乏力性产后出血可发生凝血功能障碍,并发 DIC,继而发生多脏器功能衰竭。休克和多脏器功能衰竭是产后出血的主要死因,因此治疗宫缩乏力性产后出血时需注意主要脏器的功能保护。明显的器官功能障碍应当采用适当的人工辅助装置,如血液透析、人工心肺机等。

5.预防感染

产妇由于大量出血而机体抵抗力降低,且抢救过程中难以做到完全无菌操作,因此,有效止血和控制病情同时还需应用足量的抗生素预防感染。

(五)预防

重视产前保健、积极治疗引起产后宫缩乏力的疾病、正确处理产程、加强产后观察,可有效降低宫缩乏力性产后出血的发生率。

(1)加强孕期保健,定期产检,发现有引起宫缩乏力性产后出血的高危因素及时入院诊治。

(2)积极预防和治疗产科并发症及妊娠合并症。

(3)正确处理产程,重视产妇休息及饮食,防止疲劳及产程延长;合理使用子宫收缩剂及镇静剂;对孕妇进行精神疏导,减少精神紧张情绪。对有发生宫缩乏力性产后出血可能者适时给予宫缩剂加强宫缩。

（4）加强产后观察，产后产妇应在产房中观察 2 小时，仔细观察产妇的生命体征、宫缩及阴道流血情况，发生异常及时处理。离开产房前鼓励产妇排空膀胱，鼓励产妇与新生儿早接触、早吸吮，能反射性引起子宫收缩，减少出血量。

二、胎盘因素所致出血

（一）概述

胎盘因素是导致产后出血的第二大原因，仅次于子宫收缩乏力，文献报道占产后出血总数的 7%～24%。近年来由于剖宫产及宫腔操作增加，胎盘因素所致产后出血的比例有明显上升趋势，成为严重产后出血且必须切除子宫的最常见原因。主要包括胎盘剥离不全、胎盘剥离后滞留、胎盘嵌顿、胎盘粘连、胎盘植入、胎盘和/或胎膜残留，以及前置胎盘等。

（二）分类

1.胎盘剥离不全

多见于宫缩乏力或第三产程处理不当，如胎盘未剥离而过早牵拉脐带或刺激子宫，使胎盘部分自宫壁剥离，影响宫缩，剥离面血窦开放引起出血不止。

2.胎盘剥离后滞留

多由宫缩乏力或膀胱充盈等因素影响胎盘下降，胎盘从宫壁完全剥离后未能排出而滞留在宫腔内影响子宫收缩。

3.胎盘嵌顿

由于使用宫缩剂不当或第三产程过早及粗暴按摩子宫等，引起宫颈内口附近子宫肌呈痉挛性收缩，形成狭窄环，使已全部剥离的胎盘嵌顿于宫腔内，影响子宫收缩致出血。

4.胎盘粘连

在引起产后出血的胎盘因素中胎盘粘连最常见，胎儿娩出后胎盘全部或部分粘连于子宫壁上，不能自行剥离，称为胎盘粘连，易引起产后出血。胎盘粘连包括所有胎盘小叶的异常粘连（全部胎盘粘连），累及几个胎盘小叶（部分胎盘粘连），或累及一个胎盘小叶（灶性胎盘粘连）。

5.胎盘植入

指胎盘绒毛因子宫蜕膜发育不良等原因而植入子宫肌层，临床上较少见。根据胎盘植入面积又可分为完全性与部分性两类。其发生与既往有过宫内膜损伤及感染有关，绒毛可侵入深肌层达浆膜层甚至穿透浆膜层形成穿透性胎盘，可引起子宫自发破裂。

6.胎盘小叶、副胎盘和/或胎膜残留

部分胎盘小叶、副胎盘或部分胎膜残留于宫腔内，影响子宫收缩而出血。常因过早牵拉脐带、过早用力揉挤子宫所致。

7.胎盘剥离出血活跃

胎盘剥离过程中出血过多。

8.胎盘早剥

子宫卒中子宫肌纤维水肿弹性下降，易引起宫缩乏力而致产后出血。

9.前置胎盘

在引起剖宫产产后出血的胎盘因素中，最常见的即前置胎盘。前置胎盘易并发产后出血原因主要有以下三点：首先在胎盘前置时，胎盘附着于子宫下段或覆盖于子宫颈中，其附着部位肌肉薄弱或缺乏，胎盘剥离后，不能有效收缩关闭血管，从而导致出血不止，引起产后出血；其次前置胎盘易发生胎盘粘连及植入肌层,胎盘剥离时出血较多;第三点是当胎盘附着于子宫前壁时,切开子宫很容易损伤胎盘而出血。

（三）高危因素

在蜕膜形成缺陷的情况下胎盘粘连比较常见,许多临床资料显示发生胎盘粘连、植入、滞留、前置胎盘与多胎、多产、炎症、化学药物刺激、机械损伤等因素造成子宫内膜损伤有密切关系。随着人工流产次数的增多,胎盘因素所引起的产后出血也逐渐增多,多次吸宫或刮宫过深损伤子宫内膜及其浅肌层可造成再次妊娠时子宫蜕膜发育不良,因代偿性扩大胎盘面积或增加覆着深度以摄取足够营养,使胎盘粘连甚至植入发生率增加。另外,子宫内膜面积减少可引起胎盘面积增加或发生异位形成前置胎盘造成产后大出血。部分患者由于人工流产术中无菌技术操作不严或过早性生活引起子宫内膜炎。

（四）临床特点

胎盘因素导致的产后出血一般表现为胎盘娩出前阴道多量流血,常伴有宫缩乏力,子宫不呈球状收缩,宫底上升,脐带不下移。胎盘娩出、宫缩改善后出血停止。出血的特点为间歇性,血色暗红,有凝血块。胎盘小叶或副胎盘残留是在胎儿娩出后胎盘自然娩出,但阴道流血较多,似子宫收缩不良,应仔细检查胎盘是否完整和胎膜近胎盘周围有无血管分支或有无胎盘小叶缺如的粗糙面。完全性胎盘粘连或植入在手取胎盘前往往出血极少或不出血,而在试图娩出胎盘时可出现大量出血,甚至有时牵拉脐带可导致子宫内翻。胎盘嵌顿时在子宫下段可发现狭窄环。胎盘嵌顿引起的产后出血比较隐匿,出血量与血流动力学的改变不相符。

B超声像特征:正常产后子宫声像图为子宫体积明显增大,宫壁均匀增厚,内膜显示清晰。单纯胎盘残留与胎盘粘连均表现为宫腔内光点密集及边缘轮廓较清晰的光团,提示胎盘胎膜瘤。胎盘植入则表现为宫腔内见胎盘组织样回声,其与部分子宫肌壁关系密切,局部子宫肌壁明显薄于对侧。

（五）治疗措施

（1）胎盘剥离不全及粘连绝大多数可徒手剥离取出。手取胎盘的方法为在适当的镇痛或麻醉下,一手在腹壁按压固定宫底,另一手沿着脐带通过阴道进入子宫。触到胎盘后,即用手掌尺侧进入胎盘边缘与宫壁之间逐步将胎盘与子宫分离,部分残留用手不能取出者,用大号刮匙刮取残留物,最好在B超引导下刮宫。若徒手剥离胎盘时,手感分不清附着界限则切忌以手指用力分离胎盘,因很可能是完全性胎盘粘连或胎盘植入。

（2）完全性胎盘粘连或胎盘植入以子宫切除为宜。若出血不多需保留子宫者可保守治疗,子宫动脉栓塞术或药物(甲氨蝶呤或米非司酮)治疗都有较好效果。

药物治疗:①米非司酮是一种受体水平抗孕激素药物,它能抑制滋养细胞增殖,诱导和促进其凋亡,能引起胎盘绒毛膜滋养层细胞周期动力学发生明显变化,阻断细胞周期的运转,从而抑制滋养层细胞的增殖过程,引起蜕膜和绒毛组织的变性。用法:米非司酮50 mg口服,3次/天,共服用12天。②MTX:10 mg肌内注射,1次/天,共7天;或MTX 1 mg/kg单次肌内注射。如血β-HCG下降不满意一周后可重复一次用药。

盆腔血管栓塞术由经验丰富的放射介入医师进行,其栓塞成功率可达95%。对还有生育要求的产妇,可避免子宫切除。介入栓塞的方法是局部麻醉下将一导管置入腹主动脉内,应用荧光显影技术确定出血血管,并放入可吸收的明胶海绵栓塞出血血管,达到止血目的。若出血部位不明确,可将明胶海绵置入髂内血管。此法对多数宫腔出血有效。

（3）胎盘剥离后滞留：首先导尿排空膀胱，用手按摩宫底使子宫收缩，另一手轻轻牵拉脐带协助胎盘娩出。

（4）胎盘嵌顿在子宫狭窄环以上者，可使用静脉全身麻醉下，待子宫狭窄环松解后，用手取出胎盘当无困难。

（5）胎盘剥离出血活跃胎盘剥离过程中出现阴道大量流血需立即徒手剥离胎盘娩出，并给予按摩子宫及应用宫缩制剂。

（6）前置胎盘剥离面出血者，可"8"字缝合剥离面止血。或用垂体后叶素 6 U 稀释于 20 mL 生理盐水中，于子宫内膜下多点注射，显效快，可重复使用，无明显不良反应。B-lynch 缝合术也是治疗前置胎盘产后出血较好的保守治疗手段。胎盘早剥子宫卒中并有凝血功能障碍者，要输新鲜血浆，补充凝血因子。Fg<1.5 g/L 时，输纤维蛋白原，输 2～4 g，可升高 1 g/L，BPC<50×10^9/L，输 BPC 悬液。

（7）宫腔填塞术：前置胎盘或胎盘粘连所导致的产后出血，填塞可以控制出血。宫腔填塞主要有两类方法，填塞球囊或填塞纱布。可供填塞的球囊有专为宫腔填塞而设计的，能更好地适应宫腔形状，如 Bakri 紧急填塞球囊导管；原用于其他部位止血的球囊，但并不十分适合宫腔形状，如森-布管、Rusch 泌尿外科静压球囊导管；利用产房现有条件的自制球囊，如手套或避孕套。宫腔填塞纱布是一种传统的方法，其缺点是不易填紧，且因纱布吸血而发生隐匿性出血，建议统一使用规格为 10 cm×460 cm 长的纱布，所填入纱布应于 24 小时内取出，宫腔填塞期间须予抗生素预防感染；取出纱条前应先使用缩宫素，促进子宫收缩，减少出血。

（六）预防措施

加强婚前宣教，做好计划生育，减少非意愿妊娠，减少人工流产次数，以降低产后出血的发生率。为了预防产后出血，重视第三产程的观察和处理，胎儿娩出后配合手法按摩子宫，正确及时使用缩宫药物，以利胎盘剥离排出，密切观察出血量，仔细检查胎盘、胎膜娩出是否完整，胎膜边缘有无断裂的血管残痕，如有，应在当时取出。胎盘未娩出前有较多阴道流血或胎儿娩出后 10 分钟未见胎盘自然剥离征象时要及时实施宫腔探查及人工剥离胎盘术可以减少产后出血。有文献报道第三产程用米索前列腺醇 400 μg＋NS 5 mL 灌肠，能减少产后出血量。

对于前置胎盘者，尤其是中央型及部分型前置胎盘，需做好产后出血抢救的各项准备工作，应由有经验的高年资医师上台参与手术，手术者术前要亲自参与 B 超检查，了解胎盘的位置及胎盘下缘与子宫颈内口的关系，选择合适的手术切口，从而有效降低产后出血的发生率，术中要仔细检查子宫颈内口是否有活动性出血，因为有可能发生阴道出血但宫腔无出血而掩盖了出血现象。

三、凝血功能障碍

凝血功能障碍指任何原发或继发的凝血功能异常，均能导致产后出血。其抢救失败，是导致孕产妇死亡的主要原因。

（一）病因与发病机制

特发性血小板减少性紫癜、再生障碍性贫血、白血病、血友病、维生素 K 缺乏症、人工心脏瓣膜置换术后抗凝治疗、严重肝病等产科合并症可引起原发性凝血功能异常。胎盘早剥、死胎、羊水栓塞、重度子痫前期、子痫、HELLP 综合征等产科并发症，均可引起弥散性血管内凝血（DIC）而导致继发性凝血功能障碍。

正常凝血功能的维持依赖于凝血与抗凝血、纤溶与抗纤溶、血小板功能和血管内皮细胞功能四大系统的相互协调。正常妊娠时,若出现明显的血管内皮损伤、血小板活化增强、凝血酶原活性增加、高凝状态导致继发性纤溶亢进和抗纤溶活性增强,而这四个方面相互影响相互渗透,从而维持正常妊娠处于凝血与抗凝血、纤溶与抗纤溶的动态平衡中,即所谓的生理性高凝状态。当存在产科合并症或并发症时打破了这种平衡而出现凝血功能障碍。其主要机制如下。

1.血管内皮细胞损伤、激活凝血因子Ⅻ

启动内源性凝血系统。

2.组织严重破坏

使大量组织因子进入血液,启动外源性凝血系统:创伤性分娩、胎盘早期剥离、死胎等情况下均有严重的组织损伤或坏死,大量促凝物质入血,其中尤以组织凝血活酶(tissue thromboplastin,即凝血因子Ⅲ,或称组织因子)为多。

3.促凝物质进入血液

羊水栓塞时一定量的羊水或其他异物颗粒进入血液可以通过表面接触使因子Ⅻ活化,从而激活内源性凝血系统。急性胰腺炎时,蛋白酶进入血液能促使凝血酶原变成凝血酶。抗原抗体复合物能激活因子Ⅻ或损伤血小板引起血小板聚集并释放促凝物质(如血小板因子等)。补体的激活在 DIC 的发生发展中也起着重要的作用。

4.血细胞大量破坏

正常的中性粒细胞和单核细胞内有促凝物质,在大量内毒素或败血症时中性粒细胞合成并释放组织因子;在急性早幼粒细胞性白血病患者,此类白血病细胞胞质中含有凝血活酶样物质,当白血病细胞大量坏死时,这些物质就大量释放入血,通过外源性凝血系统的启动而引起 DIC。内毒素、免疫复合物、颗粒物质、凝血酶等都可直接损伤血小板,促进它的聚集。微血管内皮细胞的损伤,内皮下胶原的暴露是引起局部血小板黏附、聚集、释放反应的主要原因。血小板发生黏附、释放和聚集后,除有血小板凝集物形成,堵塞微血管外,还能进一步激活血小板的凝血活性,促进 DIC 的形成。

5.凝血因子合成和代谢异常

重症肝炎、妊娠脂肪肝、HELLP 综合征等疾病可导致凝血因子在肝脏的合成障碍,致使凝血因子缺乏,进而导致凝血功能障碍。

6.血小板的减少

特发性血小板减少性紫癜和再生障碍性贫血,循环中血小板的减少,是导致凝血功能障碍的主要原因。

(二)临床表现

凝血功能障碍的主要临床表现为出血,以及出血引起的休克和多器官功能衰竭。出血的发生时间随病因和病情进展情况而异,可在胎盘娩出前,亦可在胎盘娩出后。大多发现时已处于消耗性低凝或继发性纤溶亢进阶段,临床上可出现全身不同部位的出血,最多见的是子宫大量出血或少量持续不断的出血。开始还可见到血凝块,但血块很快又溶解,最后表现为血不凝。此外,常有皮下、静脉穿刺部位、伤口、齿龈、胃肠道出血或血尿。大量出血时呈现面色苍白、脉搏细弱、血压下降等休克的表现,呼吸困难、少尿、无尿、恶心、呕吐、腹部或背部疼痛、发热、黄疸、低血压、意识障碍(严重者发生昏迷)及各种精神神经症状等多器官功能衰竭的表现。

（三）诊断及实验室检查

凝血功能障碍,主要依靠临床表现结合病因及各种实验室检查来确诊。

1.特发性血小板减少性紫癜

多见于成年女性,主要表现为皮肤黏膜出血。轻者仅有四肢及躯干皮肤的出血点、紫癜及瘀斑、鼻出血、牙龈出血,严重者可出现消化道、生殖道、视网膜及颅内出血。实验室检查,通常血小板$<100\times10^9/L$,骨髓检查,巨核细胞正常或增多,成熟型血小板减少,血小板相关抗体及血小板相关补体（PAC_3）阳性,血小板生存时间明显缩短。

2.再生障碍性贫血

主要表现为骨髓造血功能低下,全血细胞减少和贫血、出血、感染综合征。呈现全血细胞减少,正细胞正色素性贫血,网织红细胞百分数<0.01,淋巴细胞比例增高。骨髓多部位增生低下,幼粒细胞、幼红细胞、巨核细胞均减少,非造血细胞比例增高,骨髓小粒空虚。

3.血友病

血友病是一组因遗传性凝血活酶生成障碍引起的出血性疾病。分为血友病 A、血友病 B 及遗传性因子 XI 缺乏症。其中血友病 A 最常见。血友病 A 发病基础是由于 F Ⅷ：C 缺乏,导致内源性途径凝血障碍。血友病 B 是由于缺乏 F Ⅸ,引起内源性途径凝血功能障碍。实验室检查,凝血时间（CT）通常正常或延长,活化部分凝血活酶时间（APTT）延长,简易凝血活酶生成实验（STGT）异常;凝血酶原生成实验（TGT）异常。可通过 TGT 纠正实验、F Ⅷ：C、F Ⅸ活性及抗原测定进行分型。也可以行基因诊断确诊。

4.维生素 K 缺乏症

一般情况下,维生素 K 缺乏症的发生率极低,其和长期摄入不足、吸收障碍、严重肝病及服用维生素 K 拮抗剂有关。由于人体内的凝血因子 F Ⅹ、F Ⅸ、F Ⅶ、凝血酶原及其调节蛋白 PC、PS 等的生成,都需要维生素 K 参与。实验室检查,PT 延长、APTT 延长;F Ⅹ、F Ⅸ、F Ⅶ、凝血酶原活性低下。

5.重度肝病

肝脏是除 Ca^{2+} 和组织因子外,其他凝血因子合成的场所,重度肝病时,实验室检查多表现为肝损害的一系列生化改变、凝血酶原时间（PT）、 APTT 延长和多种凝血因子的异常,甚至出现 DIC。

（四）治疗

凝血功能障碍的处理原则为早期诊断和动态监测,积极处理原发病,同时改善微循环,纠正休克,补充耗损的凝血因子,保护和维持重要脏器的功能。

1.早期诊断和动态监测

及早诊断和早期合理治疗是提高凝血功能障碍所致产后出血救治成功率的根本保证。临床有凝血功能障碍高发的产科并发症和合并症或发生各种原因所致的产后出血,都应该及时进行相关出凝血指标的测定。同时在治疗过程中动态监测血小板、纤维蛋白原、纤维蛋白降解物、D-二聚体、PT、APTT、凝血酶时间（TT）的变化,可以监控病情的演变情况指导临床治疗。

2.积极治疗原发病

病因治疗是首要治疗原则,只有去除诱发因素,才有可能治愈凝血功能障碍所致的产后出血。

3.纠正休克

出血隐匿时休克症状可能为首发症状。

4.补充凝血因子

各种病因引起的凝血功能障碍中,大都有凝血因子的异常。因此积极补充凝血因子和血小板是治疗的一项重要措施。可通过输注新鲜冰冻血浆、凝血酶原复合物、纤维蛋白原、冷沉淀(含Ⅷ因子和纤维蛋白原)、单采血小板、红细胞等血制品来解决。

(1)血小板:血小板低于(20~50)×10⁹/L或血小板降低出现不可控制的渗血时使用。可输注血小板 10 U,有效时间为 48 小时。

(2)新鲜冰冻血浆:是新鲜抗凝全血于 6~8 小时内分离血浆并快速冰冻,几乎保存了血液中所有的凝血因子、血浆蛋白、纤维蛋白原。使用剂量 10~15 mL/kg。

(3)冷沉淀:输注冷沉淀主要为纠正纤维蛋白原的缺乏,如纤维蛋白原浓度高于 1.5 g/L 不必输注冷沉淀。冷沉淀常用剂量 1~1.5 U/10 kg。

(4)纤维蛋白原:输入纤维蛋白原 1 g 可提升血液中纤维蛋白原 25 mg/dL,1 次可输入纤维蛋白原 2~4 g。

(5)凝血酶原复合物,含因子Ⅴ、Ⅶ、Ⅸ、Ⅹ,可输注 400~800 U/d。

(6)近年研究发现,重组活化凝血因子Ⅶa(recombinant activated factorⅦa,rFⅦa)可用于治疗常规处理无效的难治性妇产科出血性疾病,并取得了满意疗效。产后出血患者应用 rFⅦa 的先决条件是:①血液指标,血红蛋白＞70 g/L,国际标准化比率(INR)＜1.5,纤维蛋白原≥1 g/L,血小板≥50×10⁹/L。②建议用碳酸氢钠提升血液 pH 至≥7.2(pH≤7.1 时,rFⅦa 有效性降低)。③尽可能恢复体温至生理范围。

rFⅦa 应用的时机是:①无血可输或拒绝输血时。②在代谢并发症或器官损伤出现之前。③在子宫切除或侵入性操作前。推荐的用药方案是:初始剂量是 40~60 μg/kg,静脉注射;初次用药 15~30 分钟后仍然出血,考虑追加 40~60 μg/kg 的剂量;如果继续有出血,可间隔 15~30 分钟重复给药 3~4 次;如果总剂量超过 200 μg/kg 后效果仍然不理想,必须重新检查使用 rFⅦa 的先决条件,只有实施纠正措施后,才能继续给 100 μg/kg。

5.肝素的应用

在 DIC 高凝阶段主张及早应用肝素,禁止在有显著出血倾向或纤溶亢进阶段应用肝素。

6.抗纤溶药物的应用

在 DIC 患者中,可以在肝素化和补充凝血因子的基础上应用抗纤溶药物,如氨基己酸、氨甲环酸、氨甲苯酸等。

总之,凝血功能障碍性产后出血是产后出血处理中最难治的特殊类型,除了按常规的产后出血处理步骤和方法进行外,更要注重原发病因素的去除和 DIC 的纠正,同时要注重重要脏器功能的保护,才能提高抢救的成功率,降低孕产妇死亡率。

四、稀释性凝集病所致的产科出血

(一)概述

稀释性凝集病是指大失血时由于只补充晶体及红细胞导致血小板缺失及可溶性凝集因子的不足,引起的功能性凝集异常。在妊娠期(如胎盘早剥时),更常见于产后期(如子宫收缩乏力性继发性出血),可由于大量汹涌出血,输血、输液不能止血反而造成稀释性凝集病,其原因是储存

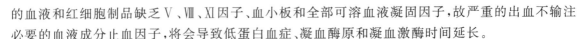

的血液和红细胞制品缺乏 Ⅴ、Ⅷ、Ⅺ 因子、血小板和全部可溶血液凝固因子,故严重的出血不输注必要的血液成分止血因子,将会导致低蛋白血症、凝血酶原和凝血激酶时间延长。

(二)临床特点

一般认为,失血时输入不含凝血因子的液体和红细胞达 1 个循环血量时,血浆中凝血因子和血小板浓度会下降至开始值的 37%,在交换 2 个循环血量之后会降低至基础浓度的 14%,便发生稀释性凝集病。在这种情况下第一个下降的凝血因子是纤维蛋白原(FIB),因此,稀释性凝集病的严重程度可以从纤维蛋白原浓度估计,但要除外纤维蛋白原下降的其他原因(如弥漫性血管内凝血,DIC)。研究显示,大量输血使凝血酶原标准单位(INR)和部分凝血活酶时间比率(APTT 比率)增高到 1.5～1.8 时,血浆因子 Ⅴ 和 Ⅷ 通常降低到 30% 以下。故有人将 INR 和 APTT 比率增加到对照值 1.5～1.8 成为稀释性凝血障碍的诊断和实施治疗干预的临界值。由于对大量输血所致稀释性凝血障碍一直未有一致的诊断标准,目前多以 INR 和 APTT 比率增加到 1.5～1.8、FIB<1 g/L,同时伴创面出血明显增加作为诊断依据。

如果失血量超过 1 个血容量以上就可以发生消耗性凝血障碍如 DIC 或稀释性凝集病,但 DIC 并不常见。DIC 的诊断依据是全部凝血参数均明显异常。DIC 可出现低纤维蛋白血症,血小板减少症和部分凝血活酶时间(APTT)、凝血酶原时间(PT)延长。由于 DIC 继发产生纤溶,可以检出纤维蛋白崩解后散落的亚单位——栓溶二聚体(D-Dimers),对 DIC 最特异的试验是D-Dimers,稀释性凝集病虽也表现血小板减少症,低纤维蛋白血症及 APTT、PT 延长,但D-Dimers试验阴性。DIC 的纤维蛋白原降解产物(FDP)比稀释性凝集病高,对 DIC 也较敏感,但不如 D-Dimers 特异。

(三)处理

纠正稀释性凝集病主要是补充新鲜冰冻血浆(FFP)、冷沉蛋白、新鲜血或浓缩血小板。目前临床上最容易得到的是 FFP,当凝血障碍伴 APTT 和 PT 显著延长或 FIB 明显减少时应首选FFP。因为 FFP 含有生理浓度的所有凝血因子,70 kg 成人输入 1 U FFP(250 mL)通常可改善PT 5%～6% 和 APTT 1%,按 15 mL/kg 输入 FFP 可使血浆凝血因子活性增加 8%～10%。为了获得和维持临界水平以上的凝血因子,推荐短期内快速输入足够剂量的 FFP 如 5～20 mL/kg。发生稀释性凝集病时第一个下降的凝血因子是纤维蛋白原,如果单独输入 FFP 不足以提供所需纤维蛋白原时应考虑采用浓缩纤维蛋白原 2～4 g,或含有纤维蛋白原、因子 Ⅷ 和Avon Willebrand 因子的冷沉淀。在治疗稀释性凝集病的过程中,血细胞比容(Hct)下降会增加出血危险,尤其是有血小板减少症时,因此不要推迟红细胞的输注,有建议稀释性凝血障碍时应设法提高 Hct 到高于 70～80 g/L 的氧供临界水平。多数大出血患者在交换了 2 个血容量之后会出现血小板减少症,故血小板计数如果低于 50×10⁹/L,应当输用血小板治疗。输 1 个单位血小板一般可升高血小板(5～10)×10⁹/L。重组的 Ⅶ 激活因子(rⅦa,诺七)与组织因子(TF)相互作用能直接激活凝血,产生大量的凝血酶,因为 TF 全部表达在破损血管的内皮,促凝作用不会影响全身循环。因此在严重稀释性凝集病中,应早期给予 rⅦa。

综上所述,妊娠期(如胎盘早剥时)及产后期(如子宫收缩乏力性继发性出血)大量汹涌出血的患者,要防止稀释性凝集病的发生。如果 FIB<1 g/L,INR 和 APTT 比率>1.5～1.8 及创面出血增加,应考虑稀释性凝血障碍。处理首选 FFP,必要时给予 FIB、血小板或其他凝血因子制品。

(于文亮)

第三节 羊 水 栓 塞

一、病因

羊水栓塞的病因与羊水进入母体循环有关。但是对致病机制的看法则有不同。妊娠晚期，羊水中水分占 98%，其他为无机盐、碳水化合物及蛋白质，如白蛋白、免疫球蛋白 A 及免疫球蛋白 G 等，此外尚有脂质如脂肪酸及胆红素、尿素、肌酐、各种激素和酶。如果已进入产程，羊水中还含有在产程中产生的大量前列腺素；重要的是还有胎脂块、自胎儿皮肤脱落的鳞形细胞、毳毛及胎粪，在胎粪中含有大量的组织胺、玻璃酸质酶。以前很多学者认为这一类有形物质进入血流是羊水栓塞引起肺血管机械性阻塞的主要原因。而产程中产生的前列腺素类物质进入人体血流，由于其缩血管作用，加强了羊水栓塞病理生理变化的进程；值得注意的是羊水中物质进入母体的致敏问题是人们关注的焦点，早就有人提出羊水栓塞的重要原因之一就是羊水所致的过敏性休克。20 世纪 60 年代，一些学者发现在子宫的静脉内出现鳞形细胞，但患者无羊水栓塞的临床症状；另外，又有一些患者有典型的羊水栓塞的急性心、肺功能衰竭及肺水肿症状，而尸检时并未找到羊水中所含的胎儿物质；Clark 等(1995 年)在 46 例羊水栓塞病例中发现有 40% 患者有药物过敏史，基于以上理由，Clark 认为变态反应可能也是导致发病的主要原因，他甚至建议用"妊娠类过敏样综合征"，以取代羊水栓塞这个名称。变态反应解释羊水栓塞引起的争议为：肥大细胞类胰蛋白酶和组胺同时测定是过敏性疾病的敏感监测指标，血清类胰蛋白酶 > 10 ng/mL 即存在变态反应，但羊水栓塞患者血清类胰蛋白酶通常为阴性或轻度增高。羊水栓塞的病因十分复杂，目前尚难以一种学说来解释其病因及致病机制。

(一)羊水进入母体的途径

进入母体循环的羊水量至今无法计算，但羊水进入母体的途径有以下几种。

1.宫颈内静脉

在产程中，宫颈扩张使宫颈内静脉有可能撕裂，或在手术扩张宫颈、剥离胎膜、安置内监护器引起宫颈内静脉损伤，静脉壁的破裂、开放，是羊水进入母体的一个重要途径。

2.胎盘附着处或其附近

胎盘附着处有丰富的静脉窦，如胎盘附着处附近胎膜破裂，羊水则有可能通过此裂隙进入子宫静脉。

3.胎膜周围血管

如胎膜已破裂，胎膜下蜕膜血窦开放，强烈的宫缩亦有可能将羊水挤入血窦而进入母体循环。另外，剖宫产子宫切口也日益成为羊水进入母体的重要途径之一。Clark(1995 年)所报告的 46 例羊水栓塞中，8 例在剖宫产刚结束时发生。Gilbert(1999 年)报告的 53 例羊水栓塞中，32 例(60%)有剖宫产史。

(二)羊水进入母体循环的条件

1.羊膜腔压力增高

多胎、巨大胎儿、羊水过多使宫腔压力过高；临产后，特别是第二产程子宫收缩过强；胎儿娩出过程中强力按压腹部及子宫等,使羊膜腔压力(100～175 mmHg)明显超过静脉压,羊水有可能被挤入破损的微血管而进入母体血液循环。

2.子宫血窦开放

分娩过程中各种原因引起的宫颈裂伤可使羊水通过损伤的血管进入母体血液循环。前置胎盘、胎盘早剥、胎盘边缘血窦破裂时,羊水也可通过破损血管或胎盘后血窦进入母体血液循环。剖宫产或中期妊娠钳刮术时,羊水也可从胎盘附着处血窦进入母体血液循环,发生羊水栓塞。

3.胎膜破裂后

大部分羊水栓塞发生在胎膜破裂以后,羊水可从子宫蜕膜或宫颈管破损的小血管进入母体血液循环中。由此推论,羊膜腔压力增高、过强宫缩和血窦开放是发生羊水栓塞的主要原因。高龄产妇、经产妇、急产、羊水过多、多胎妊娠、过期妊娠、巨大胎儿、死胎、胎膜早破、人工破膜或剥膜、前置胎盘、胎盘早剥、子宫破裂、不正规使用缩宫素或前列腺素制剂进行引产、剖宫产、中期妊娠钳刮术等可能是羊水栓塞的高危因素。由于羊水栓塞是一种罕见的产科并发症,现有报道很难明确诱发因素。

值得注意的是,羊水栓塞发生的确切原因目前仍不清楚,其高危因素包括所有可能增加羊水及胎儿成分进入母体机会的状况,如剖宫产、会阴切开等手术操作,前置胎盘、胎盘植入、胎盘早剥等胎盘异常。宫缩过强也曾被认为是羊水栓塞的高危因素,但是这一观点目前存在争议,羊水栓塞患者早期往往存在宫缩过强的表现,但是目前认为这种平滑肌高张是由于子宫灌注不足导致的内源性儿茶酚胺释放引起。宫缩过强是结果而不是原因。其他被认为是羊水栓塞高危的因素有:宫颈裂伤、子宫破裂、子痫、羊水过多、多胎妊娠,以及高龄、人种差异等。但是由于发病例数少,目前数据显示没有任何一项高危因素可以针对性的指导产科处理规范,而降低羊水栓塞的发生率。

二、病理生理

羊水进入母体循环后,通过多种机制引起机体的变态反应、肺动脉高压(和凝血功能异常等一系列病理生理变化。

(一)过敏性休克

羊水中的抗原成分可引起 I 型变态反应。在此反应中肥大细胞脱颗粒、异常的花生四烯酸代谢产物产生,包括白三烯、前列腺素、血栓素等进入母体血液循环,导致过敏性休克,同时使支气管黏膜分泌亢进,导致肺的交换功能下降,反射性地引起肺血管痉挛。

(二)肺动脉高压

被认为是羊水栓塞急性发作死亡的主要原因,羊水中有形物质可直接形成栓子阻塞肺内小动脉;还可作为促凝物质促使毛细血管内血液凝固,形成纤维蛋白及血小板微血栓机械性阻塞肺血管,引起急性肺动脉高压。同时有形物质可刺激肺组织产生和释放 PGF2α、5-羟色胺、白三烯等血管活性物质,使肺血管反射性痉挛,加重肺动脉高压。羊水物质也可反射性引起迷走神经兴奋,进一步加重肺血管和支气管痉挛,导致肺动脉高压或心搏骤停。肺动脉高压又使肺血管灌注明显减少,通气和换气障碍,肺组织严重缺氧,肺毛细血管通透性增加,液体渗出,导致肺水肿、严重低氧血症和急性呼吸衰竭。肺动脉高压直接使右心负荷加重,导致急性右心衰竭。肺动脉高压也可使左心房回心血量减少,引起周围血液循环衰竭,使血压下降产生一系列心源性休克症状,产妇可因重要脏器缺血而突然死亡。

(三)弥散性血管内凝血

羊水中含有丰富的促凝物质,进入母血后激活外源性凝血系统,在血管内形成大量微血栓(高凝期),引起休克和脏器功能损害。同时羊水中含有纤溶激活酶,可激活纤溶系统,加上大量凝血因子被消耗,血液由高凝状态迅速转入消耗性低凝状态(低凝期),导致血液不凝及全身出血。

(四)多脏器功能衰竭

由于休克、急性呼吸循环衰竭和弥散性血管内凝血等病理生理变化,常导致多脏器受累。以急性肾脏功能衰竭、急性肝功能衰竭和急性胃肠功能衰竭等多脏器衰竭常见。

三、临床表现

羊水栓塞发病特点是起病急骤、来势凶险。90%发生在分娩过程中,尤其是胎儿娩出前后的短时间内。少数发生于临产前或产后24小时以后。在极短时间内可因心肺功能衰竭、休克导致死亡。典型的临床表现可分为3个渐进阶段。

(一)心肺功能衰竭和休克

因肺动脉高压引起心力衰竭和急性呼吸循环衰竭,而变态反应可引起过敏性休克。在分娩过程中,尤其是刚破膜不久,产妇突然发生寒战、烦躁不安、呛咳气急等症状,随后出现发绀、呼吸困难、心率加快、面色苍白、四肢厥冷、血压下降等低氧血症和低血压。由于中枢神经系统严重缺氧,可出现抽搐和昏迷。肺部听诊可闻及湿啰音,若有肺水肿,产妇可咳血性泡沫痰。严重者发病急骤,甚至没有先兆症状,仅惊叫一声或打一次哈欠后,血压迅速下降,于数分钟内死亡。

(二)DIC 大出血

产妇渡过心肺功能衰竭和休克阶段,则进入凝血功能障碍阶段,表现为大量阴道流血、血液不凝固,切口及针眼大量渗血,全身皮肤黏膜出血,血尿甚至出现消化道大出血。产妇可因出血性休克死亡。

(三)急性肾衰竭

由于全身循环衰竭,肾脏血流量减少,出现肾脏微血管栓塞,肾脏缺血引起肾组织损害,表现为少尿、无尿和尿毒症征象。一旦肾实质受损,可致肾衰竭。严重病例会并发多器官功能衰竭。

典型临床表现的3个阶段可能按顺序出现,但有时亦可不全部出现或按顺序出现,不典型者可仅有休克和凝血功能障碍。中孕引产或钳刮术中发生的羊水栓塞,可仅表现为一过性呼吸急促、烦躁、胸闷后出现阴道大量流血。有些产妇因病情较轻或处理及时可不出现明显的临床表现。

四、诊断

羊水栓塞的诊断缺乏有效、实用的实验室检查,主要依靠的是临床诊断。而临床上诊断羊水栓塞主要根据发病诱因和临床表现。典型的羊水栓塞表现包括3个方面:突然出现的低氧血症和低血压,随后许多病例出现凝血功能障碍,所有表现都与妊娠和分娩相关。羊水栓塞出现在早期或中期妊娠终止妊娠或羊膜腔穿刺术中很罕见。羊水栓塞通常考虑为鉴别性诊断,针对那些突然出现心力衰竭或心搏骤停、低血压、抽搐、严重的呼吸困难或低氧血症的孕妇和近期分娩的妇女,特别在这些状况后出现不能用其他原因解释的凝血功能异常。

需要与羊水栓塞进行鉴别诊断的产科并发症与合并症有空气栓塞、变态反应、麻醉并发症、吸入性气胸、产后出血、恶性高热、败血症、血栓栓塞、子痫、宫缩乏力及子宫破裂等。

(一)病史及临床表现

凡在病史中存在羊水栓塞各种诱发因素及条件,如胎膜早破、人工破膜或剥膜、子宫收缩过强、高龄初产,在胎膜破裂后、胎儿娩出后或手术中产妇突然出现寒战、烦躁不安、气急、尖叫、呛咳、呼吸困难、大出血、凝血障碍、循环衰竭及不明原因休克,休克与出血量不成比例,首先应考虑为羊水栓塞。初步诊断后应立即进行抢救,同时可考虑利用胸部 X 线片、心脏超声、凝血功能等辅助检查和实验室诊断进行鉴别诊断。

(二)辅助检查

1.血涂片寻找羊水有形物质

这曾经被认为这是确诊羊水栓塞的标准,但近年来的研究指出,这一方法既不敏感也非特异,在正常孕妇血液中也可发现羊水有形物质。实施方法也并不适用于抢救当中进行,具体的是抽取下腔静脉或右心房血 5 mL,离心沉淀后取上层物做涂片,用 Wright-Giemsa 染色,镜检发现鳞状上皮细胞、毳毛、黏液,或行苏丹Ⅲ染色寻找脂肪颗粒。

2.子宫组织学检查

当患者行全子宫切除,或死亡后进行尸体解剖时,可以对子宫组织进行组织学检查,寻找羊水成分的证据。

3.非侵入性检查方法

(1)神经氨酸-N-乙酰氨基半乳糖(Sialyl Tn)抗原检测:胎粪及羊水中含有 Sialyl Tn 抗原,羊水栓塞时母血中 Sialyl Tn 抗原浓度明显升高。应用放射免疫竞争法检测母血 Sialyl Tn 抗原水平,是一种敏感和无创伤性的诊断羊水栓塞的手段。

(2)测定母亲血浆中羊水-胎粪特异性的粪卟啉锌水平、纤维蛋白溶酶及 C_3、C_4 水平也可以帮助诊断羊水栓塞。

4.胸部 X 线检查

90%患者可出现胸片异常。双肺出现弥散性点片状浸润影,并向肺门周围融合,伴有轻度肺不张和右心扩大。

5.心电图检查

ST 段下降,提示心肌缺氧。

6.超声心动图检查

可见右心房、右心室扩大、心排血量减少及心肌劳损等表现。

7.肺动脉造影术

肺动脉造影术是诊断肺动脉栓塞最可靠的方法,可以确定栓塞的部位和范围。但临床较少应用。

8.与 DIC 相关的实验室检查

可进行 DIC 筛选试验(包括血小板计数、凝血酶原时间、纤维蛋白原)和纤维蛋白溶解试验(包括纤维蛋白降解产物、优球蛋白溶解时间、鱼精蛋白副凝试验)。

9.尸检

(1)肺水肿、肺泡出血,主要脏器如肺、心、胃、脑等组织及血管中找到羊水有形物质。

(2)心脏内血液不凝固,离心后镜检找到羊水有形物质。

(3)子宫或阔韧带血管内可见羊水有形物质。

（三）美国羊水栓塞诊断标准

（1）出现急性低血压或心搏骤停。

（2）急性缺氧，表现为呼吸困难、发绀或呼吸停止。

（3）凝血功能障碍或无法解释的严重出血。

（4）上述症状发生在子宫颈扩张、分娩、剖宫产时或产后 30 分钟内。

（5）排除了其他原因导致的上述症状。

五、处理

临床一旦怀疑羊水栓塞，应立即抢救产妇。主要原则为：高质量的心肺复苏，纠正呼吸循环衰竭、强心、抗休克、抗过敏、防治 DIC 及肾衰竭、预防感染，病情稳定后立即终止妊娠。

（一）纠正呼吸循环衰竭

（1）心跳骤停患者，立即启动高质量的带有基础生命支持和高级生命支持的心肺复苏，心肺复苏要求如下所述：①按压频率＞100 次/分；②在硬床或者硬板上，按压深度＞5 cm；③保证每次按压可以引起足够的胸廓起伏；④尽量不中断胸外按压；⑤除颤后立即恢复胸外按压；⑥每 2 分钟换按压人员，避免过度疲劳；⑦复苏时将子宫放置于横位。

（2）纠正缺氧：出现呼吸困难、发绀者，立即面罩给氧，流速为 5～10 L/min。必要时行气管插管，机械通气，正压给氧，如症状严重，应行气管切开。保证氧气的有效供给，是改善肺泡毛细血管缺氧、预防肺水肿的关键。同时也可改善心、脑、肾等重要脏器的缺氧。

（3）解除肺动脉高压，抗休克及强心。常用药物如下所述。①西地那非：5 型磷酸二酯酶（PDE-5）抑制剂，能够特异性抑制 PDE-5 表达，增加机体内的内皮源一氧化氮及环磷酸鸟苷（cGMP），舒张血管平滑肌，以及降低肺动脉压力。西地那非解除肺动脉高压的疗效明显优于传统盐酸罂粟碱。临床用法：20 mg，通过鼻饲/胃管口服，一天 3 次。②一氧化氮：舒张平滑肌的信使分子，可阻断迷走神经反射引起的肺血管痉挛及支气管痉挛，舒张肺血管平滑肌。进行一氧化氮吸入治疗时，每 6 小时需要检测高铁血红蛋白水平。③多巴胺或多巴酚丁胺：多巴胺 10～20 mg 加于 5％葡萄糖液 250 mL 中静脉滴注；多巴酚丁胺 2.5～5.0 μg/(kg·min)，根据血压情况调整滴速。④去甲肾上腺素：本品为肾上腺素受体激动药。本药是强烈的 α 受体激动药同时也激动 β 受体。通过 α 受体激动使血压升高，冠状动脉血流增加；通过 β 受体的激动，使心肌收缩加强，心排血量增加。临床用法：0.05～3.3 mg/(kg·min)，根据血压情况调整滴速。⑤米力农：磷酸二酯酶抑制剂，正性肌力作用主要是通过抑制磷酸二酯酶，使心肌细胞内环磷酸腺苷（CAMP）浓度增高，细胞内钙增加，心肌收缩力加强，心排血量增加。兼有正性肌力作用和血管扩张作用，作用优于传统的毛花苷 C（西地兰）。临床用法：0.25～0.75 μg/(kg·min)。

（二）抗过敏

应用糖皮质激素可解除痉挛，稳定溶酶体，具有保护细胞及抗过敏作用，应及早大量使用。首选氢化可的松 100～200 mg 加入 5％葡萄糖液 50～100 mL 中快速静脉滴注，再用 300～800 mg加入 5％葡萄糖液 250～500 mL 中静脉滴注；也可用地塞米松 20 mg 缓慢静脉注射后，再用 20 mg 加于 5％葡萄糖液250 mL 中静脉滴注，根据病情可重复使用。

（三）补充血容量

1.补充血容量

在抢救过程中，应尽快输新鲜全血和血浆以补充血容量。与一般产后出血不同的是，羊水栓塞引起的产后出血往往会伴有大量的凝血因子消耗,因此在补充血容量时注意不要补充过量的晶体,要以补充血液,特别是凝血因子和纤维蛋白原为主。扩容首选低分子右旋糖酐 500 mL 静脉滴注(每天量不超过1000 mL)。应做中心静脉压测定,了解心脏负荷状况,指导输液量及速度,并可抽取血液寻找羊水有形成分。

2.纠正酸中毒

在抢救过程中,应及时做动脉血气分析及血清电解质测定。若有酸中毒可用 5％碳酸氢钠250 mL 静脉滴注,若有电解质紊乱,应及时纠正。

(四)防治 DIC

1.肝素钠

在已经发生 DIC 的羊水栓塞患者使用肝素要非常慎重,一般原则是"尽早使用,小剂量使用"或者是"不用"。所以临床上如果使用肝素治疗羊水栓塞,必须符合以下两个条件:①导致羊水栓塞的风险因素依然存在(子宫和宫颈未被切除,子宫压力继续存在),会导致羊水持续不断地进入母亲的血液循环,不使用肝素会使凝血因子的消耗继续加重;②有使用肝素的丰富经验,并且能及时监测凝血功能的状态。

肝素钠用于羊水栓塞早期高凝状态时的治疗,尤其在发病后 10 分钟内使用效果更佳,而实际临床中很难捕捉到羊水栓塞血液高凝状态。可用肝素钠 25～50 mg(1 mg＝125 U)加于0.9％氯化钠溶液100 mL中,静脉滴注 1 小时,以后再以 25～50 mg 肝素钠加于 5％葡萄糖液 200 mL中静脉缓慢滴注,用药过程中可用试管法测定凝血时间,使凝血时间维持在 20～25 分钟。24 小时肝素钠总量应控制在100 mg 以内为宜。肝素过量(凝血时间超过 30 分钟),有出血倾向时,可用鱼精蛋白对抗,1 mg 鱼精蛋白对抗肝素 100 U。

2.抗纤溶药物

羊水栓塞由高凝状态向纤溶亢进发展时,可在肝素化的基础上使用抗纤溶药物,如 6-氨基己酸 4～6 g加于 5％葡萄糖液 100 mL 中,15～30 分钟内滴完,维持量每小时 1 g;氨甲环酸0.5～1.0 g/次,加于 5％葡萄糖液 100 mL 静脉滴注;氨甲苯酸 0.1～0.3 g 加于 5％葡萄糖液 20 mL 稀释后缓慢静脉注射。

3.补充凝血因子

应及时补充,输新鲜全血、血浆、纤维蛋白原(2～4 g)凝血酶原复合物、冷凝沉淀物等。

(五)预防肾衰竭

羊水栓塞第 3 阶段为肾衰竭期,在抢救过程中应注意尿量。当血容量补足后仍少尿,应及时应用利尿剂:①呋塞米 20～40 mg 静脉注射;②20％甘露醇 250 mL 静脉滴注,30 分钟滴完。如用药后尿量仍不增加,表示肾功能不全或衰竭,按肾衰竭处理,尽早给予血液透析。

(六)预防感染

应用大剂量广谱抗生素预防感染。应注意选择对肾脏毒性小的药物,如青霉素、头孢菌素等。

(七)产科处理

(1)如果患者出现心脏骤停时还未分娩,一旦胎儿孕周可能有存活力的有指征迅速分娩,而美国将此孕周定义为＞23 周,国内有建议＞26 周。迅速分娩不仅可以抢救胎儿的生命,而且在理论上可以解除增大的子宫对下腔静脉的压迫,有效帮助母体心肺复苏。

(2)临产后阴道手术产(产钳或胎吸)应当作为产科的干预措施。如果不能即刻阴道分娩,急诊剖宫产常是有指征的。围死亡期手术通常是指母亲经过4分钟心肺复苏仍未建立自主呼吸和循环情况下,为抢救胎儿而进行的手术。

(3)一些学者提出为了改善母亲灌注将孕周阈值提前到 20 周,然而没有证据证明这种可预见的剖宫产可改善羊水栓塞伴母亲心脏骤停的结局。

(4)分娩后宫缩剂的应用 没有明确依据认为宫缩剂会促进更多的羊水成分进入血液循环,适用强效宫缩剂可以有效地减少凝血功能障碍阶段的产后出血,因此多数学者主张使用宫缩剂。

六、预防

严格来说羊水栓塞是不能完全被预防的。早期诊断,早期心肺复苏至关重要。首先应针对可能发生羊水栓塞的诱因加以防范,提高警惕,早期识别羊水栓塞的前驱症状,及时恰当的处理,以免延误抢救时机。同时应注意下列问题。

(1)减少产程中人为干预如人工破膜、静脉滴注缩宫素等。

(2)掌握人工破膜时机,破膜应避开宫缩最强的时间。人工破膜时不要剥膜,以免羊水被挤入母体血液循环。

(3)严密观察产程,正确使用宫缩剂。应用宫缩剂引产或加强宫缩时,应有专人观察,随时调整宫缩剂的剂量及用药速度,避免宫缩过强。宫缩过强时适当应用宫缩抑制剂。

(4)以往认为剖宫产时羊水进入子宫切口开放的血窦内,增加羊水栓塞的风险。美国国家登记记录分析表明,70%的羊水栓塞发生在分娩时,11%在阴道分娩后,19%在剖宫产后。这些数据表明,分娩方式可能改变羊水栓塞的发生时间但不会改变它的发生。

(5)羊水栓塞出现在早期或中期妊娠终止妊娠或羊膜腔穿刺术中很罕见。

(于文亮)

第十二章

生殖内分泌疾病

第一节　经前期综合征

经前期综合征(premenstrual syndromes,PMS)又称经前紧张症或经前紧张综合征(premenstrual tension syndrome,PMTS),是育龄妇女常见的问题。PMS是指月经来潮前7～14天(即在月经周期的黄体期),周期性出现的躯体症状(如乳房胀痛、头痛、小腹胀痛、水肿等)和心理症状(如烦躁、紧张、焦虑、嗜睡、失眠等)的总称。PMS症状多样,除上述典型症状外,自杀倾向、行为退化、嗜酒、工作状态差甚至无法工作等也常出现于PMS。由于PMS临床表现复杂且个体差异巨大,因此诊断的关键是症状出现的时间及严重程度。伴有严重情绪不稳定者称为经前焦虑障碍(premenstrual dysphoric disorder,PMDD)。

PMS的临床特点必须考虑:①在大多数月经周期的黄体期,再发性或循环性出现症状;②症状于经至不久缓解,在卵泡期持续不会超过一周;③招致情绪或躯体苦恼或日常功能受累或受损;④症状的再发,循环性和定时性,症状的严重性和无症状期均可通过前瞻性逐日评定得到证实。

PMS的患病率各地报道不一,这与评定方法(回顾性或前瞻性)、调查者的专业、调查样本人群、症状严重水平不一,以及一些尚未确定的因素有关。在妇女生殖阶段可发生,初潮后未婚少女的患病率低,产后倾向出现PMS。虽然50%～80%的生育期妇女普遍存在轻度以上的经前症状,30%～40%有PMS症状的妇女需要治疗,3%～8%的妇女受到符合DSM-IV标准的PMDD的困扰。然而,大多数有经前症状的女性没有得到诊断或治疗。

一、病因与发病机制

近年研究表明,PMS病因涉及诸多因素的联合,如社会心理因素、内分泌因素及神经递质的调节等。但PMS的准确机制仍不明,一些研究结果尚有矛盾之处,进一步的深入研究是必要的。

(一)社会心理因素

情绪不稳定及神经质、特质焦虑者容易体验到严重的PMS症状。应激或负性生活事件可加重经前症状,而休息或放松可减轻,均说明社会心理因素在PMS的发生或延续上发挥作用。

(二)内分泌因素

1.孕激素

这一疾病仅出现于育龄女性,青春期前、妊娠期、绝经后期均不会出现,且仅发生于排卵周期的黄体期。给予外源性孕激素可诱发此病,在激素补充疗法(hormone replace therapy,HRT)中使用孕激素建立周期引发的抑郁情绪和生理症状同 PMS 相似;曾患有严重 PMS 的女性,行子宫加双附件切除术后给予 HRT,单独使用雌激素不会诱发 PMS,而在联合使用雌孕激素时 PMS 复发。相反,卵巢内分泌激素周期消失,如双卵巢切除或给予促性腺激素释放激素激动剂(gonadotropin releasing hormone antagonist,GnRHa)均可抑制原有的 PMS 症状。因此,卵巢激素尤其是孕激素可能与 PMS 的病理机制有关,孕激素可增加女性对甾体类激素的敏感性,使中枢神经系统受激素波动的影响增加。

2.雌激素

(1)雌激素降低学说:正常情况下雌激素有抗抑郁效果,经前雌激素水平下降可能与 PMS,特别是经前心境恶劣的发生有关。

(2)雌激素过多学说:雌激素水平绝对或相对高,或者对雌激素的特异敏感性可招致 PMS。具有经前焦虑的妇女,雌激素/黄体酮比值较高。雌孕激素比例异常可能与 PMS 发生有关。

3.雄激素

妇女雄激素来自卵巢和肾上腺。在排卵前后,血中睾酮水平随雌激素水平的增高而上升,且由于大部分来自肾上腺,故于围月经期并不下降,其时睾酮/雌激素及睾酮/孕激素之比处于高值。睾酮作用于脑可增强两性的性驱力和攻击行为,而雌激素和孕酮可对抗之。经前期雌激素和孕酮水平下降,脑中睾酮失去对抗物,这至少与一些人 PMS 的发生有关,特别是心境改变和其他精神病理表现。

(三)神经递质

研究表明在 PMS 女性中血清性激素的浓度表现为正常,这表明除性激素外还可能有其他因素作用。PMS 患者常伴有中枢神经系统某些神经递质及其受体活性的改变,这种改变可能与中枢对激素的敏感性有关。一些神经递质可受卵巢甾体激素调节,如 5-羟色胺(5-hydroxytryptamine,5-HT)、乙酰胆碱、去甲肾上腺素、多巴胺等。

1.乙酰胆碱(Acetylcholine,Ach)

Ach 单独作用或与其他机制联合作用与 PMS 的发生有关。在人类 Ach 是抑郁和应激的主要调节物,引起脉搏加快和血压上升,负性情绪,肾上腺交感胺释放和止痛效应。

2.5-HT 与 γ-氨基丁酸

某些神经递质在经前期综合征中发挥关键作用。PMDD 患者与患 PMS 但无情绪障碍者及正常对照组相比,5-HT 在卵泡期增高,黄体期下降,波动明显增大。5-羟色胺能系统对情绪、睡眠、性欲、食欲和认知具有调节功能,在抑郁的发生发展中起到重要作用。雌激素可增加 5-HT 受体的数量及突触后膜对 5-HT 的敏感性,并增加 5-HT 的合成及其代谢产物 5-羟吲哚乙酸的水平。有临床研究显示选择性 5-HT 再摄取抑制剂(selective serotonin reuptake inhibitors,SSRIs)可增加血液中 5-HT 的浓度,对治疗 PMS/PMDD 有较好的疗效。

另外,有研究认为在抑郁、PMS、PMDD 的患者中 γ-氨基丁酸(γ-aminobutyric acid,GABA)活性下降,认为 PMDD 患者可能存在 GABA 受体功能的异常。

3.类鸦片物质与单胺氧化酶

目前认为在性腺类固醇激素影响下,过多暴露于内源性鸦片肽并继之脱离接触可能参与 PMS 的发生。持单胺氧化酶(monoamine oxidase,MAO)学说则认为 PMS 的发生与血小板 MAO 活性改变有关,而这一改变是受孕酮影响的。正常情况下,雌激素对 MAO 活性有抑制效应,而黄体酮对组织中 MAO 活性有促进作用。MAO 活性增强被认为是经前抑郁和雌激素/孕激素不平衡发生的中介。MAO 活性增加可以减少有效的去甲肾上腺素,导致中枢神经元活动降低和减慢。MAO 学说可解释经前抑郁和嗜睡,但无法说明其他众多的症状。

4.其他

前列腺素可影响钠潴留,以及精神、行为、体温调节及许多 PMS 症状,前列腺素合成抑制剂能改善 PMS 躯体症状。一般认为此类非甾体抗感染药物可降低引起 PMS 症状的中介物质的组织浓度起到治疗作用。维生素 B_6 是合成多巴胺与五羟色胺的辅酶,维生素 B_6 缺乏与 PMS 可能有关,一些研究发现维生素 B_6 治疗似乎比安慰剂效果好,但结果并非一致。

二、临床表现

近年研究提出大约 20 类症状是常见的,包括躯体、心理和行为三个方面。其中恒定出现的是头痛、疼痛、肿胀、嗜睡、易激惹和抑郁,行为笨拙,渴望食物。但表现有较大的个体差异,取决于躯体健康状态,人格特征和环境影响。国际经前期紊乱协会将上述的经前期症状分为以下两类:核心 PMD,其特点为通常伴有自发性排卵的月经周期;可变 PMD,与核心 PMD 相比较为复杂。变异 PMD 在经前期加重,是在无排卵周期中出现的症状,在排卵周期和孕激素作用周期中类似症状中不会发生。

(一)躯体症状

1.水潴留

经前水潴留一般多见于踝、小腿、手指、腹部和乳房,可导致乳房胀痛、体重增加、面部虚肿和水肿,腹部不适或胀满或疼痛,排尿量减少。这些症状往往在清晨起床时明显。

2.疼痛

头痛较为常见,背痛、关节痛、肌肉痛、乳房痛发生率也较高。

3.自主神经功能障碍

常见恶心、呕吐、头晕、潮热、出汗等。可出现低血糖,许多妇女渴望摄入甜食。

(二)心理症状

主要为负性情绪或心境恶劣。

1.抑郁

心境低落、郁郁不乐、消极悲观、空虚孤独,甚至有自杀意念。

2.焦虑、激动

烦躁不安,似感到处于应激之下。

3.运动共济和认知功能改变

可出现行动笨拙、运动共济不良、记忆力差、自感思路混乱。

(三)行为改变

可表现为社会退缩,回避社交活动;社会功能减低,判断力下降,工作时失误;性功能减退或亢进等改变。

三、诊断与鉴别诊断

(一)诊断标准

PMS 具有三项属性(经前期出现;在此以前无同类表现;经至消失),诊断一般不难。美国国立精神卫生研究院的工作定义如下：一种周期性的障碍，其严重程度是以影响一个妇女生活的一些方面（如为负性心境，经前一周心境障碍的平均严重程度较之经后一周加重 30%），而症状的出现与月经有一致的和可以预期的关系。这一定义规定了 PMS 的症状出现与月经有关，对症状的严重程度做出定量化标准。

(二)诊断方法

严重问题的每天评定记录表（daily record of severity of problems，DRSP）可让 PMS 诊断更明确。这个图表是用来记录情绪和身体与月经周期相关的症状。要求患者在没有任何前瞻性治疗下，至少连续 2 个月描述他们的症状。医师通过了解症状发生的时间、每个月经周期症状的变化，月经后 1~2 天症状消失来作判断。

(三)鉴别诊断

1.月经周期性精神病

PMS 可能是在内分泌改变和心理-社会因素作用下起病的，而月经周期性精神病则有着更为深刻的原因和发病机制。PMS 的临床表现是以心境不良和众多躯体不适组成，不致发展为重性精神病形式，可与月经周期性精神病区别。

2.抑郁症

PMS 妇女有较高的抑郁症发生风险及抑郁症患者较之非情感性障碍患者有较高的 PMS 发生率，已如上述。根据 PMS 和抑郁症的诊断标准，可作出鉴别。

3.其他精神疾病经前恶化

根据 PMS 的诊断标准与其他精神疾病经前恶化进行区别。

四、治疗

PMS 的治疗应针对躯体、心理症状、内在病理机制和改变正常排卵性月经周期等方面。此外，心理治疗和家庭治疗亦受到较多的重视。轻症 PMS 病例采取环境调整、适当膳食、身体锻炼、改善生活方式、应激处理和社会支持等措施即可，重症患者则需实施以下治疗。

(一)非药物治疗

1.调整生活方式

包括合理的饮食与营养、适当的身体锻炼、戒烟、限制盐和咖啡的摄入。可改变饮食习惯，增加钙、镁、维生素 B_6、维生素 E 的摄入等，但尚没有确切、一致的研究表明以上维生素和微量元素治疗的有效性。体育锻炼可改善血液循环，但其对 PMS 的预防作用尚不明确，多数临床专家认为每天锻炼 20~30 分钟有助于加强药物治疗和心理治疗。

2.心理治疗

心理因素在 PMS 发生中所起的作用是不容忽视的。精神刺激可诱发和加重 PMS。要求患者日常保持乐观情绪，生活有规律，参加运动锻炼，增强体质，行为疗法曾用以治疗 PMS，放松技术有助于改善疼痛症状。生活在经前综合征妇女身边的人，如父母、丈夫、子女等，要多关心患者，对她们在经前出现的心境烦躁，易激惹等给以容忍和同情。工作周围的人也应体谅她们经前发生的情绪症状，在各方面予以照顾，避免在此期间从事驾驶或其他具有危险性的作业。

3.膳食补充

膳食补充剂已被证明是对 PMS 症状有积极作用。与安慰剂组相比，每天服用 1 200 mg 碳酸钙的 PMDD 妇女，可减少 48% 与情感和身体相关的 PMS 症状。另一项研究表明，每天服用

80 mg 的维生素 B$_6$ 与安慰剂组相比,可减少情绪相关的 PMS 症状,但对躯体相关症状无效。大剂量(＞300 mg)维生素 B$_6$ 可能与外周神经病变相关;然而,中等剂量的维生素 B$_6$ 可在不良反应最小的情况下,缓解 PMS 症状。

(二)药物治疗

1.精神药物

(1)抗抑郁药:5-羟色胺再摄取抑制剂(selective serotonergic reuptake inhibitors,SSRIs)对 PMS 有明显疗效,达 60%～70%且耐受性较好,目前认为是一线药物。如氟西汀(百忧解) 20 mg 每天一次,经前口服至月经第 3 天。减轻情感症状优于躯体症状。

舍曲林剂量为每天 50～150 mg。三环类抗抑郁药氯米帕明是一种三环类抑制 5-羟色胺和去甲肾上腺素再摄取的药物,每天 25～75 mg 对控制 PMS 有效,黄体期服药即可。SSRIs 与三环类抗抑郁药物相比,无抗胆碱能、低血压及镇静等不良反应,并具有无依赖性和无特殊的心血管及其他严重毒性作用的优点。SSRIs 除抗抑郁外也有改善焦虑的效应,目前应用明显多于三环类。

(2)抗焦虑药:苯二氮䓬类用于治疗 PMS 已有很长时间,如阿普唑仑为抗焦虑药,也有抗抑郁性质,用于 PMS 获得成功,起始剂量为 0.25 mg,1 天 2～3 次,逐渐递增,每天剂量可达 2.4 mg 或 4 mg,在黄体期用药,经至即停药,停药后一般不出现戒断症状。

2.抑制排卵周期

(1)口服避孕药:作用于 H-P-O 轴可导致不排卵,常用以治疗周期性精神病和各种躯体症状。口服避孕药对 PMS 的效果不是绝对的,因为一些亚型用本剂后症状不仅未见好转反而恶化。就一般病例而论复方短效单相口服避孕药均有效。国内多选用复方炔诺酮或复方甲地孕酮。

(2)达那唑:一种人工合 17α-炔孕酮的衍生物,对下丘脑-垂体促性腺激素有抑制作用。 100～400 mg/d 对消极情绪、疼痛及行为改变有效,200 mg/d 能有效减轻乳房疼痛。但其雄激素活性及致肝功能损害作用,限制了其在 PMS 治疗中的临床应用。

(3)促性腺激素释放激素激动剂:促性腺激素释放激素激动剂在垂体水平通过降调节抑制垂体促性腺激素分泌,造成低促性腺激素水平及低雌激素水平,达到药物切除卵巢的疗效。有随机双盲安慰剂对照研究证明促性腺激素释放激素激动剂治疗 PMS 有效。单独应用促性腺激素释放激素激动剂应注意低雌激素血症及骨量丢失,故治疗第 3 个月应采用反加疗法克服其不良反应。

(4)手术切除卵巢或放射破坏卵巢功能:虽然此方法对重症 PMS 治疗有效,但卵巢功能破坏导致绝经综合征及骨质疏松性骨折、心血管疾病等风险增加,应在其他治疗均无效时酌情考虑。对中、青年女性患者不宜采用。

3.其他

(1)利尿剂:PMS 的主要症状与组织和器官水肿有关。醛固酮受体拮抗剂螺内酯不仅有利尿作用,对血管紧张素功能亦有抑制作用。剂量为 25 mg,每天 2～3 次,可减轻水潴留,并对精神症状亦有效。

(2)抗前列腺素制剂:经前子宫内膜释放前列腺素,改变平滑肌张力,免疫功能及神经递质代谢。抗前列腺素如甲芬那酸 250 mg,每天 3 次,于经前 12 天起服用。餐中服可减少胃刺激。如果疼痛是 PMS 的标志,抗前列腺素有效。除对痛经、乳胀、头痛、痉挛痛、腰骶痛有效,对紧张易怒症状也有报告有效。

（3）多巴胺拮抗剂：高催乳素血症与PMS关系已有研究报道。溴隐亭为多巴胺拮抗剂，可降低PRL水平并改善经前乳房胀痛。剂量为2.5 mg，每天2次，餐中服药可减轻不良反应。

四、临床特殊情况的思考和建议

月经前周期性发生躯体精神及行为症状影响妇女日常生活和工作，称为经前期综合征，伴有严重情绪不稳定者称为经前焦虑障碍。病因涉及心理、激素、大脑神经系统之间的相互作用，但确切作用机制尚未明了。轻症PMS病例通过调整环境、改善生活方式、提供社会支持等予以治疗。重症患者尤其伴有明显负性情绪或心境恶劣如焦虑、抑郁、甚至有自杀意念等，应及时与精神疾病科联系，协作管理治疗，包括采用抗抑郁、抗焦虑药物的治疗。

（李文梅）

第二节 异常子宫出血

异常子宫出血即功能失调性子宫出血简称功血，是指由于生殖内分泌功能紊乱造成的。它是一种常见妇科疾病，可发生于月经初潮至绝经之间的任何年龄。临床上通常将其分为两大类：无排卵型功血和有排卵型功血。无排卵型功血占功血的80%～90%，多见于青春期和绝经过渡期，由于下丘脑-垂体-卵巢轴发育不完善或卵巢功能下降导致无周期性排卵，缺乏黄体酮，子宫内膜仅受雌激素的作用，而雌激素的相对或绝对不足引起子宫内膜不规则地脱落，临床上表现为不规则出血。而有排卵型功血多发生在生育期妇女，占功血的10%～20%，出血特点是周期规律，但在周期不同时期出现非月经的异常出血。临床上有排卵型功血又可分为月经过多、月经周期间出血，后者包括黄体功能异常和围排卵期出血。

一、无排卵型功血

青春期功血与绝经过渡期功血多属无排卵型功血，虽发病机制不尽相同，但子宫内膜均缺乏限制其生长的黄体酮作用，仅受单一雌激素刺激而出现雌激素撤退性或突破性出血，子宫内膜可因血中雌激素水平的高低、雌激素作用时间的长短及内膜对雌激素反应的敏感性而呈不同程度的增生状态，少数可呈萎缩性改变，可表现为子宫内膜增生症（单纯型增生、复杂型增生及不典型增生）、增生期内膜、萎缩型子宫内膜。值得注意的是，不典型增生已不属功血的范畴，是子宫内膜的癌前癌变。

（一）诊断要点

1.排除其他疾病

无排卵型功血的诊断必须首先排除全身及生殖系统器质性病变，如可引起月经失调的内分泌疾病或凝血功能障碍性疾病等；排除医源性因素，如滥用性激素导致的异常子宫出血等。

2.详细询问病史

（1）患者的年龄、月经史（包括初潮、周期、经期、经量及月经改变等）、婚育史、避孕措施等。

（2）临床上最常见的症状是月经紊乱或不规则阴道流血：前者月经周期长短不一、经期长短不一、血量多少不定;后者出血失去规律性(周期性)、间隔时长时短,出血量时多时少,一般出血时间长,不易自止。

(3)由于出血多或持续时间长可继发贫血的症状:如头晕、乏力、食欲缺乏等不适。

(4)了解可能引起发病的诱因:职业、精神紧张、环境、气候改变、劳累过度、营养改变等,近期有无服用干扰排卵的药物或抗凝药物等。

(5)既往诊治经过、治疗效果,特别是使用内分泌治疗情况如用药种类、用量及末次用药时间与出血的关系。

3.全面体格检查

(1)全身检查应注意精神、营养、发育状况及贫血程度,注意有无甲状腺功能减退或亢进、多囊卵巢综合征及出血性疾病的阳性体征。

(2)盆腔检查,子宫正常大小,也可稍大或稍小,其他无异常发现。应排除阴道、宫颈、宫体病变。

4.实验室检查

(1)血常规检查:包括血红蛋白、血小板、出血及凝血时间,必要时应做有关血液方面的特殊检查,以排除血液病引起的子宫出血。

(2)尿妊娠试验或血 β-HCG 检测:有性生活者应常规检查以排除妊娠。

(3)盆腔 B 超检查:了解子宫内膜厚度及回声,以明确有无宫腔占位性病变及其他生殖道器质性病变等。

(4)诊断性刮宫或宫腔镜下定位活检及刮宫:可了解子宫内膜病变和卵巢功能状态,并能直接有效地止血。诊断性刮宫时应注意宫腔的大小、形态、宫壁是否平滑,刮出物的量和性质。对围绝经期功血及有内膜癌高危因素者,应行分段诊刮术,排除恶性病变。有条件者采用宫腔镜检,有助于发现宫颈管及宫腔内病变,并可在直视下定位活检,减少误差。对青春期患者,出血过多而药物治疗无效或可疑宫内病变者可采用无损伤处女膜宫腔镜检及无损伤处女膜诊断性刮宫术。经过术前软化宫颈的预处理,在静脉麻醉状态下,将外径 4.5 mm 的宫腔镜通过处女膜口先检查阴道及宫颈,再经宫颈外口置入宫颈管,检查宫颈管后,继续将宫腔镜经宫颈内口置入宫腔,检查宫腔情况。对宫腔内病变如宫内膜息肉、宫内膜增厚等,可换用外径 6.5 mm 的宫腔治疗镜或外径 8 mm 的宫腔电切镜行宫腔镜下治疗。可用宫腔电切镜的环状电极(电极不通电)机械性刮除增厚的内膜,以达到彻底止血的目的,并可取得标本进行病理学检查。这项技术可避免医源性的处女膜损伤。

(5)卵巢功能状态测定:①基础体温(BBT)测定。根据 BBT 相,结合其他监测指标,作为功血分型、观察疗效,以及指导治疗的最简单易行的手段。②性激素测定。反映体内生殖内分泌状态和卵巢功能最确切的指标,一般在激素治疗前采血,测定 E_2、P、T 加上 FSH、LH、PRL 的水平,可协助区别功血类型、鉴别多囊卵巢综合征和高催乳素血症,从而指导临床制订治疗方案,使治疗更具有针对性。

(6)甲状腺激素测定:对可疑患者行甲状腺激素测定可确诊有无甲状腺功能减退或亢进。

(二)治疗要点

无排卵型功血的治疗首选应用性激素。应根据患者病情、病程、不同年龄采用不同治疗方案。青春期功血应止血,调整周期并促进转化为正常排卵周期为目标。绝经过渡期功血因已进入卵巢功能衰退期,治疗则以调整周期、减少出血量、防止内膜癌变,使平稳过渡至绝经期为目的。

1.止血

(1)性激素止血:要求用药后 8 小时内见效,24～48 小时内出血基本停止。

孕激素:停药后短期即有撤退性出血,适用于血色素＞80 g/L、生命体征稳定的患者。因孕激素可使内膜转化为分泌期,并有维持雌激素水平趋于稳定的作用,进而对下丘脑和垂体具有强大的抑制作用;孕激素还能通过控制溶酶体而影响花生四烯酸的浓度,并可增加 $PGF_{2\alpha}/PGE_2$ 比率而减少出血。用法如下:①黄体酮针,20～40 mg,肌内注射,每天 1 次,连用 3～5 天。②地屈孕酮片,10 mg,口服,每天 2 次,连用 10 天。③黄体酮胶丸,每天 200～300 mg,口服,连用 10 天。④醋酸甲羟孕酮片,每天 6～10 mg,口服,连用 10 天。

雌激素:适用于出血时间长、量多致血色素＜80 g/L 的青春期患者。雌激素可促进内膜修复达到止血目的,雌激素还可通过增加纤维蛋白原水平,增加凝血因子,促进血小板聚集及降低毛细血管通透性,减少出血量。

雌激素的用法应根据出血量多少决定其用量,①苯甲酸雌二醇:初剂量 3～4 mg/d,分 2～3 次肌内注射。若出血明显减少,则维持;若出血量未见减少,则加量。也可从 6～8 mg/d 开始。出血停止 3 天后开始减量,通常每三天以 1/3 递减。每天最大量一般＜12 mg。②结合雌激素 25 mg,静脉注射,可 4～6 小时重复一次,一般用药 2～3 次,次日应给予口服结合雌激素 3.75～7.5 mg/d,并按每 3 天减量 1/3 逐渐减量。亦可在 24～48 小时内开始服用口服避孕药。③结合雌激素片每次 1.25 mg,或戊酸雌二醇片每次 2 mg,口服,4～6 小时 1 次,血止 3 天后按每 3 天减量 1/3。

所有雌激素疗法在血色素增加至 90 g/L 以上后均必须加用孕激素撤退。

复方短效口服避孕药:适用于长期而严重的无排卵功血。目前使用的是第三代短效口服避孕药,如去氧孕烯炔雌醇片、复方孕二烯酮片或炔雌醇环丙孕酮片,用法为每次 1～2 片,口服,每8～12 小时一次,血止 3 天后逐渐减量至 1 天 1 片,维持至 21 天周期结束。

孕激素内膜萎缩法:高效合成孕激素可使内膜萎缩,从而达到止血目的,此法不适用于青春期患者。①炔诺酮片治疗出血量较多的功血时,首剂量 5 mg,口服,每 8 小时一次,出血停止 2～3 天后每隔 3 天递减 1/3 量,直至维持每天 2.5～5.0 mg,持续用至出血停止后 21 天停药,停药后 3～7 天发生撤药性出血。②左炔诺孕酮片 1.5～2.25 mg/d,口服,血止后按同样原则减量。

雄激素:适用于围绝经期功血患者,雄激素具有对抗雌激素的作用,可增强子宫平滑肌及子宫血管张力减轻盆腔充血,与雌、孕激素合用可减少出血量。丙酸睾酮注射液 50 mg,肌内注射,每天一次,服用 5 天。

(2)刮宫术:为快速有效的止血方法,并具有诊断价值,可了解内膜病理,排除恶性病变。对于绝经过渡期及病程长的育龄期患者应首先考虑使用刮宫术;对于 B 超提示宫腔内异常者或有条件者最好在宫腔镜下刮宫,以提高诊断率。对未婚无性生活史青少年除非要除外内膜病变,不轻易做刮宫术,仅适于大量出血且药物治疗无效需立即止血或检查子宫内膜组织学者,可采用无损伤处女膜宫腔镜下诊断性刮宫术。

(3)止血药:①6-氨基己酸,6-氨基己酸注射液 4～6 g 加入 5％～10％葡萄糖液中静脉滴注,或 6-氨基己酸片 2 g,口服,每 6 小时一次,能抑制纤维蛋白溶酶原的激活因子,从而抑制纤维蛋白的溶解,达到止血作用。②氨甲环酸,不良反应较 6-氨基己酸为少。氨甲环酸片 1 g,每天 2～3 次或氨甲环酸注射液 1 g 加入 5％葡萄糖液中静脉滴注,每天 1～2 次。③酚磺乙胺注射液,

0.5 g,肌内注射或静脉滴注,每天 2 次,可减少出血量 20%。

2.调整月经周期

使用激素人为地控制流血量并形成周期是治疗中一项过渡性措施,一方面可暂时抑制患者本身的下丘脑-垂体-卵巢轴,停药后使正常的月经调节轴得以恢复,并可能出现反跳性排卵。另一方面直接作用于生殖器官,使子宫内膜发生周期性变化,并按期脱落,此时所伴的出血量不致太多,有利于纠正贫血,改善体质。

(1)孕激素:可于撤退性出血第 15 天起,使用地屈孕酮片 10~20 mg/d,口服 10 天,或黄体酮胶丸200~300 mg/d,口服 10 天,或甲羟孕酮片 4~12 mg/d,每天分 2~3 次,口服,连用 10~14 天。酌情应用 3~6 个周期。

(2)口服避孕药:可很好地控制周期,尤其适用于有避孕需求的患者。一般在止血用药撤退性出血后,周期性使用口服避孕药 3 个周期,病情反复者酌情延至 6 个周期。应用口服避孕药的潜在风险应予注意,有血栓性疾病、心脑血管疾病高危因素及 40 岁以上吸烟的女性不宜应用。

(3)雌、孕激素序贯法:如孕激素治疗后不出现撤退性出血,考虑是否为内源性雌激素水平不足,可用雌、孕激素序贯法。绝经过渡期患者伴有绝经症状且单纯孕激素定期撤退不能缓解者,可根据患者雌激素缺乏症状的严重程度和补充雌激素后的反应,在补充孕激素的基础上酌情个体化添加最低有效剂量的雌激素,一般用雌、孕激素周期序贯法。多用结合雌激素片 0.3~0.625 mg/d或戊酸雌二醇片 1~1.5 mg/d,口服,连用 21~28 天,后 10~14 天加用醋酸甲羟孕酮 4~6 mg/d 或地屈孕酮 10 mg 或黄体酮胶丸 100~300 mg/d,口服,停药 2~7 天再开始新一周期。对绝经过渡期月经紊乱,特别是单用孕激素不能很好地控制周期的妇女,要注意子宫内膜病变可能。

(4)左炔诺孕酮宫内缓释系统:可有效治疗功血。原理为在宫腔内局部释放左炔诺孕酮,抑制内膜生长。

3.促排卵治疗

调整周期治疗完成后,多数患者可自行出现排卵,但少数患者仍不能建立正常排卵机制,对有生育要求的无排卵不孕患者,应积极处理,以促进生育并预防功血复发,其中重要的措施便是促排卵治疗。但青春期一般不提倡促排卵治疗。

4.子宫内膜去除术

将光、电、热等能源引入宫腔,汽化、消融或切除子宫内膜的功能层、基底层,直至其下 2~3 mm 的肌肉层,引起局部纤维反应,使子宫内膜不能再生,从而达到减少月经量、减轻痛经及人为闭经的目的。与子宫切除术相比,具有不开腹、创伤小、手术时间短、出血少、康复快及并发症少等优点,其疗效达 95%。主要适用于 40 岁以上绝经过渡期功血,性激素治疗不满意又不愿切除子宫或有严重并发症不能耐受子宫切除术者。包括宫腔镜下子宫内膜电切术、热球子宫内膜去除术、阻抗控制子宫内膜去除术等。

5.子宫切除术

对反复发作的顽固性功血,患者经各种治疗效果不佳,并了解了所有治疗功血的可行方法后,可由患者和家属知情选择接受子宫切除。若内膜病检示非典型增生的绝经过渡期患者应行子宫切除。

总之,对无排卵型功血应注意精神心理因素在功血发病中的作用,重视心理咨询及心理治疗,用最低有效量的性激素达到迅速止血的目的,调整周期,酌情促排卵是防止复发的关键,必要时行子宫内膜切除术或子宫切除术。另外,对无排卵型功血的随诊是十分重要的。

二、有排卵型功血

(一)月经过多

此类患者排卵功能正常,但由于有雌激素偏高现象使内膜过度反应,因而月经期出血较多。

1.诊断要点

(1)月经周期正常,但月经量多,血量>80 mL。

(2)阴道脱落细胞有排卵型的周期变化,但伊红指数或成熟值比正常周期高,细胞较肥大。

(3)经前内膜呈分泌反应,少数是高度分泌反应。

2.治疗要点

(1)药物治疗:①止血药。氨甲环酸 1 g,静脉滴注,2～3 次/天,可减少经量54%。经血量<200 mL者,应用后92%的患者经血量<80 mL,无栓塞增加报道。不良反应:轻度恶心、头晕、头痛等。也可应用酚磺乙胺、维生素 K 等。②宫内孕激素释放系统。宫腔释放左炔诺孕酮 20 μg/d,有效期 5 年。可使经量明显减少,20%～30%患者闭经。不良反应少,最初 6 个月可能突破出血。③孕激素内膜萎缩法,详见无排卵型功血治疗。

(2)手术治疗:阻抗控制子宫内膜去除术、子宫切除术。

(二)月经周期间出血

又分黄体功能异常(黄体功能不全和子宫内膜不规则脱落)和围排卵期出血。

1.黄体功能不足

月经周期中有卵泡发育和排卵,但黄体发育不良或过早衰退,导致子宫内膜分泌反应不良。

(1)诊断要点:①月经周期规则但缩短,有早期流产或不孕史。②BBT 为双相,高温相≤11 天,或体温上升幅度<0.5 ℃。③血清黄体酮测定发现黄体中期黄体酮<31.8 nmol/L(10 pg/mL)。④经前内膜诊断性刮宫诊断为腺体分泌不良,或腺体与间质发育相差 2 天以上。

(2)治疗要点:①孕激素。以补足黄体功能为主,孕激素是首选药,即于排卵后(根据 BBT 或月经期估算)给予醋酸甲羟孕酮片 10 mg 口服,每天一次,共 10 天;有生育要求者给予口服黄体酮胶丸 100 mg,每天 2 次,共 10 天或黄体酮针 10 mg 肌内注射,每天一次,共 10 天。②氯米芬。50～150 mg 口服,每天一次,共 5 天,月经第 3～5 天用,可以使黄体功能好转,对黄体功能不良及月经中期点滴出血者可以收效,应用 3～4 个周期停药后观察其恢复情况。③HCG。于排卵后 2～3 天 HCG 1 000～2 000 U 每隔一天肌内注射,共 5 次。④雌激素。结合雌激素片 0.625 mg/次或戊酸雌二醇片 1 mg,口服,每天一次,共 5～7 天,月经第 5 天开始服用。适用于卵泡发育缓慢、雌激素不足患者,因低剂量雌激素能协同 FSH 促进优势卵泡的发育。⑤寻找黄体功能不足的病因。如催乳素升高:溴隐亭片 2.5～5.0 mg,口服,每天一次。如雄激素升高,以口服避孕药炔雌醇环丙孕酮片,因其内醋酸环丙孕酮可抑制血清 LH 和卵巢雄激素并在靶器官水平阻断雄激素作用,与雌激素合用可成功抑制高雄激素。炔雌醇环丙孕酮片治疗 6 个月后雄激素下降 58%～67%。

(3)如甲减或甲亢时,分别以甲状腺素或甲巯咪唑治疗以纠正甲状腺功能。

2.子宫内膜不规则脱落

此类患者黄体发育良好,但萎缩过程延长,使子宫内膜呈不规则脱落,使出血期延长。

（1）诊断要点：①月经周期正常，但经期延长可达 10 余天，淋漓不尽。②BBT 高温相下降缓慢。③月经第 5 天子宫内膜活检若仍有残留的分泌期内膜与新生增殖期子宫内膜混合存在，可确诊。

（2）治疗要点：①孕激素。加用孕激素使内膜及时全部脱落。醋酸甲羟孕酮片 8～10 mg，口服，每天一次，共 7 天，有生育要求者给予口服天然黄体酮胶丸 100 mg，口服，每天一次，共 10 天或黄体酮针 20 mg 肌内注射，每天一次，共 5 天。②口服避孕药。无生育要求者可口服避孕药如去氧孕烯炔雌醇片等，自月经周期第 5 天始，每天 1 片，口服，连续 21 天为一周期。可连用 3～6 个周期。

3.围排卵期出血

排卵期雌激素短暂下降致子宫内膜部分脱落出血，当排卵后黄体形成，雌、孕激素分泌足够时，内膜又被修复而止血。

（1）诊断要点：排卵期出血发生在月经中期，一般为少量或少于月经量，持续半天或几天，有时伴有轻微腹痛，可在一个或数个周期中不定期发生，根据基础体温和出血特定的时间关系，一般可确诊。

（2）治疗要点：①一般不需治疗血可自行停止或对症止血。②也可在排卵前几天加用小量雌激素。炔雌醇片 0.005～0.01 mg 口服，每天一次，共 10 天，自月经周期第 10 天开始。但效果不肯定。③避孕药调整周期治疗。

（李文梅）

第三节　多囊卵巢综合征

多囊卵巢综合征自 1935 年报道以来，迄今仍病因不明，病理生理变化复杂，临床表现呈多态性。目前认为该病以高雄激素，无排卵性月经失调为特征，且可伴有高胰岛素血症，可见为生殖内分泌和代谢失调的疾病。

一、病理生理

多囊卵巢综合征为一病因未明的高雄激素血症，占女性高雄激素血症的 90%，为无排卵的最常见原因之一。雄激素主要来自卵巢。按照两种细胞两种促性腺激素的理论，卵泡膜细胞在 LH 作用下合成并分泌雄激素，雄激素进入颗粒细胞后，经芳香化酶转化为雌激素。多囊卵巢综合征时持续高水平的 LH 使卵泡膜细胞不断合成雄激素；而 FSH 处于早卵泡期水平，颗粒细胞中芳香化酶活性低，不足以将雄激素转化为雌激素。故积聚的雄激素进入卵泡液和体循环，导致高雄激素血症。若伴有胰岛素抵抗，则更促进卵泡细胞合成雄激素的作用。高雄激素使肝脏性激素结合球蛋白（SHBG）合成下降，从而使游离睾酮增加。睾酮作用于卵泡阻止其生长发育，卵泡停滞，从而皮质中积聚 2～10 mm 大小的囊状卵泡，卵巢增大。高雄激素可能作用于中枢使 LH 分泌增加。

二、临床表现

(一)月经失调

月经失调是最常见的临床表现,主要为无排卵所致的月经失调。早年认为闭经是主要表现,现知除闭经外可表现为月经稀发,月经过多,无排卵功能性子宫出血病。往年患者大多为生育年龄者,现已见于青春期者或已生育者。

(二)多毛、痤疮

性毛增粗,量多或痤疮都是多囊卵巢综合征的重要表现。性毛增加,主要表现唇部、胸腹部中线、乳晕或阴毛等部位。阴毛增多可达两鼠蹊部或肛周。可伴有面部痤疮,亦有多毛不明显而有痤疮者。虽多毛和痤疮与体内雄激素增高有关,但毛发的情况与遗传背景有关,欧美人毛发旺盛,亚洲人毛发较少,因此多囊卵巢综合征多毛的程度,应按当地人群的情况来判断。

(三)肥胖

肥胖是多囊卵巢综合征的常见表现,约占多囊卵巢综合征中的半数,可开始于围青春期。因此,应警惕围青春期肥胖伴睾酮升高,可能为今后发生多囊卵巢综合征的前置因素。多囊卵巢综合征时的肥胖呈中心性脂肪分布,又称男性型肥胖,即腰臀比例增加。认为肥胖与血睾酮升高和胰岛素抵抗有关。

(四)不孕

主要因卵泡发育不良,无成熟卵排出有关。即使偶有排卵,流产率较高。

(五)黑棘皮症

黑棘皮症系皮肤病变,在颈、腋、乳房下、关节的伸面和外阴部色素深黑,扪诊可有绒毛感。组织学显示角化过度,真皮乳头增生,此皮肤病变与中重度胰岛素抵抗有关。当多囊卵巢综合征患者出现黑棘皮症时应考虑有胰岛素抵抗。

三、激素状况

(一)LH

多年来多囊卵巢综合征时 LH 升高已是公认的事实,被认为是一可靠的生殖激素的标志物,LH 的幅度和频率均增加,幅度的增加较稳定,而频率的增加则不一致。因 FSH 的水平较稳定,因此提出当 LH 不低于 8 mIU/mL 时,LH:FSH≥3 为多囊卵巢综合征的激素诊断标准,因正常排卵周期的中期卵泡期 LH:FSH=1.6(1.0~1.6),也有人提出 LH:FSH>2 时为诊断标准。

(二)FSH

多囊卵巢综合征时 FSH 处于早卵泡期水平,且较稳定。

(三)PRL

多囊卵巢综合征患者中少数有 PRL 升高者,但仅为轻度升高,笔者在临床诊疗中,所见 PRL 均<50 ng/mL,且无溢乳现象。

(四)雄激素

雄激素升高是多囊卵巢综合征的一个主要特征,主要是来自卵巢和腺外转化的睾酮(T)和雄烯二酮(Δ4A),以 T 升高为主。多囊卵巢综合征者并非都有 T 升高,且升高时仅为轻度升高且不稳定。因此并不能仅仅以 T 升高作为诊断标准。但当 T 升高时 SHBG 降低,因此未结合的游离睾酮（FT）增加，可见 FT 升高具辅助诊断价值。多囊卵巢综合征时肾上腺分泌的 DHEAS 和 11β-羟雄烯二酮升高，作 ATCH 试验时 DHEAS 和 11OHA 亦升高。此种雄激素升高是否系 17α-羟化酶和 17,20 裂解酶活性增加，选择性激活 △4 雄激素的合成途径所致，尚未定论。但血中能测出 DHEAS 和 11OHA 升高者很少见。

（五）雌激素

体内有一定量的雌激素，因颗粒细胞功能低下，雌二醇在卵泡期水平，往往在早卵泡期水平。

（六）胰岛素

据报道，多囊卵巢综合征中有 20%～40%伴有胰岛素升高，为胰岛素抵抗所致。即胰岛素对糖代谢的生理作用降低，导致代偿性胰岛素分泌增加呈现高胰岛素血症。多囊卵巢综合征中无论肥胖与否均可伴有胰岛素抵抗。因胰岛素升高为代偿性，故血糖在正常范围。

四、卵巢的变化

典型的变化为双侧卵巢增大，表面灰白色。切面可见皮质层增厚，在皮质下有 2～10 mm 大小的囊状卵泡。此为不同发育阶段的未闭锁的卵泡，卵泡内颗粒细胞层很薄，而泡膜细胞层增厚。有时可见髓质部增生。往年曾用腹腔镜观察卵巢的形态或活检做诊断。但近年可经超声检查卵巢的形态和卵泡的大小和数目作诊断，且观察得比腹腔镜更全面。经阴道或经肛门超声比经腹部超声检查更准确，尤其对肥胖者。卵巢的上述形态学变化，称多囊卵巢。

五、诊断

多囊卵巢综合征的病因未明，其临床表现和生物化学的变化呈多态性，而且多囊卵巢的形态学特征并非多囊卵巢综合征所特有，其他高雄激素血症时，卵巢可呈现多囊卵巢的典型表现，甚至在 20%～25%有规则排卵的正常妇女中，卵巢亦有典型的多囊卵巢表现，诊断标准如下。

（1）稀发排卵或无排卵。

（2）高雄激素的临床和/或生化指标。

（3）多囊卵巢。

除外其他病因：先天性肾上腺皮质增生症、分泌雄激素肿瘤、皮质醇增多症等。上述 3 项诊断标准中有 2 项即可作诊断。

关于多囊卵巢的超声诊断：①至少见到一个卵巢内（卵巢纵和前后切面；卵泡径为均值）有 2～9 mm 卵泡≥12 个。②卵巢体积≥10 mL。

超声检查的时间：对月经稀发或闭经者随机检查或在孕激素撤退出血的第 3～5 天。

胰岛素抵抗无统一的诊断标准，其评估方法有胰岛素钳夹试验、胰岛素抵抗的稳态模型（HOMAIR）、血糖/胰岛素比值、量化胰岛素敏感指数（QUIRI）、空腹胰岛素等。本文常用空腹血糖和胰岛素及口服葡萄糖（75 g）后 2 小时的血糖和胰岛素值作评估。

六、治疗

由于多囊卵巢综合征的病因未明，故处理仅以解决症状或针对病理生理的某些环节做治疗。本文认为未婚或不欲生育者以控制疾病，调节月经为主。可相机诱发排卵，不必长期诱发排卵。

（一）肥胖

几乎是每一多囊卵巢综合征肥胖患者都要解决的问题。常用的方法有节食、锻炼、减肥药物、手术。

身体质量指数(BMI)为估计肥胖的常用方法,BMI>23,以调节饮食和运动进行减肥。调节饮食以低糖、低脂(不饱和脂肪酸)为主,增加高纤维素食物,运动减肥应每周 5 次,每次半小时至 1 小时,中等运动为宜。运动时心率增加,但不可过快,应控制在(170-年龄)/分的范围内。因为心率过快为无氧运动,对健康不利。运动量、运动方式应防止关节和心脏的心血管负荷过重。

每人的饮食量和运动量按肥胖程度调整,以每周减少体重 0.5 kg 为宜。减肥后改善胰岛素抵抗,降低血脂,且可改善生殖激素和临床表现。但必须持之以恒,因减肥并非易事,需有耐心和信心,若见成效,更不能懈怠,因丢失的体重很容易重获。BMI>28,可加用药物、减肥门诊做治疗。

(二)多毛、痤疮

多毛和痤疮是雄激素作用于毛囊的结果,因此主要针对雄激素治疗。

1.雌、孕激素联合法

作周期性治疗,因为人工合成孕激素生物效应强,可明显抑制 LH 和 FSH 的分泌,LH 和 FSH 下降后,卵巢功能静止,合成分泌的睾酮下降,增大的卵巢也缩小。协同雌激素作周期治疗可调节月经周期。而雌激素可使肝脏生成的性激素结合蛋白增加,亦利于游离睾酮的下降。而新一代的复方口服避孕药(单相)如去氧孕烯炔雌醇、复方孕二烯酮片等中的孕激素生物活性强,而雄激素活性很低,故常以此避孕片作雌孕激素联合法治疗。更为见效的是醋酸环丙孕酮,其中孕激素为环丙孕酮,具有明显降低雄激素作用,为快速降低睾酮的首选。

人工合成孕激素中,具有抗雄激素作用者,尚有屈螺酮和地诺孕素,其抗雄激素能力分别为环丙孕酮的 40%和 30%。

应用口服避孕药者,应严格掌握该类药物的禁忌证,该类药物对心血管和糖代谢的影响,虽尚无结论,但对长期应用者,必须充分注意。

2.螺内酯

具有抑制合成雄激素和竞争雄激素受体起抗雄激素的作用。常用量为 60~120 mg/d。肾功能差者,应慎防高血钾的危险。用药期常会发生不规则出血,与雌孕激素联合法同时应用可防止出血。

3.非那雄胺

抑制 5α-还原酶,治疗多毛。

4.酮康唑、氟他胺

均竞争雄激素受体而起治疗作用。但对肝脏有损害。

(三)月经失调

雌孕激素联合法最常用,因既可调节月经更可控制疾病。孕激素后半期疗法可用于单纯调节月经。

(四)不孕

因无排卵而无生育力,可启动卵泡生长,诱发排卵。常用药物有枸橼酸氯米芬、人绝经促性腺素(HMG)、促卵泡素(FSH),药物无效时可用卵巢穿孔或辅助生殖技术。

(1)用诱发排卵药前,降低 LH、睾酮,缩小卵巢体积为必需的条件,而不必要求 LH、T 下降到正常,多卵泡也不必明显减少。

(2)氯米芬和 HMG 易于促使多卵泡生长,影响疗效。FSH 递增法促卵泡生长稳定,效果较好,但疗程稍长。若开始与少量 HMG 联合应用,利于及早启动卵泡生长。一旦启动卵泡生长,应只用 FSH 促卵泡继续生长,可减少卵巢过度刺激。

(3)近年应用较多的来曲唑,抑制雌激素合成,减少负反馈。促性腺激素分泌,启动卵泡生长,效果良好,且无抑制子宫颈黏液分泌和子宫内膜生长的作用。但作为不孕症的治疗,对子代的影响有待进一步研究,尚无定论。

(4)辅助生殖技术(IVF,IVM),应用于药物或药物-手术-药物治疗无效者。

(五)胰岛素抵抗

1.二甲双胍

增加对胰岛素的敏感性,可降低胰岛素和睾酮水平,有研究显示其影响卵巢性激素的合成。临床显示月经来潮,排卵甚至受孕者。有报道,其可增加氯米芬的排卵率。不良反应有恶心、呕吐、轻度腹泻,罕见乳酸性酸中毒。该药作用有待研究,尚未定论。常用剂量 0.85～1500 mg/d,分次服。

2.噻唑烷二酮类

可促进调节血糖基因的表达,可降低胰岛素和雄激素。尚有恢复排卵的报道。

(六)手术

以前做双卵巢楔形切除术,现已弃用。腹腔镜做卵巢打孔术,仅用于欲生育但药物治疗无效者。术后短期内未恢复排卵者,应用药物治疗不应盲目等待。因手术未能彻底治愈疾病。对目前不欲生育者,应以药物治疗,手术操作应慎防术后粘连,电凝打孔应注意对卵巢功能的保护。

(七)心理疏导

不治之症、生育无能为患者或家长常有的错误观念。治疗后可将病理生理调节到近似正常状态。虽难以正常排卵,但至少保持月经正常,身心健康。诱发排卵解决生育问题,已获公认。辅助生殖技术可解决难治者。因此,对患者或家属的解说,正确认识本病,解除顾虑,有助于治疗,是为治疗前的首要步骤。

(李文梅)

第四节　高催乳素血症

高催乳素血症是指各种原因导致的外周血清催乳素(prolactin,PRL)水平持续高于正常值的状态(正常女性 PRL 水平通常低于 25 ng/mL)。

高催乳素血症的原因包括生理性、病理性或药物性等,常见的临床表现有月经紊乱或闭经、溢乳、不孕等。高催乳素血症在一般人群中的患病率为 0.4%,在生殖功能失调患者中可达 9%～17%。

一、PRL 生理基础

(一)分子特性

PRL 是一种主要由垂体前叶 PRL 合成细胞分泌的多肽激素,由 198 个氨基酸构成的大小为 23kD 单链多肽,通过 3 个分子内二硫键连接 6 个半胱氨酸残基。由于蛋白质翻译后修饰作用(磷酸化、糖基化等),体内的 PRL 以多种形式存在,以 PRL 单体(23kD)为主(80%),生物活性及免疫活性最高,二聚体(大分子 PRL,>100kD)与多聚体(大大分子 PRL,>100kD)各占

8%～10%及1%～5%,生物活性减低,免疫活性不变,因此血PRL水平与临床表现可不一致。

PRL与其受体结合发挥效应,PRL受体(prolactin receptor,PRL-R)是一种属于造血细胞因子受体超家族的跨膜蛋白,结构与生长激素(growth hormone,GH)受体、白介素(interleukin,IL)受体等类似。

(二)调节因素

生理情况下,垂体PRL分泌受下丘脑PRL抑制因子(prolactin-inhibiting factor,PIF)和PRL释放因子(prolactin releasing factor,PRF)双向调节,以PIF占优势。下丘脑弓状核和室旁核释放的多巴胺作用于PRL合成细胞表面的多巴胺D_2受体,抑制PRL的合成分泌;而促甲状腺素释放激素(TRH)、雌二醇、催产素、抗利尿激素、血管活性肠肽(vasoactive intestinal peptide,VIP)等神经肽可促进PRL分泌。

(三)生理功能

PRL的主要生理功能是促进乳腺组织生长发育,启动并维持产后泌乳。妊娠期女性雌激素水平升高,促进PRL合成细胞增殖,从而使PRL分泌增多,PRL与雌孕激素、胎盘生乳素、胰岛素等共同作用,刺激乳腺生长发育,为产后哺乳做准备,同时,高雌激素水平抑制了PRL的促乳腺泌乳作用;分娩后雌激素水平下降,这种抑制作用随之解除,哺乳时婴儿吮吸乳头通过神经体液调节,短期内刺激PRL大量分泌。

PRL能直接或间接影响卵巢功能。PRL能直接降低卵巢黄体生成素(luteinizing hormone,LH)与卵泡刺激素(follicle-stimulating hormone,FSH)受体的敏感性;还可抑制下丘脑促性腺激素释放激素(gonadotropin-releasing hormone,GnRH)脉冲式分泌,抑制垂体LH、FSH分泌,从而导致排卵障碍。

PRL的生理功能广泛而复杂,还对心血管系统、中枢神经系统、免疫功能、渗透压等有不同程度的调节作用。

(四)生理变化

1.月经周期中的变化

月经周期中期血PRL可有升高,黄体期较卵泡期略有上升。

2.妊娠期的变化

孕8周血中PRL值仍为20 ng/mL,随着孕周的增加,雌激素水平升高刺激垂体PRL细胞增殖和肥大,导致垂体增大及PRL分泌增多。在妊娠末期血清PRL水平可上升10倍,超过200 ng/mL。自然临产时血PRL水平下降,于分娩前2小时左右最低。

3.产后泌乳过程中的变化

分娩后2小时血PRL升至高峰,并维持在较高水平,不哺乳的女性产后2周垂体恢复正常大小,血清PRL水平下降,产后3～4周降至正常;哺乳者由于经常乳头吸吮刺激,触发垂体PRL释放,产后4～6周内哺乳妇女基础血清PRL水平持续升高。产后6～12个月恢复正常,延长哺乳时间则高PRL状态相应延长,出现生理性闭经。

4.昼夜变化

PRL的分泌有昼夜节律,入睡后60～90分钟血PRL开始上升,早晨睡醒前PRL可达到一天24小时峰值,醒后迅速下降,上午9～11时进入低谷,睡眠时间改变时PRL分泌节律也随之改变。

5.饮食结构

进餐30分钟内PRL分泌增加50%～100%,尤其是进食高蛋白高脂饮食。

6.应激导致 PRL 的变化

PRL 的分泌还与精神状态有关,应激状态如激动或紧张、寒冷、麻醉、低血糖、性生活及运动时 PRL 明显增加,通常持续时间不到 1 小时。乳房及胸壁刺激通过神经反射使 PRL 分泌增加。

二、病因

(一)下丘脑疾病

下丘脑分泌的 PIF 对 PRL 分泌有抑制作用,PIF 主要是多巴胺。颅咽管瘤压迫第三脑室底部,影响 PIF 输送,导致 PRL 过度分泌。其他肿瘤如胶质细胞瘤、脑膜炎症、颅外伤引起垂体柄被切断、脑部放疗治疗破坏、下丘脑功能失调性假孕等影响 PIF 的分泌和传递都可引起 PRL 的增高,另外,下丘脑功能失调如假孕也可引起 PRL 升高。

(二)垂体疾病

是高 PRL 血症最常见的原因。高泌乳素血症中 20%～30%有垂体瘤,其中垂体泌乳细胞肿瘤最多见,其他有生长激素(GH)瘤、促肾上腺皮质激素(ACTH)瘤及无功能细胞瘤。按肿瘤直径大小分垂体微腺瘤(肿瘤直径<1 cm)和大腺瘤(肿瘤直径≥1 cm)。空蝶鞍综合征、肢端肥大症、垂体腺细胞增生都可致 PRL 水平的异常增高。

(三)胸部疾病

如胸壁的外伤、手术、烧伤、带状疱疹等也可能通过反射引起 PRL 升高。

(四)其他内分泌、全身疾病

原发性和/或继发性甲状腺功能减退症,如假性甲状旁腺功能减退、桥本甲状腺炎等,甲状腺释放激素(TRH)水平升高因此 PRL 细胞增生,垂体增大,约 40%的患者 PRL 水平增高。多囊卵巢综合征,异位 PRL 分泌增加如未分化支气管肺癌、胚胎癌、子宫内膜异位症及肾癌可能有PRL 升高。肾功能不全、肝硬化影响到全身内分泌稳定时也会出现 PRL 升高。乳腺手术、乳腺假体手术后、长期乳头刺激、妇产科手术如人工流产、引产、死胎、子宫切除术、输卵管结扎术、卵巢切除术等 PRL 也可异常增高。

(五)药物影响

通过拮抗下丘脑多巴胺或增强 PRL 刺激引起高 PRL 血症的药物有多种。多巴胺受体拮抗剂如酚噻嗪类镇静药:氯丙嗪、奋乃静。儿茶酚胺耗竭剂抗高血压药:利血平、甲基多巴。甾体激素类:口服避孕药、雌激素。鸦片类药物:吗啡。抗胃酸药:H_2-R 拮抗剂——西咪替丁、多潘立酮。均可抑制多巴胺转换,促进 PRL 释放。药物引起的高 PRL 血症多数血清 PRL 水平在100 μg/L 以下,但也有报道长期服用一些药物使血清 PRL 水平升高达 500 μg/L、而引起大量泌乳、闭经。

(六)特发性高催乳激素血症

特发性高催乳激素血症指血 PRL 水平轻度增高并伴有症状,多为 60～100 ng/mL,但未发现任何原因,可能为下丘脑-垂体功能紊乱,PRL 分泌细胞弥漫性增生所致,有报道,本症随访6 年20%自然痊愈,10%～15%发展为微腺瘤,发展为大腺瘤罕见。部分患者可能是大分子或大大分子 PRL 血症,这种 PRL 有免疫活性而无生物活性。临床上当无病因可循时,包括 MRI 或CT 等各种检查后未能明确 PRL 异常增高原因的患者可诊断为特发性高 PRL 血症,但应注意对其长期随访,对部分伴月经紊乱而 PRL 高于 100 ng/mL 者,需警惕潜隐性垂体微腺瘤的可能。

三、临床表现

(一)闭经或月经紊乱

高催乳素血症患者 90％有月经紊乱,以继发性闭经多见,也可为月经量少、稀发或无排卵月经;原发性闭经、月经频发、月经量多及不规则出血较少见。高水平的 PRL 可影响下丘脑-垂体-卵巢轴的功能,导致黄体期缩短或无排卵性月经失调、月经稀发甚至闭经,闭经与溢乳症状合称为闭经-溢乳综合征。

(二)溢乳

患者在非妊娠和非哺乳期出现溢乳或挤出乳汁,或断奶数月仍有乳汁分泌,轻者挤压乳房才有乳液溢出,重者自觉内衣有乳渍。分泌的乳汁通常是乳白、微黄色或透明液体,非血性。仅出现溢乳的占 27.9％,同时出现闭经及溢乳者占 75.4％。这些患者血清 PRL 水平一般都显著升高。部分患者 PRL 水平较高但无溢乳表现,可能与其分子结构有关。

(三)肿瘤压迫症状

1.神经压迫症状

微腺瘤一般无明显症状;大腺瘤可压迫蝶鞍隔出现头痛、头胀等;当腺瘤向前侵犯或压迫视交叉或影响脑脊液回流时,也可出现头痛、呕吐和眼花,甚至视野缺损和动眼神经麻痹。肿瘤压迫下丘脑可以表现为肥胖、嗜睡、食欲异常等。

2.其他垂体激素分泌减低

如 GH 分泌减低引起儿童期生长迟缓,引起闭经、青春期延迟,抗利尿激素分泌减低引起。

(四)不孕或流产

卵巢功能异常、排卵障碍或黄体不健可导致不孕或流产。

(五)性功能改变

部分患者因卵巢功能障碍,表现低雌激素状态,阴道壁变薄或萎缩,分泌物减少,性欲减低。

四、辅助检查

(一)血清学检查

血清 PRL 水平持续异常升高,大于 25 ng/mL(1.14 nmol/L),需除外由于应激引起的 PRL 升高。测定血 PRL 时,采血有严格的要求:早晨空腹或进食纯碳水化合物早餐,于上午 9～11 时到达,先清醒静坐半小时,然后取血,力求"一针见血",尽量减少应激。FSH 及 LH 水平正常或偏低。为鉴别高催乳素血症病因,需测定甲状腺功能、其他垂体激素及肝肾功能等,行盆腔 B 超及骨密度等检查。

(二)影像学检查

当血清 PRL 水平高于 100 ng/mL(4.55 nmol/L)时,应注意是否存在垂体腺瘤,CT 和 MRI 可明确下丘脑、垂体及蝶鞍情况,是有效的诊断方法。其中 MRI 对软组织的显影较 CT 清晰,因此对诊断空蝶鞍症最为有效,也可使视神经、海绵窦及颈动脉清楚显影。

(三)眼底、视野检查

垂体肿瘤增大可侵犯和/或压迫视交叉,引起视盘水肿;也可因肿瘤损伤视交叉不同部位而有不同类型视野缺损,因而眼底、视野检查有助于确定垂体腺瘤的部位和大小。

五、诊断

根据血清学检查 PRL 持续异常升高,同时出现溢乳、闭经及月经紊乱、不育、头痛、眼花、视觉障碍及性功能改变等临床表现,可诊断为高催乳素血症。诊断时若血 PRL<100 ng/mL(即 4.55 nmol/L)时,应排除某些生理状态如妊娠、哺乳、夜间睡眠、长期刺激乳头、性交、过饱或饥饿、运动和精神应激等,药理性因素及甲状腺、肝肾病变引起的高催乳素血症。当 PRL 测定结果在正常上限 3 倍以下时至少检测 2 次,以确定有无高 PRL 血症。若 PRL 持续高于 100 ng/mL,有临床症状者应行鞍区 MRI 平扫加增强检查明确有无占位性病变。

六、治疗

应该遵循对因治疗原则。控制高 PRL 血症、恢复女性正常月经和排卵功能、减少乳汁分泌及改善其他症状(如头痛和视功能障碍等)。

(一)随访

对特发性高催乳素血症、PRL 轻微升高、月经规律、卵巢功能未受影响、无溢乳且未影响正常生活时,可不必治疗,应定期复查,观察临床表现和 PRL 的变化。

(二)药物治疗

垂体 PRL 大腺瘤及伴有闭经、泌乳、不孕不育、头痛、骨质疏松等表现的微腺瘤都需要治疗。

1.药物治疗的种类

药物治疗首选多巴胺激动剂治疗,常用有溴隐亭、α二氢麦角隐亭、卡麦角林等。

(1)甲磺酸溴隐亭片:为麦角类衍生物,多巴胺 D_1、D_2 受体激动剂,与多巴胺受体结合,抑制垂体腺瘤增殖,从而抑制 PRL 的合成分泌,是治疗高催乳素血症最常用的药物。临床报道溴隐亭治疗可使 60%～80%的患者血 PRL 降至正常,异常泌乳消失或减少,80%～90%的患者恢复排卵,70%的患者生育。大腺瘤患者视野改变,瘤体缩小 50%以上。溴隐亭不良反应:主要有恶心、呕吐、眩晕、疲劳和直立性低血压等,为了减少药物不良反应,溴隐亭治疗从小剂量开始渐次增加,初始剂量为每天 1.25 mg,餐中服用,每 3～7 天增加 1.25 mg/d,直至常用剂量每天 5～7.5 mg,分 2～3 次服用。剂量的调整依据是血 PRL 水平。达到疗效后可分次减量到维持量,若 PRL 大腺瘤在多巴胺激动剂治疗后血 PRL 正常而垂体大腺瘤不缩小,应重新审视诊断是否为非 PRL 腺瘤或混合性垂体腺瘤、是否需改用其他治疗(如手术治疗)。溴隐亭治疗是可逆性的,只是使垂体 PRL 腺瘤可逆性缩小,长期治疗后肿瘤出现纤维化,但停止治疗后垂体 PRL 腺瘤会恢复生长,导致高 PRL 血症再现,因此需长期用药维持治疗。10%～18%的患者对溴隐亭不敏感或不耐受,可更换其他药物或手术治疗。

新型溴隐亭长效注射剂克服了因口服造成的胃肠道功能紊乱,用法是 50～100 mg,每 28 天一次,是治疗 PRL 大腺瘤安全有效的方法,可长期控制肿瘤的生长并使瘤体缩小,不良反应较少,用药方便。

(2)甲磺酸 α-二氢麦角隐亭:是高选择性多巴胺 D_2 受体激动剂及 α-肾上腺素能拮抗剂。有报道,5 mg α-二氢麦角隐亭与 2.5 mg 溴隐亭的药效动力学曲线相同,血 PRL 水平均于服药后 5 小时达低谷,至少可维持 12 小时。初始治疗患者从 5 mg(1/4 片)每天 2 次开始,餐中服用,1～2 周后加量,并根据患者血 PRL 水平变化,逐步调整至最佳剂量维持,一般为 20～40 mg/d。疗效与溴隐亭相仿,心血管不良反应少于溴隐亭,无直立性低血压出现,长期耐受性高。

(3)卡麦角林:是具有高度选择性的多巴胺 D_2 受体激动剂,卡麦角林,是溴隐亭的换代药物,抑制 PRL 的作用更强大而不良反应相对减少,且作用时间更长。对溴隐亭抵抗(每天 15 mg 溴隐亭效果不满意)或不耐受溴隐亭治疗的 PRL 腺瘤患者改用这些新型多巴胺激动剂仍有 50% 以上有效。卡麦角林每周只需服用 1~2 次,常用剂量 0.5~2.0 mg(1~4 片),患者顺应性较溴隐亭更好。作用时间的延长是由于从垂体组织中的清除缓慢,与垂体多巴胺受体的亲和力高,广泛的肝肠再循环,口服后 3 小时就可检测到 PRL 降低,然后逐渐下降,在 48~120 小时之间效应达到平台期;坚持每周给药,PRL 水平持续下降,不良反应少。

(4)维生素 B_6:作为辅酶在下丘脑中多巴向多巴胺转化时加强脱羟及氨基转移作用,与多巴胺受体激动剂起协同作用。临床用量可达 60~100 mg,每天 2~3 次。

2.药物治疗时的随诊

(1)治疗 1 个月起定期测定血 PRL 及雌二醇水平,根据生化指标和卵泡发育情况调整药物剂量。

(2)每 1~2 年重复鞍区 MRI 检查,大腺瘤患者每 3 个月复查。其他接受多巴胺受体激动剂治疗的患者,如血 PRL 水平不降反升、出现新症状(视野缺损、头痛等)也应行 MRI 检查。大腺瘤患者在多巴胺受体激动剂治疗后血 PRL 水平正常而瘤体不缩小,应重新核对诊断。

(3)有视野缺损者、可能压迫到视交叉的大腺瘤患者在初始治疗时可每周复查 2 次视野,疗效满意者常在 2 周内显效。如无改善或不满意应在治疗后 1~3 周内复查 MRI,决定是否需手术治疗减压。

(4)其他垂体激素、骨密度测定等。

3.药物减量及维持

在初始治疗时,血 PRL 水平正常、月经恢复后原剂量可维持不变 3~6 个月。微腺瘤患者即可开始减量;大腺瘤患者此时复查 MRI,确认 PRL 肿瘤已明显缩小(通常肿瘤越大,缩小越明显),PRL 正常后也可开始减量。

减量应缓慢分次(2 个月左右一次)进行,通常每次 1.25 mg,用保持血 PRL 水平正常的最小剂量为维持量。每年至少 2 次血 PRL 随诊,以确认其正常。在维持治疗期间,一旦再次出现月经紊乱或 PRL 不能被控制,应查找原因,如药物的影响、怀孕等,必要时复查 MRI,决定是否调整用药剂量。对小剂量溴隐亭维持治疗 PRL 水平保持正常、肿瘤基本消失的病例 5 年后可试行停药,若停药后血 PRL 水平又升高者,仍需长期用药,只有少数病例在长期治疗后达到临床治愈。

(三)手术治疗

若溴隐亭等药物治疗效果欠佳者,有观点认为由于多巴胺激动剂能使肿瘤纤维化形成粘连,可能增加手术的困难和风险,一般建议用药 3 个月内实施手术治疗。经蝶窦手术是最为常用的方法,开颅手术少用。

1.手术适应证

(1)药物治疗无效或效果欠佳者。

(2)药物治疗反应较大不能耐受者。

(3)巨大垂体腺瘤伴视交叉压迫有明显视力视野障碍急需减压者;药物治疗一段时间后无明显改善者。

(4)血 PRL 水平正常但瘤体无改变,疑为无功能瘤。

（5）侵袭性垂体腺瘤伴有脑脊液鼻漏者。

（6）拒绝长期服用药物治疗者。

（7）复发的垂体腺瘤也可以手术治疗。

全身器官功能差不能耐受手术者为相对禁忌证。手术后，需要进行全面的垂体功能评估，存在垂体功能低下的患者需要给予相应的内分泌激素替代治疗。

2.手术治疗后随访问题

手术后3个月应行影像学检查，结合内分泌学变化，了解肿瘤切除程度。视情况每半年或一年再复查一次。手术成功的关键取决于手术者的经验和肿瘤的大小，微腺瘤的手术效果较大腺瘤好，60%～90%的微腺瘤患者术后 PRL 水平可达到正常，而大腺瘤患者达到正常的比例则较低。手术后仍有肿瘤残余的患者，手术后 PRL 水平正常的患者中，长期观察有20%患者会出现复发，需要进一步采用药物或放射治疗。

（四）放射治疗

放射治疗主要适用于大的侵袭性肿瘤、术后残留或复发的肿瘤；药物治疗无效或不能坚持和耐受药物治疗不良反应的患者；有手术禁忌或拒绝手术的患者及部分不愿长期服药的患者。放射治疗疗效评价应包括肿瘤局部控制，以及异常增高的 PRL 下降的情况。传统放射治疗后2～10年，有12%～100%的患者出现垂体功能低下；1%～2%的患者可能出现视力障碍或放射性颞叶坏死。部分可能会影响瘤体周围的组织而影响垂体的其他功能，甚至诱发其他肿瘤，损伤周围神经等，因此，传统放疗可加溴隐亭联合治疗，约1/3的患者血 PRL 水平正常，但显效时间可长达20年以上。即使近年来采用的立体定向放射外科治疗，2年内也仅有25%～29%的患者 PRL 恢复正常，其余患者可能需要更长时间随访或需加用药物治疗。

（五）其他治疗

由于甲状腺功能减退、肾衰竭、手术、外伤、药物等因素引起的高催乳素血症，则对因进行治疗。

（李文梅）

第五节　性　早　熟

青春期为第二性征开始发育和获得性生殖能力的时期。女性第二性征发育以乳房发育为先，继而出现阴毛、腋毛。月经初潮通常晚于第二性征发育，此时已具有生育能力。

性早熟是指第二性征出现的年龄比预计青春期发育年龄早2.5个标准差，女性性早熟表现为8岁以前出现任何一种第二性征的发育或月经来潮。女性发病率为男性的5倍。性早熟可以引起患儿的社交心理问题，应特别重视。

一、病因和发病机制

根据病因和发病机制，基本分为两大类：GnRH 依赖性性早熟和非 GnRH 依赖性性早熟。

（一）GnRH 依赖性性早熟

一些病变或目前尚未明了的因素过早激活下丘脑-垂体-性腺轴，启动与正常青春期发育程序相同的第二性征的发育,又称为中枢性性早熟、真性性早熟或完全性性早熟。GnRH 依赖性性早熟可由器质性病变所致,也可以是全面检查未能发现任何相关病因。前者病变包括分泌 GnRH/LH 的肿瘤、下丘脑异(错)构瘤、中隔-视神经发育不良、鞍上囊肿、脑炎、颅脑损伤、原发性甲状腺功能减低症、某些遗传代谢病,以及长期性甾体激素接触。后者又称特发性性早熟。

(二)非 GnRH 依赖性性早熟

为其他途径促使第二性征提前发育,并非下丘脑-垂体-性腺轴过早激活。非 GnRH 依赖性性早熟有两类:同性性早熟和异性性早熟。同性性早熟可由分泌雌激素的卵巢肿瘤和肾上腺皮质瘤、异位分泌 HCG 的肿瘤及长期接触外源性雌激素等所致。异性性早熟可由分泌雄激素的疾病和肿瘤等引起。

二、临床表现

临床表现包括女性性早熟的共性表现及不同病因出现的相应症状和体征。

(一)女性性早熟的临床表现

主要为过早的第二性征发育、体格生长异常或月经来潮。

1.第二性征的过早出现

8 岁以前出现第二性征发育,如乳房初发育、阴毛或腋毛出现,或月经来潮。临床上偶见第二性征单一过早发育,如单纯乳房发育、单纯阴毛过早发育,或孤立性月经提早初现,而无其他性早熟的表现。单纯乳房发育可早在患儿 3 岁或更早时发生,发育乳房多为 Tanner Ⅲ 期。单纯阴毛过早发育常由肾上腺雄激素通路过早启动引起,也可由 21-羟化酶缺乏,以及罕见的 11-羟化酶缺乏所致。

2.体格生长异常

发育年龄提前,初起因雌激素作用于长骨,患儿高于正常发育者。但由于长骨骨骺的提前融合,最终成年身高低于正常发育者。

(二)不同病因伴随的主要临床表现

1.GnRH 依赖性性早熟

占女性性早熟的 80% 以上,包括特发性性早熟与中枢神经系统异常所致的性早熟。

(1)特发性性早熟:占 80%～90%,无特殊症状。

(2)中枢神经系统异常:占 7% 左右,可由下丘脑、垂体肿瘤,脑积水等先天畸形及颅部手术、外伤及感染等引起。性早熟常是肿瘤早期仅有的表现,随之可有颅内压增高和肿瘤压迫视神经症状或癫痫发作等。

2.非 GnRH 依赖性性早熟

占女性性早熟的 17% 左右,包括同性性早熟与异性性早熟。

(1)同性性早熟:①卵巢肿瘤,约占 11%,由分泌雌激素的卵巢肿瘤(良性或恶性)所致。检查可见 80% 的患者有盆腔肿块。②多发性、弥漫性囊性骨病变,占 5%。临床特点:易骨折、皮肤色素沉着、出现奶咖斑、卵巢囊肿、甲状腺功能亢进、肾上腺皮质功能亢进或软骨病。③肾上腺肿瘤,可分泌雌激素的肾上腺肿瘤,占 1%。④分泌 HCG 的卵巢肿瘤,约占 0.5%,其中最常见的有卵巢绒毛膜上皮性癌和无性细胞瘤,患者有盆腔肿块。⑤原发性甲状腺功能减退症,可出现甲状腺功能减退的相应表现。

(3)异性性早熟:分泌雄激素的肾上腺及卵巢肿瘤,可有多毛、无排卵、高胰岛素血症,或肾上腺肿块及盆腔肿块。先天性肾上腺皮质增生症(CAH)是女孩异性性早熟的多见原因,可出现不同程度男性化表现,表现为痤疮多毛,包括性毛和体毛增多,伴阴蒂肥大。

三、诊断

性早熟的诊断首先应了解是否有器质性病变(如神经系统、卵巢、肾上腺等部位的肿瘤)及非内分泌异常引起的阴道流血。

(一)病史

(1)注意性发育变化,特别是第二性征变化的时间顺序,生长是否加快,月经发生的时间。

(2)是否接触外源性性激素制剂如药物(避孕药)、化妆品、食物(添加催长剂的动植物)等。

(3)神经系统、视觉、行为的变化。

(4)智力学习情况。

(5)家族中的青春发育年龄史。

(二)体格检查

记录身高、体重及性发育 Tanner 分期,内、外生殖器发育情况及腹部、盆腔检查了解是否有占位性病变。全身检查应注意有无皮肤斑块,甲状腺功能减退的特有的体征或男性化体征,以及有无神经系统异常。

(三)辅助检查

1.激素检测

(1)血浆生殖激素测定。测定 FSH、LH、E_2、HCG,必要时测定硫酸脱氢表雄酮、睾酮、孕酮。血 LH、FSH 基础值增高提示中枢性性早熟,女孩 LH/FSH>1 更有意义。

(2)TSH、T_3、T_4 测定有助于甲状腺功能的判断。

(3)疑及先天性肾上腺皮质增生或肿瘤时,应查血皮质醇、11-脱氧皮质醇、17α-羟孕酮、24 小时尿 17-酮类固醇等。

(4)GnRH 激发试验。正常 LH 峰值出现在 15～30 分钟,激发后 LH 峰值>15 U/L,或者较基础值增加 3 倍以上提示为特发性性早熟,LH/FSH>0.66 更有意义。

2.影像学检查

(1)腕部摄片了解骨龄,超过实际年龄 1 岁以上视为提前。

(2)CT、MRI 和 B 超检查,了解有无颅内肿瘤,腹部及盆腔超声了解卵巢及肾上腺有无肿瘤。

3.阴道上皮细胞检查

能较好地反映卵巢分泌 E_2 水平。在性早熟治疗过程中,该检查对疗效监测作用较检测 E_2 敏感。

四、鉴别诊断

首先分辨类型(依赖性或非依赖性),然后寻找病因(器质性;非器质性)。GnRH 依赖性性早熟,特别是特发性者,可出现一系列第二性征、性激素升高、GnRH 激发试验反应强烈;非GnRH 依赖性性早熟常为性腺、肾上腺疾病和外源性性激素所致,无排卵;单纯乳房、阴毛发育者常无其他性征(表 12-1)。

表 12-1 性早熟疾病的辅助检查结果

	性腺大小	基础 FSH/LH	E_2	DHAS	睾酮	GnRH 反应
特发性	增大	升高	升高	升高	升高	增高
中枢性	增大	升高	升高	升高	升高	增强
性腺性	增大	不高	升高	不高	可高	无反应
Albright	增大	不高	升高	可高	可高	无反应
肾上腺性	小	不高	升高	升高	可高	无反应

五、治疗

性早熟的治疗原则:①去除病因。②抑制性发育至正常青春期年龄。③延缓及遏制性早熟体征。④促进生长,改善最终成人身高。⑤正确心理引导及性教育。

(一)病因治疗

首先应查明病因,进行相应治疗。肿瘤可采用手术、化疗或放疗;脑积水进行引流减压。先天性肾上腺疾病和甲状腺功能减退者可进行激素替代治疗。外源性激素使用者,应停止服用相应药物或食品。

(二)药物治疗

1.GnRH 类似物(GnRHa)

治疗中枢性性早熟(特别是特发性者)的首选药物。治疗目的是停止或减慢第二性征发育,延缓骨成熟的加速,改善最终身高。目前多采用 GnRH 类似物的缓释型制剂。起始剂量 $50\sim80~\mu g/kg$,维持量为 $60\sim80~\mu g/kg$。每 4 周 1 次。治疗至少两年,一般建议用至 12 岁时停药。

2.甲状腺素替代治疗

可治疗甲状腺功能减退引起的性早熟。

3.肾上腺皮质激素替代治疗

CAH 者需要终生使用。

(三)外科矫形

外生殖男性化者应酌情作矫形手术,即缩小增大的阴蒂,扩大融合的会阴。尽早手术对患者心理创伤较少。

(李文梅)

第六节 绝经综合征

绝经指永久性无月经状态,是因为卵巢功能停止所致。绝经的判断是回顾性的,停经后12 个月随诊方可判定绝经。围绝经期是妇女自生育期的规律月经过渡到绝经的阶段,包括从出现与卵巢功能下降有关的内分泌、生物学和临床特征起,至最后一次月经后 1 年。绝经综合征(MPS)指妇女绝经前后出现的一系列绝经相关症状。

绝经可分为自然绝经和人工绝经两种。前者指卵巢内卵泡耗竭,或剩余的卵泡对促性腺激素丧失了反应，卵泡不再发育和分泌雌激素，不能刺激子宫内膜生长，导致绝经。后者是指手术切除双侧卵巢或用其他方法停止卵巢功能，如放射线治疗和化疗等。单独切除子宫而保留一侧或双侧卵巢者，不作为人工绝经。判定绝经，主要根据临床表现和激素的测定。人工绝经者更易发生绝经综合征。

中国北方城市妇女平均绝经年龄 49.5 岁，农村 47.5 岁；而中国南方妇女平均绝经年龄为 48.99 岁；美国中位绝经年龄51.3(48～55)岁。绝经年龄与曾服用避孕药、营养、地区、环境、吸烟等因素有关，而与教育程度、体形、初潮年龄、妊娠次数、末次妊娠年龄等因素无明显关系。

一、围绝经期和绝经后的性激素分泌变化

围绝经期最早的变化是卵巢功能的衰退，继后下丘脑-垂体功能退化。

(一)雌激素

卵巢功能衰退的最早征象是卵泡对 FSH 敏感性降低；绝经过渡期早期的特征是雌激素水平波动很大，整个绝经过渡期雌激素不呈逐渐下降趋势，而是在卵泡生长发育停止时，雌激素水平才下降。

绝经后卵巢分泌雌激素极少，妇女体内低水平的雌激素主要是由来自肾上腺皮质，以及来自卵巢的睾酮和雄烯二酮经周围组织中芳香化酶转化的雌酮，转化的部位主要在肌肉和脂肪。肝、肾、脑等组织也可促进转化。此期血中雌酮水平高于雌二醇。

(二)孕酮

在绝经过渡期，卵巢仍有排卵功能，故仍有孕酮分泌，但因黄体功能不全，孕酮量减少。绝经后卵巢不再排卵、分泌孕酮，极少量孕酮可能来自肾上腺。

(三)雄激素

卵巢产生的雄激素是睾酮和雄烯二酮。绝经前，血液中 50% 的雄烯二酮和 25% 的睾酮来自卵巢；绝经后雄烯二酮产生量约为绝经前的一半，其中 85% 来自肾上腺，15% 来自卵巢间质细胞。绝经后，卵巢主要产生睾酮，而且产量在绝经后早期较绝经前增多，系因卵巢间质细胞受到大量的促性腺激素刺激所致。

由于绝经后雌激素的显著降低，使循环中雄激素与雌激素的比例显著上升；性激素结合蛋白降低，使游离雄激素增高，因而绝经后有些女性出现轻度多毛。

(四)促性腺激素

绝经过渡期仍有排卵的妇女，其 FSH 在多数周期中升高，而 LH 还在正常范围，但FSH/LH 仍<1。绝经后，FSH、LH 明显升高，FSH 升高更为显著，FSH/LH>1。自然绝经 1 年内，FSH 能上升13 倍，而 LH 仅上升 3 倍。绝经 2～3 年内，FSH/LH 达最高水平，以后随年龄增长渐下降，但仍在较高水平。

(五)促性腺激素释放激素(GnRH)

围绝经期 GnRH 的分泌增加，并与 LH 相平行。

(六)抑制素

绝经后妇女血抑制素浓度下降，较雌二醇下降早且明显，可能成为反映卵巢功能衰退更敏感的标志。抑制素有反馈抑制垂体合成分泌 FSH 作用，并抑制 GnRH 对自身受体的升调节，因而抑制素浓度与 FSH 水平呈负相关。绝经后卵泡抑制素极低，而 FSH 升高。

二、临床表现

大多数绝经妇女出现雌激素缺乏相关症状是自然和普遍的。绝经早期主要是血管舒缩症状、精神神经系统症状和一些躯体症状,绝经多年后逐渐出现泌尿生殖道萎缩性变化、代谢改变和心血管疾病、骨质疏松及认知功能下降等退行性变化或疾病。

(一)月经改变

月经周期改变是围绝经期出现最早的临床症状,大致分为3种类型。

(1)月经周期缩短,经量减少,最后绝经。

(2)月经周期不规则,周期和经期延长,经量增多,甚至大出血或出血淋漓不断,然后逐渐减少而停止。

(3)月经突然停止,较少见。

由于无排卵,雌激素水平波动,缺乏孕激素的对抗,易发生子宫内膜增殖症甚至子宫内膜癌。

(二)血管舒缩症状

主要表现为潮热、出汗,是血管舒缩功能不稳定的表现,是绝经期综合征最突出的特征性症状之一。潮热起自前胸,涌向头颈部,然后波及全身。少数妇女仅局限在头、颈和乳房。在潮红的区域患者感到灼热,皮肤发红,紧接着暴发性出汗。持续数秒至数分钟不等,发作频率每天数次至30~50次。夜间或应激状态易促发。此种血管功能不稳定可历时1年,有时长达5年或更长。

(三)精神神经症状

主要包括情绪、记忆及认知功能症状。围绝经期妇女往往出现激动易怒、焦虑、多疑、情绪低落、自信心降低、不能自我控制等情绪症状。记忆力减退及注意力不集中也较常见。睡眠障碍也是常见表现。

(四)泌尿生殖道症状

主要表现为泌尿生殖道萎缩症状,外阴瘙痒、阴道干燥疼痛,性交困难,性欲低下,子宫脱垂;膀胱、直肠膨出;尿频,尿急,压力性尿失禁,反复发作的尿路感染。

(五)代谢异常和心血管疾病

一些绝经后妇女血压升高或血压波动;心悸时心率不快,心律不齐,常为期前收缩,心电图常表现为房性期前收缩,或伴随轻度供血不足表现。绝经后妇女代谢的改变导致体重增加明显、糖脂代谢异常增加、冠心病发生率及心肌梗死的死亡率增加较快,并随年龄而增加。

(六)骨质疏松

妇女从围绝经期开始,骨质吸收速度大于骨质生成,促使骨质丢失而骨质疏松。骨质疏松症大约出现在绝经后9~13年,约1/4的绝经后妇女患有骨质疏松。绝经早期的骨量快速丢失和骨关节的退行性变可导致腰背、四肢疼痛,关节痛。骨质疏松症患者可出现驼背,严重者可致骨折,最常发生在椎体,其他如桡骨远端、股骨颈等都易发生骨折。

三、诊断和鉴别诊断

绝经期综合征症状复杂,对其主要症状应给予正确的估计,并能对器质性病变及早予以鉴别诊断。

（一）诊断

1.病史

仔细询问症状、月经史,绝经年龄;婚育史;既往史,是否切除子宫或卵巢,有无心血管疾病史、肿瘤史及家族史,以往治疗所用的激素、药物。

2.体格检查

全身检查和妇科检查。对 3 个月未行妇科检查复诊者,必须做妇科检查。

3.辅助检查

（1）激素测定:选择性激素测定有助于判断卵巢功能状态,以及其他相关内分泌腺功能。如 FSH >40 U/L,提示卵巢功能衰竭。

（2）B 超检查:阴道不规则流血者应排除子宫、卵巢肿瘤,了解子宫内膜厚度。

（3）分段诊刮及子宫内膜病理检查:疑有子宫内膜病变者,应行分段诊刮及子宫内膜病理检查。有条件者可在宫腔镜检查下进行。

（4）骨密度测定:确诊有无骨质疏松。

（二）鉴别诊断

妇女在围绝经期容易发生高血压、冠心病、肿瘤等,因此必须除外心血管疾病、泌尿生殖器官的器质性病变,也要与神经衰弱、甲亢等鉴别。

四、预防

目前尚未能预防或延迟自然绝经的来临。但围绝经期妇女可以加强自我保健,积极参加体力劳动,参加体育锻炼,积极防治绝经综合征的发生。

有关绝经前妇女切除子宫时,是否切除卵巢的临床问题,多数学者认为应尽可能避免过早切除卵巢,保留卵巢有其恶变和盆腔疼痛等风险,但其可能性极小,而保留卵巢的优点超过其危险性。

五、治疗

较多围绝经期妇女可出现症候群,但由于精神状态、生活环境各不相同,其轻重差异很大。有些妇女不需任何治疗;有些只需一般性治疗,就能使症状消失;有的妇女则需要激素替代治疗才能控制症状。

（一）一般处理和对症治疗

围绝经期妇女应了解围绝经期是自然的生理过程,应以积极的心态适应这一变化。心理治疗是围绝经期治疗的重要组成部分,可辅助使用自主神经功能调节药物,如谷维素 20 mg 口服,每天3 次;如有睡眠障碍,影响生活质量,可夜晚服用艾司唑仑2.5 mg。为预防骨质疏松,应鼓励妇女坚持体育锻炼,增加日晒时间,摄入足量蛋白质和含钙食物。潮热治疗可用选择性 5-羟色胺再吸收抑制剂,如文拉法辛、帕罗西汀,以及加巴喷丁。

（二）激素治疗

1.适应证

（1）绝经相关症状:潮热、盗汗、睡眠障碍、疲倦、情绪不振、易激动、烦躁和轻度抑郁。

（2）泌尿生殖道萎缩相关的问题:阴道干涩、疼痛、排尿困难、反复性阴道炎、性交后膀胱炎、夜尿、尿频和尿急。

(3)有骨质疏松症的危险因素(含低骨量)及绝经后骨质疏松症。缺乏雌激素的较年轻妇女和/或有绝经症状的妇女应该首选激素治疗。

2.治疗时机

在卵巢功能开始减退并出现相关症状后即可应用。

3.禁忌证

激素治疗的禁忌证:①已知或可疑妊娠、原因不明的阴道出血。②已知或可疑患有乳腺癌、与性激素相关的恶性肿瘤或脑膜瘤(禁用孕激素)等。③最近6个月内患有活动性静脉或动脉血栓栓塞性疾病、严重肝肾功能障碍、血卟啉症、耳硬化症、系统性红斑狼疮。

4.慎用者

子宫肌瘤、子宫内膜异位症、子宫内膜增生史、高催乳素血症、尚未控制的糖尿病及严重的高血压、血栓形成倾向、胆囊疾病、癫痫、偏头痛、哮喘、乳腺良性疾病、乳腺癌家族史者慎用。

5.激素治疗流程

(1)治疗前的评估:根据病史、妇科检查及相关辅助检查(根据需要选择,应注意乳腺和子宫内膜的检查),评估是否有应用激素治疗的适应证、禁忌证或慎用。

(2)权衡利弊:根据年龄、卵巢功能衰退情况(绝经过渡期、绝经早期或绝经晚期)和激素治疗前的评估结果进行综合评价,以确定应用激素治疗的必要性。若难以辨明临床症状与绝经的关系,但无禁忌证者,可给予短期的诊断性激素治疗。应告知患者激素治疗的利弊,使其知情后做出选择。

(3)个体化治疗:应根据患者年龄、子宫及卵巢功能情况(绝经过渡期、绝经早期或绝经晚期),以及是否有其他危险因素等,制定个体化的激素治疗方案。

(4)应用激素治疗过程中的监测及注意事项:激素治疗过程中,须注意判断激素治疗是否有效、有无不良反应、个体危险/受益比是否发生改变、评价是否需要继续激素治疗或调整方案。监测的指标和频度应根据患者的具体情况确定。

6.激素治疗方案、用药方法及用药途径

应用激素治疗时,应在综合评估治疗目的和风险的前提下,采用最低有效剂量。没有必要限制激素治疗的期限,但在应用激素治疗期间应至少于每年进行1次个体化危险/受益评估,应根据评估情况决定疗程的长短,并决定是否继续或长期应用。为预防血栓形成,因疾病或手术需要长期卧床者酌情停用。

(1)激素治疗的方案:可采用单纯雌激素、单纯孕激素,以及雌、孕激素联合应用的治疗方案。①单纯雌激素:适用于已切除子宫,不需要保护子宫内膜的妇女。目前,尚无足够证据表明,植物雌激素可以作为激素治疗的替代物。②单纯孕激素:周期使用,用于绝经过渡期,调整卵巢功能衰退过程中出现的月经问题。③雌、孕激素联合应用:适用于子宫完整的妇女。联合应用孕激素的目的在于对抗雌激素所致的子宫内膜过度生长,此外,对增进骨健康可能有协同作用。

(2)用药方法及用药途径。①需要保护子宫内膜患者:多采用雌、孕激素联合应用。雌、孕激素联合应用又分序贯和连续联合用药两种。序贯用药是模拟生理周期,在使用雌激素的基础上,每月加用孕激素10~14天,继后停药2~7天,期间有预期计划性出血。适用于年龄较轻,绝经早期或愿意有月经样定期出血的妇女。用法:序贯用药。结合雌激素0.3~0.625 mg/d或戊酸雌二醇1~2 mg/d,连用21~28天,用药第10~14天加用醋酸甲羟孕酮4~6 mg/d,共10~14天,停药2~7天后再开始新一周期。戊酸雌二醇片/雌二醇环丙孕酮片为雌、孕激素复方制剂,该药是由 11 片 2 mg 的戊酸雌二醇和 10 片 2 mg 的戊酸雌二醇加 1 mg 醋酸环丙孕酮组成,每天 1 片,连用 21 天。连续联合用药是每天联合应用雌激素和孕激素,不停用。连续用药方案可避免周期性出血,适用于年龄较长或不愿意有月经样出血的绝经后妇女。但实施早期可能有难以预料的非计划性出血,通常发生在用药的 6 个月以内。用法:结合雌激素 0.3～0.625 mg/d或戊酸雌二醇 0.5～1.5 mg/d,加用醋酸甲羟孕酮 1～3 mg/d,连用。替勃龙(具有雌、孕、雄激素 3 种活性):1.25 mg/d,连用。②子宫缺失患者:单纯雌激素治疗适用于子宫切除术后或先天性无子宫的卵巢功能低下女性。用法:口服单纯雌激素治疗可用结合雌激素 0.3～0.625 mg/d或戊酸雌二醇 0.5～2 mg/d,连用 21 天。经皮途径雌二醇适用于尚未控制的糖尿病及严重的高血压、有血栓形成倾向、胆囊疾病、癫痫、偏头痛、哮喘、高催乳素血症者可采用。③以泌尿生殖道症系统状为主诉者可采用经阴道途径雌激素有结合雌激素、雌三醇、普罗雌烯。

7.不良反应及危险性

(1)子宫出血:用药期间的异常出血,多为突破性出血,应了解有无服药错误,B 超检查内膜,必要时做诊刮排除子宫内膜病变。

(2)性激素不良反应:雌激素剂量过大时可引起乳房胀、白带多、头痛、水肿、色素沉着等,酌情减量可减少其不良反应。

(3)孕激素的不良反应:包括抑郁、易怒、乳房痛和浮肿,极少数患者甚至不耐受孕激素。改变孕激素种类可能减少其不良反应。少数妇女接受 HRT 后,可因为水、钠潴留造成短期内体重增加明显。

(4)子宫内膜癌:长期单独应用雌激素使子宫内膜癌和子宫内膜增生的危险增加 6～12 倍。雌激素替代治疗时,有子宫的妇女,必须加用孕激素,可以阻止子宫内膜单纯型和复杂型增生,内膜癌的相对危险性降至 0.2～0.4。

(5)乳腺癌:美国国立卫生研究院的"妇女健康倡议研究(WHI)"大型随机对照试验结果显示:有子宫的妇女随机给予雌孕激素联合治疗,平均随访 5.2 年,浸润性乳腺癌相对风险增加 26%,对无子宫妇女给单一结合雌激素治疗平均 6 年浸润性乳癌的发病风险不增加。

(三)防治骨质疏松症的其他药物

除了 HRT,防治骨质疏松可选用以下药物。

1.钙剂

只有轻微的骨吸收抑制作用,通常作为各种药物治疗的辅助或基础用药。绝经后应用雌激素者妇女的适当钙摄入量为 1 000 mg/d,不用雌激素者为 1 500 mg/d,65 岁以后应为 1 500 mg/d。补钙方法首先是饮食补充,不能补足的部分以钙剂补充,临床应用的钙剂有碳酸钙、磷酸钙、氯酸钙、枸橼酸钙等制剂。

2.维生素 D

适用于围绝经期妇女缺少户外活动者,每天口服 400～500 U,与钙剂合用有利于钙的完全吸收。

3.降钙素

降钙素是作用很强的骨吸收抑制剂,用于骨质疏松症。有效制剂为鲑降钙素。用法,100 U肌内或皮下注射,每天或隔天 1 次,2 周后改为 50 U,皮下注射,每月 2～3 次。

4.双磷酸盐类

可抑制破骨细胞,有较强的抗骨吸收作用,用于骨质疏松症。常用氨基双磷酸盐,预防剂量

5 mg/d,治疗剂量 10 mg/d;利塞膦酸钠,5 mg/d,必须空腹用白水送服,服药后保持直立和禁食至少 30 分钟。

(四)甲状旁腺素

特立帕肽每天皮下注射 20 μg。

(五)雷诺昔芬

雷诺昔芬是选择性雌激素受体调节剂,用法为 60 mg/d。

(李文梅)

第十三章

生殖系统炎症

第一节 外阴及阴道炎症

外阴及阴道炎症是妇科最常见疾病之一。外阴暴露于外,外阴阴道又毗邻尿道、肛门,易受阴道分泌物、经血、尿液和粪便刺激,局部比较潮湿,同时生育年龄妇女性生活频度增加,容易受到损伤及外界微生物感染。幼女及绝经后妇女阴道上皮菲薄,局部抵抗力低,易受感染。

正常健康妇女,由于解剖学及生物化学特点,阴道对病原体的入侵有自然防御功能。近年的研究认为,阴道微生态体系与女性生殖系统正常生理功能的维持和各种炎症的发生、发展,以及治疗转归均直接相关。当阴道的自然防御功能遭到破坏,则病原体易于侵入,导致阴道炎症。

临床上,外阴及阴道炎以白带的性状发生改变及外阴瘙痒为主要特点,性交痛也较常见,感染累及尿道时,可有尿痛、尿急、尿频等症状。

一、特异性外阴炎

由一般化脓性细菌引起的外阴炎称为非特异性外阴炎,多为混合型细菌感染,常见病原菌有金黄色葡萄球菌、乙型溶血性链球菌、大肠埃希菌、变形杆菌、厌氧菌等,临床上分为单纯性外阴炎、毛囊炎、外阴脓疱病、外阴疖病、蜂窝组织炎及汗腺炎等。

(一)单纯性外阴炎

1.病因

常见的致病菌为大肠埃希菌。当宫颈或阴道发生炎症时,阴道流出分泌物,刺激外阴可致外阴炎,经常受到经血、阴道分泌物、尿液、粪便刺激,如不注意保持外阴皮肤清洁,容易引起外阴炎,其次糖尿病患者的尿糖刺激、粪瘘患者的粪便刺激,以及尿瘘患者尿液长期浸渍,也易导致外阴炎。此外,穿不透气的尼龙内裤、经期使用卫生巾会导致局部透气性差、潮湿,均可引起单纯性外阴炎。

2.临床表现

炎症多发生在小阴唇内外侧或大阴唇,甚至整个外阴部。急性期主要表现为外阴皮肤黏膜瘙痒、疼痛、烧灼,在活动、性交、排尿、排便时加重。妇科检查可见外阴充血、肿胀、糜烂,常见抓痕,严重者可形成溃疡或湿疹。慢性炎症可使皮肤增厚、粗糙、皲裂,甚至苔藓样变。

3.治疗

治疗原则:保持外阴局部清洁、干燥;局部可使用抗生素;重视消除病因。

(1)急性期避免性交,停用引起外阴皮肤刺激的药物,保持外阴清洁、干燥。

(2)局部治疗:可应用 0.1％聚维酮碘液或 1∶5 000 高锰酸钾溶液坐浴,每天 2 次,每次 15～30 分钟,坐浴后局部涂抗生素软膏或紫草油。

(3)病因治疗:积极治疗宫颈炎、阴道炎,如发现糖尿病、尿瘘、粪瘘应及时治疗。

(二)外阴毛囊炎

1.病因

外阴毛囊炎为细菌侵犯毛囊及其所属皮脂腺引起的急性化脓性感染,常见致病菌为金黄色葡萄球菌、表皮葡萄球菌及白色葡萄球菌,多见于外阴皮肤摩擦受损或手术前备皮后,外阴局部不洁、肥胖、表皮摩擦受损可诱发此病。

2.临床表现

阴道皮肤毛囊口周围红肿、疼痛,毛囊口可见白色脓头,中央有毛发通过。脓头逐渐增大呈锥状脓疱,相邻的多个小脓疱融合成大脓疱,严重者伴外阴充血、水肿及明显疼痛。数天后结节中央组织坏死变软,出现黄色小脓栓,再过数天脓栓脱落,脓液排出,炎症逐渐消退,但常反复发作,可变成疖病。

3.治疗

(1)保持外阴清洁、干燥,勤换内裤,勤洗外阴。

(2)局部治疗:病变早期可用 0.1％聚维酮碘液或 1∶5 000 高锰酸钾溶液坐浴;已有脓包形成者,可消毒后针刺挑破使脓液流出,局部涂上抗生素软膏。

(3)全身治疗:病变较广泛时,可口服头孢类或大环内酯类抗生素。

(三)外阴疖病

1.病因

外阴疖病主要由金黄色葡萄球菌或白色葡萄球菌感染引起。潮湿多汗、外阴皮肤摩擦受损后容易发生。此外,糖尿病、慢性肾炎、长期应用糖皮质激素、免疫抑制剂、营养不良等患者易患本病。

2.临床表现

病变多发生在大阴唇的外侧面。开始时毛囊口周围皮肤轻度充血肿痛、红点,逐渐形成高于周围皮肤的紫红色硬结,皮肤表面紧张,有压痛,硬结边缘不清楚,常伴腹股沟淋巴结肿大,以后疖肿中央变软,表面皮肤变薄,并有波动感,继而中央顶端出现黄白色点,不久溃破,脓液排出后疼痛减轻,红肿消失,逐渐愈合。多发性外阴疖病可引起患处疼痛剧烈而影响日常生活。

3.治疗

(1)保持外阴清洁、干燥,勤换内裤,勤洗外阴。

(2)局部治疗:早期可用 0.1％聚维酮碘液或 1∶5 000 高锰酸钾溶液坐浴,然后局部涂上抗生素软膏,以促使炎症消散或局限化,也可行红外线照射、50％酒精湿敷减轻疼痛,促进炎症消散,促使疖肿软化。

(3)全身治疗:有明显炎症或发热者应口服或肌内注射抗生素,必要时行脓液培养及根据药敏选择药物治疗。

(4)手术治疗:行当疖肿变软,有波动感,已形成脓肿时,应立即切开引流并局部换药,切口应适当大,以便脓液及坏死组织能流出,切忌挤压,以免炎症扩散。

(四)外阴急性蜂窝组织炎

1.病因

外阴急性蜂窝组织炎为外阴皮下、筋膜下、肌间隙或深部蜂窝组织的一种急性弥漫性炎症。致病菌以 A 族 B 型溶血性链球菌为主,其次为金黄色葡萄球菌及厌氧菌。炎症多由于皮肤或软组织损伤,细菌入侵引起,少数也可由血行感染引起。

2.临床表现

发病较急剧,常有畏寒、发热、头痛等前驱症状。外阴急性蜂窝组织炎特点是病变不易局限化,迅速扩散,与正常组织无明显界限。浅表的急性蜂窝组织炎局部明显红肿、剧痛,并向四周扩大形成红斑,病变有时可出现水疱甚至坏疽。深部的蜂窝组织炎局部红肿不明显,只有局部水肿和深部压痛,疼痛较轻,但病情较严重,有高热、寒战、头痛、全身乏力、白细胞计数升高,双侧腹股沟淋巴结肿大、压痛。

3.治疗

(1)全身治疗:早期采用头孢类或青霉素类抗生素口服或静脉滴注,体温降至正常后仍需持续用药2周左右,如有青霉素类抗生素过敏史者可使用红霉素类抗生素。

(2)局部治疗:可采用热敷,如不能控制应做广泛多处切开引流,切除坏死组织,伤口用3%过氧化氢溶液冲洗和湿敷。

二、前庭大腺炎

前庭大腺炎是前庭大腺的炎症,生育年龄妇女多见。前庭大腺位于两侧大阴唇下 1/3 深部,其直径为 0.5～1.0 cm,它们的腺管长 1.5～2.0 cm,腺体开口位于小阴唇内侧近处女膜处。由于解剖位置的特殊性,在性交、分娩等情况下,病原体易侵入,引起前庭大腺炎。

(一)病因

主要致病菌有葡萄球菌、大肠埃希菌、链球菌、肠球菌、淋球菌及厌氧菌等,近年来,随着性传播疾病发病率增加,淋球菌、沙眼衣原体所致前庭大腺炎的发病率有明显增高趋势,常为混合感染。

(二)临床表现

前庭大腺炎可分为三种类型:前庭大腺导管炎、前庭大腺脓肿和前庭大腺囊肿。炎症多在一侧。

1.前庭大腺导管炎

初期感染阶段多为导管炎,表现为局部红肿、疼痛,性交痛,行走不便,检查可见患侧前庭大腺开口处呈白色小点,有明显触痛。

2.前庭大腺脓肿

导管开口处闭塞,脓性分泌物不能排出,细菌在腺体内大量繁殖,积聚于导管及腺体中,逐渐扩大形成前庭大腺脓肿。患者诉患侧外阴部肿胀,疼痛剧烈,甚至发生排尿痛,行走困难。检查时患侧外阴红肿热痛,可扪及肿块,如已形成脓肿,则触及肿块有波动感,触痛明显,多为单侧,脓肿直径为 3～6 cm,表面皮肤变薄,脓肿继续增大,可自行破溃,症状随之减轻。若破口小,脓液引流不畅,症状可反复发作。部分患者伴随发热,白细胞计数增高等全身症状,以及患侧腹股沟淋巴结肿大等。

3.前庭大腺囊肿

炎症急性期后,脓液被吸收,腺体内的液体被黏液代替,成为前庭大腺囊肿。也有部分患者的囊肿不是因为感染引起,而是因为分娩过程中,行会阴侧切时,将腺管切断,腺体内的液体无法排出,长期积累到一定程度后,就会引起前庭大腺囊肿。囊性肿物小时,患者多无症状,肿物增大后,外阴患侧肿大。检查时见外阴患侧肿大,可触及囊性肿物,与皮肤有粘连,该侧小阴唇被展平,阴道口被挤向健侧,囊肿较大时可有局部肿胀感及性交不适,如果不及时治疗,一旦合并细菌感染,又会引起前庭大腺脓肿。也有的患者是因为前次治疗不彻底,以后机体抵抗力降低时,细菌乘机大量繁殖,又形成新的脓肿。这个过程可以多次反复,形成恶性循环。

(三)诊断

患者大阴唇下1/3部位发生红、肿、硬结,触痛明显,甚至行走困难,就应该考虑为前庭大腺炎。一般为单侧,与外阴皮肤有粘连或无粘连,可自其开口部压挤出的分泌物做病原微生物检查及抗生素敏感试验。根据肿块的部位、外形、有无急性炎症等特点,一般可确诊。必要时可以穿刺进行诊断,脓肿抽出来的是脓液,而囊肿抽出来的是浆液。

(四)治疗

(1)在前庭大腺炎早期,可以使用全身性抗生素治疗。由于近年淋球菌所致的前庭大腺炎有增加的趋势,所以在用药前最好挤压尿道口,或者取宫颈管分泌物送细菌培养,并做细菌药物敏感试验。在药敏试验结果出来之前,根据经验选择抗生素药物。一般而言,青霉素类药物疗效较好。也可以根据情况,使用局部热敷或理疗,促使炎症消退。同时应保持外阴局部清洁卫生。

一旦形成了脓肿,单纯使用抗生素是无效的,应该切开引流。手术时机要选择波动感最明显的时候。一般在大阴唇内侧下方切开,切口不要过小,要使脓液能够彻底地全部排出来。脓液排出后,炎症开始消退时,用0.1%聚维酮碘液或1:5 000高锰酸钾溶液坐浴。

(2)对于前庭大腺囊肿的治疗,囊肿造口术方法简单、损伤小,造口术切口选择在囊肿的下方,让囊液能够全部流出来,同时应用引流条,以防造口粘连,用0.1%聚维酮碘液或1:5 000高锰酸钾溶液坐浴。预后一般都比较好,前庭大腺的功能也可以得到很好的保存。

三、外阴溃疡

(一)病因

外阴溃疡常见于中、青年妇女,按其病程可分为急性外阴溃疡与慢性外阴溃疡两种。溃疡可单独存在,也可由多个溃疡融合成一大溃疡。外阴溃疡多为外阴炎症引起,如非特异性外阴炎、单纯疱疹病毒感染、白塞病、外阴结核、梅毒性淋巴肉芽肿,约有1/3外阴癌在早期表现为溃疡。

(二)临床表现

外阴溃疡可见于外阴各个部位,以小阴唇和大阴唇内侧为多,其次为前庭黏膜及阴道口周围。

1.急性外阴溃疡

(1)非特异性外阴炎:溃疡多发生于搔抓后,可伴有低热及乏力等症状,局部疼痛严重。溃疡表浅,数目较少,周围有明显炎症。

(2)疱疹病毒感染:起病急,接触单纯疱疹性病毒传染源后一般有2~7天的潜伏期,后出现发热等不适,伴有腹股沟淋巴结肿大和疱疹。溃疡大小不等,底部灰黄,周围边际稍隆起,并高度充血及水肿。初起为多个疱疹,疱疹破溃后呈浅表的多发性溃疡,有剧痛,溃疡多累及小阴唇,尤其累及其内侧面。溃疡常在1～2周内自然愈合,但易复发。

(3)白塞病:急性外阴溃疡常见于白塞病,因口腔、外阴及虹膜睫状体同时发生溃疡,故又称眼-口-生殖器综合征。其病因不明确,病变主要为小动、静脉炎。溃疡可广泛发生于外阴各部,而以小阴唇内外侧及阴道前庭为多。起病急,常反复发作,临床上分为3型,可单独存在或混合发生,以坏疽型最为严重。

坏疽型:多先有全身症状,如发热乏力等。病变部位红肿明显,溃疡边缘不整齐,有穿掘现象,局部疼痛重。溃疡表面附有多量脓液,或污黄至灰黑色的坏死伪膜,除去后可见基底不平。病变发展迅速,可形成巨大蚕食性溃疡,造成小阴唇缺损,外表类似外阴癌,但边缘及基底柔软,无浸润。

下疳型:较常见,一般症状轻,病程缓慢,溃疡数目较多、较浅,溃疡周围红肿,边缘不整齐,常在数周内愈合,但常在旧病灶痊愈阶段,其附近又有新溃疡出现。

粟粒型:溃疡如针头至米粒大小,数目多,痊愈快,患者自觉症状轻微。

(4)性病:如梅毒、软下疳及性病性淋巴肉芽肿均可引起外阴溃疡。

2.慢性外阴溃疡

(1)外阴结核:罕见,偶继发于严重的肺、胃肠道、内生殖器官、腹膜或骨结核,好发于阴唇或前庭黏膜。病变发展缓慢,初起常为一局限性小结节,不久即溃破为边缘软薄、穿掘性的浅溃疡。溃疡形状不规则,基底凹凸不平,覆以干酪样结构。病变无痛,但受尿液刺激或摩擦后可有剧痛。溃疡经久不愈,并可向周围扩展。

(2)外阴癌:外阴恶性肿瘤在早期可表现为丘疹、结节或小溃疡,病灶多位于大小阴唇、阴蒂和后联合等处,伴或不伴有外阴白色病变。癌性溃疡与结核性溃疡肉眼难以鉴别,需做活组织检查确诊。

对急性外阴溃疡的患者,应注意检查全身皮肤、眼、口腔黏膜等处有无病变。诊断时要明确溃疡的大小、数目、形状、基底情况,有时溃疡表面覆以一些分泌物,容易漏诊,故应细心、认真查体。分泌物涂片培养,血清学检查或组织学病理有助于诊断。

(三)治疗

因外阴溃疡的病因往往不是很明确,故主要以对症治疗为主。

1.全身治疗

注意休息及营养,补充大量B族维生素、维生素C。有继发感染时,应考虑应用抗生素。

2.局部治疗

应用0.1%聚维酮碘液或1∶5 000高锰酸钾溶液坐浴,局部使用抗生素软膏涂抹,急性期可局部应用类固醇皮质激素缓解症状。注意保持外阴清洁干燥,减少摩擦。

3.病因治疗

尽早明确病因,针对不同病因进行治疗。

四、外阴前庭炎综合征

外阴前庭炎综合征好发于性生活活跃的妇女,多数既往有反复细菌或尖锐湿疣感染史。弗里德里希(Friedrich)将该综合征定义为:①触摸外阴前庭部,或将阴茎插入阴道,或将栓剂送入阴道时,患者即感严重疼痛;②压迫外阴前庭部时,局部有压痛;③前庭部呈现出不同程度的红斑。

其特征是,患者主诉当阴道被撑开时,发生插入疼痛、不适,触诊时局部有红斑,用棉签轻轻压迫处女膜环上的腺体开口或阴道后系带时有点状疼痛。性交时疼痛异常,甚至在性交后24小时内都感到外阴部灼热疼痛,严重者根本不能有正常的性生活。一般而言,病变在3个月之内者属急性,超过3个月者属慢性。

(一)病因

病因尚不清楚,可能存在以下因素。

(1)感染:可能与人类乳头状瘤病毒在外阴前庭部的亚临床感染有关,此外,与阴道加德纳菌、念珠菌和解脲支原体感染也可能有一定关系。

(2)异常神经纤维增生。

(3)阴道痉挛、阴道 pH 的改变、外阴某些疾病治疗之后的反应、尿道的压力与变异等。

(二)临床表现

严重性交疼痛,持续1～24小时,导致患者发生性交畏惧感。外阴前庭部位疼痛,压痛明显,女性可见前庭部位充血、肿胀。

(三)治疗

(1)保守治疗:主要针对原发性疾病进行抗感染或抗真菌治疗,特异性外阴炎如白色念珠菌感染引起的炎症,应给予抗真菌药物治疗。

(2)尖锐湿疣可参照性传播疾病的治疗。

(3)前庭切除术:于外阴部沿处女膜内侧边缘做一切口,同时沿黏膜皮肤交界处向会阴方向做一平行切口,两切口于3点及9点处吻合,深入前庭后部5 mm 做切除术。切口行间断缝合,14天拆线,术后21天开始用扩张器(2 cm),逐渐扩大阴道口至4 cm,大部分患者术后疼痛可缓解。

(谷 倩)

第二节 盆腔炎性疾病

一、概述

盆腔炎性疾病(pelvic inflammatory disease,PID)是指女性上生殖道及其周围组织的炎症,主要有子宫内膜炎、输卵管炎、输卵管卵巢脓肿、盆腔腹膜炎。炎症可局限于一个部位,也可同时累及几个部位。既往将盆腔炎分为急性和慢性两类,现多认为 PID 主要指盆腔的急性炎症,而将慢性盆腔炎称为盆腔炎性疾病后遗症。PID 严重影响妇女健康,甚至危及生命,应予积极防治。

PID 是妇科常见病,发病率高,易反复发作。国外统计资料显示,15～19 岁者 PID 发病率为3%,30～34 岁者为 14%;未婚者为 6%,新近结婚者为 12%,仅有一个性伴侣者为 7%,有多个性伴侣者为 10%～22%,性伴侣多于 10 个者发病率较单个性伴侣者多 3 倍。

(一)病因

月经、性活动、分娩、人工流产、反复阴道冲洗,以及阴道和盆腔手术等均有可能破坏生殖道

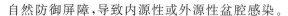

自然防御屏障,导致内源性或外源性盆腔感染。

(二)病原体及其对抗生素的敏感性

引起 PID 的病原体有两个来源:①内源性病原体,来自寄居于阴道内的菌群;②外源性病原体,主要为性传播疾病的病原体。

1.需氧菌

需氧菌包括阴道杆菌、棒杆菌、链球菌、大肠埃希菌、葡萄球菌、肠球菌、淋病奈瑟菌等。

(1)葡萄球菌:为较常见的病原体,属革兰氏阳性球菌,其中以金黄色葡萄球菌致病力最强,多见于产后、剖宫产后、流产后或妇科手术后,细菌通过阴道上行感染至宫颈、子宫、输卵管黏膜、盆腔腹膜。分为产 β-内酰胺酶和不产 β-内酰胺酶的葡萄球菌,产 β-内酰胺酶的葡萄球菌应首选含 β-内酰胺酶抑制剂的青霉素治疗,如氨苄西林-舒巴坦、阿莫西林-克拉维酸钾、替卡西林-克拉维酸钾,或头孢菌素,如头孢呋辛、头孢西丁、头孢曲松、头孢噻肟钠、头孢哌酮等,其次也可选用万古霉素。

(2)链球菌:属革兰氏阳性球菌,有溶血型链球菌、肺炎链球菌、草绿色链球菌、类链球菌,其中以乙型溶血链球菌致病力最强,能产生溶血素及多种酶,导致感染扩散。青霉素或氨苄西林为抗链球菌的首选药物,替代药物有红霉素或头孢菌素。

(3)大肠埃希菌:为肠道的寄生菌,是革兰氏阴性杆菌,当机体抵抗力减弱,或因外伤等,大肠埃希菌侵入肠道外组织或器官时,可引起严重的感染,甚至产生内毒素休克,常与其他致病菌发生混合感染。本菌对氨基糖苷类抗生素,如阿米卡星、妥布霉素、庆大霉素、头孢菌素或羧苄西林敏感,但易产生耐药菌株,应做药敏试验指导用药。

(4)淋病奈瑟菌:系革兰氏阴性球菌,99%～100%经性接触感染,青霉素不再作为抗淋病奈瑟菌的首选药物,现推荐的首选药物为头孢曲松,备用药物为大观霉素、氧氟沙星、环丙沙星、阿奇霉素。

2.厌氧菌

厌氧菌是盆腔感染的主要菌种之一,常来源于结肠、直肠、阴道及口腔黏膜,妇产科常见的厌氧菌有消化链球菌、脆弱类杆菌、梭状芽孢杆菌、放线菌等。

(1)消化链球菌:属革兰氏阳性菌,在产后子宫内坏死的蜕膜碎片或残留的胎盘中容易生长繁殖,其内毒素的毒力较大肠埃希菌为低,可破坏青霉素的 β-内酰胺基,对青霉素有抗药性,还可产生肝素酶,溶解肝素,促进凝血,导致盆腔血栓性静脉炎。

(2)脆弱类杆菌:系革兰氏阴性菌,在严重的盆腔厌氧菌感染中主要是脆弱类杆菌,其分泌物有恶臭味,感染后恢复期很长。本菌对甲硝唑、替硝唑、头孢菌素或多西环素敏感,对青霉素易产生耐药。

(3)梭状芽孢杆菌:系革兰氏阴性菌,分泌物有恶臭味,组织内有气体产生,易产生中毒性休克。本菌对青霉素、克林霉素或甲硝唑敏感。

(4)放线菌:系正常的胃肠道厌氧菌,在放置宫内节育器的妇女中,8%～20%可检测到此菌,本菌对青霉素、米诺环素、阿奇霉素敏感。

3.沙眼衣原体

类似革兰氏阴性菌,有细胞壁,对抗生素敏感。盆腔感染患者中,12%～67%可检测到沙眼衣原体,45%～60%的淋病奈瑟菌感染患者伴有沙眼衣原体感染,首选药物为多西环素或阿奇霉素,备用药物有米诺环素、氧氟沙星、红霉素。

（三）检测病原体的注意事项

（1）病原体检测的取材可以通过以下方法：做阴道后穹隆穿刺取盆腔液或脓液；做腹腔镜或剖腹探查时，在直视下取输卵管伞端或子宫直肠陷凹的积液；取宫腔分泌物；在宫颈管内取分泌物；对较严重的 PID 患者，可作血液细菌培养检查。通过以上方法取出的积液或分泌物，立即做涂片检查、需氧和厌氧细菌培养或聚合酶链式反应（PCR）。但经阴道后穹隆穿刺所检测到的细菌有可能是阴道污染菌，而非真正的致病菌，如血液能培养出细菌，则往往是致病菌，因其受到污染的机会很小。

（2）盆腔内炎性液体的培养结果是阴性时，有两种可能性：一种是脓液中的确不存在细菌，另一种可能是取材和培养技术有问题。因此不断改进细菌，特别是厌氧菌的培养技术，对正确诊断与有效治疗 PID 极为重要。

（3）细菌培养时最好做抗生素敏感试验以指导抗生素的选择，在未得到结果前，一般选用一种广谱抗生素和抗厌氧菌药物联合使用，待得到试验结果后，再制订最佳治疗方案。

（4）近来，研究者发现 PID 往往是由多种厌氧菌和需氧菌混合感染引起，且以厌氧菌为主。在一些病例中仅分离出需氧菌，但当有盆腔脓肿形成时，则以厌氧菌为主，占 $60\% \sim 70\%$，大肠埃希菌占 $15\% \sim 20\%$。这些细菌常常是阴道内的正常菌群，包括类杆菌、大肠埃希菌、需氧链球菌和厌氧球菌等。在治疗 PID 时，应考虑到混合感染的存在，从而合理地使用抗生素。

（四）传播途径

1.经淋巴系统蔓延

细菌经外阴、阴道、宫颈创伤、宫体创伤处的淋巴管侵入内生殖器、盆腔腹膜、盆腔结缔组织等部分，常见于产后感染、流产后感染、手术后感染或放置宫内节育器后的感染。

2.沿生殖器黏膜上行蔓延

病原体侵入外阴、阴道后沿黏膜面经宫颈管、子宫内膜、输卵管内膜，至卵巢及盆腔发生感染。葡萄球菌、淋病奈瑟菌、沙眼衣原体常沿黏膜上行，导致输卵管炎。

3.直接蔓延

盆腔中其他脏器感染后，病原体直接蔓延至内生殖器，如阑尾炎可直接蔓延到右侧输卵管，发生输卵管炎。盆腔手术的损伤可引起严重盆腔感染。

4.经血液循环传播

病原体先侵入人体的其他系统，再经过血液循环，到达内生殖器，如肺结核或其他器官结核可经血液循环传播至内生殖器，全身菌血症也可导致 PID 的发生。

（五）治疗原则

（1）对 PID 患者，应进行积极、彻底的治疗，以防止产生 PID 后遗症，后者治疗较困难，而且影响生育功能。

（2）针对病原体进行治疗：PID 多为混合感染，如细菌培养阳性，可根据药敏试验选用最有效的抗生素治疗。如无培养条件或无厌氧菌培养的条件时，则可假定有某菌存在而选用可杀灭某菌的抗生素。近年来，甲硝唑、替硝唑已被广泛应用于治疗厌氧菌感染，此类药物杀菌力强，不良反应少。

（3）对有炎性包块的患者，如用抗生素治疗效果不明显，应考虑手术治疗。

(六)手术指征

1.PID 的手术指征

(1)盆腔脓肿:广谱抗生素与抗厌氧菌药物的联合应用使不少盆腔脓肿患者避免了手术,但有 25% 的未破裂盆腔脓肿患者,虽经积极治疗而病情无好转,甚至恶化,此类患者需手术治疗。盆腔脓肿的手术指征:①经广谱抗生素积极治疗 48～72 小时后无效者;②脓肿直径大于 8 cm 或双侧性脓肿者;③脓肿继续增大,有可能发生破裂者。

(2)盆腔脓肿破裂:脓肿破裂为 PID 的严重并发症,脓液污染腹腔可引起弥漫性腹膜炎,发生中毒性休克,甚至危及生命,一旦作出此诊断应立即手术,同时给以大剂量敏感广谱抗生素联合治疗。目前盆腔脓肿破裂的病死率已下降到 5% 以下,若继续保守治疗,病死率高达80%～90%。

(3)并发弥漫性腹膜炎:PID 发展至弥漫性腹膜炎时,在积极消炎及支持治疗下需急诊剖腹探查,去除病灶,以避免炎症进一步扩散,挽救生命。

2.PID 后遗症的手术指征

(1)久治无效且有临床症状的较大炎性包块(一般指直径>8 cm):①输卵管积水肿块较大或发生扭转者,需手术治疗。②输卵管卵巢囊肿较大,或与卵巢肿瘤鉴别诊断有困难时,应考虑手术治疗。

(2)输卵管粘连所致不孕:手术松解粘连或做输卵管造口术,有助于恢复输卵管功能而保存生育的机会。

(3)宫腔粘连:子宫内膜炎可引起宫腔粘连,导致月经量少、闭经、周期性腹痛、不孕,需手术分离粘连。

(七)手术方式及手术范围

手术方式有后穹隆切开脓肿引流、经腹脓肿引流、单侧附件切除、全子宫及双侧附件切除术等。手术范围应根据患者年龄、生育与否、病变程度及全身情况来决定。

1.盆腔脓肿穿刺引流术

如怀疑盆腔脓肿,经 B 超定位后,可在 B 超监视下行穿刺术,抽吸出的脓液送细菌培养,然后以1%～2%的甲硝唑生理盐水冲洗盆腔两次,最后注入头孢噻肟钠 1～2 g,3～5 天后再行B 超检查,若仍有较大暗区存在,可重复穿刺冲洗给药。

2.后穹隆切开引流术

位于子宫直肠陷凹的脓肿可经后穹隆切开引流,因并发症多、再次手术率高,对生育影响较大,现认为单侧附件切除术较后穹隆切开引流术更有利。

3.经腹脓肿引流术

一般不主张行经腹脓肿引流术,仅适用于全身情况极差,不能耐受手术,或广泛粘连致手术困难的盆腔脓肿患者。因单纯经腹脓肿引流而不切除肿块,术后感染灶仍存在,引流术后复发率较高。

4.附件切除术

附件切除术适用于较年轻、未生育或希望保留生育功能者,仅切除患侧附件以保留患者的内分泌功能及生育功能,单侧输卵管卵巢脓肿切除后,患者的妊娠率为 3.7%～16%。即使对侧附件有炎症或轻度病变亦可保留,若对侧输卵管炎症较严重,患者又系未生育的年轻妇女,可考虑保留子宫及一侧卵巢,日后可做体外受精-胚胎移植术(IVF-ET),即试管婴儿。随着抗生素及试管婴儿技术的不断发展,目前多偏向于行患侧附件切除术。

5.输卵管粘连分解及造口术

炎性粘连致输卵管卵巢粘连或伞端闭锁而致不孕的年轻患者,可经腹或腹腔镜行输卵管粘连松解术或输卵管造口术,有可能获得受孕机会。

6.宫腔粘连分解术

可在宫腔镜下进行粘连分解术,术后给以雌激素治疗,促进内膜修复,可减少术后复发率。

7.全子宫及双侧附件切除术

严重的宫腔积脓,多发性子宫肌壁间脓肿,盆腔脓肿广泛而无生育要求者可做全子宫及双侧附件切除术。

二、急性子宫内膜炎及子宫肌炎

感染仅累及子宫内膜时称子宫内膜炎,若发展至子宫肌层则为子宫内膜炎及子宫肌炎。子宫内膜炎和子宫肌炎常合并存在,合称子宫炎。

(一)病因

常见病因如下:阴道分娩、剖宫产术或流产后,宫颈口未闭,宫腔内有残留物,病原体侵入宫腔内引起感染;长期阴道流血;反复阴道冲洗、刮宫术后、IUD 放置、输卵管通液术、子宫输卵管碘油造影、宫腔镜检查;经期卫生不良等,皆可导致子宫炎。感染途径系病原体沿生殖道黏膜上行性蔓延。革兰氏阳性或阴性需氧菌、厌氧菌和沙眼衣原体等为常见病原体。

(二)病理

急性子宫内膜炎的病理改变为内膜充血、水肿、坏死,中性多核白细胞弥漫性浸润间质,淋菌性子宫内膜炎则以浆细胞、嗜伊红细胞及多核细胞浸润为主。若脓液充盈腺腔内,可形成局灶性微脓肿,内膜结构崩解,网状纤维断裂。子宫肌炎时宫体常稍增大,产后或流产后则发生子宫复旧不全、宫壁肌束间质水肿、血管充血,且有炎性细胞浸润,静脉窦可见血栓,肌束间散在微脓肿。不论子宫内膜炎或子宫肌炎,若颈管狭窄则易致宫腔积脓。

(三)临床表现

子宫内膜炎症状轻微,可有低热、下腹正中不适或胀痛、少量间断或持续阴道流血,阴道分泌物增多,呈脓性或白带中带血。发生厌氧菌感染时,阴道分泌物有恶臭味,若发生在产后,恶露可持续不净。炎症累及子宫肌层时,则症状明显,可有发热、持续下腹疼痛、阴道流血不净、脓性白带增多,妇科检查子宫稍增大,有明显压痛。若炎症未得到及时控制,可进一步发展为附件炎、盆腔结缔组织炎、盆腔腹膜炎。辅助检查见血白细胞计数升高,血沉大于 40 mm/h,C 反应蛋白大于 60 mg/L,宫腔分泌物细菌培养阳性。

(四)治疗

(1)在全身支持治疗的同时,选择有效抗生素,在未得到细菌培养及药敏报告前,一般选用一种广谱抗生素及抗厌氧菌药物联合治疗。若无效,待培养结果和药敏报告出来后,再选用最佳方案联合用药。给药途径以静脉滴注为主,剂量要足够,但需防止毒性反应,症状消失后继续用药7~10 天以巩固疗效,力求彻底治愈,避免出现慢性子宫炎。

尽管目前还没有子宫炎的标准治疗方案,根据病原体及病情,对门诊子宫内膜炎患者可选用以下方案:①头孢呋辛 0.75 g,肌内注射,每天 2 次;头孢西丁 1 g,肌内注射,每天 2 次;头孢曲松 250 mg,肌内注射,每天 2 次。以上方案均加用多西环素 100 mg,每天 2 次,连用 7 日。②氧氟沙星 400 mg 或左旋氧氟沙星200 mg 口服,每天 2 次,加用甲硝唑 400 mg 口服,每天 3 次,连用 7 日。③克林霉素 600 mg,肌内注射,每天 2 次;阿米卡星 0.2 g,肌内注射,每天 2 次,连用 7 日。④阿莫西林+克拉维酸钾 0.6 g,肌内注射,每天 2 次;阿米卡星 0.2 g,肌内注射,每天 2 次,连用 7 日。

住院治疗的子宫炎患者可选用以下方案:①头孢呋辛 1.5 g 或头孢曲松钠 1 g 或头孢噻肟钠 1 g 或头孢哌酮 1 g 静脉滴注,每 12 小时一次,加用多西环素 100 mg,每天 2 次,连用 7 日。②克林霉素900 mg静脉滴注,每 8 小时一次;庆大霉素 240 000 U 静脉滴注,加用多西环素 100 mg,每天 2 次,症状消失 48 小时后可出院,继续服用多西环素 7～10 天。

(2)宫腔内有节育器者,尽早取出,若有胎盘组织残留,应于大剂量抗生素控制感染的同时予以清除,宫腔内有黏膜下肌瘤者,可考虑行肌瘤切除术或子宫切除术。

三、急性输卵管卵巢炎

急性输卵管炎可单独存在,亦常累及卵巢,临床很难鉴别,称为急性输卵管卵巢炎,习称附件炎。单纯卵巢炎罕见。

(一)病因

本病多为混合感染,主要病原体有淋病奈瑟菌、沙眼衣原体、大肠埃希菌、克雷伯杆菌、变形杆菌、需氧性链球菌、厌氧菌(类杆菌、梭状芽孢杆菌、消化球菌、消化链球菌、放线菌)等。诱因有机体抵抗力低下、月经期或产褥期卫生不良、妇科手术和操作、输卵管通液术、子宫输卵管碘油造影术、宫腔镜、腹腔镜检查术、产科因素(剖宫产、产后出血、清宫术、人工剥离胎盘术、胎盘组织残留)、计划生育手术(人工流产术、放置宫内节育器)、性传播疾病或邻近器官炎症的蔓延等。

(二)病理

炎症可通过宫颈淋巴播散至宫旁结缔组织,首先入侵输卵管浆膜层,发生输卵管周围炎,然后累及输卵管肌层,而黏膜层受累较轻,管腔因肿胀变窄,病变以输卵管间质炎为主。炎症亦可经子宫内膜向上蔓延,首先入侵输卵管黏膜层,管腔黏膜肿胀,间质充血水肿,大量白细胞浸润,上皮可发生退行性变或剥脱。若伞端粘连封闭,脓性分泌物积聚在管腔内,则形成输卵管积脓;若炎症通过卵巢排卵的破孔侵入卵巢实质形成卵巢脓肿,脓肿壁与输卵管积脓粘连并穿通,则形成输卵管卵巢脓肿,脓肿多位于子宫后方、阔韧带后叶及肠管间,偶可向阴道、直肠穿破,亦可破入腹腔引起弥漫性腹膜炎。

(三)临床表现

主要症状为下腹疼痛及发热,其程度随炎症程度不同而稍异,可伴有寒战、头痛、食欲缺乏、白带增多,部分患者有阴道及膀胱刺激症状。妇科检查见白带呈脓性或黏液脓性,附件区有压痛、触痛、水肿增厚感,有时可扪及附件包块,边界不清,压痛明显,不活动。

(四)诊断

根据病史及临床表现,诊断并不困难。相关的实验室检查包括血、尿道或宫腔分泌物培养,后穹隆穿刺液体做细菌培养及药物敏感试验的诊断价值更大。还可采用聚合酶链式反应或免疫荧光技术确定分泌物中的病原体。B超检查亦可协助诊断,依据盆腔内积液、输卵管增粗并有积液、附件肿物等进行诊断。其他,如淀粉酶或 CA125 测定对鉴别诊断有一定的价值。

急性附件炎的临床表现有时易与急性阑尾炎、异位妊娠、卵巢囊肿蒂扭转或卵巢子宫内膜异位囊肿相混淆,诊断时应注意鉴别。

1.急性阑尾炎

右侧急性附件炎易与急性阑尾炎相混淆。急性阑尾炎病史中有轻微脐周疼痛伴有胃肠道症状,如恶心、呕吐或腹泻,疼痛逐渐加重,转移到右下腹,呈持续性,体温可升高。检查时有腹肌紧张、麦氏点固定压痛、反跳痛。右侧急性附件炎压痛常在麦氏点以下,妇科检查有宫颈举痛或触痛,对侧附件也常有触痛。

2.异位妊娠

异位妊娠有停经史、阴道流血和内出血体征,如面色苍白、脉搏加快、血压下降或休克。检查时有腹肌紧张、压痛且反跳痛非常剧烈,尿 HCG 常呈阳性,后穹隆穿刺为不凝血。

3.卵巢囊肿蒂扭转

发生蒂扭转的卵巢囊肿中,最常见的是卵巢畸胎瘤,可有下腹包块史,突然发生下腹剧烈疼痛,常伴恶心、呕吐、发热甚至休克。卵巢囊肿蒂扭转后发生感染时,需与输卵管卵巢脓肿进行鉴别。检查时有腹肌紧张、压痛及反跳痛,妇科检查时,一侧附件区可扪及一张力较大、边界清楚、触痛明显的囊肿。B超检查可辅助诊断。

4.卵巢子宫内膜异位囊肿

患者有痛经、不孕、性交疼痛的病史,腹痛多发生在月经期,一般不伴发热。妇科检查可扪及子宫后位、固定,子宫后壁有触痛结节,宫骶韧带增厚,有痛性结节,附件区可扪及肿块,有轻压痛。可进行B超检查,腹腔镜检查则可明确诊断。

(五)治疗

1.全身治疗

卧床休息,取头高脚低位,以利于分泌物的排出和局限化,应补充液体,纠正水和电解质紊乱,高热时给予物理降温。

2.抗生素治疗

(1)宫颈分泌物细菌培养可靠性差,可经阴道后穹隆穿刺或腹腔镜下取分泌物,进行细菌培养及药敏试验,以指导抗生素的选择。由于附件炎多为混合性感染,在培养报告出来前,选用有效抗生素联合用药,住院患者以静脉给药为主。抗生素选择原则如下。

青霉素类:代表药物有青霉素G,静脉滴注,主要针对革兰氏阳性或阴性球菌;氨苄西林,剂量 2~6 g/d,静脉滴注,主要针对大肠埃希菌;阿莫西林-克拉维酸钾,剂量1.2~2.4 g/d,静脉滴注,抗菌谱更广,能抑制 β-内酰胺酶活性;氨苄西林-舒巴坦3.0~9.0 g/d,静脉滴注;替卡西林-克拉维酸钾,3.2~9.0 g/d,静脉滴注。

头孢菌素类抗生素。①第一代头孢菌素:对革兰氏阳性菌有效,代表药物有头孢唑啉(先锋Ⅴ)2~4 g/d,静脉滴注;头孢拉定(先锋Ⅵ)2~4 g/d,静脉滴注。②第二代头孢菌素:对革兰氏阳性菌抗菌力较第一代强,对革兰氏阴性菌的抗菌谱较第一代有所扩大。代表药物有头孢呋辛 1.5~3 g/d,静脉滴注;头孢西丁 2~4 g/d,静脉滴注;头孢替安1.0~2.0 g/d,静脉滴注。③第三代头孢菌素:对 β-内酰胺酶较第二代稳定,其抗菌谱更广、更强,不良反应更少。代表药物有头孢噻肟钠2 g/d,静脉滴注;头孢哌酮2~4 g/d,静脉滴注;头孢拉定 4~6 g/d,静脉滴注;头孢曲松钠2~4 g/d,静脉滴注;头孢曲松 2~4 g/d,静脉滴注;头孢唑肟1~2 g/d,静脉滴注;头孢甲肟1~2 g/d,静脉滴注。

氨基糖苷类抗生素:对革兰氏阴性菌效果良好,代表药物有庆大霉素,静脉滴注;阿米卡星

0.4～0.8 g/d,静脉滴注;硫酸阿米卡星 0.2～0.4 g/d,静脉滴注;妥布霉素80～240 mg/d,静脉滴注。

大环内酯类抗生素:对革兰氏阳性菌、沙眼衣原体有较强作用。代表药物有红霉素1.2～1.8 g/d,静脉滴注;交沙霉素800～1 200 mg/d,口服;罗红霉素 300～450 mg/d,口服;克拉霉素500～1 000 mg/d,静脉滴注;阿奇霉素 500 mg/d,口服。

喹诺酮类抗生素:现多选用第三代喹诺酮类抗生素,代表药物有氧氟沙星200～400 mg/d,静脉滴注,或 400～800 mg/d,口服;环丙沙星 400～800 mg/d,静脉滴注,或 500～1 000 mg/d,口服;培氟沙星800 mg/d,静脉滴注或口服;洛美沙星 600 mg/d,口服;左旋氧氟沙星 200～400 mg/d,口服。

其他:甲硝唑 1.0～2.0 g/d,静脉滴注;替硝唑 0.8 g/d,静脉滴注;林可霉素 1.2～1.8 g/d,静脉滴注;克林霉素 0.6～1.2 g/d,静脉滴注;多西环素 200 mg/d,口服;米诺环素200 mg/d,口服。

(2)急性输卵管卵巢炎可供选择的抗感染治疗方案如下:①头孢呋辛 1.5 g,静脉滴注,或头孢曲松钠 1 g,静脉滴注,或头孢噻肟钠1～2 g,静脉滴注,或头孢哌酮 1～2 g,静脉滴注,或头孢他啶 2～3 g,静脉滴注,或头孢甲肟1 g,静脉滴注,每天 2 次,连用 7～14 天;同时加用多西环素100 mg口服,每天 2 次,服用 7 天或阿奇霉素 1 g 顿服(特别是合并沙眼衣原体感染时)。②氧氟沙星或左旋氧氟沙星 200 mg,静脉滴注,联合甲硝唑 0.5 g 或替硝唑0.4 g,静脉滴注,每天 2 次,连用 7～14 天。③克林霉素 1.2 g,静脉滴注,联合阿米卡星或奈替米星 0.2 g,静脉滴注,每天 2 次,连用7～14 天。④替卡西林＋克拉维酸钾 1.2 g,静脉滴注,每天 2 次,加用阿米卡星0.2 g或奈替米星 0.2 g,静脉滴注,每天 2 次,连用 7～14 天。⑤青霉素 G 5 600 000～12 000 000 U、庆大霉素160 000～240 000 U加甲硝唑 1.0 g,静脉滴注,连用 7～14 天。

除静脉给药外,最近有研究者主张行局部抗感染治疗,即在腹部或阴道B超引导下行后穹隆或下腹部穿刺,将抗感染药物头孢曲松1.0～2.0 g和甲硝唑 0.5 g 注入盆腔内,保留局部穿刺管,每天注药1 次,3～7 日为 1 个疗程。

若患者经以上治疗后症状无明显好转,高热持续不退,则可能有输卵管积脓或输卵管卵巢脓肿,治疗见盆腔脓肿部分。

3.中药治疗

采用活血化瘀、清热解毒的中药,如银翘解毒汤、安宫牛黄丸、紫雪丹等。

4.手术治疗

(1)经药物治疗 72 小时,体温持续不降,或有中毒症状者,应考虑行剖腹探查手术。

(2)输卵管卵巢脓肿,经药物治疗有效,脓肿局限后,也可行手术切除肿块。

(3)脓肿破裂后,应立即行剖腹探查术。

四、盆腔腹膜炎

盆腔腹膜炎多继发于盆腔脏器感染,原发性盆腔腹膜炎少见。

(一)病理

腹膜充血、水肿、增厚;大量炎性渗出,形成盆腔脏器间粘连,渗出液中含大量中性粒细胞。若患者年轻体健,病变范围局限,程度轻,则炎性渗出液逐渐被吸收,炎症消散;若局限感染较严重,则炎性渗出液积聚于子宫直肠陷凹及髂窝等处形成包裹性脓肿;若患者年老体弱,病变程度重,则感染可扩散形成弥漫性腹膜炎,甚至发生麻痹性肠梗阻、中毒性休克。

（二）临床表现

（1）患者有剧烈下腹痛，深呼吸、咳嗽、变动体位或排便时加重，伴有发热、脉搏加快、尿频、腹泻、里急后重等。若为弥漫性腹膜炎，通常有高热、大汗、口干、脉速等中毒症状，严重时面色苍白、皮肤干燥、寒战、呼吸急促、脉搏细弱，甚至发生体温下降、血压下降等全身衰竭症状。

（2）腹部检查：下腹压痛、反跳痛明显，因炎症刺激可产生反射性腹肌紧张，肠鸣音减退是诊断的重要体征。

（3）妇科检查：子宫直肠陷凹饱满、触痛，宫颈举痛，盆腔区域压痛。

（4）白细胞总数和中性粒细胞总数增高。后穹隆穿刺可抽出脓性分泌物，细菌培养可阳性。

（三）治疗

以非手术治疗为主，有盆腔脓肿存在或保守治疗效果不满意时才可考虑手术治疗。

（1）卧床休息：患者取半卧位，尽可能使炎性渗出液积聚于盆腔底部，以免扩散至上腹部产生弥漫性腹膜炎，但应多活动下肢，以免发生血栓性静脉炎。

（2）严重肠麻痹或肠胀气时，应予禁食，待肠蠕动恢复后，才可进食。

（3）给予补液，以纠正水、电解质紊乱。炎性渗出物多时可引起低蛋白血症和贫血，应根据病情适当输注血浆、清蛋白或全血。

（4）弥漫性腹膜炎病原体以革兰氏阴性菌（淋病奈瑟菌、大肠埃希菌）、厌氧菌为主，应采用广谱抗生素联合治疗，以第三代头孢菌素，如头孢曲松钠、头孢噻肟钠、头孢哌酮加甲硝唑（或替硝唑）静脉给药为宜，再根据后穹隆穿刺脓液细菌培养和药敏试验结果加以调整。

五、盆腔结缔组织炎

盆腔结缔组织炎又称盆腔蜂窝组织炎，是指子宫旁两侧、盆腔腹膜后方或前方子宫膀胱间隙等处的结缔组织炎症，但以宫旁结缔组织炎最为多见。

（一）病因

原发性盆腔结缔组织炎系手术或创伤引起，如全子宫切除、宫颈或阴道裂伤、腹膜外渗出或血肿，感染向病变侧的结缔组织扩散，引发原发性盆腔结缔组织炎。继发性盆腔结缔组织炎系内生殖器（子宫、输卵管）炎症扩散所致，扩散途经以淋巴系统蔓延及生殖器黏膜上行蔓延为主。

（二）病理

盆腔结缔组织充血、水肿，大量白细胞及浆细胞浸润，组织增厚、边界不清，组织间形成局限性小脓肿。

（三）临床表现

患者可有寒战，发热，下腹痛，性交痛，疼痛可放射至臀部及双下肢，有时伴膀胱、直肠刺激症状。妇科检查：下腹压痛，子宫固定，两侧宫旁组织增厚压痛，宫骶韧带水肿、增厚变硬。白细胞增高，后穹隆穿刺可抽出少量脓性分泌物，细菌培养可阳性。

（四）治疗

应采用抗生素积极治疗，治疗方案与急性附件炎相同。盆腔结缔组织间有脓肿时，可在超声引导下行阴道穿刺引流术。

六、盆腔脓肿

(一)病理

盆腔脓肿包括输卵管积脓、输卵管卵巢脓肿、子宫直肠陷凹包裹性积脓和结缔组织间脓肿。

(二)临床表现

(1)起病急,高热持续不退,下腹坠痛,伴膀胱、直肠刺激症状,如尿痛、尿急、腹泻、里急后重、阴道灼热感。脓肿破裂后则表现为突然腹痛加剧、高热、寒战、恶心、呕吐、腹胀、拒按或有中毒性休克症状,腹部有明显压痛、反跳痛、腹肌紧张等腹膜刺激症状。若脓肿向直肠或阴道后穹隆穿破,则肛门或阴道流出大量脓液,其后症状有所缓解。

(2)妇科检查:阴道灼热感,宫颈口有脓性分泌物流出,宫颈举痛,子宫压痛,位置不清,宫颈、后穹隆、侧穹隆对应部位扪及囊性肿块,触痛明显,边界欠清楚。

(3)辅助检查见血白细胞及中性粒细胞数增高,B超引导下行后穹隆穿刺是诊断盆腔脓肿的可靠方法,同时可行细菌培养及药物敏感试验。B超检查可提示囊实性不均质包块,回声杂乱。

(三)治疗

1.保守治疗

大剂量广谱抗生素静脉给药,抗生素应用同急性附件炎,兼顾针对厌氧菌、沙眼衣原体感染的药物,疗程以达 14 天为宜。

2.手术治疗

(1)手术指征:①经抗生素治疗 48～72 小时,症状及体征无改善或恶化;②脓肿直径大于 8 cm 或脓肿继续增大;③经抗生素治疗控制后,附件脓肿局限化;④脓肿破裂。

(2)手术方式:①盆腔脓肿穿刺抽吸术;②后穹隆切开引流术;③经腹脓肿切开引流术;④单侧脓肿切除术;⑤全子宫及双侧附件切除术。

采用何种手术方式需结合患者年龄、病情、生育要求等全面考虑。盆腔脓肿术后宜放置腹部引流管,引流管经切口旁引出,而不宜从切口引出,以防切口长期不愈合。盆腔脓肿行全子宫切除者,阴道顶端宜开放缝合,以利充分引流。术后继续应用有效的抗生素治疗。

七、盆腔血栓性静脉炎

(一)病因

盆腔血栓性静脉炎一般继发于以下各种情况:妇科感染;手术(宫颈癌根治术、盆腔淋巴结清扫术、外阴癌根治术等);术前盆腔放疗;长期卧床休息,导致盆腔静脉血液回流缓慢;手术时血管壁损伤或结扎;产后胎盘剥离处有许多栓塞性小血管,是细菌滋生的良好场所,厌氧性链球菌及类杆菌等侵犯盆腔静脉丛,可能产生肝素酶降解肝素,促进血凝,导致盆腔血栓性静脉炎。

(二)临床表现

盆腔血栓性静脉炎可累及卵巢静脉、子宫静脉、髂内静脉甚至髂总静脉或阴道静脉,尤其以卵巢血栓性静脉炎最常见,常为单侧,由左卵巢静脉向上扩散至左肾静脉甚至左侧肾脏,右侧可扩散至下腔静脉。患者常于术后或产后 1 周左右出现寒战、高热,持续数周不退,伴下腹一侧或双侧疼痛,并向肋脊角、腹股沟、腰部放射。检查见下腹深压痛,妇科检查有宫颈举痛,宫旁触痛,或触及疼痛明显的静脉丛,术后或产后发热不退应想到此病。

（三）诊断

根据病史、症状及体征即可作出初步诊断。为了解血栓性静脉炎的部位、范围及通畅程度，则需进一步检查。

1.多普勒超声血液图像检查

多普勒超声血液图像检查可了解静脉是否通畅，有无血栓形成。

2.静脉造影

静脉造影可了解血栓部位、范围、形态，侧支循环形成情况。

3.血浆 D-二聚体

静脉血栓形成时，D-二聚体浓度升高，若低于 0.5 mg/L 可除外此病。

（四）治疗

1.一般治疗

患者绝对卧床休息（平卧位），高热者行物理降温，补液，注意水电解质平衡，给予支持治疗。

2.积极抗感染

联合应用对需氧菌和厌氧菌有较强作用的抗生素。

3.抗凝疗法

若患者持续高热不退，在联合应用大剂量抗生素的同时，可加用肝素治疗。每 6 小时静脉滴注肝素50 mg，连用 10 天，使部分凝血酶时间维持在正常值的1.5～2 倍。急性期除用肝素外，亦可用华法林口服，第一天10 mg，第二天 5 mg，第三天减量为 2.5 mg 维持，使凝血酶原时间维持在正常值的1.5 倍。抗凝疗法应在患者恢复正常生活后才能停止。

4.手术治疗

手术治疗仅适用于少数患者。手术指征：①药物治疗无效；②脓毒血症继续扩展；③禁忌：使用抗凝疗法者。

手术范围包括双侧卵巢静脉结扎或下腔静脉结扎。病程中一旦发现盆腔脓肿，立即行后穹隆切开引流术或经腹脓肿切开引流术。术中根据盆腔感染的性质、范围和患者自身情况决定是否切除子宫及双侧附件，术后仍需给予支持治疗和抗感染治疗，并根据病情决定是否继续应用抗凝疗法。

八、盆腔炎性疾病后遗症

盆腔炎性疾病后遗症是盆腔炎性疾病的遗留病变，相当于过去所说的慢性盆腔炎。

（一）病理

盆腔炎性疾病后遗症的主要病理改变为组织破坏、广泛粘连、增生及瘢痕形成。输卵管卵巢炎的遗留病变可造成输卵管粘连阻塞、输卵管增粗；输卵管卵巢粘连形成输卵管卵巢肿块；输卵管伞端闭锁、浆液性渗出物聚集形成输卵管积水；输卵管积脓或输卵管卵巢脓肿的脓液吸收，被浆液性渗出物代替形成输卵管积水或输卵管卵巢囊肿。盆腔结缔组织炎的遗留改变为纤维结缔组织增生，主、骶韧带增生、变厚，逐渐成为坚硬瘢痕组织，若病变广泛，可使子宫固定，甚至形成"冰冻骨盆"。

（二）临床表现

盆腔炎性疾病后遗症的发生率在 25％左右，主要表现为不孕、异位妊娠、慢性盆腔痛，以及盆腔炎性疾病的反复发作。妇科检查可有以下发现：①若为输卵管病变，则可在子宫一侧或两侧触到呈条索状增粗的输卵管,并有轻度压痛;②若为输卵管积水或输卵管卵巢囊肿,则可在盆腔一侧或两侧触及囊性肿物,活动多受限;③若为盆腔结缔组织病变,子宫常呈后倾后屈,活动受限或粘连固定,子宫一侧或两侧宫旁组织有片状增厚、压痛,骶韧带增粗、变硬呈条束状,触痛。

1.不孕

PID后,不孕发生率为 20%～30%,多为输卵管性不孕。不孕的发生与 PID 发作的次数及严重程度直接相关。据统计,第一次 PID 发作,不孕发生率为 8%～13%,第二次为 19.5%～36%,第三次为 40%～60%;轻度 PID,不孕的发生率为 0.6%,中度 PID 为 6.2%,重度则升高到 21.4%。

2.异位妊娠

PID后,异位妊娠的发生率是正常妇女的 8～10 倍,组织学研究证实,约 50% 的异位妊娠发生在既往因输卵管炎而发生损害的输卵管,异位妊娠发生的危险性与 PID 发作次数有关。

3.慢性盆腔痛

慢性盆腔疼痛常发生在 PID 急性发作后的 4～8 周,主要表现为下腹部坠胀、腰骶部酸痛,且在劳累、性交后及月经前后加剧。PID 后遗症形成的粘连、瘢痕,以及盆腔充血是造成慢性盆腔痛的原因。文献报道,约 20% 的患者 PID 发作后遗留慢性盆腔痛,其发生亦与 PID 发作的次数及严重程度相关,一次发作后 12% 发生慢性盆腔痛,发作三次或以上者慢性盆腔痛发生率上升为 67%。

4.PID 反复发作

PID 发作造成的输卵管组织结构的破坏,输卵管的扭曲、积水,以及患者免疫力降低等因素,可导致再次感染发作。有 PID 病史者,约 25% 将再次急性发作。

(三)诊断

有急性 PID 病史,以及症状、体征明显者,诊断多无困难。但不少患者自觉症状较多,而无明显 PID 病史及阳性体征时,诊断较困难,有时需行腹腔镜检查以明确诊断。

PID 后遗症需与子宫内膜异位症、卵巢囊肿鉴别。子宫内膜异位症痛经常呈继发性、进行性加重,若能触及典型质硬触痛结节,将有助于鉴别。卵巢囊肿周围无粘连,包块活动,而输卵管积水或输卵管卵巢囊肿肿块呈腊肠状,囊壁薄,周围有粘连,不活动。

(四)治疗

对于 PID 后遗症,目前尚无特殊有效的治疗方法,重点在于预防。由于输卵管病变常为不可逆损害,不孕患者采用保守治疗多无效,常需要辅助生育技术协助受孕。对于慢性盆腔痛,可采用保守的药物或物理治疗,必要时可考虑手术治疗。

1.药物治疗

(1)中药治疗:以温经散寒、理气活血、化瘀止痛、益气扶正为主。方剂有少腹逐瘀汤、下瘀血汤和四逆散方。中药保留灌肠有一定疗效,其药物组成为红藤 30 g,败酱草 30 g,蒲公英 30 g,紫地丁 30 g,元胡 15 g,浓煎 100 mL,每天 1 次保留灌肠。

(2)封闭疗法:阻断恶性刺激,改善组织营养。采用 0.25% 普鲁卡因 40 mL 骶前封闭,每周 1～2 次,每疗程 4～5 次;或 0.25% 普鲁卡因 10 mL 阴道侧穹隆缓慢注射,每天 1 次,5～7 次为 1 个疗程。

(3)透明质酸酶 1 500 U 或 α-糜蛋白酶 5 mg,肌内注射,隔天1 次,7～10 次为 1 个疗程,以利炎症和粘连的吸收。

（4）抗生素治疗：对 PID 再次急性发作者，可行抗生素治疗。由于细菌常对一般抗生素有耐药性，故应选择新型广谱的抗生素。

2.物理疗法

物理疗法可促进局部血液循环，改善组织的营养状态，提高新陈代谢，利于炎症吸收和消退。如温热水坐浴、微波、超短波、紫外线、激光或红外线照射治疗等。注意应用物理治疗的禁忌证：①月经期及孕期；②生殖道恶性肿瘤；③伴有出血；④内科并发症，如心、肝、肾功能不全；⑤活动性结核；⑥高热；⑦变应性体质。

3.手术治疗

手术指征：①久治无效的较大炎性包块，包括输卵管积水和输卵管卵巢囊肿；②存在感染灶，反复引起炎症急性发作；③伴有严重盆腔疼痛，经保守治疗无效。手术原则是力求彻底清除病灶，避免遗留导致复发。手术范围应根据患者年龄、生育情况及病变轻重而定，可行单侧附件切除术或全子宫双附件切除术，年轻患者尽量保留卵巢功能。对输卵管粘连性不孕，可行输卵管造口术或开窗术。

（谷　倩）

第三节　子　宫　颈　炎

子宫颈炎（简称宫颈炎）是妇科常见疾病之一。正常情况下，宫颈具有多种防御功能，包括黏膜免疫、体液免疫及细胞免疫，是阻止病原菌进入上生殖道的重要防线，但宫颈也容易受分娩、性交及宫腔操作的损伤，且宫颈管柱状上皮抗感染能力较差，易发生感染。临床上一般将宫颈炎分为急性和慢性两种类型。

一、急性宫颈炎

（一）病因

急性宫颈炎常发生于不洁性交后，分娩、流产、宫颈手术等亦可导致宫颈损伤而继发感染。此外，接触高浓度刺激性液体、药物、阴道内异物，如遗留的纱布、棉球也是引起急性宫颈炎的原因。最常见病原体为淋病奈瑟菌和沙眼衣原体，淋病奈瑟菌感染时，45%～60% 常合并沙眼衣原体感染，其次为一般化脓菌，如链球菌、葡萄球菌、肠球菌、大肠埃希菌，以及假丝酵母菌、滴虫、阿米巴原虫等。淋病奈瑟菌及沙眼衣原体主要侵犯宫颈管柱状上皮，如直接向上蔓延可导致上生殖道黏膜感染，亦常侵袭尿道移行上皮、尿道旁腺和前庭大腺。一般化脓菌则侵入宫颈组织较深，并可沿两侧宫颈淋巴管向上蔓延，导致盆腔结缔组织炎。

（二）临床表现

主要表现为白带增多，呈脓性或脓血性，常伴有下腹坠痛、腰背痛、性交疼痛和尿路刺激症状，体温可轻微升高。妇科检查见宫颈充血、红肿，颈管黏膜水肿，宫颈黏膜外翻，宫颈触痛，脓性分泌物从宫颈管内流出，若尿道、尿道旁腺、前庭大腺感染，则可见尿道口、阴道口黏膜充血、水肿，以及多量脓性分泌物。沙眼衣原体性宫颈炎症状不典型或无症状，有症状者表现为宫颈分泌物增多，点滴状出血或尿路刺激症状，妇科检查可见宫颈口有黏液脓性分泌物。

(三)诊断

根据病史、症状及妇科检查,诊断急性宫颈炎并不困难,关键是确定病原体。疑为淋病奈瑟菌感染时,应取宫颈管内分泌物做涂片检查(敏感性 50%～70%)或细菌培养(敏感性 80%～90%),对培养可疑的菌落,可采用单克隆抗体免疫荧光法检测。检测沙眼衣原体感染时,可取宫颈管分泌物涂片染色找细胞质内包涵体,但敏感性不高,技术要求高,费时长,难以推广,目前推荐的方法是直接免疫荧光法或酶免疫法,敏感性为 89%～98%。注意诊断时要考虑是否合并上生殖道感染。

(四)治疗

采用抗生素全身治疗。抗生素选择、给药途径、剂量和疗程则根据病原体和病情严重程度决定。目前,淋菌性宫颈炎的首选药物为头孢曲松钠,备用药物有大观霉素、青霉素、氧氟沙星、左旋氧氟沙星、依诺沙星等,治疗时需同时加服多西环素。沙眼衣原体性宫颈炎的首选药物为阿奇霉素或多西环素,备用药物有米诺环素、氧氟沙星等。一般化脓菌感染最好根据药敏试验进行治疗。急性宫颈炎的治疗应力求彻底,以免形成慢性宫颈炎。

二、慢性宫颈炎

(一)病因

慢性宫颈炎常由未予治疗或治疗不彻底的急性宫颈炎转变而来。急性宫颈炎容易转为慢性的原因主要是宫颈黏膜皱褶较多,腺体呈葡萄状,病原体侵入腺体深处后极难根除,导致病程反复、迁延不愈。阴道分娩、流产或手术损伤宫颈后继发感染亦可表现为慢性过程,此外,不洁性生活、雌激素水平下降、阴道异物均可引起慢性宫颈炎。病原体一般为葡萄球菌、链球菌、沙眼衣原体、淋病奈瑟菌、厌氧菌等。

(二)病理

1.“宫颈糜烂”

宫颈外口处的宫颈阴道部呈细颗粒状的红色区,称为“宫颈糜烂”。目前,已废弃“宫颈糜烂”这一术语,而改称为宫颈柱状上皮异位,并认为其不是病理改变,而是宫颈生理变化。在此沿用“宫颈糜烂”一词,专指病理炎性“糜烂”。“宫颈糜烂”是慢性宫颈炎最常见的一种表现,“糜烂”面呈局部细小颗粒状红色区域,其边界与正常宫颈上皮的界限清楚,甚至可看到交界线呈现一道凹入的线沟,有的“糜烂”可见到毛细血管浮现在表面上,表现为局部慢性充血。镜下见黏膜下有白细胞及淋巴细胞浸润,间质有小圆形细胞和浆细胞浸润。

根据“糜烂”面外观和深浅,可将其分为 3 种类型:①单纯型“糜烂”,“糜烂”面仅为单层柱状上皮覆盖,浅而平坦,外表光滑。②颗粒型“糜烂”,由于腺体和间质增生,“糜烂”表面凹凸不平,呈颗粒状。③乳突型“糜烂”,“糜烂”表面组织增生更明显,呈乳突状。

根据“糜烂”区所占宫颈的比例,可将其分为 3 度:①轻度“糜烂”。“糜烂”面积占整个宫颈面积的 1/3 以内。②中度“糜烂”:“糜烂”面积占宫颈的 1/3～2/3。③重度“糜烂”:“糜烂”面积占宫颈的 2/3 以上。

宫颈“糜烂”愈合过程中,柱状上皮下的基底细胞增生,最后分化为鳞状上皮。邻近的鳞状上皮也可向“糜烂”面的柱状上皮生长,逐渐将腺上皮推移,最后完全由鳞状上皮覆盖而痊愈。“糜烂”的愈合呈片状分布,新生的鳞状上皮生长于炎性“糜烂”组织上,故表层细胞极易脱落而变薄,稍受刺激又可恢复“糜烂”,因此愈合和炎症的扩展交替发生,不容易彻底治愈。

2.宫颈肥大

由于慢性炎症的长期刺激,宫颈组织充血、水肿,腺体和间质增生,纤维结缔组织增厚,导致宫颈肥大,但表面仍光滑,严重者的宫颈较正常宫颈增大1倍以上。

3.宫颈息肉

慢性炎症长期刺激,使宫颈管局部黏膜增生并向宫颈外口突出,而形成一个或多个息肉,直径在1 cm左右,色红,舌形,质软而脆,血管丰富易出血,蒂长短不一,蒂根附着于宫颈外口或颈管壁内。镜检特点为息肉表面被柱状上皮覆盖,中心为充血、水肿及炎性细胞浸润的结缔组织。息肉的恶变率不到1%,但极易复发。

4.宫颈腺囊肿

"宫颈糜烂"愈合过程中,宫颈腺管口被新生的鳞状上皮覆盖,腺管口堵塞,导致腺体分泌物排出受阻,液体潴留而形成囊肿。检查时见宫颈表面突出数毫米大小的青白色囊泡,内含无色黏液。

5.宫颈管内膜炎

炎症局限于宫颈管黏膜及黏膜下组织,宫颈口充血,有脓性分泌物,而宫颈阴道部外观光滑。

(三)临床表现

主要症状为白带增多,常刺激外阴引起外阴不适和瘙痒。由于病原体种类、炎症的范围、程度和病程不同,白带的量、颜色、性状、气味也不同,可为乳白色黏液状至黄色脓性状,可有血性白带或宫颈接触性出血。若白带增多,似白色干酪样,应考虑可能合并假丝酵母菌感染;若白带呈稀薄泡沫状,有臭味,则应考虑滴虫性阴道炎。严重感染时可有腰骶部疼痛、下腹坠胀,由于慢性宫颈炎可直接向前蔓延或通过淋巴管扩散,当波及膀胱三角区及膀胱周围结缔组织时,可出现尿路刺激症状。较多的黏稠脓性白带有碍精子上行,可导致不孕。妇科检查可见宫颈不同程度的"糜烂"、肥大,有时可见宫颈息肉、宫颈腺囊肿等,宫颈口多有分泌物,亦可有宫颈触痛和宫颈触血。

(四)诊断

"宫颈糜烂"诊断并不困难,但必须除外宫颈上皮内瘤样病变、早期宫颈癌、宫颈结核、宫颈尖锐湿疣等,因此应常规进行宫颈细胞学检查。目前已有电脑超薄细胞检测系统,准确率显著提高。必要时须作病理活检以明确诊断,电子阴道镜辅助活检对提高诊断准确率很有帮助。宫颈息肉、宫颈腺囊肿可根据病理活检作出诊断。

(五)治疗

本病以局部治疗为主,方法有物理治疗、药物治疗及手术治疗。

1.物理治疗

治疗目的在于使"糜烂"面坏死、脱落,原有柱状上皮为新生鳞状上皮覆盖。

(1)电灼(熨)治疗:采用电灼器或电熨器对整个病变区电灼或电熨,直至组织呈乳白色或微黄色为止。一般近宫口处稍深,越近边缘越浅,深度为2 mm并超出病变区3 mm,深入颈管内0.5～1.0 cm,治愈率50%～90%。术后涂抹磺胺粉或呋喃西林粉,用醋酸冲洗阴道,每天1次,有助于创面愈合。

(2)冷冻治疗:利用液氮快速达到超低温(−196 ℃),使"糜烂"组织冻结、坏死、变性、脱落,创面修复而达到治疗目的,一般采用接触冷冻法,选择相应的冷冻头,覆盖全部病变区并略超过其范围2～3 mm,根据快速冷冻、缓慢复温的原则,冷冻1分钟、复温3分钟、再冷冻1分钟。进行单次或重复冷冻,冷冻治疗的治愈率为 80% 左右。

(3)激光治疗:采用 CO_2 激光器使"糜烂"部分炭化、结痂,痂皮脱落后,创面修复而达到治疗目的。激光头距离"糜烂"面 3~5 cm,照射范围应超出"糜烂"面 2 mm,轻症的烧灼深度为 2~3 mm,重症可达 4~5 mm,激光治疗的治愈率为 70%~90%。

(4)微波治疗:微波电极接触局部病变组织时,瞬间产生高热效应(44~61 ℃)而达到组织凝固的目的,并可出现凝固性血栓形成而止血,治愈率为 90% 左右。

(5)波姆光治疗:采用波姆光照射"糜烂"面,直至"糜烂"面变为均匀灰白色,照射深度为 2~3 mm,治愈率可达 80%。

(6)红外线凝结法:红外线照射"糜烂"面,局部组织凝固、坏死,形成非炎性表浅溃疡,新生鳞状上皮覆盖溃疡面而得到治愈,治愈率在 90% 以上。

(7)高强度聚焦超声治疗:高强度聚焦超声是治疗"宫颈糜烂"的一种新方法,通过超声波在焦点处产生的热效应、空化效应和机械效应,破坏病变组织。与传统物理治疗方法有所不同的是,利用聚焦超声良好的组织穿透性和定位性,可以将声波聚焦在宫颈病变深部,宫颈组织的损伤部位是在表皮下的一定深度,而不是直接破坏表面黏膜层,深部病变组织被破坏后,由深及浅,促进健康组织的再生和表皮的重建。

物理治疗的注意事项:①治疗应在月经干净后 3~7 天进行。②排除宫颈上皮内瘤样病变、早期宫颈癌、宫颈结核和急性感染期后方可进行。③术后阴道分泌物增多,甚至有大量水样排液,有时呈血性,脱痂时可引起活动性出血,如量较多,先用过氧化氢清洗伤口,用消毒棉球局部压迫止血,24 小时后取出。④应严格掌握物理治疗的次数、持续时间、强度、范围。⑤创面愈合需要一段时间(2~8 周),在此期间禁止盆浴和性生活。⑥定期复查,随访有无宫颈管狭窄。

2.药物治疗

药物治疗适用于糜烂面积小和炎症浸润较浅的病例。

(1)硝酸银或重铬酸钾液:为强腐蚀剂,局部涂擦进行治疗,方法简单,但因疗效不佳,现已基本弃用。

(2)聚甲酚磺醛浓缩液或栓剂:目前临床上应用较多,聚甲酚磺醛是一种高酸物质,可使病变组织的蛋白质凝固脱落,对健康组织无损害且可增加阴道酸度,有利于乳酸杆菌生长。用法:将浸有聚甲酚磺醛浓缩液的棉签插入宫颈管,转动数次后取出,然后将浸有浓缩液的纱布块轻轻敷贴于病变组织,纱布块应稍大于"糜烂"面,浸蘸的药液以不滴下为宜,持续 1~3 分钟,每周 2 次,一个月经周期为 1 个疗程;聚甲酚磺醛栓剂为每隔一天,晚阴道放置一枚,12 次为 1 个疗程。

(3)免疫治疗:采用重组人 α-干扰素栓,每晚一枚,6 天为 1 个疗程。近年有报道用红色奴卡放线菌细胞壁骨架 N-CWS 菌苗治疗"宫颈糜烂",该菌苗具有非特异性免疫增强及消炎作用,能促进鳞状上皮化生,修复"宫颈糜烂"病变达到治疗效果。

(4)宫颈管内膜炎时,根据细菌培养和药敏试验结果,采用抗生素全身治疗。

3.手术治疗

对于"糜烂"面积广而深,或用上述方法久治不愈的患者,可考虑行宫颈锥形切除术,多采取宫颈环形电切术。锥形切除范围从病灶外缘 0.3~0.5 cm 开始,深入宫颈管 1~2 cm,锥形切除,术后压迫止血。宫颈息肉可行息肉摘除术或电切术。

(谷　倩)

第十四章

生殖器官发育异常

第一节　阴道发育异常

一、先天性无阴道

先天性无阴道为双侧副中肾会合后未能向尾端伸展形成管道所致,多数伴无子宫或只有始基子宫,但极少数也可有发育正常的子宫。半数伴泌尿系统畸形。一般均有正常的卵巢功能,第二性征发育也正常。

（一）临床表现

（1）先天性无阴道几乎均合并无子宫或仅有痕迹子宫,卵巢一般均正常。

（2）常因青春期后一直无月经,或婚后性生活困难而就诊。

（3）第二性征发育正常。

（4）无阴道口或仅在阴道外口处见一浅凹陷窝,或有 2 cm 短浅阴道盲端。

（5）极少数先天性无阴道者仍有发育正常的子宫,至青春期因子宫腔积血出现周期性腹痛,直肠腹部联合诊可扪及增大子宫。

（二）诊断

（1）原发闭经。

（2）性生活困难。

（3）周期性腹痛:有子宫或残留子宫及卵巢者,可有周期性腹痛,症状同处女膜闭锁症。

（4）全身检查:第二性征正常,常伴有泌尿系统和骨骼系统的畸形。

（5）妇科检查:外阴发育正常,无阴道和阴道短浅,肛查无子宫颈和子宫,或只扪到发育不良子宫。

（6）卵巢功能检查:卵巢性激素正常。

（7）染色体检查:为 46,XX。

（8）B超检查:无阴道,多数无子宫,双侧卵巢存在。

（9）腹腔镜检查:可协助诊断有无子宫,卵巢多正常。

（三）鉴别诊断

（1）阴道短而无子宫的睾丸女性化:染色体检查异常。

（2）阴道横隔：多伴有发育良好的子宫,横隔左侧多见一小孔。

（四）治疗

1.压迫扩张法

此法适用于阴道下段有一定深度者。从光而圆的小棒沿阴道轴方向加压,每天 2 次,每次 20 分钟,2～3 个月为 1 个疗程,可使局部凹陷加深。

2.阴道成形术

（1）手术时间的选择:无阴道无子宫者,术后只能解决性生活问题,故最好在婚前或婚后不久进行;有正常子宫者,在初潮年龄尽早手术,以防经血潴留。

（2）手术方法的选择。①Willian 法:术后 2 个月即可结婚。②羊膜或皮瓣法:应在婚前半年手术。

（3）手术注意点:①避免损伤直肠与尿道。②术后注意外阴清洁,防止感染。③坚持带模型,防止阴道塌陷。皮肤移植,应于术后取出纱布后全天放模型 3 个月,然后每晚坚持直到结婚,婚后如分居仍应间断放置模型。羊膜移植后,一般放模时间要 6～12 个月。

（五）注意事项

（1）阴道成形术并不复杂,但由于瘢痕再次手术更为困难,故应重视术后防止感染、粘连及瘢痕形成,否则会前功尽弃。

（2）副中肾管缺如者半数伴泌尿系统畸形,故于术前须做静脉肾盂造影。

二、阴道闭锁或狭窄

胚胎发育时两侧副中肾管下端与泌尿生殖窦未能形成空腔,或空腔贯通后发育不良,则发生阴道闭锁或狭窄。后天性发病多系药物腐蚀或创伤所引起。

（一）临床表现

（1）症状与处女膜闭锁相似。

（2）处女膜无孔,但表面色泽正常,亦不向外膨隆。

（3）直肠指诊扪及向直肠凸出的阴道积血肿块,其位置较处女膜闭锁者为高。

（二）诊断

（1）青春期后无月经来潮,并有逐渐加重的周期性下腹痛。如系阴道狭窄,可有经血外流不畅。

（2）性生活困难。

（3）妇科检查:处女膜完整,但无阴道,仅有陷窝,肛门指检于闭锁以上部分扪及积血所形成的包块。阴道狭窄者,阴道壁僵硬,窥器放置困难。

（4）B超检查:闭锁多为阴道下段,上段可见积液包块,子宫及卵巢正常。

（三）鉴别诊断

主要通过 B 超检查、妇科检查与先天性无阴道及处女膜闭锁相鉴别。

（四）治疗

（1）尽早手术治疗,切开闭锁阴道段阴道并游离阴道积血段阴道黏膜,再切开积血段阴道黏膜,再切开积血肿块,排出积血。

（2）利用已游离的阴道黏膜覆盖创面。

（3）术后定期扩张阴道,防止阴道下段挛缩。

（五）注意事项

手术治疗应充分注意阴道扩张问题，以防挛缩。

三、阴道横隔

胚胎发育时双侧副中肾管会合后的尾端与泌尿生殖窦未贯通，或部分性贯通所致。横隔位于阴道上、中段交界处为多见，完全性横隔较少见。

（一）临床表现

（1）常系偶然或因不育检查而发现，也有少数因性生活不满意而就诊发现。

（2）横隔大多位于阴道上、中段交界处，其厚度约1 cm。

（3）月经仍可正常来潮。

（二）诊断

1.腹痛

完全性横隔可有周期性腹痛，大多表现为经血外流不畅的痛经。

2.不孕

因横隔而致不孕或受孕率低。

3.闭经

完全性横隔多有原发性闭经。

4.妇科检查

月经来潮时可寻找到横隔的小孔，如有积血可扪及包块。

5.横隔后碘油造影

通过横隔上小孔注入碘油，观察横隔与子宫颈的距离及厚度。

6.B超检查

子宫及卵巢正常，如有积血可呈现积液影像。

（三）鉴别诊断

注意与阴道上段不完全阴道闭锁鉴别：通过肛腹诊或B超探查观察有无子宫及上段阴道腔可确诊。

（四）治疗

1.手术治疗

横隔切开术。若横隔薄，只需行"X"形切口；横隔厚，应考虑植羊膜或皮片。

2.妊娠期处理

分娩时发现横隔，如薄者可切开横隔，由阴道分娩；如厚者，应行剖宫产，并将横隔上的小孔扩大，以利恶露排出。

（五）注意事项

（1）术后应注意预防感染和瘢痕挛缩。

（2）横隔患者经阴道分娩时，要注意检查横隔有无撕裂出血，如有则应及时缝合以防产后出血。

四、阴道纵隔

本病系由双侧副中肾管会合后，其纵隔未消失或未完全消失所致。阴道纵隔分为完全纵隔、不完全纵隔。完全纵隔形成双阴道,常合并双子宫颈及双子宫。如发育不等,也可以一侧大而一侧小,有时则可成为斜隔。

(一)临床表现

(1)绝大多数阴道纵隔无临床症状。

(2)有些婚后性生活困难才被发现。

(3)也有在做人工流产时发现,一些晚至分娩时产程进展缓慢才发现。

(4)临床有完全纵隔和不全纵隔两种,前者形成双阴道、双宫颈、双子宫。

(5)有时纵隔偏向一侧,形成斜隔,以致该侧阴道闭锁而有经血潴留。

(二)诊断

1.完全性阴道纵隔

一般无症状,少数人有性交困难,或分娩时造成产程进展缓慢。

2.阴道斜隔

因子宫腔、子宫分泌物引流不畅可出现阴道流恶臭脓样分泌物。

3.妇科检查

妇科检查可确诊。但要注意双阴道在进入一侧时常难发现畸形。

4.B超检查

子宫、卵巢正常。

(三)鉴别诊断

1.阴道囊性肿物

斜隔检查时阴道一侧隔易与阴道囊性肿物相混淆,可行碘油造影鉴别。

2.继发性阴道狭窄

有外伤、炎症、局部使用腐蚀药史。

(四)治疗

1.完全阴道纵隔

一般无须特殊处理。

2.部分性阴道纵隔

影响性生活、经血排出不畅时,可于非孕时行纵隔切除术。

3.分娩时发现阴道纵隔阻碍分娩时

子宫口开大 4～5 cm 后,将纵隔中央切断,胎儿娩出后再检查处理伤口。

4.阴道斜隔合并感染

斜隔切开术,引流通畅,并用抗生素治疗。

(1)首选青霉素:每次 80 万 U,每天 3 次,肌内注射,皮试阴性后用。

(2)氨苄西林:每天 6 g,分 3 次静脉推注,皮试阴性后用;或氨苄西林每次 1.5 g 加入 5％葡萄糖100 mL中静脉滴注,每天 4 次,皮试阴性后用。

耐药菌株可选用以下两种。①头孢呋:每天 2～8 g,分 4 次静脉注射或静脉滴注。②头孢哌酮:每天 3～6 g,分 3～4 次静脉注射。

如对青霉素过敏者可选用以下 3 种。①庆大霉素:每次 8 万 U,每天 2～3 次,肌内注射。②复噁方磺胺甲唑:每次 2 片,每天 2 次,口服。③林可霉素:每天 1.2 g,静脉滴注。

(叶　晶)

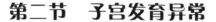

第二节 子宫发育异常

由副中肾管产生的器官,以子宫最易发生畸形。副中肾管发生、发育异常越早出现,它所造成的畸形越严重。绝大多数的子宫畸形为双角子宫、双输卵管、单子宫颈,占70%;最危险的子宫畸形是双子宫,其中一侧为残角子宫,占5%。其之所以严重是因为残角子宫不易被发现,一旦宫外孕破裂,容易导致死亡。

一、分类及临床表现

(一)子宫未发育或发育不全

1.先天性无子宫

先天性无子宫为两侧副中肾管中段及尾段未发育,未能在中线会合形成子宫。常合并无阴道,但卵巢发育正常,临床表现为原发性闭经,第二性征正常,肛查触不到子宫,偶尔在膀胱后触及一横行的索条状组织。

2.始基子宫

始基子宫又称痕迹子宫,为双侧副中肾管向中线横行伸展会合后不久停止发育所致。子宫极小,仅长1～3 cm,无子宫腔,多数因无子宫内膜而无月经。

3.子宫发育不良

子宫发育不良又称幼稚型子宫,是因两侧副中肾管融合后在短时间内即停止发育。子宫发育小于正常,子宫颈相对较长而外口小,子宫体和子宫颈之比为1:1或2:3,有时子宫体呈极度的前屈或后屈。临床表现为月经量过少,婚后不孕,直肠-腹部诊可扪及小而活动的子宫。

(二)子宫发育畸形

1.双子宫

双子宫为两侧副中肾管完全未融合,各自发育形成双子宫、双子宫颈及双阴道。左右侧子宫各有单一的卵巢和输卵管。患者多无自觉症状,不影响生育,常在产前检查、人工流产或分娩时被发现。偶有双子宫单阴道,或双子宫伴阴道纵隔,常因性交困难或经血不畅而就诊。妊娠晚期胎位异常率增加,产程中难产机会增多,以子宫收缩乏力、胎先露下降受阻为常见。

2.双角子宫及鞍状子宫

两副中肾管中段的上部未完全融合而形成双角子宫,轻者仅子宫底部下陷而呈鞍状或弧形。一般无症状,妊娠后易发生流产及胎位异常。

3.单角子宫

仅一侧副中肾管发育而成为单角子宫,常偏向一侧,仅有一条输卵管及一个卵巢,未发育侧的输卵管及卵巢多缺如。单角子宫一旦妊娠,多发生流产或早产。

4.残角子宫

残角子宫为一侧副中肾管发育正常,另一侧发育不全形成残角子宫,正常子宫与残角子宫各有一条输卵管和一个卵巢。多数残角子宫与对侧的正常子宫腔不相通仅有纤维带相连,若残角子宫内膜无功能,多无自觉症状,若残角子宫内膜有功能,可因子宫腔积血而引起痛经,甚至并发子宫内膜异位症。偶有残角子宫妊娠至16~20周时发生破裂,出现典型输卵管妊娠破裂的症状和体征,若不及时手术治疗可因大量内出血而危及生命。

5.纵隔子宫

纵隔子宫为两侧副中肾管已完全会合,但纵隔未完全退化所致。子宫外形正常,由子宫底至子宫颈内口将子宫腔完全隔为两部分为完全纵隔,仅部分隔开者为不全纵隔。纵隔子宫易发生流产、早产及胎位异常。子宫输卵管造影及子宫镜检查是诊断纵隔子宫的可靠方法(图14-1)。

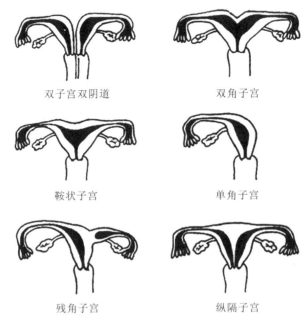

双子宫双阴道　　　　　　　　双角子宫

鞍状子宫　　　　　　　　单角子宫

残角子宫　　　　　　　　纵隔子宫

图 14-1　各种子宫发育畸形

二、诊断

由于某些子宫畸形不影响生理功能,若无症状可终身不被发现。而部分患者由于生殖系统功能受到不同程度的影响,到了月经初潮、婚后、妊娠期、分娩期出现临床症状或人工流产并发症时才被发现。先天性无子宫患者无月经,因往往同时合并有先天性无阴道,致婚后性交困难;幼稚子宫、残角子宫等可表现为月经过少、痛经、经期不规律;双子宫、双角子宫可表现月经过多及经期延长。患者常有不育。如有妊娠,常有并发症。往往引起流产、早产、胎膜早破、胎位异常,其中臀位横位发生率高。发育畸形之子宫围产病率、新生儿死亡率均增高。

近年来,由于腔道造影、内镜、超声、CT、MRI等诊断技术的广泛应用,发现女性生殖道畸形这类疾病已非少见,上述畸形的诊断并不困难,关键是要想到这些异常的存在。如患者有原发性闭经、痛经、不孕、习惯性流产、流产不全史、重复胎位不正、难产等病史,家属或姐妹中有子宫畸形史,应考虑到子宫畸形的可能,需做仔细的妇科检查,用探针探测子宫腔大小、方向、有无纵隔的存在,必要时选择下列检查。

(一)B超检查

其特点是简便、直观、无损伤、可重复多次检查。能清晰显示子宫形态、大小、位置及内部解剖结构。近年逐渐普及的阴道超声,可更清楚地显示子宫内膜、子宫颈和子宫底部。在对纵隔子宫与双子宫或双角子宫的诊断中,应把 B 超检查作为首要的选择方法。但子宫 B 超检查难以了解纵隔子宫、双角子宫、残角子宫与阴道的畸形衔接及子宫腔之间相通的情况。

(二)X 线造影

X 线造影是利用一定的器械将造影剂从子宫内口注入子宫、输卵管的检查方法。能较好地显示子宫内腔的形态、输卵管通畅及异常的子宫通道情况,是诊断先天性子宫畸形最常用、最有效的方法之一。但是不能发现Ⅱ型和Ⅲ型残角子宫,改用盆腔充气造影可以发现。

(三)腹腔镜检查

腹腔镜检查可以直接观察子宫、卵巢及输卵管的发育情况。通过对腹腔的窥视,对各类生殖器畸形能做出全面的了解和评估。腹腔镜检查亦有不足之处,因为它只能看到盆腔表面的情况,也就是说只有子宫表面的畸形才能够准确地诊断,并不能了解到子宫腔内情况。

(四)宫腔镜检查

宫腔镜检查可证实或发现子宫畸形,但是,它不能提供子宫浆膜表面的情况,有时不能对纵隔子宫和双角子宫做出肯定的区别。如果纵隔延伸到子宫颈,且宫腔镜仅插入一侧,有时可能误诊为单角子宫。如果宫腔镜和腹腔镜联合运用,即更有利于评价先天性子宫异常,特别是对纵隔子宫和双角子宫的区别。结合宫腔镜,通过腹腔镜对子宫底表面轮廓的评价,对区分纵隔子宫和双角子宫有较大价值,同时亦可弥补宫腔镜检查的不足。

宫腔镜检查的一个很大优点是可以施行某些矫治手术。

(五)静脉肾盂造影

生殖系统和泌尿系统的先天性畸形常常并存,如 70%~90%单肾合并子宫畸形,而 15%先天性无阴道合并肾脏畸形,因此有必要常规做静脉肾盂造影以排除泌尿系统畸形。

(六)其他

可行染色体核型分析,HGY 抗原检测,SRY 基因检测,酶、性激素测定及性腺活检等,以明确有无遗传性疾病或性分化异常。

三、手术治疗

对子宫畸形常用的手术矫治方法有下列 4 种。

(一)子宫吻合术(双子宫的合并术)

子宫吻合术适宜于双子宫,纵隔子宫,以及双侧子宫角发育相称的双角子宫患者。子宫畸形经过整形手术后宫腔成为一较大的整体,有利于胚胎发育,减少流产和早产的发生。

(二)子宫纵隔切除术

子宫纵隔切除术适宜于完全或部分子宫纵隔者,有 3 种手术途径。

(1)经腹部手术。

(2)宫腔镜下切除子宫纵隔:手术时间选在卵泡期。

(3)经阴道切除子宫纵隔:在腹腔镜或 B 超监视下施行手术。

(三)残角子宫切除术

临床上,残角子宫多是由于残角子宫妊娠时被发现,一经确诊,及时切除;在剖宫产或妇科手术时发现残角子宫,亦应切除。若粘连重难以切除时,应将患侧输卵管结扎。

(四)宫腔积血的人工通道术

部分双子宫、双子宫颈患者,一侧子宫颈流出道受阻于起自两侧子宫颈之间、斜行附着于同侧阴道壁的隔膜,这称为阴道斜隔综合征。结果是受阻侧子宫腔积血,继发感染即形成积脓,一般在初潮后不久即出现进行性痛经。由于隔后的阴道子宫腔积血或积脓,妇科检查时在一侧穹隆或阴道侧壁触到囊性肿物,该侧子宫颈暴露不清,其上子宫有时误诊为包块。一经确诊,即行斜隔切开术。关于患侧子宫去留问题,意见不一。有学者主张开腹切除患侧子宫,而有的学者则持相反意见。因患者都是未婚或尚未生育者,保留积血侧子宫有可能提高受孕能力。

(叶　晶)

第三节　输卵管发育异常

输卵管是两个苗勒管上端各自分离的一段,因此,输卵管较子宫、阴道发生畸形的机会少得多。

一、分类

(一)输卵管未发育

尚未见双侧输卵管未发育单独出现的报道。这种畸形多伴有其他严重畸形而不能存活,往往与同侧的子宫不发育合并存在。输卵管不发育的原因,有原发性和继发性两种。前者原因不明,是指整个一侧的苗勒管都未形成,不但没有输卵管,同侧的子宫、子宫颈也不发育。后者如真两性畸形,一侧有卵巢,另一侧有睾丸或卵睾。在有睾丸或卵睾的一侧不形成输卵管,甚至不形成子宫。

(二)输卵管发育不全

实性的输卵管、索状的输卵管及发育不良的输卵管,都属于输卵管发育早期受到程度不同的抑制或阻碍使其不能完全发育所致。有时与发育不良的子宫同时存在。

(三)小副输卵管

小副输卵管是一个比较短小的输卵管,它有完整的伞端(单侧或双侧),附着于正常输卵管的上面。有的副输卵管腔与正常的输卵管腔沟通,有的不沟通而在其附着处形成盲端。

(四)单侧双输卵管或双侧双输卵管

双输卵管均有管腔通于子宫腔。发生机制不明。

(五)输卵管憩室

憩室较易发生于输卵管的壶腹部,容易造成宫外孕而危及生命。

(六)输卵管中段缺如

类似输卵管绝育手术后的状态,缺失段组织镜下呈纤维肌性。

(七)输卵管位置异常

在胎儿的分化发育过程中因发育迟缓未进入盆腔,使之位置异常(包括卵巢)。

二、临床表现

无明显临床表现,临床上多因检查不孕症、子宫畸形腹腔镜检查,或剖腹探查,或宫外孕破裂才被发现。

三、辅助检查

(一)子宫输卵管碘油造影

子宫输卵管碘油造影可提示小副输卵管、单侧或双侧双输卵管、输卵管憩室。但不能鉴别输卵管缺如与输卵管梗阻。

(二)腹腔镜

腹腔镜检查可在直视下发现输卵管发育异常(包括位置异常)(图14-2)。

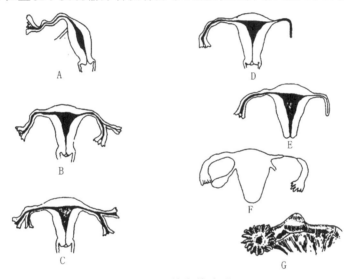

图14-2　输卵管畸形

A.单侧输卵管及单侧子宫;B.小副输卵管(左侧);C.双侧双输卵管 D.实管输卵管;E.输卵管发育不良(左);F.中段节断性输卵管;G.输卵管憩室

四、诊断

输卵管先天性畸形不易被发现,原因首先是常与生殖道先天畸形同时存在而被忽略,其二是深藏在盆腔侧方。常用的诊断方法,子宫输卵管造影术后发现单角子宫单侧输卵管,双输卵管。腹腔检查可能发现各种畸形。剖腹术可予较明确的诊断。

五、治疗

对由于输卵管异常引起不孕者,在腹腔镜或剖腹术行输卵管整形术。发生输卵管妊娠破裂或流产者,术中认真检查,对可修复的输卵管畸形不要轻易切除,应采取显微手术技巧进行整复输卵管,以保留功能。

(叶　晶)

第四节　卵巢发育异常

一、卵巢发育不全

原发性卵巢发育不全多发生于性染色体畸变女性,以 45,XO 为最常见,亦可见于 XO 核型的镶嵌体或单纯的多 X 核型。女性正常发育必须有两条正常结构的 X 性染色体,缺失一条或多一条 X 性染色体即影响卵巢的正常发育,均为双侧性。卵巢细长形、淡白色、质硬、呈条索状。其表现可为女性,但由于卵巢发育不全,性激素缺乏,使性器官及第二性征均不发育,往往伴有其他畸形。可有单侧卵巢发育不全,常伴有同侧输卵管,甚至肾脏缺如。

治疗原则:主要治疗闭经,其次为增加身高。对骨骺未闭合者,均先给予蛋白同化类激素,以促进体内蛋白质合成代谢和钙质蓄积,约半年后再用雌孕激素序贯疗法做人工周期诱导使月经来潮,同时辅以调整月经的中成药,注意增加营养等。

此类患者绝大多数都没有生育能力,国内已有采用赠送胚胎移植成功的报道。

二、卵巢异位

卵巢异位系卵巢在发育过程中受阻,仍停留在胚胎期位置未下降至盆腔,位置即高于正常卵巢部位。如位于肾脏下极附近,或位于后腹膜组织间隙内,常伴有卵巢发育不良。如下降过度,可位于腹股沟疝囊内。

所有异位卵巢都有发生肿瘤的倾向,应予以切除。

三、额外卵巢

额外卵巢罕见,除外正常位置的卵巢外,尚可在他处发现额外的卵巢组织,其部位可在腹膜后,乙状结肠系膜及盆腔等处。这些额外卵巢是由于胚胎发生的重复而形成的,大小不一,小者仅数毫米,大者可达正常大小。因其他原因行剖腹手术时,偶然发现,应予以切除。

四、副卵巢

副卵巢即在正常卵巢附近出现多余的卵巢组织,一般<1 cm,偶有 2～3 个副卵巢出现,常呈结节状,易误认为淋巴结,需病理检查才能确诊。

五、单侧卵巢缺失和双侧卵巢缺失

单侧卵巢缺失和双侧卵巢缺失均少见,前者可见于单角子宫,后者可见于 45,XO Turner 综合征患者。

治疗:异位卵巢和多余卵巢,一经发现应予切除。双侧卵巢缺如,可行性激素替代疗法。

疗效标准与预后:异位卵巢和多余卵巢有发生肿瘤的倾向。双侧卵巢缺如施行性激素替代疗法,有助于内外生殖器及第二性征发育,对精神有安慰作用,但对性腺发育无作用,不可能恢复生育功能。

(叶　晶)

第十五章

盆底功能障碍

第一节 子宫损伤

一、子宫穿孔

子宫穿孔多发生于流产刮宫,特别是钳刮人工流产手术时,但诊断性刮宫、安放和取出宫腔内节育器(intrauterine device,IUD)均可导致子宫穿孔。

(一)病因

1.术前未做盆腔检查或判断错误

刮宫术前未做盆腔检查或对子宫位置、大小判断错误,即盲目操作,是子宫穿孔的常见原因之一,特别是当子宫前屈或后屈,而探针、吸引头或刮匙放入的方向与实际方向相反时,最易发生穿孔。双子宫或双角子宫畸形患者,早孕时勿在未孕侧操作,亦易导致穿孔。

2.术时不遵守操作常规或动作粗暴

初孕妇宫颈内口较紧,强行扩宫,特别是跳号扩张宫颈时,可能发生穿孔。此外,如在宫腔内粗暴操作,过度搔刮或钳夹子宫某局部区域,均可引起穿孔。

3.子宫病变

以往有子宫穿孔史、反复多次刮宫史或剖宫产后瘢痕子宫患者,当再次刮宫时均易发生穿孔。子宫绒癌或子宫内膜癌累及深肌层者,诊断性刮宫或宫腔镜检查时,可导致或加速其穿孔或破裂。

4.萎缩子宫

当体内雌激素水平低落,如产后子宫过度复旧或绝经后,子宫往往小于正常,且其肌层组织脆弱、肌张力低,探针很容易直接穿透宫壁,甚至可将 IUD 直接放入腹腔内。

5.强行取出嵌入肌壁的 IUD

IUD 已嵌入子宫肌壁,甚至部分已穿透宫壁时,如仍强行经阴道取出,有引起子宫穿孔的可能。

(二)临床表现

绝大多数子宫穿孔均发生在人工流产手术,特别是大月份钳刮手术时。子宫穿孔的临床表现可因子宫原有状态、引起穿孔的器械大小、损伤的部位和程度,以及是否并发其他内脏损伤而有显著不同。

1.探针或 IUD 穿孔

凡探针穿孔,由于损伤小,一般内出血少,症状不明显,检查时除可能扪及宫底部有轻压痛外,余无特殊发现。产后子宫萎缩,在安放 IUD 时,有时可穿透宫壁将其直接放入腹腔而未察觉,直至以后 B 超随访 IUD 或试图取出 IUD 失败时方始发现。

2.卵圆钳、吸管穿孔

卵圆钳或吸管所致穿孔的孔径较大,特别是当穿孔后未及时察觉仍反复操作时,常伴急性内出血。穿孔发生时患者往往感突发剧痛。腹部检查,全腹均有压痛和反跳痛,以下腹部最为明显,但肌紧张多不显著,如内出血少,移动性浊音可为阴性。妇科检查宫颈举痛和宫体压痛均极显著。如穿孔部位在子宫峡部一侧,且伤及子宫动脉的下行支时,可在一侧阔韧带内扪及血肿形成的块物;但也有些患者仅表现为阵性颈管内活跃出血,宫旁无块物扪及,宫腔内亦已刮净而无组织残留。子宫绒癌或葡萄胎刮宫所导致的子宫穿孔,多伴有大量内、外出血,患者在短时间内可出现休克症状。

3.子宫穿孔并发其他内脏损伤

人工流产术发生穿孔后未及时发现,仍用卵圆钳或吸引器继续操作时,往往夹住或吸住大网膜、肠管等,以致造成内脏严重损伤。如将夹住的组织强行往外牵拉,患者顿感刀割或牵扯样上腹剧痛,术者亦多觉察往外牵拉的阻力极大,有时可夹出黄色脂肪组织、粪渣或肠管,严重者甚至可将肠管内黏膜层剥脱拉出。因肠管黏膜呈膜样,故即使夹出亦很难肉眼辨认其为何物。肠管损伤后,其内容物溢入腹腔,迅速出现腹膜炎症状。如不及时手术,患者可因中毒性休克死亡。

如穿孔位于子宫前壁,伤及膀胱时可出现血尿。当膀胱破裂,尿液流入腹腔后,则形成尿液性腹膜炎。

(三)诊断

凡经阴道宫腔内操作出现下列征象时,均提示有子宫穿孔的可能。

(1)使用的器械进入宫腔深度超过事先估计或探明的长度,并感到继续放入无阻力时。

(2)扩张宫颈的过程中,如原有阻力极大,但忽而阻力完全消失,且患者同时感到有剧烈疼痛时。

(3)手术时患者有剧烈上腹痛,检查有腹膜炎刺激征,或移动性浊音阳性;如看到夹出物有黄色脂肪组织、粪渣或肠管,更可确诊为肠管损伤。

(4)术后子宫旁有块物形成或宫腔内无组织物残留,但仍有反复阵性颈管内出血者,应考虑在子宫下段侧壁阔韧带两叶之间有穿孔可能。

(四)预防

(1)术前详细了解病史和做好妇科检查,并应排空膀胱。产后三月哺乳期内和宫腔＜6 cm者不放置 IUD。有刮宫产史、子宫穿孔史或哺乳期受孕而行人工流产术时,在扩张宫颈后即注射子宫收缩剂,以促进子宫收缩变硬,从而减少损伤。

(2)经阴道行宫腔内手术若不用超导可视是完全凭手指触觉的"盲目"操作,故应严格遵守操作规程,动作轻柔,安全第一,务求做到每次手术均随时警惕有损伤的可能。

(3)孕 12～16 周而行引产或钳刮术时,术前 2 天分四次口服米非司酮共 150 mg,同时注射依沙吖啶100 mg至宫腔,以促进宫颈软化和扩张。一般在引产第 3 天,胎儿胎盘多能自行排出,如不排出时,可行钳刮术。钳刮时先取胎盘,后取胎体,如胎块长骨通过宫颈受阻时,忌用暴力牵拉或旋转,以免损伤宫壁。此时应将胎骨退回宫腔最宽处,换夹胎骨另一端则不难取出。

(4)如疑诊子宫体绒癌或子宫内膜腺癌而需行诊断性刮宫确诊时,搔刮宜轻柔。当取出的组织足以进行病理检查时,则不应再作全面彻底的搔刮术。

(五)治疗

手术时一旦发现子宫穿孔,应立即停止宫腔内操作。然后根据穿孔大小、宫腔内容物干净与否、出血多少和是否继续有内出血、其他内脏有无损伤,以及妇女对今后生育的要求等而采取不同的处理方法(图 15-1)。

(1)穿孔发生在宫腔内容物已完全清除后,如观察无继续内、外出血或感染,三天后即可出院。

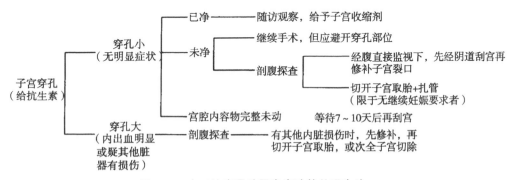

图 15-1　人工流产导致子宫穿孔的处理方法

(2)凡穿孔较小者(用探针或小号扩张器所致),无明显内出血,宫腔内容物尚未清除时,应先给予麦角新碱或缩宫素以促进子宫收缩,并严密观察有无内出血。如无特殊症状出现,可在 7～10 天后再行刮宫术;但若术者刮宫经验丰富,对仅有部分宫腔内容物残留者,可在发现穿孔后避开穿孔部位将宫腔内容物刮净。

(3)如穿孔直径大,有较多内出血,尤其合并有肠管或其他内脏损伤者,则不论宫腔内容物是否已刮净,应立即剖腹探查,并根据术时发现进行肠修补或部分肠段切除吻合术。子宫是否切开或切除,应根据有无再次妊娠要求而定。已有足够子女者,最好做子宫次全切除术;希望再次妊娠者,在肠管修补后再行子宫切开取胎术。

(4)其他辅助治疗:凡有穿孔可疑或证实有穿孔者,均应尽早经静脉给予抗生素预防和控制感染。

二、子宫颈撕裂

子宫颈撕裂多发生于产妇分娩时,一般均在产后立即修补,愈合良好。但中孕人流引产时亦可引起宫颈撕裂。

(一)病因

多因宫缩过强但宫颈未充分容受和扩张,胎儿被迫强行通过宫颈外口或内口所致。一般见于无足月产史的中孕引产者。加用缩宫素特别是前列腺素引产者发生率更高。

(二)临床表现

临床上可表现为以下三种不同类型。

1.宫颈外口撕裂

宫颈外口撕裂与一般足月分娩时撕裂相同,多发生于宫颈 6 或 9 点处,长度可由外口处直达阴道穹隆部不等,常伴有活跃出血。

2.宫颈内口撕裂

内口尚未完全扩张,胎儿即强行通过时,可引起宫颈内口处黏膜下层结缔组织撕裂,因黏膜完整,故胎儿娩出后并无大量出血,但因宫颈内口闭合不全以致日后出现复发性流产。

3.宫颈破裂

凡裂口在宫颈阴道部以上者为宫颈上段破裂,一般同时合并有后穹隆破裂,胎儿从后穹隆裂口娩出。如破裂在宫颈的阴道部为宫颈下段破裂,可发生在宫颈前壁或后壁,但以后壁为多见。裂口呈横新月形,但宫颈外口完整。患者一般流血较多。窥阴器扩开阴道时即可看到裂口,甚至可见到胎盘嵌顿于裂口处。

(三)预防和治疗

(1)凡用依沙吖啶引产时,不应滥用缩宫素特别是不应采用米索前列醇加强宫缩。引产时如宫缩过强,产妇诉下腹剧烈疼痛,并有烦躁不安,而宫口扩张缓慢时,应立即肌内注射哌替啶100 mg 及莨菪碱 0.5 mg 以促使子宫松弛,已加用静脉注射缩宫素者应尽速停止滴注。

(2)中孕引产后不论流血多少,应常规检查阴道和宫颈。发现撕裂者立即用人工合成可吸收缝线修补。

(3)凡因宫颈内口闭合不全出现晚期流产者,可在非妊娠期进行手术矫正,但疗效不佳。现多主张在妊娠 14～19 周期间用 10 号丝线前后各套 2 cm 长橡皮管绕宫颈缝合扎紧以关闭颈管。待妊娠近足月或临产前拆除缝线。

(杨位艳)

第二节　子宫脱垂

子宫脱垂是子宫从正常位置沿阴道下降,宫颈外口达坐骨棘水平以下,甚至子宫全部脱出阴道口以外。子宫脱垂常伴有阴道前壁和后壁脱垂。

一、临床分度与临床表现

(一)临床分度

我国采用 1981 年全国部分省、市、自治区"两病"科研协作组的分度,以患者平卧用力向下屏气时,子宫下降最低点为分度标准。将子宫脱垂分为 3 度(图 15-2)。

1.Ⅰ度

(1)轻型:宫颈外口距处女膜缘<4 cm,未达处女膜缘。

(2)重型:宫颈外口已达处女膜缘,阴道口可见子宫颈。

2.Ⅱ度

(1)轻型:宫颈已脱出阴道口外,宫体仍在阴道内。

(2)重型:宫颈及部分宫体脱出阴道口。

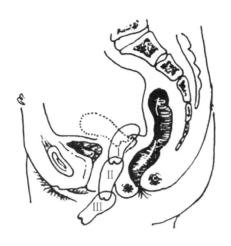

图 15-2　**子宫脱垂**

3.Ⅲ度

宫颈与宫体全部脱出阴道口外。

(二)临床表现

1.症状

(1)Ⅰ度：患者多无自觉症状。Ⅱ、Ⅲ度患者常有程度不等的腰骶区疼痛或下坠感。

(2)Ⅱ度：患者在行走、劳动、下蹲或排便等腹压增加时有块状物自阴道口脱出,开始时块状物在平卧休息时可变小或消失。严重者休息后块状物也不能自行回缩,常需用手推送才能将其还纳至阴道内。

(3)Ⅲ度：患者多伴Ⅲ度阴道前壁脱垂,易出现尿潴留,还可发生压力性尿失禁。

2.体征

脱垂子宫有的可自行回缩,有的可经手还纳,不能还纳的,常伴阴道前后壁脱出,长期摩擦可致宫颈溃疡、出血。Ⅱ、Ⅲ度子宫脱垂患者宫颈及阴道黏膜增厚角化,宫颈肥大并延长。

二、病因

分娩损伤,产后过早体力劳动,特别是重体力劳动;子宫支持组织疏松薄弱,如盆底组织先天发育不良;绝经后雌激素不足;长期腹压增加。

三、诊断

通过妇科检查结合病史很容易诊断。检查时嘱患者向下屏气或加腹压,以判断子宫脱垂的最大程度,并分度。同时注意观察有无阴道壁脱垂、宫颈溃疡、压力性尿失禁等,必要时做宫颈细胞学检查。如可还纳,需了解盆腔情况。

四、处理

(一)支持疗法

加强营养,适当安排休息和工作,避免重体力劳动,保持大便通畅,积极治疗增加腹压的疾病。

（二）非手术疗法

1.放置子宫托

该方法适用于各度子宫脱垂和阴道前后壁脱垂患者。

2.其他疗法

主要包括盆底肌肉锻炼、物理疗法和中药补中益气汤等。

（三）手术疗法

该疗法适用于国内分期Ⅱ度及以上子宫脱垂或保守治疗无效者。

1.阴道前、后壁修补术

该疗法适用于Ⅰ、Ⅱ度阴道前、后壁脱垂患者。

2.曼氏手术

手术包括阴道前后壁修补、主韧带缩短及宫颈部分切除术。适用于年龄较轻、宫颈延长、希望保留子宫的Ⅱ、Ⅲ度子宫脱垂伴阴道前、后壁脱垂患者。

3.经阴道子宫全切术及阴道前后壁修补术

该术式适用于Ⅱ、Ⅲ度子宫脱垂伴阴道前、后壁脱垂、年龄较大、无须考虑生育功能的患者。

4.阴道纵隔形成术或阴道封闭术

该术式适用于年老体弱不能耐受较大手术、不需保留性交功能者。

5.阴道、子宫悬吊术

可采用手术缩短圆韧带，或利用生物材料制成各种吊带，以达到悬吊子宫和阴道的目的。

五、预防

推行计划生育，提高助产技术，加强产后体操锻炼，产后避免重体力劳动，积极治疗和预防使腹压增加的疾病。

（杨位艳）

第三节 阴 道 脱 垂

阴道脱垂包括阴道前壁脱垂与阴道后壁脱垂。

一、阴道前壁脱垂

阴道前壁脱垂常伴有膀胱膨出和尿道膨出，以膀胱膨出为主（图15-3）。

（一）病因病理

阴道前壁的支持组织主要是耻骨尾骨肌、耻骨膀胱宫颈筋膜和泌尿生殖膈的深筋膜。

若分娩时，上述肌肉、韧带和筋膜，尤其是耻骨膀胱宫颈筋膜、阴道前壁及其周围的耻尾肌过度伸张或撕裂，产褥期又过早从事体力劳动，使阴道支持组织不能恢复正常，膀胱底部失去支持力，膀胱及与其紧连的阴道前壁上 2/3 段向下膨出，在阴道口或阴道口外可见，称为膀胱膨出。膨出的膀胱随同阴道前壁仍位于阴道内，称Ⅰ度膨出；膨出部暴露于阴道口外称Ⅱ度膨出；阴道前壁完全膨出于阴道口外，称Ⅲ度膨出。

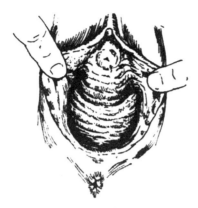

图 15-3 阴道前壁脱垂

若支持尿道的耻骨膀胱宫颈筋膜严重受损,尿道及与其紧连的阴道前壁下 1/3 段则以尿道外口为支点,向后向下膨出,形成尿道膨出。

(二)临床表现

轻者可无症状。重者自觉下坠、腰酸,并有块物自阴道脱出,站立时间过长、剧烈活动后或腹压增大时,阴道"块物"增大,休息后减小。仅膀胱膨出时,可因排尿困难而致尿潴留,易并发尿路感染,患者可有尿频、尿急、尿痛等症状。膀胱膨出合并尿道膨出时,尿道膀胱后角消失,在大笑、咳嗽、用力等增加腹压时,有尿液溢出,称张力性尿失禁。

(三)诊断及鉴别诊断

主要依靠阴道视诊及触诊,但要注意是否合并尿道膨出及张力性尿失禁。患者有上述自觉症状,视诊时阴道口宽阔,伴有陈旧性会阴裂伤。阴道口突出物在屏气时可能增大。若同时见尿液溢出,表明合并膀胱膨出和尿道膨出。触诊时突出包块为阴道前壁,柔软而边界不清。如用金属导尿管插入尿道膀胱中,则在可缩小的包块内触及金属导管,可确诊为膀胱或尿道膨出,也除外阴道内其他包块的可能,如黏膜下子宫肌瘤、阴道壁囊肿、阴道肠疝、肥大宫颈及子宫脱垂(可同时存在)等。

(四)预防

正确处理产程,凡有头盆不称者及早行剖宫产术,避免第二产程延长和滞产;提高助产技术,加强会阴保护,及时行会阴侧切术,必要时手术助产结束分娩;产后避免过早参加重体力劳动;提倡做产后保健操。

(五)治疗

轻者只需注意适当营养和缩肛运动。严重者应行阴道壁修补术;因其他慢性病不宜手术者,可置子宫托缓解症状,但需日间放置、夜间取出,以防引起尿瘘、粪瘘。

二、阴道后壁脱垂

阴道后壁脱垂常伴有直肠膨出。阴道后壁脱垂可单独存在,也可合并阴道前壁脱垂。

(一)病因病理

经阴道分娩时,耻尾肌、直肠-阴道筋膜或泌尿生殖膈等盆底支持组织由于长时间受压而过度伸展或撕裂,如在产后未能修复,直肠支持组织功能降低,导致直肠前壁向阴道后壁逐渐脱出,形成伴直肠膨出的阴道后壁脱垂(图 15-4)。

若较高处的耻尾肌纤维严重受损,可形成子宫直肠陷凹疝,阴道后穹隆向阴道内脱出,内有肠管,称肠膨出。

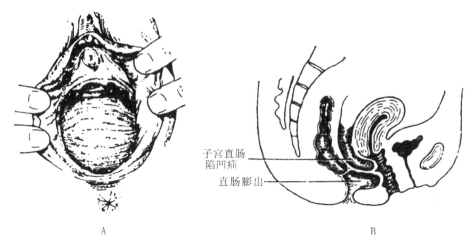

子宫直肠
陷凹疝

直肠膨出

A   B

图 15-4　阴道后壁脱垂
A.直肠膨出;B.直肠膨出矢状面观

(二)临床表现

轻者无明显表现,严重者可感下坠、腰酸、排便困难,甚至需要用手向后推移膨出的直肠方能排便。

(三)诊断与鉴别诊断

检查可见阴道后壁呈球形膨出,肛诊时手指可伸入膨出部,即可确诊。

(四)预防

同阴道前壁脱垂。

(五)治疗

轻度者不需治疗,重者需行后阴道壁及会阴修补术。

(刘　艳)

第四节　压力性尿失禁

压力性尿失禁(stress urinary incontinence,SUI)是指由于腹压增高引起的尿液不自主流出。真性压力性尿失禁(genuine stress incontinence,GSI)指在膀胱肌肉无收缩状态下,由于膀胱内压大于尿道压而发生的不自主性尿流出,是由于压力差导致的尿流出。压力性尿失禁患者的常见主诉是当腹压增高时,如咳嗽、打喷嚏等,出现无法抑制的漏尿现象。急迫性尿失禁是由于膀胱无抑制性收缩使膀胱内压力增加导致的尿液自尿道口溢出。弄清这两种尿失禁区别的意义在于,真性压力性尿失禁可以通过手术恢复尿道及其周围组织的正常解剖关系,达到治疗的目的。而急迫性尿失禁主要依靠药物和行为的治疗,使膀胱的自发性收缩得到抑制。如果这2种尿失禁同时存在,那么诊断和治疗起来就比较复杂。

一、病因学

压力性尿失禁的病因复杂,主要的有年龄因素、婚育因素和既往妇科手术史等因素。其他可能的危险因素包括体重指数过高、类似的家族史、吸烟史、慢性便秘等。由于这些因素的复杂关系,很难预测出现尿失禁的概率。

二、控尿机制

GSI 是由于腹部压力增加,这种压力又传递到膀胱所致,尽管此时膀胱无收缩,但突然升高的腹压传到膀胱,使膀胱内压的升高超过膀胱颈和尿道括约肌产生的阻力而导致漏尿。尿道闭合压力的异常有多方面的原因,但主要有以下 3 个方面,主动控尿机制缺陷、解剖损伤及尿道黏膜封闭不全。

(一)主动控尿功能

女性主动控尿功能由尿道括约肌和膀胱颈肌肉的主动收缩产生,这些肌肉的主动收缩提供了膀胱出口闭合的力量。这些收缩彼此独立并且和传递到近端尿道的力结合在一起,形成了尿道关闭压。正常情况下,尿道主动收缩发生在腹压内升高前,咳嗽或喷嚏导致腹压升高,首先主动提前收缩膀胱关闭膀胱出口,抵抗腹压压迫膀胱产生的排尿作用。分娩创伤和其他尿失禁的诱发因素可使的支配相关肌肉的神经受到损伤或肌肉本身的损伤后由瘢痕组织替代,这些可使盆底肌和括约肌的质量和数量发生变化,导致压力性尿失禁。

(二)维持控尿的解剖基础

女性尿道是膀胱闭合控制机制的功能部分,其本身并无真正的内括约肌。一般说只要上端一半尿道是完整的,且有适当的功能,排尿即可自行节制。膀胱控制良好的决定性因素是尿道膀胱颈和膀胱周围的韧带筋膜等支持组织,如解剖上这些支持组织完整,则尿道中上段是作为腹腔内器官存在。腹压增高时,在传递到膀胱表面时也以同样程度和大小传递到腹内的尿道近端;同时支持膀胱颈和尿道的韧带筋膜的韧性对腹压产生反作用力,从而挤压尿道,使得膀胱出口关闭。控尿正常的女性,这种传递来的挤压力在腹压传递到来后,或传递到膀胱颈部和尿道的同时就开始了。相反,患有压力性尿失禁女性的这些韧带较松弛和受到牵拉,造成膀胱颈下降,以致腹压不能传递到近端尿道和膀胱颈部(图 15-5)。因此,对于这类患者的咳嗽和喷嚏等增加的腹压仅作用于膀胱,不作用于膀胱颈部和尿道近端,产生较强的排尿力量。

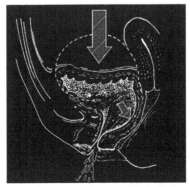

图 15-5　压力性尿失禁发生机制

膀胱尿道结合部支撑不良,腹内压增加时周围支撑组织失去对腹压的抵抗,发生漏尿

(三)尿道黏膜与黏膜下

柔软的尿道上皮和尿道黏膜下血管丛产生的黏膜密封作用是参与控尿的第三个机制。女性尿道平滑肌与上皮内层之间有丰富的血液供应,大大增厚并加强了黏膜层,使得尿道壁自然关闭,提高了尿道静压。尿道上皮黏膜血管丛对雌激素敏感,雌激素的作用使其血流丰富、黏膜柔软且厚实。如果尿道失去了柔软性或者由于手术、放疗、雌激素缺乏使黏膜下血液供应不良,也会影响尿道严密闭合(图 15-6)。

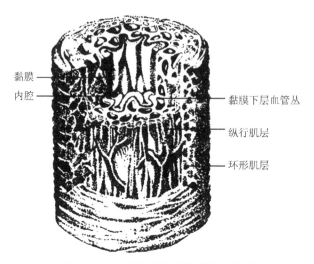

黏膜
内腔
黏膜下层血管丛
纵行肌层
环形肌层

图 15-6　女性尿道黏膜及黏膜下结构

雌激素影响尿道黏膜及黏膜下血供,增加尿道血流及黏膜厚度

上述三种机制的同时作用维持控尿。这可以解释为什么当一个年轻女性经过多次生产,并有韧带损伤(控尿的解剖机制丧失),却无压力性尿失禁,直到绝经期后,雌激素水平下降(尿道黏膜的封闭机制减弱)才出现压力性尿失禁。这也可以解释为什么不是所有患尿道过度移动的女性都发生压力性尿失禁,因为增加主动机制的作用和尿道黏膜保持完好可以代偿解剖机制的丧失。在深入了解控尿机制的相互作用后,可以理解为什么有些女性对标准的膀胱悬吊术效果不佳。

三、压力性尿失禁的分类

尿失禁的分类方法有许多种,但多数的分类方法都是依据解剖和生理学方面的变化。这些分类的意义在于能够预测手术的成功率。有学者注意到无尿失禁女性的尿道侧位观,其上部尿道与垂直线的夹角<30°(即尿道倾斜角为 10°~30°),膀胱尿道后角为 90°~100°。而尿失禁患者由于解剖支撑不良,尿道高活动性,有力时尿道旋转下降,使尿道倾斜角增大,如角度倾斜 30°~45°,为压力性尿失禁Ⅰ;>45°为Ⅱ型(图 15-7)。

压力性尿失禁的概念包括尿道的解剖和功能。有学者把影像学诊断技术和流体力学技术结合起来。同时观察尿道的解剖和功能,提出固有括约肌缺损的概念,此类尿失禁属于Ⅲ型尿失禁。人们发现,膀胱颈悬吊术治疗Ⅲ型尿失禁不如尿道吊带术效果好。提出Ⅲ型尿失禁是压力性尿失禁的认识和诊断中的一项重要的进步。许多医师主张尿道悬吊治疗Ⅰ型和Ⅱ型尿失禁,对Ⅲ型尿失禁主张尿道吊带悬吊术。

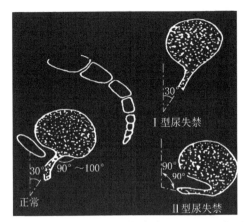

图 15-7　Ⅰ型和Ⅱ型真性压力性尿失禁膀胱颈及尿道后角形态改变示意图

(一)影像尿流动力学分型

1.0 型(type 0)SUI

典型 SUI 病史,但临床和尿动力学检查未能显示 SUI,影像尿动力学示膀胱颈后尿道位于耻骨联合下缘上方,应力状态下膀胱颈后尿道开放并有所下降。

2.Ⅰ型(type Ⅰ)SUI

静止状态膀胱颈关闭并位于耻骨联合下缘上方,应力状态下膀胱颈开放并下移,但下移距离 <2 cm。应力状态下常出现尿失禁,无或轻微膀胱膨出。

3.Ⅱ A 型(type Ⅱ A)SUI

静止状态膀胱颈关闭并位于耻骨联合下缘之上,应力状态下膀胱颈后尿道开放,尿道扭曲下移膀胱膨出。应力状态下通常会出现明显尿失禁。

4.Ⅱ B 型(type Ⅱ B)SUI

静止状态膀胱颈关闭并位于耻骨联合下缘或其之下,应力状态下膀胱颈可不下移,但颈部后尿道开放并出现尿失禁。

5.Ⅲ型(type Ⅲ)SUI

静止状态逼尿肌未收缩时膀胱颈后尿道即处于开放状态。腹压轻微升高或仅重力作用即可出现明显的尿失禁。

(二)腹压漏尿点压(ALPP)分型

(1)Ⅰ型 SUI:ALPP≥90 cmH$_2$O。

(2)Ⅱ型 SUI:ALPP 60~90 cmH$_2$O。

(3)Ⅲ型 SUI:ALPP≤60 cmH$_2$O。

(三)尿道压分型

1.尿道固有括约肌功能障碍(intrinsic sphincter dysfunction,ISD)型

最大尿道闭合压(maximum urethral close pressure,MUCP)≤20 cmH$_2$O 的压力性尿失禁患者(另一意见为<30 cmH$_2$O)。

2.解剖型

最大尿道闭合压(MUCP)>20 cmH$_2$O 的压力性尿失禁患者(另一意见为>30 cmH$_2$O)。

四、压力性尿失禁的分度

压力性尿失禁分轻、中、重三度。

(一)主观分度

(1)轻度:一般活动及夜间无尿失禁,腹压增加时偶发尿失禁,不需要佩戴尿垫。

(2)中度:腹压增加及起立活动时,有频繁的尿失禁,日常生活中需要佩戴尿垫。

(3)重度:起立活动或卧位体位变化时即有尿失禁。

(二)客观分度

以尿垫试验为基准,可有 24 小时尿垫、3 小时尿垫及 1 小时尿垫试验,因 24 小时、3 小时受时间、环境及患者依从性影响太大,目前较推荐 1 小时尿垫试验,但目前尚无统一标准,尚需积累经验。应用较多的 1 小时尿垫试验为依据的分度如下。

(1)轻度:1 小时尿垫试验<2 g。

(2)中度:1 小时尿垫试验 2~10 g。

(3)重度:1 小时尿垫试验>10 g。

五、压力性尿失禁的临床评估

(一)压力性尿失禁病史

1.与压力性尿失禁相关的症状和病史

病史和体检是尿失禁诊断的基础。详尽的病史能提供有关尿失禁病因的相关信息,也能为选择进一步的检查而提供依据。引起尿失禁的病因很多,如泌尿系统感染、萎缩性阴道炎、急性谵妄状态、运动受限、便秘等和各种药物可引起暂时性尿失禁。Resnick 曾归纳了几种引起暂时性尿失禁的最常见病因,创建了"DIAPPERS"记忆法。而女性压力性尿失禁与生育、肥胖、盆腔手术等因素有关;男性压力性尿失禁多为前列腺手术所致。

在病史采集中需对患者的主诉进行一定的分析。如主诉尿急,有可能指突然出现强烈的排尿感(常为急迫性尿失禁),或患者因担心尿液溢出而做出的过度反应(压力性尿失禁的表现),或患者憋尿时感觉下腹部严重不适或疼痛并无急迫排尿感或未曾出现过急迫性尿失禁(感觉型尿急或间质性膀胱炎表现)。尿频通常指每天排尿次数超过 7 次。尿频可为过多、服用利尿剂或咖啡因等能刺激利尿的饮料。但这种尿频为尿量过多所致,表现为排尿次数增加而排尿量基本正常,又称多尿。而因泌尿系统疾病产生的尿频为排尿次数增加的同时每次排尿量明显减少(24 小时平均每次排尿量<200 mL)。原因有泌尿系统感染(感觉型尿急)、逼尿肌过度活动(运动型尿急)、膀胱排空障碍(残余尿增多或慢性尿潴留)等。其他膀胱内病理改变如膀胱内结石、膀胱结核和膀胱癌也会出现尿频症状。另外,泌尿系统外疾病如盆腔肿物、妊娠、盆腔炎、前列腺炎等也是造成尿频的常见原因。如需进一步了解尿频的原因需询问以上所有疾病的病史才能做出准确的诊断。夜尿增多与多种因素有关,如逼尿肌过度活动,残余尿增多所致的膀胱有效容量减少和夜间尿量过多,也有可能与睡眠方面的疾病有关。白天尿频而夜间正常者常提示有精神因素作用,或与饮水过多、口服利尿药和饮食中有利尿成分(如咖啡因)等有关。

女性膀胱膨出者,常因膀胱颈后尿道下移出现压力性尿失禁,而膨出严重者则因尿道扭曲反而出现排尿困难,甚至充盈性尿失禁。

各种各样可能影响到膀胱尿道功能的神经系统疾病均可导致尿失禁的发生。如糖尿病早期可出现逼尿肌过度活动所致的急迫性尿失禁,而糖尿病性膀胱病变严重者因逼尿肌收缩无力而出现充盈性尿失禁。高位截瘫多因逼尿肌反射亢进导致急迫性尿失禁,而骶髓损伤则常导致充盈性尿失禁。

2.反映压力性尿失禁特征和严重程度的症状

女性压力性尿失禁为尿道功能障碍所致,根据其发病机制不同分为两型:解剖型压力性尿失禁,表现为膀胱颈后尿道明显下移;固有尿道括约肌缺陷型压力性尿失禁(intrinsic sphincter deficiency,ISD)。两种压力性尿失禁的鉴别极为重要,标准的膀胱颈悬吊术对 ISD 疗效极差。根据定义,ISD 的产生与尿道固有括约肌机制下降有关,产生或提示尿道固有括约肌功能受损的因素很多,在询问病史时应加以考虑。一般来说,解剖型压力性尿失禁多为轻或中度,而 ISD 者尿失禁严重;此外还可以通过尿动力学检查(腹压型漏尿点压力低于 $60\ cmH_2O$)鉴别是否为ISD。通过临床表现可以对压力性尿失禁的严重程度进行初步评估。有资料显示 Stamey 分级系统与 ISD 的严重程度成正相关,如患者压力性尿失禁症状严重时应考虑 ISD 的可能性。咳嗽、大笑或打喷嚏等出现轻~中度压力性尿失禁者多与膀胱颈后尿道下移有关,因此需了解患者有无膀胱膨出及其严重程度。如询问下蹲时有无阴道口肿物膨出感,或下蹲时是否有明显的排尿困难等,这些症状均提示可能存在膀胱后壁膨出(膀胱颈后尿道随之下移)。同时需了解有无生育、难产、子宫切除等可能损害盆底肌功能,造成膀胱后壁膨出的因素。如平卧有咳嗽漏尿,但下蹲确有排尿困难者常提示有严重的膀胱后壁膨出(或称阴道前壁膨出)。有时膀胱后壁膨出者常主诉排尿困难,并无明显压力性尿失禁症状,但并非无压力性尿失禁,一旦将膨出的阴道前壁复位后即可表现出典型的压力性尿失禁。

3.既往史

既往史应包括过去及现在疾病史、手术史、妇产科病史和目前药物史。神经系统状态会影响膀胱和括约肌功能,如多发性硬化症、脊柱损伤、腰椎疾病、糖尿病、脑卒中、帕金森病和脊柱发育不良等。应了解患者以前有否神经系统疾病,如肌肉萎缩、瘫痪、震颤、麻木、麻刺感。了解有否肌肉痛、瘫痪或不协调运动及双眼视力情况。前列腺手术、阴道手术或尿失禁手术可能导致括约肌损伤;直肠和根治性子宫切除术可能会造成神经系统损伤;放疗可以导致小容量低顺应性膀胱或放射性膀胱炎。

药物治疗可加重或导致尿失禁,如老年人常服用的利尿剂、α-受体激动剂和 α-受体阻滞剂(可影响到膀胱颈平滑肌的张力);抗胆碱能药物可通过阻断神经肌肉接头而抑制逼尿肌收缩,导致尿潴留,进而引起充溢性尿失禁。钙通道阻滞剂亦可抑制逼尿肌收缩。

妇女按激素水平分为绝经前期、绝经期和绝经后期。如果为绝经后期必须注意是否接受激素补充治疗,因为低雌激素导致的尿道黏膜萎缩对尿道结合部有不良影响。分娩史应当包括活产总数、最大胎儿体重、分娩方式及第二产程。胎儿高体重和第二产程延长可造成盆神经的损伤。应当询问患者尿失禁的出现与妊娠、分娩、绝经、手术的关系,为病理生理分析提供线索。

(二)体格检查

尿失禁患者的体格检查分为 3 个步骤:①腹部和背部检查;②盆底检查,女性检查内容包括有无器官膨出,阴道疾病应行阴道双合诊了解子宫和附件;③神经系统的评估。

1.初步评估

初步评估包括望诊有无肥胖、先前手术瘢痕或有无腹部和腹股沟疝。有无神经系统疾病的体表征象,如骶部皮肤凹陷、皮下脂肪瘤、毛发、色素沉着和隆起等。腹部触诊有无下腹部压痛和胀满等尿潴留体征。耻骨上叩诊可了解膀胱充盈程度。背部和脊柱检查了解有无骨骼畸形、外伤和手术瘢痕等。

2.女性盆底的检查

对病史及尿失禁严重程度的了解，可初步判断尿失禁的类型和产生原因。但女性尿失禁患者盆底的检查往往能提供有关的客观证据。如曾有膀胱颈悬吊术病史而症状复发者，经阴道检查发现阴道前壁支撑良好，提示该患者压力性尿失禁的类型为 ISD。

女性盆底检查最主要的目的是了解女性患者有无膀胱后壁、直肠和子宫的膨出或下垂。如存在严重的膀胱前后壁膨出或子宫下垂，单纯进行压力性尿失禁手术不但会造成压力性尿失禁手术的失败，还可因术后尿道扭曲造成排尿困难等，也会给日后进行生殖器官膨出或下垂的修补手术带来困难。

(1)阴道窥器检查：患者取截石位，先观察女性外生殖器有无异常，如小阴唇过度向后分开或肛门后移提示会阴体张力减退或去神经化。放入窥器之前应通过阴道口连接有无黏膜萎缩和阴道口狭窄。

放入阴道窥器后，应有次序地系统检查3个方面：阴道前壁、阴道顶部和阴道后壁。具体如下：①阴道前壁，采用阴道拉钩压住阴道后壁即可显示阴道前壁。观察有无尿道肉阜、尿道旁囊肿和尿道旁腺炎等，尿道硬结常提示尿道炎症，憩室或肿瘤。如有尿道憩室挤压之尿道口可见脓性分泌物。苍白、薄而发亮的阴道黏膜或黏膜皱襞消失则提示为缺乏雌激素所致的阴道炎。如曾有耻骨后阴道前壁悬吊术，阴道前壁留有瘢痕且固定，压力性尿失禁症状仍然严重提示为 ISD。静止时阴道后壁平坦而前壁隆起则提示存在膀胱膨出，可根据患者屏气增加腹压是评估膀胱膨出的严重程度。目前临床上将膀胱膨出分为 4 级：轻度或Ⅰ级膨出仅行膀胱颈悬吊术即可；Ⅱ级膨出选择膀胱四角悬吊术；Ⅲ级以上者应在行膀胱颈悬吊术同时行膀胱膨出修补(表15-1)。②阴道顶部，再用一阴道拉钩沿阴道前壁置入并向上提拉以暴露阴道顶部。观察子宫颈位置或子宫全切术后患者的阴道顶部位置。增加腹压时子宫颈下移提示子宫脱垂。如发现子宫颈位置异常或阴道黏膜病变，应进行详尽的妇科检查。③阴道后壁，子宫切除术后患者增加腹压时阴道顶部出现下移，提示可能存在肠道膨出或阴道穹隆脱垂。测量阴道后壁的长度可鉴别是否为肠道膨出或阴道穹隆脱垂，如为阴道穹隆脱垂，阴道后壁长度缩短；而阴道顶部膨出为肠道脱垂所致则阴道后壁长度可无明显变化。如可疑肠道膨出，应同时进行直肠和阴道检查。患者取立位，检查者拇指和示指分别置入阴道和直肠内，嘱患者咳嗽或增加腹压，在两指间膨出疝囊处可感觉因咳嗽或增加腹压所产生的脉冲波动。

表 15-1　膀胱膨出临床分级

分级	表现
Ⅰ级	膀胱后壁轻度下移
Ⅱ级	增加腹压时膀胱后壁下移至阴道口
Ⅲ级	静止时膀胱后壁下移至阴道口
Ⅳ级	静止或腹压增加时膀胱膨出至阴唇处

用阴道拉钩固定后，如仍有阴道壁膨出(阴道前壁修补术后)，则可能为直肠膨出(或称阴道后壁膨出)。阴道后壁膨出更接近阴道口。有时阴道后壁膨出严重或位置较高则难与阴道穹隆

部膨出相鉴别,常在手术中才能区别。怀疑阴道后壁膨出者,还应了解患者会阴体的完整性,会阴中心腱会阴肌的张力。

(2)其他检查。①棉签试验:是判断膀胱颈后尿道有无下移的一项简便方法。患者取截石位,尿道内注入润滑剂,将一消毒棉签经尿道插入膀胱,嘱患者增加腹压,如膀胱颈后尿道下移,则棉签抬高,加压前后夹角变化超过 30°则提示膀胱颈后尿道有下移。②诱发试验和膀胱颈抬举试验:患者憋足尿并取截石位,示指和中指分别置于阴道两侧穹隆部,嘱患者增加腹压,如同时有尿液流出,即为诱发试验阳性。在做诱发试验时应注意观察漏尿的时间和伴随症状,压力性尿失禁者在腹压增高的同时出现漏尿,无明显的伴随症状;而急迫性尿失禁者常在腹压增高后出现漏尿,该现象与腹压等活动诱发逼尿肌无抑制性收缩有关,患者在漏尿的同时常伴有尿急症状。如诱发试验阳性,再次嘱患者增加腹压,在出现漏尿后,再两指抬高,托起膀胱颈后尿道,如漏尿停止则膀胱颈抬举试验阳性。该结果提示压力性尿失禁与膀胱颈后尿道下移有关。注意在行膀胱颈抬举试验时阴道内手指不能直接压迫尿道,否则可造成假阳性。如抬高膀胱颈后尿道后仍漏尿,则有 2 种可能:一种为膀胱颈位置抬高不够所造成的假阴性,否则,提示患者尿道固有括约肌功能存在明显的缺陷。

3.神经系统的检查

详尽的神经系统检查应包括 4 个方面:①精神状态;②感觉功能;③运动功能;④反射的完整性。首先观察患者有无痴呆、麻痹性痴呆、瘫痪、震颤,以及有无不同程度的运动障碍。通过检查患者的方向感、语言表达能力、认知水平、记忆和理解能力等评估其精神状态。排尿障碍性疾病可与痴呆、脑卒中、帕金森病或多发硬化等所致的精神状态改变有关,也可为这类疾病所致的神经系统损伤所致。可根据不同皮区感觉的缺失了解神经损伤的水平。在检查某一特定皮区时应同时检查其位置感、震颤感、针刺感、轻触感和温度觉等。常用的脊髓水平皮区标志有乳头($T_4 \sim T_5$),脐(T_{10}),阴茎底部、阴囊上部和大阴唇(L_1),阴囊中部和小阴唇($L_1 \sim L_2$),膝前部(L_3),足底和足外侧面(S_1),会阴及肛周($S_1 \sim S_5$)。

运动系统评估中首先应检查有无肌肉萎缩,运动功能的不完全丧失定义为"麻痹",而功能完全丧失则定义为"瘫痪"。下肢应检查的肌肉有胫前肌($L_4 \sim S_1$),腓肠肌($L_5 \sim S_2$)、趾展肌($L_4 \sim S_1$)。可通过背屈、跖屈和趾展活动来了解以上这些肌肉的功能。

通常采用一定部位的皮肤感觉评估了解骶皮神经反射功能。骶神经根($S_2 \sim S_4$)主要分布于尿道外括约肌和肛门外括约肌,在临床上一般认为肛门外括约肌是会阴所有横纹肌的代表,因此通过肛门外括约肌来预测尿道外括约肌的功能。最常用的反射是皮肤肛门反射($S_2 \sim S_5$),即轻触肛门黏膜皮肤交界处可引起肛门外括约肌的收缩。该反射消失提示骶神经的损害,但有时正常老年人此反射也不甚明显。还应行直肠指诊,除了解有关前列腺的情况外,怀疑有神经系统疾病者应评估患者肛门括约肌张力和肛门自主收缩的能力。肛门自主收缩能力正常则提示盆底肌肉神经支配和骶髓圆锥功能的完整,如肛门括约肌张力和肛门自主收缩能力明显减弱或消失,则提示骶神经或外周神经受到损害,甚至圆锥功能完全丧失。而肛门括约肌张力存在,但不能自主收缩者常提示存在骶上神经的损伤。

尽管球海绵体肌反射专指球海绵体的反射性收缩,但该反射可用于检查所有会阴横纹肌的神经系统。球海绵体肌反射为反映骶髓($S_2 \sim S_4$)活动的骶髓局部反射。球海绵体肌反射检查男女不同,检查者预先将右手示指置入患者的肛门内(通常在直肠指诊时进行),然后用左手突然挤压患者的阴茎头,如肛门括约肌出现收缩,提示球海绵体肌反射存在。女性患者则通常采用挤压阴蒂进行球海绵体肌反射检查。留着导尿管者可通过突然向外牵拉导尿管刺激膀胱颈来诱发球海绵体肌反射。球海绵体肌反射消失通常提示骶神经受到损害,但大约20%正常女性其球海绵体肌反射可缺失。

六、压力性尿失禁的治疗

当尿失禁的诊断、分类和严重程度被确定下来,就要选择治疗方法。以下是一些应用于压力性尿失禁的非手术和手术治疗方法。

(一)非手术治疗

一般认为,非手术治疗是SUI的第一线治疗方法,主要用于轻、中度患者,同时还可以作为手术治疗前后的辅助治疗。SUI的非手术治疗方法主要包括生活方式干预、盆底肌肉锻炼、盆底电磁刺激、膀胱训练、佩戴止尿器、子宫脱和药物治疗等。

1.生活方式干预

主要包括减轻体重、戒烟、禁止饮用含咖啡因饮料、生活起居规律、避免强体力劳动和避免参加增加腹压的体育活动等。

2.盆底肌肉锻炼

盆底肌肉锻炼又称凯格尔运动,由德国医师 Arnold Kegel 在 1948 年提出,一直在尿失禁的治疗中占据重要地位,目前仍然是 SUI 最常用和效果最好的非手术治疗方法。其主要内容是:通过持续收缩盆底肌(提肛运动)2~6 秒,松弛休息 2~6 秒,如此反复 10~15 次。每天训练 3~8 次,持续6~8周为 1 个疗程。

3.盆底电磁刺激

从 1998 年开始,磁场刺激被用来治疗尿失禁。目前用于临床的神经肌肉刺激设备能产生脉冲式超低频地磁场,有固定式和便携式两种。便携式家庭装治疗仪的使用极为方便,可以穿戴于下腹部,无须脱去贴身衣服。盆底电磁刺激每次 20 分钟,一周 2 次,6 周为 1 个疗程。治疗 3 个月后,其有效率可达 50%,尿失禁的量和生活质量评分均明显提高。有资料表明,盆底电磁场刺激后盆底肌肉最大收缩压的改变程度高于 PFMT。盆底电磁刺激可能的不良反应主要为下腹部及下肢疼痛不适,但发生率很低。

4.射频治疗

利用射频电磁能的振荡发热使膀胱颈和尿道周围局部结缔组织变性,导致胶原沉淀、支撑尿道和膀胱颈的结缔组织牵缩,结果抬高了尿道周围阴道旁结缔组织,恢复并稳定尿道和膀胱颈的正常解剖位置,从而达到控尿的目的。该方法可靠、微创、无明显不良反应,但尚在探索应用阶段。

5.膀胱训练

(1)方法一:延迟排尿,逐渐使每次排尿量>300 mL。①治疗原理:重新学习和掌握控制排尿的技能;打断精神因素的恶性循环;降低膀胱的敏感性。②禁忌证:低顺应性膀胱,充盈期末逼尿肌压>40 cmH$_2$O。③要求:切实按计划实施治疗。④配合措施:充分的思想工作;排尿日记;其他。

(2)方法二:定时排尿。①目的:减少尿失禁次数,提高生活质量。②适应证:尿失禁严重,且难以控制者。③禁忌证:伴有严重尿频。

6.佩戴止尿器

其作用原理是乳头产生的负压将尿道外口黏膜和远端尿道吸入使之对合,同时对尿道远端组织起稳定及支托作用。外用止尿器对轻、中度的 SUI 效果较好,对年轻患者,还具有使会阴肌肉张力恢复的效果,缺点是易引发尿路感染。另外,止尿器也可以置入尿道内,疗效优于外置止尿器,但其感染机会明显增加。使用阴道止尿器,可使得 24 小时失禁的尿液量明显减少,提高患者生活质量评分。

7.子宫托

其设计目的是为尿道和膀胱颈提供不同程度的支撑,以改善 SUI 的症状。对于配合 PFMT 依从性较差的患者或治疗无效的患者,尤其是不适合手术治疗者,可考虑使用子宫托。

8.药物治疗

主要适用于轻、中度女性压力性尿失禁患者。其主要作用原理在于增加尿道闭合压,提高尿道关闭功能,以达到控尿的目的,而对膀胱尿道解剖学异常无明显作用。目前主要有 3 种药物用于 SUI 的治疗:α-肾上腺素能激动剂、三环抗抑郁药和雌激素补充。

(1)α_1-肾上腺素能激动剂。①原理:激活尿道平滑肌 α_1 受体,以及躯体运动神经元,增加尿道阻力。②不良反应:高血压、心悸、头痛和肢端发冷,严重者可发作脑卒中。③常用药物:米多君、甲氧明。米多君的不良反应较甲氧明更小。美国 FDA 禁止将去苯丙醇胺用于压力性尿失禁治疗。④用法:2.5 毫克/次,每天两次。⑤疗效:有效,尤其合并使用雌激素或盆底肌训练等方法时疗效较好。

(2)三环抗抑郁药。①原理:抑制肾上腺素能神经末梢的去甲肾上腺素和 5-羟色胺再吸收,增加尿道平滑肌的收缩力;并可以从脊髓水平影响尿道横纹肌的收缩功能;抑制膀胱平滑肌收缩,缓解急迫性尿失禁。②用法:50～150 mg/d。③疗效:尽管有数个开放性临床试验显示它可以缓解压力性尿失禁症状,以及增加尿道闭合压,其疗效仍需随机对照临床试验(RCT)研究加以证实。④不良反应:口干、视力模糊、便秘、尿潴留和直立性低血压等胆碱能受体阻断症状;镇静、昏迷等组胺受体-Ⅰ阻断症状;心律失常、心肌收缩力减弱;有成瘾性;过量可致死。目前此类药物常用有丙米嗪。更新型制剂,不良反应较小,但在中国未上市。

(3)雌激素。①原理:促进尿道黏膜、黏膜下血管丛及结缔组织增生;增加 α 肾上腺素能受体的数量和敏感性。通过作用于上皮、血管、结缔组织和肌肉 4 层组织中的雌激素敏感受体来维持尿道的主动张力。②用法:口服或经阴道黏膜外用。③疗效:雌激素曾经广泛应用于压力性尿失禁的治疗,可以缓解尿频尿急症状,但不能减少尿失禁,且有诱发和加重尿失禁的风险。④不良反应:最新研究对雌性激素特别是过去常用的单纯性雌激素如己烯雌酚在治疗女性压力性尿失禁中的作用提出了质疑,有资料显示这类激素在应用的早期阶段有一定疗效,但如果长期应用不仅有较多的不良反应如增加子宫内膜癌、乳腺癌和心血管病的风险,且有加重压力性尿失禁症状的可能性。

(二)手术治疗

女性压力性尿失禁患者治疗方法选择需考虑下列几个重要问题:①SUI 是单纯解剖性、内在括约肌失功能,还是两者混合所致;②SUI 伴有尿频、尿急的患者,是否存在 UUI 的病因,在手术纠正解剖因素后,尿频、尿急、尿失禁是否仍然存在;③SUI 患者伴有膀胱膨出,在施行尿道悬吊术后是否会发生排尿困难、残余尿甚至尿潴留。要解决上述问题,需进行全面检查。

1.Marshall 实验

用示、中指在膀胱颈下、尿道两旁将阴道壁抬高后,用腹压时可阻止尿液外流;作 Q-tip 试验将轻探针插入尿道深部,在使用腹压时探针与躯体水平抬高超过 30°角。上述两个试验提示尿道过度活动所致的解剖性 SUI。

2.测量尿道长度

若短于 3 cm,外阴、阴道及尿道呈老年性萎缩,或曾有医源性膀胱尿道神经损伤史,应考虑为内在尿道括约肌失功能所致的尿失禁。

3.作尿液常规检查及尿道按摩后首段尿液检查

注意有无泌尿生殖道感染或炎症,必要时做尿动力学检查,以排除膀胱过度活动症及 UUI。

4.妇科检查

注意有无膀胱膨出及子宫脱垂,必要时取站立抬高一侧股部,观察用腹压时阴道壁膨出及子宫脱垂的程度。

上述检查若证实合并 OAB、泌尿生殖系统感染或炎症,或明显有膀胱膨出、子宫脱垂等情况,应分别予以处理。伴有内在括约肌失功能的患者,尿道悬吊手术可能收效,病情严重者需要施行尿道括约肌假体手术。伴有尿频、尿急的解剖性压力性患者,若无导致急迫症状的病因,是否应实施尿道悬吊手术,是较难取舍的问题,此类患者经各种药物治疗、物理治疗及针灸治疗,若症状无改善,在取得患者理解及同意后,可以施行尿道悬吊术。Schrepferman 通过临床观察,发现 SUI 伴低压运动性急迫症状者(尿动力学检查于膀胱内压<15 cmH$_2$O 时产生逼尿肌不稳定收缩的振幅),术后 91% 患者急迫症状缓解;而在伴有高压运动性急迫症状者中仅 28% 缓解,在感觉性急迫症状者仅 39% 术后急迫症状缓解。提示术前伴有低压运动性急迫症状的妇女在施行膀胱颈悬吊术后,极少遗留尿急症状。

压力性尿失禁的手术有 150 多种术式,许多方法之间往往仅有很小的差异,而更多的是解剖学名词的纷繁和操作技巧的细微不同。目前用于压力性尿失禁的手术主要有以下四类。

(1)泌尿生殖膈成形术:阴道前壁修补术和 Kelly 折叠术。

(2)耻骨后尿道悬吊术:Burch 手术。

(3)悬吊带术:悬吊带术可用自身筋膜(腹直肌、侧筋膜、圆韧带)或合成材料医用材料带(阴道无张力尿道中段悬吊术 TVT、经阴道悬吊带术 IVS、SPARC 悬吊术、经闭孔阴道无张力尿道中段悬吊术 TVTO/TOT 等)。

(4)膀胱颈旁填充剂注射:明胶醛交叉连接牛胶原蛋白及已被允许用于治疗 SUI。

经过实践检验,1997 年美国尿控协会对女性 SUI 治疗的临床规范上提出:耻骨后尿道悬吊术和悬吊带术是治疗女性 SUI 的有效方法。

SUI 手术治疗的主要适应证包括:①非手术治疗效果不佳或不能坚持,不能耐受,预期效果不佳的患者。②中重度压力性尿失禁,严重影响生活质量的患者。③生活质量要求较高的患者。④伴有盆腔脏器脱垂等盆底功能病变需行盆底重建者,应同时行抗压力性尿失禁手术。

SUI 手术治疗的主要禁忌证包括:①伴尿道原因的排空困难;②膀胱逼尿肌不稳定;③严重的心、肝、肺、肾等疾病。

行手术治疗前应注意:①征询患者及家属的意愿,在充分沟通的基础上做出选择;②注意评估膀胱尿道功能,必要时应行尿动力学检查;③根据患者的具体情况选择术式,要考虑手术的疗效、并发症及手术费用,并尽量选择创伤小的术式;④尽量考虑到尿失禁的分类及分型;⑤对特殊病例应灵活处理,如多次手术或尿外渗导致的盆腔固定患者,在行抗尿失禁手术前应对膀胱颈和后尿道行充分的松解;对尿道无显著移动的Ⅲ型 ISD 患者,术式选择首推为经尿道注射,次为人工尿道括约肌及尿道中段吊带。

(刘　艳)

第十六章

妇科肿瘤

第一节 子宫颈癌癌前病变

一、我国子宫颈癌的流行及防治状况

对大多数发展中国家和地区而言，子宫颈癌仍是威胁女性健康和生命的主要疾病之一，其中重要的原因是缺乏对子宫颈癌癌前病变和早期癌的筛查制度，或因财力不足难以使广大适龄妇女享有规范的筛查服务，且筛查质量欠佳。我国由于人口基数大，估计每年子宫颈癌新发病例数在 13 万以上，每年至少有 3 万妇女死于子宫颈癌，发病形势不容乐观。子宫颈癌对我国女性的危害有年轻化的趋势。

子宫颈癌的发生发展是一个缓慢渐进的过程，其间有明确的癌前病变期，在此期间如能给予有效的干预，治愈率可达 100%。即使是早期浸润癌（ⅡA期），其淋巴结转移及治疗后复发的风险也很低，5 年存活率在 95% 以上。而 I_{B2}～Ⅱ期 5 年存活率则降至 60%～70%，Ⅲ期者不足 40%，如出现远处转移，即Ⅳ期患者的 5 年生存率则在 10% 以下。在缺乏完善筛查体系的地区，有 1/5 以上的患者在诊断时已达Ⅲ期，给患者、家庭及社会都将带来极大的痛苦和沉重的经济负担。因此，应当重视对子宫颈癌前病变及早期癌的认识，规范诊治流程，早期发现、早期诊断及早期干预癌前病变及早期癌可以有效降低子宫颈癌的发病率和死亡率。

二、子宫颈病变和的定义

子宫颈病变狭义上主要是指子宫颈的癌前期病变，包括经组织学确诊的子宫颈上皮内瘤变（cervical intraepithelial neoplasia，CIN）和子宫颈腺上皮内瘤变（cervical glandular intraepithelial neoplasia，CGIN），是浸润性子宫颈癌的前驱病变。

组织学上，CIN 的诊断标准较为统一，根据不典型细胞累及上皮的程度分为三级，CIN1 相当于轻度不典型增生，CIN2 相当于中度不典型增生，CIN3 相当于重度不典型增生和原位癌。随着现代医学对于 CIN 流行病学及生物学研究的深入，有学者提出了两级分类命名系统：即低级别鳞状上皮内病变（low-grade squamous intraepithelial lesion，LSIL），包括由 HPV 引起的疣状病变及 CIN1；和高级别鳞状上皮内病变（high-grade squamous intraepithelial lesion，HSIL），包括 CIN2、CIN3。其中，LSIL 多与低危型 HPV 感染有关，多数可自行消退，或需较长的时间方

发展为高级别的病变。HSIL 则多与高危型 HPV 感染相关,病变多持续存在,有进展为浸润癌的潜能。DNA 倍体分析发现 LSIL 的 DNA 倍体多为二倍体或多倍体,而无或很少有非整倍体;HSIL 则以非整倍体为主。因此,应用两级分类系统一方面有助于提高诊断的准确性及一致性,另一方面更能反映 CIN 病变的生物学转归,指导临床根据患癌风险的不同给予相应的处理。

三、HPV 与子宫颈病变

(一)子宫颈癌的病因学研究

子宫颈癌的病因研究历经 100 多年,早在 19 世纪人们就发现子宫颈癌在修女中极少发生,研究认为子宫颈癌的发生与婚产因素和性行为紊乱等行为危险因素有关。20 世纪 60～70 年代,人们将焦点转向某些微生物感染因素,如单纯疱疹病毒Ⅱ型和人类巨细胞病毒,但随后的流行病学调查及分子学研究并不支持单纯疱疹病毒Ⅱ型或巨细胞病毒在子宫颈癌发生过程中起主导作用。1974 年德国杰出的病毒学家 Zur Hausen 首次提出人乳头瘤病毒(human papilloma virus,HPV)与子宫颈肿瘤有密切相关。至 1983 年,Durst 和 Zur Hausen 发现了 HPV16。同年,Cuzick、Campion 及 Singer 一起对 100 名子宫颈涂片结果为低度病变的妇女进行了 HPV 检测,结果发现 HPV16 感染比 HPV6 具有更强的促使子宫颈病变进展的潜能。随后,George Terry 等建立了聚合酶链反应方法,使 HPV 检测的临床意义逐渐被重视。目前,众多国内外学者及研究机构就 HPV 感染与子宫颈癌的关系进行了大量的研究,人们对 HPV 感染与子宫颈病变之间关系的认识日渐统一。2004 年,IARC 发布了一致性声明:HPV 感染是子宫颈上皮内瘤变及子宫颈癌发生的必要因素,可以认为,没有 HPV 持续性感染的妇女几乎没有患子宫颈癌的危险。流行病学资料结合实验室的证据都强有力地证实了这一观点。

HPV 是一群微小的、无包膜的双链 DNA 病毒,目前发现的基因型别已经超过了 200 种。根据其致瘤能力的高低,可以分为高危型、潜在高危型和低危型 3 类。高危型 HPV 通过其癌蛋白 E7 降解抑癌基因 pRB 的产物,使细胞跨越细胞周期 G1/S 检查点,进入增殖周期;通过其 E6 癌蛋白降解抑癌基因 p53 的产物,使细胞抵抗凋亡,异常生长;E6 癌蛋白还能激活人端粒酶催化亚单位 hTERT,导致细胞永生化;此外,高危型 HPV 的癌蛋白还能引起细胞有丝分裂异常,造成染色体不稳定,促使受感染的细胞发生恶性转化。

(二)HPV 感染的自然史

肛门、生殖器的 HPV 感染与年龄及性行为习惯相关。性活跃的年轻妇女感染率最高,感染的高峰年龄为 15～25 岁。文献报道生育年龄(包括子宫颈细胞学检查无异常发现)的正常妇女,其子宫颈 HPV 感染率在 5%～50%。国外对女大学生的研究发现,约 1/3 有性行为的女大学生的正常子宫颈 HPV DNA 阳性。据报道在世界范围内,半数以上的性活跃的成年人在他们的一生中至少被一种生殖道 HPV 感染过。HPV 感染的高危因素主要为性行为紊乱,如过早开始性生活、多个性伴侣、与高危人群的性接触等。女性性工作者及 HIV 患者中 HPV 感染率较高。男性的包皮环切术及正确使用避孕套在一定程度上可减少妇女感染 HPV。

虽然年轻女性的 HPV 感染及其引起的子宫颈低度病变的频率很高,并可反复感染或同时感染多种型别的 HPV,但绝大多数都会在短期内自动消失。>30 岁的妇女子宫颈 HPV 新发感染率明显下降,为 5%～10%。但相对于年轻女性,大年龄段的妇女更容易发生 HPV 的持续感染,这可能与免疫功能随着年龄的增长而下降,从而降低了人体对病毒的新发和既往感染的清除能力有关。亦有研究报道妇女 HPV 感染的第二个高峰年龄段在女性的围绝经期(45～50 岁),

其原因多数学者认为是妇女或其配偶与新的性伴侣接触而发生的感染,也可能与病毒的潜伏感染再度激活有关。

大多数 HPV 感染是一过性的,免疫功能正常的妇女,90% 的 HPV DNA 可在 2 年后转阴,这是 HPV 感染最常见的结局。即使在 CIN 的患者中,如果随诊足够长的时间,HPV 感染也有较高的自然转归率。因此,HPV 感染不能机械地等同于肿瘤进展。非致瘤性(低危型)HPV 感染的自然消退率较高,平均感染时间是 7~8 个月,致瘤性(高危型)HPV 的平均感染时间则长达 10~13 个月。HPV 感染后,主要诱发机体的细胞免疫将病毒清除,一旦机体免疫力消除了某一型 HPV,一般不易再感染同一型别的 HPV,但并不意味着对其他型别的 HPV 也产生了交叉免疫。

不到 10% 的 HPV 感染会持续存在,但只有少部分高危型 HPV 持续感染可能引发子宫颈病变或子宫颈癌。而且研究显示,同一高危型 HPV 的持续感染,患 CIN2、CIN3 的风险比高达 813,较不同高危型别的 HPV 反复感染者明显升高,后者患 CIN2、CIN3 的风险比为 192。另一项研究也观察到,连续 3 次同型别的高危型 HPV 持续感染对于持续鳞状上皮内病变的风险远远大于持续的高危型 HPV 感染但型别不同的情况。相邻两次均检测到高危型 HPV 而型别不同时,持续鳞状上皮内病变的发生概率甚至低于相同型别的低危型 HPV 持续感染。

(三)子宫颈病变中的 HPV 检出率及型别分布

HPV DNA 的检出率随子宫颈病变的进展而上升。在子宫颈上皮内瘤变(CIN1~3)中,HPV 阳性率为 35%~100%,在子宫颈浸润癌中可达 93%~100%。在型别分布上,世界各国的研究报道在子宫颈癌中均以 HPV16 和 18 型为主要类型。最新的 Meta 分析显示,在全球 14 595 例子宫颈癌中,HPV16 和18 型仍为最主要类型,存在于约 70% 的子宫颈癌中。其次,较常见的还有 HPV 45(4.6%)、31(3.8%)、33(3.7%)、52(2.9%)、58(2.8%)、35(1.5%)型。在 HSIL 中感染率最高的仍是 HPV16。亚洲子宫颈癌前十位 HPV 型别分别是 HPV16、18、58、33、52、45、31、35、59 和 51。

国内也有学者进行了以人群为基础的 HPV 流行病学研究。一项关于中国妇女子宫颈人乳头瘤病毒型别分布的 Meta 分析结果显示,在子宫颈癌、高度上皮内病变、低度上皮内病变和正常子宫颈中,总 HPV 调整感染率分别为 82.7%、88.5%、69.3%、13.1%;所有子宫颈状态中,HPV16 型为最常见的 HPV 型别,在子宫颈癌中,占第 2、3 位的依次为 HPV18 和 58 型;HPV16/18 型在子宫颈癌、HSIL、LSIL 和正常子宫颈中的感染率分别为 69.6%、59.1%、32.3%、4.4%,该结果与世界范围内 HPV16/18 型在子宫颈癌中 70% 的感染率非常接近。

(四)HPV 型别与致癌风险

HPV16、18 是子宫颈癌及癌前病变中最常见的 HPV 型别。多项研究表明,相对于其他型别的高危型 HPV,HPV16 感染更容易持续存在,平均感染时间为 16~18 个月,并且进展为 CIN3 及浸润癌的风险明显高于其他高危型 HPV。子宫颈细胞学正常的妇女,如果 HPV18 阳性,其进展为 CIN3、特别是腺癌和相关癌前病变的风险也较高。1 项入组了 20 810 名妇女、随访长达 10 年的前瞻性研究发现,研究开始时 HPV 16 阳性的妇女 10 年内进展为 CIN3 和浸润癌的比率为 17.2%,HPV18 阳性者为 13.6%,而其他高危型 HPV 阳性者进展为 CIN3 和浸润癌的比率仅为 3.0%。细胞学检查阴性而 HPV16 或 18 阳性的妇女进展为 CIN3 以上病变的风险比细胞学检查为 LSIL 的患者还高。Molano 等对 227 例细胞学正常而 HPV 阳性的妇女进行了为期 5 年的随访,发现 HPV 16 较低危型感染的清除率明显降低,HPV31、33、35、52 及 58 型的清除率居中,其他高危亚型与低危型相比未显示出清除率降低,单一感染与多型别感染的清除率相当。Insinga 等对 HPV16、18、6、11 型感染及相关子宫颈病变的自然史进行了回顾性分析,结果显示,随访 2 年或 3 年时,HPV16/18 型别相关的 CIN2/3 发生的累积风险为 11.5%、27.2%;HPV16/18型别相关的 CIN1、CIN2、CIN3 在 12 个月内的阴转概率分别为 32.9%、21%、11%。由于 HPV 具体亚型致病力的不同,HPV 分型检测在子宫颈癌筛查及子宫颈病变治疗后随访中的作用日益凸显。

除了上述年龄、性行为习惯、HPV 型别与 HPV 持续感染相关外,可能还有其他内源性或外源性因素协同参与作用,影响了 HPV 的清除,并促进了子宫颈病变的进展。这些协同因素包括:①环境或外在因素。如吸烟、长期口服避孕药、多产、其他性传播疾病的协同感染等。②病毒因素:如高病毒载量、多种型别 HPV 联合感染、病毒基因整合入宿主染色体。③宿主因素:如遗传易感性、HIV 感染、免疫抑制治疗等。HPV 感染的自然史尚有很多方面还不甚明确,HPV 自我清除、持续感染、潜伏感染的状态如何准确界定及其转归或进展的规律,有待更深入的研究。另外,除高危型 HPV 持续感染这一重要的致病因素外,子宫颈癌的发生、发展是多因素、多步骤作用的结果,上述内源性及外源性危险因素在 HPV 致病过程中是如何发挥作用的,同样需要更多临床及实验室的研究来证实。

(五)HPV 预防性疫苗

1.HPV 疫苗的目标人群和接种程序

(1)目标人群:WHO 在 2017 年 5 月更新的立场文件中确认子宫颈癌和其他 HPV 相关疾病在全球公共卫生问题中的重要性,并再次建议应将 HPV 疫苗纳入国家免疫规划。因此提出为预防子宫颈癌,建议 9~14 岁未发生性生活的女性作为主要目标人群,15 岁以上的女性或男性为次要目标人群。

由于性行为是 HPV 感染的重要危险因素,在未发生性生活的女性中接种 HPV 疫苗将获得最佳预防效果;但对已经发生性行为的妇女,研究实验表明接种疫苗也有很好的保护作用,建议采用 3 剂次接种程序,且无需在接种 HPV 疫苗前进行 HPV 筛检。

社会经济发展水平是国家和地区将 HPV 疫苗纳入采纳一类或二类疫苗的重要因素之一,目前我国将 HPV 疫苗定为第二类疫苗,即由公民自费并且自愿接种。

WHO 建议各国在制定免疫接种策略时充分考虑本国女性初始性行为年龄情况。对于我国有条件的地区提供免费接种时,考虑到成本效益,建议接种重点对象为 13~15 岁女孩。因为根据我国一项全国性流行病学调查,15~24 岁女性报告发生初始性行为的平均年龄在 17 岁。另外我国九年义务教育已有较高的覆盖率,对初中学生接种可能更便于组织和管理。

(2)接种程序。①WHO 2017 年 5 月更新的立场文件中提出的接种程序包括以下三种。a.二价 HPV 疫苗:对于 9~14 岁的女孩,推荐采用 2 剂次接种程序(第 0、5~13 个月分别接种 0.5 mL)。如在首剂接种时,年龄为 15 岁及以上,推荐采用 3 剂次接种程序(第 0、1、6 个月分别接种 0.5 mL)。第 2 剂可在首剂后 1~2.5 个月间接种;第 3 剂在首剂后 5~12 个月间接种。在任何年龄,如第 2 剂接种与首剂接种的间隔时间短于 5 个月,则须接种第 3 剂。b.四价 HPV 疫苗:对于 9~13 岁的女孩和男孩,该疫苗可采用 2 剂次接种程序进行接种(第 0、6 个月分别接种 0.5 mL)。如接种第 2 剂的间隔时间短于 6 个月,则应接种第 3 剂。此外,该疫苗也可采取 3 剂次接种程序(第 0、2、6 个月分别接种 0.5 mL)。在接种第 1 剂后,应至少间隔 1 个月才能接种第 2 剂;在接种第 2 剂后,应至少间隔 3 个月才能接种第 3 剂。对于 14 岁及以上的女孩和男孩,该疫苗应采取 3 剂次接种程序进行接种(第 0、2、6 个月分别接种 0.5 mL)。c.九价 HPV 疫苗:对于 9～14 岁的女孩,推荐采用 2 剂次接种程序(第 0、6 个月分别接种 0.5 mL)。如第 2 剂接种与首剂接种的间隔时间短于 5 个月,则须接种第 3 剂。此外,该疫苗也可采取 3 剂次接种程序(第 0、2、6 个月分别接种 0.5 mL)。在接种第 1 剂后,应至少间隔 1 个月才能接种第 2 剂;在接种第 2 剂后,应至少间隔 3 个月才能接种第 3 剂。如在首剂接种时,年龄为 15 岁及以上,推荐采用 3 剂次接种程序(第 0、2、6 个月分别接种 0.5 mL)。②我国的 HPV 疫苗免疫程序:经过严格的临床试验,二价 HPV 疫苗、四价 HPV 疫苗、九价 HPV 疫苗分别于 2016 年、2017、2018 年获得中国食品药品监督管理总局的批准。根据疫苗说明书,我国的 HPV 疫苗推荐免疫程序如下。a.二价 HPV 疫苗:接种对象推荐用于 9～25 岁的女性。采用肌肉注射,首选接种部位为上臂三角肌。推荐于 0、1 和 6 月分别接种 1 剂次,共接种 3 剂,每剂 0.5 mL。根据国外研究数据,第 2 剂可在第 1 剂后 1～2.5 个月之间接种,第 3 剂可在第 1 剂后 5～12 个月之间接种。b.四价 HPV 疫苗:接种对象推荐用于为 20～45 岁女性。采用肌肉注射,首选接种部位为上臂三角肌。推荐于 0、2 和 6 月分别接种 1 剂次,共接种 3 剂,每剂 0.5 mL。根据国外临床研究数据,首剂与第 2 剂的接种间隔至少为 1 个月,而第 2 剂与第 3 剂的接种间隔至少为 3 个月。所有 3 剂应该一年内完成。c.四价 HPV 疫苗:接种对象推荐用于为 16～26 岁女性。采用肌肉注射,首选接种部位为上臂三角肌。推荐于 0、2 和 6 月分别接种 1 剂次,共计 3 剂;首剂与第 2 剂接种间隔至少 1 个月,第 2 剂与第 3 剂接种间隔至少 3 个月,3 剂应在 1 年内完成。

(3)接种机构:按照《疫苗流通和预防接种管理条例》要求,应到县级卫生计生行政部门指定的具有资质的接种单位接种 HPV 疫苗,具体接种单位可咨询当地疾病预防控制机构。

2.HPV 疫苗在特殊人群中的使用

目前有关免疫功能低下者和(或)HIV 感染者接种 HPV 疫苗的安全性和免疫原性的信息还很有限,有关 HPV 疫苗 3 剂次接种程序用于血清 HIV 阳性的女性、男性及 7～12 岁感染 HIV 儿童的数据显示,这些人群接种 HPV 疫苗是安全的。HIV 阳性者接种 HPV 疫苗后的血清阳性率与 HIV 阴性受种者相当,无论其是否正在接受抗反转录病毒治疗。

目前有关孕妇接种 HPV 疫苗已经有一些可参考的资料,一方面是来源于因接种时未知晓妊娠状况而纳入Ⅲ期临床试验的孕妇(其已获得妊娠结局),以及通过妊娠登记制度获得。与安慰剂组或对照疫苗组相比,接种 HPV 疫苗的孕妇在妊娠结局或胎儿发育方面均未发现有特别的安全性问题;另一方面是来自疫苗上市后的监测数据,发现因未知晓妊娠状况而接种该疫苗的孕妇其妊娠结局与文献报道的未接种疫苗孕妇的估测妊娠结局相似。即便如此,由于未在孕妇中开展过控制良好的研究,为安全起见,目前尚不推荐在妊娠期接种 HPV 疫苗。此外,从现有证据来看,哺乳期女性接种 HPV 疫苗后,母亲和婴儿发生疫苗相关不良事件的风险并未升高。

3.HPV 疫苗的接种策略

HPV 疫苗的接种策略包括接种对象知情同意和选择、常规接种、群体性接种、基于学校的疫苗接种活动等。根据 WHO 的建议,以及国外推广 HPV 疫苗的经验,HPV 疫苗的接种主要包括依托于医院等卫生保健机构和医院以外的机构场所两种途径,而更多的采用医疗保健机构和其他场所相结合的策略。其他场所主要包括学校和其他场所等。我国需要研究即可以达到较高的疫苗覆盖率,同时又符合我国国情的 HPV 疫苗接种策略。

目前在我国 HPV 疫苗属于第二类疫苗,推荐接种的年龄范围为 9～45 岁女性,重点为 13～15 岁女孩。

大众宣传和健康教育非常重要。建议采用以学校为主、社区和医疗卫生机构为辅的 HPV 疫苗接种宣传动员策略,尽可能多地覆盖在校生和校外适龄女性。在知情同意的前提下由有资质的接种单位提供 HPV 疫苗接种服务。

对于 13～15 岁首要目标人群,可依托学校和校医加强宣传,动员目标人群到具备接种资质的单位接种 HPV 疫苗,接种单位做好预防接种知情同意、接种登记和接种情况报告工作,并且要确保疫苗的储存运输、使用管理符合《预防接种工作规范》的要求。

4.人群动员及公众沟通

人群动员及公众沟通对做好 HPV 疫苗接种工作相当重要。公众的理解和支持是开展 HPV 疫苗接种工作的基础。在疫苗接种前取得目标人群,以及监护人的理解、信任与支持,才能确保预防接种的顺利开展,并需教育公众对 HPV 疫苗接种形成科学、理性的认识。既要提高公众接种疫苗的主动性与积极性,也要让公众认识到预防接种也有一定的风险。通过沟通教育和信息交流,帮助公众缓解和消除其对疫苗安全性的顾虑,提升公众对预防接种工作的满意度,提高公众对于接种 HPV 疫苗的参与度,促进 HPV 疫苗接种工作的全面、健康、有序开展。

在进行人群动员和公众沟通时,有以下方式可供选择。

(1)新闻、网络、报纸等媒体方式,适用于大规模的人群知识普及。

(2)举办知识讲座、讲堂或宣传活动。

(3)建立信息咨询服务中心或一对一沟通的方式,知识系统而全面,而且可根据个人需求进行重点讲解。

(4)发放宣传手册、张贴宣传画报等,简单易行。

(5)新媒体如 QQ、微信、微博、APP 平台等,信息趣味性强,符合公众获取信息新趋势。这几种方式可以联合使用,相辅相成,形成有效的沟通策略。

另外,人群动员和公众沟通的主要对象是全体大众,并重点做好预防接种相关人员的动员及沟通工作,包括医务人员、政府人员、目标人群及其监护人等。保障人群动员和公众沟通的效果将会为后续疫苗免疫接种提供坚实基础。

5.接种服务管理

(1)确定受种对象,通知受种者或其监护人:根据 HPV 疫苗接种策略确定受种对象。采取口头预约、书面预约、电话联系、手机短信(微信)告知、邮件通知、广播通知、公示告知等方式,通知儿童监护人或受种者,告知接种 HPV 疫苗的种类、时间、地点和相关要求。

(2)准备疫苗、接种器材和相关药品:①按受种对象人次数的 1.1 倍准备疫苗、注射器材。②准备 75% 乙醇、镊子、棉球杯、无菌干棉球或棉签、治疗盘、体温表、听诊器、压舌板、血压计、1∶1 000 肾上腺素、注射器毁型装置或安全盒、污物桶等。

(3)预防接种场所要求:预防接种场所室外要设有醒目的标志,室内清洁、光线明亮、通风保暖,并准备好预防接种工作台、坐凳,以及提供接种对象留观、等候的条件。预防接种单位应当按照咨询/登记、预防接种、留观等内容进行合理分区,确保预防接种有序进行。

预防接种室、接种工作台应设置醒目标记;做好室内清洁,使用消毒液或紫外线消毒,并做好消毒记录;接种人员穿戴工作衣、帽、口罩,双手要洗净。

在预防接种场所显著位置公示相关资料,包括:预防接种工作流程。HPV 疫苗的品种、免疫程序、预防接种方法、疫苗价格、预防接种服务价格等。

(4)预防接种前告知、健康状况询问和知情同意。预防接种工作人员在实施预防接种前,应当告知受种者或其监护人所接种 HPV 疫苗的品种、作用、禁忌、可能出现的不良反应,以及注意事项,并如实记录告知情况。

预防接种工作人员在实施预防接种前,应询问受种者的健康状况,以及是否有预防接种禁忌等情况,并如实记录询问的内容;当对受种者的健康状况有怀疑时,应建议其到医院进行检查后,决定是否预防接种。

保证接种对象(或其监护人)全面了解接种 HPV 疫苗的好处、可能的风险等信息是进行有效知情同意的前提条件。HPV 疫苗的接种目标人群主要为初中女生,她们年龄尚小缺乏自主决定能力,因此需要充分发挥监护人的作用。但是,当女孩和监护人意见不统一时,建议监护人和女孩进行沟通,必要时可以再次咨询医务人员的意见,待协商一致后再决定是否接种 HPV 疫苗。

(5)预防接种记录、观察与预约。接种 HPV 疫苗后及时在预防接种证、卡(簿)上,完整、准确登记 HPV 疫苗记录接种疫苗品种、规格、批号、时间等。接种记录可以采用电子和纸质登记方式(根据当地规定执行),接种记录应至少保存 5 年以上。接种记录格式参见附录 4-1。

受种者在预防接种后须留在预防接种现场观察 30 分钟。如出现不良反应,及时处理和报告。接种单位还应与接种对象或其监护人预约下次接种 HPV 疫苗的种类、时间和地点。

(6)HPV 疫苗接种完成情况报告。HPV 疫苗属于第二类疫苗,根据《预防接种工作规范》接种率监测报告要求,接种单位按照"第二类疫苗预防接种情况报表",报告 HPV 疫苗接种情况。

乡(镇)卫生院、社区卫生服务中心每月 5 日前收集辖区内接种单位上一月包括 HPV 疫苗接种情况的"第二类疫苗预防接种情况报表",汇总后通过"中国免疫规划信息管理系统"进行网络报告。

(7)疑似预防接种异常反应监测。在接种 HPV 疫苗后,少数接种者可能会出现不同程度的异常反应,如接种后局部的红、肿、热、疼等,也可能发生较严重的异常反应。因此,在疫苗接种后,一方面要在接种现场留观 30 分钟,确定未发生异常反应才能离开。另一方面,要严格按照《全国疑似预防接种异常反应监测方案》要求,做好 HPV 疫苗疑似预防接种异常反应监测报告、调查诊断、鉴别处置等工作。

6.HPV 疫苗预防接种计划的监督和评估

接种 HPV 疫苗需要严格按照《预防接种工作规范》的要求。接种单位在提供 HPV 疫苗接种时,要做好预检、登记、接种、观察、报告、监测和评估工作。这样不仅有助于评价预防接种的效果,也可,以及时发现存在的问题并加以改进,保障预防接种工作顺利有效开展。

需要指出的是,HPV 疫苗接种是一级预防措施,应该作为预防子宫颈癌,以及 HPV 相关疾病的多种策略中的一部分,引进 HPV 疫苗不应对制订和维持有效的子宫颈癌筛查项目造成影响,接种疫苗的女性仍需要进行子宫颈癌筛查,因为 HPV 疫苗并不能预防所有 HR-HPV 型别。随着 HPV 疫苗在人群接种率的提高,HPV 感染和 CIN 的发生会越来越少,从而使得筛查频次减少,筛查间隔也将延长。

四、子宫颈筛查与"三阶梯"诊疗程序的规范应用

HPV 预防性疫苗研制成功,使子宫颈癌的一级预防成为可能。然而,在现阶段我国广大妇女还难以从 HPV 预防性疫苗中获益。因此,子宫颈癌前病变及早期癌的筛查及正确处理,即子宫颈癌的二级预防,仍是目前子宫颈癌预防工作的主要策略。"三阶梯"诊断步骤,即子宫颈筛查

—阴道镜检—组织病理学检查,是广泛使用的诊断规范流程。子宫颈筛查结果异常,意味着从正常人群中筛出可能发生癌前病变或子宫颈癌的高危人群,但临床医师不能仅凭筛查结果就为患者制定治疗方案。须进一步经阴道镜检查评估和检出子宫颈病变是否存在,并在其指引下取子宫颈活检确诊。组织病理学结果(点活检或锥切活检)是确诊的金标准,也是临床治疗的依据。应当注意的是,当三阶梯诊断结果不一致时,需重新核对原始资料,包括重新检查原始细胞学涂片与病理切片是否符合诊断标准,重新评估阴道镜检查是否遗漏病变。及时修正诊断及密切随访是准确评估子宫颈病变的可靠途径。

(一)筛查方法

子宫颈癌前病变及早期癌通常无明显症状,临床上常规的妇科检查也难以发现病变,因此需要特定的检查或检测技术才能早期发现、及时诊断。目前常用的筛查方法主要有:子宫颈细胞学检查、高危型 HPV 检测及肉眼观察法等。传统的巴氏涂片检查在过去的半个多世纪中,为全球的子宫颈癌发病率和死亡率的下降作出了突出贡献,新发展的液基细胞学方法减少了不满意涂片的数量,在一定程度上改善了传统巴氏涂片的敏感性。而子宫颈细胞学诊断标准近年来也在不断进展,1988 年美国国立癌症研究所提出 TBS 系统,在涂片质量评价、描述细胞形态和诊断建议 3 个方面做了较大的改良,方便了临床医师与细胞病理学家的交流,也有利于对细胞学结果异常的妇女进行规范的管理,目前已在世界范围内广泛应用。另外,众多分子标记物的研究是目前辅助细胞学或组织病理学进一步筛选高危病变的热点领域。研究结果显示,P16INK4A 及 Ki-67 的免疫化学染色有助于辨别不同级别的 CIN,减少假阴性和假阳性活检,从而有效的早期发现和诊断 HSIL 及子宫颈癌,是预测子宫颈癌前病变及早期癌较有前景的筛查和诊断指标。

HPV 检测技术是筛查方法的又一次突破。与细胞学相比,HPV 检测提高了识别子宫颈高度病变的灵敏度,且结果客观,可重复性好,阴性预测值可达 99%。欧美等发达国家的子宫颈癌筛查指南推荐,对 30 岁以上妇女可联合应用 HPV 检测及细胞学检查。而对 HPV 检测单独用于子宫颈癌初筛的评价正在多个国家进行前瞻性的随机对照研究。杂交捕获二代法是目前应用最广泛的临床 HPV 诊断方法,但因为价格昂贵,在发展中国家难以推广应用于子宫颈癌筛查。快速 HPV 检查方法的问世,有望成为发展中国家子宫颈癌筛查的有效手段。该技术识别子宫颈病变的敏感性和特异性接近杂交捕获二代法,但只需 2.5 小时就能得出结果,实验设施简单,可以在没有水电的情况下操作,费用也只有杂交捕获二代法的 1/10。

肉眼观察技术即醋白试验及碘试验是一种相对简单,较少依赖操作设施的方法,易于掌握与培训,无须特殊的仪器设备,价格低廉,可在欠发达地区作为初筛手段推广,使更多的贫困地区的妇女及时得到子宫颈癌的早诊早治。这种筛查方法已在非洲、印度、中国西部地区等发展中国家和地区进行了评价,醋白试验对子宫颈癌前病变和浸润癌的敏感性为 77%(56%~94%),特异性为 86%(74%~94%)。但要认识到,该技术无法对子宫颈管内的病变进行评价,对绝经后的妇女很少有效,且因无资料保存,难以复查及质控。

(二)筛查策略

在发达国家,对适龄妇女进行有组织、系统性的筛查,随着筛查覆盖率的扩大及筛查质量的改善,子宫颈癌的发病率和死亡率得到了有效的控制。相比之下,在无法开展系统性筛查的发展中国家和地区,子宫颈癌的发病率仍居高不下。目前,我国子宫颈癌的防控工作也处于缺少有组织、以人口为基础的系统性筛查阶段,筛查覆盖率低,子宫颈癌及癌前病变的早期发现、早期诊断主要依靠妇女的机会性筛查。可喜的是,我国子宫颈癌的防治工作正逐渐受到政府和大众的重视,从 2005 年卫生健康委员会和癌症基金会建立子宫颈癌早诊早治示范基地,到 2006 年中央财政地方转移支付癌症早诊早治项目,再到 2009 年农村妇女的两癌检查,越来越多的机构和医务工作者参与到子宫颈癌的预防工作中,为我国子宫颈癌的预防提供了前所未有的契机。另一方面,研究显示,机会性筛查是目前发展中国家提高子宫颈癌筛查效率及覆盖率的一种切实可行的方法,可节约医疗资源,患者顺应性好,早期病变检出率可达 86%。因此,现阶段我国子宫颈筛查工作应当重视增强医护人员的子宫颈癌筛查意识,因地制宜选取筛查方法,将有组织筛查与机会性筛查相结合,努力提高我国子宫颈癌筛查及早诊早治的覆盖率,同时加强筛查质量的控制,规范诊治流程。

根据疾病的负担、卫生资源、经济发展水平的不同,各国的筛查方案亦有差异。在《中国癌症筛查及早诊早治指南(试行)》中,我国子宫颈癌防治协作组的专家结合我国国情,针对不同资源条件和人群风险度等因素,提出了 3 种筛查方案可供选择。①最佳方案:医师取材 HPV 检测和液基细胞学组合,适宜于经济发达地区或经济条件较好的妇女。②一般方案:医师取材 HPV 检测和传统巴氏涂片组合,适宜于中等发达地区的筛查。③基本方案:仅用肉眼观察法(醋白试验或碘试验):适用于贫穷落后、卫生资源缺乏的地区。经济发达地区,筛查起始年龄可考虑为25～30 岁;经济欠发达地区,起始年龄为 35～40 岁。

2012 年初,美国癌症协会、美国临床病理协会及美国阴道镜和子宫颈病理协会共同推出了修订版的子宫颈癌筛查指南,值得我们借鉴。该指南综合评估了近 10 年来对子宫颈癌和 HPV 感染相关性研究的证据,针对不同年龄段 HPV 感染流行病学特点和子宫颈癌发病风险的不同,并充分权衡了筛查可能带来的益处及潜在危害,对既往指南进行了更新。指南的主要内容包括下列以年龄分组的筛查建议。

(1)无论有无性行为,<21 岁的女性都不应该进行常规筛查。因为在青春期及年轻女性中 HPV 感染和 LSIL 相对多见,大多数可自行逆转,而子宫颈癌的发病率很低。常规筛查对该年龄段女性子宫颈癌的检出和预防效果甚微,相反会导致不必要的创伤及过度治疗。专家指出,HPV 预防性疫苗的接种是该年龄段女性安全、有效的子宫颈癌预防策略。

(2)21～29 岁的女性推荐每 3 年接受 1 次细胞学筛查,由于 30 岁以下的女性 HPV 感染率较高,故 HPV 检测不应常规用于该组人群。

(3)30～65 岁的女性推荐每 5 年接受 1 次细胞学＋HPV 检测的联合筛查,每 3 年 1 次的细胞学筛查是可替代的方案。若联合筛查结果显示 HPV 阳性而细胞学检查正常,可有两种选择:①12 个月后复查细胞学及 HPV 检测;②立即进行 HPV16 或 HPV16/18 分型检测。当 HPV 持续阳性或分型检测阳性时,应立即转诊阴道镜。若联合筛查结果显示 HPV 阴性而细胞学检查为不能确定意义的非典型鳞状细胞(ASC-US)时,常规筛查即可。

(4)>65 岁的女性如既往 20 年内无 CIN2 以上病史,且既往 10 年内连续 3 次细胞学筛查结果阴性或连续 2 次联合筛查结果阴性(最近 1 次的阴性结果在过去 5 年内进行),可退出常规筛查。

(5)因良性疾病行全子宫切除的女性,如无 CIN2 以上病史,无须常规筛查。

(6)曾接种 HPV 预防性疫苗的女性,筛查程序与未接种人群相同。

五、子宫颈病变的治疗策略

美国 20 世纪 90 年代中期的调查结果显示,每年约有 100 万的妇女诊断为 CIN1,约 50 万诊断为 CIN2、CIN3。近年来,估计 CIN1 的年发病率为 1.2/1 000,CIN2、CIN3 为 1.5/1 000。对子宫颈癌前病变进行恰当的干预与随访,是子宫颈癌防治体系中关键的组成部分。不规范的诊治程序不仅会造成漏诊、漏治,增加了子宫颈癌发病的风险,而且还可能造成过度治疗,导致不必要的并发症和医疗资源的浪费。鉴于目前我国子宫颈病变诊治方面存在的诸多问题,中国子宫颈病变和阴道镜协作组参考美国阴道镜和子宫颈病理协会、欧洲及亚太地区生殖道感染和肿瘤研究组织的研究结果及诊治规范,并结合我国国情,制定了《中国子宫颈病变诊断和与治疗指南》,正在推行,以期规范临床操作。

治疗子宫颈癌前病变的方法主要有两大类:一是破坏子宫颈表面组织的物理治疗方法,包括冷冻治疗、激光消融、电灼和冷凝等;二是切除子宫颈组织的切除方法,包括冷刀锥切、LEEP、激光锥切和电针锥切等。切除的方法不但可以去除病变,而且可以提供组织标本用于病理检查。尽管比较不同治疗方法的随机试验数量有限,以上列出的物理和切除治疗在消除子宫颈癌前病变和减少子宫颈癌发病风险方面的有效性是相同的。过去认为,冷刀锥切会增加妇女将来早产、低出生体重儿和剖宫产的风险。但近来,一些大型的回顾性研究报道,进行 LEEP 或激光锥切的女性也会增加将来早产、低出生体重儿及胎膜早破的发生。尽管大多数物理治疗的研究没有显示出对妊娠结果相关的不利影响,但对于妊娠结果较小的影响很难测量,因此物理治疗也可能存在对未来妊娠的潜在不利影响。对于子宫颈癌前病变,目前还没有可接受的非外科治疗方法。治疗方法的选择应根据病变的分级、之前的细胞学结果、转化区类型、患者的年龄、生育需求、随诊条件和医疗资源而定,个体化及人性化是治疗的目标。

(一)CIN1 的处理方案

(1)细胞学报道为 ASC-US、ASC-H 或 LSIL 的 CIN1:推荐随诊观察,可 12 个月时检测 HPV,或 6 个月、12 个月时重复子宫颈细胞学检查。如 HPV 阳性或重复细胞学≥ASC-US,推荐阴道镜检查。如 HPV 阴性或连续两次的细胞学检查正常,可返回常规的子宫颈筛查。对于持续性 CIN1(持续时间>2 年),可以继续观察,也可给予治疗。如果给予治疗,应参考阴道镜检查是否满意来选择治疗措施。对于阴道镜检查满意者,物理治疗或子宫颈锥切均可。对于阴道镜检查不满意、子宫颈活检提示 CIN、或因子宫颈病变接受过治疗的患者,推荐子宫颈锥切。

(2)细胞学报道为 HSIL 或非典型腺细胞的 CIN1:对于阴道镜检查满意且子宫颈活检阴性者,有三种可接受的处理方案:①每 6 个月进行 1 次细胞学和阴道镜检查,随访 1 年。如果第 6 个月或第 12 个月随诊时仍为 HSIL 或非典型腺细胞,推荐子宫颈诊断性锥切;如果连续两次的细胞学检查正常,可回归到常规筛查。②诊断性锥切。③复核细胞学、组织学和阴道镜检查的结果,如果复核的结果有更改,应根据更改后的结果按相应的指南进行处理。对于阴道镜检查不满意者,除特殊人群外,推荐子宫颈诊断性锥切。

(3)特殊人群的 CIN1:①对于青春期女性(<21 岁)的 CIN1,推荐每年进行 1 次子宫颈细胞学随访。如果第 12 个月时细胞学≥HSIL 或第 24 个月时细胞学≥ASC-US,则需要行阴道镜检查。②妊娠期妇女的 CIN1 可暂不处理。

(二)CIN2、CIN3 的处理方案

(1)普通人群的 CIN2、CIN3:对于组织学诊断的 CIN2、CIN3,推荐给予治疗,而不仅仅是随诊观察(特殊人群除外)。如果阴道镜检查满意,完全除外浸润癌者物理治疗和子宫颈锥切均可。如果阴道镜检查不满意,不能完全除外浸润癌者不可行物理治疗,应行子宫颈锥切。全子宫切除不可作为 CIN2、CIN3 患者的首选治疗方法。对于 CIN2、CIN3 治疗后的随诊,可以 6～12 个月间检测 1 次 HPV,也可每 6 个月进行 1 次细胞学或者细胞学联合阴道镜检查。如果随诊发现 HPV 阳性,或者细胞学≥ASC-US,推荐阴道镜检查加子宫颈管采样。对于 HPV 阴性,或者连续两次的细胞学检查正常的患者,进入常规筛查,持续至少 20 年。对于子宫颈锥切组织切缘阳性或术后立即进行的子宫颈活检发现有 CIN2、CIN3 的患者,可于术后 4～6 个月时行细胞学检查同时进行子宫颈活检,重复诊断性子宫颈切除也是可接受的程序。如果重复诊断性子宫颈切除不可行,子宫切除是可接受的。对于复发或持续的 CIN2、CIN3,可再次锥切,如果无法再次锥切,可行全子宫切除。仅根据 HPV 检测阳性,进行重复治疗或行子宫切除是不可接受的。

(2)特殊人群的 CIN2、CIN3:①对于青春期女性的 CIN2、CIN3 且未加特殊说明时,如果阴道镜检查满意,可以治疗,也可进行为期两年的密切观察,每 6 个月进行 1 次细胞学和阴道镜检查。如果随诊期间疾病进展(细胞学发现 HSIL 或阴道镜提示高级别病变),则需要重复活检。组织学明确诊断为 CIN2 时,首选随诊观察,但也可给予治疗。对于明确诊断为 CIN3 或阴道镜不满意时,应给予治疗。如果患者连续两次的细胞学和阴道镜检查正常,则可回归到常规的子宫颈细胞学筛查。如果在随诊中发现 CIN3 或 CIN2、CIN3 持续时间＞24 个月,则推荐给予治疗。②对于阴道镜活检组织学诊断为 CIN2、CIN3 的妊娠期妇女,除外浸润性病变,可采用≤12 周为间隔的细胞学和阴道镜检查。如果随诊中病变进展或细胞学提示浸润癌时,推荐重复活检。除非确诊为浸润癌,否则治疗是不可接受的。应在产后 6 周重新对子宫颈进行细胞学和阴道镜检查。

(张文娟)

第二节　子宫颈癌

一、子宫颈癌诊断

(一)诊断

根据患者提供的病史(症状)、临床表现,配合辅助检查人乳头瘤病毒检测、细胞学和阴道镜下活组织病理检查可确诊。确诊为子宫颈癌后,根据具体情况做 X 线胸片、盆腹腔 MRI 检查,静脉肾盂造影,膀胱镜及直肠镜检查等。

(二)临床诊断步骤

可供参考的标准:①阴道分泌物增多,从浆液、黏液性,中晚期多呈淘米水样或脓血样,具有特殊臭味。②接触性出血或阴道不规则出血,尤其是绝经后阴道点滴或不规则出血。③细胞学检查,人乳头瘤病毒检测、子宫颈细胞刮片或液基细胞学检查,采用 TBS 分类。④阴道镜下的活检,最好是在该诊治医院活检的结果,最好是有 6 个点的活检。⑤子宫颈癌灶大小、宫旁、盆腔及远处转移灶。⑥CT 扫描或 MRI 可显示病变的大小、外侵范围及程度。

(三)病理诊断

1.按组织学来源分类

(1)鳞状上皮癌。

(2)腺癌。

（3）混合癌：此型有两种情况，一型是鳞腺癌，一型是腺棘皮癌。

（4）毛玻璃细胞癌。

2.按组织分化的程度分为3级

（1）Ⅰ级（高分化鳞癌）：指癌细胞达到子宫颈表层细胞的最高成熟程度。

（2）Ⅱ级（中分化鳞癌）：指癌细胞达到子宫颈上皮中层细胞的成熟程度。

（3）Ⅲ级（低分化鳞癌）：指癌细胞处于子宫颈上皮基层细胞的不成熟程度。

（四）相关检查

1.阴道细胞学检查

该检查一般作为子宫颈癌普查筛选的首要方法。

阴道细胞学检查（巴氏涂片，1943年由 G.N.Papanicolaou 提出）是子宫颈癌早期诊断很有价值的方法。在子宫颈移行带区取材，行染色和镜检。由于癌细胞代谢快，凝聚力差，容易脱屑，取材及检查方法简便，准确率高，初筛普查诊断的正确率达到84％～93％。为了克服细胞学的假阴性，提倡采用重复多次涂片，双份涂片法。在制片及读片中加强质量控制。以专用"小脚板"等工具，刮取子宫颈表面及子宫颈管的细胞并涂片，经细胞学医师诊断，此法简便易行，诊断正确率高。巴氏五级分类法被广泛认可，作为子宫颈细胞学的常规检查方法，沿用至今，是一种分级诊断的报告方式。

随着阴道细胞学的发展，认为巴氏涂片细胞堆积，影响检查的结果，2000年以后，随着液基细胞学的引入，被列为子宫颈癌检查的突破进展，2001年TBS系统分类的描述性细胞病理学诊断的报告方式，TBS分类中有上皮细胞异常时，均应重复刮片检查并行阴道镜下子宫颈活组织检查。

2.碘试验

该方法是将2％碘溶液涂在子宫颈和阴道黏膜上，观察其染色变化的情况，正常子宫颈上皮吸碘后呈棕褐色，未着色区呈芥末黄为病变区，在染不上色的部位采取多点活体组织检查，以提高诊断的准确性，适合于边远地区和条件简陋地区的可疑癌，而又无阴道镜设备时。文献报道，在碘不染区多点活检的癌漏诊率约为4.3％。

3.醋白试验

该方法也是基层医院运用的方法之一，以5％醋酸染色后直接肉眼观察子宫颈的反应情况，如果出现醋白上皮边界清晰、质厚、致密、表面不平为阳性，正常子宫颈涂抹醋酸后无明显白色改变，低度子宫颈上皮内瘤变（CINⅠ）为淡而浅的白色改变，鳞柱上皮交界区或交界外，白色病变消失较快。高度子宫颈上皮内瘤变（CINⅡ～Ⅲ）为厚的白色上皮，边界明显，肉眼可见其中一侧总在鳞柱上皮交界上；癌症时白色病变表面不规则，出现厚而脆的肿块。在印度、南美洲和我国山西进行的研究中，醋白试验的结果判定只分为阴性、阳性和癌。以操作者未观察到白色病变判定为阴性。

4.阴道镜检查

阴道镜可放大10～60倍，观察子宫颈上皮及血管的细微形态变化，发现子宫颈局部的组织异常，提示可疑病变的部位，提高活体组织检查的检出率。在子宫颈刮片细胞学检查巴氏Ⅲ级以上、TBS法鳞状上皮内病变者，均应在阴道镜下观察子宫颈表面病变状况，选择可疑癌变的区域行活组织检查，提高诊断准确率。阴道镜下取活检的癌漏诊率为5.5％。

5.子宫颈管内膜刮取术

为明确子宫颈管内有无癌灶，刮取子宫颈管内膜并送病理学检查，可，以及早发现细胞学检查发现癌细胞或可疑，但阴道镜检查没有发现病变部位者。碘不染色区域多点活检加子宫颈管

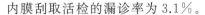

内膜刮取活检的漏诊率为 3.1%。

6.子宫颈锥切术

当细胞学检查结果与阴道镜下活体组织检查结果,或子宫颈管内膜刮取术病理检查的结果不一致时;要明确原位癌有无早期浸润及病变的范围,患者年轻,有生育要求,可以做子宫颈锥切术,既可作为诊断,也可以作为部分子宫颈上皮内瘤变和原位癌的治疗。子宫颈锥切术的癌漏诊率为 1.8%。近来也有学者以阴道镜下活体组织检查加子宫颈管刮取代替子宫颈锥切术,作为诊断,病理结果与子宫颈锥切术标本检查结果一致。

(五)鉴别诊断

1.子宫颈外翻

子宫颈外翻的黏膜过度增生,肉眼也可见子宫颈表面呈现高低不平,较易出血。但外翻的子宫颈黏膜弹性好,边缘较整齐,子宫颈细胞学检查或活检有助鉴别。

2.子宫颈糜烂

认为是子宫颈柱状上皮外移和裸露的结果,部分患者出现月经间期出血,或在妇科检查和性生活时有接触性出血,阴道分泌物增多。妇科检查时,子宫颈外口周围有草莓状鲜红色小颗粒,棉签拭擦后也可以出血,有时难以与早期子宫颈癌鉴别。通过子宫颈细胞学检查或活体组织检查以帮助诊断。

3.子宫颈息肉

可有月经期出血,或接触性出血,或白带带血。但子宫颈息肉一般表面光滑,弹性好,多呈孤立状,病理可明确诊断。

4.子宫颈湿疣

可有阴道不规则出血,接触性出血,检查见子宫颈赘生物,在子宫颈表面堆积,表面多凹凸不平,有时融合成菜花状,可进行活检以鉴别。

5.其他子宫、子宫颈的良性病变

子宫黏膜下肌瘤、子宫颈结核、阿米巴性子宫颈炎等,多可有类似子宫颈癌的临床表现,可借助活检与子宫颈癌鉴别。

6.子宫内膜癌

表现为阴道不规则出血,阴道分泌物增多,累及子宫颈,检查时颈管内可见到有癌组织堵塞,确诊须作分段诊断性刮宫送病理检查。

二、子宫颈癌的分期

肿瘤分期的目的是对不同医院、不同方法治疗的结果有一个统一的评定标准,以使统计资料有可比性,从而让相同分期的患者采用相同的、规范的、标准的治疗方法。子宫颈癌目前采用的是临床分期,为什么 FIGO 对子宫颈癌至今仍然采用临床分期而不采用更为准确的手术病理分期是有一定理由的。

(一)子宫颈癌的 FIGO 分期的历史

FIGO 肿瘤分期是妇科恶性肿瘤应用最广泛的分期系统。妇科恶性肿瘤 FIGO 分期的历史要追溯到 20 世纪 20 年代的欧洲,那时候放疗医师希望能够对放疗和手术治疗的子宫颈癌患者的预后进行比较,提出恶性肿瘤分期的设想。于是,日内瓦的国际健康组织癌症委员会下属的放疗分会在 1928 年开始对子宫颈癌治疗结果的数据进行统计并鼓励各种机构用相同的方式来报道自己的数据。这样做的最初目的是想用一个统一的方法来评价肿瘤的范围以利于对治疗结果进行比较。从那时起,肿瘤委员会开始定期更新和修订各种妇科肿瘤的分期。国际联盟的第一份报道于1929年发布,并只包括几个中心,1934年在健康组织的会议上,开始有子宫颈癌放疗的年度报告的提议,第一份报告发布于1937年,其后几份报告陆续不规律发表。从1937年始,年度报告每3年在FIGO会议上发表1次,1950年把1937年的分类和分期系统进行修订,FIGO的子宫颈癌分期系统开始首次应用。1950年,FIGO的年度报告编委会于国际妇科大会期间在纽约举行会议,决定在国际上采用一个统一的分期系统即"子宫颈癌国际分期"。1958年FIGO成为年度报告的正式发布者,随着进展,分期逐渐包括其他的恶性癌症包括宫体癌、卵巢癌、外阴癌、阴道癌、输卵管癌和滋养细胞疾病。从那时起到现在,FIGO子宫颈癌分期经历了多次修订,最近的1次是在2018年。

1.子宫颈癌FIGO临床分期(2018年修订)

FIGO的2018年子宫颈癌分期与2009年分期相比,主要有以下不同:①因存在取材和病理"伪影"误差,微小浸润癌的分期不再考虑病变宽度。②I_B期根据子宫颈病变的最大直径细分为I_{B1}、I_{B2}和I_{B3}期。③由于淋巴结受累其预后更差,所有伴淋巴结转移的病例归为III_C期,若仅有盆腔淋巴结阳性,则为III_{C1}期;若腹主动脉旁淋巴结也受累,则为III_{C2}期,分期规则还指出,添加符号标明影像学评估为"r",已获得病理学确诊的为"p"。因此,FIGO的2018年子宫颈癌分期规则为临床结合影像学及病理学诊断结果的分期。

遵照FIGO的2018年分期原则,子宫颈癌FIGO临床分期见表16-1,TNM分期采用美国癌症联合会第9版,具体见表16-2。

表16-1　子宫颈癌的临床分期(FIGO,2018年)

分期	描述
I	癌症仅局限于子宫颈(扩散至子宫体者不予考虑)
I_A	显微镜下诊断的浸润癌,最大浸润深度≤5.0 mm
I_{A1}	间质浸润深度≤3.0 mm
I_{A2}	间质浸润深度>3.0 mm 而≤5.0 mm
I_B	最大浸润深度>5.0 mm 的浸润癌(大于I_A期的范围);病变局限在子宫颈,病变大小为肿瘤最大直径
I_{B1}	间质浸润深度>5.0 mm 而最大径线≤2.0 cm 的浸润癌
I_{B2}	最大径线>2.0 cm 而≤4.0 cm 的浸润癌
I_{B3}	最大径线>4.0 cm 的浸润癌
II	子宫颈癌侵犯至子宫外,但未扩散到阴道下1/3或骨盆壁
II_A	累及阴道上2/3,无子宫旁浸润
II_{A1}	浸润癌最大径线≤4.0 cm
II_{A2}	浸润癌最大径线>4.0 cm
II_B	子宫旁浸润,但未达骨盆璧
III	癌症累及阴道下1/3和/或扩散到骨盆壁和/或导致肾积水或无功能肾和/或累及盆腔和/腹主动脉旁淋巴结
III_A	癌症累及阴道下1/3,未扩散到骨盆壁
III_B	扩散到骨盆壁和/或肾积水或无功能肾(明确排除其他原因所致)

分期	描述
III_C	盆腔和/或腹主动脉旁淋巴结受累(包括微小转移),不论肿瘤的大小与范围(采 r 与 p 标注)
III_{C1}	只有盆腔淋巴结转移
III_{C2}	腹主动脉旁淋巴结转移
IV	癌症已扩散超出真骨盆或已累及膀胱或直肠黏膜(活检证实)。出现泡状水肿不足以诊断为IV期
IV_A	扩散至邻近的器官
IV_B	转移至远处器官

注:所有的分期,都可以利用影像学和病理学检查结果来辅助临床所见而判定肿瘤的大小与浸润深度。病理学检查结果优于影像学与临床判别。脉管受累不改变分期。不再考虑病灶的横向范围。孤立的肿瘤细胞不改变分期,但需要记录下来。r与 p 的加入是为了标注诊断III_C期的依据来源。例如,假如影像提示盆腔淋巴结转移,则分期为III_{C1r}期,当病理学检查确诊后,就成为III_{C1p}期。影像学的检查手段、病理学诊断技术都应该记录下来。

表 16-2　美国癌症联合会(第 9 版)TNM 分期

原发肿瘤(T)	淋巴结转移(N)	远处转移(M)	描述
T_X			原发肿瘤不能评估
T_{is}			原位癌
T_1			肿瘤局限于子宫颈
T_{1a}			镜下可见浸润性癌,浸润深度≤5.0 mm
T_{1a1}			浸润深度≤3.0 mm
T_{1a2}			浸润深度>3.0 mm,但≤5.0 mm
T_{1b}			临床可见的局限于子宫颈的肿瘤;或镜下可见超出 T_{1a}的范围(淋巴脉管侵犯不改变分期,水平浸润宽度不再纳入分期)
T_{1b1}			肿瘤间质浸润>5.0 mm 和肿瘤最大径≤2.0 cm,肿瘤最大径>2.0 cm,但≤4.0 cm
T_{1b2}			肿瘤最大径>4.0 cm
T_2			肿瘤侵犯超出子宫颈,但未达到盆壁或者阴道下 1/3
T_{2a}			肿瘤侵犯阴道上 2/3,无子宫旁浸润
T_{2a1}			肿瘤最大径≤4.0 cm
T_{2a2}			肿瘤最大径>4.0 cm
T_{2b}			有子宫旁浸润,但未达盆壁
T_3			肿瘤侵犯至盆壁,和/或阴道下 1/3,和/或引起肾积水或无功能肾
T_{3a}			肿瘤侵犯阴道下 1/3,但未达到盆壁
T_{3b}			肿瘤侵犯盆壁,和/或引起肾积水或无功能肾
T_4			活检证实侵犯膀胱或直肠黏膜或肿瘤扩散至邻近器官(大疱性水肿病例不列为IV_A期)
	N_0		区域淋巴结中的孤立肿瘤细胞≤0.2 mm 或单个淋巴结横截面中的单个肿瘤细胞或肿瘤细胞簇≤200 个
T_X,T_0,T_1-T_3	N_1		仅盆腔淋巴结转移

原发肿瘤（T）	淋巴结转移（N）	远处转移（M）	描述
	N_{1mi}		盆腔区域淋巴结转移（>0.2 mm,但最大径≤2.0 mm）
	N_{1a}		盆腔区域淋巴结转移（最大径>2.0 mm）
T_X,T_0,T_1-T_3	N_2		腹主动脉旁淋巴结转移,含或者不含盆腔淋巴结转移
	N_{2mi}		腹主动脉旁区域淋巴结转移（>0.2 mm,但最大径≤2.0 mm）,含或者不含盆腔淋巴结转移
	N_{2a}		腹主动脉旁区域淋巴结转移（最大径>2.0 mm）,含或者不含盆腔淋巴结转移
任何 T	任何 N	M_1	
		cM_1	远处转移（包括腹股沟淋巴结转移、腹腔内病灶、肺、肝或骨转移;不包括盆腔或主动脉旁淋巴结或阴道转移）
		pM_1	显微镜下证实远处转移（包括腹股沟淋巴结转移、腹腔内病灶、肺、肝或骨转移;不包括盆腔或主动脉旁淋巴结或阴道转移）

2.国际抗癌联盟（UICC）分期

UICC 分期系统是以 TNM 分期系统为基础建立的另外一个最常用的分期系统,广泛应用在除妇科肿瘤以外的几乎其他的所有恶性肿瘤。UICC 分期系统也是建立在20 世纪 50 年代,一直以来,它都把多数妇科肿瘤的 FIGO 分期纳入自己的系统中。但是因为 FIGO 分期是一个临床分期,所以子宫颈癌的 FIGO 分期通常不包括淋巴结状态,而 UICC 分期时,如果淋巴结的状态已知,它会把它纳入自己的分期中去。所以,淋巴结阳性的病例,UICC 会把它归到Ⅲ$_B$期。

（二）肿瘤分期的目的和原则

1.分期的目的

用以评定肿瘤的严重程度,统一认识,可对比治疗结果和肿瘤进展,判断预后和指导制订治疗方案。

2.分期应考虑的问题

应考虑分期简明与精确性及可重复性,进行分期的风险和花费与受益的比较,实践性和完美结合,可接受性和专业性,不同期别要明显影响生存率。

3.分期的原则

（1）根据该肿瘤的患病人数的多数适用而决定,并有共同理解的基础,而且能够比较结果和发展过程,并判断预后,能指导治疗,应该是简单、准确而有效,并且经济实用,安全性好,完美可行,虽然特殊但能接受,有助于提高生存率,最后是不能经常改变。

（2）临床分期应根据仔细地临床检查,由有经验的医师于治疗前确定,盆腔检查、三合诊检查具特殊重要性。分期之前必须具备病理确诊。

（3）分期必须指的是原发位置和组织学类型,除非特殊情况下,如滋养细胞疾病很少进行手术治疗。可以不需要组织病理学诊断,不是继发部位。

（4）FIGO 的临床和手术分期均取决于肿瘤的位置和扩散的程度。

（5）一旦分期在治疗前（手术中）确定,不能因放疗或化疗效果（肿瘤缩小或增大恶化）而改变。

（6）当无法确定具体分期或对分期有争议时,应将分期定为低一级的分期或较早的期别。可疑直肠、膀胱受累者,要有病理学检查证实。

（7）其他检查,如膀胱镜、直肠镜、静脉肾盂造影、肺及骨的 X 线检查,血管造影、淋巴造影等,对确定治疗方案有帮助,但对所发现的问题不作为确定分期的依据。

（8）复发病例仍诊断保持原分期,不得再分期。

（三）FIGO 妇科肿瘤委员会对子宫颈癌临床分期的规定

（1）子宫颈癌的临床分期一经确定就不能改变,以治疗前的盆腔检查为准。即使手术后发现与术前不一致,也以术前检查为准,不能改变原定分期。

（2）分期根据盆腔检查确定,淋巴受累不影响分期,术后病理结果不能改变原分期,可另作报道。

（3）分期应由两位有经验医师同时检查后作出,必要时在麻醉下作盆腔检查。

（4）子宫颈癌临床分期中几个特殊问题:①Ⅰ$_A$ 期诊断的准确性。虽然子宫颈癌是临床分期,但Ⅰ$_A$ 期的诊断是在显微镜下作出的,并且需要有经验的妇科肿瘤临床病理医师作出诊断。②Ⅱ$_B$ 期的确诊。盆腔三合诊检查有宫旁增厚,但有弹性、光滑、无结节感多为炎症,如宫旁增厚、无弹性、结节感多为癌浸润,必要时作阴道 B 超及 MRI 或盆腔穿刺活检确诊。③输尿管梗阻及无功能肾未发现其他原因者为Ⅲ$_B$ 期。

（四）子宫颈癌临床分期与手术病理分期的优缺点比较

子宫颈癌临床分期与手术病理分期的优缺点比较包括:手术分期与临床分期的争论;淋巴结受侵犯的状况;相关检查的意义;Ⅰ$_A$ 分期实际上是病理分期(由病理学家确定而不是由临床医师确定)。Ⅱ$_A$ 亚分期;Ⅱ$_B$ 和Ⅲ$_B$ 亚分期问题。

（1）临床分期:检查局部病变。Ⅰ$_A$ 期需要低风险的简单操作来进行病理分期,一般易接受,经济可承受。Ⅰ$_B$ 期用三合诊简单的盆腔检查,确定子宫颈大小、阴道和宫旁是否受浸润及其程度。

但子宫颈癌临床分期的不精确性,相比有许多手术分期确定为更高级如:Ⅰ$_B$ 期（24%）,Ⅱ期（49%～55%）,Ⅲ期（44%～50%）,Ⅳ期（67%）临床分期最大缺点是不能检查淋巴受累的情况,而淋巴受累和分期的关系密切。

临床分期评估淋巴结播散除了腹股沟和锁骨上淋巴结外,其他淋巴结很难临床检查,而且简单的辅助检查没有用处,但淋巴结转移在子宫颈癌预后中有重要影响,特别是早期子宫颈癌伴淋巴结转移预后较差。

淋巴结在其他妇科肿瘤中的评估,如子宫体癌、卵巢癌和外阴癌都用手术病理分期。

新的影像技术使淋巴结的评估得到提高,如对比各种检查方法的敏感性:CT 为 25%～67%;MRI 为 86%;淋巴造影为 22%～79%;超声为 80%;PET 为 82%～91%;细针穿刺的细胞学病理确诊还有争议。

（2）手术分期:早期患者,手术治疗可以很好地评估子宫颈肿瘤大小,阴道和宫旁有没有累及,在不能手术的晚期患者评估子宫颈肿瘤大小和宫旁很困难,但可以评估盆腔播散。

子宫颈癌手术分期的优点:对确定淋巴结转移敏感并特异;可切除大的淋巴结;评价疾病真正的严重程度;确定影响预后的因素。但是否提高生存率还不能肯定,而且在不能手术的晚期患者是否应进行手术淋巴评估更没有取得同意。

（3）子宫颈癌手术分期的局限性:只能对有限的患者可受益,提高生存率;与手术有关的并发症率增加并增加放疗的危险性;延误化疗和放疗时间。

虽然目前的临床分期方法所定的不同期别有明显不同,但近80%的子宫颈癌发生在发展中国家,并且大多数是晚期,不适宜采用手术分期。由妇科肿瘤委员会提议,手术分期在大多数子宫颈癌中并不方便、不实用、并不优越,因此不被推荐,所以FIGO决定子宫颈癌继续采用临床分期。

(4)不同意对一个患者有临床和病理的双重分期,强调子宫颈癌的必要检查。可行组织细胞学分级;临床触诊和简单的检查;血常规、肝肾功能;静脉肾盂造影或超声波肾脏检查。胸部X线检查对子宫颈癌患者可选择性进行的检查:膀胱镜;钡剂灌肠透视;乙状结肠镜;淋巴管造影;计算机X线分层扫描(CT);磁共振(MRI);正电子发射断层扫描(PET)等。

FIGO建议可选择代替以往推荐的检查:在精神较紧张患者盆腔检查中可能会遗漏宫旁浸润,可在全麻彻底放松情况下做盆腔检查,可得到满意的效果。必要情况下可以做膀胱镜检查,乙状结肠镜检查。考虑在需要时患者可做MRI,在英国MRI是作为常规检查,优点是可以较好地检测软组织病变,便于测量肿瘤的大小,但对于检测有无宫旁组织浸润价值不大。不作为常规检查。

FIGO建议可以用MRI来评估肿瘤的大小,但并不改变临床分期,也可以用来计划治疗和预测预后,但这样做需要大量资源,因此不可作强制性作为必需的评估,而应该习惯用治疗指南中的常规盆腔检查代替不断变化的分期。

(5)子宫颈癌 I_A 分期:间质浸润深度≤5.0 mm。间质浸润深度≤5.0 mm是从上皮的基底层量起,即从表皮或腺体开始测量。脉管浸润即静脉管或淋巴管受侵犯不改变分期。 I_{A1} 期间质浸润深度≤3.0 mm。 I_{A2} 期间质浸润深度>3.0 mm但≤5.0 mm。

微浸润癌 I_A 分期中的问题:怎样划分多病灶浸润,而每个病灶均小于5 mm×7 mm。是否应该将所有的微浸润点加起来判定浸润的程度。如果>7 mm则作为 I_B 期治疗,困难在于选定多少个浸润点,而且是否所有的浸润点在诊断时都被切除,对于怎样相加所测不同的浸润点,也很难达成共识,仍被病理学家们所争论。

脉管浸润有着较差的预后,并且与淋巴结的浸润有关,困难在于判断有主观性,可能通过对血管壁特殊的免疫组化染色会有所帮助,侵及不同的脉管有着不同的意义,怎样确定其意义和怎样完全找到它。

病理学家大部分不支持将所有的微浸润点加起来判定浸润的程度,脉管浸润的判定更有难度。

(五)子宫颈癌 FIGO 分期的争议

1.手术分期和临床分期、淋巴结的状态

FIGO分期的依据是肿瘤解剖学的扩散范围,即局部的、淋巴结和血液的扩散范围。恶性肿瘤FIGO分期的基本原则是 I 期代表肿瘤局限在原发器官内, II 期代表肿瘤扩散到相邻的组织或器官, III 期代表肿瘤扩散到区域淋巴结或者超出相邻的组织或器官, IV 期表示存在远处转移。子宫颈癌的FIGO分期, I 期代表癌灶局限在子宫颈, II 期代表癌灶侵及子宫外,但未扩散到阴道下1/3或骨盆壁, III 期代表癌灶侵及下1/3阴道或者侵及盆壁, IV 期代表癌灶侵及膀胱或直肠,或者存在远处转移。与其他的妇科恶性肿瘤不同,子宫颈癌采用的仍旧是临床分期(I_A 期除外)。

临床分期的主要不足是它的不准确性,特别是当有微小宫旁浸润存在时常会导致 I_B 期患者分期升高或者Ⅱ或Ⅲ期患者分期降低。因为存在这个限制,目前FIGO分期的四期患者的生存率差异曲线并不令人满意。但是,患者的治疗方案是否已经根据预后因素进行了调整应该是主要的影响因素,需要进一步研究。

另一个不足是遗漏了一个重要的预后因素即淋巴结转移,2009年的FIGO分期不包含这项内容。这引起了对于要求用手术分期来代替临床分期的质疑和争论。在发达国家这种要求更为强烈,因为大多数早期子宫颈癌都是在发达国家发现的。实际上盆腔淋巴结状态对患者预后的影响很大。在Ⅰ期患者中,盆腔淋巴结阳性的患者的生存率下降接近一半。虽然腹腔镜或腹膜外途径的手术分期可能会在并发症更少的情况下,对晚期子宫颈癌患者的淋巴结状态有一个更好的评价,但它是否能够对宫旁浸润进行准确评估以帮助区分ⅡB和ⅢB,目前尚不明确,因为ⅡB或ⅢB期的患者通常会接受放疗。腹腔镜或开腹手术时切除宫旁组织行活检是否能够有效提高分期的准确性,目前尚不确定。而且,对转移淋巴结没有很有效的治疗手段。对于晚期患者,手术分期时并发症的危害要大于其提供的额外信息带来的益处。由于影像技术的发展,有人提出了不通过手术而把淋巴结状态纳入分期的观点。在2018年的FIGO分期中,把影像学检查结果纳入了分期。对$Ⅰ_{B3}$、$Ⅱ_{A2}$、$Ⅳ_{A}$期的子宫颈癌患者,可采用影像学评估分期,来决定下一步治疗方案。

需要接受FIGO分期不能够容纳所有预后因素的事实,在给患者制订初次和后续的治疗方案及预测患者预后时,应该需要考虑不包含在分期之中的其他影响预后的因素。

2.微小浸润

另一个存在很多争议的地方是关于微小浸润的定义。多年来,FIGO微小浸润的标准不断变化,从1 mm到2 mm,又到3 mm,最后将浸润深度≤3 mm定义为$Ⅰ_{A1}$,≤5 mm定义为$Ⅰ_{A2}$。浸润深度>7 mm时被定义为播散性传播。这引起了临床医师对于多个病灶累积深度>7 mm的微小浸润的危险性的关心。医师可能会倾向于把这类子宫颈癌当作$Ⅰ_B$期来处理。因此有要求把这一类子宫颈癌也进行分期。病理学家们经过争论后认为对其分期没有实际意义,因为微浸润灶的数目和宽度乃至深度都与标本的准备和切割情况相关。因此,在2018年的FIGO分期中,因存在取材和病理"伪影"误差,微小浸润癌的分期不再考虑病变宽度。

3.淋巴血管浸润

又一个争论是关于是否将淋巴血管浸润纳入分期系统。目前的数据表明存在淋巴血管浸润的子宫颈癌患者的预后更差。病理学家关心的是淋巴血管浸润的准确性和再现性有多少。淋巴血管浸润常常是一个十分主观的诊断。虽然必要时可以用专门针对血管或淋巴管内皮的免疫组织化学染色来进一步确定自己的评估和确保更好的计数,但是对淋巴血管浸润的诊断进行标准化仍然比较困难。同时,如果在组织病理学评估时还需要做特定的免疫组织化学染色,这就需要一笔额外的费用。因此,大家普遍同意不把淋巴血管浸润纳入分期系统。但是,FIGO鼓励把淋巴血管浸润的相关数据提交给年度报告编委会办公室以利于以后进行数据分析。

4.宫旁组织受侵

宫旁组织双侧受侵的ⅡB和ⅢB期子宫颈癌患者预后要比单侧受侵的患者差,基于这个发现,有人要求把宫旁组织受侵情况也纳入子宫颈癌分期系统。这个发现虽然是事实,但是有关临床上对宫旁受累的判断到底准确性有多高的争论引起了对其可行性的关注。众所周知,临床分期时对于宫旁组织受侵的判断非常不准确。炎症反应导致的宫旁组织增厚或者缩短常会造成宫旁浸润的假阳性而导致过度分期。另一个考虑是不管单侧还是双侧宫旁组织受侵,ⅡB和ⅢB期的患者大多都是行放疗,因此区分单侧还是双侧受侵不会对治疗方法造成影响。为了保持分期系统的简单和实用,决定不把这个因素纳入。

(六)对子宫颈癌分期的可能解决办法

(1)如果选用放疗或化疗,可用影像和细针穿刺细胞病理检查确定浸润范围和淋巴转移。

(2)如果选择手术治疗,需要外科病理确诊。

两种方法均可考虑,对疾病范围提供更好的估计,从而对制订治疗方案有很大帮助。

可以预见,把更多与预后相关的因素纳入分期体系中去的要求将会不断增加。实际上,国际抗癌联盟正在寻找一种新的评价预后的方法以代替传统的解剖和组织病理学方法。医师在临床上广泛应用一种可能与预后相关的指标之前,特别需要对其分子生物学评估方法的标准化进行更多的研究。但目前仍决定采用临床分期,并对临床分期和手术病理分期还需积累更多经验,今后再研究决定。

三、子宫颈癌的放疗

(一)治疗原则的选择

子宫颈癌的主要治疗是放疗、手术及综合治疗。各种治疗方法,虽然有各自的适应范围,但根据肿瘤情况、一般状态、设备条件和技术力量的不同,适应范围亦略有差异。治疗方案的选择应根据下列两方面来全面考虑:①肿瘤的情况如临床分期、肿瘤范围、病理类型。早期患者(Ⅰ~ⅡA期)以手术治疗为主。中晚期则以同步放、化疗为主,对不宜手术的早期患者亦可采用放疗。化疗则适用于晚期及复发患者的综合治疗或姑息治疗。②患者的年龄、全身状况、重要器官功能,以及对拟采用的治疗方法的承受能力。总之对每一位患者均应根据其具体情况及治疗设备采用个体化的治疗原则。

(二)放疗原则

放疗可用于子宫颈癌各期的治疗,但主要用于中、晚期子宫颈癌的治疗。

1.早期子宫颈癌

早期子宫颈癌指Ⅰ~ⅡA期,单纯根治性手术与单纯根治性放疗两者治疗效果相当,五年生存率、病死率、并发症概率是相似的。

(1)术前放疗:对于巨块型子宫颈癌直接进行手术或放疗或手术后辅助放疗其远期疗效都不理想,Lehman 等及 Peters 等报道约 35% 患者治疗后出现复发,有些学者对于局部肿瘤巨大的早期子宫颈癌患者行术前放疗,其目的是通过术前放疗,降低癌细胞活力或减少种植和扩散的概率;缩小肿瘤范围,提高手术切除率;杀伤亚临床病灶,降低局部复发率。术前放疗可选择体外放疗、腔内放疗或体外联合腔内放疗。目前大多数学者认为术前体外联合腔内近根治量或近 2/3 根治量放疗增加术后并发症,Paley 等及 Morice 等报道各种瘘的发生率较高,因此多采用腔内放疗。腔内放疗可缩小局部病灶,提高手术切除率,但对盆腔淋巴转移无显著改善,剂量一般为全程腔内放疗剂量的 1/3~1/2,20~30 Gy。还有一些学者给予全量腔内放疗和/或体外放疗剂量的 1/2(30 Gy 左右),通常都低于根治量。姚洪文等 2009 年分析了中国医学科学院肿瘤医院收治的 77 例ⅠB2~ⅡA期(局部肿瘤>4 cm)巨块型子宫颈癌患者术前腔内放疗联合手术的疗效,术前给予阴道施源器阴道内腔内放疗,阴道黏膜下 0.5 cm 的剂量 12~30 Gy,放疗结束后10~14 天评价疗效并行广泛性子宫切除+盆腔淋巴结清扫±腹动脉旁淋巴结清扫术,结果显示术前放疗后子宫颈肿块均有不同程度的缩小,完全缓解4例,部分缓解 28 例,全组仅 5 例放疗后出现1、2 级血液及胃肠道不良反应,全组 5 年生存率为 83%,盆腔复发率为 12%,有学者认为术前腔内后装放疗联合手术治疗 $I_{B2}\sim II_A$ 期（局部肿瘤＞4 cm）巨块型子宫颈癌生存率较高而且并未增加术后并发症发生率。

总之，术前放疗主要采用腔内放疗，适用于：①子宫颈较大外生型肿瘤；② II_A 期阴道侵犯较多。一般剂量给予全量腔内放疗 $1/3\sim1/2$。对于术前放疗的方式、剂量，以及对生存率的影响均有待进一步研究。

（2）术后辅助放疗/同步放、化疗：早期子宫颈癌术后具有不良预后因素的患者预后仍较差，五年生存率可下降至 50％，甚或更低。目前公认的影响早期子宫颈癌术后预后因素是宫旁浸润、切缘阳性、淋巴结转移、子宫颈局部肿瘤体积巨大（≥4 mm）、淋巴脉管间隙受侵、子宫颈间质浸润深度≥外 1/3 等。FIGO 及 NCCN 临床诊治指南中自 2005 年明确提出了子宫颈癌术后病理发现淋巴转移、切缘阳性或宫旁受侵者需术后辅助同步放、化疗；子宫颈局部肿瘤体积巨大（≥4 mm）、淋巴脉管间隙受侵、子宫颈间质深度浸润术后辅助放疗±以顺铂为基础的同步化疗。GOG-92 比较了 I_B 期子宫颈癌患者在根治性子宫切除和盆腔淋巴结清扫术后辅助放疗和无治疗的生存率，患者入组条件是至少具备下列高危因素中的 2 种：①间质浸润＞1/3；②血管或淋巴间隙受累；③子宫颈肿瘤＞4 cm。结果术后放疗者的复发率明显低于术后无治疗者（15％ vs. 28％），2 年无复发生存率分别为 88％和 79％。术后放疗可降低局部复发风险，但是预防或推迟远处转移的作用甚微。

2.中晚期子宫颈癌

中晚期子宫颈癌指 II_B、III、IV 期，在过去传统治疗中公认的首选方法是放疗。近年来，随着国内外大量的有关子宫颈癌同步放、化疗与单纯放疗的随机分组临床研究的开展，结果表明以顺铂为基础的同步放、化疗较单纯放疗提高了生存率，降低了死亡风险，同步放、化疗已成为中晚期子宫颈癌治疗的新模式。

（三）体外放疗

放疗是子宫颈癌的主要治疗手段，适应范围广，各期均可应用，疗效好。

子宫颈癌规范的根治性放疗是体外放疗联合腔内放疗。腔内放疗主要照射子宫颈癌的原发区域，体外放疗主要照射子宫颈癌的盆腔蔓延和转移区域。FIGO 对分期为 $II_B\sim IV_A$ 的子宫颈癌提出临床治疗指南。

1.放射野的确定

（1）盆腔矩形野界限。上界：L_5 上缘水平；下界：闭孔下缘（III_A 期患者除外）；外界：在真骨盆最宽处外 1.5～2.0 cm。

（2）四野箱式界限：FIGO 推荐前后界根据不同患者具体肿瘤情况而定。上界：在 $L_4\sim L_5$ 间隙。下界：闭孔下缘或肿瘤下界以下至少 2.0 cm。前界：根据不同患者具体肿瘤情况而定。后界：根据不同患者具体肿瘤情况而定。

（3）盆腔六边形野界限或延伸野。上界：$L_3\sim L_4$ 水平。下界：闭孔下缘（III_A 期患者除外）。外界：在真骨盆最宽处外 1.5～2.0 cm。

有文献报道：盆腔野上界在 $L_5\sim S_1$，38.7％髂总分叉淋巴结和 98.9％腹主动脉旁淋巴结漏照。如放射野上界在 $L_3\sim L_4$，包括全部髂总分叉淋巴结和部分腹主动脉旁淋巴结。

FIGO 推荐：放射野范围由触诊和 CT 扫描确定的肿瘤边界＋2 cm 边缘。

2.常规分割

每天 1 次，每次 DT 1.8～2.0 Gy，每周 5 次，每周剂量 DT 9～10 Gy。

3.射线能量选择

采用前后对穿照射应采用高能 X 射线(要求防护高),四野箱式照射或多野等中心照射,可以采用低能 X 射线如 6MV-X 射线。

4.放疗技术

放疗技术随着计算机技术和医学影像技术的发展,从最初手工划线的源皮距照射,发展到目前的精确放疗,经历了等中心照射、适形放疗、调强适形放疗和图像引导放疗等精确放疗的历程。适形放疗是使高剂量区分布的形状在三维方向上与病变(靶区)的形状一致。为达到剂量分布的三维适形,必须满足下述的必要条件:①在照射方向上,照射野的形状必须与病变(靶区)的形状一致;②要使靶区内及表面的剂量处处相等,必须要求每一个射野内诸点的输出剂量率能按要求的方式进行调整。满足上述两个必要条件的第一个条件的三维适形治疗称之为经典(或狭义)适形治疗;同时满足上述两个必要条件的三维适形放疗,称为调强(或广义)适形放疗(intensity-modulated radiation therapy,IMRT)。

在运用这些精确放疗时,医师必须了解一些概念:肿瘤区(gross target volume,GTV),即通过临床或影像检查可发现的肿瘤范围,包括转移的淋巴结和其他转移的病变。临床靶区(clinical target volume,CTV),指按一定的时间剂量模式给予一定剂量的肿瘤的临床灶(肿瘤区)、亚临床灶,以及肿瘤可能侵犯的范围。计划靶区(planning target volume,PTV),为了在治疗过程中满足器官生理位移、患者移动、疗程中肿瘤的缩小、射野及摆位误差的需求而提出的一个静态的几何概念。

子宫颈癌的 GTV 应包括受侵的阴道、子宫颈、子宫体、宫旁组织和转移淋巴结,因此,实施放疗计划时除必须认真进行妇科检查外,还需做 CT、MR 或 PET-CT 等相关影像学检查。对于子宫颈、宫体和宫旁组织 GTV 的确定 MRI 较临床检查、CT 或超声检查更为准确,用于放疗计划的 CT 不能显示子宫体和子宫颈的内部结构,对淋巴结转移的准确性 MRI 与 CT 相当,阴道侵犯情况 MRI 不如临床检查准确,需参考妇科检查情况。

子宫颈癌的 CTV 包括 GTV、宫旁、子宫体和阴道,对于阴道病变的勾画根据妇科检查,如阴道无肉眼可见病变,一般在子宫颈下 2 cm(阴道上 1/3),如阴道上 1/3 可见病变,下界应至阴道1/2,如阴道下 1/3 以下可见病变,全阴道均在照射范围内。对于淋巴引流区的勾画,目前尚无统一的标准,Taylor 等2005 年利用 MRI 分析了子宫颈癌与子宫内膜癌患者的淋巴结分布情况,入组 20 名患者,全部接受普通 MRI 扫描及注射超微氧化铁粒子(ultrasmall particles of iron oxide,USPIO)后 MRI 扫描,有学者沿盆腔血管外扩 3 mm、5 mm、7 mm、10 mm 和 15 mm,分析所得出的淋巴引流区对淋巴结的覆盖情况,分析结果显示除了最难覆盖的髂外外侧组和骶前组,盆腔血管外扩 10 mm 可以覆盖 100% 的淋巴结,外扩 7 mm 也可以覆盖>95% 的淋巴结,因此有学者建议:盆腔血管外扩 7 mm,髂外血管对应外侧界向后与盆壁平行延伸至与髂内血管对应的外侧界,以覆盖闭孔组淋巴结,髂外动脉对应的边界沿髂腰肌向外扩 10 mm,以覆盖髂外外侧组淋巴结,骶骨向前外扩 10 mm,以覆盖骶前淋巴结。

子宫颈癌的 PTV 是为保证 CTV 得到足量照射而设定的,因要考虑患者的生理位移、治疗中患者移动、疗程中肿瘤缩小、射野及摆位误差等因素,目前也没统一标准,Ahmed 等 2004 年报道了他们的研究结果,有学者将 CTV 分为原发肿瘤 CTV 和淋巴结区 CTV,原发肿瘤 CTV 包括原发肿瘤 GTV、子宫、子宫旁组织和阴道上 1/3,淋巴结区 CTV 包括淋巴结 GTV 和非区域淋巴结,原发肿瘤 CTV 周围外放 15 mm 边界,淋巴结区 CTV 周围外放 10 mm 扩建 PTV,对周围重要器官产生更全面的保护作用。Ahamad 等 2005 年对 10 例全子宫切除术后患者进行分析 CTV 包括阴道 CTV 和区域淋巴结 CTV,以外放 5~10 mm 形成 PTVA、PTVB、PTVC,处方剂量给予 97%PTV 45 Gy,通过剂量-体积直方图比较 IMRT 与两野、四野适形放疗对受照器官的保护,结果显示 IMRT 较两野、四野适形放疗小肠、直肠和膀胱受量均减少,边缘越大,正常组织受照体积减小的越少。黄曼妮等 2008 年对 PTV 外放距离进行比较,他们对 10 例常规体外和腔内放疗的 ⅡB~ⅢB 子宫颈癌患者,放疗前行 CT 扫描并勾画靶区,临床靶区(CTV)包括子宫、子宫颈、阴道等原发肿瘤区域及髂总、髂外、髂内、闭孔、骶前淋巴结等区域和其周围组织(距血管约 7 mm),计划靶区(PTV)以 CTV 为基础向外放不同距离形成 PTVA、PTVB、PTVC 和 PTVD,通过剂量-体积直方图与传统前后两野等中心照射技术对比,了解随着计划靶区的变化,危险器官受照容积的变化,结果显示膀胱和小肠接受 30 Gy、40 Gy、45 Gy 剂量的体积采用 IMRT 技术均小于前后两野照射技术,随着靶区的扩大,受照体积随之增加($P = 0.000$)。但是,与前后两野对比,IMRT 计划并非均能很好地保护直肠,靶区向后扩展≤10 mm,直肠受照体积的变化才具有统计学差异($P = 0.001$),靶区扩展至 15 mm 时,直肠受照体积无论是低剂量或是高剂量 IMRT 计划均大于前后两野照射。有学者认为采用 IMRT 技术代替常规体外放疗能减少膀胱、小肠和直肠受照体积,其优势随着计划靶区的扩大而减少,靶区的精确勾画和定位的高度重复性,以及对内在器官运动的了解,是 IMRT 的基础。

5.治疗时间

Girinsky 报道:治疗总时间≥52 天,局部控制率和生存率每天减少 1%;Petereit 报道:治疗总时间<55 天的局部控制率为 87%,≥55 天为 72%($P = 0.006$),5 年生存率分别为 65% 和 54%($P = 0.03$)。

FIGO 推荐:总治疗时间为 6~7 周。

6.总量

DT 45~50 Gy(30 Gy 后分野照射);每次量:DT 1.8~2.0 Gy;每周 5 次,腔内治疗当天一般不给体外照射。

FIGO 推荐:体外加腔内照射放射生物剂量,A 点为 85~90 Gy,B 点为 55~60 Gy。

7.体外照射剂量参考点

多年来均以"A"点为子宫颈癌腔内照射量的计算点。"B"点为子宫颈癌体外照射量的计算点。

A 点:放射源末端上 2 cm,外 2 cm。B 点:放射源末端上 2 cm,外 5 cm(相当于 A 点外 3 cm)。Fletcher 提出了淋巴区梯形定位法:从耻骨联合上缘中点至骶骨 1~2 中点连线,在此线中点与第 4 腰椎前中点连成一线,在此线中点平行向两侧延伸 6 cm,此点为髂外淋巴区域。在第 4 腰椎前中点平行向两侧延伸 2 cm,此点为腹主动脉旁淋巴区域。髂外区与腹主动脉旁区连线的中点为髂总淋巴区。

Chassagne 等提出:以髋臼上缘最高点作一平行线与髋臼外缘的垂直线交叉为盆壁参考点,代表宫旁组织盆壁端及闭孔淋巴结的区域。

(四)腔内放疗

1.近距离照射与体外照射的区别

近距离照射与体外照射有 3 个基本区别(表 16-3)。

表 16-3　近距离照射与体外照射的区别

区别项目	近距离照射	体外照射
放射源强度	弱	强
照射强度	近	远
照射体积	小	大
剂量均匀度	不均匀	相对均匀
正常组织损伤	辐射损伤很少	在照射范围内的组织和器官都有损伤

2.近距离照射

将密封的放射源直接放入人体的天然管腔内(如子宫腔、阴道等)为腔内照射。放射源直接放入肿瘤组织间进行照射为组织间照射,二者统称为近距离照射。子宫颈癌的腔内放疗有其自然的有利条件,子宫颈、宫体及阴道对放射线耐量高、放射源距肿瘤最近,以小的放射体积量可取得最大的放疗效果。腔内放疗采用的是后装技术。

(1)后装腔内治疗机的分类。后装腔内治疗机根据其对"A"点放射剂量率的高低可分为3类:①低剂量率后装腔内治疗机"A"点剂量率在 0.667~3.33 cGy/min。②中剂量率后装腔内治疗机"A"点剂量率在 3.33~20 cGy/min。③高剂量率后装腔内治疗机"A"点剂量率在 20 cGy/min以上者属高剂量率后装腔内治疗机。目前腔内放疗应用最广泛。

(2)腔内放疗剂量的计算及参考点:传统的腔内放疗的剂量是以毫克·小时表示,毫克是重量单位,小时是时间单位,两者都不是放射剂量单位,所以毫克·小时只是经验剂量,它不能确切反映肿瘤剂量。后装腔内放疗剂量是以"A"点为参考点计算的。"A"点作为参考点只用于子宫颈癌的腔内放疗,对宫体癌及阴道癌则不适用。①A 点:放射源末端上 2 cm,外 2 cm。②B 点:放射源末端上 2 cm,外 5 cm(相当于 A 点外 3 cm)。③子宫颈口参考点:放射源末端。④宫底参考点:放射源顶端延长线外 1 cm。⑤膀胱参考点:侧位片为通过球心的垂直线与充盈球后壁的交点,正位片为球心。⑥直肠参考点:宫腔源末端垂直线与阴道壁的交界处下方 0.5 cm。参考体积(ICRU38♯报告规定):A 点等剂量面包绕的体积(容器、放射源配置不同,参考体积的形状、大小不同),用长、宽、高三个径线描述。

(3)三维腔内放疗概念:由于每次治疗时放射源的位置不可能完全相同,肿瘤体积亦经常变化。理论上的"A"点剂量与实际剂量相差甚远。肿瘤是立体的,只用一点的剂量来表示也同样不能反映出肿瘤的真正受量,因此,2004 年 GEC-ESTRO 成立了工作组,专门研究以 3D 影像为基础的子宫颈癌近距离治疗计划设计问题,目的是提出可供交流比较的 3D 近距离治疗的基本概念和术语。在研究时考虑了近距离治疗主要作为子宫颈癌治疗的一部分,靶区在诊断时、近距离治疗开始时和治疗期间的变化,按照肿瘤负荷和复发的危险程度,分为三个 CTV:高危 CTV(high risk CTV,HR CTV)、中危 CTV(intermediate risk CTV,IR CTV)和低危 CTV(low risk CTV,LR CTV)。需要在诊断和每次近距离治疗时系统描述 GTV 和 CTV。其提出的 GTV 和 CTV 的概念与体外照射的概念不同。GTV 在三维近距离治疗计划中可分为诊断时的 GTV(GTVD)和近距离治疗时的 GTV(GTVB)。当患者只进行近距离治疗时,GTVB 等于 GTVD。

GTVD 指在治疗前诊断时由临床检查和影像学资料,特别是 MRI 和/或 PET-CT 所见到的肿瘤范围。

GTVB 指在每次近距离治疗前检查所见的 GTV,表示为 GTVB1,GTVB2 等。

HR CTV 指每次近距离治疗时表示高肿瘤负荷区,为肉眼可见肿瘤区,包括全部子宫颈和近距离治疗前认定的肿瘤扩展区。其剂量按肿瘤体积、分期和治疗方式确定。

IR CTV 指每次近距离治疗时明显的显微镜下肿瘤区,是包绕 HR CTV 的 5~10 mm 的安全边缘区。此安全边缘的确定需要参考原肿瘤大小、位置、有可能的肿瘤扩展区和肿瘤治疗后的缩小情况,以及治疗方式。

LR CTV 指可能的显微镜下肿瘤播散区,可用手术或外照射处理,在近距离治疗时不具体描述。

2006 年该工作组提出了在三维近距离治疗中使用剂量-体积直方图来评估各治疗靶区的累积受量。对于 GTV、HR CTV、IR CTV 的评估采用 D_{90} 和 D_{100},即分别为覆盖 90% 和 100% 靶区的最小剂量,用 V_{150} 和 V_{200} 来评价高剂量体积,即分别为受量为 150% 和 200% 处方剂量的覆盖体积,对危及器官的评估,因为空腔脏器直结肠、膀胱受照射的组织壁体积的最高剂量与远期反应密切相关,故评估最接近施源器的受照射的 $0.1\ cm^3$、$1\ cm^3$、$2\ cm^3$ 体积或 $5\ cm^3$、$10\ cm^3$ 体积的最小剂量。此报道对即将广泛应用的子宫颈癌三维计划近距离技术起很重要的作用,将从根本上改变过去妇科近距离后装治疗的剂量学观念。

依靠影像学资料设计近距离治疗计划是目前近距离放疗领域最热门的研究之一,子宫颈癌的研究主要是将传统的技术结合了新的影像技术。放疗的成功与失败在很大程度上取决于靶区照射剂量的准确性,改变放射剂量、时间等因素也成为提高放疗疗效的一条重要途径。三维近距离放疗更有利于确定靶区剂量的精确性,使研究子宫颈癌腔内后装治疗中靶区和正常组织相互关系,以及剂量分布变得精确和直观,实现了后装治疗的三维剂量优化,个体化和可视化。由于子宫颈癌腔内后装治疗的主要并发症有放射性直肠炎和放射性膀胱炎,采用三维后装治疗计划系统就能明显减少直肠、膀胱并发症。Viswanathan 等报道 10 例患者应用 CT 和 MRI/兼容性施源器置入后,进行断层影像扫描,在三维影像上勾画 CTV 和 OAR,CTV 包括肿瘤、高风险(HR)和中级风险(m)区域;处方剂量包括 90% 和 100% 体积(D_{90} 和 D_{100})的最小剂量;用剂量-体积直方图分析判断,肿瘤体积在高度和厚度 CT1 轮廓(CTStd)与 MRI/轮廓相比无显著差异,宽度在 HR CTV(CTStd)存在统计学差异;证实了 CT 和 MRI 均可以用于近距离放疗的计划设计。Lin 等对 15 例子宫颈癌应用 PET 影像进行近距离治疗计划的设计,在植入施源器后进行 PET 扫描,用 CMS Focus 治疗计划设计,随访 24 个月,发现 PET 显示病灶体积较大者($>187\ mm^3$)和 100% 覆盖肿瘤的等剂量曲线剂量小者复发率较高。

(4)腔内治疗操作注意事项:①严格无菌操作。②宫腔管要求放置至宫底。③根据肿瘤具体情况、仪器设备选择适宜的阴道容器与宫腔管。④认真填塞纱布,将膀胱和直肠推开,使之远离放射源。⑤阴道源与宫腔源的布源要合理,照顾阴道、子宫颈、宫底肿瘤,尽量减少膀胱和直肠受量。

(五)综合治疗

由于放疗技术及化疗药物的迅速发展,手术治疗走向个别化或缩小手术范围配合以放疗和/或化疗,并已取得良好的效果。

术前辅助近距离腔内放疗,达到减少肿瘤负荷,创造手术条件,但远期生存率未见提高。对于具有高危因素的早期子宫颈癌患者术后辅助放、化疗仍被大多数人所采用。

1999 年先后报道了由 GOG、SWOG、RTOG 进行的 5 组以顺铂为基础的同步放、化疗大样本前瞻性随机对照临床研究结果,尽管各研究组内临床期别、放射剂量、放射方法及含顺铂的化疗方案不尽相同,但结果都证明同步放、化疗能明显改善生存率,使死亡危险下降 30%～50%,因而奠定了同步放、化疗在子宫颈癌综合治疗中的地位,被美国国立癌症研究所推荐为子宫颈癌治疗的新标准。

放、化疗同步进行必将增加治疗并发症的风险,如出现 Ⅰ～Ⅱ 度并发症,给予积极的对症处理;如出现 Ⅲ 度以上并发症,首先考虑化疗减量(一般减 25%),必要时停化疗,甚至放、化疗均停止治疗,同时给予积极的对症处理。

(六)治疗中及治疗后处理

放疗的反应主要是在造血系统、消化系统和泌尿系统。造血系统的反应主要表现为白细胞计数减少、血小板减少等,消化系统反应多表现为食欲缺乏、恶心、呕吐、腹泻等,泌尿系统反应多表现为尿频、尿急、尿痛等。对这些患者应积极对症处理,一般都能够使患者在最大限度地保持在良好状态下,按计划完成放疗。治疗过程中应定期做化验检查及查体,一般情况下每周查白细胞 1 次。疗程中、治疗结束及随诊时,均应做全面查体、血、尿常规和胸部透视检查,其他检查根据需要进行。发现并发症应及时处理,以免影响疗效。自治疗开始起即应坚持阴道冲洗,每天或隔天 1 次,直至治疗结束后半年以上,无特殊情况可改为每周冲洗 1～2 次,坚持 2 年以上为好,以减少感染、促进上皮愈合、避免阴道粘连。按计划完成治疗后,如检查局部肿瘤消失、子宫颈原形恢复、质地均匀、硬度正常、宫旁组织硬结消失、质地变软、弹性好转,则可认为治疗结果满意,可以结束治疗。治疗后恢复期,亦应保证营养和休息。治疗后 2～3 周行第 1 次随诊检查,6～8 周行第 2 次随诊检查,并决定是否需要补充治疗。以后根据检查情况 3～6 个月随诊 1 次。治疗后 2 年以上者,6 个月～1 年随诊 1 次。如有可疑情况,可提前随诊。

(七)放疗结果

1.生存率

综合国内外报道的材料,各期子宫颈癌放疗的五年生存率(表 16-4)。

表 16-4　各期子宫颈癌放疗的五年生存率(%)

	期别	Ⅰ	Ⅱ	Ⅲ	Ⅳ	合计
综合国外资料	例数	35 480	45 844	36 286	6 195	123 805
	五年生存率(%)	79.2	58.1	32.5	8.2	54.1
综合国内资料(13 单位)	例数	616	5 005	3 767	82	9 470
	五年生存率(%)	86.2	66.6	48.7	19.5	60.1
中国医学科学院肿瘤医院	例数	320	2 028	5 509	199	8 056
	五年生存率(%)	93.4	82.7	63.6	26.6	68.7

2.放疗并发症

(1)早期并发症:包括治疗中及治疗后不久发生的并发症。①感染:感染对放疗效果有明显的影响,应积极处理。②骨髓抑制:同期化疗将加重骨髓抑制,最常见是白细胞计数下降,应给予注射重组人粒细胞集落刺激因子,必要时调整放疗计划。③胃肠反应:多发生在体外照射时,轻者对症处理,重者调整放疗计划。④直肠反应:是腔内照射较常见的早期并发症。直肠反应的主要表现为里急后重、大便疼痛、甚至有黏液便等;有直肠反应者,应减少对直肠的刺激、避免便秘、保证供应充足的营养和水分、预防感染。直肠反应在治疗期间很少出现,如出现则应暂缓放疗,积极处理,待症状好转后再恢复照射,必要时修改照射计划。⑤机械损伤:主要发生在腔内照射的操作过程中,最多见的是子宫穿孔及阴道撕裂。在宫腔操作时发现患者突然下腹痛或探宫腔已超过正常深度而无宫底感时,应考虑为子宫穿孔。这时应立即停止操作、严密观察、预防感染、严禁反复试探宫腔。如有内出血,应及时手术处理。行阴道腔内照射时,阴道狭窄或阴道弹性不佳者,由于阴道容器过大、操作粗暴,均可造成阴道裂伤。操作过程中如发现有突然出血或剧痛,应检查有无阴道损伤,如有裂伤应即刻终止治疗,充分冲洗阴道、局部用抗生素、避免感染、促进愈合;如裂伤较深或有活动性出血,应及时缝合。

(2)晚期并发症。①生殖器官的改变:体外照射和腔内照射对生殖器官都有影响。放疗后可引起照射范围内组织纤维化表现包括:阴道壁弹性消失、阴道变窄;子宫颈及宫体萎缩变小;子宫颈管引流不畅引起宫腔积液,合并感染可造成宫腔积脓;卵巢功能消失而出现绝经期症状;纤维化严重者,可引起循环障碍或压迫神经导致下肢水肿或疼痛。②消化道的改变:受影响最多的肠道是小肠(主要是回肠)、乙状结肠及直肠。可引起肠粘连、狭窄、梗阻、溃疡甚至瘘,临床表现为腹痛、腹泻、里急后重感、肛门下坠疼痛、黏液便甚至血便等。常表现为直肠镜检可见肠黏膜水肿、充血、溃疡甚至成瘘,尤以直肠为多见。放射性直肠炎 80% 在完成放疗后 6 个月至 2 年间出现,大部分在 3 年内可望恢复。肠道的放射损伤很难治疗,主要是对症处理,重要的是预防。③泌尿系统的改变:最多见的是放射性膀胱炎,但发生率低于放射性直肠炎。出现时间在放疗后1~6 年出现,大部分在 4 年内恢复。主要表现为尿频、尿急、血尿甚至排尿困难。膀胱镜检查可见:膀胱黏膜充血、水肿、弹性减弱或消失、毛细血管扩张、甚至出现溃疡。处理只能对症、预防感染、止血、大量补充液体等,出血严重者需在膀胱镜下电灼止血。需手术止血者罕见。放疗对宫旁组织及输尿管的影响均可导致输尿管不同程度的梗阻,进而出现不同程度的肾盂积水及输尿管积水。肾盂积水患者主诉常为腰痛,检查为患侧肾区叩痛,通过 B 超、放射性核素肾图或肾盂造影即可确诊。④对骨骼的影响:盆腔体外照射可以影响骨盆及股骨上段。⑤放射致癌:子宫颈癌放疗后发生恶性肿瘤的发生率为 0.52%,发生部位最多的是子宫体,其次为直肠、膀胱、卵巢软组织及骨骼等。放射癌的诊断原则:①有放疗史;②在原放射区域内发生的恶性肿瘤,并能排除原肿瘤的复发、转移;③组织学证实与原发癌不同;④有相当长的潜伏期。

3.影响预后的因素

除临床分期对疗效有明显的影响以外,还有一些因素也不同程度地影响子宫颈癌放疗的预后。

(1)贫血:子宫颈癌的长期慢性失血或急性大出血,均可导致贫血。血红蛋白的高低与放疗疗效直接有关。中国医学科学院肿瘤医院对子宫颈癌Ⅱ、Ⅲ期患者分析显示:放疗前血红蛋白在 80 g/L 以下者比 120 g/L 以上者 5 年生存率低 30% 左右。

(2)宫腔积脓:子宫颈癌合并宫腔积脓的 5 年生存率比无宫腔积脓者低 10% 左右。

(3)盆腔感染:包括附件炎、宫旁组织炎、盆腔腹膜炎及盆腔脓肿等。Ⅲ、Ⅳ期子宫颈癌合并盆腔感染者比无盆腔感染的放疗 5 年生存率低 18%。

(4)输尿管梗阻:子宫颈癌向宫旁扩展,可压迫输尿管造成输尿管梗阻,继而发生输尿管或肾盂积水。子宫颈癌合并轻度肾盂积水者和肾盂积水治疗后好转者,其预后与无肾盂积水无差异,而重度肾盂积水者、治疗后肾盂积水加重者或治疗后出现肾盂积水者预后不佳,其 5 年生存率比无肾盂积水者低 13%。

(5)组织类别:一般认为腺癌对放射线的敏感性低于鳞状细胞癌。

(6)剂量和疗程:适当的剂量和疗程可以提高"治疗比例",使放射线给肿瘤以最大的破坏,使正常组织的损伤减少到最低限度,因而放疗的剂量与疗程都可以影响疗效。剂量过小或疗程过长,达不到对肿瘤的最大破坏作用,当然影响疗效。剂量过大或疗程过短,可破坏肿瘤周围的屏障和局部组织的修复能力,也会降低治愈率。

四、子宫颈癌的手术治疗

(一)子宫颈癌手术治疗发展的历史回顾

子宫颈癌广泛子宫切除术已有百年的历史,从 Werthiem 到 Meigs 至现代手术治疗,也就是不断改进、发展、完善的过程。

1.开创期

1878 年 Freund 行经腹广泛子宫切除术治疗子宫颈癌,手术死亡率为 50%。1879 年 Czerny 行经阴道广泛子宫切除术,死亡率为 70%。1893 年 Schuchardt 改进经阴道广泛子宫切除术,死亡率仍为 60%～70%。

1895－1897 年 Ries、Clark、Rumpf 改进经腹广泛子宫切除术,死亡率仍为 50%。以上时期,因为诊断、无菌、消毒和麻醉等学科未发展,所以有如此高的手术死亡率。

2.Werthiem 期

1898 年 11 月 6 日 Wertheim 在进一步改良 Rumpf 手术式的基础上,在维也纳医学会演示经腹广泛子宫切除术并首次清扫盆腔淋巴成功,成为经典的子宫颈癌广泛子宫切除术。至今,广泛子宫切除术也称为 Werthiem 手术以作纪念。但当时手术死亡率仍为 25.2%,手术范围也不够广泛。

1901 年 7 月 1 日 Schauta 在进一步改良 Schuchardt 手术式的基础上,进行了经典的经阴道广泛子宫切除术,后称为 Schauta 手术。当时手术死亡率仍为 19%,5 年治愈率达 41%。以后 Amreich(1921 年)、Stoeckel(1928 年)、Navratil 继续改进,但因盆腔淋巴结切除不便,疗效较经腹手术差,开展缓慢。1940－1950 年对盆腔淋巴清扫与广泛子宫切除如何配合,谁先谁后及两者间隔时间观点不一。1949 年 Navratil 首次行腹膜外淋巴结清扫,然后经阴道广泛切除子宫。张其本改良腹膜后淋巴清扫后经阴道子宫广泛切除报道 290 例,I 期 5 年存活率为 93.3%,Ⅱ期为 92.5%。

Wertheim 手术经过改良后,由其学生 Werner,以及 Latzko、Schiffmanm 等提出了重要的改变,即扩大了手术范围。于 1911 年报道 500 例子宫广泛切除术及选择性盆腔淋巴结清扫术,手术死亡率为 10%。

3.发展期

1911 年 Bonny 改进经腹广泛子宫切除术,死亡率降低到 11%～20%。1921 年 Okabayashi 提出更为广泛的子宫切除术。但在 20 世纪早期,子宫广泛切除术的死亡率仍高。1898 年居里夫人发现了镭,1907 年 Kleim 用镭治疗子宫颈癌。由于放疗后死亡率低、存活率高,各种方式的镭疗,得到广泛应用,包括 Paris、Stockholm、Manchester 三种腔内放疗的应用等方式加上盆腔外照射,其 5 年治愈率达 40%;在第 1 次世界大战后,随着输血技术的发展,抗生素的出现等有力地推动了子宫颈癌手术治疗的进一步发展。1930 年 Meigs 改良了 Wertheim 手术,增加了更广的盆腔淋巴结清扫术,治愈率增加了 30%。Parsons、Ufelder、Green、Brunschwig、Barber、Morton、Pratt、Symmonds、Rutledge、Marlex、Nelson、Averette、Shingleton 等各自进行了改进,减少了泌尿系统及其他并发症,并保持了广泛的切除宫旁组织,以及完全的盆腔淋巴结清扫术,提高了生存率。1941 年冈林改进经腹广泛子宫切除术,死亡率＞10％。1944 年 Meigs 进一步改进经腹广泛子宫切除术,将 Wertheim 手术与 Taussig 经腹盆淋巴系统切除结合为 Wertheim-Meigs 式手术,手术死亡率为 0。

4.近代期

1950 年 Brunschwig 提出盆腔廓清手术,1951 年 Meigs 报道改良 Werthiem 手术 500 例的经验,使经腹广泛子宫切除术更广泛,更安全,5 年成活率Ⅰ期 81.8％,Ⅱ期 61.8％。1950－1970 年 Ogino、Okabayashi、Sakamoto 等对手术步骤的先后顺序与根治手术的彻底性进行修改,采取保护输尿管措施等称为东京大学术式。

5.我国内地开展子宫颈癌手术治疗的历史

子宫颈癌广泛切除手术于 20 世纪 40 年代末引进我国,20 世纪 50 年代初,我国学者进一步改良国外术式,率先在国内各地开展子宫颈癌广泛切除手术,手术方式以 Werthem 手术为基础,以后又吸取冈林、Meigs 等手术方式的优点而进行改良。形成我国早期的子宫广泛切除术及盆腔淋巴结清扫术式,尤其是柯应夔、林元英 1962 年所著《子宫颈癌子宫广泛切除术图谱》一书对培训当时青年医师学习掌握子宫颈癌广泛子宫切除术起到重要作用。并推动了全国子宫颈癌手术治疗的开展。1957－1960 年北京、天津、上海、安徽、山东、江西、成都、广州、武汉等全国各地先后开展了大规模的子宫颈癌普查普治工作,进一步促进了子宫颈癌手术治疗的开展,各大医院相继开展经腹广泛子宫切除术。唯安徽坚持经阴道广泛子宫切除术。

6.台湾地区的子宫颈癌手术治疗历史

在台湾地区,随着经验的累积和相关技术的进步,对子宫广泛切除手术做了无数次的技术修改。20 世纪 70 年代,美国的 Piver、Rutledge、Smith 等人更将子宫广泛切除手术分成五级,台湾地区也在 20 世纪 80 年代初开始执行。

仔细看起来,五级手术的每一级的切除范围都有不同。其实,关键还是在于输尿管周围子宫膀胱韧带的剥离程度,和与它相关子宫颈和阴道旁组织的切除范围。第 3 级以上尤其是第 4 级和第 5 级子宫根除的技术训练越来越有深度,越来越需要团队的默契。

现今,子宫广泛切除手术一般都包括切除子宫两旁的子宫旁组织、子宫骶韧带、子宫膀胱韧带的一部分、阴道上 1/4～1/3 或离开阴道病灶 1～2 cm,以及整个子宫的切除,同时还包括两侧最少四部分骨盆腔淋巴的摘出:髂总、髂内、髂外、闭孔淋巴。很显然,手术本身很复杂,切除范围因为前接膀胱、后邻直肠、两侧是输尿管,都很容易受损,产生并发症,大小的动静脉血管尤其多,更容易出血。一旦出血,增加了操作时间,容易产生手术后胀气,甚至肠梗阻。因此,需要充分了解骨盆解剖的妇科医师或妇科肿瘤医师、经常做子宫广泛手术的医师才能进行这个手术,更需要好的团队,包括好的助手、好的刷手护士、好的麻醉师的配合。故此,目前在台湾地区都是在癌症医学中心至少是设备很好的医院才能够做。

台湾地区的子宫广泛切除术是指将主韧带在盆壁及肛提肌处切除,宫骶韧带在靠近其下外侧附着处切除,也有专家提出保留 1 cm 的主韧带及宫骶韧带,以利排尿功能的迅速恢复。在切除主韧带时,免不了将输尿管从其通路进入主韧带到达输尿管阴道交叉点的附着物分离出来,这样会使某些输尿管节段因为危及血管而不能存活,结果子宫广泛切除术后可能导致难以恢复的输尿管瘘(约占 2％)。阴道必须切除上段的 1/3～1/2。宫旁组织应根据病灶范围切除 4 cm 以上,必要时可达盆壁,并且需同时做盆腔淋巴结清扫术。本手术适用于Ⅰ$_B$～Ⅱ$_A$期子宫颈癌患者。

(二)子宫颈癌手术治疗的指针

(1)已有病理学检查确诊为子宫颈浸润性鳞癌或腺癌。

(2)临床期别:长期以来,均以 I_{B1}～II_A 为主,近 20 年来,由于患者年轻化考虑治疗后生活质量和新辅助化疗的应用,对于 II_B～III_B 的中青年患者,可考虑先给予新辅助化疗后,经过严格评估达到完全缓解或部分缓解者选择广泛子宫切除术。

(3)全身情况无严重心、肝、肾、肺或其他影响手术疾病均可手术。

(4)年龄已不是限制条件,70 岁以上也可手术,但老年患者一般预后较差。

(5)肥胖患者根据手术医师的经验也不受限制。

(6)手术也适用于合并妊娠的患者,以往曾认为妊娠者不宜行子宫广泛切除术,但通过实践国内外学者都认为妊娠不是禁忌证,在妊娠早期、中期的患者,行子宫广泛切除术并不会增加手术的并发症。

(7)子宫颈残端癌、阴道狭窄的子宫颈癌患者及不宜用放疗的子宫颈癌患者。

(8)45 岁以前首先考虑手术治疗,以保留卵巢和阴道功能。

(9)部分经放、化疗后中心性复发或晚期病例也可再次选择手术治疗。

(三)子宫颈癌广泛子宫切除术的各种手术方式和类型

1.子宫颈癌手术的方式

(1)典型术式为经腹广泛子宫切除术Ⅲ+盆腔淋巴清扫术。目前仍以此术式为主要和基本术式。

(2)经阴道广泛子宫切除术+腹腔镜盆腔淋巴清扫较少施行,需有经腹和经阴道手术的熟练基础。

(3)腹腔镜子宫广泛切除术+盆腔淋巴清扫术:近 10 年来增加,需有经腹广泛手术基础和熟练的腹腔镜技术。

(4)子宫颈广泛切除术+盆腔淋巴清扫术:对少数青年需保留生育功能患者应用可经腹、经阴道或腹腔镜手术,严格选择适应证及患者。

不管是哪一种术式,都应该根据临床期别、手术指针等,按照广泛子宫切除术Ⅰ、Ⅱ、Ⅲ、Ⅳ各分级的标准,达到手术应该切除的范围和要求。

2.子宫颈癌的广泛子宫切除术的分级类型标准

Wertheim 进行了第一例经腹子宫广泛切除术及部分盆腔淋巴结清扫术。经过发展和改进,随着经验的累积和相关技术的进步,做了无数次的技术修改。结果却很难比较。20 世纪 30 年代 Piver、Rutledge、Smith 等人将广泛子宫切除术分成五级,并于 20 世纪 50 年代在美国德州安德森医院开始执行。

(1)广泛子宫切除术(Ⅰ级):即筋膜外子宫切除术,在输尿管的内侧接近子宫颈分离侧面但不包括子宫颈间质,在子宫颈附着处切断宫骶韧带,切除的阴道壁为 1 cm 左右。沿子宫将子宫颈旁组织切除,是扩大筋膜外全子宫切除,不包括盆腔淋巴清扫术。适合于子宫颈原位癌,以及 I_{A1} 或 I_{A2},以及颈管型子宫颈癌放疗后的手术治疗。

(2)广泛子宫切除术(Ⅱ级):Wertheim 手术,又称次广泛子宫切除术,切除范围包括主韧带、子宫骶韧带的一半即骶韧带浅层,保留了膀胱神经,术后不需要长期留置导尿管,然后切除在子宫颈及盆壁之间子宫颈外侧 2～3 cm 的距离处分离及切除主韧带。具体操作是在输尿管内侧及在附着处的前方游离输尿管,但外侧仍附着于主韧带,这样保存了输尿管的血供,大大减少了输尿管瘘的可能性。最后切除 2 cm 的阴道和整个子宫,将输尿管推向外侧,在输尿管内侧切除主韧带。不需分离子宫膀胱韧带。子宫动脉也在输尿管内侧结扎。通常需要行盆腔淋巴清扫术。适合 I_{A2},以及放疗后仅有子宫颈部分残留或复发的患者。

(3)广泛子宫切除术(Ⅲ级):标准的、典型的广泛子宫切除术,切除子宫和全部靠盆壁切除主韧带、骶韧带、宫旁及阴道旁组织和阴道上 1/3。子宫动脉在髂内动脉根部结扎。打开输尿管隧道后,再分离切断膀胱子宫颈韧带,再切除阴道旁组织。常规盆腔淋巴清扫,适合 I_B~II_A 患者,是最常用的手术。

(4)广泛子宫切除术(Ⅳ级):如髂总淋巴可疑(+)则需清扫腹主动脉旁淋巴,比Ⅲ级更为广泛的术式。包括输尿管周围组织、结扎膀胱上动脉,以及阴道上半部 3/4 切除,切除广泛的子宫颈旁和阴道旁组织及盆腔淋巴结清扫或腹主动脉淋巴清扫。适合于盆腔中心复发并可保留膀胱的患者。

广泛子宫切除术不包括输卵管、卵巢。因此以上术式均可根据患者年龄、绝经与否而保留双侧卵巢输卵管,如考虑术后可能放疗则将卵巢血管游离,将卵巢固定于双侧结肠旁高位。

(5)广泛子宫切除术(Ⅴ级):即盆腔廓清术,除上述广泛子宫切除术外,还包括切除部分输尿管和部分或全部膀胱或直肠。因此,需要行输尿管再植入膀胱或做结肠/回肠代膀胱和结肠造瘘/人工肛门的手术。

(四)子宫颈癌手术治疗的选择

1.早期病例

(1)I_{A1} 期:子宫广泛切除术Ⅰ,不需盆腔淋巴清扫。

(2)I_{A2} 期:子宫广泛切除术Ⅱ+盆腔淋巴清扫术。

(3)I_{B1} 期:子宫广泛性切除术Ⅲ+盆腔淋巴清扫术。以上情况如患者要求保留生育功能,可选择子宫颈广泛切除术。

2.局部晚期病例

(1)I_{B2} 期:术前放疗或化疗 2~3 疗程化疗后评估可行手术者,子宫广泛性切除术Ⅳ+盆腔淋巴清扫术,腹主动脉旁淋巴清扫术。

(2)II_{A1} 期:术前放疗或 2~3 疗程化疗后,子宫广泛性切除术Ⅲ+盆腔淋巴清扫术。

(3)II_{A2} 期:同 I_{B2} 处理。

(4)II_B~III_B 期:术前 2~3 疗程化疗后评估可行手术者,子宫广泛性切除术Ⅲ+盆腔淋巴清扫术,腹主动脉旁淋巴清扫术。

I_{B2} 以上的病例,术前仅新辅助化疗或同时给放疗。以患者年龄和是否保护卵巢和阴道功能考虑,年轻患者术前新化疗即可。以上手术类型可根据医师的经验、习惯和条件,选择经腹、经阴道或腹腔镜手术。

3.FIGO 处理

2012 年 FIGO 癌症委员会指南推荐子宫颈癌的处理方法如下(表 16-5)。

4.子宫颈癌治疗后中心性复发

放疗后复发可选择盆腔廓清术(前盆、后盆、全盆廓清术)。如子宫颈治疗后复发已达盆壁或盆底:可考虑选择 LEER 手术或 CORT 手术,此两种手术创伤特别巨大需严格术前评估并组织外科、泌尿、麻醉科医师共同制订手术计划实施。

表 16-5 子宫颈癌的处理(FIGO,2012)

分期	术式	
ⅠA1	简单子宫切除术	特殊情况可做大锥切保证切缘(一)
ⅠA2	简单子宫切除术	
	或Ⅱ级子宫广泛切除术	特殊情况可做大锥切
	加盆腔淋巴清扫术	或子宫颈广泛切除术及盆腔淋巴清扫
ⅠB1	Ⅲ级子宫广泛切除术加盆腔淋巴清扫术或放疗	特殊情况小病灶可行子宫颈广泛切除术加盆腔淋巴清扫术
ⅠB2	放、化疗或Ⅲ级子宫广泛切除加盆腔清扫术或新辅助化疗,放、化疗	特殊情况先新辅助化疗后选择患者作广泛子宫切术Ⅲ
ⅡA1或ⅡA2	放、化疗或放、化疗后选择Ⅳ级广泛子宫切除术	特殊情况先行新辅助化疗后选择广泛子宫切除术Ⅲ加盆腔淋巴清扫
ⅡB	放、化疗或Ⅳ级广泛子宫切除术加盆腔淋巴清扫术	特殊情况先行新辅助化疗后选择患者作广泛子宫切除术Ⅳ或放、化疗后选择患者作广泛子宫切除术Ⅲ
ⅢA	放、化疗或放疗	
ⅢB	放、化疗或放疗	
ⅣA	放、化疗或放疗	
ⅣB	放、化疗或放疗	盆腔廓清术或临终关怀特别足量吗啡止痛

(五)子宫颈癌手术治疗的优点

(1)准确的病理检查以指导随后治疗。

(2)切除原发癌灶和大的转移淋巴改善预后。

(3)淋巴血管间隙浸润影响预后而不是肿瘤大小。手术后病理明确病变很重要。

(4)治疗时间短,而避免晚期放疗并发症,也避免放、化疗后是否还有残存肿瘤的困难。

(5)可保留卵巢和避免阴道狭窄,可保留内分泌和性功能。

(6)盆腔慢性炎症仍可施行手术。

(7)盆腔包块或解剖不正常致使放疗难于施行,或患者对放疗依从性差者最好选择手术治疗。

(8)首选化疗后广泛手术已成为中、青年子宫颈癌患者治疗方案的发展趋势,选择以手术治疗为主。肥胖患者根据医师经验和手术器械决定。

(9)其他:如Ⅱ期内膜癌、上段阴道癌、子宫颈肉瘤等恶性肿瘤。

(10)也可用于放疗后小的中心复发或小的中心未控病灶,可作为补救措施而不用廓清术,卵巢已不需保留,淋巴则由医师探查决定是否清扫,但并发症尿瘘、肠梗阻比未放疗者明显升高。

(11)细胞分化、血管淋巴管间隙扩散到宫腔都不影响手术选择。

(12)肿瘤灶大小可影响选择,但不是独立影响因素和决定因素,大肿瘤(4 cm³)淋巴(+)较多,最好化疗后手术而不宜直接手术,但巨大的外生性肿瘤阴道完整仍可手术,而内生性侵及阴道则类似ⅡB,应放、化疗。

（六）子宫颈癌手术前、后的辅助治疗

1.手术前后给予辅助治疗的情况

（1）临床期别 I_{B2}、II_B 以上，治疗失败者绝大多数为 II_B 及 III 期。

（2）组织形态和病理分级，腺癌的危险是鳞癌的 2 倍。另外病理分级越高（分化差）复发率及病死率上升。

（3）子宫颈间质浸润深度，与宫旁浸润和淋巴结转移有关，其 5 年生存率（－）88％，（＋）55％，但单纯子宫颈间质浸润深度不说明问题，要与临床期别结合才有意义。

（4）淋巴结转移：一些学者报道，子宫颈癌患者一旦发生淋巴转移，预后很差。但更多的报道子宫颈癌 I_B～II_A 术后发现盆腔淋巴转移而给予放疗或放、化疗，仍可取得很好疗效。这里要明确的是盆腔淋巴还是腹主动脉旁淋巴结转移。如果是腹主动脉旁淋巴结转移，即使给予放、化疗，其生存率极低。可以认为盆腔淋巴结转移是局部问题，可以针对盆腔局部给予治疗，而腹主动脉旁淋巴结转移则是全身性转移，放、化疗效果均很差，预后恶劣。因此，盆腔淋巴结发现癌浸润称为受累，而腹主动脉旁淋巴结发现癌浸润才称为转移，而腹主动脉旁淋巴转移的结果极坏。

I_{A2}、I_{B1} 淋巴（＋）为 2％～8％；腹主动脉很少，如髂总淋巴（＋）则需作腹主动脉淋巴。

I_{B2}～II_A 淋巴（＋）五年生存率为 64％～74％，（－）为 88％～96％。

大量临床资料表明，淋巴结转移是早期子宫颈癌的重要预后因素。淋巴转移的发生率：I_B 为 0～17％；II_A 为 12％～27％；II_B 为 25％～39％。淋巴结（＋）的个数更加重要，淋巴转移的五年率：1 个为 62％；2 个为 36％；3 个为 20％；4 个为 0。1～2 个单侧淋巴（＋）可与淋巴（－）同样治疗，如单侧 3 个或双侧（＋）可行放、化疗。

（5）手术标本切缘（＋）。

（6）肿瘤体积大小：Burghardt 等报道肿瘤体积＞1 000 mm^3（1 cm^3）宫旁浸润和淋巴转移者较＜1 000 mm^3（1 cm^3）明显增加，生存期明显下降。因临床测量肿瘤体积不能做到，因此以肿瘤直径大小衡量，以＞4 cm^3 为 I_{B2} 的标准。

2.手术前后辅助治疗的选择

（1）一般选用放疗最好在术前 6～8 周结束，术后则在 4 周膀胱直肠功能恢复后开始。

（2）如需要保留卵巢和功能者，仅用化疗即可，不用放疗。

（3）选用放疗时，最好是同期放、化疗，但手术＋放、化疗的不良反应大于单纯放、化疗。

（七）关于子宫颈癌盆腔淋巴清扫术

1.盆腔淋巴清扫手术范围

双侧髂总淋巴结，髂外、髂内淋巴结，深腹股沟淋巴结，闭孔深、浅组淋巴结，如髂总淋巴结可疑，冷冻阳性，再探查腹主动脉旁淋巴结，如腹主动脉旁淋巴结阳性则停止淋巴清扫手术，阴性则行腹主动脉旁淋巴结清扫手术，从肠系膜下动脉平面开始向下，如髂总淋巴结阴性，则行盆腔淋巴清扫手术即可。盆腔淋巴结清扫术有以下两种手术方法。

（1）切开腹壁进入腹腔：剪开盆腔腹膜暴露腹膜后区域，然后采用逆行切除方法，即从子宫颈外围开始打开骨盆漏斗韧带，从上向下依次暴露髂总、髂内、髂外血管和输尿管等，并剥离其周围脂肪及淋巴组织，自外周向内整块切除以上各组淋巴结。

（2）腹膜外盆腔淋巴结清扫由上向下：同样切开腹壁，暴露腹膜，但不切开腹膜，而是将腹直肌筋膜与腹膜分开，然后将腹膜用手掌轻轻向中央推开，在膀胱侧方间隙显露出腹膜外盆腔，找到该侧圆韧带腹膜外部分，钳夹、切断、贯穿缝扎，暴露髂血管，用手指将腹膜向内侧分离。于是与经腹腔内盆腔淋巴结清扫手术同样操作,以清除各组淋巴结。腹膜外盆腔淋巴结清扫手术的优点是手术时未切开腹膜,干扰腹腔内脏器较少、时间较短,手术后恢复快,其缺点是手术野的暴露不如腹膜内行手术方便。

2.对淋巴清扫的不同观点

很多年来,对子宫颈癌手术时是否需要作盆腔淋巴结清扫术存在争议。不赞成作盆腔淋巴结清扫术的理由有:①赞成做阴道子宫广泛切除术者认为不需做盆腔淋巴结清扫术,治愈率与经腹子宫广泛切除术及盆腔淋巴结清扫术者相同。②认为盆腔淋巴结清扫术也是不完全的手术,要切除所有盆腔淋巴结在技术上是不可能的。③在盆腔淋巴结癌转移病例中,也有很多病例腹主脉旁淋巴结已有癌转移,而高位腹主动脉旁淋巴结是不可能完全清除的。④80%～90%的患者不需清扫盆腔淋巴结。

赞成子宫颈癌手术时需要清扫淋巴结的理由:①盆腔淋巴结清扫术有助于进行足够的围绕子宫颈癌的中心性解剖。②盆腔淋巴结清扫术有助于估计预后,并且可以确定患者术后是否需要加用放疗。③手术时如发现盆腔淋巴结有转移,就应进一步做腹主动脉旁淋巴结清扫。但不需做常规腹主动脉旁淋巴结清扫。有15%～20%的病例盆腔淋巴结为阳性,术后选择性加放、化疗,其效果较不做盆腔淋巴结清扫而仅于术后加用放、化疗为好。报道子宫颈癌患者做子宫广泛切除术及盆腔淋巴结清扫术,明显降低了治疗后的死亡率和复发率。盆腔淋巴结有转移及(或)腹主动脉旁淋巴结(+)者,做淋巴结清扫术后再加放、化疗,其5年生存率明显提高。Meigs的报道手术后的患者、盆腔淋巴有侵犯的患者,5年存活率为42%;Kastner、Mitra等的报道,盆腔淋巴没有侵犯的患者,5年存活率高达90%以上。

淋巴结的不同检查方法的比较:CT为5%～67%;MRI为86%;淋巴造影为22%～79%;B超为80%;PET-CT为82%～91%。

因此子宫颈癌盆腔淋巴清扫不是一个完美理想的方法,但在目前没有更好的方法之前仍旧需要淋巴清扫术。

Hockel(2013年)认为,一个有经验的妇科肿瘤医师,可以进行彻底的淋巴清扫,即动、静脉前后左右的脂肪、淋巴和结缔组织完全彻底地清除掉,即可到达彻底的淋巴清扫,如果这样,即使清除的淋巴结病检阳性,也可不再做补充放、化疗,疗效和补充放、化疗一样。

(八)关于前哨淋巴结问题

前哨淋巴结的概念最早于1977年被提出,当时Cabanas在阴茎背侧进行淋巴造影时发现一种"特殊"的淋巴结,该淋巴结最先接受肿瘤部位的淋巴引流,为发生肿瘤转移的"第一站"淋巴结。Cabanas将此种淋巴结命名为"前哨"淋巴结,并提出术中如能以可靠方法识别前哨淋巴结,便可以通过前哨淋巴结活检较少手术带来的损伤。1992年Morton等将此概念引入黑色素瘤的处理中。

近年来子宫颈癌前哨淋巴结活检于各国先后开展,前哨淋巴结的主要识别方法可归纳为以下3种。①生物活性染料示踪法:以亚甲蓝、专利蓝等生物活性染料为标记物。②放射性核素示踪法:以放射性核素锝-99为标记物。③生物活性染料-放射性核素联合示踪法。Dargent等尝试运用腹腔镜对35例早期子宫颈癌患者进行前哨淋巴结活检,采用子宫颈局部注射新型染料——专利蓝V使前哨淋巴结染色,再行腹腔镜检查并取前哨淋巴结活检。子宫颈染料及标记注射点示意图见图16-1。结果显示,前哨淋巴结识别率为100%。Kamprath等采用核素的方法进行腹腔镜下的前哨淋巴结识别,子宫颈部位注射硫化锝胶体后,术者在特制的腹腔镜γ探头探测下,精确地识别前哨淋巴结,识别率达 93%。此后的几项研究结果提示,腹腔镜下亦可同时运用染料-核素联合示踪法进行前哨淋巴结识别,识别率为 92%～100%。

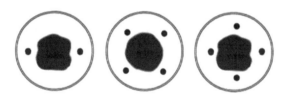

图 16-1 子宫颈染料及标记注射点示意图

在国内外多项研究中,前哨淋巴结主要分布在髂内、外及闭孔区,而很少分布在宫旁淋巴结。分析原因,Levenback 认为宫旁淋巴结体积较小,且解剖位置靠近子宫颈,应用染料方法进行识别时,宫旁淋巴结与子宫颈同时染色,无法区分;应用核素方法进行识别时,宫旁淋巴结受子宫颈药物注射部位高放射性的干扰往往无法识别。根据 Benedetti-Panici 等统计大部分子宫颈癌淋巴结转移发生在髂血管周围及闭孔区,而宫旁淋巴结转移仅占 29%,与目前研究得出的前哨淋巴结分布情况相符,宫旁前哨淋巴结识别的实际意义有待进一步探讨。另外一些学者报道,部分前哨淋巴结分布于髂总部位,以及腹主动脉旁,但所占比例甚少。子宫颈淋巴引流可否不经盆腔而直接进入髂总、腹主动脉旁淋巴结,目前尚存在争议。

Oboyle 等发现在肿瘤≤4 cm 时有 73% 能找到前哨淋巴结,而在肿瘤>4 cm 时仅 20% 能找到前哨淋巴结,可见前哨淋巴结活检适于早期患者,Lantzsch 和 Malur 的研究也证实了这一点。可能的原因是其淋巴结转移灶大妨碍了淋巴引流。在体内识别前哨淋巴结的研究中,假阴性结果占一定比率。假阴性结果可导致对病情错误的估计和不正确的治疗。有些学者认为造成假阴性的原因是常规病理检查遗漏了前哨淋巴结内微小转移灶,采用超薄序列切片结合免疫组化可提高准确性。另有研究发现,癌栓阻塞淋巴管,示踪剂无法进入前哨淋巴结,却流向其他淋巴结,可导致假阴性结果。对于有明显淋巴结转移者,是否适合前哨淋巴结活检有待进一步探讨。

因此为提高前哨淋巴结检出率,要注意早期病例的选择,术前发现有转移的淋巴结最好直接行淋巴结清扫术,并可联合运用多种示踪剂。由于淋巴回流速度存在个体差异,还可适当延长注射示踪剂到手术的间隔时间。因此建议在子宫颈癌手术时,首先做前哨淋巴结检测后,再确定是否清扫淋巴或清扫范围,术中发现前哨淋巴阴性,则不需做淋巴清扫手术,前哨淋巴阳性而髂总淋巴结阴性则进行盆腔淋巴清扫手术,是当前国际上一些专家意见。但前哨淋巴结测定的临床操作复杂,且不够准确,测定能确定的前哨淋巴仅 76%。因此,目前尚未广泛应用。

五、子宫颈癌的新辅助化疗

(一)有关新辅助化疗

在子宫颈癌进行手术或放疗前给予的系统化疗,称为新辅助化疗,有关子宫颈癌的新辅助化疗已经研究了几十年。在此之前,子宫颈癌被认为是一种对化疗药物治疗不敏感的肿瘤,化学药物是否可以治疗子宫颈癌与否基本是未知状态,当然当晚期子宫颈癌或难治性子宫颈癌治疗时,使用化学药物仅作为一种姑息的治疗手段。

1983 年,Friedlander 等首次报道了 33 例可评价的晚期子宫颈癌患者中有 22 例对顺铂＋长春新碱＋博来霉素方案有反应,其中 6 例(18%)达完全缓解,中位缓解时间为 24(8～104)周,由此提出以顺铂为基础的联合化疗对子宫颈癌治疗有效。Friedlander 的这一报道打破了子宫颈癌对化疗耐受的传统观念。随后，Friedlander 等又于 1984 年报道了 30 例局部晚期子宫颈癌患者先予博来霉素方案化疗 3 个疗程后再行放疗或手术治疗，化疗后肿瘤总体缓解率高达 67%。

此后许多关于子宫颈癌新辅助化疗的研究报道陆续出现。研究主要分为两个部分，一方面是围绕子宫颈癌广泛术前行新辅助化疗的研究，主要研究热点是新辅助化疗能否改善患者的生存；另一方面则围绕放疗前行新辅助化疗的研究，目前的研究结果一致认为同步放、化疗的效果优于单独放疗及放疗前行新辅助化疗。

在术前新辅助化疗研究方面，1987—1993 年，主要是回顾性的小样本的 Ⅱ 期临床研究，其中子宫颈癌的期别较混乱，包括 I_B～Ⅲ 期，而且采用的新辅助化疗方案并不一致，虽然不能得出切实可靠的结论，但是仍为新辅助化疗在子宫颈癌中的应用带来了希望。这些研究一致认为以顺铂为主的化疗方案在术前应用于子宫颈癌的治疗是有效的，临床缓解率及病理缓解率均较高，新辅助化疗通过减小肿瘤体积，祛除微转移灶等可以显著提高手术的切除率，不影响手术的具体实施，并且不会产生严重的手术并发症，同时化疗不良反应可以被患者接受，提出新辅助化疗有可能改善患者的预后。但是，亦有研究认为即使术前新辅助化疗有上述诸多优点，但是并不能改善患者的长期存活率。

1993 年，Sardi 等首次对 I_B 期巨块型子宫颈鳞癌患者进行了前瞻性随机对照研究，对照组 75 人先实施广泛性手术，再行术后辅助性放疗，研究组 76 人先使用博来霉素方案新辅助化疗（10 天 1 次，共 3 个疗程），然后行广泛性手术，术后辅助性放疗。结果发现研究组存活率及疾病无进展间期有明显改善；研究组的盆腔复发率为 7.6%，而对照组为 24.3%，但是由于研究设计中综合了手术，化疗及放疗，使得新辅助化疗的作用有可能被混淆。1997 年，Sardi 等再次总结，报道了对 205 例 I_B 期（肿瘤直径＞2 cm）子宫颈鳞癌患者行新辅助化疗的前瞻性随机分组研究，患者被随机分为新辅助化疗组及不加化疗的对照组。结果，在 I_{B1} 期患者中，新辅助化疗并不能提高病灶切除率或总生存率。在 I_{B2} 期患者中，新辅助化疗后疾病缓解率为 83.6%（51/61），随诊 9 年的生存率为 80%，而对照组为 61%（$P<0.01$）。新辅助化疗组病灶切除率为 100%，对照组为 85%。再对手术切除标本中病理预后因素的评价中，无化疗者及化疗无效者手术标本中脉管癌栓发生率为 60%，而化疗反应者仅为 10%（$P<0.009$）；未化疗组宫旁受侵率为 34%，化疗无效者为 30%，对化疗有反应者仅为 2%（$P<0.0001$）；三者淋巴结阳性率分别为 41%、40% 和 6%（$P<0.001$）。在 I_{B2} 期患者中化疗组的局部控制率高于对照组（23% vs.6%），但远处控制率相似。化疗反应者的总生存率为 88%，化疗无效者仅为 23%。采用新辅助化疗的 I_{B1} 与 I_{B2} 期患者生存率相似（82% vs.80%），对照组分别为 77% 和 61%。这一研究进一步证实新辅助化疗可以提高 I_{B2} 期子宫颈癌患者的手术切除率，降低病理高危因素，从而提高患者的生存率，但是仍然不能排除术后辅助放疗对于疗效的整体影响。此后的临床研究一直围绕新辅助化疗能否改善子宫颈癌患者的生存进行，意见并不统一。2000 年，Chang 等首先报道了关于早期巨块型子宫颈癌新辅助化疗的 Ⅲ 期随机临床试验，研究中包括 124 例 I_B～$Ⅱ_A$ 期巨块型子宫颈癌患者，68 例新辅助化疗后行广泛性手术治疗，52 例直接放疗，结果两组患者的局部复发率及远处复发率相似，2 年生存率分别为 81% 和 84%，5 年生存率分别为 70% 和 61%，新辅助化疗并未给患者带来生存优势。2001 年，Hwang 等报道了 1 项对 80 例 I_B～$Ⅱ_B$ 期子宫颈癌行新辅助化疗后行广泛性手术的 10 年以上随访结果。患者的 5 年及 10 年的无病生存分别为 82.0% 和 79.4%，提示新辅助化疗可能通过降低淋巴结转移而对生存有益。2002 年，Duenas-Gonzalez 等通过总结

既往关于子宫颈癌新辅助化疗的Ⅱ期临床研究后发现,对82例I_{B2}～Ⅲ$_B$子宫颈癌,新辅助化疗后行手术或同步放、化疗与传统的以顺铂为基础的同步放、化疗至少在肿瘤缓解率(97% vs. 87%)及总生存率上可以获得相同的治疗效果。同年,Benedetti-Panici等的1项Ⅲ期临床研究发现,441例I_{B2}～Ⅲ期子宫颈鳞癌患者被随机纳入新辅助化疗后行广泛性手术组及放疗组,在新辅助化疗与手术组中,I_{B2}～Ⅱ$_B$期患者(159例)的生存期及无病生存分别为64.7%和59.7%,在放疗组中(163例)分别为46.4%和46.7%($P<0.05$),两组中,Ⅲ期患者的生存期及无病生存分别为41.6%、41.9%和36.7%、36.4%($P>0.05$),认为采用新辅助化疗后广泛性手术治疗的方法可以明显改善I_{B2}～Ⅱ$_B$期子宫颈鳞癌患者的预后。而2002年Chen等对58例早期巨块型子宫颈癌的研究发现,是否行术前新辅助化疗,以及肿瘤对新辅助化疗的反应均不是生存期及无病生存的独立预后因素,新辅助化疗并不能改善患者的生存期及无病生存,建议临床医师谨慎选择使用新辅助化疗。随之,在2003年Tierney等对21个关于局部晚期子宫颈癌行新辅助化疗的随机临床试验进行了系统分析,结果显示新辅助化疗后手术治疗可以提高患者的5年生存率。2005年Buda等及2006年Candelaria等的研究均提示局部晚期子宫颈癌行新辅助化疗,达到满意的病理缓解(残余病灶间质浸润<3 mm)或病理完全缓解的患者可能会有助于改善生存。2007年,GOG-141号前瞻性随机对照研究专门评价了新辅助化疗对I_{B2}期子宫颈癌患者的价值,288例I_{B2}期子宫颈癌患者随机分为新辅助化疗及广泛性子宫切除+盆腔和腹主动脉旁淋巴结清扫术组(145例)及广泛性子宫切除+盆腔和腹主动脉旁淋巴结清扫术组(143例)。新辅助化疗组术前予顺铂+长春新碱(每10天1次,共3个疗程)后行广泛性子宫切除+盆腔和腹主动脉旁淋巴结清扫术,对照组则单纯行广泛性子宫切除+盆腔和腹主动脉旁淋巴结清扫术,术后病理显示淋巴结阳性或宫旁浸润者补充放疗,该研究由于试验组获益较少等原因提前终止。结果显示:新辅助化疗的反应率为52%,临床完全缓解率为15%,临床部分缓解为37%,病理完全缓解为5%。尽管反应率较高,试验组和对照组在手术切除率(78% vs.79%)、术后病理检查情况、术后辅助放疗(45% vs.52%)、疾病无进展生存率和总体生存率方面差异无统计学意义。虽然该项研究并不能对新辅助化疗的价值定论,但是GOG却因此反对把广泛性子宫切除+盆腔和腹主动脉旁淋巴结清扫术前的新辅助化疗用于I_{B2}期子宫颈癌患者的随机对照研究中。但是由于此研究可能存在新辅助化疗方案设计方面的缺陷、病理类型中包括了对化疗不敏感的腺癌及腺鳞癌,以及未行手术治疗的原因描述不清等而受到质疑。

(二)目前新辅助化疗的状况

1.新辅助化疗与手术

子宫颈癌术前新辅助化疗的作用已经得到了初步肯定。术前应用新辅助化疗的目的在于:①在手术之前,肿瘤局部的血管床完好,化疗药物容易进入瘤体,生物利用度高;②可以缩小肿瘤体积,改善肿瘤局部情况,提高手术质量,理论上还可能减少手术中肿瘤播散的机会;③可能有助于消灭亚临床病灶,减少复发或转移的机会;④判断肿瘤对化疗的反应,指导术后治疗。但是,子宫颈癌多被认为是化疗不敏感性肿瘤,不恰当的新辅助化疗可能会导致肿瘤进展,延误手术治疗时机。Finan等认为只有新辅助化疗达到了较好的治疗效果并且随后能够进行手术治疗的患者才可从新辅助化疗中受益;而新辅助化疗无效的患者则可能由于延误了手术时机而导致肿瘤进展。

新辅助化疗的目的在于缩小肿瘤负荷从而使手术治疗成为可能,而子宫颈癌I_{B1}期患者由于本身肿瘤负荷较小,因此很少应用新辅助化疗。而I_{B2}期患者可能因存在无法切除的肿大淋巴结等原因无法进行手术切除,Sardi J 等的研究显示新辅助化疗后 83.6% 的患者达到了完全缓解和部分缓解。新辅助化疗组的全部患者(61/61)进行了手术治疗,而未行新辅助化疗的 I_{B2} 期患者只有 85% 可以进行手术治疗(48/56,$P<0.01$)。在 Edelmann DZ 的 1 项研究中 73%(97/132)的 $I_B \sim II_B$ 期巨块型子宫颈癌成功进行了手术治疗。在 Panici PB 的研究中 75 例 $I_B \sim III$ 期子宫颈癌患者进行了 3 个疗程 PBM 新辅助化疗。对于化疗后肿瘤 <4 cm,且影像学检查提示阴道及宫旁病变可切除的患者进行了 $III \sim IV$ 型子宫颈癌广泛手术及盆腔淋巴结清扫术,通过新辅助化疗有 62 例患者达到了手术治疗的标准(83%)。

近年来,由于一些研究将 III_B 期患者也纳入新辅助化疗后手术治疗的范畴中,而手术后行化疗的患者比例较前略有降低。

目前关于新辅助化疗后手术时间的选择尚无明确定义,多数研究中手术时机选择在新辅助化疗结束后的 1~4 周(尤以 2~3 周为多),此时患者已度过化疗后骨髓抑制较重的时期,可以耐受手术又不至于延误手术治疗时机。

新辅助化疗的应用给局部晚期子宫颈癌的治疗带来了新的局面,Scambia G 等通过对 103 例应用了新辅助化疗的局部晚期子宫颈癌(其中 88 例新辅助化疗有效,82 例进行了手术治疗)及 29 例早期子宫颈癌患者的手术病理分析后认为,同早期子宫颈癌一样,局部晚期子宫颈癌在新辅助化疗后如果术中低位盆腔淋巴结无转移情况也可以不进行更广泛的高位盆腔淋巴结的清扫手术,在 82 例进行了手术治疗的局部晚期子宫颈癌患者中仅有 1 例低位盆腔淋巴结阴性,通过术中探查及冷冻病理发现了高位淋巴结的转移。

新辅助化疗对于手术时间、出血量及手术并发症等没有明显影响。Lopez-Graniel C 等对 23 例 $I_{B2} \sim III_B$ 期的局部晚期子宫颈癌患者实施了 III 型广泛术,平均手术时间为 3.8 小时(范围 2.3~5.2 小时);术中中位出血量为 670 mL(范围 150~1 500 mL,1 例出血量达 1 500 mL 的患者是由于行盆腔淋巴结清扫时出现静脉损伤);中位住院天数为 5.2 天(范围 4~8 天)。这些数据与 Averette HE 等在 1993 年的报道未行新辅助化疗而首次手术治疗的数据没有统计学差异。

同样,Benedetti-Panici P 等在 1996 年给予 42 例 III 期的子宫颈癌患者进行新辅助化疗,化疗后 37 例患者进行了 $III \sim IV$ 型广泛性手术,5 例患者进行了前盆除脏术,所有患者均进行了盆腔及腹主动脉旁淋巴结清扫术。手术中位时间为 390 分钟,中位出血量为 800 mL;在研究的最后 1 组患者中,手术中位时间已减少到 320 分钟,出血量也减少至 600 mL。手术的主要并发症包括:2 例严重的术中出血,4 例肺栓塞,膀胱及肠道损伤各 3 例。清扫淋巴结的数目为 30~117 枚,中位数为 56 枚;切除阴道及宫旁长度分别为 5.5 cm 和 4.8 cm。这与 Solorza LG 等在 1998 年报道的未行新辅助化疗的早期子宫颈癌 III 型广泛术没有统计学差异。因此有学者认为对于 III 期的子宫颈癌患者选择新辅助化疗后进行 $III \sim IV$ 型广泛性手术的治疗模式是合理的。但是,文章数据也显示尽管经过了新辅助化疗,术后病理检查仍有 36% 的淋巴结转移、38% 的宫旁受侵和 45% 的阴道累及;术后需进行辅助放疗的患者比例仍较高。

Chen H 等选择了从 1999—2004 年的 184 例 $I_{B2} \sim II_B$ 期子宫颈癌进行了快速、高剂量的新辅助化疗后 1 周进行手术治疗,并发症主要有尿潴留(7.7%)、切口感染(4.9%)、淋巴囊肿(3.5%)、泌尿系统感染(2.8%)、肠梗阻(2.8%)、输尿管瘘(1.4%)、尿管狭窄(0.7%)。而新辅助化疗组和直接手术两组间的手术并发症并没有统计学差异(新辅助化疗组 22.2%,16/72;直接手术组 25.7%,18/70;$P=0.626$)。新辅助化疗不仅减小了肿瘤负荷,提高了手术可行性;而且对于术后病理结果也产生了一定影响。一些研究显示新辅助化疗后的局部晚期子宫颈癌($I_B \sim$

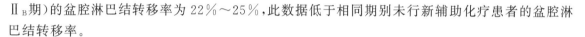

Ⅱ_B期)的盆腔淋巴结转移率为22%~25%,此数据低于相同期别未行新辅助化疗患者的盆腔淋巴结转移率。

2.新辅助化疗与放疗

20世纪70年代末期,蒽环类及铂类药物开始应用于实体瘤的治疗取得了良好的效果,后来肿瘤学家们发现铂类为主的化疗方案在某些化疗不敏感的头颈部肿瘤及子宫颈肿瘤中也可以取得较好的治疗效果。因此,铂类为主化疗方案作为子宫颈癌的新辅助化疗逐渐应用开来,其目的在于使肿瘤对化疗产生反应,减少肿瘤负荷,消灭肿瘤微小转移灶。而且化疗药物和放射线作用于肿瘤不同的细胞亚群,化疗后可以使肿瘤细胞同步化,以期达到更好的反射治疗效果。

虽然放疗前进行新辅助化疗在理论上有其合理性,而且大多数研究认为与传统单纯放疗相比新辅助化疗后放疗并没有增加治疗毒性;但同样大多数研究结果也显示接受了新辅助化疗的患者并未能获得生存受益。然而,目前对于放疗前的新辅助化疗的作用仍存有争议。Hwang和Sardi J的研究显示新辅助化疗患者组在生存上优于未行新辅助化疗患者组;而Tattersall MH则认为新辅助化疗不仅没有带来生存益处,反而给接受新辅助化疗的患者带来不利影响。其认为新辅助化疗的弊端在于可能延误治疗时机,导致放疗抵抗,以及化疗后产生放疗交叉耐受。

(三)新辅助化疗常用方案

子宫颈癌的新辅助化疗开始被研究和应用以来,出现了多种不同的化疗方案,包括不同的药物,不同的药物剂量和使用间隔。

常见的化疗方案均为以顺铂为基础的单药和联合化疗。常见的与顺铂联合应用的化疗药物有博来霉素、长春碱类、甲氨蝶呤、异环磷酰胺等。比较常用的联合化疗方案包括:顺铂＋博来霉素＋长春碱类,顺铂＋氟尿嘧啶,顺铂＋博来霉素＋异环磷酰胺等。在不同的临床研究中,化疗方案,包括化疗药物的剂量与给药间隔均不尽相同,比如顺铂的剂量在50~100 mg/m²,给药间隔从每10天到每28天不等。在现有的子宫颈癌新辅助化疗的回顾性或Ⅱ期临床研究中,参加研究患者的FIGO分期,从Ⅰ_B~Ⅳ_A期,研究样本量有限,多为20~50例。治疗有效率为60%~90%。

近年来,通过对晚期和复发子宫颈癌化疗方案的研究,紫杉醇与顺铂的联合方案逐渐被应用于子宫颈癌的新辅助治疗中。在Park等的研究中,给予43例FIGO分期Ⅰ_{B2}~Ⅱ_B的患者紫杉醇＋顺铂的新辅助化疗,其中紫杉醇60 mg/m²,顺铂60 mg/m²,每10天1个疗程,共3个疗程。化疗后有效率达到90.7%(39/43),其中39.5%的患者获得完全缓解。无3级或4级的血液学不良反应出现。患者之后行手术治疗,11.6%的患者获得病理学诊断的完全缓解。不含铂类的联合化疗方案也被应用于子宫颈癌的新辅助化疗中。Kokawa等的研究显示,应用CPT-11(100 mg/m²,第1天、第8天和第15天)＋丝裂霉素(10 mg/m²,第1天)方案后,35名FIGO分期Ⅰ_{B2}~Ⅲ_B的患者中,86%的患者出现疾病缓解,而50%的患者出现了3或4级的中性粒细胞减少。2003年1项Meta分析综合了21项对比新辅助化疗后手术或放疗与单纯放疗治疗效果的Ⅲ期临床研究。在这项研究中,有学者进行了两组比较。一组是比较新辅助化疗后放疗与单纯放疗患者复发与生存期的差异。另一组则是比较新辅助化疗后手术与单纯放疗患者预后的差异。在前一组比较中,18项随机对照的临床研究包括了2 074名患者被纳入了分析。新辅助化疗的方案除了1项研究应用了顺铂单药,其余均为以顺铂为基础的2~4种药物的联合化疗。联合应用的药物种类,剂量和给药间隔在各项临床研究中有很大不同。常见的联合化疗药物包括博来霉素、长春碱类、甲氨蝶呤、异环磷酰胺等。给药的间隔在10~28天不等。在所有临床研究中都被应用的顺铂的剂量和给药间隔也有不同。研究者以顺铂的每周剂量 25 mg/m² 为界线，发现每周剂量≥25 mg/m² 有利于延长 5 年生存率；相反每周剂量<25 mg/m² 与单纯放疗相比降低了 5 年生存率。顺铂的总剂量对生存期无显著影响。同时，化疗周期即给药间隔的长短也对生存率造成影响。化疗周期≤14 天可以改善 5 年生存率，而>14 天则降低 5 年生存率。虽然在这项 Meta 分析中，各个随机对照临床试验中的入组患者的临床特征，应用的化疗方案不尽相同，并对综合分析造成一定的影响，但是综合分析的结果提示顺铂的剂量和给药间隔可能会对预后产生重要影响。

在另一组比较中，5 项随机对照的临床研究包括了 872 名患者被纳入了分析。顺铂仍为主要的化疗药物，总剂量为 100～300 mg/m²，给药间隔为 7～21 天。其中三项研究应用顺铂（50 mg/m²）＋长春新碱（1 mg/m²）＋博来霉素（25 mg/m²）方案，化疗周期为 10 天。结果显示新辅助化疗后手术组与单纯放疗组相比，患者复发，疾病进展和死亡风险均显著降低，5 年生存率提高 14%。

目前，还没有充分的证据证实某种化疗方案作为子宫颈癌的新辅助化疗方案优于其他方案。Buda 等对比了异环磷酰胺（5 g/m²）＋顺铂（75 mg/m²）两药联合与异环磷酰胺（5 g/m²）＋顺铂（75 mg/m²）＋紫杉醇（175 mg/m²）三药联合作为子宫颈癌新辅助化疗的病理学诊断有效率，以及有效率与预后的关系。两种化疗方案均为每 3 周为 1 个疗程，共 3 个疗程。三药联合方案的病理学诊断有效率明显高于两药联合方案，然而其导致的 3 或 4 级的血液学毒性反应的发生率却高于两药联合。采用三药联合方案的患者的死亡风险似乎要低于两药联合方案，但两者之间的差异未达到统计学意义。

目前比较异环磷酰胺＋顺铂＋紫杉醇与顺铂＋紫杉醇两种新辅助化疗方案的临床研究正在进行中。

总之，子宫颈的新辅助化疗是综合治疗宗旨下的产物，由于新辅助化疗的应用，使手术治疗的范围加宽，疗效更优。但是，新辅助化疗的真实地位还需要在以后的临床实践中，通过循证医学的研究去证实。

六、子宫颈腺癌

(一)简介

子宫颈癌依照病理学上的分类与排名显示，目前最多的还是鳞状上皮细胞癌，约占所有子宫颈癌的 80%。排名第二位的是由子宫颈内颈部位所长出的子宫颈腺癌和鳞状腺癌，占所有子宫颈癌的 10%～15%，这里所要讨论的即是这种常发生在较年轻女性、预后略差、常有淋巴结侵犯、不易经由子宫颈抹片检查发现，以至于发生率逐年上升的特别子宫颈癌症。

(二)子宫颈腺癌的发生率

子宫颈腺癌和鳞状腺癌，占所有种类子宫颈癌的 10%～15%。最近许多大规模的公共卫生与流行病学研究的结果发现，子宫颈腺癌的发生率有逐年上升的趋势，尤其在年轻女性的身上更容易发现这个趋势。在一个大规模的系列研究中，统计从 1962－1991 年的 60 个癌症登录系统数据并加以分析后发现，在总数达到 175 110 个子宫颈癌的患者资料中，约有 19 960 个子宫颈腺癌和鳞状腺癌的个案，约占总体个案数的 11.4%（根据地区性与国家的因素，其子宫颈腺癌和鳞状腺癌比率为 4.2%～21.7%，发生率随着地区的不同而有所差别）。这个世代研究报道出来的发生率是每年、每十万个妇女中<2 个。然而子宫颈腺癌和鳞状腺癌近年来比较特别的是，在发

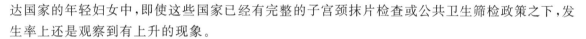

达国家的年轻妇女中,即使这些国家已经有完整的子宫颈抹片检查或公共卫生筛检政策之下,发生率上还是观察到有上升的现象。

(三)子宫颈腺癌筛检的方法

传统的抹片检查仍然是目前在筛检子宫颈癌及子宫颈、阴道上皮病变(癌前病变、CIN)最被重视的方法。传统的细胞学上,用以判断子宫颈腺状细胞病变的特征如下。

(1)子宫颈原位癌的细胞学特征,包括柱状上皮细胞、细胞中的细胞核增大、细胞核内深度浓染、具有分裂的特性,然而却不具备有侵犯的细胞学特征。

(2)对照起真正的子宫颈腺癌细胞学特征,虽然和子宫颈原位癌的细胞学发现上有相重叠的部分,然而却特别具备侵犯的特征,例如二维或三维的细胞重叠丛聚、肿瘤细胞坏死的特异现象。

(3)使用传统的子宫颈抹片和新柏式子宫颈液态薄层抹片,在观察子宫内颈腺癌的细胞形态学上,其实并无差别。然而,事实上有学者认为,与其使用传统的抹片检查方法来检查难以正确判读的子宫颈腺癌,倒不如直接使用细胞散布较均匀的新柏式液态薄层抹片来做筛检子宫颈腺癌,姑且不论患者的年纪为何,一旦腺癌的细胞学特征可以在液态薄层抹片上观察到时,就可以直接确定诊断为腺癌。

(4)然而目前的困难是,子宫颈细胞学抹片纯粹用以筛检鳞状上皮癌及子宫颈上皮病变的确是存在不错的敏感度与特异度。但是一旦用在子宫内颈腺状上皮病变的检出率、敏感度时,不管在采样的准确度,或细胞学家的判读上,仍存在着困难。事实上,针对子宫内颈腺体细胞异常部分,抹片检查的敏感度的确不如子宫外颈的鳞状上皮异常。以抹片检查当初的目的,本就是为了要能发现子宫颈外颈鳞状上皮的异常,采样的细胞中,可能因为采样的方式或子宫颈细胞移行区位置的不良,玻片上缺乏子宫颈内颈的细胞,或是细胞检验师、细胞病理学家缺乏对子宫颈内颈腺状细胞在判读上的准确度。在一个临床报道中,细胞病理学家在判读子宫颈内颈腺状细胞的准确度上,仅有45%～76%。除此之外,人为判读的伪阴性率竟然可以达到40%～50%。在一个回溯性的研究中发现,约只有1/3在阴道镜下具有子宫颈内颈病变的患者,亦可以在抹片检查上出现疑似腺状上皮细胞异常的检查结果。

(四)人乳头瘤病毒和子宫颈腺癌的相关性

目前的流行病学研究已经发现人类乳头状瘤病毒和子宫颈腺癌之间有着非常密切的相关性。而人类乳头状瘤病毒的存在早已被证明是子宫颈腺癌的必备致病因子。整体说来,90%以上的子宫颈侵袭性腺癌为人类乳头状瘤病毒阳性,子宫颈原位癌的人类乳头状瘤病毒阳性率甚至接近100%。在最近的1篇研究中已证实患者罹患子宫颈腺癌,查体检出人类乳头状瘤病毒存在的概率高达97.5%。因为人类乳头状瘤病毒和子宫颈腺癌之间存在高敏感度,我们可以用来排除来自于其他,或是转移到子宫颈上的腺癌,例如转移到子宫颈上的子宫内膜腺癌、胃肠道腺癌等。子宫颈腺癌的查体,若是人类乳头状瘤病毒测试呈阴性,有学者认为这些腺癌并不是原发于子宫颈的腺癌,或许一开始可能就是诊断上的错误所造成。虽然这些腺癌以往常被认为是原发于子宫颈的腺癌,而事实上,或许这些腺癌根本就是来自子宫内膜、大肠(结肠)或是原发于腹膜之上的腺癌。

人类乳头状瘤病毒第16型和第18型在子宫颈原位癌中的发现率可以达到93.5%,子宫颈腺癌中发现率更高达94.8%。根据对于特定型别的高危险群人类乳头状瘤病毒研究其子宫颈感染后发展成子宫颈腺癌的研究结果而言,第18型病毒存在时,患者罹患此疾病的危险倍数上升为410倍,第16型为164倍,第59型为163倍,第33型为117倍。除此之外,研究上亦与子宫颈腺癌密切相关的人类乳头状瘤病毒还有第 35 型、第 45 型、第 51 型和第 58 型。

子宫颈腺癌和高危险群的人类乳突病毒感染间的关联,经过近来的公共卫生研究后,依据子宫颈腺癌和子宫颈腺状鳞状细胞癌的不同,和高危险群人类乳头状病毒间的相对危险倍数,经过重新调整后的结果如下:第 16 型为 149($95\%CI=65\sim346$)和 177($95\%CI=49\sim644$)。第 18 型为 334($95\%CI=129\sim867$)和 585($95\%CI=145\sim$无穷大)。第 35 型为 28($95\%CI=3\sim279$)和 52($95\%CI=4\sim669$)。第 45 型为 76($95\%CI=20\sim293$)和 34($95\%CI=3\sim380$)。而和子宫颈腺癌完全无关的人类乳突病毒族群为:第 39、52、56、68、73 和 82 型。仅有 1 例患者是因为第 31 型人类乳头状瘤病毒感染所造成。

综合以上的数据,第 18 型的人类乳头状瘤病毒在造成子宫颈腺癌,亦或是鳞状腺癌上,有着密切与牢不可分的关系,这正是目前的人类乳突病毒疫苗所强调并且保护的部分,希望在疫苗普遍使用之后,可以降低因感染第 18 型病毒所引发的子宫颈腺癌与鳞状腺癌。

(五)子宫颈腺癌在病理学上的分类

子宫颈腺癌是子宫颈上皮性肿瘤的其中一种,原发性子宫颈腺癌是从子宫颈内颈的上皮所长出。其病理上的次分类尚可包括子宫内颈型黏液性癌、类子宫内膜型癌、透明细胞癌、浆液乳突型癌、间肾皮质癌、微移性腺癌及绒毛腺管状腺癌等。

1.子宫颈内颈黏液性癌

这是最常见的子宫颈腺癌种类,约占整体子宫颈腺癌的 80%。所具备的病理学特征和胃肠道所长出之腺癌极为相似,几乎在显微镜底下无法区分,且存在有杯状细胞。有时会因为这个特征,而无法区别是由肠胃道转移而来。

2.类子宫内膜型癌

显微镜之下和子宫内膜癌里的类子宫内膜型癌相同特征。有时这型的肿瘤被认为是由子宫颈上的内膜异位组织所长出,甚至有人认为此种类型的子宫颈腺癌根本就是子宫内膜癌转移到子宫颈形成。目前可以考虑使用人类乳头状瘤病毒的脱氧核糖核酸(HPV DNA)检测来区分这种难以界定的子宫颈癌,子宫颈癌一般 HPV DNA 呈现阳性,而子宫内膜癌一般呈现阴性。

3.透明细胞癌

这是和卵巢清亮癌、子宫内膜清亮细胞癌及阴道清亮细胞癌具备相同细胞类型的子宫颈癌。病理学上的特征:嗜伊红性的细胞质、腺体状的构造和图钉状的细胞。

4.乳突浆液性癌

这是一种和子宫内膜浆液乳头突状癌或卵巢浆液性低度恶性瘤具有相同病理学特征的子宫颈癌。一般而言,浆液乳突性细胞癌不论出现在子宫内膜癌、或出现在卵巢上,都是比较恶性度高的肿瘤。原发性的浆液乳突性子宫颈癌会出现不正常的 P53 蛋白增加的现象,因此比起传统的子宫颈癌,一般仍认为是恶性度较高的癌症。

5.间皮肾细胞癌

这是非常少见的一种细胞型,此种肿瘤细胞是由子宫颈上残余退化不全的中肾管上皮长出。目前世界上仅有约 40 个案例。关于这种肿瘤的预后因子、最适当的治疗方式目前因案例太少,暂无法有详尽的认识。目前有些专家认为此种肿瘤的恶性度并不高、肿瘤较不活化,然而,还是曾有人观察到此种细胞型的子宫颈癌合并多发的远处转移复发、疾病快速恶化的案例。统计上而言,复发时间是在治疗后的 2.1 年(中位数)及 3.6 年(平均数),且绝大多数的患者一旦复发,不论如何治疗,均会在 1 年内死亡。

6.微移性腺癌

这是一种高度分化且极罕见的子宫颈腺癌(占所有子宫颈腺癌1%以下),一般而言,患者通常会分泌大量的子宫颈黏液,然而却合并正常的阴道镜检查结果。病理学上可以发现在子宫颈腺体的底层藏有黏液分泌细胞,并常有子宫颈基质被侵犯的现象。由于不易于抹片中及内诊之下发现,一般在发现之时,通常是患者接受子宫颈圆锥状切除或子宫切除之后才偶然被发现。临床上,此种肿瘤归于恶性度较高的肿瘤。

7.绒毛腺体型腺癌

这是一种分化良好的子宫颈腺癌,预后极佳。世界各地的报道均呈现极低的复发率与极高的治愈率。

(六)子宫颈腺癌的治疗

子宫颈腺癌占子宫颈癌的比率仅有1/5左右,为数较少的子宫颈腺癌和数目较多的子宫颈鳞状上皮癌之间,虽然有许多不尽相同之处,然而,为了真正了解这类患者的危险因子、有效的治疗方式、转移的可能及预后,大规模研究常常必须包括子宫颈腺癌与鳞状腺癌的患者,而使得纯粹子宫颈腺癌的分析统计受到限制。也因为案例数量的不足,统计与预后因子的探究十分困难。在2010年最新的子宫颈腺癌的治疗回顾文献上,目前已有最新的整理结果可供治疗上参考。

目前子宫颈腺癌的标准治疗和子宫颈鳞状上皮癌的治疗准则是完全相同的。早期的子宫颈腺癌患者(FIGO分期I_{A1}~I_{B1},II_{A1}),倾向于手术切除治疗。而早期巨大肿瘤(FIGO分期I_{B2}或II_{A2})或是局部晚期肿瘤(FIGO分期II_B~IV_A)放射线照射协同化疗仍为首选的治疗。远处转移的子宫颈癌(FIGO分期IVB)则必须接受化疗。针对分期的不同,详细说明如下。

1.早期的子宫颈腺癌患者(FIGO分期I_{A1}~I_{B1},II_{A1})

I_{A1}期的腺癌或原位癌患者、经过特别挑选下,可以选择生育保留的手术方式(例如子宫颈切除手术)。可是这类的患者若是已经不再需要生育,仍然建议单纯性的子宫切除手术。治疗I_{A2}期以上患者的共识是,患者如果经由仔细筛选之后,根除性子宫切除手术仍然是第一选择。而如果手术之前已经经由影像学检查确认(或怀疑)有淋巴结转移的可能时,化疗协同放射线治疗无可避免地就一定成为首选治疗方式。化疗协同放射线治疗可以用于不适合接受手术的患者的首选治疗。至于早期子宫颈腺癌患者在接受手术后,再给予放射线照射来预防疾病的复发是否可行,根据2010年实证医学数据库对于早期子宫颈腺癌的治疗方式所做的系统性回顾,曾提及一个随机性病例研究上有大多数接受手术治疗的患者在术后接受了纯粹的放射线治疗(非放射线照射协同化疗),然而却得到了极多的并发症。目前的研究,普遍认为放疗协同化疗的疾病局部控制率较传统纯粹的放疗为佳。依照目前情况,因为影像诊断技术日新月异,例如使用磁共振摄影,或正电子计算机断层照影,往往都有助于找出及选择出没有淋巴结转移的早期腺癌患者来接受手术治疗,以此避免因为手术加上术后放疗对患者造成的双重伤害。

2.早期巨大肿瘤(FIGO分期I_{B2}或II_{A2})

使用每周注射卡铂的化疗协同放疗依然是最佳的选择,这些患者若选择根除性子宫切除手术,不可避免的,约20%的患者会因为病理上存在危险因子而需要术后的放疗。如上所述,双重治疗所造成的并发症一向较多。然而临床上常认为这种巨大的腺癌有放射线抵抗性,放疗的肿瘤反应一向较差,此部分仍待临床统计的证据证明。

3.局部晚期型或晚期的子宫颈腺癌

治疗方式将比照一般的子宫颈鳞状上皮癌,每周注射卡铂的化疗协同放疗为最佳的治疗方式。

4.远处转移的子宫颈癌(FIGO 分期ⅣB)

此种患者则必须接受化疗。目前,因为化疗在子宫颈癌上扮演的角色并不显著,鼓励这类患者加入临床化疗药物研究、针对其症状给予缓和治疗、或处理其疾病所造成的并发症,提升患者生活质量,才是重点。

5.复发的子宫颈腺癌

一般而言这类的患者存活率极差,治疗的方式应该要个别化,并依照复发的部位不同或视之前的治疗不同而不同。

(七)子宫颈腺癌的预后

绝大多数的临床统计研究都发现,子宫颈腺癌和子宫颈鳞状上皮癌之间的预后并没有太大的差别。然而一些比较小型的研究指出,腺癌的预后比其同分期的其他上皮性子宫颈癌来得差一些,例如 5 年存活率来说,Ⅰ期、Ⅱ期、Ⅲ期的 5 年存活率约为 84%、50%、9%。依照期数与期数相对的比较上,子宫颈腺癌的预后明显较鳞状上皮癌的患者差。

某些文献统计子宫颈癌 5 年的存活率,子宫颈腺癌的预后感觉上较鳞状上皮癌差 10%～20%。然而更进一步分析后发现,真正影响疾病预后的因素,还是应该和疾病本身的临床期别及淋巴结的转移有关。据统计的结果,愈大的局部肿瘤体积,也会使治疗的结果变差,可能的因素主要有以下几种。

(1)较大的肿瘤通常有比较多的淋巴结转移概率,淋巴结转移,一般在子宫颈癌的预后上,算是一个最重要的危险因子。手术中一旦发现有淋巴结转移,在手术后患者都必须接受放疗来控制淋巴结转移。然而,腺癌的患者出现淋巴结转移时,是一个会大大降低预后的重要因子,也就是有淋巴结转移的子宫颈腺癌,其预后变得相当差,主动脉旁淋巴结转移、远程转移(例如肺部的转移)的概率大幅增加,也间接大幅下降了子宫颈腺癌患者的存活率。临床上观察,可以发现子宫颈腺有较多的子宫体下段肌肉层侵犯、卵巢转移的情形,也因此,腺癌常有跳跃病灶发生,且一旦有子宫肌肉层的侵犯或是子宫旁附属器的转移,也会大幅上升主动脉旁淋巴结转移的概率、甚至肺部、锁骨下淋巴结的远距离转移,对预后是相当不利的因素。早期的子宫颈腺癌,似乎有发生较多的远程转移情况,所以在安排腺癌患者的治疗时,全身性的筛检肿瘤可能的转移,将是非常重要的。

(2)在放疗中,较大的子宫颈腺癌一般为内缩性、桶状或向子宫体部内侧侵犯的形式出现,对放射线的照射上,近接治疗穿透肿瘤的深度有限、肿瘤中较多的缺氧细胞也造成了子宫颈腺癌的临床放射线抵抗性。相较之下,子宫颈鳞状上皮癌一般是向外长出的形式,较容易接受到近接治疗的照射而治愈。对于放疗,同时治疗 FIGO 分期ⅠB2 和ⅡA2 的患者,也就是肿瘤大小>4 cm 的子宫腺癌和鳞状上皮癌,可以发现虽然两者的局部疾病控制率相差无几,可是腺癌患者的病死率明显较高,追根究底,或许和腺癌细胞的淋巴结转移率较高有关。

(3)腺癌预后较差的因素或许是统计的问题:有一部分的统计研究将鳞状腺癌纳入子宫颈腺癌的族群中加以统计,发现腺癌这组的预后比起鳞状上皮癌差。可是,或许因为鳞状腺癌的预后远较鳞状上皮癌和非鳞状腺癌的一般腺癌来得差,因此才有这种统计的差异存在。若是腺癌剔除鳞状腺癌这组后,其实一般腺癌与鳞状上皮癌的预后,在没有淋巴结转移的基础之上,是相差不多的。

(八)结论

子宫颈腺癌是一种特别的子宫颈癌,不但没有因为公共卫生政策的普及、抹片筛检的增加而减少,近年来反而有患者人数逐渐上升与患病年龄年轻化的趋势。也因为预后较一般鳞状上皮癌略差,因此,积极的预防和治疗非常重要。除了一般常知的安全性行为外,人类乳头状瘤病毒疫苗的出现,将对于预防这种因为高危险群人类乳头状瘤病毒(第 16、18 型)所引起的疾病,将有莫大的帮助。

(张文娟)

第三节　子宫肌瘤

子宫肌瘤是女性生殖器最常见的良性肿瘤,由平滑肌及结缔组织组成。常见于 30～50 岁妇女。据尸检统计,30 岁以上妇女约 20% 有子宫肌瘤。因肌瘤多无或很少有症状,临床报道发病率远低于肌瘤真实发病率。

一、发病相关因素

确切病因尚未明了。因肌瘤好发于生育年龄,青春期前少见,绝经后萎缩或消退,提示其发生可能与雌、孕激素相关。目前认为,肌瘤的形成可能是因单平滑肌细胞的突变,如染色体 12 号和 14 号易位、7 号染色体部分缺失等,从而导致肌瘤中促生长的细胞因子增多,如 TGF-β、EGF、IGF-1,2 等;雌激素受体(ER)和孕激素受体(PR)高表达。

此外,与种族及遗传可能相关。

二、分类

(一)按肌瘤生长部位
分为子宫体肌瘤(90%)和子宫颈肌瘤(10%)。

(二)按肌瘤与子宫肌壁的关系
按肌瘤与子宫肌壁的关系分为 3 类。

1.肌壁间肌瘤

占 60%～70%,肌瘤位于子宫肌壁间,周围均被肌层包围。

2.浆膜下肌瘤

约占 20%,肌瘤向子宫浆膜面生长,并突出于子宫表面,肌瘤表面仅由子宫浆膜覆盖。若瘤体继续向浆膜面生长,仅有一蒂与子宫相连,称为带蒂浆膜下肌瘤,营养由蒂部血管供应。若血供不足肌瘤可变性坏死。若蒂扭转断裂,肌瘤脱落形成游离性肌瘤。若肌瘤位于宫体侧壁向宫旁生长突出于阔韧带两叶之间称阔韧带肌瘤。

3.黏膜下肌瘤

占 10%～15%。肌瘤向宫腔方向生长,突出于宫腔,仅为黏膜层覆盖。黏膜下肌瘤易形成蒂,在宫腔内生长犹如异物,常引起子宫收缩,肌瘤可被挤出宫颈外口而突入阴道。

随着子宫镜技术的发展,部分黏膜下肌瘤也可在子宫镜辅助下切除。2011 年 FIGO 将黏膜下肌瘤分为三型:0 型,完全突出于子宫腔内(仅以蒂相连);Ⅰ 型,不足 50% 的瘤体位于子宫肌层内;Ⅱ 型,大于(或含)50% 的瘤体位于子宫肌层内。

子宫肌瘤常为多个,大于等于两个各种类型的肌瘤发生在同一子宫,称多发性子宫肌瘤。

三、病理

(一)巨检

肌瘤为实质性球形肿块,表面光滑,质地较子宫肌层硬,压迫周围肌壁纤维形成假包膜,肌瘤与假包膜间有一层疏松网状间隙,故易剥出。肌瘤切面呈灰白色,可见旋涡状或编织状结构。肌瘤颜色和硬度与纤维组织多少有关。

(二)镜检

肌瘤主要由梭形平滑肌细胞和纤维结缔组织构成。肌细胞大小均匀,排列成旋涡状或栅状,核为杆状。极少情况下尚有一些特殊的组织学类型,如富细胞性、奇异型、上皮样平滑肌瘤及静脉内和播散性腹膜平滑肌瘤等,这些特殊类型平滑肌瘤的性质及恶性潜能与细胞有丝分裂象多少或组织的坏死类型密切相关。

四、肌瘤变性

肌瘤变性是肌瘤失去了原有的典型结构。常见的变性如下。

(一)玻璃样变

玻璃样变又称透明变性,最常见。肌瘤剖面漩涡状结构消失为均匀透明样物质取代。镜下见病变区肌细胞消失,为均匀透明无结构区。

(二)囊性变

子宫肌瘤玻璃样变继续发展,肌细胞坏死液化即可发生囊性变,此时子宫肌瘤变软,肌瘤内出现大小不等的囊腔,腔内含清亮无色液体,也可凝固成胶冻状。镜下见囊腔为玻璃样变的肌瘤组织构成,内壁无上皮覆盖。

(三)红色样变

红色样变多见于妊娠期或产褥期,为肌瘤的一种特殊类型坏死,发生机制不清,可能与肌瘤内小血管退行性变引起血栓及溶血,血红蛋白渗入肌瘤内有关。患者可有剧烈腹痛伴恶心呕吐、发热,白细胞计数升高,检查发现肌瘤迅速增大、压痛。肌瘤剖面为暗红色,如半熟的牛肉,有腥臭味,质软,旋涡状结构消失。镜检见组织高度水肿,假包膜内大静脉及瘤体内小静脉血栓形成,广泛出血伴溶血,肌细胞减少,细胞核常溶解消失,并有较多脂肪小球沉积。

(四)肉瘤样变

少见,仅为 0.4%~0.8%,常见于绝经后伴疼痛和出血的患者,瘤组织变软且脆,切面灰黄色,似生鱼肉状,与周围组织界限不清。镜下见平滑肌细胞增生,排列紊乱,漩涡状结构消失,细胞有异型性。

(五)钙化

多见于蒂部细小血供不足的浆膜下肌瘤,以及绝经后妇女。

五、临床表现

(一)症状

多无明显症状,仅在体检时偶然发现。症状与肌瘤部位、有无变性相关,而与肌瘤大小、数目关系不大。常见症状如下。

1.经量增多及经期延长

多见于大的肌壁间肌瘤及黏膜下肌瘤者,肌瘤使宫腔增大子宫内膜面积增加,并影响子宫收缩可有经量增多、经期延长等症状。黏膜下肌瘤伴坏死感染时,可有不规则阴道流血或血样脓性排液。长期经量增多可继发贫血。

2.下腹肿块

肌瘤初起时腹部摸不到肿块,当肌瘤逐渐增大使子宫超过了 3 个月妊娠大小较易从腹部触及。肿块居下腹正中部位,实性、可活动、无压痛、生长缓慢。巨大的黏膜下肌瘤脱出阴道外,患者可因外阴脱出肿物来就医。

3.白带增多

肌壁间肌瘤使宫腔面积增大,内膜腺体分泌增多,并伴有盆腔充血致使白带增多;子宫黏膜下肌瘤一旦感染可有大量脓样白带,如有溃烂、坏死、出血时可有血性或脓血性有恶臭的阴道溢液。

4.压迫症状

子宫前壁下段肌瘤可压迫膀胱引起尿频、尿急;子宫颈肌瘤可引起排尿困难、尿潴留;子宫后壁肌瘤(峡部或后壁)可引起下腹坠胀不适、便秘等症状。阔韧带肌瘤或宫颈巨型肌瘤向侧方发展嵌入盆腔内压迫输尿管使上泌尿路受阻,形成输尿管扩张甚至发生肾盂积水。

5.其他

常见下腹坠胀、腰酸背痛,经期加重。黏膜下和引起宫腔变形的肌壁间肌瘤可引起不孕或流产。

(二)体征

体征与肌瘤大小、位置,数目及有无变性相关。大肌瘤可在下腹部扪及实质性不规则肿块。妇科检查子宫增大,表面不规则单个或多个结节状突起。浆膜下肌瘤可扪及单个实质性球状肿块与子宫有蒂相连。黏膜下肌瘤位于宫腔内者子宫均匀增大;黏膜下肌瘤脱出子宫颈外口,检查即可看到子宫颈口处有肿物,粉红色,表面光滑,宫颈四周边缘清楚,如伴感染时可有坏死、出血及脓性分泌物。

六、诊断及鉴别诊断

根据病史及体征诊断多无困难。超声是常用的辅助检查手段,能区分子宫肌瘤与其他盆腔肿块。MRI可准确判断肌瘤大小、数目和位置。如有需要,还可选择子宫镜、腹腔镜、子宫输卵管造影等协助诊断。

子宫肌瘤应与下列疾病鉴别。

(一)妊娠子宫

应注意肌瘤囊性变与妊娠子宫先兆流产鉴别。妊娠时有停经史,早孕反应,子宫随停经月份增大变软,借助尿或血 HCG 测定、超声可确诊。

(二)卵巢肿瘤

多无月经改变,呈囊性位于子宫一侧。注意实质性卵巢肿瘤与带蒂浆膜下肌瘤鉴别,肌瘤囊性变与卵巢囊肿鉴别。注意肿块与子宫的关系,可借助超声协助诊断,必要时腹腔镜检查可明确诊断。

(三)子宫腺肌病

局限型子宫腺肌病类似子宫肌壁间肌瘤,质硬,亦可有经量增多等症状。但子宫腺肌病有继发性渐进性痛经史,子宫多呈均匀增大,超声检查可有助于诊断。有时两者可以并存。

(四)子宫恶性肿瘤

1.子宫肉瘤

好发于围绝经期妇女,生长迅速。多有腹痛、腹部肿块及不规则阴道流血,超声及磁共振检查有助于鉴别。

2.子宫内膜癌

以绝经后阴道流血为主要症状,好发于老年妇女,子宫呈均匀增大或正常,质软。应注意更年期妇女肌瘤可合并子宫内膜癌。诊刮有助于鉴别。

3.宫颈癌

有不规则阴道流血及白带增多或异常阴道排液等症状。可借助于超声检查、宫颈细胞学刮片检查、宫颈活组织检查及分段诊刮等鉴别。

(五)其他

盆腔炎性肿块、子宫畸形等可根据病史、体征及超声检查鉴别。

七、处理

处理应根据患者年龄、生育要求、症状及肌瘤的部位、大小综合考虑。

子宫肌瘤的处理可分为:随访观察、药物治疗及手术治疗。

(一)随访观察

无症状的肌瘤患者一般不需治疗,每3～6个月随访一次。若肌瘤明显增大或出现症状可考虑相应的处理。

(二)药物治疗

主要用于减轻症状或术前缩小肌瘤体积。

1.减轻症状的药物

雄激素:可对抗雌激素,使子宫内膜萎缩,作用于子宫平滑肌增强收缩减少出血,每月总量不超过300 mg。

2.术前缩小肌瘤体积的药物治疗

(1)促性腺激素释放激素类似物(gonadotropin-releasing hormone agonist,GnRHa):采用大剂量连续或长期非脉冲式给药可产生抑制 FSH 和 LH 分泌作用,降低雌二醇到绝经水平,可缓解症状并抑制肌瘤生长;但停药后又逐渐增大到原来大小,而且可产生绝经期综合征,骨质疏松等不良反应,故其主要用于:①术前缩小肌瘤,降低手术难度,或使经阴道或腹腔镜手术成为可能;控制症状、有利于纠正贫血;②对近绝经妇女,提前过渡到自然绝经,避免手术。

(2)其他药物:米非司酮可作为术前用药或提前绝经使用,但不宜长期应用。此外,某些中药制剂也可以用于子宫肌瘤的药物治疗。

(三)手术治疗

手术治疗主要用于有严重症状的患者。手术方式包括肌瘤切除术和子宫切除术。手术途径可采用开腹、经阴道、宫腔镜或腹腔镜辅助下手术。

1.肌瘤切除术

适用于希望保留生育功能的患者。多开腹或腹腔镜辅助下切除;黏膜下肌瘤,尤其是 0 型和 I 型者,多采用子宫镜辅助下切除。

2.子宫切除术

不要求保留生育功能或疑有恶变者,可行子宫切除术,必要时可于术中行冷冻切片组织学检查。术前应行宫颈细胞学筛查,排除宫颈上皮内病变或宫颈癌。发生于围绝经期的子宫肌瘤要注意排除合并子宫内膜癌。

(四)其他治疗

1.子宫动脉栓塞术

子宫动脉栓塞术通过阻断子宫动脉及其分支,减少肌瘤的血供,从而延缓肌瘤的生长,缓解症状。但其可能引起卵巢功能减退并增加潜在的妊娠并发症的风险,故仅选择性地用于部分患者,一般不建议用于有生育要求的患者。

2.磁共振引导聚焦超声

超声波能量产生的焦点热量可使肌瘤蛋白质变性和细胞坏死,从而缩小肌瘤,适用于无生育要求者。

（谷　倩）

第四节　子宫内膜癌

子宫内膜癌是发生于子宫内膜的一组上皮性恶性肿瘤,为女性生殖道三大恶性肿瘤之一,占女性全身恶性肿瘤 7%,占女性生殖道恶性肿瘤 20%～30%。

一、发病相关因素

病因不十分清楚。目前认为子宫内膜癌可能有两种发病机制。

Ⅰ型为雌激素依赖型,其发生可能是在无孕激素拮抗的雌激素长期作用下,发生子宫内膜增生症(单纯型或复杂型,伴或不伴不典型增生),继而癌变。该类型占子宫内膜癌的大多数,均为内膜样腺癌,肿瘤分化较好,雌孕激素受体阳性率高,预后好。患者较年轻,常伴有肥胖、高血压、糖尿病、不孕或不育及绝经延迟。大约 20% 内膜癌患者有家族史。大于 50% 的病例有 $PTEN$ 基因突变或失活。

Ⅱ型为非雌激素依赖性型,发病与雌激素无明确关系,与基因突变有关,如抑癌基因 $P53$ 突变,抑癌基因 $P16$ 失活、$E-cadherin$ 失活及 $Her2/neu$ 基因过表达等。这类子宫内膜癌的病理形态属少见类型,如子宫内膜浆液性腺癌、透明细胞癌、黏液腺癌等。多见于老年体瘦妇女,在癌灶周围可以是萎缩的子宫内膜,肿瘤恶性度高,分化差,雌孕激素受体多呈阴性,预后不良。

二、病理

(一)巨检

1.弥散型

子宫内膜大部分或全部为癌组织侵犯,并突向宫腔,常伴有出血,坏死,较少有肌层浸润。晚期癌灶可侵及深肌层或宫颈,若阻塞宫颈管可引起宫腔积脓。

2.局灶型

多见于宫腔底部或宫角部,癌灶小,呈息肉或菜花状,易浸润肌层。

(二)镜检及病理类型

1.内膜样腺癌

内膜样腺癌占80%~90%,内膜腺体高度异常增生,上皮复层,并形成筛孔状结构。癌细胞异型明显,核分裂活跃,分化差的腺癌腺体少,腺结构消失,成实性癌块。按腺癌分化程度分为Ⅰ级(高分化 G_1),Ⅱ级(中分化 G_2),Ⅲ级(低分化 G_3)。分级愈高,恶性程度愈高。

2.黏液性腺癌

黏液性腺癌占1%~9%。有大量黏液分泌,腺体密集,间质少,腺上皮复层。癌细胞异型明显,有间质浸润,大多为宫颈黏液细胞分化。

3.浆液性腺癌

浆液性腺癌占1%~9%。癌细胞异型性明显,多为不规则复层排列,呈乳头状或簇状生长,1/3可伴砂粒体。恶性程度高,易有深肌层浸润和腹腔、淋巴及远处转移,预后极差。无明显肌层浸润时,也可能发生腹腔播散。

4.透明细胞癌

多呈实性片状,腺管样或乳头状排列,癌细胞胞质丰富、透亮,核呈异型性,或靴钉状,恶性程度高,易早期转移。

5.其他病理类型

其他病理类型包括神经内分泌癌、混合细胞腺癌、未分化癌等。

癌肉瘤曾在2010年NCCN病理分类及2012年FIGO妇癌报告中被列入子宫内膜癌特殊类型,但在2014年世界卫生组织和国际妇科病理协会的分类标准中该种病理类型被归入上皮-间叶细胞混合性肿瘤。

三、转移途径

多数子宫内膜癌生长缓慢,局限于内膜或宫腔内时间较长,部分特殊病理类型和低分化癌可发展很快,短期内出现转移。

(一)直接蔓延

癌灶初期沿子宫内膜蔓延生长,向上可沿子宫角延至输卵管,向下可累及宫颈管及阴道。若癌瘤向肌壁浸润,可穿透子宫肌壁,累及子宫浆肌层,广泛种植于盆腹膜,直肠子宫陷凹及大网膜。

(二)淋巴转移

淋巴转移为子宫内膜癌主要转移途径。转移途径与癌肿生长部位有关:宫底部癌灶常沿阔韧带上部淋巴管网,经骨盆漏斗韧带转移至卵巢,向上至腹主动脉旁淋巴结。子宫角或前壁上部病灶沿圆韧带淋巴管转移至腹股沟淋巴结。子宫下段或已累及子宫颈癌灶,其淋巴转移途径与宫颈癌相同,可累及宫旁、闭孔、髂内外及髂总淋巴结。子宫后壁癌灶可沿宫骶韧带转移至直肠淋巴结。约10%的子宫内膜癌经淋巴管逆行引流累及阴道前壁。

(三)血行转移

晚期患者经血行转移至全身各器官,常见部位为肺、肝、骨等。

四、分期

子宫内膜癌的分期现采用国际妇产科联盟(FIGO)制定的手术-病理分期,见表16-6。

表 16-6　子宫内膜癌手术-病理分期

期别	范围
Ⅰ期[a]	肿瘤局限于子宫体
Ⅰ A[a]	无或 1/2 肌层浸润
Ⅰ B[a]	≥1/2 肌层浸润
Ⅱ期[a]	癌累及子宫颈间质,但未扩散至宫外[b]
Ⅲ期[a]	局部和/或区域扩散
Ⅲ A[a]	癌累及子宫体浆膜层和/或附件[c]
Ⅲ B[a]	阴道和/或宫旁受累[c]
Ⅲ C[a]	癌瘤转移至盆腔和/或腹主动脉旁淋巴结[c]
Ⅲ C1[a]	癌瘤转移至盆腔淋巴结
Ⅲ C2[a]	癌瘤转移至腹主动脉旁淋巴结,有/无盆腔淋巴结转移
Ⅳ期[a]	癌瘤累及膀胱和/或肠黏膜,或远处转移
Ⅳ A[a]	癌瘤累及膀胱和/或肠道黏膜
Ⅳ B[a]	远处转移,包括腹腔转移及(或)腹股沟淋巴结转移

注:[a]可以是 G_1、G_2、G_3;[b]宫颈管腺体累及为Ⅰ期,不再认为是Ⅱ期;[c]腹水细胞学阳性应当单独报告,但不改变分期

五、临床表现

(一)症状

1.阴道流血

主要表现为绝经后阴道流血,量一般不多。尚未绝经者可表现为月经增多、经期延长或月经紊乱。

2.阴道排液

多为血性液体或浆液性分泌物,合并感染则有脓血性排液,恶臭。

3.下腹疼痛及其他

若癌肿累及宫颈内口,可引起宫腔积脓,出现下腹胀痛及痉挛样疼痛。晚期浸润周围组织或压迫神经可引起下腹及腰骶部疼痛。晚期可出现贫血、消瘦及恶病质等相应症状。

(二)体征

早期子宫内膜癌妇科检查可无异常发现。晚期可有子宫明显增大,合并宫腔积脓时可有明显触痛,宫颈管内偶有癌组织脱出,触之易出血。癌灶浸润周围组织时,子宫固定或在宫旁触及

不规则结节状物。

六、诊断

除根据临床表现及体征外,病理组织学检查是确诊的依据。诊断步骤见图 16-2。

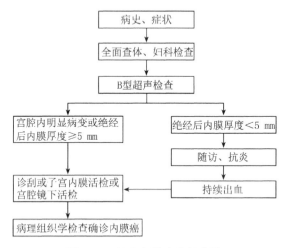

图 16-2 子宫内膜癌诊断步骤

(一)病史及临床表现

对于绝经后阴道流血、绝经过渡期月经紊乱均应排除内膜癌后再按良性疾病处理。对以下情况妇女要密切随诊:①有子宫内膜癌发病高危因素者如肥胖、不育、绝经延迟者;②多囊卵巢综合征,有长期应用雌激素、他莫昔芬或雌激素增高疾病史者;③有乳腺癌、子宫内膜癌家族史者。

(二)超声检查

经阴道超声检查可了解子宫大小、宫腔形状、宫腔内有无赘生物、子宫内膜厚度、肌层有无浸润及深度,为临床诊断及处理提供参考。

(三)诊断性刮宫

诊断性刮宫是最常用最有价值的诊断方法,其优点是能获得子宫内膜的组织标本进行病理诊断。

(四)其他辅助诊断方法

1.子宫内膜活检

目前已有行子宫内膜活检的吸管或一次性刮匙,无需麻醉及扩张宫颈。但由于需要专用器械,国内尚未广泛开展。

2.宫腔镜检查

宫腔镜检查可直接观察宫腔及宫颈管内有无癌灶存在,大小及部位,直视下取材活检,减少对早期子宫内膜癌的漏诊。但是否有可能促进癌细胞的扩散存在争议。

3.其他

MRI、CT、PET-CT 等检查及血清 CA125 测定可协助判断病变范围,有子宫外癌肿播散者其血清 CA125 值可升高。

七、鉴别诊断

(一)绝经过渡期异常子宫出血

以月经紊乱,如经量增多、经期延长及不规则阴道流血为主要表现。妇科检查无异常发现,病理组织学检查是鉴别诊断的主要依据。

(二)老年性阴道炎

主要表现为血性白带,检查时可见阴道黏膜变薄、充血或有出血点、分泌物增加等表现,治疗后可好转,必要时可先做抗感染治疗后再做诊断性刮宫排除子宫内膜癌。

(三)子宫黏膜下肌瘤或内膜息肉

有月经过多或经期延长症状,可行超声检查,宫腔镜及诊刮来确定诊断。

(四)子宫颈管癌、子宫肉瘤及输卵管癌

均可有阴道排液增多,或不规则流血。宫颈活检、诊刮及影像学检查可协助鉴别诊断。

八、治疗

治疗原则是以手术为主,辅以放疗、化疗和激素治疗等综合治疗。应根据患者年龄、全身情况、癌变累及范围及组织学类型选用和制订适宜的治疗方案。

(一)手术分期

开腹后取腹水或腹腔冲洗液进行细胞学检查并单独报告,全面探查,对可疑病变部位取样做冷冻切片检查。行筋膜外全子宫及双附件切除术,剖视宫腔,确定肿瘤生长部位、累及范围,并取癌组织带子宫肌层做冷冻切片了解浸润深度。对浆液性腺癌、透明细胞癌患者常进行大网膜活检或切除。盆腔淋巴结切除术是手术分期的一个重要步骤,但满足以下低危淋巴结转移因素的患者,可以考虑不行淋巴结切除术:①肌层浸润深度<1/2;②肿瘤直径<2 cm;③G_1或 G_2。此外,有深肌层浸润、子宫内膜样腺癌 G_3、浆液性腺癌、透明细胞癌等高危因素的患者,还需行腹主动脉旁淋巴结切除术。手术切除的标本应常规进行病理学检查,癌组织还应行雌、孕激素受体检测,作为术后选用辅助治疗的依据。

(二)放疗

分腔内照射及体外照射。腔内照射多用后装腔内照射,高能放射源为^{60}Co 或^{137}Cs。体外照射常用^{60}Co 或直线加速器。

(1)单纯放疗:仅用于有手术禁忌证或无法手术切除的晚期内膜癌患者。对Ⅰ期 G_1,不能接受手术治疗者可选用单纯腔内照射,其他各期均应采用腔内腔外照射联合治疗。

(2)术前放疗:主要是为控制、缩小癌灶创造手术机会或缩小手术范围。

(3)术后放疗:是对手术-病理分期后具有复发高危因素患者重要的辅助治疗,或作为手术范围不足的补充治疗。

(三)激素治疗

(1)孕激素治疗:仅用于晚期或复发患者。以高效、大剂量、长期应用为宜,至少应用 12 周以上方可评定疗效。可延长患者的疾病无进展生存期,对生存率无影响。常用药物:口服甲羟孕酮 200～400 mg/d;己酸孕酮 500 mg,肌内注射每周 2 次。

(2)抗雌激素制剂治疗:适应证与孕激素相同。他莫昔芬常用剂量为 20～40 mg/d,可先用他莫昔芬 2 周使孕激素受体含量上升后再用孕激素治疗,或与孕激素同时应用。

（3）近年来亦有采用芳香化酶抑制剂或选择性雌激素受体调节剂（SERM）行激素治疗的报道，如雷洛昔芬。

（四）化疗

化疗为晚期或复发子宫内膜癌的综合治疗措施之一，也可用于术后有复发高危因素患者的治疗以期减少盆腔外的远处转移。常用化疗药物有顺铂、阿霉素、紫杉醇、卡铂、环磷酰胺、氟尿嘧啶等，多为联合应用。子宫内膜浆液性腺癌术后应给予化疗，方案同卵巢上皮癌。

（五）保留生育功能治疗

病例选择尚无统一标准，可按以下标准进行：年龄低于 40 岁；渴望保留生育功能要求，同意承担治疗风险；病灶局限在内膜、高分化；孕激素受体（＋）；血清 CA125＜35 kU/L。保留生育功能治疗风险大，目前仍处于探索阶段。治疗前应充分告知患者保留生育功能治疗的利弊，3 个月进行一次诊断性刮宫，判断疗效以决定后续治疗。

九、预后

影响预后的因素：①病理类型、组织学分级、肌层浸润深度、淋巴转移及子宫外病灶等；②患者全身状况；③治疗方案选择。

十、随访

治疗后应定期随访，75％～95％复发在术后 2～3 年内。随访内容应包括详细病史（包括新的症状）、盆腔检查（三合诊）、阴道细胞学涂片、X 线检查、血清 CA125 检测等，必要时可做 CT 及 MRI 检查。一般术后 2～3 年内每 3 个月随访一次，3 年后每 6 个月 1 次，5 年后每年 1 次。

十一、预防

预防措施：①普及防癌知识，定期体检；②重视绝经后妇女阴道流血和围绝经期妇女月经紊乱的诊治；③正确掌握雌激素应用指征及方法；④对有高危因素的人群应进行密切随访或监测。

（渠志华）

第五节　卵　巢　肿　瘤

一、卵巢原发上皮性肿瘤

卵巢上皮性肿瘤为最常见的卵巢肿瘤，多见于中老年妇女，很少发生在青春期前女孩和婴幼儿。卵巢上皮性肿瘤分为良性、交界性和恶性。交界性肿瘤是指上皮细胞增生活跃及核异型，核分裂象增加，表现为上皮细胞层次增加，但无间质浸润，是一种低度潜在恶性肿瘤，生长缓慢，转移率低，复发迟。卵巢上皮性癌发展迅速，不易早期诊断，治疗困难，死亡率高。

（一）发病原因及高危因素

卵巢上皮癌的发病原因一直未明。近年的研究证据表明，卵巢癌由卵巢表面生发上皮起源假说缺乏科学依据，卵巢外起源学说则引起高度重视，并提出了上皮性卵巢癌发生的二元理论。

二元论将卵巢上皮癌分为两型，Ⅰ型卵巢癌包括了低级别卵巢浆液性癌及低级别卵巢子宫内膜样癌、透明细胞癌、黏液性癌和移行细胞癌；Ⅱ型卵巢癌包括了高级别卵巢浆液性癌及高级别卵巢子宫内膜样癌、未分化癌和恶性中胚叶混合性肿瘤（癌肉瘤）。Ⅰ型卵巢癌起病缓慢，常有前驱病变，多为临床早期，预后较好；Ⅱ型卵巢癌发病快，无前驱病变，侵袭性强，多为临床晚期，预后不良。两型卵巢癌的发生、发展可能有两种不同的分子途径，因而具有不同的生物学行为。高级别卵巢浆液性癌大多起源于输卵管的观点已被国际上多数学者所接受。

此外，下列因素也可能与卵巢上皮癌的发病密切相关。

1.遗传因素

5％～10％的卵巢上皮癌具有遗传异常。上皮性卵巢癌的发生与三个遗传性癌综合征有关，即：遗传性乳腺癌-卵巢癌综合征（HBOC），遗传性位点特异性卵巢癌综合征（HSSOC），和遗传性非息肉性结直肠癌综合征（HNPCC），最常见的是 HBOC。真正的遗传性卵巢癌和乳腺癌一样，主要是由于 *BRCA1* 和 *BRCA2* 基因突变所致，属于常染色体显性遗传。

2.子宫内膜异位症

相关的形态学和分子遗传学的证据提示，卵巢子宫内膜样癌和透明细胞癌可能来源于子宫内膜异位症的病灶恶变。抑癌基因 *ARID1A* 基因突变不仅见于卵巢子宫内膜样癌和透明细胞癌的癌组织，同时见于邻近的子宫内膜异位症和癌变前期病灶，这是卵巢子宫内膜样癌和透明细胞癌起源异位子宫内膜的有力证据。

3.持续排卵

持续排卵使卵巢表面上皮不断损伤与修复，其结果一方面在修复过程中卵巢表面上皮细胞突变的可能性增加。减少或抑制排卵可减少卵巢上皮由排卵引起的损伤，可能降低卵巢癌发病危险。流行病学调查发现卵巢癌危险因素有未产、不孕，而多次妊娠、哺乳和口服避孕药有保护作用。

（二）病理

1.组织学类型

卵巢上皮肿瘤组织学类型主要有以下几类。

（1）浆液性肿瘤。①浆液性囊腺瘤：约占卵巢良性肿瘤的 25％。多为单侧，球形，大小不等，表面光滑，囊性，壁薄，内充满淡黄色清亮液体。有单纯性及乳头状两型，前者多为单房，囊壁光滑；后者常为多房，可见乳头，向囊外生长。镜下见囊壁为纤维结缔组织，内为单层柱状上皮，乳头分支较粗，间质内见砂粒体（成层的钙化小球状物）。②交界性浆液性囊腺瘤：中等大小，多为双侧，乳头状生长在囊内较少，多向囊外生长。镜下见乳头分支纤细而密，上皮复层不超过 3 层，细胞核轻度异型，核分裂象＜1/HP，无间质浸润，预后好。对于存在浸润性种植患者，晚期和复发概率增加。③浆液性囊腺癌：占卵巢恶性肿瘤的 40％～50％。多为双侧，体积较大，半实质性。结节状或分叶状，灰白色，或有乳突状增生，切面为多房，腔内充满乳头，质脆，出血、坏死。镜下见囊壁上皮明显增生，复层排列，一般在 4～5 层以上。癌细胞为立方形或柱状，细胞异型明显，并向间质浸润。

（2）黏液性肿瘤：黏液性肿瘤组织学上分为肠型、宫颈型或混合型，由肠型黏膜上皮或宫颈管黏膜上皮组成。①黏液囊腺瘤：占卵巢良性肿瘤的 20％。多为单侧，圆形或卵圆形，体积较大，表面光滑，灰白色。切面常为多房，囊腔内充满胶冻样黏液，含黏蛋白和糖蛋白，囊内很少有乳头生长。镜下见囊壁为纤维结缔组织，内衬单层柱状上皮；可见杯状细胞及嗜银细胞。恶变率为 5％～10％。偶可自行破裂，瘤细胞种植在腹膜上继续生长并分泌黏液，在腹膜表面形成胶冻样黏液团块,极似卵巢癌转移,称腹膜假黏液瘤。腹膜假性黏液瘤主要继发于肠型分化的肿瘤,瘤细胞呈良性,分泌旺盛,很少见细胞异型和核分裂,多限于腹膜表面生长,一般不浸润脏器实质。手术是主要治疗手段,术中应尽可能切净所有肿瘤。然而,手术很少能根治,本病复发率高,患者需要多次手术,患者常死于肠梗阻。②交界性黏液性囊腺瘤:一般较大,少数为双侧,表面光滑,常为多房。切面见囊壁增厚,有实质区和乳头状形成,乳头细小、质软。镜下见上皮不超过3层,细胞轻度异型,细胞核大、染色深,有少量核分裂,增生上皮向腔内突出形成短粗的乳头,无间质浸润。③黏液性囊腺癌:占卵巢恶性肿瘤的10%。多为单侧,瘤体较大,囊壁可见乳头或实质区,切面为囊、实性,囊液混浊或血性。镜下见腺体密集,间质较少,腺上皮超过3层,细胞明显异型,并有间质浸润。

(3)卵巢子宫内膜样肿瘤:良性瘤较少见,为单房,表面光滑,囊壁衬以单层柱状上皮,似正常子宫内膜。囊内被覆扁平上皮,间质内可有含铁血黄素的吞噬细胞。子宫内膜样交界性瘤很少见。卵巢子宫内膜样癌占卵巢恶性肿瘤的10%～24%,肿瘤单侧多,中等大,囊性或实性,有乳头生长,囊液多为血性。镜下特点与子宫内膜癌极相似,多为高分化腺癌或腺棘皮癌,常并发子宫内膜异位症和子宫内膜癌,不易鉴别何者为原发或继发。

(4)透明细胞肿瘤:来源于苗勒氏管上皮,良性罕见,交界性者上皮由1～3层多角形靴钉状细胞组成,核有异型性但无间质浸润,常合并透明细胞癌存在。透明细胞癌占卵巢癌5%～11%,患者均为成年妇女,平均年龄48～58岁,10%合并高血钙症。常合并子宫内膜异位症(25%～50%)。易转移至腹膜后淋巴结,对常规化疗不明感。呈囊实性,单侧多,较大;镜下瘤细胞质丰富或呈泡状,含丰富糖原,排列成实性片、索状或乳头状;瘤细胞核异型性明显,深染,有特殊的靴钉细胞附于囊内及管状结构。

(5)勃勒纳瘤:由卵巢表面上皮向移行上皮分化而形成,占卵巢肿瘤1.5%～2.5%。多数为良性,单侧,体积小(直径<5 cm),表面光滑,质硬,切面灰白色漩涡或编织状。小肿瘤常位于卵巢髓质近卵巢门处。亦有交界性及恶性。

(6)未分化癌:在未分化癌中,小细胞癌最有特征。发病年龄9～43岁,平均24岁,70%患者有高血钙。常为单侧,较大,表面光滑或结节状,切面为实性或囊实性,质软、脆,分叶或结节状,褐色或灰黄色,多数伴有坏死出血。镜检癌细胞为未分化小细胞,圆形或梭形,胞质少,核圆或卵圆有核仁,核分裂多见。细胞排列紧密,呈弥散、巢状、片状生长。恶性程度极高,预后极差,90%患者在1年内死亡。

2.组织学分级

2014年版WHO女性生殖道肿瘤分类中,对卵巢上皮癌的组织学分级达成共识。浆液性癌分为低级别癌与高级别癌两类。子宫内膜样癌根据FIGO分级系统分3级,1级实性区域<5%,2级实性区域5%～50%,3级实性区域>50%。黏液性癌不分级,但分为3型:非侵袭性(上皮内癌)、侵袭性(膨胀性或融合性)、侵袭性(浸润型)。浆黏液性癌按不同的癌成分各自分级。透明细胞癌和未分化癌本身为高级别癌,不分级。恶性Brenner瘤其恶性成分参照尿路上皮癌分级,分为低级别和高级别。

肿瘤组织学分级对患者预后有重要的影响,应引起重视。

(三)治疗

1.良性肿瘤

若卵巢肿块直径<5 cm,疑为卵巢瘤样病变,可短期观察。一经确诊为卵巢良性肿瘤,应手

术治疗。根据患者年龄、生育要求及对侧卵巢情况决定手术范围。年轻、单侧良性肿瘤应行患侧卵巢囊肿剥出或卵巢切除术,尽可能保留正常卵巢组织和对侧正常卵巢;即使双侧良性囊肿,也应争取行囊肿剥出术,保留正常卵巢组织。围绝经期妇女可行单侧附件切除或子宫及双侧附件切除术。术中剖开肿瘤肉眼观察区分良、恶性,必要时做冷冻切片组织学检查明确性质,确定手术范围。若肿瘤大或可疑恶性,尽可能完整取出肿瘤,防止囊液流出及瘤细胞种植于腹腔。巨大囊肿可穿刺放液,待体积缩小后取出,穿刺前须保护穿刺周围组织,以防囊液外溢,放液速度应缓慢,以免腹压骤降发生休克。

2.交界性肿瘤

手术是卵巢交界性肿瘤最重要的治疗,手术治疗的目标是将肿瘤完全切除。卵巢交界瘤建议行全面分期手术,是否要行腹膜后淋巴结系统切除或取样活检,多数学者倾向否定意见,尤其是卵巢黏液性肿瘤。年轻患者可考虑行保留生育功能治疗。晚期复发是卵巢交界瘤的特点,78%在5年后甚至10～20年后复发。复发的肿瘤一般仍保持原病理形态,即仍为交界性肿瘤,复发的肿瘤一般仍可切除。

卵巢交界性瘤一般不主张进行术后化疗,化疗仅在以下几种情况考虑应用:①肿瘤期别较晚,有广泛种植,术后可施行3～6个疗程化疗。②有大网膜、淋巴结或其他远处部位浸润性种植的患者更可能发生早期复发,这些患者应按照低级别浆液性癌进行化疗。

3.恶性肿瘤

治疗原则是手术为主,辅以化疗、放疗及其他综合治疗。

(1)手术:是治疗卵巢上皮癌的主要手段。应根据术中探查及冷冻病理检查结果,决定手术范围,卵巢上皮癌第一次手术彻底性与预后密切相关。

早期(FIGO Ⅰ-Ⅱ期)卵巢上皮癌应行全面确定分期的手术,包括留取腹水或腹腔冲洗液进行细胞学检查;全面探查盆、腹腔,对可疑病灶及易发生转移部位多处取材做组织学检查;全子宫和双附件切除(卵巢动静脉高位结扎);盆腔及腹主动脉旁淋巴结清除;大网膜和阑尾切除。一般认为,对于上皮性卵巢癌施行保留生育功能(保留子宫和对侧附件)的手术应是谨慎和严格选择的,必须具备以下条件方可施行:①患者年轻,渴望生育;②ⅠA期;③细胞分化好(G1);④对侧卵巢外观正常、剖探阴性;⑤有随诊条件。亦有主张完成生育后视情况再行手术切除子宫及对侧附件。对于有高危因素而要求保留生育功能的患者则需充分知情。

晚期卵巢癌(FIGO Ⅲ-Ⅳ期),应行肿瘤细胞减灭术,术式与全面确定分期的手术相同,手术的主要目的是尽最大努力切除卵巢癌之原发灶和转移灶,使残余肿瘤直径＜1 cm,必要时可切除部分肠管或脾脏等。对于手术困难的患者可在组织病理学确诊为卵巢癌后,先行1～2程先期化疗后再进行手术。

复发性卵巢癌的手术治疗价值尚有争议,主要用于以下几方面:①解除肠梗阻;②对二线化疗敏感的复发灶(化疗后间隔＞12月)的减灭;③切除孤立的复发灶。对于复发癌的治疗多数只能缓解症状,而不是为了治愈,生存质量是最应该考虑的因素。

(2)化学药物治疗:为主要的辅助治疗。常用于术后杀灭有残留癌灶,控制复发;也可用于复发病灶的治疗。化疗可以缓解症状,延长患者存活期。暂无法施行手术的晚期患者,化疗可使肿瘤缩小,为以后手术创造条件。

一线化疗是指首次肿瘤细胞减灭术后的化疗。常用化疗药物有顺铂、卡铂、紫杉醇、环磷酰胺、异环磷酰胺、氟尿嘧啶、博来霉素、长春新碱、依托泊苷(VP16)等。近年来多以铂类药物和紫杉醇为主要的化疗药物。根据病情可采用静脉化疗或静脉腹腔联合化疗。腹腔内化疗不仅能控制腹水,又能使小的腹腔内残存癌灶缩小或消失。化疗疗程数一般为 6～9 疗程。二线化疗主要用于卵巢癌复发的治疗。选择化疗方案前应了解一线化疗用什么药物及药物累积量;一线化疗疗效如何,毒性如何,反应持续时间及停药时间。患者一线治疗中对铂类的敏感性对选择二线化疗具重要参考价值。二线化疗的用药原则:①以往未用铂类者可选用含铂类的联合化疗;②在铂类药物化疗后 6 个月以上出现复发用以铂类为基础的二线化疗通常有效;③难治性患者不应再选用以铂类为主的化疗,而应选用与铂类无交叉耐药的药物,如紫杉醇、托扑替康、异环磷酰胺、六甲蜜胺、吉西他滨、脂质体阿霉素等。

(3)放射治疗:外照射对于卵巢上皮癌的治疗价值有限,可用于锁骨上和腹股沟淋巴结转移灶和部分紧靠盆壁的局限性病灶的局部治疗。对上皮性癌不主张以放疗作为主要辅助治疗手段,但在ⅠC 期,或伴有大量腹水者经手术后仅有细小粟粒样转移灶或肉眼看不到有残留病灶的可辅以放射性同位素^{32}P 腹腔内注射以提高疗效,减少复发,腹腔内有粘连时禁用。

(4)免疫治疗:靶向药物治疗是目前改善晚期卵巢癌预后的主要趋势。近几年,贝伐珠单抗在卵巢癌的一线治疗,以及复发卵巢癌的治疗中都取得了较好的疗效,可提高患者的无瘤生存期,但其昂贵的价格还需进行价值医学方面的评价。

(四)预后

预后与分期、组织学分类及分级、患者年龄及治疗方式有关。以分期最重要,期别越早预后越好。据文献报道Ⅰ期卵巢癌,病变局限于包膜内,5 年生存率达 90%。若囊外有赘生物、腹腔冲洗液找到癌细胞降至 68%;Ⅲ期卵巢癌,5 年生存率为 30%～40%;Ⅳ期卵巢癌仅为 10%。低度恶性肿瘤疗效较恶性程度高者为佳,细胞分化良好者疗效较分化不良者好。对化疗药物敏感者,疗效较好。术后残余癌灶直径<1 cm 者,化疗效果较明显,预后良好。

(五)预防

卵巢上皮癌的病因不清,难以预防。但若能积极采取措施对高危人群严密监测随访,早期诊治可改善预后。

(1)高危人群严密监测:40 岁以上妇女每年应行妇科检查;高危人群每半年检查一次,早期发现或排除卵巢肿瘤。若配合超声检查、CA125 检测等则更好。

(2)早期诊断及处理:卵巢实性肿瘤或囊肿直径>5 cm 者,应及时手术切除。重视青春期前、绝经后或生育年龄口服避孕药的妇女发现卵巢肿大,应及时明确诊断。盆腔肿块诊断不清或治疗无效者,应及早行腹腔镜检查或剖腹探查,早期诊治。

(3)乳癌和胃肠癌的女性患者,治疗后应严密随访,定期做妇科检查,确定有无卵巢转移癌。

(4)家族史和基因检测是临床医师决定是否行预防性卵巢切除的主要考虑因素,基因检测是最关键的因素。对 BRCA1(+)的 HOCS 家族成员行预防性卵巢切除是合理的。

二、卵巢生殖细胞肿瘤

卵巢生殖细胞肿瘤是指来源于胚胎性腺的原始生殖细胞而具有不同组织学特征的一组肿瘤,其发病率仅次于上皮性肿瘤,多发生于年轻的妇女及幼女,绝经后仅占 4%。卵巢恶性生殖细胞肿瘤恶性程度大,病死率高。由于找到有效的化疗方案,使其预后大为改观。卵巢恶性生殖细胞肿瘤的存活率分别由过去的 10% 提高到目前 90%,大部分患者可行保留生育功能的治疗。

(一)病理分类

1.畸胎瘤

畸胎瘤是由多胚层组织结构组成的肿瘤,偶见含一个胚层成分。肿瘤组织多数成熟,少数未成熟;多数为囊性,少数为实性。肿瘤的良、恶性及恶性程度取决于组织分化程度,而不决定于肿瘤质地。

(1)成熟畸胎瘤:又称皮样囊肿,属良性肿瘤,占卵巢肿瘤的 10%～20%,占生殖细胞肿瘤的 85%～97%,占畸胎瘤的 95% 以上。可发生于任何年龄,以 20～40 岁居多。多为单侧,双侧占 10%～17%。中等大小,呈圆形或卵圆形,壁光滑、质韧。多为单房,腔内充满油脂和毛发,有时可见牙齿或骨质。囊壁内层为复层鳞状上皮,壁上常见小丘样隆起向腔内突出称"头节"。肿瘤可含外、中、内胚层组织。偶见向单一胚层分化,形成高度特异性畸胎瘤,如卵巢甲状腺肿,分泌甲状腺激素,甚至引起甲亢。成熟囊性畸胎瘤恶变率为 2%～4%,多见于绝经后妇女;"头节"的上皮易恶变,形成鳞状细胞癌,预后较差。

(2)未成熟畸胎瘤:属恶性肿瘤,含 2～3 胚层,占卵巢畸胎瘤 1%～3%。肿瘤由分化程度不同的未成熟胚胎组织构成,主要为原始神经组织。多见于年轻患者,平均年龄 11～19 岁。肿瘤多为实性,可有囊性区域。肿瘤的恶性程度根据未成熟组织所占比例、分化程度及神经上皮含量而定。该肿瘤的复发及转移率均高,但复发后再次手术可见未成熟肿瘤组织具有向成熟转化的特点,即恶性程度的逆转现象。

2.无性细胞瘤

无性细胞瘤为中度恶性的实性肿瘤,占卵巢恶性肿瘤的 5%。好发于青春期及生育期妇女,单侧居多,右侧多于左侧。肿瘤为圆形或椭圆形,中等大,实性,触之如橡皮样。表面光滑或呈分叶状。切面淡棕色,镜下见圆形或多角形大细胞,细胞核大,胞质丰富,瘤细胞呈片状或条索状排列,有少量纤维组织相隔,间质中常有淋巴细胞浸润。对放疗特别敏感,纯无性细胞瘤的 5 年存活率可达 90%。混合型(含绒癌,内胚窦成分)预后差。

3.卵黄囊瘤

来源于胚外结构卵黄囊,其组织结构与大鼠胎盘的内胚窦特殊血管周围结构相似,又名内胚窦瘤。卵黄囊瘤占卵巢恶性肿瘤 1%,但是恶性生殖细胞肿瘤的常见类型,其恶性程度高,常见于儿童及年轻妇女。多为单侧,肿瘤较大,圆形或卵圆形。切面部分囊性,组织质脆,多有出血坏死区,呈灰红或灰黄色,易破裂。镜下见疏松网状和内皮窦样结构。瘤细胞扁平、立方、柱状或多角形,产生甲胎蛋白(AFP),故患者血清 AFP 浓度很高,其浓度与肿瘤消长相关,是诊断及治疗监测时的重要标志物。肿瘤生长迅速,易早期转移,预后差,既往平均生存期仅 1 年,现经手术及联合化疗后,生存期明显延长。

4.胚胎癌

胚胎癌是一种未分化并具有多种分化潜能的恶性生殖细胞肿瘤。极少见,发生率占卵巢恶性生殖细胞瘤的 5% 以下。胚胎癌具有向胚体方向分化的潜能,可形成不同程度分化的畸胎瘤;向胚外方向分化则形成卵黄囊结构或滋养细胞结构。形态上与睾丸的胚胎癌相似,但发生在卵巢的纯型胚胎癌远较在睾丸少见,其原因尚不明。肿瘤体积较大,有包膜,质软,常伴出血、梗死和包膜破裂。切面为实性,灰白色,略呈颗粒状;与其他生殖细胞瘤合并存在时,则依所含的成分和占的比例不同呈现出杂色多彩状,囊性变和出血坏死多见。瘤组织由较原始的多角形细胞聚集形成的实性上皮样片块和细胞巢与原始幼稚的黏液样间质构成。肿瘤细胞和细胞核的异型性突出,可见瘤巨细胞。在稍许分化的区域,瘤细胞有形成裂隙和乳头的倾向,细胞略呈立方或柱状上皮样,但不形成明确的腺管。胚胎癌具有局部侵袭性强、播散广泛及早期转移的特性;转移的途径早期经淋巴管,晚期合并血行播散。

5.绒癌

原发性卵巢绒癌也称为卵巢非妊娠性绒癌,是由卵巢生殖细胞中的多潜能细胞向胚外结构(滋养细胞或卵黄囊等)发展而来的一种恶性程度极高的卵巢肿瘤,它可分为单纯型或混合型。混合型,即除绒癌成分外,还同时合并存在其他恶性生殖细胞肿瘤,如未成熟畸胎瘤、卵黄囊瘤、胚胎癌及无性细胞瘤等。原发卵巢绒癌多见的是混合型,单纯型极为少见。妊娠性绒癌一般不合并其他恶性生殖细胞肿瘤。典型的肿瘤体积较大,单侧,实性,质软,出血坏死明显。镜下形态如同子宫绒癌,由细胞滋养细胞和合体滋养细胞构成。因其他生殖细胞肿瘤特别是胚胎性癌常有不等量的合体细胞,诊断必须同时具备两种滋养细胞。非妊娠性绒癌预后较妊娠性绒癌差,治疗效果不好,病情发展快,短期内即死亡。

(二)诊断

卵巢恶性生殖细胞肿瘤在临床表现方面具有一些特点,如发病年龄轻,肿瘤较大,肿瘤标记物异常,很易产生腹水,病程发展快等。若能注意到这些肿瘤的特点,诊断并不难。特别是血清甲胎蛋白(AFP)和人绒毛膜促性腺激素(HCG)的检测可以起到明确诊断的作用。卵黄囊瘤可以合成 AFP,卵巢绒癌可分泌 HCG,这些都是很特异的肿瘤标志物。血清 AFP 和 HCG 的动态变化与癌瘤病情的好转和恶化是一致的,临床完全缓解的患者其血清 AFP 或 HCG 值轻度升高也预示癌瘤的残存或复发。虽然血清 AFP 和 HCG 的检测对卵巢内胚窦瘤和卵巢绒癌有明确诊断的意义,但卵巢恶性生殖细胞肿瘤的最后确诊还是依靠组织病理学的诊断。

(三)治疗

1.良性生殖细胞肿瘤

单侧肿瘤应行卵巢肿瘤剥除或患侧附件切除术;双侧肿瘤争取行卵巢肿瘤剥除术;围绝经期妇女可考虑行全子宫双附件切除术。

2.恶性生殖细胞肿瘤

(1)手术治疗:由于绝大部分恶性生殖细胞肿瘤患者是希望生育的年轻女性,常为单侧卵巢发病,即使复发也很少累及对侧卵巢和子宫,更为重要的是卵巢恶性生殖细胞肿瘤对化疗十分敏感。因此,手术的基本原则是无论期别早晚,只要对侧卵巢和子宫未受肿瘤累及,均应行保留生育功能的手术,即仅切除患侧附件,同时行全面分期探查术。对于复发的卵巢生殖细胞仍主张积极手术。

(2)化疗:恶性生殖细胞肿瘤对化疗十分敏感。根据肿瘤分期、类型和肿瘤标记物的水平,术后可采用 3~6 疗程的联合化疗。

(3)放疗:为手术和化疗的辅助治疗。无性细胞瘤对放疗最敏感,但由于无性细胞瘤的患者多年轻,要求保留生育功能,目前放疗已较少应用。对复发的无性细胞瘤,放疗仍能取得较好疗效。

三、卵巢性索间质肿瘤

卵巢性索间质肿瘤来源于原始性腺中的性索及间质组织,占卵巢肿瘤的 4.3%~6%。在胚胎正常发育过程中,原始性腺中的性索组织,在男性将演变成睾丸曲细精管的支持细胞,在女性将演变成卵巢的颗粒细胞;而原始性腺中的特殊间叶组织将演化为男性睾丸的间质细胞及女性卵巢的泡膜细胞。卵巢性索间质肿瘤即是由上述性索组织或特殊的间叶组织演化而形成的肿瘤,它们仍保留了原来各自的分化特性。肿瘤可由单一细胞构成,如颗粒细胞瘤、泡膜细胞瘤、支持细胞瘤、间质细胞瘤;肿瘤亦可由不同细胞组合形成,当含两种细胞成分时,可以形成颗粒-泡膜细胞瘤,支持-间质细胞瘤;而当肿瘤含有上述四种细胞成分时,此种性索间质肿瘤称为两性母细胞瘤。许多类型的性索间质肿瘤能分泌类固醇激素,临床出现内分泌失调症状,但是肿瘤的诊断依据是肿瘤特有的病理形态,临床内分泌紊乱和激素水平异常仅能做参考。

(一)病理分类和临床表现

1.颗粒细胞-间质细胞瘤

由性索的颗粒细胞及间质的衍生成分如成纤维细胞及卵泡膜细胞组成。

(1)颗粒细胞瘤:在病理上颗粒细胞瘤分为成人型和幼年型两种。95%的颗粒细胞瘤为成人型,属低度恶性的肿瘤,可发生于任何年龄,高峰为45~55岁。肿瘤能分泌雌激素,故有女性化作用。青春期前患者可出现假性性早熟,生育年龄患者出现月经紊乱,绝经后患者则有不规则阴道流血,常合并子宫内膜增生过长,甚至发生腺癌。肿瘤多为单侧,圆形或椭圆形,呈分叶状,表面光滑,实性或部分囊性;切面组织脆而软,伴出血坏死灶。镜下见颗粒细胞环绕成小圆形囊腔,菊花样排列、中心含嗜伊红物质及核碎片(Call-Exner 小体)。瘤细胞呈小多边形,偶呈圆形或圆柱形,胞质嗜淡伊红或中性,细胞膜界限不清,核圆,核膜清楚。预后较好,5 年生存率达80%以上,但有远期复发倾向。幼年型颗粒细胞瘤罕见,仅占 5%,是一种恶性程度极高的卵巢肿瘤。主要发生在青少年,98%为单侧。镜下呈卵泡样,缺乏核纵沟,胞质丰富,核分裂更活跃,极少含 Call-Exner 小体,10%~15%呈重度异型性。

(2)卵泡膜细胞瘤:卵泡膜细胞瘤为有内分泌功能的卵巢实性肿瘤,因能分泌雌激素,故有女性化作用。常与颗粒细胞瘤合并存在,但也有纯卵泡膜细胞瘤。为良性肿瘤,多为单侧,圆形、卵圆形或分叶状,表面被覆薄的有光泽的纤维包膜。切面为实性,灰白色。镜下见瘤细胞短梭形,胞质富含脂质,细胞交错排列呈漩涡状。瘤细胞团为结缔组织分隔。常合并子宫内膜增生过长,甚至子宫内膜癌。恶性卵泡膜细胞瘤较少见,可直接浸润邻近组织,并发生远处转移。其预后较一般卵巢癌为佳。

(3)纤维瘤:纤维瘤为较常见的良性肿瘤,占卵巢肿瘤的 2%~5%,多见于中年妇女,单侧居多,中等大小,表面光滑或结节状,切面灰白色,实性、坚硬。镜下见由梭形瘤细胞组成,排列呈编织状。偶见患者伴有腹水或胸腔积液,称梅格斯综合征,腹水经淋巴或横隔至胸腔,右侧横隔淋巴丰富,故多见右侧胸腔积液。手术切除肿瘤后,胸腔积液、腹水自行消失。

2.支持细胞-间质细胞瘤

支持细胞-间质细胞瘤又称睾丸母细胞瘤,罕见,多发生在 40 岁以下妇女。单侧居多,通常较小,可局限在卵巢门区或皮质区,实性,表面光滑而滑润,有时呈分叶状,切面灰白色伴囊性变,囊内壁光滑,含血性浆液或黏液。镜下见不同分化程度的支持细胞及间质细胞。高分化者属良性,中低分化为恶性,具有男性化作用;少数无内分泌功能呈现女性化,雌激素可由瘤细胞直接分泌或由雄激素转化而来。10%~30%呈恶性行为,5 年生存率为 70%~90%。

(二)治疗

1.良性的性索间质肿瘤

年轻妇女患单侧肿瘤,应行卵巢肿瘤剥除或患侧附件切除术;双侧肿瘤争取行卵巢肿瘤剥除术;围绝经期妇女可考虑行全子宫双附件切除术。卵巢纤维瘤、卵泡膜细胞瘤和硬化性间质瘤是良性的,可按上述处理。

2.恶性的性索间质肿瘤

颗粒细胞瘤、间质细胞瘤、环管状性索间质瘤是低度或潜在恶性的。Ⅰ期的卵巢性索间质肿瘤希望生育的年轻患者,可考虑行患侧附件切除术,保留生育功能,但应进行全面细致的手术病理分期;不希望生育者应行全子宫双附件切除术和确定分期手术。晚期肿瘤应采用肿瘤细胞减灭术。与上皮性卵巢癌不同,对于复发的性索间质肿瘤仍主张积极手术。术后辅助治疗并没有公认有效的方案。以铂类为基础的多药联合化疗可作为术后辅助治疗的选择,尤其是晚期和复发患者的治疗。常用方案为 TC、PAC、PEB、PVB,一般化疗 6 个疗程。本瘤有晚期复发的特点,应长期随诊。

四、卵巢转移性肿瘤

体内任何部位原发性癌均可能转移到卵巢,乳腺、肠、胃、生殖道、泌尿道等是常见的原发肿瘤器官。库肯勃瘤,即印戒细胞癌,是一种特殊的转移性腺癌,原发部位在胃肠道,肿瘤为双侧性,中等大,多保持卵巢原状或呈肾形。一般无粘连,切面实性,胶质样。镜下见典型的印戒细胞,能产生黏液,周围是结缔组织或黏液瘤性间质。

卵巢转移瘤的处理取决于原发灶的部位和治疗情况,需要多学科协作,共同诊治。治疗的原则是有效的缓解和控制症状。如原发瘤已经切除且无其他转移和复发迹象,卵巢转移瘤仅局限于盆腔,可采用原发性卵巢恶性肿瘤的手术方法,尽可能切除盆腔转移瘤,术后应按照原发瘤进行辅助治疗。大部分卵巢转移性肿瘤的治疗效果不好,预后很差。

(袁飞飞)

第六节　输卵管肿瘤

一、输卵管良性肿瘤

输卵管肿瘤占女性生殖系统肿瘤的 0.5%～1.1%,其中良性肿瘤罕见。来源于副中肾管或中肾管。大致可分为:①上皮细胞肿瘤:腺瘤、乳头瘤;②内皮细胞肿瘤:血管瘤、淋巴管瘤;③间皮细胞肿瘤:平滑肌瘤、脂肪瘤、软骨瘤、骨瘤;④混合性畸胎瘤:囊性畸胎瘤。

(一)输卵管腺瘤样瘤

为最常见的一种输卵管良性肿瘤。以生育期年龄妇女为多见。80%以上伴有子宫肌瘤,未见恶变报道。腺瘤样瘤由 Golden 和 Ash 于 1945 年首先报道并命名,它的组织发生一直有争议,近几年的免疫组化和超微结构研究均支持肿瘤起源于多能性间叶细胞。

输卵管良性肿瘤无特异症状,多数患者是以其并发疾病如子宫肌瘤,慢性输卵管炎的症状而就诊,易被其他疾病所蒙蔽,临床极少有确诊病例,常在妇科手术时无意中被发现者居多,造成大体标本检查易忽略而漏诊,导致检出率低。肿瘤体积较小,直径 1～3 cm,位于输卵管肌壁或浆膜下。大体形态为实性,灰白色或灰黄色,与周围组织有分界,但无包膜。镜下可见紧密排列的腺体,呈隧道样、微囊样或血管瘤样结构,被覆低柱状上皮,核分裂象罕见。间质由纤维、弹力纤维及平滑肌组成。肿瘤可以浸润性的方式生长到管腔皱襞的支持间质中去。诊断有困难时组织化学和免疫组化可帮助诊断,AB 阳性,CK、Vim、SMA、Calretinin 阳性即可确诊。治疗为手术切除患侧输卵管。预后良好。

(二)输卵管乳头状瘤

输卵管乳头状瘤多发生于生育期妇女,与输卵管积水并发率较高,偶尔亦与输卵管结核或淋病并存。

肿瘤直径一般 1～2 cm。一般生长在输卵管黏膜,突向管腔,呈疣状或菜花状,剖面见肿瘤自输卵管黏膜长出。镜下典型特点:见乳头结构,大小不等,表面被覆无纤毛细胞或少数纤毛细胞,细胞扁平,立方或柱形,核有中等程度的多形性但是核分裂象很少见,组织学上需要将这种良性病变与输卵管腺癌进行鉴别。输卵管周围及管壁内可见少量的嗜碱性粒细胞和淋巴细胞为主的炎症细胞浸润。

肿瘤早期无症状,患者常常合并输卵管周围炎,常因不孕、腹痛等原因就诊,随肿瘤发展逐渐出现阴道排液,无臭味,合并感染时呈脓性。管腔内液体经输卵管伞端流向腹腔即形成盆腔积液,当有多量液体向阴道排出时,可出现腹部绞痛。盆腔检查可触及附件形成的肿块,超声检查和腹腔镜可协助诊断,但最后诊断有赖于病理检查。治疗为手术切除患侧输卵管,如有恶变者按输卵管癌处理。

(三)输卵管息肉

输卵管息肉可发生于生育年龄和绝经后,一般无症状,多在不孕患者行检查时发现。输卵管息肉的发生不明,多位于输卵管腔内,与正常黏膜上皮有连续,镜下可无炎症证据。宫腔镜检查和子宫输卵管造影均可发现,但前者优于后者。乳头瘤和息肉的鉴别是前者具有乳头结构。

(四)输卵管平滑肌瘤

输卵管平滑肌瘤较少见。查阅近年国内外文献共报道 20 例左右。输卵管平滑肌瘤的发生与胃肠道平滑肌瘤相似,而与雌激素无关。同子宫平滑肌瘤,亦可发生退行性病变。临床上常无症状,多在行其他手术时偶尔发现。肿瘤较小,单个,实质,表面光滑。肿瘤较大时可压迫管腔而致不育及输卵管妊娠,亦可引起输卵管扭转而发生腹痛。处理可手术切除患侧输卵管。

(五)输卵管成熟性畸胎瘤

比恶性畸胎瘤还少见。文献上仅有少数病例报道,大多数为良性,其来源于副中肾管或中肾管,认为可能是胚胎早期,生殖细胞移行至卵巢的过程中,在输卵管区而形成。一般病变多为单侧,双侧少见,常位于输卵管峡部或壶腹部,以囊性为主,少数为实性病变,少数位于输卵管肌层内或缚于浆膜层,肿瘤体积一般较小,1～2 cm,也有直径达 10～20 cm 者,镜下同卵巢畸胎瘤所见,可含有三个胚层成熟成分。

患者年龄一般在 21～60 岁。常见症状为盆腔或下腹部疼痛、痛经、月经不规则及绝经后流血,由于无典型的临床症状或无症状,因此术前很难作出诊断。输卵管畸胎瘤可合并输卵管妊娠,治疗仅行肿瘤切除或输卵管切除。

(六)输卵管血管瘤

输卵管血管瘤罕见。有学者认为女性性激素与血管瘤有关。但一般认为在输卵管内的扩张海绵样血管是由于扭转、损伤或炎症引起。

血管瘤一般较小。肿瘤位于浆膜下肌层内,分界不清,可见很多不规则小血管空隙,上覆扁平内皮细胞。血管被疏松结缔组织及管壁平滑肌纤维分隔。临床通常无症状,常在行其他手术时发现,偶可因血管瘤破裂出血而引起腹痛。处理可做患侧输卵管切除术。

二、输卵管恶性肿瘤

(一)原发性输卵管癌

原发性输卵管癌是少见的女性生殖道恶性肿瘤。发病高峰年龄为52~57岁,超过60%的输卵管癌发生于绝经后妇女,占妇科恶性肿瘤的0.1%~1.8%。在美国每年的发病率3.6/10万。其发生率排列于子宫颈癌、卵巢癌、宫体癌、外阴癌和阴道癌之后居末位。在临床上常容易与卵巢癌发生混淆,而造成临床和病理诊断上的困难。子宫与输卵管皆起源于副中肾管,原发性输卵管癌由于早期诊断困难,其5年生存率一直较低,过去仅为5%左右。目前随着治疗措施的改进,生存率为50%左右。

肉眼所见的原发性输卵管癌与卵巢癌的比例在1:50左右。最近,上皮性卵巢癌的卵巢外起源学说认为输卵管浆液性癌可能是卵巢高级别浆液性癌的先期病变,所谓的"原发性"上皮性浆液性卵巢癌很可能是原发性输卵管癌的继发性种植病变。很多卵巢高级别浆液性癌病例经严格标准的输卵管病理取材,可见到输卵管上皮内癌或早期癌病变。临床上见到的单纯输卵管癌可能是由于输卵管炎症粘连阻碍了输卵管癌播散形成浆液性卵巢癌。因此,输卵管癌的真正发病率可能远高于传统概念上的数字,预计将来输卵管癌和卵巢癌的诊断及分期病理标准可能将会发生变化。

1.病因

病因不明,慢性输卵管炎通常与输卵管癌并存,多数学者认为慢性炎症刺激可能是原发的诱因。由于慢性输卵管炎患者相当多见,而原发输卵管癌患者却十分罕见,因此两者是否有病因学联系尚不清楚。另外,患输卵管结核者有时亦与输卵管癌并存,这是否由于在输卵管结核基础上,上皮过度增生而导致恶变,但两者并发率不高。此外,遗传因素可能在输卵管癌的病因中扮演着重要角色,输卵管癌可能是遗传性乳腺癌-卵巢癌综合征的一部分。输卵管癌患者易并发乳腺癌、卵巢癌等其他妇科肿瘤,发病年龄及不孕等一些特点也与卵巢癌、子宫内膜癌相似,故认为其病因可能与卵巢癌、子宫内膜癌的一些致病因素相关。

2.病理

(1)巨检:一般为单侧,双侧占10%~26%。病灶多见于输卵管壶腹部,其次为伞端。早期输卵管外观可正常,多表现为输卵管增粗,直径在5~10 cm,类似输卵管积水、积脓或输卵管卵巢囊肿,局部呈结节状肿大,形状不规则呈腊肠样,病灶可呈局限性结节状向管腔中生长,随病程的进展向输卵管伞端蔓延,管壁变薄,伞端常闭锁。剖面上可见输卵管腔内有灰白色乳头状或菜花状组织,质脆,可有坏死团块。晚期癌内有肿瘤组织可由伞端突出于管口外。亦可穿出浆膜面。当侵入卵巢时能产生肿块,与输卵管卵巢炎块相似,常合并有继发感染或坏死,腔内容物呈浑浊脓性液体。

(2)显微镜检查:90%以上的输卵管癌是乳头状腺癌,其中50%为浆液性癌。其他类型包括透明细胞癌、子宫内膜样癌、鳞癌、腺鳞癌、黏液癌等。其组织病理分级如下。

Gx:组织分级无法评估;G1:高分化(乳头状);G2:中分化(乳头状-囊泡状);G3:低分化(囊泡状-髓样)。

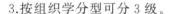

3.按组织学分型可分3级。

Ⅰ级（即乳头状癌）：肿瘤分化较好，呈分枝乳头状，乳头覆以单层或多层异型上皮，呈柱状或立方状，细胞大小不等，核浓染，核分裂象少见。通常癌组织从输卵管壁呈乳头状向管腔内生长。乳头轴心为多少不等的血管纤维组织，较少侵犯输卵管肌层。可见到正常黏膜上皮和癌组织过渡形态。因而有学者将其称为原位癌，此型癌为临床预后最好的类型。

Ⅱ级（即乳头状腺癌）：分化程度较乳头状癌低，癌组织形成乳头或腺管状结构。癌细胞异型间变明显，核分裂象增多，常侵犯输卵管壁。

Ⅲ级（即腺泡状髓样癌）：分化程度最差。癌细胞排列成实性条索或片块状，某些区域呈腺泡状结构。癌细胞间变及异型性明显，可出现巨细胞。核分裂象多见，并易见病理性核分裂象。管壁明显浸润，常侵犯淋巴管，临床预后差。

4.转移途径

原发性输卵管癌的转移方式主要有三种方式，血行转移较少见。

（1）直接扩散：癌细胞可经过输卵管伞端口或直接穿过管壁而蔓延到腹腔、卵巢、肝脏、大网膜等处。经过输卵管子宫口蔓延到子宫腔，甚至到对侧输卵管。穿透输卵管浆膜层扩散到盆腔及邻近器官。

（2）淋巴转移：近年来已注意到淋巴结转移的重要性。输卵管癌可循髂部、腰部淋巴结至腹主动脉旁淋巴结，亦常见转移至大网膜。因子宫及卵巢与输卵管间有密切的淋巴管沟通，故常被累及。偶亦可见沿阔韧带及腹股沟淋巴结。淋巴结是复发病灶最常见的部位。癌细胞充塞输卵管的淋巴管后，淋巴回流将癌细胞带到对侧输卵管形成双侧输卵管癌。

（3）血性转移：晚期癌症患者可通过血行转移至肺、脑、肝、肾、骨等器官。

5.诊断

（1）根据病史。①发病年龄：原发性输卵管癌2/3发生于绝经期后，以40～60岁的妇女多见。其发病年龄高于宫颈癌，低于外阴癌而与卵巢上皮癌和子宫内膜癌相近。Peters和Eddy报道的输卵管癌的发病年龄分别为36～84岁和21～85岁。②不育史：原发性输卵管癌患者的不育率比一般妇女要高，1/3～1/2病例有原发或继发不育史。

（2）根据临床表现。临床上常表现为阴道排液、腹痛、盆腔包块，即所谓输卵管癌"三联症"。在临床上表现为这种典型的"三联症"患者并不多见，约占11％。输卵管癌的症状及体征常不典型或早期无症状，故易被忽视而延误诊断。

1）阴道排液或阴道流血：阴道排液是输卵管癌最常见且具有特征性的症状。其排泄液为浆液性稀薄黄水，有时呈粉红色血清血液性，排液量多少不一，一般无气味。液体可能由于输卵管上皮在癌组织刺激下所产生的渗液，由于输卵管伞端闭锁或被肿瘤组织阻塞而通过宫腔从阴道排出。当输卵管癌有坏死或浸润血管时，可产生阴道流血。水样阴道分泌物占主诉的第三位，分泌物多时个别患者误认为尿失禁而就医。有时白带色黄类似琥珀色（个别患者在输卵管黏膜内含有较多胆固醇，但胆固醇致白带色黄的机制不清），有时为血水样或较黏稠。

2）下腹疼痛：为输卵管癌的常见症状，约有半数患者发生。多发生在患侧，常表现为阵发性、间歇性钝痛或绞痛。阴道排出水样或血样液体，疼痛可缓解。经过一阶段后逐渐加剧而呈痉挛性绞痛。其发生的机制可能是在癌肿发展的过程中，管腔伞端被肿瘤堵塞，输卵管腔内容物潴留增多，内压增加，引起输卵管蠕动增加，克服输卵管部分梗死将积液排出。

3）下腹部或盆腔肿块：妇科检查时可扪及肿块，亦有患者自己能扪及下腹部肿块，但很少见。

肿块可为癌肿本身,也可为并发的输卵管积水或广泛盆腔粘连形成的包块。常位于子宫的一侧或后方,活动受限或固定不动。

4)外溢性输卵管积液:即患者经阴道大量排液后,疼痛减轻,盆腔包块缩小或消失的临床表现,但不常见。当管腔被肿瘤堵塞,分泌物郁积至一定程度,引起大量的阴道排液,随之管腔内压力减少,腹痛减轻,肿块缩小。由于输卵管积水的病例也可出现此现象,因此该症状的出现对关注输卵管疾病有价值,但并不是输卵管癌的特异症状。

5)腹水:较少见,约10%的病例伴有腹水。其来源有二:①管腔内积液经输卵管伞端开口流入腹腔;②因癌瘤种植于腹膜而产生腹水。

6)其他:当输卵管癌肿增大或压迫附近器官或癌肿广泛转移时可出现腹胀、尿频、肠功能紊乱及腰骶部疼痛等,晚期可出现腹水及恶病质。

(3)根据辅助检查手段。①细胞学检查:若阴道脱落细胞内找到癌细胞,特别是腺癌细胞,而宫颈及子宫内膜检查又排除癌症存在者,则应考虑输卵管癌的诊断。但按文献报道阴道脱落细胞的阳性率都较低,在50%以下,其原因可能是因为腺癌细胞在脱落和排出的过程中易被破坏变形,也可能与取片方式有关。对于有大量阴道排液的患者,癌细胞可能被排出液冲走,导致细胞学阴性,需重复涂片检查。可行阴道后穹隆穿刺和宫腔吸出液的细胞学检查,亦可用子宫帽或月经杯收集排出液,增加阳性率,以提高输卵管恶性肿瘤的诊断。当肿瘤穿破浆膜层或有盆腹腔扩散时可在腹水或腹腔冲洗液中找到恶性细胞。②子宫内膜检查:黏膜下子宫肌瘤、子宫内膜癌、宫体癌、宫颈癌均可出现阴道排液增多的症状,因此宫腔探查及全面的分段诊刮很必要。若宫腔探查未发现异常,颈管及子宫内膜病理检查阴性,则应想到输卵管癌的可能。若内膜检查发现癌灶,虽然首先考虑子宫内膜癌,但亦不能排除输卵管癌向宫腔转移的可能。③宫腔镜及腹腔镜检查:通过宫腔镜检查,可观察子宫内膜情况的同时,还可以看到输卵管开口,并吸取液体做脱落细胞学检查;通过腹腔镜检查可直接观察输卵管及卵巢情况,对可疑的病例,可通过腹腔镜检查以明确诊断,早期输卵管癌可见到输卵管增粗,如癌灶已穿破输卵管管壁或已转移至周围脏器,并伴有粘连,则不易与卵巢癌鉴别。④B型超声检查及CT扫描:B型超声检查是常用的辅助诊断方法,B型超声及CT扫描均可确定肿块的部位、大小、形状和有无腹水,并了解盆腔其他脏器及腹膜后淋巴结有无转移的情况。⑤血清CA125测定:到目前为止,CA125是输卵管癌仅有的较有意义的肿瘤标志物,CA125可作为诊断和随诊原发性输卵管癌的指标。亦有报道CA125结果阳性的病例术后临床分期均为Ⅲ、Ⅳ期,术后一周检查CA125值明显降低,甚至达正常范围,提示CA125可能对中、晚期输卵管癌术后监测有参考意义,并对预后判断有指导意义。⑥子宫输卵管碘油造影:对输卵管恶性肿瘤的诊断有一定的价值,但有引起癌细胞扩散的危险,也难以区分输卵管肿瘤、积水、炎症,故一般不宜采用。

(4)根据鉴别诊断。①继发性输卵管癌:要点有以下三点:原发性输卵管癌的病灶,大部分存在于输卵管的黏膜层,继发性输卵管癌的黏膜上皮基本完整而病灶主要在间质内;原发性输卵管癌大多数都能看出乳头状结构,肌层癌灶多为散在病灶;原发性输卵管癌的早期癌变处可找到正常上皮到癌变的过渡形态。②附件炎性肿块:输卵管积水或输卵管卵巢囊肿都可表现为活动受限的附件囊性包块,在盆腔检查时很难与原发性输卵管癌区分并且两者均有不孕史,如患者年龄偏大,且有阴道排液,则应要考虑输卵管癌,并进一步作各项辅助检查,以协助诊断。③卵巢肿瘤:无输卵管癌的典型症状,输卵管多表现为阴道排液,而卵巢癌常为不规则阴道流血。盆腔检查时,卵巢良性肿瘤一般可活动,而输卵管癌的肿块多固定;卵巢癌表面常有结节感,若伴有腹水者多考虑卵巢癌,还可辅以 B 型超声及 CT 等检查以协助鉴别。④子宫内膜癌:多以不规则阴道流血为主诉,可因有阴道排液而与输卵管恶性肿瘤相混淆。通过诊刮病理以鉴别。

6.治疗

输卵管癌的治疗原则应与卵巢癌一致,即进行手术分期、肿瘤细胞减灭术、术后辅助治疗等。至于早期患者是否应行淋巴结清扫术,现仍有争议。输卵管癌的治疗以手术治疗为主,化学治疗等为辅的原则,应强调首次治疗的彻底性。

(1)手术治疗:彻底的手术切除是输卵管癌最根本的治疗方法。手术原则应同于上皮性卵巢癌。早期患者行全面的分期手术,包括全子宫、双侧附件、大网膜切除和腹膜后淋巴结清扫;晚期病例行肿瘤细胞减灭术,手术时应该尽可能切净原发病灶及其转移病灶。由于输卵管癌的播散方式与卵巢癌相同,即盆腹腔的局部蔓延和淋巴结转移。输卵管癌的双侧发生率为 17%～26%,子宫及卵巢转移常见,盆腹膜转移率高,故手术应该采用正中切口,进行以下操作:仔细评估整个盆、腹腔,全面了解肿瘤的范围;全子宫切除,两侧输卵管卵巢切除;盆腔、腹主动脉旁淋巴结取样;横结肠下大网膜切除;腹腔冲洗;任何可疑部位活检,包括腹腔和盆腔腹膜。

早期输卵管癌的处理如下。①原位癌的处理:患者手术治疗如前所述范围切除肿瘤。输卵管原位癌手术切除后不提倡辅助治疗。②FIGO Ⅰ 期、FIGO Ⅱ 期的处理:此期患者应该进行手术分期。若最终的组织学诊断为腺癌原位癌或 Ⅰ 期,分化 Ⅰ 级,手术后不必辅助化疗。其他患者,应该考虑以铂为基础的化疗。偶然发现的输卵管癌(例如,患者术前诊断为良性疾病,术后组织学诊断含有恶性成分)应该再次手术分期,若有残留病灶,要尽可能行细胞减灭术,患者应该接受以铂类为基础的化疗。

晚期输卵管癌的处理如下。①FIGO Ⅲ 期的处理:除非另有论述,所有输卵管癌都指腺癌,和卵巢癌类似,应该采用以铂类为基础的化疗。患者接受减灭术后应该行以铂类为基础的化疗。若患者初次诊断时因为医学禁忌证而未行理想的减灭术,应该接受以铂为基础的化疗,然后再重新评估。化疗 3 个周期以后,再次评估时可以考虑二次探查,如有残留病灶,应该行二次细胞减灭术。然而,这种治疗未经任何前瞻性研究证实。②FIGO Ⅳ 期的处理:患者若有远处转移,必须有原发病灶的组织学证据。手术时应尽可能切出肿瘤病灶,如果有胸膜渗出的症状,术前要抽胸腔积液。患者如果情况足够好,像卵巢癌那样,应该接受以铂类为基础的化疗。其他患者情况不能耐受化疗,应该对症治疗。

保留生育功能的手术:少数情况下,年轻、希望保留生育功能的患者,只有在分期为原位癌的情况下,经过仔细评估和充分讨论,可以考虑保守性手术。然而,如果双侧输卵管受累的可能性很大,则不提倡保守性手术。确诊的癌症,不考虑保守手术。

(2)化学治疗:化疗应与手术治疗紧密配合,是主要的术后辅助治疗,输卵管癌的化学治疗与卵巢癌相似。紫杉醇和铂类联合化疗在卵巢癌的成功应用现在也用于输卵管癌的化疗。很多回顾性分析提示,对于相同的组织学类型,这个方案的疗效优于烷化剂和铂类的联合。因此,目前紫杉醇和铂类联合的化疗方案是治疗输卵管癌的一线用药。

(3)内分泌治疗:由于输卵管上皮源于副中肾管,对卵巢激素有反应,所以可用激素药物治疗。若输卵管癌肿瘤中含有雌、孕激素受体,可应用抗雌激素药物如他莫昔芬及长期避孕激素如己酸孕酮、甲羟孕酮等治疗。但目前对激素的治疗作用还没得到充分的肯定。

(4)放射治疗:放疗仅作为输卵管癌的综合治疗的一种手段,一般以体外放射为主。对术时腹水内找到癌细胞者,可在腹腔内注入^{32}P。对于Ⅱ、Ⅲ期手术无肉眼残留病灶,腹水或腹腔冲洗液细胞学阴性,淋巴结无转移者,术后可辅以全腹加盆腔放疗或腹腔内同位素治疗。对不能切除的肿瘤患者,放疗可使癌块缩小,粘连松动,以便争取获得再次手术机会,但残留病灶者效果不及术后辅助化疗。盆腔照射量不应低于 5 000～6 000 cGy/4～6 周;全腹照射剂量不超过3 000 cGy/5～6 周。有学者认为在外照射后再应用放射性胶体 32P 则效果更好。在放疗后可应用化疗维持。

(5)复发的治疗:在综合治疗后的随诊过程中,如出现局部盆腔复发或原有未切除的残留癌灶经化疗后可考虑第二次手术。

7.预后

原发性输卵管癌预后差,但随着对输卵管癌的认识、诊断及治疗措施的提高和改进,其 5 年生存率明显提高。因此对晚期的患者术后积极地放、化疗,虽不能根除癌瘤,但能延长生存期。输卵管癌的预后更多地取决于期别,因此分期和区分肿瘤是原发性抑或转移性更为重要。转移性输卵管癌远远多于原发性输卵管癌。

影响预后的因素如下。

(1)临床分期:是重要的影响因素,期别愈晚期预后愈差。随期别的提高生存率逐渐下降。Peter 等研究了 115 例输卵管癌患者,发现管壁浸润越深,预后越差,术后残留病灶大者预后差。

(2)初次术后残存瘤的大小:也是影响预后的重要因素。Eddy 分析了 38 例输卵管癌病理,初次手术后未经顺铂治疗的患者中,肉眼无瘤者的 5 年生存率为 29%,残存瘤大于或等于 2 cm者仅为 7%。初次手术后用顺铂治疗的病例,肉眼无瘤者的 5 年生存率为 83%,残存瘤大于或等于 2 cm 者的为 29%。

(3)输卵管浸润深度:肿瘤仅侵犯黏膜层者预后好,相反穿透浆膜层则预后差。

(4)辅助治疗:是否接受辅助治疗对其生存率的影响有显著性差别,接受了以顺铂为主的化疗患者其生存时间明显高于没有接受化疗者。

(5)病理分级:关于肿瘤病理分期对预后的影响尚有争议,近年来多数研究报道病理分期与预后无明显关系,其对预后的影响不如临床分期及其他重要。

(二)其他输卵管恶性肿瘤

1.原发性输卵管绒毛膜癌

本病极为罕见,多数发生于妊娠后妇女,和体外受精(IVF)有关,临床表现不典型,故易误诊。输卵管绒毛膜癌大多数来源于输卵管妊娠的滋养叶细胞,少数来源于异位的胚胎残余或具有形成恶性畸胎瘤潜能的未分化胚细胞。来源于前者的绒癌发生于生育期,临床症状同异位妊娠或伴有腹腔内出血,常误诊为输卵管异位妊娠而手术;来源于后者的绒癌,多数在 7～14 岁发病,可出现性早熟症状,由于滋养叶细胞有较强的侵袭性,能迅速破坏输卵管壁,在早期就侵入淋巴及血管而发生广泛转移至肺脏、肝脏、骨及阴道等处。

肿瘤在输卵管表面呈暗红色或紫红色,切面见充血、水肿、管腔扩张,腔内充满坏死组织及血块。镜下见细胞滋养层细胞及合体滋养层细胞大量增生,不形成绒毛。

诊断主要依据临床症状及体征,结合血、尿内绒毛膜促性腺激素(HCG)的测定,X 线等检查,但最终确诊有待病理结果。本病应与以下疾病鉴别。

(1)子宫内膜癌:可出现阴道排液,但主要临床症状为不规则阴道流血,诊刮病理可鉴别。

（2）附件炎性包块：有不孕或盆腔包块史，妇检可在附件区触及活动受限囊性包块；

（3）异位妊娠：两者均有子宫正常，子宫外部规则包块，均可发生大出血，但宫外孕患者 HCG 滴度增高程度低于输卵管绒癌，病理有助确诊。

治疗同子宫绒毛膜癌。可以治愈。先采用手术治疗，然后根据预后因素采用化疗。如果肿瘤范围局限，希望保留生育功能者可以考虑保守性手术，如输卵管绒毛膜癌来源于输卵管妊娠的滋养叶细胞，其生存率约 50%，如来源于生殖细胞，预后很差。

2.原发性输卵管肉瘤

罕见，其与原发性输卵管腺癌之比为 1∶25。迄今文献报道不到 50 例。主要为纤维肉瘤和平滑肌肉瘤。肿瘤表面常呈多结节状，可见充满弥散性新生物，质软，大小不等的包块。本病可发生在任何年龄妇女，临床症状同输卵管癌，主要为阴道排液，呈浆液性或血性，继发感染时排出液呈脓性。部分患者亦以腹胀、腹痛或下腹部包块为症状。由于肉瘤生长迅速常伴有全身乏力、消瘦等恶病质症状。此病需与以下疾病相鉴别。

（1）附件炎性包块：均可表现腹痛、白带多及下腹包块，但前者有盆腔炎症病史，抗感染治疗有效。

（2）子宫内膜癌：有阴道排液的患者需要与子宫内膜癌鉴别，分段诊刮病理可确诊。

（3）卵巢肿瘤：多无临床症状，伴有腹水，B 型超声可协助诊断。

治疗参考子宫肉瘤治疗方案，以手术为主，再辅以化疗或放疗，预后差。

3.输卵管未成熟畸胎瘤

极少见。可是本病却可以发生在有生育要求的年轻女性，虽然治愈率高，但进展较快，因此早期诊断早期治疗十分重要，输卵管未成熟畸胎瘤预后较差。虽然直接决定患者的预后因素是临床分期，但肿瘤组织分化程度、幼稚成分的多少和预后有密切关系。治疗采用手术治疗，然后根据相关预后因素采用化疗。如果要保留生育功能，任何期别的患者均可以行保守性手术。化疗方案采用卵巢生殖细胞肿瘤的化疗方案。

4.转移性输卵管癌

较多见，占输卵管恶性肿瘤的 80%～90%。其主要来自卵巢癌、子宫体癌、子宫颈癌，远处如直肠癌、胃癌及乳腺癌亦可转移至输卵管。临床表现因原发癌的不同而有差异。镜下其病理组织形态与原发癌相同。其诊断标准如下。

（1）癌灶主要在输卵管浆膜层，肌层、黏膜层正常或显示慢性炎症。若输卵管黏膜受累，其表面上皮仍完整。

（2）癌组织形态与原发癌相似，最多见为卵巢癌、宫体癌和胃肠癌等。

（3）输卵管肌层和系膜淋巴管内一般有癌组织存在，而输卵管内膜淋巴管很少有癌细胞存在。

治疗按原发癌已转移的原则处理。

5.临床特殊情况的思考和建议

（1）临床特征：对于输卵管癌的临床表现，应对此病有一定认识并提高警惕，并通过进一步的辅助检查，尽可能在术前作出早期诊断。因此，有以下情况下者应考虑输卵管癌的可能：①有阴道排液、腹痛、腹块三大特征者；②持续存在不能解释的不规则子宫出血，尤其在 35 岁以上，尤其对于细胞学涂片阴性，刮出子宫内膜也阴性的患者；③持续存在不能解释的异常阴道排液，排液呈血性，年龄大于 35 岁；④持续存在不能解释的下腹及（或）下背疼痛；⑤在宫颈涂片中出现一种不正常的腺癌细胞;⑥在绝经前后发现附件肿块。

(2)输卵管癌术前的诊断问题:输卵管癌常误诊,过去术前诊断率为 2%,近数年来由于提高认识及进一步的辅助诊断,术前诊断率提高到 25%~35%。术前不易作出确诊的原因可能是:①由于输卵管癌少见,常被忽视;②输卵管位于盆腔内,常不能感觉到;③较多患者肥胖,而且由于激素低落而阴道萎缩,所以检查不够正确;④肿瘤发展早期症状很不明显,下腹疼痛常伴有其他不同的盆腔疾病,故常误诊为绝经期的功能紊乱。

(3)对于双侧输卵管癌究竟是原发还是继发问题:双侧输卵管均由副中肾管演化而来,在同一致癌因素下,可以同时发生癌。文献报道 0~Ⅱ期输卵管癌双侧性占 7%,Ⅲ~Ⅳ期占 30%。因此,晚期输卵管癌转移是引起双侧累及的主要原因。转移而来的腺癌首先侵犯间质和肌层,而黏膜皱襞上皮常保持完好。但现在也有不少学者认为卵巢癌可能为输卵管癌灶转移而来,尚待进一步证明。

(4)输卵管腺癌合并子宫内膜癌是原发还是继发问题:①两者病灶均较早,无转移可能性,应视两者均为原发性。②子宫内膜转移病灶是局灶性侵犯间质,并见有正常腺体夹杂其中,对四周组织常有压迫,无过渡形态。

(5)输卵管肿瘤合并妊娠问题:输卵管肿瘤是一种较罕见的女性生殖系统的肿瘤。输卵管良性肿瘤较恶性肿瘤更少见。输卵管肿瘤患者常伴有不孕史,故其合并妊娠仅见个案报道。由于常无临床症状,很少在术前作出诊断。1996 年周培莉报道 1 例妊娠合并输卵管畸胎瘤扭转。患者 25 岁,因停经 5+ 个月,反复左下腹疼痛入院,B 型超声检查提示宫内妊娠 5 个月,左侧卵巢肿块 7 cm×6.5 cm×6 cm 大小,故诊断"中期妊娠,左侧卵巢肿瘤蒂扭转"而手术。术时见子宫增大 5 个月,左输卵管肿物 10 cm×7 cm×6 cm,呈囊性,灰黑色,蒂长 1.5 cm,扭转 180°行患侧输卵管切除术。病理检查:输卵管畸胎瘤。

原发性输卵管癌合并妊娠亦罕见。国外文献曾报道 3 例原发性输卵管癌合并足月妊娠:Schinfeld 报道一患者 40 岁,当足月妊娠时入院检查胎先露呈臀位而行剖宫产,术时发现左侧输卵管伞端有 4.5 cm×3 cm×2.3 cm 暗色、实质包块,做部分输卵管切除术,病理检查为输卵管腺癌。术后 6 天再行全子宫、双附件及部分大网膜切除术,后继化疗及放疗。另 2 例为产后行输卵管结扎术时发现输卵管癌。国内蔡体铮报道 5 例原发性输卵管癌—其中有 1 例因停经 45 天行人流扎管术,术时发现右侧输卵管肿胀积液、粘连,切除右侧输卵管,病理检查为原发性输卵管腺癌,再次手术,术后 5 年随访健在。胡世昌报道原发性输卵管癌 11 例,有不孕史者 9 例占 81.8%,其中 1 例为原发性输卵管癌伴对侧输卵管妊娠破裂。

(袁飞飞)

第七节 外阴肿瘤

一、外阴良性肿瘤

外阴良性肿瘤较少见。根据良性肿瘤的性状可划分为两大类:囊性或实质性。根据肿瘤的来源也可将其划分为四大类:①上皮来源的肿瘤;②上皮附件来源的肿瘤;③中胚叶来源的肿瘤;

④神经源性肿瘤。本节将常见的外阴良性肿瘤按肿瘤的来源归类,介绍如下。

(一)上皮来源的肿瘤

1.外阴乳头瘤

外阴部鳞状上皮的乳头瘤较少见。病变多发生在大阴唇,也可见于阴阜、阴蒂和肛门周围。外阴乳头瘤多见于中老年妇女,发病年龄大多在 40～70 岁。

(1)病理特点。①大体所见:单发或多发的突起,呈菜花状或乳头状,大小可由数毫米至数厘米直径,质略硬。②显微镜下所见:复层鳞形上皮中的棘细胞层增生肥厚,上皮向表面突出形成乳头状结构,上皮脚变粗向真皮层伸展。但上皮细胞排列整齐,细胞无异型性。

(2)临床表现:常常无明显的症状,有一些患者有外阴瘙痒;如肿瘤较大,因反复摩擦,表面可溃破、出血和感染。有时,妇科检查时才发现外阴部有乳头状肿块,可单发或多发,质略硬。

(3)诊断和鉴别诊断:根据临床表现,可作出初步的诊断。确诊应根据活检后病理学结果。诊断时应与外阴尖锐湿疣进行鉴别。外阴尖锐湿疣系 HPV 病毒感染,在显微镜下可见典型的挖空细胞。据此,可进行鉴别。

(4)治疗:以局部切除为主要的治疗方法,在病灶外 0.5～1 cm 处切除整个肿瘤,切除物必须送病理组织学检查。

2.软垂疣

软垂疣有时也称为软纤维瘤、纤维上皮性息肉或皮垂,常常较小且软,多见于大阴唇。

(1)病理特点。①大体所见:外形呈球形,直径为 1～2 cm,可有蒂。肿瘤表面有皱襞,肿瘤质地柔软。②显微镜下所见:肿瘤由纤维结缔组织构成,表面覆盖较薄的鳞形细胞上皮层,无细胞增生现象。

(2)临床表现:通常无症状,当蒂扭转或破溃时出现症状,主要为疼痛,溃破,出血和感染。有时肿块受摩擦而有不适感。妇科检查时可见外阴部有肿块,质地偏软。

(3)诊断和鉴别诊断:根据临床表现,基本可作出诊断。如肿瘤表面皱襞较多,需与外阴乳头瘤进行鉴别,显微镜下检查可鉴别。

(4)治疗:如患者因肿瘤而担忧、有症状,或肿瘤直径超过 1～2 cm,则肿瘤应予以切除。同样,切除物应送病理组织学检查。

(二)上皮附件来源的肿瘤

1.汗腺瘤

汗腺瘤是由汗腺上皮增生而形成的肿瘤,一般为良性,极少数为恶性。由于大汗腺在性发育成熟后才有功能,因此这种汗腺瘤发生于成年之后。生长部位主要在大阴唇。

(1)病理特点。①大体所见:肿块直径一般小于 1 cm,结节质地软硬不一。有时囊内的乳头状生长物可突出于囊壁。②显微镜下所见:囊性结节,囊内为乳头状结构的腺体和腺管,腺体为纤维小梁所分隔。乳头部分表面有两层细胞:近腔面为立方形或低柱状上皮,胞质淡伊红色呈顶浆分泌状,核圆形位于底部;其外为一层梭形或圆形、胞质透亮的肌上皮细胞。

(2)临床表现:汗腺瘤病程长短不一,有些汗腺瘤可长达十余年而无变化。汗腺瘤小而未破时,一般无症状,仅偶然发现外阴部有一肿块。有时患者有疼痛、刺痒、灼热等症状。如继发感染则局部有疼痛、溢液、出血等症状。

妇科检查时可发现外阴部肿块,肿块可为囊性、实质性或破溃而成为溃疡型。

(3)诊断和鉴别诊断:诊断常常需要根据病理组织学检查。因汗腺瘤易与皮脂腺囊肿、女阴癌、乳头状腺癌等混淆,若单凭肉眼观察,确实不易鉴别,故必须在活组织检查以后,才能确诊。

(4)治疗:汗腺瘤一般为良性,预后良好,故治疗方法大都先做活组织检查,明确诊断后再做局部切除。

2.皮脂腺腺瘤

皮脂腺腺瘤为一圆形或卵圆形的肿块,发生于外阴者较少,一般为黄豆大小,单发或多发,稍隆起于皮肤。

(1)病理特点。大体所见:肿块为黄色,直径 1～3 mm 大小,有包膜,表面光滑,质地偏硬。显微镜下所见:镜下见皮脂腺腺瘤的细胞集合成小叶,小叶的大小轮廓不一。瘤细胞有三种:①成熟的皮脂腺细胞,细胞大呈多边形,胞质透亮空泡;②较小色深的鳞形样细胞,相当于正常皮脂腺的边缘部分细胞,即生发细胞;③界于两者之间的为成熟中的过渡细胞。

(2)临床表现:一般无症状。妇科检查时可发现肿块多发生于小阴唇,一般为单个,扪之质偏硬。

(3)诊断和鉴别诊断:诊断可根据临床表现而做出。有时需行切除术,术后病理检查才能确诊。

(4)治疗:一般可行手术切除。

(三)中胚叶来源的肿瘤

1.粒细胞成肌细胞瘤

粒细胞成肌细胞瘤可发生于身体的很多部位,其中 35% 发生于舌,30% 在皮肤及其邻近组织,7% 发生于外阴,其余的发生于其他部位,包括上呼吸道、消化道和骨骼肌等。

(1)病理特点。①大体所见:肿瘤直径一般为 0.5～3 cm 大小,肿块质地中等,淡黄色。②显微镜所见:瘤细胞集合成粗条索状或巢状,为细纤维分隔,细胞大,胞质丰富,含有细伊红色颗粒,核或大或小,位于中央,核仁清晰。

特殊染色提示细胞质颗粒并非黏液,也不是糖原,但苏丹黑 B 染色结果为阳性,经 PAS 染色经酶消化后仍为阳性,说明细胞质颗粒很有可能是糖蛋白并有类脂物,这一点支持其为神经源性的组织来源学说。

(2)临床表现:一般无特异的症状,有时患者偶然发现外阴部的肿块,生长缓慢,无压痛,较常发生于大阴唇。妇科检查时可见外阴部肿块质地中等,常为单个,有时为多个,无压痛。

(3)诊断和鉴别诊断:一般需病理检查后才能确诊。同时,需与纤维瘤、表皮囊肿进行鉴别。

(4)治疗:治疗原则是要有足够的手术切除范围,一般在切除标本的边缘应做仔细的检查,如切缘有病变存在,则需再做扩大的手术切除范围。一般预后良好。

2.平滑肌瘤

平滑肌瘤发生于外阴部者还是很少见的。可发生于外阴的平滑肌、毛囊的立毛肌或血管的平滑肌组织中。外阴平滑肌瘤与子宫平滑肌瘤有相似的地方,如好发于生育年龄的妇女,如肌瘤小,可无任何症状。

(1)病理特点。①大体所见:肿块为实质性,表面光滑,切面灰白色,有光泽。②显微镜所见:平滑肌细胞排列成束状,内含胶原纤维,有时可见平滑肌束形成漩涡状结构,有时也可见肌瘤的变性。

(2)临床表现:患者一般无不适症状,有时会感到外阴不适,外阴下坠感,也有患者因自己发现外阴肿块而就诊。外阴平滑肌瘤常常发生在大阴唇,有时可位于阴蒂、小阴唇。妇科检查可见外阴部实质性肿块,边界清楚,可推动,无压痛。

(3)诊断和鉴别诊断:外阴平滑肌瘤的诊断并不困难,有时需与纤维瘤、肉瘤进行鉴别。纤维瘤质地较平滑肌瘤更硬。而肉瘤边界一般不清,有时在术前鉴别困难。

(4)治疗:以手术切除,如果肌瘤位于浅表,可行局部切除;如果位置较深,可打开包膜,将肌瘤剜出。切除之组织物送病理组织学检查。

3.血管瘤

血管瘤实际上是先天性血管结构异常形成的,所以,应该说它不是真正的肿瘤。多见于新生儿或幼儿。

(1)病理特点。①大体所见:肿块质地柔软,呈红色或暗红色。②显微镜下所见:常表现为两种结构:一种为无数毛细血管,有的血管腔不明,内皮细胞聚积在一起,有人称其为毛细血管瘤;另一种为腔不规则扩大,壁厚薄不一的海绵状血管瘤,管壁衬以单层扁平内皮细胞,扩大的腔内常有血栓形成,有人称此种血管瘤为海绵状血管瘤。

(2)临床表现:多见于婴幼儿,直径从数毫米至数厘米。常高出皮肤,色鲜红或暗红,质软,无压痛。有时因摩擦而出血。

(3)诊断和鉴别诊断:主要根据临床表现,进行初步的诊断。有时需与色素痣进行鉴别诊断。

(4)治疗:如果血管瘤不大,可手术切除;如果面积大或部位不适合手术,则可用冷冻治疗,也可应用激光进行治疗。

(四)神经源性肿瘤

1.神经鞘瘤

神经鞘瘤发生于外阴部的神经鞘瘤常常为圆形,生长缓慢。目前一般认为它是来源于外胚层的雪旺鞘细胞。以往有人认为其来源于中胚层神经鞘。

(1)病理特点。①大体所见:肿块大小不等,一般中等大小,有完整的包膜。②显微镜所见:肿瘤组织主要由神经鞘细胞组成。此种细胞呈细长的梭形或星形,细胞质嗜酸,胞核常深染,大小一致,疏松排列成束状、螺旋状或漩涡状结构。

(2)临床表现:外阴部的神经鞘瘤常表现为圆形的皮下结节,一般无症状,质地偏实。

(3)诊断:根据临床表现,进行初步的诊断,确诊需要病理组织学检查结果。

(4)治疗:手术切除,切除物送病理组织学检查。

2.神经纤维瘤

外阴神经纤维瘤为孤立的肿块,常位于大阴唇。它主要由神经束衣、神经内衣和神经鞘细胞组成。此肿瘤为中胚层来源。

(1)病理特点。①大体所见:肿瘤无包膜,边界不清。②显微镜下所见:主要为细纤维,平行或交错排列,其中有鞘细胞和轴索的断面,还有胶原纤维。

(2)临床表现:一般无症状,检查发现肿块质地偏实,与周围组织分界不清。

(3)诊断:根据临床表现,进行初步的诊断,确诊需要病理组织学检查结果。

(4)治疗:手术切除,切除物送病理组织学检查。

二、外阴恶性肿瘤

外阴恶性肿瘤主要发生于老年妇女,尤其 60 岁以上者。外阴恶性肿瘤占女性生殖系统恶性肿瘤的 3%～5%。外阴恶性肿瘤包括来自表皮的癌,例如外阴鳞状细胞癌、基底细胞癌、Paget

病、汗腺癌和恶性黑色素瘤;来自特殊腺体的腺癌,例如前庭大腺癌和尿道旁腺癌;来自表皮下软组织的肉瘤,例如平滑肌肉瘤、横纹肌肉瘤、纤维肉瘤和淋巴肉瘤。

(一)外阴鳞状细胞癌

外阴鳞状细胞癌是外阴最常见的恶性肿瘤,占外阴恶性肿瘤的90%,好发于大、小阴唇和阴蒂。

1.发病因素

确切的病因不清,可能与下列因素有一定的关系。

(1)人乳头状瘤病毒感染:人乳头状瘤病毒感染与宫颈癌的发生有密切的关系。目前研究发现,人乳头状瘤病毒与外阴癌前病变及外阴癌也有相关性。

(2)外阴上皮内非瘤变:外阴上皮内非瘤变中的外阴鳞状上皮细胞增生及硬化性苔藓合并鳞状上皮细胞增生有一定的恶变率,其恶变率为2%~5%。有时,对可疑病变需行活检以明确诊断。

(3)吸烟:吸烟抑制了人体的免疫力,导致人体的抵抗力下降,不能抵抗病毒等感染,可导致肿瘤的发生。

(4)与VIN关系密切:如VIN未及时发现和治疗,可缓慢发展至浸润癌,尤其是VIN3的患者。

(5)其他:性传播性疾病和性卫生不良也与此病的发生有一定的关系。

2.病理

大体检查:肿瘤可大可小,直径一般为1~8 cm大小,常为质地较硬的结节,常有破溃而成溃疡,周围组织僵硬。显微镜下可分为:①角化鳞形细胞癌。细胞大而呈多边形,核大而染色深,在底部钉脚长短大小和方向不一,多而紊乱,侵入间质。癌细胞巢内有角化细胞和角化珠形成。②非角化鳞形细胞癌。癌细胞常为多边形大细胞,细胞排列紊乱,核质比例大,核分裂多,无角化珠,角化细胞偶见。③基底样细胞癌。由类似鳞形上皮基底层组成。癌细胞体积小,不成熟,核质比例很大。角化细胞偶见或见不到。

3.临床表现

(1)症状:最常见的症状是外阴瘙痒,外阴疼痛或排尿时灼痛,自己发现外阴肿块,肿瘤破溃出血和渗液;若肿瘤累及尿道,可影响排尿;偶尔患者扪及腹股沟肿大的淋巴结而就诊。

(2)体征:病灶可发生于外阴的任何部位,常见于大小阴唇。肿瘤呈结节状质硬的肿块,与周围分界欠清。可见破溃和出血。检查时,需注意有无腹股沟淋巴结的肿大,还须注意阴道和宫颈有无病变。

4.转移途径

以直接浸润和淋巴转移为主,晚期可血行转移。

(1)直接浸润:肿瘤在局部不断增殖和生长,体积逐渐增大,并向周围组织延伸和侵犯:向前方扩散可波及尿道和阴蒂,向后方扩散可波及肛门和会阴,向深部可波及脂肪组织和泌尿生殖膈,向内扩散至阴道。进一步还可累及到膀胱和直肠。

(2)淋巴转移:外阴淋巴回流丰富,早期单侧肿瘤的淋巴回流多沿同侧淋巴管转移,而位于中线部位的肿瘤,如近阴蒂和会阴处的淋巴回流多沿双侧淋巴管转移,一般先到达腹股沟浅淋巴结,再回流至腹股沟深淋巴结,然后进入盆腔淋巴结。若癌灶累及直肠和膀胱,可直接回流至盆腔淋巴结。

(3)血行转移:肿瘤细胞进入静脉,常播散至肺和脊柱,也可播散至肝脏。

5.诊断

(1)根据患者病史、症状和检查结果,初步得出结果。

(2)活组织检查:在病灶处取活检,送病理学检查。取活检时,需一定的组织,组织少,会给病理诊断造成困难;同时,也应避开坏死处活检。

(3)其他辅助检查:宫颈细胞学检查,CT 或 MRI 了解腹股沟和盆腔淋巴结的情况。必要时可行膀胱镜检查或直肠镜检查,了解有无膀胱黏膜或直肠黏膜的侵犯情况。

6.鉴别诊断

需与外阴鳞状上皮细胞增生、外阴尖锐湿疣和外阴良性肿瘤相鉴别,确诊需根据活检病理学检查结果。

7.治疗

外阴癌的治疗强调个体化和综合治疗,了解病史和体格检查,血常规,活检、影像学检查、麻醉下膀胱镜或直肠镜检查、戒烟或咨询、HPV 检测。对早期患者,在不影响预后的基础上,尽量缩小手术范围,以减少手术创伤和手术的并发症。对晚期的患者则采用手术＋化学治疗＋放射治疗,以改善预后,提高患者的生活质量。

(1)T_1,T_2(肿块≤4 cm),浸润深度≤1 mm,局部广泛切除。

(2)T_1,T_2(肿块≤4 cm),浸润深度＞1 mm,离中线≥2 cm,根治性女阴切除和单侧腹股沟淋巴结评估或切除;中线型,根治性女阴切除和双侧腹股沟淋巴结评估或切除;切缘阴性,手术结束;切缘阳性,能切则继续切,不能切则手术结束,选择术后辅助治疗。

(3)肿块＞4 cm 或累及尿道、阴道和肛门,影像学检查淋巴结无转移,可行腹股沟淋巴结切除,切除淋巴结有转移,针对原发肿瘤及腹股沟及盆腔淋巴结放化疗;切除淋巴结无转移可行针对原发肿瘤放化疗±腹股沟淋巴结放疗;影像学检查淋巴结疑转移,可行细针穿刺行活检,再针对原发肿瘤及腹股沟及盆腔淋巴结放化疗。

(4)远处转移,放化疗及支持治疗。

8.治疗注意点

(1)手术治疗。①手术切口:目前一般采用三个切口的手术方式,即双侧腹股沟各一个切口,广泛外阴切除则为一个切口。也有双侧腹股沟淋巴结切除应用腔镜进行。若尿道口累及,则可以切除 1 cm 的尿道,一般不影响排尿。切缘距肿瘤边缘 1～2 cm,＜8 mm 建议再切,但也需注意尿道、肛门的情况,以及淋巴结有无累及。影像学检查淋巴结有无转移,对治疗有一定的指导作用。②危险因素:淋巴血管浸润;切缘距肿瘤边缘＜8 mm;肿瘤大小;浸润深度;浸润方式;淋巴结累及。

(2)放射治疗:外阴鳞状细胞癌对放射治疗敏感,但外阴皮肤不易耐受放疗。所以,放射治疗仅在下列情况下应用:肿块大,肿块位于特殊部位如近尿道口或肛门,腹股沟淋巴结有转移。放射治疗一般作为术前缩小病灶或术后辅助治疗。

(3)化学治疗:晚期患者可采用静脉或介入化学治疗。常用的药物有顺铂、博莱霉素及表柔比星等。

9.预后

预后和肿瘤的分期有密切关系:临床期别早,预后好;肿块小,无转移,预后好;淋巴结无转移,预后好;如有淋巴结转移,则转移的个数和包膜有无累及,均与预后相关。

(二)外阴恶性黑色素瘤

外阴恶性黑色素瘤发生率仅次于外阴鳞状细胞癌,最常发生的部位是小阴唇或阴蒂部。

1.临床表现

(1)症状:外阴瘙痒,以往的色素痣增大,破溃出血,周围出现小的色素痣。

(2)体征:病灶稍隆起,结节状或表面有溃破,黑色或褐色。仔细检查可见肿块周围有小的色素痣。

2.临床分期

FIGO 分期并不适合外阴恶性黑色素瘤,因为与恶性黑色素瘤预后相关的主要是肿瘤浸润的深度。目前常用的分期方法为 Clark 分期法或 Breslow 分期法(表 16-7)。

表 16-7　Clark 分期法、Breslow 分期法

级别	Clark	Breslow(浸润深度)
Ⅰ	局限在上皮层内(原位癌)	<0.76 mm
Ⅱ	侵入乳头状的真皮层	0.76~1.5 mm
Ⅲ	乳头状及网状真皮层交界处	1.51~2.25 mm
Ⅳ	侵犯网状真皮层	2.26~3.0 mm
Ⅴ	侵犯皮下脂肪层	>3.0 mm

也可参考美国癌症联合会(AJCC)和国际抗癌联盟(UICC)制定的皮肤黑色素瘤分期系统,见表 16-8。

表 16-8　UICC 皮肤黑色素瘤分期法

分期	肿瘤侵犯深度(mm)	区域淋巴结转移	远处转移
ⅠA 期	≤0.75	—	—
ⅠB 期	0.76~1.40	—	—
ⅡA 期	1.50~4.00	—	—
ⅡB 期	>4	—	—
Ⅲ 期		+*	
Ⅳ 期			+#

注:* 包括卫星转移;# 包括远处淋巴结或其他部位转移。

3.诊断

根据临床表现及病理检查可明确诊断。建议外阴色素痣切除送病理,不建议激光汽化。医师检查时需仔细观察有无卫星病灶。

4.治疗

外阴恶性黑色素瘤的治疗一般采用综合治疗。由于肿瘤病灶一般较小,故可行局部广泛切除,切除的边缘要求离病灶 1 cm。是否行腹股沟淋巴结清扫术目前仍有争议。有研究认为:如肿瘤侵犯深度超过1~2 mm,则建议行腹股沟淋巴结清扫术。晚期肿瘤考虑给予化疗和免疫治疗。目前,应用免疫治疗恶性黑色素瘤有一些有效的报道,如 anti-CTLA 或 PD-1 也可考虑临床应用。

(三)外阴前庭大腺癌

外阴前庭大腺癌是一种较少见的恶性肿瘤,常发生于老年妇女。肿瘤既可以发生于腺体,也可以发生在导管。因此,可有不同的病理组织类型,可以为鳞状细胞癌及腺癌,也可以是移行细胞癌或腺鳞癌。

1.临床表现

(1)症状:患者可扪及肿块而就诊。早期常无症状,晚期肿瘤可发生出血和感染。

(2)体征:外阴的后方前庭大腺的位置可扪及肿块,早期边界尚清晰,晚期则边界不清。

2.诊断

早期肿瘤的诊断较困难,与前庭大腺囊肿难以鉴别,需将肿块完整剥出后送病理检查确诊。晚期肿瘤可根据肿瘤发生的部位及临床表现、经肿瘤活检而作出诊断。

3.治疗

治疗原则为外阴广泛切除术及腹股沟淋巴结清扫术。有研究发现,术后给予放射辅助治疗可降低局部的复发率,如淋巴结阳性,则可行腹股沟和盆腔的放射治疗。

4.预后

由于前庭大腺位置较深,诊断时临床病期相对较晚,预后较差。

(四)外阴基底细胞癌

外阴基底细胞癌为外阴少见的恶性肿瘤,常发生于老年妇女。病灶常见于大阴唇,也可发生于小阴唇或阴蒂。病理组织学显示:瘤组织自表皮的基底层长出,伸向真皮或间质,边缘部有一层栅状排列的基底状细胞。常发生局部浸润,较少发生转移,为低度恶性肿瘤。

1.临床表现

(1)症状:可扪及外阴局部肿块,伴局部的瘙痒或烧灼感。

(2)体征:外阴部肿块,边界可辨认,肿块为结节状,若发病时间长,肿块表面可溃破成溃疡。

2.诊断

根据肿瘤发生的部位及临床表现、肿瘤活检而作出诊断。

3.治疗

手术为主要治疗手段,可行局部广泛切除术,一般不需行腹股沟淋巴结切除。

4.预后

预后较好,若肿瘤复发,仍可行复发病灶的切除。

(谷　倩)

第八节　阴道肿瘤

一、阴道良性肿瘤

阴道良性肿瘤相对少见。阴道壁主要是由鳞形上皮、结缔组织和平滑肌组织所组成,鳞形上皮发生肿瘤则为乳头瘤;平滑肌组织增生成为平滑肌瘤;发生于结缔组织的有纤维瘤、神经纤维瘤、血管瘤等。若肿瘤较小,则患者可无不适,仅在妇科检查时发现。

（一）阴道乳头瘤

阴道乳头瘤，可见于阴道的任何部位，呈单灶性或多灶性生长。

1.临床表现

常无症状，合并感染时出现分泌物增多或出血。妇科检查可发现阴道壁有单灶性或多灶性乳头状突起、质中、大小不等，触之可有出血。

2.病理

（1）大体所见呈乳头状突起、质中、大小不等。

（2）显微镜下所见表面覆有薄层鳞形上皮，中心为纤维结缔组织。

3.诊断与鉴别诊断

根据临床表现可作出初步诊断。常常需与尖锐湿疣及阴道壁其他良、恶性肿瘤相鉴别，确诊需病理组织学检查。

4.处理

单纯手术切除，肿瘤需送病理组织学检查。

（二）阴道平滑肌瘤

阴道平滑肌瘤是良性实质性肿瘤，常发生于阴道前壁，呈单个生长。

1.病理

（1）大体所见：实质性肿块，常为球形，质地偏实。

（2）显微镜下所见：肿瘤由平滑肌细胞组成，中间由纤维结缔组织分隔。

2.临床表现

临床症状取决于肿瘤大小和生长部位。小的可无症状，大的可产生压迫症状，并有坠胀感或性交困难。妇科检查可扪及阴道黏膜下偏实质的肿块，常有一定的活动度。

3.诊断与鉴别诊断

根据临床表现可作出基本诊断，在临床上需与阴道纤维瘤、阴道平滑肌肉瘤等鉴别，确诊需病理组织学检查。

4.处理

行肿瘤摘除术，即切开阴道黏膜，将肌瘤剥出，并将肿瘤送病理组织学检查。

（三）其他少见的肿瘤

除上述两种良性的肿瘤外，尚可见其他良性肿瘤，例如纤维瘤、血管瘤、脂肪瘤、颗粒细胞成肌细胞瘤和神经纤维瘤等。此外阴道结节及肿瘤应与阴道内膜异位症相鉴别。总之，任何一种肿瘤，均应予以切除，并将切除之肿瘤送病理检查以明确诊断。

二、阴道恶性肿瘤

阴道恶性肿瘤约占女性生殖道恶性肿瘤的2%，包括原发性恶性肿瘤和继发性恶性肿瘤，后者发生率远多于原发性恶性肿瘤。肿瘤扩散至宫颈阴道部，并且宫颈外口有肿瘤应归为宫颈癌。肿瘤仅在尿道内生长应归为尿道癌。肿瘤侵及外阴时应归为外阴癌。这些疾病都应通过组织学验证。

（一）原发性阴道恶性肿瘤

原发性阴道恶性肿瘤有鳞状细胞癌、透明细胞腺癌、恶性黑色素瘤和肉瘤。

1.原发性阴道鳞状细胞癌

大约90%的原发阴道癌为鳞状细胞癌,但总体发病率较外阴癌和宫颈癌低,国外学者估计阴道癌与宫颈癌之比为1：45,与外阴癌之比为1：3。据统计,每年阴道癌的发生率约为5/100万。

(1)确切的发病原因尚不清楚,可能与下列因素有关。①大多数阴道癌发生于绝经后或者老年女性,超过50%阴道癌患者为70岁以上女性。既往曾报道阴道癌的发生与老年女性放置子宫托或阴道脱垂导致阴道黏膜局部炎症有一定关系。目前阴道癌发生相关报道公认的因素还包括初次性行为年龄、终生性伴侣数目、吸烟、宫内己烯雌酚暴露等。②当发生于年轻女性时,从病因学上可能与宫颈肿瘤相关,因此与HPV感染相关。高达30%的原发阴道癌患者至少有5年以上的宫颈原位癌或浸润癌病史。虽然阴道上皮内瘤变(VAIN)的真正恶性潜能现在尚未明确,仍认为其为一部分阴道癌的癌前病变。③既往接受过盆腔放疗也被认为是阴道癌发生的可能的病因。

(2)病灶部位:阴道自处女膜环向上延伸至子宫颈。当肿瘤生长原发部位位于阴道内时,应当归类为阴道癌。阴道癌最常发生的部位是阴道上1/3处。

(3)病理。①大体所见:肿瘤可呈结节样、菜花样及硬块,有时可见溃疡。②显微镜下所见:原发性阴道癌可分为角化大细胞癌、非角化大细胞癌和低分化梭形细胞癌。以非角化大细胞癌多见。

(4)临床表现。①阴道流血:大约60%的患者主诉无痛性阴道流血,表现为点滴状阴道流血,有时也可有多量流血。20%的患者主诉阴道排液(伴或不伴阴道流血)、5%有疼痛、5%～10%患者在初次检查时无症状。70%的患者出现症状在6个月之内。②阴道排液增多:这与肿瘤表面坏死组织感染或分泌物刺激有关。排液可为水样、米汤样或混有血液。有症状的患者75%为晚期。

(5)诊断:确诊需病理组织学检查。检查时需注意如下事项:①用窥阴器及扪诊仔细地探查整个阴道黏膜,并记录发病的部位及病灶的大小。有时需在麻醉下行检查,做阴道镜和直肠镜检查对分期有帮助。同时应认真检查宫颈、外阴和尿道,如发现在上述部位有肿瘤,就不能作原发性浸润性阴道癌的诊断,而且还需要排除转移病灶。②双合诊对估计病变的范围是重要的,如病灶累及阴道周围组织的范围、直肠阴道隔的浸润、盆壁浸润等,肿瘤及其边缘和宫颈应常规行活检。③检查时还需注意双侧腹股沟淋巴结转移的可能性,应根据组织学检查结果才能确诊有无转移。

原发性阴道癌的诊断标准:①原发病灶在阴道;②宫颈活检未发现恶性肿瘤;③其他部位未发现肿瘤。

(6)临床分期:目前主要采用FIGO分期(表16-9)。

表16-9 原发性阴道癌的FIGO分期

分期	描述
Ⅰ	癌瘤局限于阴道壁
Ⅱ	癌瘤侵及阴道黏膜下组织,但尚未扩散到盆壁
Ⅲ	癌瘤扩散到盆壁
Ⅳ	肿瘤扩散超出真骨盆,或意见侵及膀胱或直肠黏膜;大泡样水肿则不能被归为Ⅳ期
ⅣA	癌瘤侵及膀胱和/或直肠黏膜,和/或直接扩散至真骨盆外
ⅣB	播散到远处器官

(7)转移途径:阴道癌的转移途径主要是直接浸润和淋巴转移。阴道壁组织血管及淋巴循环丰富,且黏膜下结缔组织疏松,使肿瘤易迅速增大并转移。①直接浸润:阴道前壁癌灶向前累及膀胱及尿道,后壁病灶向后可累及直肠及直肠旁组织,向上累及宫颈,向外累及外阴,向两侧累及阴道旁组织。②淋巴转移:阴道上 2/3 淋巴回流至盆腔淋巴结,与子宫动脉和阴道动脉并行至闭孔、下腹(髂内)和髂外淋巴结。阴道下 1/3 淋巴回流至腹股沟淋巴结。有些区域,尤其是阴道后壁的区域,可能通过直肠旁淋巴通道回流至骶前淋巴结。

(8)治疗:原发性阴道癌的治疗必须个体化。由于阴道位于膀胱和直肠中间,阴道壁很薄,很容易转移至邻近的淋巴和支持组织,以及应用放射治疗技术的困难性,如此种种,使阴道癌成为难以治疗的恶性肿瘤之一。

1)治疗方法的选择依据:①疾病的期别;②肿瘤的大小;③位于阴道的部位;④是否有转移;⑤如患者年轻应尽量考虑保存阴道功能。

2)手术治疗:根据肿瘤的期别及患者的具体情况,可选择不同的手术范围及方式。

手术适应证:①阴道任何部位的较浅表的病灶;②阴道上段较小的肿瘤;③局部复发病灶(尤其是放射治疗后);④腹股沟淋巴结转移病灶;⑤近阴道口较小的病灶;⑥晚期肿瘤放射治疗后病灶缩小,可考虑行手术治疗。

手术范围及方式:①阴道后壁上部受累的Ⅰ期患者,如果子宫无下垂,可行广泛子宫切除、阴道上部切除,达肿瘤外至少 1 cm,可同时行盆腔淋巴结清扫。如果子宫已切除,或可行阴道上部广泛切除及盆腔淋巴结清扫。②Ⅳa 期患者,尤其是患者有直肠阴道瘘或膀胱阴道瘘,合适的治疗是全盆腔清除术,可同时行盆腔淋巴结切除术或者行术前放疗。当阴道下 1/3 受累时,应考虑行双侧腹股沟淋巴结切除术。③放射治疗后中央型复发的患者需切除复发灶,可同时给予全盆腔清除术。④一些年轻的需行放射治疗的患者,治疗前行开腹或腹腔镜手术可行卵巢移位手术,或者对有选择手术的病例,行手术分期和可疑阳性的淋巴结切除。⑤近阴道口较小的病灶,可行广泛外阴切除术＋腹股沟深、浅淋巴结清除术。

手术注意点:①严格掌握手术适应证;②根据病变范围选择合适的手术范围;③年轻患者如希望保留阴道功能可行皮瓣重建阴道术;④年龄大、病期晚的患者行广泛手术需慎重。

手术并发症:除一般的手术并发症外,由于阴道的解剖、组织学特点,与直肠、尿道的密切关系,使阴道手术较其他手术更容易损伤尿道及直肠,形成膀胱阴道瘘或尿道阴道瘘、直肠阴道瘘。术后阴道狭窄也可能影响年轻患者的性功能。

3)放射治疗:放射治疗有以下特点:①全身危险性较小;②有可能保存膀胱、直肠及阴道;③治愈率与宫颈和子宫内膜癌的放射治疗效果相似。所以,对于大多数阴道癌患者来说,放疗是常用的治疗方式,而且通常需要综合体外放疗和腔内或间隙内近距离照射。

对于病灶小的Ⅰ期(甚至Ⅱ期)肿瘤患者,尽管有些研究者提倡可仅行近距离放疗,但联合体外放疗和近距离放疗可降低局部复发的风险。对于较大的肿瘤,体外放疗的量为 45～50 Gy,可减小肿瘤体积并同步治疗盆腔淋巴结。

腔内照射和外照射联合方案可改善治疗效果。根据放射的质量及病灶大小及部位选择不同的放射源。

放射治疗常见轻微并发症包括阴道和宫旁组织纤维化、放射性膀胱炎和直肠炎、尿道狭窄、局部坏死。6%～8% 患者可出现一些严重的并发症,如直肠、阴道狭窄和直肠阴道瘘,膀胱阴道瘘及盆腔脓肿。最严重的并发症常常发生于晚期患者,并且与肿瘤进展有关。放射治疗Ⅰ～

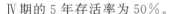

Ⅳ期的 5 年存活率为 50%。

随着肿瘤期别的增加死亡率上升。Ⅰ期死亡率大约为 10%，Ⅱ期为 50%，Ⅲ期加Ⅳ期约80%。Ⅰ期复发 80% 发生于 48 个月内，Ⅱ期为 30 个月，Ⅲ期和Ⅳ期为 18 个月内。

因此，原发性阴道鳞形细胞癌期别对预后有重要的意义，直接影响患者的生存率和复发率。由此，也说明了肿瘤早期诊断及治疗的重要性。

2.阴道透明细胞腺癌

发生于阴道的透明细胞癌约占原发阴道恶性肿瘤的 10%。大多数阴道透明细胞腺癌患者的发病年龄为 18～24 岁。一般认为患者在胚胎期暴露于己烯雌酚，尤其是孕 18 周以前。大约70% 的阴道透明细胞癌患者其母亲孕期曾服用雌激素，阴道腺病与阴道透明细胞癌有一定的关系。

(1)病理：大体检查可见肿瘤呈息肉状或结节状，有的呈溃疡；显微镜下可见癌细胞胞质透亮，细胞结构排列呈实质状，可呈腺管状、囊状、乳头状及囊腺型。

(2)临床表现：20% 的患者无自觉症状，一旦出现症状，常主诉异常阴道流血，量时多时少，常被误诊为无排卵性功能失调性子宫出血而未予重视。白带增多也是常见的症状。在窥视检查时可见息肉样、结节状或乳头状赘生物、表面常有溃疡、大小不一，甚至有 10 cm 直径大小的肿块。常向腔内生长，深部浸润不常见，最常发生于上 1/3 阴道前壁。应用窥阴器检查时，必须旋转90°，以便看清整个阴道壁的情况。阴道镜检查是有效的辅助诊断方法，确诊需根据病理检查结果。

(3)治疗：目前尚无有效的治疗方案，必须考虑能否保留阴道功能和卵巢功能。因此，如病灶侵犯阴道上段，应行广泛子宫切除、部分阴道切除和盆腔淋巴结清扫术。卵巢正常者可以保留。晚期病例，放射治疗也是有一定效果的，应行全盆腔外照射及腔内放射治疗。年轻患者如需行全阴道切除术，应同时考虑重建阴道，阴道重建可应用厚皮瓣建立。近年来有采用化学治疗的报道，但因例数较少，很难判断疗效。常用药物有 CTX、VCR、5-FU、MTX、孕酮制剂等。

(4)预后：与疾病的期别、组织学分级、病灶大小、盆腔淋巴结是否转移有关，其中以疾病的期别最为重要。复发及死亡常发生于淋巴结转移的患者。

3.阴道恶性黑色素瘤

阴道恶性黑色素瘤少见，而且几乎所有的病例均发生于白人女性。最常见的发病部位为阴道远端，尤其是阴道前壁。

(1)发病原因：关于恶性黑色素瘤的来源有三种意见。①来自原有的痣，尤其为交界痣是恶性黑色素瘤的主要来源。②来自恶性前期病变(恶性雀斑)。③来自正常皮肤。

至于恶变的原因尚有争论，一般认为与内分泌和刺激有密切关系。文献报道恶性黑色素瘤的发病与种族、免疫系统状态及遗传有关。有人认为免疫系统状态是一个附加因素，将决定一个除了有遗传倾向的人是否最后发生恶性黑色素瘤，任何免疫缺陷都可能是一个触发因素。一些恶性黑色素瘤具有遗传性，称为遗传性黑色素瘤或家族性恶性黑色素瘤。恶性黑色素瘤患者的近亲中恶性黑色素瘤的发生率尤其高。

(2)病理。①大体所见：在黏膜表面形成黑色或棕黑色肿块，肿块大小不定，有时在肿块表面有溃疡，仔细检查可发现在主要肿瘤的四周有多个小的子瘤，为瘤组织向外浸润所致。②显微镜下所见：瘤细胞形状不一，呈圆形、多角形及梭形。并呈各种排列，成串、假腺泡样或成片，细胞质较透明，内含黑素颗粒，以及表皮真皮交界处上皮细胞团生长活跃现象都有助于诊断。如无黑素,可用特殊染色来检测,包括 Fontana 组化染色、新鲜组织做多巴反应及酪氨酸酶反应、免疫组织化学以 HMB45 来检测。

(3)临床表现。①症状:常为阴道流血(65%),阴道异常分泌物(30%)和阴道肿块(20%)。阴道肿块易发生溃疡,常常导致感染及分泌物混浊。如出现坏死,则患者的阴道分泌物中有异常组织并含有污血。其他的症状有疼痛、解尿不畅、排便不畅、下腹部不适及腹股沟扪及肿块。自出现症状到诊断明确平均时间约为 2 个月。②体征:阴道黑色素瘤可发生于阴道的任何部位,最常见发生于下 1/3 的阴道前壁。肿瘤常呈乳头状及息肉样生长,可伴溃疡及坏死。肿瘤表面通常为蓝黑色或黑色,仅 5%表面为无色素。病灶周围常常有小的卫星病灶。Morrow 等报道,初次检查时 70%肿瘤的直径>2 cm。必须彻底检查生殖道或生殖道外的原发部位,因为较多的阴道黑色素瘤是转移性的而不是原发的。

(4)治疗:阴道恶性黑色素瘤的治疗原则首选手术。①手术治疗:手术范围应根据病灶的部位、大小、深浅而决定。对可疑病例一定要做好广泛手术的准备工作,然后做局部切除送冰冻检查。根据冷冻检查结果决定手术范围。如病灶位于阴道上段,除切除阴道外,还需做广泛子宫切除及双侧盆腔淋巴结清除术。如病灶位于阴道下段,在阴道口附近,则需做阴道切除术及双侧腹股沟淋巴结清扫术。如病变晚、浸润深,则可能需行更广泛的手术,如前、后或全盆腔清扫术。②放射治疗:阴道恶性黑色素瘤对放射治疗不十分敏感,因此,放射治疗不宜作为首选的治疗方法。转移及复发的患者可采用放射治疗,可以起到姑息及延长生命的作用。③化学治疗:作为手术治疗后的辅助治疗,起到消除残存病灶的作用,以提高生存率。④免疫治疗:近年来,免疫治疗恶性黑色素瘤取得较好的疗效。应用 γ-干扰素或白细胞介素治疗,也有应用非特异的免疫治疗如卡介苗。

(5)预后:阴道恶性黑色素瘤的预后较差,肿瘤生长非常迅速,短期内肿瘤可发生腹股沟淋巴结转移,5 年生存率 15%～20%。

(二)继发性阴道恶性肿瘤

由于发生于阴道的继发性肿瘤远多于原发性肿瘤,因此,如诊断为阴道恶性肿瘤,首先需排除转移性肿瘤的可能。继发性阴道恶性肿瘤可由宫颈或外阴肿瘤直接扩散;或由淋巴或血管转移而来,如子宫内膜癌和妊娠滋养细胞疾病;亦可由非生殖系统肿瘤转移或直接扩散至阴道,如来自膀胱、尿道、尿道旁腺、直肠等部位;极少数来源于乳腺、肺,以及其他部位。

(杨位艳)

第十七章

中 医 妇 科

第一节 月 经 先 期

月经周期提前 1～2 周,经期正常,连续 2 个周期以上者,称之为月经先期,亦称"经期超前""经行先期""经早""经水不及期""经水一月再行""经频"等。月经先期既是病名,又是症状,若周期每次仅提前数天,无其他不适,则属正常范畴;如偶尔一次提前,下次仍按期而至的,亦不作疾病论。

本病始见于《金匮要略方论》。该书"卷下"篇云:"带下经水不利,少腹满痛,经一月再见者,土瓜根散主之。"西医学中黄体功能不全所致的月经频发、盆腔炎性疾病所致的经期提前可参照本病辨证论治。

一、病因病机

本病发生的主要机制在于冲任不固。引起冲任不固的原因主要有气虚、血热之不同。气虚之中又有脾气虚、肾气虚之分,血热又分为实热和虚热,其中实热有阳盛血热、肝郁血热之别。此外,尚有瘀血阻滞,新血不安,而致冲任不固,月经先期者。

(一)脾气虚

体质素弱,或饮食不节,或劳倦过度,或思虑不解,或久病伤气,损伤脾气,脾伤则中气虚弱,不能摄血归源,使冲任不固,经血失于统摄而妄溢,遂致月经先期而行。脾为心之子,脾虚则赖心气以自救,日久心气亦伤,致使心脾两虚,统摄无权,月经提前。

(二)肾气虚

先天禀赋不足,或年少肾气未充,或绝经前肾气渐衰,或房劳多产,损伤肾气,肾气虚弱,则失于封藏,冲任不固,经血下溢而为月经先期。肾气不足日久则肾阳亦伤,发为肾阳虚,阳虚不能温煦脾阳则脾阳亦衰,又可发展成脾肾阳虚。

(三)阳盛血热

素体阳盛,或嗜食辛燥助阳之品,或感受热邪,或常在高温环境下工作,以致热扰冲任,血海不宁,冲任不固,经血妄行,月经先期而至。《校注妇人良方·调经门·王子亨方论》所谓:"阳太过则先期而至。",以及《万氏女科·不及期而经先行》所说:"如曾误服辛热暖宫之药者,责之冲任伏火也。"正是指此类病机而言。

(四)肝郁血热

素体抑郁,或愤怒急躁,或情志失调,心情不畅,致肝气郁结,木火妄动,扰及冲任,迫血下行,遂致月经提前而至。此即《万氏女科·不及期而经先行》所说:"如性急燥,多怒多妒者,则其气血俱热,且有郁也。"若肝气乘脾,脾土受制,则又可发展为肝脾气郁。

(五)阴虚血热

素体阴虚,或失血伤阴,或久病阴亏,或房劳多产耗伤精血,或劳于工作,思虑过度,阴血暗耗,以致阴液亏损,虚热内生,热搏血分,冲任不固,经血失其固摄而妄溢,则月经先期而下。《傅青主女科·调经·经水先期》有言:"先期而量少者,火热而火不足也。"正是指的此类病机。

(六)瘀血停滞

经期产后,余瘀未尽,蓄留于子宫,或肾虚冲任失于通达,肝郁气滞,滞则经血郁阻成瘀,瘀滞冲任,则新血不安而妄行,故先期而至。即《血证论·吐血》所说:"经隧之中,既有瘀血距住,则新血不能安行无恙,终必妄走者是也。"

月经先期既有气虚或血热单一病机,又可见多脏同病或气血同病之病机。如脾病可及肾,肾病亦可及脾,或出现脾肾同病;月经提前,常伴经量增多,气随血耗,阴随血伤可变生气虚、阴虚、气阴两虚或气虚血热等诸证;经血失约也可出现淋漓难尽;周期提前、经量过多、经期延长者,有发展为崩漏之虞。

二、诊断

(一)病史

既往月经正常,有情志内伤或盆腔炎病史。

(二)临床表现

以月经提前来潮,周期不足 21 天,且连续出现 2 个周期以上为主证,亦可伴有经量、经色、经质的改变。如先期合并月经过多,先期合并经期延长,亦可三者并见。

(三)检查

1.妇科检查

盆腔无明显器质性病变者,多属于黄体功能不全之月经失调引起。有盆腔炎体征者,应属于盆腔炎引起的月经失调。

2.辅助检查

(1)基础体温测定:黄体功能不全而月经先期者,一般基础体温(BBT)呈双相型,但高温相 <11 天,或者排卵后体温上升缓慢,上升幅度 <0.3 ℃。

(2)诊断性刮宫:经前或月经来潮 6 小时内刮取内膜组织活检显示,分泌反应不良。

(3)生殖内分泌激素测定:测定血清雌二醇(E_2)、孕酮(P),了解卵巢功能。

三、治疗

(一)辨证论治

本病辨证,除着重于周期的提前外,还应重视经量、经色、经质的变化,舌脉合参,作为辨证依据。一般周期提前或兼量多(亦可量少),色淡红,质稀薄,唇舌淡,脉弱者属脾气虚;周期提前兼见经量或多或少,色淡黯,质清稀,腰膝酸软者属肾气虚;周期提前兼见经量多,色鲜红或紫红,质黏稠,舌质红,脉数有力者属阳盛血热;周期提前,经量或多或少,色红,质稠,排出不畅,或有血块,胁腹胀满,脉弦者属肝郁血热;周期提前,经量减少(经量亦可正常或增多),色红,质稠,脉虚数,伴见阴虚津亏证候者属虚热;周期提前伴见经色黯红,有血块,小腹满痛属血瘀。若仅见周期提前而量、色、质无明显异常,还要根据素体情况、全身证候及舌脉进行辨证。

本病的治则,重在调整月经周期使之恢复正常,故需重视平时的调治,按其证候的属性,或补或泻或清或养。脾气虚弱者健脾益气,摄血固冲;肾气虚者补肾固冲;阳盛血热者清热凉血以固冲;肝郁血热者疏肝清热以固冲;阴虚血热者滋阴清热以固冲;瘀血阻滞者活血化瘀,调经固冲。本病临床虚多实少,故用药不宜过于寒凉,经行之时尤应注意。

1.脾气虚证

(1)主要证候:月经周期提前,经量多,色淡红,质清稀。神疲乏力,或倦怠嗜卧,气短懒言,或脘腹胀满,纳呆食少,小腹空坠,便溏。舌质淡,苔薄白,脉细弱。

(2)证候分析:脾气素弱,或久病伤气,脾气亏虚,或饮食、劳倦、思虑损伤脾气,中气虚弱,统血无权,冲任不固,故月经先期而至、量多;脾虚化源不足,气虚火衰,血失温煦,则经血色淡质稀;脾虚中气不振,清阳不升,则神疲乏力,倦怠嗜卧,气短懒言,小腹空坠;脾虚失运,饮食不化,则食后脘腹胀满,或纳呆食少便溏;舌淡苔薄白,脉细弱均为脾虚之征。

(3)治法:健脾益气,固冲调经。

(4)方药:补中益气汤或归脾汤加减。①补中益气汤(《脾胃论》);②归脾汤(《济生方》)。

2.肾气虚证

(1)主要证候:月经周期提前,经量或多或少,色黯淡,质清稀。精神不振,面色晦黯或有黯斑,头晕耳鸣,腰酸腿软,夜尿频数,舌淡黯,苔白润,脉沉细。

(2)证候分析:本证常见于月经初潮不久的少女或将近绝经期妇女。青春期肾气未充,或绝经期肾气渐衰,使封藏失职,冲任不固,不能制约经血,则月经先期而至,经量增多。如肾气虚不能生精化血,则又可见经量减少;气损及阳,血失温煦,则经色黯淡;肾虚则肾水之色上泛,故面色晦黯或有黯斑;肾虚精血不足,髓海失养,头晕耳鸣;外府失荣,筋骨不坚,故腰酸腿软;肾气不固,膀胱失约,则夜尿频数,舌淡黯,苔白,脉沉细均为肾虚之征象。

(3)治法:补益肾气,固冲调经。

(4)方药:固阴煎或右归饮加减。①固阴煎(《景岳全书》);②右归饮(《景岳全书》)。

3.阳盛血热证

(1)主要证候:经行提前,经量多或正常,经色鲜红或紫红,质稠。面红口干,口渴喜冷饮,心胸烦闷,大便秘结,小便短赤。舌质红,苔黄,脉数或滑数。

(2)证候分析:邪热内伏冲任,下扰血海,迫血妄行,致经水先期而行、经行量多;热盛火旺,血为热灼,伤阴耗津,则经色紫红而质黏稠;热扰心神则心胸烦闷;热甚伤津则口干喜冷饮,便结;热灼膀胱,故小便短赤;面红,舌红苔黄,脉滑数为血热内盛之象。

(3)治法:清热凉血,固冲调经。

(4)方药:清经散或清化饮加减。①清经散(《傅青主女科》);②清化饮(《景岳全书》)。

4.阴虚内热证

(1)主要证候:经行提前,量少或正常或量多,色红质稠。两颧潮红,手足心热,或潮热盗汗,心烦不寐,或口燥咽干,舌质红,少苔,脉细数。

(2)证候分析:阴虚内热,热扰冲任,冲任不固,经血妄行,则月经提前;阴亏血少,故经血量少;若虚热伤络,血受热破,经量可增多;血为热灼,故经色红而质稠;虚热上浮则两颧潮红;虚火上扰则心烦不寐;手足心热,口燥咽干,舌红少苔,脉细数均为阴虚内热之象。

(3)治法:滋阴清热,养血调经。

(4)方药:两地汤或生地黄散加减。①两地汤(《傅青主女科》);②生地黄散(《素问病机气宜保命集》)。

5.肝郁血热证

(1)主要证候:经行先期,量或多或少,色深红,质稠,经行不畅,或有血块。烦躁易怒,胸胁胀满,乳房或少腹胀痛,善太息,口苦咽干,舌红,苔薄黄,脉弦数。

(2)证候分析:肝郁化热,热扰冲任,迫血妄行,则经行先期;肝郁疏泄失调,血海失司,经量多少不定;热灼阴血,故深红、质稠;气滞血瘀,则经行不畅,或有血块;气滞肝经则胸胁、乳房、少腹胀痛;烦躁易怒,口苦咽干,舌红苔薄黄,脉弦数为肝经郁热之象。

(3)治法:疏肝清热,凉血调经。

(4)方药:丹栀逍遥散或化肝煎加减。①丹栀逍遥散(《内科摘要》);②化肝煎(《景岳全书》)。

6.血瘀证

(1)主要证候:经行提前,量多或少,色黯有块,小腹满痛拒按,块下痛减。常无明显症状,舌质紫暗或有瘀斑,脉涩或弦涩。

(2)证候分析:经期、产后余瘀留蓄子宫或肝郁气滞,经血瘀阻,伤及冲任,新血不得归经,故月经提前来潮,量或多或少,有块;瘀血阻滞,经脉气机不畅,故小腹胀痛、拒按;舌质紫暗或有瘀斑、脉弦涩均为瘀血阻滞之象。

(3)治法:活血化瘀,调经固冲。

(4)方药:桃红四物汤或通瘀煎。①桃红四物汤(《医宗金鉴》);②通瘀煎(《景岳全书》)。

(二)穴位治疗

主穴:关元、血海、三阴交。

配穴:脾气虚加足三里、脾俞;肾虚加肾俞、太溪;虚热加太溪;血热加地机、太冲、期门。心烦者加神门;月经量多者加脾俞。

(三)敷贴疗法

大黄128 g,玄参、生地、当归、赤芍、白芷、肉桂各64 g,以小磨麻油1000 g熬,黄丹448 g收膏,贴关元处,每天1次,月经前后10天用,3个月为1个疗程。适用于血热型月经先期。

(郑　莉)

第二节　月经后期

月经后期,中医学又称为"至期不来""月经延后""月经落后""经迟"等,系由营血亏损、阳虚、寒凝、气滞、冲任不畅导致月经延后7天以上而至,甚或40～50天一行的月经病。月经后期可见于现代医学的多囊卵巢综合征、高催乳素血症、更年期综合征等疾病。

一、病机

虚者多因肾虚、血虚、虚寒导致经血不足,冲任不充,血海不能按时满溢而经迟;实者多因血寒、气滞等导致血行不畅,冲任受阻,血海不能如期满盈,致使月经后期。

二、诊断要点

(1)月经周期超过 35 天,连续 2 个月经周期以上。

(2)育龄妇女周期延后,应与妊娠、青春期、更年期月经后期相鉴别。

(3)妇科及其他辅助检查以排除子宫及卵巢器质性疾病。

(4)多囊卵巢综合征:高雄激素血症、月经及排卵异常、B 超多囊卵巢综合征(PCOS 征),三者中兼有两者,并排除其他原因引起的高雄激素血症后,即可诊断为 PCOS 征。

(5)高催乳素血症:外周血清催乳素水平异常升高,达到 1.14 nmol/L 以上。

(6)更年期综合征:绝经综合征,年龄在 40 岁以上,血卵泡刺激素(FSH)升高或正常,E_2 水平可升高、降低或正常,盆腔超声检查可了解子宫、卵巢情况,并帮助排除器质性疾病;根据症状累及的不同系统请相关学科会诊,选择有关检查以排除冠心病、高血压、甲亢、精神病等。

三、辨证分型

(一)血寒凝滞

月经周期延后,量少,色黯有血块,小腹冷痛,得热减轻,畏寒肢冷。

(二)肝血亏虚

月经周期延后,量少,色淡无块,小腹隐痛,头晕眼花,心悸少寐,面色苍白或萎黄。舌质淡红,脉细弱。

(三)肝气郁滞

月经周期延后,量少,色黯红或有小血块,小腹胀痛或胸腹、两胁、乳房胀痛。舌苔正常,脉弦。

四、治疗

(一)穴位

主穴:气海、气穴、三阴交。

配穴:血寒配归来、天枢;血虚配足三里、脾俞、膈俞;气滞配肝俞;小腹冷痛加关元;心悸失眠加神门;小腹胀痛、经血有块加中极、四满。

(二)药物

1.中药贴敷

炮姜 10 g、山楂 20 g、元胡 6 g。上药同研为细末,贮于瓶内;用时取药末 6 g,用黄酒调为糊状,敷脐部,外用纱布覆盖,胶布固定,1 天 1 次,7～10 天为 1 个疗程。

2.中药热敷

益母草 120 g,月季花 60 g。水煎,用毛巾蘸药汁敷于患者神阙及关元、气海穴上,如凉后再加热,要注意保持一定的温度,每次治疗持续 3～4 个小时,每天治疗 1 次。

3.中药热熨

益母草 120 g,晚蚕砂 100 g,白酒适量。前两味共研末,加入白酒,入锅炒热,装入纱布袋后,热熨脐下小腹 30 分钟以上,每天 2 次。

五、注意事项

(1)本病常与月经量少同时出现,若治疗及时得当,一般预后较好,否则可发展为闭经、不孕、流产等。

(2)天灸贴敷可有效治疗月经后期,但疗程较长,注意坚持治疗及配合日常防护。

(郑 莉)

第三节 月经先后无定期

月经先后不定期,亦名经乱、月经愆期、月经或前或后,以月经周期时而提前、时而延后达 7 天以上为主要表现的月经类疾病。主要与下丘脑-垂体-卵巢轴中的一个或多个环节功能失调相关,亦可见于医源性出血如放置避孕环后。本节主要讨论功能失调性子宫出血以月经先后无定期为主诉者,其他类型月经先后无定期应当及早、积极治疗原发病。

一、病机

肝肾功能失常,冲任失调,血海蓄溢无常。

二、诊断要点

(1)月经周期或前或后,均逾 7 天以上,并连续 2 个月经周期以上,经量正常。
(2)妇科检查一般无明显器质性病变。
(3)妇科检查及 B 超等排除器质性病变。测基础体温,阴道涂片、宫颈黏液结晶检查以了解卵巢功能情况。
(4)月经周期紊乱应与青春期、更年期月经紊乱相区别。

三、辨证分型

(一)肝气郁滞
经量或多或少,色紫红有块,经行不畅,伴有胸胁、乳房,以及小腹胀痛,脘闷不舒,时叹息。舌苔薄白或薄黄,脉弦。

(二)肾气不足
经量少,色淡黯,质稀,伴有神疲乏力,腰骶酸痛,头晕耳鸣。舌淡苔少,脉细尺弱。

四、治疗方案

(一)穴位
主穴:关元、三阴交、归来、肝俞。
配穴:肝气郁滞证加三焦俞、期门;肾气不足加太溪、肾俞。

(二)其他疗法
敷脐疗法:当归 9 g,鹿茸 3 g,肉桂、干姜、白芍、红花、川芎各 6 g,共研为细末,贮瓶备用。敷

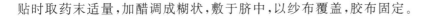

贴时取药末适量,加醋调成糊状,敷于脐中,以纱布覆盖,胶布固定。

五、注意事项

月经先后无定期,月经周期不规则,若疏于调护治疗,病势加重,可转化为闭经或经漏,甚至不孕。及时调治,多可治愈。

（郑　莉）

第四节　痛　　经

痛经指妇女在经期及其前后,出现小腹或腰部疼痛,甚至痛及腰骶,每随月经周期而发,严重者可伴恶心呕吐、冷汗淋漓、手足厥冷,甚至晕厥,给工作生活带来影响。好发于 15～25 岁及初潮后的 6 个月至两年内,是妇科最常见的症状之一。痛经分为原发性和继发性两类,原发性痛经是指生殖器官无器质性病变的痛经,占痛经 90% 以上;继发性痛经是指盆腔器质性疾病引起的痛经。本节主要叙述原发性痛经。本病中医亦称为"痛经",或称为"经行腹痛"。

一、病因病机

中医学认为痛经的发生与素体因素及经期、经期前后特殊的生理环境有关。非行经期间,冲任气血平和,致病因素不能引起冲任、胞宫瘀滞或不足,故不发生疼痛,而在经期或经期前后,血海由满盈而泄溢,胞宫气血由气盛血旺至经后暂虚,气血变化急骤,致病因素乘时而作,使气血运行不畅,胞宫经血流通受阻,以致不通则痛;或致冲任胞宫失于濡养不荣而痛。

(一)气滞血瘀

素多抑郁,或经期前后伤于情志,以致"经欲行而肝不应,则拂其气而痛生"(《傅青主女科》);或经期产后(包括堕胎、小产、人工流产),余血内留,离经之血内蓄于胞中而成瘀。气滞血瘀,不通则痛。

(二)寒凝血瘀

经行产后,冒雨涉水,贪食生冷或坐卧湿地,寒湿伤于下焦,客于冲任,与经血相结,阻于胞脉,经行不畅,"寒湿满二经而内乱,两相争而作痛"。

(三)湿热瘀互结

经期产后感受湿热之邪(如洗涤不洁、不禁房事等),或宿有湿热内蕴,流注冲任,搏结于胞脉而留瘀,致经行不畅,发为痛经。

(四)气血虚弱

禀赋不足,或脾胃素弱,生化乏源,或大病久病,耗损气血,经期阴血下泻为经,势必更虚,"血海空虚气不收也"(《胎产证治》),冲任胞脉失于濡养而发痛经。

(五)肝肾不足

先天禀赋不足,肝肾本虚,或多产房劳,损及肝肾。精亏血少,冲任不足,胞脉失养,经将净血海更虚,故而作痛。

二、临床表现

(一)症状

1.腹痛

(1)一般于初潮后数月出现,也有发生在初潮后 2～3 年的年轻妇女。

(2)疼痛多自月经来潮后开始,最早出现在经前 12 小时,以行经第 1 天疼痛最剧烈,持续2～3 天后缓解。疼痛常呈痉挛性,通常位于下腹部耻骨上,可放射至腰骶部和大腿内侧。

(3)腹痛剧烈时,可伴有面色苍白、出冷汗、手足发凉,甚至晕厥、虚脱等。

2.胃肠道症状

恶心、呕吐、腹泻及肠胀气或肠痉挛等。一般可持续数小时,1～2 天后症状逐渐减轻、消失。

(二)体征

下腹部可有压痛,一般无腹肌紧张或反跳痛。妇科检查常无异常发现。

(三)常见并发症

经前期综合征月经来潮前 7～10 天出现以躯体及精神症状为特征的综合征,除了腹痛外,还伴有头痛、乳房胀痛、紧张、压抑或易怒、烦躁、失眠、水肿等一系列症状,月经来潮后症状即自然消失。

(四)痛经的程度

一般可分为轻、中、重三度。

1.轻度

行经期或其前后,小腹疼痛明显,或伴腰部酸痛,但尚可坚持工作和学习,有时需服止痛药。根据月经期下腹坠痛,妇科检查无阳性体征,临床即可诊断。诊断时需与子宫内膜异位症、子宫腺肌病、盆腔炎性疾病引起的继发性痛经相鉴别。

2.中度

行经期或月经前后,小腹疼痛难忍,或伴腰部疼痛、恶心呕吐、四肢不温,采用止痛措施疼痛可缓解。

3.重度

行经期或其前后,小腹疼痛难忍,坐卧不安,不能坚持工作和学习。多伴有腰骶疼痛,或兼有呕吐、泄泻、肛门坠胀、面色苍白、冷汗淋漓、四肢厥冷、低血压等,甚至昏厥。

三、原发性痛经与继发性痛经的区别

区别要点在于生殖器官有无器质性病变。原发性痛经属功能性痛经,生殖器官无器质性病变,常发生在初潮或初潮后不久,多见于未婚或未孕妇女,在正常分娩后疼痛可缓解或消失;继发性痛经常发生在月经初潮后数年,常有月经过多、不孕、放置宫内节育器或盆腔炎性疾病病史,妇科检查有异常发现,如处女膜孔过小、子宫颈管过于狭窄、子宫位置过于前倾或后屈,或子宫发育不良、子宫内膜异位症、子宫肌腺病、盆腔炎症和宫腔粘连等。必要时需行宫腔镜、腹腔镜检查加以鉴别。

四、鉴别诊断

(一)异位妊娠破裂

异位妊娠破裂之腹痛,多有停经史及妊娠资料可查,孕后可有一侧少腹隐痛,不规则阴道流血史,发作时突然腹痛如撕裂,剧痛难忍,伴面色苍白、冷汗淋漓、手足厥冷,或伴有恶心呕吐。但亦有无明显停经史即发生异位妊娠破裂者。

(二)先兆流产

先兆流产有停经史及早孕反应,可见阴道流血,妊娠试验阳性,B超检查子宫腔内有孕囊,而痛经则无上述妊娠征象。

(三)肿瘤蒂扭转、破裂、变性

除有卵巢肿瘤病史和可触及盆腔肿物外,疼痛往往突然发作,过去并无明显之周期性痛经史,此次发作时亦与月经周期无关。

(四)卵泡破裂或黄体破裂

卵泡破裂或黄体破裂也可致腹腔内出血而出现突发性下腹痛。前者多发生于月经周期的中段,后者则发生于经前或妊娠早期,一般有诱因可查,如性交、剧烈运动或腹部挫伤等。

(五)急性盆腔炎

除腹部胀痛外,多伴有高热、烦渴等热证表现,并有带下异常等。

上述几种妇科痛证均与月经周期性发作无甚关系,应详加鉴别。其他内、外科之腹痛,如急性阑尾炎、胃肠出血等,亦需根据病史、症状、体征等仔细鉴别。

五、治疗

痛经的治疗原则总以调理冲任气血为主。治疗分两个阶段进行:月经期行气和血止痛以治其标,由通着手,虚则补而通之,实则泻而通之;平时审证求因以治本,以调为法,调气和血,调理冲任。同时还应兼顾素体情况,或调肝,或益肾,或扶脾,使之气顺血和,冲任流通,经血畅行则痛自止。

此外,因痛经与月经关系密切,故不论对何种病因病机的痛经,均宜在月经来潮前夕加用理气药,月经期中加用理血药,月经净后加用养血和血药。经期不宜用滋腻或过于寒凉的药物以免滞血。治疗时间一般主张3个周期以上,并应预防用药,经前3～5天即开始治疗。

(一)内治法

1.辨证治疗

痛经的辨证要点是根据疼痛的性质、部位、程度、时间,结合月经的期、量、色、质与兼证、舌脉,辨明寒、热、虚、实。①疼痛的性质、程度:掣痛、绞痛、刺痛、拒按属实证;隐痛、坠痛、喜揉喜按属虚证;下腹冷痛,得温痛减,属于寒证;下腹痛如针刺,得热痛剧,属于热证;胀甚于痛,矢气则舒,属于气滞;痛甚于胀,经行血块排出,腹痛减轻,属于血瘀。②疼痛的时间:发生于经前或经潮1～2天内多属实证;经后腹痛绵绵多是虚证。③疼痛的部位:痛在两侧少腹病多在肝;小腹痛引腰脊者病多在肾。

总而言之,痛经病位在冲任胞宫,变化在气血。临床上寒证多而热证少,实证多而虚证少,夹虚者多,而全实者少。审因论治,方能药到病除。

(1)气滞血瘀。证候特点:每于经前1～2天或经期小腹胀痛,胀甚于痛,拒按,或伴乳房胀痛、胸胁胀满不适;或月经先后无定期,量少,或经行不畅,经色紫黯有块,血块排出后痛减;常伴有烦躁易怒,甚或恶心呕吐,舌紫黯或瘀点,脉弦滑或弦涩。治法:理气活血,祛瘀止痛。

推荐方剂:膈下逐瘀汤。

(2)寒凝血瘀。证候特点:经前或经期小腹冷痛拒按,得热痛减,或经期延后,月经量少,经色瘀黯有块,或畏寒身痛,手足欠温,面色青白,舌黯苔白润或腻,脉沉紧。治法:温经散寒,化瘀止痛。

推荐方剂:少腹逐瘀汤。

(3)湿热瘀互结。证候特点:经前或经期小腹疼痛拒按,有灼热感,或伴腰骶胀痛,或平时即感小腹疼痛,经期加剧,或低热起伏,伴有月经先期、月经过多或经期延长,经色黯红,质稠有块,或平时带下黄稠、阴痒,小便黄短,大便不爽,舌红苔黄腻,脉弦数或滑数。治法:清热除湿,化瘀止痛。

推荐方剂:清热调血汤。

(4)气血虚弱。证候特点:经期或经后1～2天,小腹隐隐作痛,喜按,伴见小腹或阴部空坠,经血量少、色淡、质清稀,或月经后期,面色萎黄无华,神疲倦怠,气短懒言,舌淡苔白,脉细弱。治法:益气养血,调经止痛。

推荐方剂:八珍汤。

(5)肝肾不足。证候特点:经期或经后少腹绵绵作痛,腰部酸胀,月经色淡量少质稀薄,或有潮热,或耳鸣,或头晕目眩,舌淡,苔薄白或薄黄,脉细弱。治法:滋养肝肾,和营止痛。

推荐方剂:归肾丸。

2.中成药

(1)田七痛经胶囊:通调气血,止痛调经。适用于各类型痛经,尤其是因寒致痛者。胶囊,每次3～5粒,每天3次,经期或经前5天服用。或每次3～5粒,每天2～3次,经期后继续服用,以巩固疗效。

(2)金佛止痛丸:行气止痛,疏肝和胃,祛瘀。适用于各类型痛经,每次5～10 g,每天2～3次。寒证者须用姜汤送服。

(3)七制香附丸:开郁顺气,调经养血。适用于肝郁气滞,气血运行不畅所致的痛经。每次1丸,每天2次。

(4)痛经丸:温经活血,调经止痛。适用于气滞寒凝,血行不畅的痛经。每次6 g,每天2次。

(5)济坤丸:调经养血,和胃安神。适用于气滞血瘀而兼有心脾两虚之痛经。每次1丸,每天2次。

(6)散结镇痛胶囊:软坚散结,化瘀定痛。适用于各类型痛经。每次4粒,每天3次。

(二)外治法

1.针灸

(1)体针:选取合谷、三阴交。方法:实证用泻法,虚证用补法。方义:合谷乃手阳明经原穴,功善行气止痛,三阴交为足三阴经的交会穴,与合谷相配可达行气调血止痛之功效。加减:夹血块者加血海;湿邪重者加阴陵泉、太冲、行间;肝郁者加太冲、气海、内关;气血虚弱者加足三里、脾俞、血海;肝肾不足者加关元、肝俞、肾俞。

(2)电针:选取中极、关元、三阴交、血海、地机、足三里穴,针刺得气后,接上电针治疗仪,通以疏密波或连续波,电量以中度刺激为宜,每次通电15～30分钟,每天1～2次。于经前3天施治,至疼痛缓解为止。

(3)灸法:取关元、气海、曲骨、上髎、三阴交,每次取3个穴,于经前3天用艾条温和灸,每穴施灸20分钟,每天一次,连续治疗,4天为1个疗程,适用于各型痛经。

(4)穴位注射:取当归注射液4 mL,于双侧三阴交穴位注射,一般10分钟后疼痛可缓解,若

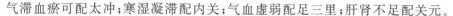

气滞血瘀可配太冲;寒湿凝滞配内关;气血虚弱配足三里;肝肾不足配关元。

(5)梅花针:用梅花针从腰椎至尾椎,脐部至耻骨联合处轻叩(不出血为宜),可调节冲、任、督脉之气,以达行气止痛之功。每次月经前3~5天开始,每天1次,每次15分钟,连用3个周期。

2.敷脐疗法

神阙为冲任经气汇聚之地,且渗透力强,采取敷脐疗法可达到调理冲任气血以止痛的治疗目的,可选用当归、川芎、吴茱萸等研为细末,加白酒和凡士林调为膏糊状,于经前3天敷脐部,经至敷关元穴,可疏通经络,祛寒止痛。

3.耳穴治疗

取耳穴皮质下、内分泌、交感、子宫、卵巢,于月经来前3~5天,用王不留行籽或小磁珠压穴,每天按揉数次,调和气血以止痛;疼痛较重者可用埋针法。气滞血瘀可加耳穴肝、神门;痰湿凝滞加耳穴脾、胃;湿热瘀滞加耳穴三焦、腹;气血虚弱加耳穴心、脾;肝肾亏虚加耳穴肝、肾。

六、预防与调护

(一)预防

1.正确地认识和对待痛经

月经是生理现象,一般盆腔充血可能出现轻度腰酸、下坠感、嗜睡、疲倦等不适,但当行经前后出现的疼痛或不适影响个人的工作、学习和生活就是一种病理状态。原发性痛经患者如按照月经前后的保健原则,采用多层次和综合性防治保健措施,痛经症状可明显减轻甚至消失。

2.制定科学的个体化保健计划

原发性痛经患者科学的个体化保健计划应在医师指导下制定,其内容包括:良好的生活方式和饮食习惯、健康的精神心理、科学的营养补充、恰当的运动量、避免环境刺激和有害物质的摄入和坚持定期体检等。定期行妇科普查,妇科普查应每年进行1次,内容包括:妇科、内科、内分泌科。特别注意子宫、卵巢、乳腺和内分泌疾病的防治。所有药物治疗均应在医师的指导下进行。

(二)调护

1.生活调护

(1)加强卫生宣教,广泛宣传月经生理和月经期卫生知识,使妇女了解月经来潮正常的生理过程,消除其顾虑和精神负担。

(2)积极参加适当的体育锻炼,增强体质,增强抵抗力,防止痛经。

(3)注意劳逸结合,睡眠充足,生活规律,经期避免过度疲劳和紧张,避免重体力劳动和剧烈体育运动。

(4)避免寒凉,经期不宜当风感寒,冒雨涉水,冷水洗脚或冷水浴等。

(5)保持外阴清洁,月经期禁止性交、盆浴和游泳。

2.饮食调养

痛经患者要注意少吃寒凉生冷,以免经脉凝涩,血行受阻;避免咖啡因,咖啡、茶、可乐、巧克力中含有咖啡因;禁酒。均衡饮食,避免过甜或过咸的食品,多吃蔬菜、水果、鸡、鱼、瘦肉等。注意补充维生素及矿物质。

3.精神调理

(1)大力开展心理健康教育,普及相关卫生知识。帮助患者了解月经来潮的变化规律,告知患者月经来潮时正常的生理现象。

(2)家属朋友协助配合：使患者家属朋友协助配合,给予同情、安慰和鼓励。

(3)社会调节：医务人员应耐心解答病者提出的问题,并给予指导解决。

(郑　莉)

第五节　闭　　经

闭经分原发性闭经和继发性闭经。原发性闭经为女性年龄超过 14 岁,第二性征未发育;或者年龄超过 16 岁,第二性征已发育,月经还未来潮。继发性闭经为女性正常月经周期建立后,月经停止 6 个月以上;或按自身原有月经周期停止 3 个周期以上。按生殖轴病变和功能失调的部位分为下丘脑性闭经、垂体性闭经、卵巢性闭经、子宫性闭经,以及下生殖道发育异常性闭经。按照发病原因,闭经又可分为生理性与病理性,生理性闭经有青春期前、妊娠期、哺乳期与绝经后。病理性闭经中,原发性闭经约占 5％,以先天性疾病多见,如各种性发育异常等;继发性闭经多考虑后天发生的疾病。

本节讨论的闭经主要包括中枢神经、下丘脑、垂体、卵巢、子宫、子宫内膜或甲状腺等功能性病变引起的闭经;肿瘤等器质性病变所致闭经、生殖器官先天发育异常或后天损伤所致闭经不属本节重点讨论范围。

中医妇科与西医妇科的闭经概念基本相同,只是继发性闭经的诊断时间中医妇科既往以停经 3 个月为诊断依据,目的主要为早期诊断和治疗,满足患者需求。

一、病因病机

中医学认为闭经的病因有虚实之分,虚者主要是经血匮乏致胞宫胞脉空虚,无血可下;实者多为胞宫胞脉壅塞致经血的运行受阻,或经隧不通,或气血郁滞。虚实可单独为病,也可相兼为病。

(一)精血不足,血海空虚

1.肾气亏虚

禀赋不足、肾气未盛、精气未充,或多产、堕胎、房劳伤肾,或久病及肾,肾气亏虚,生精乏源,以致精血匮乏,冲任空虚。

2.肝肾阴虚

若素体肝肾阴虚,阴血不足,冲任血少,或多产房劳,肾精暗耗,肾阴虚损,肾水不足,肝木失养,肝肾阴虚,冲任血少,胞脉空虚。

3.气血虚弱

脾胃素弱,或饮食劳倦,或忧思过度,或谷食不足,或节食减重,以致气血化源不足;或吐血、下血、堕胎、小产失血,或哺乳过长过久,或患虫疾耗血,以致失血伤血而不足。

4.阴虚血燥

素体阴虚,或失血伤阴,或久病耗血伤阴,或过食辛燥伤阴,阴虚不足,虚热又生,热邪复伤阴,从而加重阴伤,营阴不足,阴血亏虚。

（二）冲任瘀阻,经血不泻

1.气滞血瘀

素性郁闷,或精神紧张,或七情内郁,或病久抑郁,肝郁不舒,气机郁滞,冲任气血瘀阻。

2.痰湿阻滞

素多痰湿,或嗜食肥甘厚味,酿生痰湿,或肥胖之人,多痰多湿,或脾虚失运,痰湿内生,下注冲任,冲任壅塞,气血运行受阻。

3.寒凝血瘀:

素体阳虚,或过食生冷,或经产之时,血室正开,或冒雨涉水,寒邪外袭,或过用寒凉之品,或久病伤阳,寒从内生,血为寒凝,瘀滞冲任。

（三）虚实夹杂,脏虚血瘀

肾精匮乏,精不化血,血少气虚,血运不畅,冲任瘀滞;或肾阴虚亏,阴血不足,冲任涩滞;或肾阳素虚,寒从内生,虚寒滞血,冲任不畅;或肾气不足,行血无力,冲任瘀滞;或手术伤损冲任,不能传送脏腑化生气血,离经之血瘀滞冲任。冲任既虚且瘀,故经血不得泻。

从上可见,闭经的病因病机虚者多责之肾、肝、脾之虚损,精、气、血之不足,血海空虚,经血无源以泄;实者多责之气血、寒、痰之瘀滞,胞脉不通,经血无路可行;尚有虚实相兼为病的。本病虚多实少,虚实可并见或转换。

二、临床表现

（一）症状

1.主要症状

无月经或月经停闭。表现为女性年龄超过 14 岁,第二性征未发育;或者年龄超过 16 岁,第二性征已发育,月经还未来潮;女性正常月经周期建立后,月经停止 6 个月以上;或按自身原有月经周期停止 3 个周期以上。

2.伴随症状

常可见阴道干涩,带下量少,或有腰酸腿软,头晕耳鸣,畏寒肢冷,神疲乏力,汗多,睡眠差,心烦易怒,食欲缺乏,厌食,小腹胀痛或冷痛,大便溏薄或干结,小便黄或清长等全身症状。

3.与病因有关的症状

（1）宫颈宫腔粘连综合征闭经可见周期性下腹疼痛。

（2）垂体肿瘤闭经可见溢乳,头痛。

（3）空泡蝶鞍综合征闭经可见头痛。

（4）席汉综合征闭经可见无力、嗜睡、脱发、黏液水肿、怕冷。

（5）丘脑及中枢神经系统病变所致闭经可见嗅觉丧失、体重下降。

（6）多囊卵巢综合征闭经可见痤疮、多毛。

（7）卵巢早衰闭经可见绝经综合征的症状。

（二）体征

体质瘦弱或肥胖,第二性征发育不良,可有多毛、胡须、溢乳、皮肤干燥、毛发脱落、面目肢体浮肿等。

三、诊断要点

闭经是一种症状,其诊断需要结合病史,症状,辅助检查,寻找闭经原因,确定病变部位,再明确具体疾病所在。

(一)病史

根据原发性闭经和继发性闭经的不同了解相关情况。对于原发性闭经,应询问幼年时健康情况,是否曾患过某些严重急、慢性疾病,第二性征发育情况,家族情况等。对于继发性闭经,应询问既往月经情况(初潮年龄、月经周期、经期、经量、闭经期限及伴随症状等)、有无诱因(如精神因素、环境改变、体重增减、饮食习惯、运动、各种疾病及用药情况、手术史、职业等)、避孕药服用情况。已婚妇女询问生育史及产后并发症史等。

(二)症状

详见临床表现。

(三)辅助检查

1.体格检查

检查全身发育情况,尤其是第二性征发育状况,以及内、外生殖器官有无畸形、缺陷等。

2.其他根据病因的检查

诊断性刮宫、子宫输卵管造影等用于了解子宫及子宫内膜状态与功能的检查;基础体温测定、阴道脱落细胞检查、宫颈黏液结晶检查、甾体激素测定、卵巢兴奋试验、B 型超声监测等了解卵巢功能检查;垂体兴奋试验、催乳素及垂体促性腺激素测定、CT 及 MRI 等了解垂体功能检查;染色体、血 T_3、T_4、TSH 检查等其他检查。

四、鉴别诊断

闭经的鉴别诊断主要与生理性的闭经相鉴别。

(一)青春期停经

少女月经初潮后,可有一段时间月经停闭,此属正常现象。

(二)妊娠期停经

已婚妇女或已有性生活史妇女原本月经正常,突然停经、或伴晨吐、择食等早孕反应,妊娠试验阳性,脉多滑数。

(三)哺乳期停经

产后正值哺乳期,或哺乳日久,月经未潮,妊娠试验阴性,妇科检查子宫正常大小。

(四)自然绝经

已近更年期,原本月经正常或先有月经紊乱,继而月经停闭,伴有更年期综合征表现,妇科检查子宫正常大小或稍小,妊娠试验阴性。

(四)特殊月经生理

避年,月经一年一行,无不适,不影响受孕;暗经是终身无月经,但有生育能力。

五、治疗

闭经的治疗目的是建立或恢复正常连续自主有排卵的月经,或有周期规律的月经。对于育龄期妇女,尤其是有生育要求者,需中医或中西医结合方法促卵泡发育及促排卵,以达到根本治疗目的,对暂时无生育要求的育龄妇女,在治疗过程中要注意避孕。

(一)内治法

1.辨证治疗

闭经的辨证,首先根据局部及全身症状,结合闭经的病史、病程及诱因进行虚实辨证,在此基础上,再进行脏腑气血辨证。闭经的治疗原则,是根据病证的虚实寒热,虚者补而通之,或补益肝肾,或调养气血;实者泻而通之,或活血化瘀,或理气行滞,或化痰调经,如有实证,亦不可一味峻补,反而留邪,而阻滞精血。辨证要点如下。①辨虚证:特点为年逾16周岁尚未行经,或已行经而月经渐少、经色淡;或先有经期延后,继而停闭,伴或不伴全身其他症状;病程长者也多属虚;因骤伤精血、冲任损伤而月经突然停闭者也属虚(如刮宫太过、内膜基底层受损等)。属虚者多有先天不足或后天亏损或失血、房劳多产、多次人工流产刮宫病史,多见形体偏瘦,面色少华,伴见头晕失眠、疲倦乏力、纳食不佳、带下量少、阴道干涩、潮热汗出、烦躁等症,舌淡或红,脉细或弱,或细数。②辨实证:多为平素月经正常,骤然停闭,或伴有其他实象。属实者,有感寒饮冷、涉水、郁怒等诱因,尤出现在经前或行经之初,多见于形体壮实或丰腴,或伴胸胁胀满、腰腹疼痛或脘闷痰多等症,脉多有力。

闭经的辨证治疗,重点在于引经与调经的辨证治疗。

(1)肾气不足:年逾16周岁尚未行经,或初潮偏晚而常有停闭,或月经已潮而又后期量少至停闭,或体质纤弱,第二性征发育不良,或腰膝酸软、头晕耳鸣,或夜尿频多,或四肢不温,倦怠乏力,性欲淡漠,面色晦黯,眼眶黯黑,舌淡红,苔薄白,脉多沉弱。

治法:补肾益气,养血调经。

推荐方剂:加减苁蓉菟丝子丸加淫羊藿,紫河车。

(2)肝肾阴虚:经量减少,色鲜红,质黏稠,既往月经正常,由于堕胎、小产、分娩后,或大病久病后,或月经骤然停闭,或月经逐渐减少、延后以至停闭。或腰酸腿软,或足跟痛,或带下量少,或阴道干涩,或手足心热,心烦少寐,或形体瘦削,头晕耳鸣,两目干涩,面色少华,毛发脱落,神疲倦怠,舌黯淡,苔薄白或薄黄,脉弦细而数或沉细无力。

治法:补益肝肾,养血通经。

推荐方剂:育阴汤。

(3)阴虚血燥:月经周期延后,经量少,经色红、质稠,渐至停闭,潮热或五心烦热,颧红唇干,咽干舌燥,甚则盗汗骨蒸,形体消瘦,干咳或咳嗽咯血,大便燥结,舌红,苔少,脉细数。

治法:滋阴益血,养血调经。

推荐方剂:加减一阴煎加丹参,黄精,女贞子,制香附。

(4)气血虚弱:月经周期逐渐延长,月经量逐渐减少,经色淡而质薄,继而经闭。或有头晕眼花,心悸气短,食少,面色萎黄或苍白,神疲体倦,眠差多梦,毛发不泽或早见白发,舌淡,苔少或白薄,脉沉缓或细弱。

治法:益气养血,调补冲任。

推荐方剂:滋血汤加紫河车粉。

(5)气滞血瘀:既往月经正常,突然停闭不行,伴情志抑郁或烦躁易怒,胁痛及乳房胀满或小腹胀痛拒按,嗳气叹息,舌质正常或黯或有瘀斑,苔正常或薄黄,脉沉弦。

治法:理气活血,祛瘀通经。

推荐方剂:膈下逐瘀汤加川牛膝。

(6)痰湿阻滞:月经量少、延后渐至停闭,色淡,质黏稠,形体日渐肥胖,或面部生痤疮,或面浮肢肿,或带下量多色白质稠,或胸胁满闷,或呕恶痰多,或神疲倦怠,心悸短气,舌淡胖嫩,苔白腻多津,脉滑或沉。

治法:健脾燥湿化痰,活血调经。

推荐方剂:苍附导痰丸加皂角刺、菟丝子。

(7)寒凝血瘀:月经停闭半年以上,胞宫感寒,小腹冷痛拒按,得热则痛缓,形寒肢冷,面色青白,小便清长,舌紫黯,苔白,脉沉紧。

治法:温经散寒,活血调经。

推荐方剂:温经汤(《妇人大全良方》)。

(8)肾虚血瘀:月经初潮较迟,或月经后期量少渐至闭经,或有多次流产史,或无全身症状,或伴腰酸腿软、头晕耳鸣、性欲淡漠、带下量少或无、阴道干涩疼痛,舌淡黯,苔白或少苔,脉沉细。

治法:补肾化瘀。

推荐方剂:左归丸去鹿角胶、龟甲胶,加丹参、红花、生山楂。

经上述治疗后有首次月经来潮者,当根据患者出现的证候继续辨证调经治疗(参见辨证治疗),或施以周期治疗,以经后期滋补肾精、补养气血,经间期补肾活血、疏肝理气,经前期温补肾阳、健脾疏肝,经期行气活血、化瘀通经为法。

2.中成药

(1)少腹逐瘀丸:温经活血,散寒止痛。用于寒凝血瘀型闭经。口服,每次1丸,每天2次。

(2)血府逐瘀丸:活血祛瘀,行气止痛。用于气滞血瘀型闭经。口服,每次1丸,每天2次。空腹用红糖水送服。

(3)坤灵丸:调经养血,逐瘀生新。用于月经不调,或多或少,行经腹痛,子宫寒冷,久不受孕,习惯性流产,赤白带下,病久气虚,肾亏腰痛。口服,每次15丸,每天2次。

(4)八珍益母丸:益气养血,活血调经。用于气血两虚兼有血瘀证所致月经不调。每次1丸,每天3次。

(5)八宝坤顺丸(大蜜丸):益气养血调经。用于气血虚弱所致的月经不调、痛经。口服,每次1丸,每天2次。

(6)妇科金丸:调经活血。用于体虚血少,月经不调,腰酸背痛等症。每次1丸,每天2次。

(7)乌鸡白凤丸(大蜜丸):补气养血,调经止带。用于月经不调,疲乏无力,心慌气短,腰腿酸软,白带量多。口服,每次1丸,每天2次。

(8)艾附暖宫丸:理血补气,暖宫调经。用于子宫虚寒,月经量少,后错,经期腹痛,腰酸带下等。每次1丸,每天2次。

(二)外治法

1.针灸

(1)气血虚弱:选取关元、足三里、归来、气海、脾俞、胃俞。操作:手法宜轻柔。足三里直刺0.5~1寸,提插或捻转,补法,至局部酸胀感。关元、气海、归来直刺0.5寸,轻轻提插或徐徐捻转,至小腹部胀重感。脾俞、胃俞均斜刺0.5~1寸,捻转补法,至局部酸胀感。留针20分钟,隔天治疗一次。

(2)肝肾不足:选取关元、足三里、归来、肾俞、肝俞。操作:关元、归来直刺0.5~1寸,提插捻转补法,至小腹胀重感。足三里直刺0.5~1寸,提插或捻转,补法,至局部酸胀感。肾俞直刺1.5~2寸,提插捻转运针,至局部酸胀感。肝俞斜刺1寸,捻转补法,至局部胀感。留针20分钟,隔天治疗一次。

（3）阴虚血燥：选取关元、足三里、归来、太溪。操作：关元、归来直刺 0.5～1 寸，提插捻转补法，至小腹胀重感。足三里直刺 0.5～1 寸，提插或捻转，补法，至局部酸胀感。太溪直刺 0.5～1 寸，捻转补法，至局部胀感。留针 20 分钟，隔天治疗一次。

（4）气滞血瘀：选取中极、三阴交、归来、合谷、血海、太冲。操作：中极、归来直刺 1 寸，提插平补平泻法，至小腹部胀麻感。三阴交向上斜刺 1～1.5 寸，提插泻法，使针感沿小腿内侧向上放散。合谷直刺 0.5～1 寸，提插泻法，至局部胀重感或向指端放散。血海直刺 1 寸，提插或捻转泻法。太冲直刺 0.5～1 寸，提插泻法，至局部胀感向趾端放散。留针 20 分钟，间歇行针。

（5）痰湿阻滞：选取中极、三阴交、归来、阴陵泉、丰隆。操作：中极、归来直刺 1 寸，提插平补平泻法，至小腹部胀麻感。三阴交向上斜刺 1～1.5 寸，提插泻法，使针感沿小腿内侧向上放散。丰隆直刺 1～1.5 寸，提插泻法，使针感向足部放散。留针 20 分钟间歇行针。

2.按摩

全身推运，腰骶部加擦法，以透热为度；少腹部则振颤，摩腹，揉腹。取穴内关、合谷、肾俞、关元、中极、足三里、三阴交等。按摩垂体、甲状腺、肾上腺、生殖腺、子宫、腹腔神经丛等反射区。以上每天 1 次，15 次为 1 个疗程。

3.穴位埋线

选取主穴：天枢、带脉、子宫、脾俞、胃俞、肾俞、足三里均为双侧，关元、中极、中脘。操作：取消毒的弯盘、剪刀、镊子、纱布、3-0 医用羊肠线、7 号注射针头、35 mm×40 mm 针灸针。将羊肠线分别剪成长约 1 cm 的一小段放在 95％的乙醇中，埋线时取出放在纱布上。局部皮肤消毒后，将针灸针穿入注射针头内，稍向后退少许，将羊肠线用镊子夹起，放进注射针头前端，羊肠线不要露出针头，然后倾斜地持注射针头及针灸针，快速将注射针头刺入皮内，针尖达患者肌肉层后，将注射针头稍向上提，同时将针灸针向下刺入，将羊肠线推入肌肉内，当针灸针针下有松动感时，说明羊肠线已进入肌肉内，即可将注射针头及针灸针一起拔出，再用棉签按压针孔片刻至血止。1 个月治疗 1 次，6 个月为 1 个疗程。

六、预后与转归

长期闭经或不排卵，易于发生子宫内膜癌，且对生育功能及骨代谢有影响，如性生活障碍、不育、早绝经、骨质疏松等。近代研究还发现低雌激素与高胰岛素及高血脂密切相关，因此，长期闭经患者将来发生血管硬化、高血压、心脏疾病的概率远高于非闭经患者。

（郑　莉）

第六节　崩　漏

崩漏是以经血非时暴下或淋漓不尽为主要表现的一种月经周期、经期、经量严重失常的病证。其中经血暴下者称"崩"，也称"崩中"；经血淋漓不尽者称为"漏"，也称"漏下"。崩与漏出血情况虽然不同，但二者常相互转化，且其病机基本一致，故概称"崩漏"，诚如《济生方》所云："崩漏之疾，本乎一症，轻者谓之漏下，甚者谓之崩中。"

有关崩的记载,最早见于《素问》,其"阴阳别论"说:"阴虚阳搏谓之崩",明确指出崩是以阴虚阳亢为其发病机理。漏,始见于汉代《金匮要略·妇人妊娠病脉证并治》。隋代巢元方《诸病源候论》首列"漏下候""崩中候",指出崩中、漏下属非时经血,明确了崩漏的概念,并概括其病机是"伤损冲任之脉……冲任气虚,不能制约经血"。同时指出:"崩而内有瘀血,故时崩时止,淋漓不断,名曰崩中漏下。"说明崩、漏可互相转化。元代李东垣在《兰室秘藏》中指出:"肾水阴虚,不能镇守胞络相火,故血走而崩也。"至明代,医家对崩漏有了更充分的认识,如《景岳全书·妇人规》对崩漏的论述尤为精辟,指出:"崩淋之病,有暴崩者,有久崩者。暴崩者其来骤,其治亦易。久崩者其患深,其治亦难。且凡血因崩去,势必渐少,少而不止,病则为淋。此等证候,未有不由忧思郁怒,先损脾胃,次及冲任而然者。"阐明了崩漏的病因病机,进而提出"凡治此之法,宜审脏气,宜察阴阳。无火者求其脏而培之、补之;有火者察其经而清之、养之"的治则,并出具了各证型之方药。而方约之在《丹溪心法附余》中提出治崩三法:"初用止血以塞其流,中用清热凉血以澄其源,末用补血以还其旧。"其"塞流""澄源""复旧"治疗崩漏三法,至今仍为临床医家所推崇。清代唐容川在《血证论》中云:"崩漏者……脾不摄血,使以崩溃,故曰崩中,示人治崩必治中州也。"提出了崩漏的治疗当需重脾的见解。《张氏医通》又认为:"血崩之病……或因肝经有火,血热妄行,或因怒动肝火,血热沸腾。"提出血热致崩的观点。清代《傅青主女科》则提出"止崩之药,不可独用,必须于补阴之中行止崩之法",创制治疗气虚血崩的"固本止崩汤"和治血瘀致崩的"逐瘀止血汤",均为后世临床常用。而《妇科玉尺》则较全面地概括崩漏的病因为"究其源则有六大端,一由火热、二由虚寒、三由劳伤、四由气陷、五由血瘀、六由虚弱"。历代医家论治崩漏的经验,至今仍对临床有重要指导意义。

西医学中的功能失调性子宫出血病(简称功血),归属本病范畴论治,同时生殖器炎症和某些生殖器肿瘤,可参照本节辨证论治。

一、病因病机

崩漏的主要病机是冲任损伤,不能制约经血,使胞宫蓄溢失常,经血非时妄行。导致崩漏的常见病因有虚、热、瘀。虚则经血失统,热则经血妄行,瘀则经血离经。

(一)血热内扰

素体阴虚或久病伤阴;或素体阳盛血热;或素性抑郁,郁久化热;或湿热内蕴,均可因热扰冲任,迫血妄行,而为崩漏。

(二)气不摄血

脾胃素虚、中气不足;或饮食劳倦,损伤脾气,以致脾虚统摄无权,冲任不固,不能制约经血,而成崩漏。

(三)肾气(阳)不足

先天禀赋不足;或房劳多产损伤肾气;或久病大病伤及于肾;或绝经前后肾气渐衰,天癸渐竭,引起肾失封藏,冲任不固,经血失约,发为崩漏。若素体阳虚,命门火衰,或病程日久,气损及阳,阳不摄阴,精血失固,亦可导致崩漏。

(四)肾阴亏虚

素体肾阴亏虚,或多产房劳耗伤真阴,或失血伤阴、元阴不足,则虚火动血,迫血妄行,遂致崩漏。

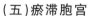

（五）瘀滞胞宫

七情内伤，气滞血瘀；或经期产后余血未净，又感外邪，壅滞经脉，内生瘀血；或崩漏日久，离经之血为瘀，均可因瘀血阻滞胞宫，血不归经而妄行，形成崩漏。

综上所述，崩漏的原因很多，但概括来说，不外乎虚、热、瘀三种，但由于发病并非单一，故崩漏的发生发展常气血同病、多脏受累、因果相干，互相转化，所以病机错综复杂。

二、诊断要点

（一）病史

注意患者的月经史、孕产史；有无生殖器炎症和生殖器肿瘤病史；有无宫内节育器及输卵管结扎术史等。

（二）症状

月经周期紊乱，行经时间超过半月以上，甚或数月淋漓不止；常有不同程度的贫血。

（三）检查

1.妇科检查

功能性子宫出血患者，无明显的器质性病变。

2.辅助检查

主要是排除生殖器肿瘤、炎症或全身性疾病（如再生障碍性贫血等）引起的阴道出血，可根据病情需要选做基础体温测定、宫腔镜检查、诊断性刮宫、阴道细胞学检查、宫颈黏液检查、B超、内分泌激素测定、腹腔镜检查。

三、鉴别诊断

本病应与月经不调、经间期出血、赤带、胎产出血、外阴阴道外伤性出血，以及出血性内科疾病相鉴别。

（一）月经先期、月经过多、经期延长

月经先期是周期缩短，月经过多是经量过多如崩，经期延长是行经时间长似漏。三种病证的出血有一定的周期性，而且经期延长与月经过多者出血在2周之内自然停止，但崩漏的出血是持续出血不能自然停止，周期长短不一。

（二）月经先后无定期

月经先后无定期其周期长短不一，但应在1～2周内波动，即提前或延后在7天以上2周以内，经期、经量基本正常，与崩漏无规律性的阴道出血显然有别。

（三）经间期出血

崩漏与经间期出血都是非时而下，但经间期出血发生在两次月经中期，且出血时间持续2～7天，量少而能自然停止，而崩漏是周期、经期、经量的严重失常，出血不能自止。

（四）赤带

赤带与漏下通过询问病史和妇科检查多能鉴别。赤带以带中有血丝为特点，月经正常。

（五）胎产出血

崩漏应与妊娠早期的出血疾病如胎漏、胎动不安、小产，尤其是异位妊娠相鉴别。通过询问病史、妊娠试验、B超检查可以明确诊断。

(六)生殖系器质性病变

生殖系炎症(如慢性宫颈炎、子宫内膜炎等)和生殖系肿瘤(如子宫肌瘤、腺肌病、子宫内膜癌、宫颈癌和卵巢功能性肿瘤等)均可引起不规则阴道出血。上述病症,通过妇科检查和诊断性刮宫、宫腔镜、B超等辅助检查可作鉴别。

(七)外阴、阴道外伤出血

外阴、阴道外伤出血有外阴、阴道外伤病史如跌仆损伤、暴力性交等,询问病史和妇科检查可鉴别。

(八)宫内节育器及避孕药物

上节育环后出现不规则阴道出血,以及长期服用避孕药物可引起月经紊乱,往往在停用或停药后月经多可恢复正常。通过询问和做B超可作鉴别。

此外,还须与内科疾病所导致的不正常子宫出血相鉴别。如心血管、肝脏疾病和血液病等导致的经血量过多,甚则暴下如注,或淋漓不净。通过询问病史、体格检查、妇科检查、血液分析、肝功能,以及凝血因子的检查或骨髓细胞分析可与崩漏相鉴别。

四、辨证

崩漏一证,有虚实之分。虚者多因脾虚、肾虚;实者多因血热、血瘀。临证以无周期性的阴道出血为主要症状,主要依据出血时间、血量、血色、血质特点,辨明病证的寒、热、虚、实属性。一般而言,出血非时暴下,量多势急,色鲜红或深红,质稠者,多属热证;出血非时暴下或淋漓难尽,色淡质稀者,多属虚证;经血非时而至,时出时止,时多时少,色紫暗有块或伴腹痛者,多属血瘀;暴崩不止,或久崩久漏,血色淡暗,质稀者,多属寒证。另外,还须结合全身脉症和必要的检查综合分析。

(一)血热内扰

证候:经来无期,量多如崩,或淋漓不净,色深红或紫红,质黏稠,面赤头晕,烦躁易怒,口干喜饮,便秘尿赤,舌质红,苔黄,脉弦数或滑数。

分析:热扰冲任,迫血妄行,故经来无期,量多如崩,或淋漓不净;血为热灼,故血色深红或紫红,质黏稠;邪热上扰,则面赤头晕;热扰心神,故烦躁易怒;热灼阴伤,故口干喜饮,便秘尿赤。舌红、苔黄、脉弦数或滑数均为血热之征。

(二)气不摄血

证候:经血非时暴下不止,或淋漓不净,量多、色淡、质稀,神疲懒言,面色萎黄,动则气促,头晕心悸,纳呆便溏,舌质淡胖边有齿痕,苔薄润,脉细无力。

分析:脾气虚弱,血失统摄,冲任不固,故经血暴下不止,或淋漓不净;气虚血失温化,故经色淡、质稀;脾气虚弱、中阳不振,故神疲懒言,面色萎黄,动则气促,头晕心悸,纳呆便溏。舌质淡胖边有齿痕、苔薄润、脉细无力均为脾虚之象。

(三)肾气(阳)不足

证候:经乱无期,出血量多,或淋漓不净,色淡质稀,精神不振,面色晦暗,腰膝酸软,甚则肢冷畏寒,小便清长,舌质淡,苔薄润,脉沉细。

分析:肾气不足,封藏失职,冲任不固,故经乱无期,量多或淋漓不净;肾气亏虚,血失温化,故色淡质稀;肾虚外府失荣,故腰膝酸软;若肾阳不足,形体失于温养,膀胱失于温化,则肢冷畏寒、小便清长。舌质淡、苔薄润、脉沉细均为肾气(阳)不足之征。

(四)肾阴亏虚

证候:经乱无期,经血时多时少,淋漓不净,或停闭数月又暴下不止,色鲜红,头晕耳鸣,五心烦热,夜寐不安,舌质红或有裂纹,苔少或无苔,脉细数。

分析:肾阴不足,虚火内动,迫血妄行,故经乱无期,经血时多时少,淋漓不净,或停闭数月又暴下不止;阴虚内热,故血色鲜红;肾阴亏虚,精血衰少,不能上荣清窍,故头晕耳鸣;阴虚内热,热扰心神,故五心烦热,夜寐不安。舌红少苔、脉细数均为肾阴亏虚之象。

(五)瘀滞胞宫

证候:经乱无期,淋漓漏下,或骤然崩中,色暗有块,小腹疼痛,块下痛减,舌质紫暗或边有瘀斑,脉涩。

分析:瘀血停滞,阻滞冲任,血不循经,故经乱无期,淋漓漏下,或骤然崩中;冲任瘀滞,经血运行不畅,故经血色暗有块;瘀阻胞中,不通则痛,故小腹疼痛;血块下后,瘀血暂通,故块下痛减。舌质紫暗或边有瘀点、脉涩均为血瘀之征。

五、治疗

(一)中药治疗

1.血热内扰

治法:清热凉血,固冲止血。

处方:清热固经汤。

方中黄芩、栀子清热泻火;生地、地榆、地骨皮凉血止血;龟甲、牡蛎育阴潜阳,固摄冲任;阿胶养阴止血;陈棕炭、藕节收涩止血;生甘草调和诸药。若兼见少腹或小腹疼痛,苔黄腻者,为湿热阻滞冲任,加黄柏、晚蚕砂以清热利湿;若经血质稠有块者,加蒲黄炭以活血止血。

若肝郁化火,兼见心烦易怒,胸胁胀痛,口干苦,脉弦数,用丹栀逍遥散加蒲黄炭、血余炭以平肝清热止血。

若经治火势渐衰,但阴血已伤,或起病即属阴虚内热,热扰冲任血海,经血量少,色红、淋漓不止,面红潮热者,可用上下相资汤以养阴清热,益气固冲。

另外,可选用十灰散,每次9g,每天2次。

2.气不摄血

治法:补气摄血,固冲止崩。

处方:固本止崩汤加升麻、山药、乌贼骨。

方中人参、黄芪、升麻大补元气,升阳固本;白术、山药健脾摄血;熟地、当归滋阴养血,佐黑姜可引血归经,并能温阳收敛;乌贼骨固涩止血。全方气血两补,共收益气升阳、固冲止血之效。若久漏不止者,加藕节、炒蒲黄以固涩止血;若血虚者,加制首乌、白芍、枸杞子以滋阴养血;若气虚成瘀者,加田七、益母草以化瘀止血。

若暴崩如注,肢冷汗出,昏厥不省人事,脉微欲绝者,为气随血脱之危急证候。宜补气回阳固脱,急用独参汤;或用生脉散,以益气生津,敛阴固脱。

若症见四肢厥逆,冷汗淋漓,是为亡阳之候,用参附汤以回阳固脱。病势缓解,善后调理可用补肾固冲丸以脾肾双补。

3.肾气(阳)不足

治法:补益肾气,固冲止血。

处方:加减苁蓉菟丝子丸加黄芪、党参、阿胶。

方中熟地甘温滋肾养血、填精益髓;配肉苁蓉、菟丝子、覆盆子、桑寄生补肝肾、益精气;当归、枸杞、阿胶、艾叶养肝血、益冲任;加黄芪、党参补气摄血;若量多势急者,加仙鹤草、乌贼骨以止血;若为青春期功血,加紫河车、仙茅、淫羊霍温肾益气。若肢冷畏寒,小便清长,肾阳不足者,应温阳益肾,固冲止血,方选右归丸加减;若四肢不温,纳少便溏,脾肾阳虚者,合用理中汤以温经止血。

4.肾阴亏虚

治法:滋肾益阴,固冲止血。

处方:左归丸合二至丸。

方中熟地、山萸肉、山药滋补肝肾;龟甲胶、鹿角胶峻补精血,调补肾中阴阳;枸杞子、菟丝子、二至丸补肝肾,益冲任;川牛膝补肝肾,且引诸药直达下焦。全方共收壮水填精、补益冲任之效。若头晕目眩者,加夏枯草、刺蒺藜、牡蛎以平肝潜阳;出血量多者,加地榆、大黄炭、生地以凉血止血。若肾阴虚不能上济心火,或阴虚内热,见心烦失眠,惊悸怔忡,可加黄连、枣仁以清心安神。

5.瘀滞胞宫

治法:活血化瘀,固冲止血。

处方:逐瘀止血汤。

方中重用生地清热凉血;归尾、桃仁、赤芍祛瘀止血;丹皮、大黄凉血逐瘀止血,配枳壳下气,加强涤荡瘀滞之功;龟甲养阴化瘀。若出血量多,加三七粉、益母草、乌贼骨、茜草以化瘀止血;若因寒致瘀,见肢冷畏寒,小腹冷痛者,加艾叶、桂心、炮姜以散寒行瘀;若因热致瘀,兼见经色紫红、质稠有块,心烦唇红者,加黄芩、丹皮、赤芍以清热凉血;若出血日久,气随血耗,症见气短乏力者,可合用生脉散以益气养血。

另外,可选用云南白药,每次 0.2～0.3 g,每 4 小时服 1 次。

(二)针灸治疗

基本处方:关元、三阴交、血海、膈俞、隐白。

方中关元为任脉经穴,又是足三阴经之会,可调冲任、理经血;三阴交为足三阴经交会穴,可调补三阴而益气固冲;膈俞为八会穴中的血会,血海为治血之要穴,共奏调经养血止血之功;艾灸隐白可止血治崩,为治疗崩漏的效穴。

加减运用:若血热内扰加大敦、行间、太冲,针用泻法,以清泻血热,固冲止血;气不摄血加脾俞、气海、足三里,针用补法,以健脾益气,固冲止血;肾气不足加百会、气海、命门、肾俞,针用补法,加灸法,以补益肾气,收摄经血;肾阴亏虚加肾俞、太溪、阴谷,针用补法,以滋肾益阴,宁冲止血;瘀滞胞宫,加地机、太冲、合谷,针用泻法,以理气化瘀止血。

另外,还可选用:①耳针,取内生殖器、内分泌、神门、皮质下、肝、脾、肾,针刺中等强度,留针1～2 小时,每天 1 次,或耳穴压丸或埋针。②挑刺疗法,在腰骶部督脉或足太阳经上寻找红色丘疹样反应点,每次 2～4 个点,用三棱针挑破 0.2～0.3 cm 长、0.1 cm 深,将白色纤维挑断,每月1 次,连续挑刺 3 次。③皮肤针,取腰骶部督脉、足太阳经,下腹部任脉、足少阴经、足阳明经、足太阴经,下肢足三阴经,由上而下反复叩刺3 遍,中度刺激,每天 1～2 次。④穴位注射,取气海、血海、三阴交、足三里,每次选2～3 穴,用维生素 B_{12} 或黄芪、当归注射液,每穴注射 2 mL,每天1 次。

(郑　莉)

第七节 经间期出血

在两次月经中间,出现周期性的少量阴道流血者,称为"经间期出血"。其特点是阴道流血发生在经间期,即排卵之时,在基础体温(BBT)低温相与高温相交替期,一般在高温相时流血自止,少数可延续到高温相后数天,甚至至月经来潮,一般量甚少,也有流血较多者,甚至如平素经量;可偶然出现,也可反复发作,迁延多时。常与带下伴见。

一、病因病机

本病的发生与月经周期中的气血阴阳消长转化有密切关系。主要病因病机是阴虚、湿热、血瘀或阳虚的因素,使阴阳转化不协调,损伤阴络,冲任不固,血溢脉外,遂发生经间期出血。

月经的周期演变是以月为准,《本草纲目·月水》中指出:"女子,阴类也,以血为主,其血上应太阴,下应海潮。月有盈亏,潮有朝夕,月事一月一行,与之相符,故谓之月水、月信、月经。经者常也,有常轨也。"《景岳全书·妇人规》亦指出:"月以三旬而一盈,经以三旬而一至,月月如期,经常不变,故谓之月经。"月经周期包括月经期(行经之时)、经后期(经净后至排卵前)、经间期(排卵期)、经前期(排卵后至行经前)。

月经周期中气血阴阳的消长转化具有月节律,周而复始,循环往复。月经的来潮标志着一个新的周期开始,因月经来潮后,阴血偏虚,故经后期是阴长之期,此期精血渐充(卵泡生长),阴血渐复(子宫内膜增生)。经间期即排卵期,此期精血已达充盛(卵泡成熟),阴长至极,达重阴之状(子宫内膜增厚疏松,宫颈黏液稀薄呈拉丝状),阴阳互根互用,重阴转阳,阳由阴生,气由精化,氤氲之状萌发,"的候"到来,卵子排出,是月经周期中阴阳转化的重要时期。此时,若阴阳顺利转化,则达到新的平衡;若转化不利,阴阳失衡,血海扰动,则有动血出血之虞。

(一)肾阴虚

先天禀赋不足,天癸未充,或欲念不遂,阴精暗耗,或房劳多产,精血耗损,肾阴不足,阴虚火旺,虚火偏盛,氤氲之时,阳气内动,虚火与阳气相煽(虚火借萌动之阳气之势),损伤冲任,扰动血海,迫血妄行,出现经间期出血。若阴虚日久,阴损及阳,统摄无权,血海不固,则反复发作。

(二)湿热

情怀不畅,肝气郁结,横逆犯脾,脾失运化,水湿停滞,流注下焦,蕴而生热,或感湿化热,或湿热侵袭,经间期阳气内动,引动湿热,损伤冲任,扰动血海,以致出血。

(三)血瘀

经期产后,失于调摄,瘀血内留,或寒凝血瘀,或热灼血瘀,或七情所伤,气机阻滞,血行不畅,久而成瘀,致瘀血阻滞冲任胞脉,氤氲之时,阳气内动,瘀血与之搏于冲任,血不循经,以致出血。

(四)肾阳虚

阴阳转化期,阴精不足,阴虚及阳,或阴阳两虚而偏阳虚,则血液未能得到有力统摄。此外,肾阳不足无以蒸腾肾阴,化生肾气,影响胞宫的固藏,故致出血。

肾阴不足是经间期出血的基本病机,阴虚不能重阴转阳,排卵不利,可兼湿热及瘀血。

二、诊断要点

(一)病史

多为育龄期女性,可有月经不调史,如月经先期、经期延长,或堕胎、小产史。

(二)症状

在两次月经中间,一般是周期的第 12～16 天出现少量阴道流血,持续 2～3 天或数天则自止,也可迁延多日,甚至至月经来潮,或偶然出现,或反复发作,或点滴流血,或流血较多,甚至如平素经量。可伴带下增多,质黏透明如蛋清样,或赤白带下,腰酸,一侧少腹胀痛,乳房胀痛。

(三)检查

1.妇科检查

宫颈黏液透明,呈拉丝状,夹有血丝。

2.其他检查

测量基础体温,在低、高温相交替时出血,一般在基础体温升高后则出血停止,亦有高温相时继续出血,甚者至经潮者;血清雌、孕激素水平通常偏低。

三、鉴别诊断

本病属于西医的围排卵期出血。主要应与月经不调中的月经先期、月经过少,以及带下病中的赤带相鉴别。

(一)月经先期

月经先期的特点是月经周期的缩短,或经量正常,或伴有经量过多、过少,在基础体温由高温下降时出血;而经间期出血一般较月经量少,出血时间有规律地发生于基础体温低高温交替时。

(二)月经过少

月经过少的特点是每次月经量均明显减少,甚或点滴而下;经间期出血则发生在两次正常月经的中间,可与正常月经呈现为阴道流血量一次多一次少的规律。

(三)赤带

赤带主要指宫颈出血,无周期性,持续时间较长或反复发作。妇科检查可见宫颈接触性出血、宫颈赘生物等;经间期出血有周期性,一般 2～3 天可自行停止。

四、治疗

(一)辨证论治

本病的辨证要点是根据阴道流血的量、色、质,结合全身症状与舌脉辨虚实。若阴道流血量少,色鲜红,质黏者,多为肾阴虚证;若阴道流血量稍多,赤白相兼,质稠者,多为湿热证;若阴道流血量时多时少,色黯红,或紫黑如酱,则为血瘀证;若阴道流血量稍多,色淡红,质稀者,多为肾阳虚证。临证时还需参考体质情况。治疗原则以补肾阴,平衡肾中阴阳为主,促进阴阳的顺利转化。根据阴阳互根的关系,要注意阳中求阴,使阴得阳升而泉源不竭,补阴不忘阳,使阴精的充盛有阳气的蒸腾化生而源源不断。治疗时机重在经后期。一般以滋肾养血为主,虚者补之,热者清之,湿者除之,瘀者化之,出血时可适当配伍一些固冲止血药物。

1.肾阴虚证

(1)主要证候:两次月经中间阴道少量流血,色鲜红,质黏,头晕耳鸣,夜寐不宁,五心烦热,腰膝酸软,大便秘结。舌红,苔少。脉细数。

(2)证候分析:肾阴不足,阴虚火旺,虚火内生,经间期氤氲之时,阳气内动,虚火借萌动之阳气,损伤冲任,扰动胞宫,冲任不固,胞宫不宁,则阴道少量流血,虚火灼伤阴液,故阴道流血色鲜红而质黏;虚火上扰清窍,则头晕耳鸣;虚火扰心,则夜寐不宁,五心烦热;腰为肾之府,肾主骨,肾虚则腰膝酸软。舌红,脉细数为肾阴不足之证。

(3)治法:滋肾养阴,固冲止血。

(4)方药:①两地汤合二至丸。两地汤中生地、玄参清热养阴凉血,生地还能凉血止血,麦冬、白芍、阿胶滋阴养血,阿胶还能养血止血,地骨皮清虚火。二至丸中女贞子滋补肝肾之阴,清退虚热,墨旱莲养阴止血。两方合用,共奏滋肾养阴,清热凉血,固冲止血之效。②大补元煎。人参大补元气,熟地、山茱萸、山药肾肝脾三阴并补,枸杞补益肝肾,当归养血和血,人参与熟地相配,即是景岳之两仪膏的组成,大补精气,杜仲温肾助阳,甘草调和诸药。诸药配合,功能滋肾助阳,阴阳双补,固摄冲任以止血。

(5)临床研究:运用二至丸加减治疗经间期出血的临床研究较多,多为疗效观察的研究,或配合两地汤,或配合六味地黄丸,或配合逍遥散,或配合八正散,均取得较好疗效,也有运用两地汤合一贯煎治疗的临床疗效研究。对于阴虚体质者可用左归丸治疗。

2.湿热证

(1)主要证候:两次月经中间阴道少量流血,色深红,质黏腻,平时带下量多,色黄,小腹作痛,神疲乏力,胸胁满闷,口苦纳呆,溺黄便溏。舌红,苔黄腻。脉滑数。

(2)证候分析:湿热蕴结于任带下焦,经间期重阴转阳,阳气内动,引动湿热,扰动冲任,胞宫不宁,固藏失职,则阴道少量流血;湿热与血搏结,则色深红,质黏腻;湿热蕴结胞宫,气机阻滞,不通则痛,则小腹作痛;湿热下注,损伤任带,任带失约,则带下量多而色黄;湿性重浊,则神疲乏力;湿热熏蒸,则胸胁满闷,口苦纳呆。舌红,苔黄腻,脉滑数,均为湿热之象。

(3)治法:清利湿热。

(4)方药:清肝止淋汤去阿胶、红枣,加小蓟、茯苓。方中当归、白芍、生地养血柔肝;丹皮清肝泻火;香附疏肝解郁;黄柏清热燥湿;黑豆补肾;阿胶、红枣养血,因其滋腻温燥,易恋湿生热,故去之;牛膝引药下行。加小蓟以清热止血,茯苓以利水渗湿,增强清利湿热止血之功。若出血增多,宜去牛膝、当归,加侧柏叶、荆芥炭以止血;带下多而黄稠,则加马齿苋、椿根皮以清热化湿。

(5)临床研究:湿热证经间期出血的临床研究中,清肝止淋汤、易黄汤、八正散合二至丸均能取得较好疗效。

3.血瘀证

(1)主要证候:经间期出血量时或稍多,时或甚少,色黯红,或紫黑如酱,少腹胀痛或刺痛;情志抑郁,胸闷烦躁。舌黯或有瘀斑。脉细弦。

(2)证候分析:瘀血阻滞于冲任,经间期重阴转阳,阳气内动,与之相搏,损伤脉络,络伤血溢,血不循经,则经间期出血;瘀血内阻,则出血量时或稍多,时或甚少,色紫黯;血瘀气滞,不通则痛,则少腹胀痛或刺痛;气机不畅,故情志抑郁;舌黯或有瘀斑,脉细弦,均为血瘀之证。

(3)治法:化瘀止血。

(4)方药:逐瘀止血汤。方中当归尾、桃仁、赤芍活血祛瘀;大黄、丹皮清热祛瘀;枳壳行气散结,生地、龟甲养阴止血。全方有活血祛瘀,养阴止血之效。

若出血偏多时,宜去赤芍、当归尾,合失笑散(蒲黄、五灵脂)以祛瘀止血,或大黄改大黄炭;若少腹痛甚,则加延胡索、香附以行气止痛;若兼湿热,带下黄者,加红藤、败酱草以清利湿热;若兼脾虚,纳呆便溏者,去生地、桃仁、大黄,加白术、陈皮、砂仁以健脾和胃;若兼肾虚,腰膝酸软者,加续断、桑寄生以补益肾气。

(5)临床研究:逐瘀止血汤治疗血瘀型经间期出血,可取得较好疗效。临床常用活血化瘀法与滋阴法、温肾法、清热法等配合治疗。

4.肾阳虚证

(1)主要证候:经间期出血,量少,色淡,质稀,腰痛如折,畏寒肢冷,小便清长,大便溏薄,面色晦暗,舌淡黯,苔薄白,脉沉弱。

(2)证候分析:经间期氤氲之时,重阴转阳,阳气欲动,然肾阳不足,命门偏弱,冲任不固,胞宫固藏失职,则阴道少量流血,色淡而质稀;腰为肾之府,阳虚则腰痛如折;阳气不足,失其温煦之功,则畏寒肢冷;肾阳虚,主司二便之功失健,则小便清长、大便稀溏。舌淡黯,苔薄白,脉沉弱为肾阳不足之证。

(3)治法:补肾益阳,固冲止血。

(4)方药:①健固汤(《傅青主女科》)合二至丸加减。方中人参、巴戟天温补肾阳;女贞子、墨旱莲养阴清热止血;白术、茯苓、薏苡仁健脾益气,以后天补先天,固摄冲任。全方共奏补益肾阳,固冲止血之效。②方药:肾气丸。桂枝、炮附子温阳祛寒;地黄、山茱萸补益肾阴,以助重阴之功,得桂枝、炮附子辛热之性,重阴转阳,阳气萌动,桂附得地黄、山茱萸滋阴之功,引动阳气,促阴阳顺利转化;山药、茯苓健脾渗湿,泽泻泄肾中水邪;牡丹皮清肝胆相火;均使补而不滞。诸药合用,共成补肾益阳之效。

(5)临床研究:经间期出血属肾阳虚证的临床研究不多,主要为临床个案报道。

(二)中成药

1.六味地黄丸

适应证:肾阴虚型经间期出血。

2.左归丸

适应证:肾阴虚型经间期出血。

3.肾气丸

适应证:肾阳虚型经间期出血。

4.宫血宁胶囊

适应证:湿热型、血瘀型经间期出血。

5.云南白药胶囊

适应证:血瘀型经间期出血。

(三)针灸疗法

1.体针疗法

(1)主穴:关元,曲池,合谷,血海,阴陵泉,足三里,三阴交,公孙,太冲,内庭,隐白,肾俞,子宫穴。

(2)操作:三阴交、公孙、足三里,用补法,其余诸穴可用泻法,或平补平泻,留针30分钟,肾阳虚证可用灸法。月经中期前1周开始治疗,每天1次,7天为1个疗程,连续2个疗程。

2.耳针疗法

取子宫、内分泌、卵巢、肝、脾、肾等。每次取2~3穴,中等刺激,留针15~20分钟,隔天一

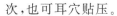

次,也可耳穴贴压。

3.三棱针疗法

(1)取穴:在阳关穴至腰俞穴间任选一点,以位置较低者为好。

(2)操作:用三棱针挑刺,挑刺深 0.1～0.15 cm,其范围不宜过大,挑治后用消毒敷料覆盖,每月 1 次,连续挑刺 3 次为 1 个疗程。

(郑　莉)

第八节　带　下　病

带下量明显增多或减少,色、质、气味异常,或伴有全身或局部症状者,称带下病,古代又称为"白沃""赤沃""白沥""赤沥""下白物"等。本病首见于《素问·骨空论》:"任脉为病,女子带下瘕聚。"带下有广义和狭义之分,广义带下泛指经、带、胎、产等多种妇科疾病,因其多发生在带脉以下而名,故古人称妇产科医师为带下医。狭义带下指妇女阴中分泌的一种阴液。又有生理和病理之别,生理性带下是指女性发育成熟后,阴道内分泌的少量无色无臭的黏液,有润泽阴道的作用。妇女在月经期前后、经间期、妊娠期带下稍有增多者,或绝经前后带下减少而无明显不适者,均为生理现象,不作疾病论。带下病是妇科的常见病、多发病,常缠绵反复、不易速愈,且易并发月经不调、阴痒、闭经、不孕、癥瘕等病证。临床上带下过多以白带、黄带、赤白带、五色带为常见,但也有带下过少者,亦属带下病的范畴。本节所讨论的是带下病中的带下过多。

西医学的"阴道炎""宫颈炎""盆腔炎"等所致的白带增多,属于本病范畴。

一、病因病机

本病主要病因是湿邪为患,伤及任、带二脉,使任脉不固,带脉失约而致。湿邪又有内湿、外湿之分。内湿主要涉及脾、肾、肝三脏,脾虚失运,水湿内生;肾阳虚衰,气化失常,水湿内停;肝郁侮脾,湿热下注等均可产生内湿。外湿多因久居湿地,或冒雨涉水或不洁性交等感受湿邪引起。

(一)脾虚湿困

素体脾虚,或劳倦过度,或饮食所伤,或思虑太过,皆可损伤脾气,致其运化失职,水液不运,聚而生湿。湿性趋下,流注下焦,伤及任带,使任脉不固,带脉失约,故致带下过多。

(二)肾虚

先天禀赋不足,或年老体虚,或房劳过度,或早婚多产,或久病伤肾,致肾阳亏虚,命门火衰,寒湿内生,使带脉失约,任脉不固,而为带下病;因肾气亏损,封藏失职,阴精滑脱,而致带下过多;亦有素体肾阴偏虚,或年老真阴渐亏,或久病伤阴,相火偏旺,虚热扰动,或复感湿邪,湿郁化热,伤及任带,任带约固失司,而为带下病。

(三)湿热下注

经行产后,胞脉空虚,摄生不洁,或淋雨涉水,居处潮湿等,皆可感受湿邪,蕴久化热;或因脾虚生湿,湿蕴化热;或肝气郁结,久而化热,肝郁乘脾,肝热脾湿,湿热互结,流注下焦,损伤任带二脉,而为带下过多。

(四)热毒蕴结

经期产后,胞脉空虚,摄生不慎,或房室不禁,或阴部手术消毒不严,或手术损伤,感染热毒,或湿热蕴久成毒,热毒损伤任带二脉,而为带下过多。

二、诊断要点

(一)临床表现

带下量明显增多,并伴带下色、质、气味的异常,或伴有阴部瘙痒、灼热、疼痛、坠胀,或兼有尿频、尿痛、小腹痛、腰骶痛等局部和全身症状。

(二)妇科检查

可见各类阴道炎、宫颈炎症、盆腔炎性疾病等炎症体征,也可发现肿瘤。

(三)辅助检查

外阴及阴道炎患者因病原体不同,阴道分泌物特点、性质也不一样,可通过阴道分泌物涂片检查以区分滴虫阴道炎、外阴阴道假丝酵母菌病、细菌性阴道病等。怀疑盆腔肿瘤或盆腔炎症者,可作宫颈刮片、B超等项检查以明确诊断。急性或亚急性盆腔炎时,血白细胞计数增高。

三、鉴别诊断

(1)带下呈赤色时,应与经间期出血、漏下鉴别。①经间期出血:经间期出血是在两次月经之间出现周期性的阴道少量出血,一般持续2~3天能自行停止。赤带者,绵绵不断而无周期性,且为似血非血之黏液。②漏下:漏下是对经血非时而下,量少淋漓不断,无正常月经周期而言。赤带者,是似血非血的赤色黏液,且月经周期正常。

(2)带下呈赤白带或黄带淋漓时,应与阴疮、子宫黏膜下肌瘤鉴别。①阴疮:阴疮为阴户生疮,伴有阴户红肿热痛,或积结成块,溃破时可有赤白样分泌物,甚至疮面坚硬肿痛、臭水淋漓等。带下浓浊似脓者,仍是由阴中分泌而由阴道而出的一种黏液,分泌物的分泌部位不相同,且无阴疮的局部症状。②子宫黏膜下肌瘤:子宫黏膜下肌瘤突入阴道时,可见脓性白带或赤白带,或伴臭味,与黄带、赤带相似。可通过妇科检查、B超检查加以鉴别。

(3)带下呈白色时,应与白淫、白浊鉴别。①白淫:是指欲念过度,心愿不遂时,或纵欲过度,过贪房事时,突然从阴道内流出的白色液体,有的偶然发作,有的反复发作,与男子遗精相类似。②白浊:是指由尿窍流出的混浊如米泔样物的液体,多随小便排出,可伴有小便淋漓涩痛。而带下过多出自阴道。此外,带下五色间杂,如脓似血,臭秽难闻者,应警惕宫颈癌、宫体癌、或输卵管癌。可借助妇科检查,阴道细胞学检查,或宫颈、子宫内膜病理检查,B超、宫腔镜、腹腔镜等检查作出鉴别。

四、辨证论治

本病主要以带下的量、色、质、气味的异常情况为依据,并结合全身症状、舌脉来辨清虚、实、寒、热。一般而论,量多、色淡、质稀者,多属虚、属寒;量多、色黄、质稠、有臭秽者,多属实、属热;带下量多、色黄或赤白带下,或五色带,质稠如脓,有臭味或腐臭难闻者,多为热毒。

治疗以除湿为主。一般治脾宜运、宜升、宜燥;治肾宜补、宜涩;治肝宜疏、宜达;湿热和热毒宜清、宜利。还可配合其他疗法以提高疗效。

(一)脾虚湿困

1.主要证候

带下量多,色白或淡黄,质稀薄,或如涕如唾,绵绵不断,无气味。面白无华,四肢不温,腹胀纳少,便溏,肢倦,或肢体浮肿。舌淡胖、苔白或腻,脉缓弱。

2.证候分析

脾虚运化失职,水湿下注,伤及任带,使任脉不固,带脉失约,故致带下量多,色白或淡黄,质稀薄,或如涕如唾,绵绵不断;脾虚中阳不振,则见面白无华,四肢不温;脾虚失运,化源不足,机体失养,则肢倦,腹胀纳少,便溏,或肢体浮肿;舌淡胖、苔白或腻,脉缓弱,皆为脾虚湿困之征。

3.治法

健脾益气,升阳除湿。

4.方药

完带汤(《傅青主女科》):白术、山药、人参、白芍、苍术、甘草、陈皮、黑芥穗、柴胡、车前子。

方中重用白术、山药以健脾益气止带;人参、甘草补气扶中;苍术健脾燥湿;白芍、柴胡、陈皮舒肝解郁,理气升阳;车前子利水除湿;黑芥穗入血分,祛风胜湿。全方脾、胃、肝三经同治,寓补于散之内,寄消于升之中,补虚而不滞邪,以达健脾升阳,除湿止带之效。

若肾虚腰痛者,加杜仲、菟丝子、鹿角霜、覆盆子等温补肾阳;若兼见四肢不温,畏寒腹痛者,加黄芪、香附、艾叶、小茴香以温阳益气,散寒止痛;若带下日久,正虚不固者,加金樱子、芡实、乌贼骨、白果、莲肉、龙骨之类以固涩止带;纳呆者,加砂仁、厚朴以理气醒脾;便溏、肢肿者,加泽泻、桂枝以助阳化气利水。若脾虚湿郁化热,症见带下量多,色黄,质稠,有臭味者,宜健脾祛湿,清热止带,方用易黄汤(《傅青主女科》)。

(二)肾虚

1.肾阳虚

(1)主要证候:带下量多,清冷如水,绵绵不断。腰膝酸软冷痛,形寒肢冷,小腹冷感,面色晦黯,小便清长,或夜尿增多,大便溏薄。舌淡、苔白润,脉沉弱,两尺尤甚。

(2)证候分析:肾阳亏虚,命门火衰,气化失职,寒湿内生,任带不固,故见带下量多,质稀;腰为肾之府,肾虚腰膝失于温养,则腰膝酸软冷痛;阳虚寒盛,则形寒肢冷;小腹为胞宫所居之处,胞络系于肾,肾阳虚,胞宫失于温煦,故小腹有冷感;肾阳虚不能上温脾阳,下暖膀胱,则见大便溏薄,小便清长,或夜尿增多;面色晦黯,舌淡、苔白润,脉沉弱,两尺尤甚,为肾阳不足之象。

(3)治法:温肾助阳,固任止带。

(4)方药:内补丸(《女科切要》)。鹿茸、菟丝子、沙苑子、黄芪、肉桂、桑螵蛸、肉苁蓉、制附子、白蒺藜、紫菀茸。

方中鹿茸、菟丝子、肉苁蓉温肾阳、益精髓,固任止带;黄芪益气固摄;沙苑子、桑螵蛸涩精止带;肉桂、制附子温肾壮阳;白蒺藜疏肝祛风;紫菀茸温肺益肾。全方共奏温补肾阳,涩精止带之效。

若便溏者,去肉苁蓉,加补骨脂、肉豆蔻、炒白术以补肾健脾,涩肠止泻;若小便清长或夜尿增多者,加益智仁、乌药、覆盆子以温肾缩尿;若畏寒腹冷甚者,加艾叶、小茴香以温中止痛;若带下如崩者,加人参、鹿角霜、煅牡蛎、巴戟天、金樱子以补肾益气,涩精止带。

2.肾阴虚

(1)主要证候:带下量或多或少,色黄或赤白相兼,质稠,或有臭气。阴部干涩,有灼热感或瘙痒,腰膝酸软,头晕耳鸣,五心烦热,咽干口燥,失眠多梦,或面部烘热。舌质红、苔少或黄腻,脉细数。

(2)证候分析:肾阴不足,虚火内生,复感湿邪,损伤任带二脉,故致带下量较多,带下色黄或赤白相兼,质黏稠,有臭气;阴精亏虚,阴部失荣,则阴部干涩、有灼热感或瘙痒;腰为肾之府,脑为髓海,肾阴虚腰膝、清窍失养,则腰膝酸软,头晕耳鸣;肾阴不足,虚热内生,故见五心烦热,咽干口燥;虚热扰乱心神,则失眠多梦;阴不能制阳,虚阳上扰,则见面部烘热;舌红、苔少或黄腻,脉细数,为阴虚夹湿之征。

(3)治法:滋阴益肾,清热止带。

(4)方药:知柏地黄丸(《医宗金鉴》)加芡实、金樱子。

熟地黄、山茱萸、山药、牡丹皮、茯苓、泽泻、知母、黄柏。

知柏地黄丸原方可滋阴降火,再加芡实益肾固精,健脾祛湿;金樱子固涩止带。诸药合用,共奏滋肾清热,除湿止带之功。

若兼失眠多梦者,加柏子仁、酸枣仁、远志、麦冬以养心安神;若咽干口燥甚者,加麦冬、沙参、玄参以养阴生津;若五心烦热甚者,加地骨皮、银柴胡以清退虚热;兼头晕目眩者,加旱莲草、女贞子、白菊花、龙骨以滋阴清热,平肝潜阳;带下较多者,加乌贼骨、桑螵蛸固涩止带。

(三)湿热下注

1.主要证候

带下量多,色黄或呈脓性,质黏稠,有臭气,或带下色白质黏,如豆腐渣状。外阴瘙痒,小腹作痛,脘闷纳呆,口苦口腻,小便短赤。舌质红、苔黄腻,脉滑数。

2.证候分析

湿热蕴积于下,或湿毒之邪直犯阴器胞宫,损伤任带二脉,故见带下量多,色黄或呈脓性,质黏稠,有臭气,或带下色白,质黏,如豆腐渣状,阴痒;湿热阻遏气机,则小腹作痛;湿热阻于中焦,则见脘闷纳呆,口苦口腻;湿热郁于膀胱,则小便短赤;舌红、苔黄腻,脉滑数,均为湿热内盛之征。

3.治法

清热利湿止带。

4.方药

止带方(《世补斋·不谢方》):猪苓、茯苓、车前子、泽泻、茵陈、赤芍、丹皮、黄柏、栀子、牛膝。

方中茯苓、猪苓、泽泻利水渗湿止带;赤芍、丹皮凉血活血;车前子、茵陈清热利水,使湿热之邪从小便而泄;黄柏、栀子泻热解毒,燥湿止带;牛膝引诸药下行,直达病所,以除下焦湿热。

若带下有臭气者,加土茯苓、苦参以清热燥湿;腹痛者,川楝子、延胡索以理气活血止痛;兼阴部瘙痒者,加苦参、蛇床子以清热杀虫止痒。若肝经湿热下注,带下量多,色黄或黄绿,质黏稠,呈泡沫状,有臭气,阴部瘙痒,烦躁易怒,头晕目眩,口苦咽干,便结尿赤,舌边红、苔黄腻,脉弦滑数。治宜清肝除湿止带,方用龙胆泻肝汤(《医宗金鉴》)。

(四)热毒蕴结

1.主要证候

带下量多,黄绿如脓,或赤白相兼,或五色杂下,质黏稠,气臭秽。小腹疼痛拒按,腰骶酸痛,口苦咽干,大便干结,小便短赤。舌质红、苔黄或黄腻,脉滑数。

2.证候分析

热毒损伤任带二脉,故带下量多,赤白相兼,或五色杂下;热毒蕴蒸,则带下质黏如脓,且有臭

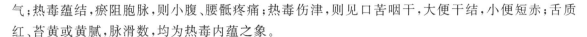

气;热毒蕴结,瘀阻胞脉,则小腹、腰骶疼痛;热毒伤津,则见口苦咽干,大便干结,小便短赤;舌质红、苔黄或黄腻,脉滑数,均为热毒内蕴之象。

3.治法

清热解毒。

4.方药

五味消毒饮(《医宗金鉴》)加半枝莲、白花蛇舌草、土茯苓、薏苡仁、败酱草。

蒲公英、金银花、野菊花、紫花地丁、紫背天葵子。

方中蒲公英、金银花、野菊花、紫花地丁、紫背天葵子清热解毒;加半枝莲、白花蛇舌草、土茯苓、薏苡仁、败酱草既能清热解毒,又可利水除湿。全方合用,共奏清热解毒,除湿止带之功。

若热毒炽盛,可酌加丹皮、赤芍以凉血化瘀;若腰骶酸痛,带下恶臭难闻者,加穿心莲、半枝莲、鱼腥草、椿根白皮以清热解毒除秽;若小便淋痛,兼有白浊者,加土牛膝、虎杖、车前子、甘草梢以清热解毒,利尿通淋。必要时应中西医结合治疗。

五、其他疗法

1.外治法

(1)洁尔阴、妇炎洁等洗剂外洗,适用于黄色带下。

(2)止带栓塞散:苦参 20 g,黄柏 30 g,威灵仙 30 g,百部 15 g,冰片 5 g,蛇床子 30 g,雄黄 5 g。共为细末调匀,分 30 等份。每份用纱布包裹如球状,用长线扎口备用。用前消毒,每晚睡前,将药球纳入阴道内,线头留置于外,第 2 天拉出药球。经期禁用。适用于黄色带下。

(3)川椒 10 g,土槿皮 15 g。煎水坐浴。适用于白色带下。

(4)蛇床子 30 g,地肤子 30 g,黄柏 15 g。煎水坐浴。适用于黄色带下。

2.热熨法

电灼、激光等作用于宫颈病变局部,使病变组织凝固、坏死、脱落、修复、愈合而达到治疗的目的。适用于因宫颈炎而致带下过多者。

3.针灸疗法

(1)体针:主穴取关元、气海、归来。配穴根据肝郁、肾虚、脾虚之不同,分别取肝俞、肾俞、脾俞等穴。快速进针,用补法,得气之后不留针,每天 1 次,10 次为 1 个疗程。

(2)艾条灸:取穴隐白、大都。将艾条点燃,靠近穴位施灸,灸至局部红晕温热为度。每穴施灸10 分钟左右,隔天 1 次,10 次为 1 个疗程。适用于治疗脾肾阳虚的带下病。

4.中成药

(1)乌鸡白凤丸:每次 1 丸,每天 2 次,口服。10 天为 1 个疗程。适用于脾肾虚弱者。

(2)愈带丸:每次 3~4 片,每天 3 次,口服。10 天为 1 个疗程。适用于湿热下注者。

(3)知柏地黄丸:每次 5 g,每天 2 次,儿服。10 天为 1 个疗程。适用于阴虚夹湿者。

六、预防与调摄

(1)注意个人卫生,保持外阴清洁干燥,勤换内裤。经期产后勿冒雨涉水或久居阴湿之地,以免感受湿邪。

(2)饮食有节,不宜过食肥甘厚味或辛辣之品,以免滋生湿热。

(3)调节情志,积极消除不良情志因素的刺激。

（4）避免房劳多产及多次人工流产等。

（5）定期进行妇科普查，发现病变及时治疗。

（6）反复发作者，应检查性伴侣有无感染，如有交叉感染，应同时接受治疗。

（7）医务人员应严格执行消毒隔离常规，以避免医源性交叉感染。

（郑　莉）

第九节　不　孕　症

凡生育年龄的妇女，配偶生殖功能正常，婚后同居一年以上，未采取避孕措施而未能受孕者；或曾经受孕而一年又不再受孕者，称为不孕症。前者称为原发性不孕；后者称为继发性不孕。

"不孕"一词早在两千多年前的中医经典著作《内经》中已有论述，《素问·骨空论》曰："督脉者……此生病……其女子不孕。"《山海经》中称为"无子"，《备急千金要方》中称"全无子"，又称"断绪"。历代医家对不孕症的论述，散见于"求嗣""种子""子嗣""嗣育"等篇章中。

一、病因病机

《妇科玉尺·求嗣》中引万全曰："男子以精为主，女子以血为主，阳精溢泻而不竭，阴血时下而不愆，阴阳交畅，精血合凝，胚胎结而生育滋矣。"由此可见，生殖的根本是以肾气、天癸、男精女血作为物质基础。

《备急千金要方》指出夫妇双方的疾病可致不孕："凡人无子，当为夫妇具有五劳七伤，虚羸百病所致，故有绝嗣之殃。"女性不孕原因复杂。《石室秘录·子嗣论》云："女子不能生子，有十病。"十病者为：胞宫冷、脾胃寒、带脉急、肝气郁、痰气盛、相火旺、肾水衰、督脉病、膀胱气化不利、气血虚。《圣济总录》记有："女子所以无子者，冲任不足，肾气虚寒也。""胞络者系于肾""肾者，主蛰，封藏之本，精之处也""肾主冲任，冲为血海，任主胞胎"，故肾虚是不孕症的重要原因。由于脏腑经络之间的生克制化，寒、湿、痰、热、瘀之间的相互影响及其转化，临床上有多种病因，产生不同的证候，这些原因导致肾和冲任的病变，不能摄精受孕而致病。结合前人的认识和临床实际，导致不孕症的常见证候有：肾虚、血虚、肝郁、痰湿、湿热、血瘀等，六个证候临床上常单一出现，亦可多元复合出现，最终导致不孕症。

二、诊断要点

导致不孕症的原因较多且复杂。临床诊断上，通过各种检查手段和方法，查找出不孕的原因是治疗不孕症的关键。检查需要按计划、有步骤地进行。

（一）病史

应详细询问年龄、婚育史、同居时间、性生活情况、避孕情况、月经史、结核病史、生殖道炎症病史、其他内分泌疾病史、手术史、免疫性疾病史、既往病史、家族史及以往诊治经过，特别检查记录，均应详细记录。

（二）症状

婚后夫妇同居，性生活正常，配偶生殖功能正常，未避孕未孕 1 年；或曾孕育过，未避孕又

1 年以上未再受孕。

(三)体征

注意身高与体重,生长发育,第二性征发育情况,有无泌乳,甲状腺大小,毛发分布情况等。注意下丘脑、垂体、肾上腺、甲状腺等内分泌失调所引起的体态变异或皮肤色素异常等。

(四)妇科检查

检查内、外生殖器发育情况,外阴有无畸形及炎症;处女膜有无闭锁及阴道口是否存在狭小或特敏感情况等;阴道是否通畅,有无隔膜、肿瘤、炎症,黏膜颜色是否正常;有无子宫颈口狭小、炎症、糜烂、息肉、赘生物等,同时做真菌、滴虫、pH 检查;必要时做涂片检查有无致病菌,或做淋菌、支原体、衣原体培养。检查子宫发育情况,大小、位置是否异常,有无畸形、增大、变硬、压痛,是否存在可疑肌瘤;有无子宫细小或无子宫或双子宫。子宫直肠陷凹及宫骶韧带处有否触及结节或瘢痕性增厚,子宫颈向前提托时有无疼痛。探测子宫腔深度和弯曲方向,子宫壁是否光滑,子宫颈与子宫体比例,是否存在纵隔或单角子宫畸形。卵巢是否增大,输卵管有无增厚、变硬、扭曲、积水,有无压痛。盆腔内有无囊性或实性肿块,有无压痛等。

三、治疗

借鉴历代医籍对不孕症的理论指导,结合临床实际,不孕症的中医治疗应以补肾气、益精血、养冲任、调月经为总原则。但由于证有虚实,虚者又有阴阳之别,实者亦有痰湿、瘀血、肝郁之别,又有虚中夹实,故当临证细审,治疗因人而异。同时可根据不同病因辅以手术治疗及西医治疗。此外,尚需情志舒畅,房事有节,起居有常。

(一)内治法

1.辨证治疗

(1)肾阳虚:婚久不孕,月经后期、量少、色淡,或闭经,少腹冷坠,面色晦黯无华,腰酸肢冷,小便清长或夜尿,性欲淡漠,舌质淡,脉沉迟。

治法:温肾暖宫,益冲种子。

推荐方剂:右归丸合二仙汤加减。

(2)肾阴虚:婚后不孕,月经先期或后期,月经色红、无血块、量少,或闭经,头晕眼花,五心烦热,舌红,苔少,脉细。

治法:滋肾益精,养冲种子。

推荐方剂:左归丸合二至丸加减。

(3)气血虚弱:婚后不孕,月经后期、量少、色淡,或闭经,头晕眼花,心悸怔忡,肌肤不润,面色白无华或萎黄,舌淡,苔白,脉细弱。

治法:益气养血,调经种子。

推荐方剂:毓麟珠加减。

(4)肝气郁结:婚后多年不孕,月经先后无定期,月经色黯、有血块,经前乳胀,精神抑郁,心烦易怒,舌淡黯,苔薄白,脉弦。

治法:疏肝解郁,调冲种子。

(5)气滞血瘀:婚久不孕,经行腹痛,月经失调,经色瘀黯夹块,瘀块排出后痛减,乳胀,或宿有癥瘕,舌黯边有紫斑,脉弦。

治法:理气活血,化瘀种子。

代表方剂:膈下逐瘀汤加减。

(6)寒凝血瘀:婚久不孕,面色白,肢冷,少腹冷,经色淡黯有块,常伴痛经,舌质淡黯,脉沉涩。

治法:温通散寒,化瘀种子。

推荐方剂:少腹逐瘀汤加减。

(7)瘀热互结:婚久不孕,少腹痛,痛有定处,灼热感或低热起伏,伴带下量多、色黄,口干口苦,大便结,舌黯红,苔黄,脉弦略数。

治法:活血化瘀,清冲种子。

推荐方剂:解毒活血汤加减或血府逐瘀汤加减。

(8)气虚血瘀:婚久不孕,面色白无华,神疲肢倦,小腹坠痛,月经量多、有块,舌淡黯,苔白,脉细弱。

治法:补益气血,化瘀种子。

推荐方剂:当归补血汤加味。

(9)湿热蕴结:婚久不孕,带下量多、色黄、质稠或有臭气,或伴阴痒,舌红,苔黄厚腻,脉濡。

治法:化湿解毒,清冲种子。

推荐方剂:五味消毒饮加减。

(10)痰湿:多年不孕,肥胖多痰,月经不调,带下量多、色白如涕,面色白,胸脘闷胀,倦怠乏力,舌淡,苔白腻,脉滑。

治法:健脾燥湿,化痰种子。

推荐方剂:苍附导痰丸。

2.中成药

(1)滋肾育胎丸:治疗脾肾亏虚的自然流产、月经不调、女性排卵障碍性不孕及免疫性不孕,以及围绝经期疾病、男性不育症。适用于脾肾两虚证。小蜜丸,每次 6 g,每天 3 次。

(2)参茸鹿胎丸:治疗月经不调,行经腹痛,四肢无力,子宫寒冷,赤白带下,久不受孕,骨蒸劳热,产后腹痛。适用于肾阳虚证。大蜜丸,每次 1 丸,每天 1~2 次,早晚服。

(3)女宝:治疗月经不调,行经腰腹疼痛,四肢无力,带下,产后腹痛。适用于肾虚血瘀证。胶囊,每次 4 粒,每天 3 次。

(4)归肾丸:治疗肾阴不足,精衰血少,腰酸脚软,形容憔悴,阳痿遗精。适用于肝肾阴虚证。大蜜丸,每次 1 丸,每天 2 次,早晚服。

(5)左归丸:治疗自汗盗汗,头晕眼花,耳聋失眠,口燥舌干,腰酸腿软,遗精滑泄,舌红少苔,脉细。适用于肝肾阴虚证。大蜜丸,每次 1 丸,每天 2 次,早晚服。

(6)女金丹:治疗子宫寒冷,经期不准,腹痛腰酸,四肢无力。适用于气血两虚证。大蜜丸,每次 1 丸,每天 2 次,早晚服。

(7)逍遥丸:治疗肝气不舒,胸胁胀痛,头晕目眩,食欲减退,月经不调。适用于肝郁脾虚证。小蜜丸,每次 6~9 g,每天 3 次。

(8)艾附暖宫丸:治疗血癖,子宫虚寒,经血不调,小腹时痛,赤白带下。适用于胞宫虚寒证。小蜜丸,每次 1 丸,每天 3 次。

(9)参桂鹿茸丸:治疗体质虚弱,腰膝酸软,头晕耳鸣,自汗盗汗,失眠多梦,肾寒精冷,宫寒带下,月经不调。适用于气虚血亏,肝肾不足证。大蜜丸,每次 1 丸,每天 2 次,早晚服。

(二)外治法

1.针灸

(1)用于无排卵型不孕:取穴第一次:关元、归来、三阴交;第二次:中极、气海、足三里;第三次:命门、承浆、血海。分别于月经周期的第 12、13、14 天针刺为 1 个疗程,中等刺激,可诱发排卵。

(2)用于无排卵型不孕:取穴关元、中极、子宫、三阴交;或取穴肝俞、第十七椎下、三阴交;平补平泻,两组交替,留针 20～30 分钟,每周 3 次,连续 3 个月为 1 个疗程。

(3)高催乳素血症:能使催乳素的分泌减少,有助于排卵功能的恢复。针刺双侧三阴交、足三里及大椎,平补平泻。

(4)用于子宫内膜异位症不孕。选取穴位分两组:①关元、中极、子宫(双)、血海(双);②八髎、三阴交(双)。于月经干净后,每天选取一组穴位交替使用,连续针灸 10 天,间歇 5 天再行针灸,至月经来潮为止,经期不针灸。根据病情,治疗 3～9 个周期。均采用捻转泻法,以活血化瘀,调理冲任。

(5)用于输卵管不通所致不孕:第一组取三阴交、血海、肾俞;第二组取肝俞、足三里、脾俞。每天 1 次,两组交替,均用泻法,并服中药通经散。

(6)用于子宫后位所致不孕症:第一组取三阴交(双)、气海、关元、中极、子宫(双);第二组取八髎、肾俞。于经净后 1～3 天取第一组穴,经净后 4 天取第 2 组穴,2 组穴用完为 1 个疗程,均用平补平泻法连续治疗 2 个疗程,每次留针 20～30 分钟。

(7)用于黄体功能不全所致不孕:取穴关元、神阙、气门、子宫穴、三阴交。治疗方法:①艾条灸:每穴5～10 分钟,每天 1 次;②隔姜灸:中等艾炷 3～5 壮,隔天 1 次;③神阙隔盐灸,中、大等艾炷 3～5 壮,隔天 1 次。

2.穴位敷贴

(1)取穴关元,中药外敷方:生附子 30 g,透骨草 60 g,丹参 120 g,吴茱萸 60 g,小茴香 30 g,芒硝 50 g,路路通 30 g,桂枝 60 g,艾叶 30 g。用法:将上药用白酒浸透、拌匀,装入 20 cm×8 cm 的纱布袋内,入蒸笼中蒸 1 小时,取出用干毛巾包住,置于关元穴上,保温热敷 60 分钟,以下腹部微汗出为佳,经来第 1 天放置,每晚 1 次,连敷 15 天。3 个月为 1 个疗程。敷药期间注意避孕。

(2)取巴戟天 6 g、鹿角霜 6 g、王不留行 5 g、公丁香 3 g、小茴香 3 g,研为细末,醇酒调湿,作成钱币大薄饼,于经净后第二天敷贴于中极、会阴、长强、命门等穴,药饼干后加酒湿润再敷,连敷 10 天为 1 个疗程。敷药期间禁性生活。

3.耳针

取穴:内分泌、肾、子宫、皮质下、卵巢等耳穴。

(1)毫针刺法:中等刺激,每天 1 次,每次选上穴 2～3 个。

(2)埋针:上穴选 2～3 个,每周 1 次,双耳交替使用。

(3)耳穴贴压:每周 2 次,双耳交替使用。亦可达到协助治疗不孕症的目的。

4.中药保留灌肠疗法

(1)用于急慢性盆腔炎:复方毛冬青灌肠液含毛冬青、大黄、黄芪、莪术等,制成药液 50 mL,加温水至 100 mL 保留灌肠,每天 1 次,可连续应用,月经期暂停。

(2)用于子宫内膜异位症:莪棱灌肠液含莪术、三棱、丹参等,制成药液 50 mL,加温水至 100 mL 保留灌肠,每天 1 次,可连续应用,月经期暂停。

(3)用于急慢性盆腔炎。康宁汤含紫花地丁、蒲公英、败酱草、白花蛇舌草、苦参,浓煎100 mL保留灌肠,每天1次,可连续应用,月经期暂停。

5.中药外敷

(1)四黄水蜜:用于输卵管炎性不孕、子宫内膜异位症不孕。用四黄散(含大黄、黄芩、黄柏、黄连)适量,加温开水拌匀搅成饼状,表面涂以蜜糖,用保鲜膜包好,药物面外敷下腹部,每天1~2次,10次为1个疗程,可连续应用,月经期暂停。

(2)双柏水蜜:用于输卵管炎性不孕、子宫内膜异位症不孕、输卵管妊娠切开取胎术后或保守治疗后不孕。用双柏散(含侧柏叶、大黄、黄柏、泽兰、薄荷)适量加温开水拌匀搅成饼状,表面涂以蜜糖,用保鲜膜包好,药物面外敷下腹部,每天1~2次,10次为1个疗程,可连续应用,月经期暂停。

(3)妇炎散:用于输卵管炎性不孕、子宫内膜异位症不孕、输卵管妊娠切开取胎术后或保守治疗后不孕。药用大黄、姜黄、败酱草、丹参、赤芍、乳香、延胡索、羌活、独活、千年健、透骨草,切细末温水加酒调成糊状敷下腹,每天1~2次,10次为1个疗程,可连续应用,月经期暂停。

(郑　莉)

参 考 文 献

[1] 韩道旭.妇产科常见病诊治及临床实践[M].北京:科学技术文献出版社,2020.

[2] 孙丽丽.妇产科诊断与治疗精要[M].昆明:云南科技出版社,2020.

[3] 郭妍.实用妇产科基础与疾病诊疗[M].天津:天津科学技术出版社,2019.

[4] 冯同富.现代妇产科诊断学[M].天津:天津科学技术出版社,2019.

[5] 李淑丽.妇产科临床诊治实践[M].昆明:云南科技出版社,2019.

[6] 张宗敏.常见妇产科诊疗思维[M].昆明:云南科技出版社,2019.

[7] 雷金梅.妇产科疾病诊断与综合治疗[M].哈尔滨:黑龙江科学技术出版社,2019.

[8] 穆青.新编临床妇产科诊断与治疗[M].北京:科学技术文献出版社,2019.

[9] 赵虹.现代常见妇产科诊疗思维与实践[M].北京:科学技术文献出版社,2019.

[10] 刘焕珍.实用妇产科诊疗新进展[M].北京:科学技术文献出版社,2019.

[11] 吴洪立,王孟冬.现代妇产科技术与指南[M].北京:中国纺织出版社,2019.

[12] 郑其梅.妇产科诊治技术[M].长春:吉林科学技术出版社,2019.

[13] 郭晶.临床妇产科诊断学[M].长春:吉林科学技术出版社,2019.

[14] 张海亮.妇产科常见病诊疗[M].长春:吉林科学技术出版社,2019.

[15] 温洁.妇产科基础与临床实践[M].福州:福建科学技术出版社,2019.

[16] 臧丽.妇产科临床诊疗常规[M].昆明:云南科技出版社,2019.

[17] 韩雪松.实用妇产科疾病诊疗实践[M].长春:吉林科学技术出版社,2019.

[18] 董国霞.妇产科常见疾病诊疗指南[M].长春:吉林科学技术出版社,2019.

[19] 熊丽丽,范丽丽.妇产科疾病中西医诊疗与处方[M].北京:化学工业出版社,2022.

[20] 阮芳.临床妇产科疾病诊疗应用[M].长春:吉林大学出版社,2019.

[21] 王慧.新编妇产科疾病治疗精要[M].郑州:郑州大学出版社,2019.

[22] 刘琳琳.新编临床妇产科诊疗实践[M].长春:吉林大学出版社,2019.

[23] 周晓丽.妇产科疾病临床诊疗新进展[M].天津:天津科学技术出版社,2019.

[24] 李佳琳.妇产科疾病诊治要点[M].北京:中国纺织出版社,2021.

[25] 李红.妇产科诊疗思维与实践[M].上海:同济大学出版社,2019.

[26] 于忠芹.临床妇产科疾病诊治[M].天津:天津科学技术出版社,2019.

[27] 于莉.妇产科诊治问题与处理[M].长春:吉林科学技术出版社,2019.

[28] 郎潞燕.实用妇产科基础与临床[M].长春:吉林科学技术出版社,2019.

［29］李玮.实用妇产科诊疗新进展［M］.西安:陕西科学技术出版社,2021.

［30］王芳.当代妇产科诊疗学［M］.长春:吉林科学技术出版社,2019.

［31］刘韵.临床妇产科疾病诊疗新编［M］.长春:吉林科学技术出版社,2019.

［32］刘洁.妇产科疾病诊疗与围生期处理［M］.长春:吉林大学出版社,2019.

［33］刘艳.妇产科诊疗思维与临床技巧［M］.北京:科学技术文献出版社,2019.

［34］张玲.妇产科诊疗技术与临床实践［M］.北京:科学技术文献出版社,2019.

［35］王艳.临床妇产疾病诊疗与护理［M］.南昌:江西科学技术出版社.2020.

［36］李丽斐,李发敏子,吕萌,等.宫颈炎及其临床治疗对妊娠结局的影响［J］.中华生殖与避孕杂志,2020,40(6):511-514.

［37］谢锋,隋龙.子宫颈癌筛查的现状及思考［J］.实用妇产科杂志,2020,36(10):721-723.

［38］杨文娟,王影,胡晶晶,等.早期妊娠减胎术后二路普雷沃菌感染2例经验总结及文献复习［J］.生殖医学杂志,2020,29(6):813-816.

［39］吴治敏,陈彦丽,李玲,等.新型冠状病毒肺炎流行期间妇科病区的感染防控办法［J］.中国妇产科临床杂志,2020(4):436-437.

［40］王静璇,代荫梅.雌激素与女性盆底功能障碍性疾病的研究进展［J］.中国医刊,2022,57(1):39-41.